지역사회 공중보건학

INTRODUCTION TO COMMUNITY AND PUBLIC HEALTH

Manoj Sharma and Paul W. Branscum 저
지역보건연구회 역

SECOND EDITION

계축문화사

집필진 명단 (가나다 순)

감 신 경북대학교 의과대학 예방의학교실
강윤식 경상대학교 의과대학 예방의학교실
고광욱 고신대학교 의과대학 예방의학교실
권근상 전북대학교 의과대학 예방의학교실
김건엽 경북대학교 의과대학 예방의학교실
김동현 한림대학교 의과대학 사회의학교실
김상규 동국대학교 의과대학 예방의학교실
김창훈 부산대학교 의과대학 예방의학 및 직업환경의학교실
김춘배 연세대학교 원주의과대학 예방의학교실
김형수 건국대학교 의학전문대학원 예방의학교실
나백주 서울시립대학교 도시보건대학원
남해성 충남대학교 의과대학 예방의학교실
류소연 조선대학교 의과대학 예방의학교실
박기수 경상대학교 의과대학 예방의학교실
박순우 대구가톨릭대학교 의과대학 예방의학교실
배상근 칠곡경북대병원
박웅섭 관동대학교 의과대학 예방의학교실
송정국 제주대학교 의과대학 예방의학교실
신의철 가톨릭대학교 의과대학 예방의학교실
신준호 전남대학교 의과대학 예방의학교실
신지연 경북대학교 의과대학 예방의학교실
오경재 원광대학교 의과대학 예방의학교실
오무경 서울효창의원
유원섭 국립중앙의료원
윤석준 고려대학교 의과대학 예방의학교실
은상준 충남대학교 의과대학 예방의학교실
이건세 건국대학교 의학전문대학원 예방의학교실
이경수 영남대학교 의과대학 예방의학교실
이무식 건양대학교 의과대학 예방의학교실
이석구 충남대학교 의과대학 예방의학교실
이영성 충북대학교 의과대학 의료관리학교실
이주형 전북대학교 의과대학 예방의학교실
이중정 계명대학교 의과대학 예방의학교실
이진용 서울병원 공공진료센터/건강보험심사평가원
이혜진 강원대학교병원 예방의학과
정백근 경상대학교 의과대학 예방의학교실
정재훈 가천대학교 의과대학 예방의학교실
조희숙 강원대학교 의학전문대학원 의료관리학교실
채유미 단국대학교 의과대학 의학교육학과
홍남수 경북대학교 의과대학 예방의학교실
홍지영 건양대학교병원
황인경 부산대학교 의과대학 예방의학 및 직업환경의학교실
황준현 대구가톨릭대학교 의과대학 예방의학교실
황태윤 영남대학교 의과대학 예방의학교실

역자서문

이 책은 Manoj Sharma, Paul Branscum의 『Introduction to Community and Public Health』를 완역한 것이다. 보건학 전공 학생들을 위한 공중보건학 교과서가 필요하다는 요구에 따라 지역보건연구회에서는 지역보건 및 공중보건의 필수 요소를 포괄적으로 다룬 이 저서를 번역하게 되었다.

지역보건연구회는 지역보건의료 분야의 학문적 발전에 뜻을 같이 하는 젊은 연구자들을 중심으로 2000년 3월 18일 결성되어 이제 어느덧 성년의 나이에 해당하는 역사를 갖게 되었다. 본 번역서는 그 동안 지역보건연구회가 추구해온 가치에 부합하는 결과물 중 하나로 지역보건과 공중보건을 전공하는 후학들에게 그 기초가 되는 지식을 체계적으로 교육하는 데 일조할 것으로 기대된다.

본 역서에는 생물통계학, 환경보건학, 역학, 보건정책 및 관리, 사회 및 행동 과학 등 지역보건 및 공중보건의 다섯 가지 핵심 영역의 기본 지식이 망라되어 있다. 기본 지식과 함께 각 장마다 사례 학습, 주목할 내용 코너, 역량 구축을 위한 활동, 관련 웹사이트 등을 제공하여 공중보건학 교과서로서 면모를 충분히 갖추고 있다. 아무쪼록 이 역서가 공중보건 및 보건교육 전공 학부생, 대학원생, 실무자 등에게 도움이 되었으면 한다.

본 역서가 출판되기까지 전 과정의 기획, 조정, 실행 등을 기꺼이 맡아주신 이혜진(강원대병원 예방의학과) 교수님과 홍남수(경북의대 예방의학교실) 교수님께 특별히 감사드리고, 전국 각지에서 역서 발간 작업에 적극 동참해 주신 여러 회원들에게도 감사의 뜻을 표하고자 한다. 아울러 책의 출간을 위해 물심양면으로 도와주신 계축문화사 주영일 대표님과 이종언 편집부장님, 국문검수를 해주신 김효진 선생님과 통계검수를 해주신 정수미 선생님에게도 감사드린다.

2021년 5월
지역보건연구회장 남해성

저자서문

『Introduction to Community and Public Health』 2판을 출간하게 되어 매우 기쁘게 생각합니다. 이 책의 초판이 강사, 학생, 그리고 실무자들로부터 받은 감사와 사랑 덕분에 우리는 매우 만족해왔습니다. 초판 공동저자였던 Ashutosh Atri 박사는 바쁜 정신과 진료 업무로 이제 더 이상 우리와 함께하지 않지만 초판에 대한 그의 공헌은 헤아릴 수 없을 만큼 귀중한 것이었습니다.

공중보건, 보건교육 및 관련 분야의 모든 학생들의 필요 중 하나는 지역보건 및 공중보건의 기초를 이해하는 것입니다. 현재 이 주제에 관한 책은 매우 부족한 실정으로 기존 교과서들은 필수 영역 모두를 다루고 있지는 않습니다. 이 책은 미국 공중보건 대학 연합회(the Association of Schools of Public Health)와 미국 공중보건 교육위원회(Council on Education for Public Health, CEPH)가 제시한 지역보건 및 공중보건의 다섯 가지 핵심 영역(생물통계학, 환경보건학, 역학, 보건정책 및 관리, 사회 및 행동과학)의 기본 지식을 공중보건 및 보건교육 전공 학생들이 갖출 수 있도록 구성되어 있습니다. 우리의 목적은 학부생, 대학원생, 보건교육 및 건강증진 분야의 초급 및 고급 실무자 등에게 지역보건 및 공중보건 분야에 대한 교과서를 제공하는 것입니다. 이 책은 지역사회의학의 기본 지식을 배우는 의대생에게도 유용할 것입니다. 이 책은 공인 공중보건 자격증(Certified in Public Health) 시험, 공인 보건교육사(Certified Health Education Specialist) 시험, 고급 공인 보건교육사(Master Certified Health Education Specialist) 시험 등을 준비하는 데 큰 도움이 될 것입니다.

이 책에서는 지역보건 및 공중보건의 필수 요소를 강조하고 있습니다. 제2판에서 일련의 장들은 독자들이 쉽게 읽을 수 있도록 6개의 단원으로 구성되어 있습니다. 첫 번째 단원은 책의 도입부에 해당합니다(1장). 두 번째 단원은 지역보건 및 공중보건 관련 통계학에 관한 것입니다(2장과 3장). 세 번째 단원은 지역보건 및 공중보건 관련 역학에 관한 것입니다(4장과 5장). 네 번째 단원은 지역보건 및 공중보건 관련 사회 및 행동과학에 관한 것입니다(6~9장). 다섯 번째 단원은 지역보건 및 공중보건에서 환경 문제에 관한 것입니다(10-12장). 그리고 여섯 번째 단원은 지역보건 및 공중보건에서 보건정책과 관리에 관한 것입니다(13-15장).

제2판에서는 CEPH에서 확인한 공중보건의 모든 기본 역량의 입문 분야가 포함되도록 했습니다. 이러한 역량은 표 P.1에 제시되어 있습니다.

표 P.1 미국 공중보건 교육위원회(CEPH)의 지침에 따라 이 책에서 다룬 입문수준의 공중보건 교육의 기본 역량

# 기본 역량	관련 장
공중보건의 과학 및 직업정체성	
1. 공중보건의 역사, 철학 및 가치 설명하기	1
2. 공중보건의 핵심 기능과 10대 필수 서비스 파악하기	1, 13
3. 인구집단의 건강을 기술하고 평가할 때 양적 및 질적 방법과 과학의 역할을 설명하기	2, 6
4. 미국 전체 또는 지역 사회의 이환율 및 사망률의 주요 원인과 추세를 나열하기	2, 3
5. 건강증진, 선별검사 등을 포함하여 인구집단 건강을 위한 1 차, 2 차, 3 차 예방에 대해 논의하기	2, 6
6. 공중보건 지식을 발전시키는 데 있어 근거의 중요성을 설명하기	6, 8
인간 건강의 관련 요인	
7. 인구집단의 건강에 대한 환경 요인의 영향을 설명하기	1, 10–12
8. 인구집단의 건강에 영향을 미치는 생물학적 및 유전적 요인 설명하기	1, 3
9. 인구집단의 건강에 영향을 미치는 행동 및 심리적 요인 설명하기	1, 6–8
10. 건강의 사회적, 정치적, 경제적 결정 요인과 그것이 인구 건강 및 건강 불평등에 어떻게 기여하는지 설명	1
11. 세계화가 질병의 글로벌 부담에 어떻게 영향을 미치는지 설명하기	1, 10
12. 인간 건강, 동물 건강 및 생태계 건강 간의 연관성에 대한 생태학적 관점을 설명하기(예: One Health)	1, 6, 10–12
공중보건에 대한 근거 기반 접근	
13. 공중보건 실천의 다양한 환경과 상황에 역학적 방법을 적용하기	2, 3
14. 주어진 공중보건 상황에 적합한 정량적 및 정성적 데이터 수집 방법 선택하기	2–7
15. 생물통계학, 정보학, 컴퓨터 기반 프로그래밍 및 소프트웨어를 사용하여 정량 및 정성 데이터를 적절하게 분석하기	4–6
16. 공중보건 연구, 정책 또는 실행을 위한 데이터 분석 결과 해석하기	2–6
공중보건 및 보건의료 시스템	
17. 국가 및 국제적 환경에서 보건의료, 공중보건, 규제 시스템 등의 조직, 구조 및 기능에 대해 논의하기	13
18. 구조적 편견, 사회적 불평등, 인종 차별이 건강을 훼손시키고 조직, 지역사회 및 사회적 수준에서 건강 형평성을 달성하는 데 어려움을 야기하는 경로에 대해 논의하기	13
건강증진을 위한 기획 및 관리	
19. 지역사회 건강에 영향을 미치는 인구집단의 필요, 자산, 역량 등을 평가하기	6, 7
20. 공중보건 정책 또는 프로그램 설계 또는 도입 시 문화적 가치에 대한 인식과 실천 적용하기	6, 8, 15
21. 인구집단 기반 정책, 프로그램, 프로젝트, 사업 설계하기	7–10, 14
22. 예산 및 자원 관리의 기본 원칙과 도구 설명하기	14
23. 공중보건 프로그램 평가 방법 선택하기	8, 14
공중보건 정책	
24. 윤리 및 근거의 역할을 포함하여 정책결정 과정의 여러 측면에 대해 논의하기	9
25. 공중보건 결과에 영향을 미치기 위해 이해관계자를 파악하고 연합 및 파트너십 구축을 위한 전략 제안하기	9
26. 다양한 인구의 건강을 개선할 정치적, 사회적 또는 경제적 정책 및 프로그램을 옹호하기	9
27. 정책이 공중보건 및 건강 형평성에 미치는 영향 평가	14
리더십	
28. 비전 생성, 타인 역량 강화, 협업 촉진, 의사결정 유도하기 등과 같이 리더십, 거버넌스 및 관리의 원칙 적용하기	15

29. 조직 또는 지역사회 문제 해결을 위해 협상 및 중재 기술 적용하기	15
커뮤니케이션	
30. 다양한 청중 및 분야에 대한 커뮤니케이션 전략 선택하기	8
31. 서면 및 구두 발표 시 청중에게 적합한 공중보건 콘텐츠 사용하기	8
32. 공중보건 콘텐츠 커뮤니케이션에서 문화적 역량의 중요성 설명하기	8, 15
전문가 간 협력	
33. 전문가팀에서 효과적으로 일하기	11–14
시스템 사고	
34. 공중보건 문제에 시스템적 사고 도구 적용하기	15

제2판에서는 최신 참고문헌과 웹사이트로 본문을 업데이트 했습니다. 감염병 역학(3장), 만성질환 역학(3장), 새로운 이론(8장) 등 초판의 일부 기존 단원이 확장되었습니다. 몇 가지 새로운 단원이 다음과 같이 추가되었습니다.

- 유전성질환(3장).
- 학교보건 프로그램(6장).
- 지역사회 정신보건(6장).
- 알코올, 담배 및 그 외 약물(6장).
- 모자보건을 위한 인구기반 공중보건 프로그램 설계(10장).
- 청소년 건강을 위한 인구기반 공중보건 프로그램 설계(10장).
- 성인 및 중장년층을 위한 인구기반 공중보건 프로그램 설계(10장).
- 노인 돌봄을 위한 인구기반 공중보건 프로그램 설계(10장).
- 소수 인종 및 소수 민족을 위한 인구기반 공중보건 프로그램 설계(10장).
- 미국 비정부 기구(13장).
- 미국 의료 시스템과 관련된 최신 발전(13장).

제2판에서는 초판에서 좋은 평가를 받았던 다음과 같은 실용적인 기능은 그대로 유지하였습니다.

- 단순한 언어를 사용하여 보건교육, 건강증진, 공중보건 등을 전공하는 학부생과 대학원생이 지역보건 및 공중보건의 기본 지식을 철저히 이해하도록 도와줍니다.
- 각 장(chapter)마다 학습목표, 요약, 핵심 용어, 복습 문제, 학습에 유용한 웹사이트 등을 제공하여 학생 친화적인 교육이 가능합니다.
- 학생들이 중요한 개념의 사용법을 충분히 익히는 데 도움이 되도록 각 장마다 역량 구축을 위한 활동의 형식으로 실용적인 응용 프로그램을 제공합니다.
- 각 장마다 적어도 하나 이상의 주목할 내용(focus feature)이 포함됩니다. 주목할 내용은 해당 장의 주제와 관련된 흥미로운 발견, 측면, 적용 사례 등을 기술하며, 해당 주제에 대

한 관심을 높이고 추가 읽기를 권장하도록 설계되었습니다.

- 각 장마다 사례 학습과 성찰과 토론을 위한 질문이 제시되었는데, 이것은 강의실 토론이나 탐구학습에 이용할 수 있고 해당 주제에 대한 비판적 통찰력을 길러주는 데 유용합니다.
- 이 책의 저자들은 모두 보건교육자이며 지역보건 및 공중보건 분야에서 일해 오면서 직접 경험을 가진 분들입니다. 이 책의 저자들은 각각 공중보건 의사, 지역사회 영양사로 모두 보건교육자입니다.

강사용 보조자료는 www.josseybass.com/go/sharma.에서 이용할 수 있습니다. 동영상, 팟캐스트, 읽을 거리 등의 추가 자료는 www.josseybasspublichealth.com.에서 확인할 수 있습니다. 이 책에 대한 질문, 논의, 논평이 있다면 publichealth@wiley.com으로 보내면 되며 언제든지 환영합니다.

지역보건 및 공중보건의 필수 요소를 포괄적으로 다룬 이 책이 독자들에게 긍정적으로 받아들여져서 지역보건과 공중보건 목표를 추구하는 데 유용한 자료가 되기를 바랍니다. 여러분이 이 분야에 일하는 동안 이 책이 참고서가 되기를 희망합니다.

Manoj Sharma
Paul Branscum

협력사 웹사이트 안내

이 책의 원저(영문판)에는 다음 웹 사이트가 함께 제공됩니다.

www.wiley.com/go/sharma/IntroductiontoCommunityPublicHealth2e

이 웹 사이트에는 PowerPoint 슬라이드와 문제은행이 포함되어 있습니다.

원저자 소개

Manoj Sharma, MBBS, PhD., MCHES

Manoj Sharma(MBBS, PhD., MCHES)는 델리 대학교에서 의학사 졸업 후 오하이오 주립대학교 예방의학 박사과정을 졸업한 공중보건의사이다. 인도의료위원회(the Medical Council of India)로부터 인도 전역에서 진료를 할 수 있는 면허를 받았다. 또한 미국보건교육인증위원회(the National Commission on Health Education Credentialing)에서 인증한 고급 공인 보건교육사이다. 최근 라스베이거스의 네바다 대학교 보건대학원의 종신 교수직을 수락했다. 30년이 넘는 경력에서 의사, 보건교육 전문가, 영양사, 지역사회 보건 간호사, 보건의료 관리자, 역학자, 위생사, 그 외 보건종사자 등 6,000명 이상의 보건 전문가를 교육하고 훈련해왔다. 풀 타임 또는 파트 타임으로 12개의 국내 및 국외 대학에서 다양한 학부 및 대학원 과정을 개설하고 가르쳤다(Jackson State University, University of Cincinnati, University of Nebraska at Omaha, University of Nebraska at Lincoln, University of Nebraska Medical Center, Southern Illinois University at Carbondale, Central Michigan University, Walden University, National University, The Ohio State University, Saint Mary's College of Minnesota and Minnesota State University, Mankato). 지역 보건부(City of Columbus (OH), Douglas County Health Department (NE), City of Cincinnati Health Department (OH) 등), 주 보건부/기관(OH, MS, NE, Ohio Commission on Minority Health 등), 연방 정부 기관(Centers for Disease Control and Prevention(CDC), United States Environmental Protection Agency(USEPA) 등), 대학 초청 기조 연설자(Chongqing Medical University (China), Lincoln Memorial University, University of Arkansas, University of Oklahoma), 비영리 기관(American Cancer Society, American Lung Association, Charles Drew Health Center, Indian Chicano Health Center, Voluntary Health Association of India 등), 전문기관(American Public Health Association, American School Health Association), 외국 정부를 포함한 국제기구[European Union, World Health Organization, Swiss Development Corporation, Government of Mongolia, Government of India, Associazione Italiana Amici di Raoul Follereau(Italy)] 등에서 근무했다. 연구자로서도 활발한 활동을 보여 2020년 1월 현재 10권의 책, 250편 이상의 연구 논문, 450개 이상의 기타 간행물을 출판했으며 4백만 달러 이상의 기금을 확보했다. 또한 여러 권위 있는 상(the American Public Health Association's Mentoring Award, ICTHP Impact Award, William R. Gemma Distinguished Alumnus Award from College of Public Health Alumni Society at the Ohio State University)을 수상한 바 있다. 관심 연구 분야는 이론 기반 건강행

동 변화, 비만 예방, 스트레스 대처, 지역사회 기반 참여 연구, 마음-몸-정신 통합프로그램 등의 개발과 평가 이다.

Paul Branscum, PhD

Paul Branscum(PhD)는 오하이오 주 옥스퍼드에 있는 Miami University의 운동과학 및 보건학과의 공중보건 부교수이다. Branscum 박사는 영양사로 오하이오 주립대학교에서 영양학 학사(2005)및 석사(2008) 학위를 받았다. 2011년 신시내티 대학교에서 건강증진 및 보건교육 박사 학위를 받았으며, 미국 건강행동 아카데미(the American Academy of Health Behavior)로부터 펠로우 자격을 받았다. 학부 및 대학원 수준에서 건강행동 이론 및 프로그램 계획 및 평가에 대한 다양한 과정을 개설하고 가르쳤다. 지역사회 조직[The Columbus Foundation; the YMCA of the Greater Columbus area, the United Way, Action for Healthy Kids, the Princeton City Schools in Cincinnati (Ohio), the Nationwide Children's Hospital in Columbus (Ohio), the Community After School Program in Norman (Oklahoma), the Coalition for a Healthy Community-Oxford Area (Ohio), the Talawanda School District in Oxford (Ohio)]과 연계하여 학교 및 방과 후 아동 비만예방 프로그램을 설계하고 평가했다. Branscum 박사는 80편이 넘는 논문을 저널에 발표했으며 주요 연구 초점은 영양 및 아동 비만예방으로 특히, 어린이, 부모 및 청소년 간의 비만 유발 건강행동 예측과 교정에 두었다. 연구 대상 건강행동에는 간식 행동, 신체활동, 앉아있는 행동, 수면 및 설탕이 첨가된 음료 소비와 과일 및 채소 섭취를 중심으로 한 부모의 모니터링 행동 등이 포함된다. 또한 혁신적인 이론 기반 비만예방 프로그램의 계획, 실행 및 평가에 중점을 둔다. 또한 건강정보 이해능력(특히 디지털 건강정보 이해능력)에 관심이 있다. 인터넷에서 건강 관련 정보를 검색하고 찾는 방법을 이해하기 위해 양적 및 질적 방법을 사용한다. 현재 행동의학학회(the Society for Behavioral Medicine, SBM)의 '행동변화 이론과 기술 연구회(the Theories and Techniques of Behavior Change special interest group)' 수석 공동 의장으로 활동하고 있다. 최근 연구는 행동변화 이론에 사용되는 사회심리적 요인(인지된 규범, 인지된 행동제어/자기효능감)의 실무 적용과 평가 방법에 초점을 두고 있다.

차 례

제1장

지역사회 공중보건 소개

이 장은 지역사회 공중보건 분야에 대한 개요이다. 지역사회 공중보건과 관련된 기본 용어, 현장에서의 주요 이슈, 지역사회의 건강에 영향을 미치는 요인 및 현장의 주요 기관에 대하여 소개하고 지역사회 공중보건의 기원과 역사 속 핵심적인 사건을 연대기에 따라 정리하였다. 그리고 지역사회 공중보건이 당면한 과제에 대한 토의로 이 장을 마무리할 것이다.

학습목표

이 장을 학습한 후 다음을 할 수 있다.

- 지역사회 공중보건의 기본 용어를 정의할 수 있다.
- 의학과 지역사회 공중보건의 차이를 구분할 수 있다.
- 지역사회 공중보건에서의 주요 이슈를 알 수 있다.
- 지역사회 공중보건에 영향을 미치는 요인을 확인하고 분류할 수 있다.
- 지역사회 공중보건에 관여하는 지역, 지방정부, 국가, 세계 기구에 대해 설명할 수 있다.
- 지역사회 공중보건의 역사적인 사건에 대해 알 수 있다.
- 지역사회 공중보건의 당면 과제에 관해서 설명할 수 있다.
- 공중보건의 핵심 기능을 확인할 수 있다.
- 세계화가 어떻게 전 세계 질병 부담에 영향을 주는지 설명할 수 있다.
- 원 헬스를 설명할 수 있다.

지역사회 공중보건의 정의

세계보건기구(World Health Organization)에서는 건강을 "단순히 질병이 없거나 허약하지 않다는 것에 그치지 않은 완전한 신체적, 정신적 및 사회적 안녕 상태(a state of complete physical, mental, and social well-being and not merely the absence of disease or infirmity"로 정의하였다(World Health Organization [WHO], 1947, p. 29). 이 정의는 건강이 정적인 상태가 아닌 역동적인 상태라는 점, 건강의 다양한 측면을 충분히 고려하지 못한 점(영적, 정치적, 경제적 측면이 누락됨), 정의가 주관적이라는 점(정의에 따른 건강을 측정하기 어려움), 현실적이 아닌 이상적인 측면에서 정의를 제시한 점, 수단이 아닌 최종 결과물로서 건강을 정의하였다는 점에서 제한점이 있다. 다른 주요 제한점은 지역사회 수준의 관점에 상반되는 개인 수준의 관점에서 건강을 정의했다는 점이다. 건강이 개인 수준에서만 고려되어야 하는가? 또는 지역사회 수준에서도 의미를 가지는가? 이 질문에 건강이 개인과 지역사회 수준 모두에서 고려되어야 한다는 대답은 명확하다. 따라서 Sharma와 Romas(2012, p. 277)가 제시한 건강에 대한 보다 유용한 정의는 "개인과 지역사회 모두를 위해 다차원적인(신체적, 정신적, 사회적, 정치적, 경제적, 영적) 균형을 유지하면서 삶의 바람직한 목표를 달성하기 위한 수단(a means to achieve desirable goals in life while maintaining a multidimensional(physical, mental, social, political, economic, and spiritual) equilibrium that is operationalized for individuals as well as for communities"이다. 그림 1.1은 건강의 다양한 차원 중 하나를 보여준다. 지역사회 건강을 정의하기에 앞서 지역사회(community)의 정의를 알아보자.

지역사회(community)는 공통된 관심과 특성을 공유하는 개인의 집합이다. 이들은 종종 지리적으로 동일한 지역에 살면서 공통된 문화적 · 역사적 유산을 공유한다. 지역사회 내 개인은 사회적, 종교적, 민족적, 직업적 또는 다른 공통된 특성에 의해 서로 결속한다. 이들은 보통 몇 가지 규칙들을 공유한다. Hunter(1975)는 3가지 유형의 지역사회 단체를 확인하였다. 이는 (1) 생계를 위한 기본적인 요구를 달성하기 위한 단체, (2) 사회적 교류를 위한 단체, (3) 상징적 집단 정체성을 위한 단체이다. 지역사회의 예로는 신시내티 거주민(동일한 지리적 특성), 신시내티의 아프리카계 미국인(동일한 인종), 신시내티의 히스패닉계(동일한 민족), 신시내티의 멕시칸계 미국인

이 장에서 다루는 공중보건 역량

- 공중보건의 역사, 철학, 가치를 설명할 수 있다.
- 공중보건의 핵심 기능과 10가지 필수 서비스를 이해하고 설명할 수 있다.
- 인구집단 건강에서 환경적 요인의 영향을 설명할 수 있다.
- 인구집단 건강에 영향을 주는 생물학적, 유전적 요인을 설명할 수 있다.
- 건강의 사회적, 정치적, 경제적 결정요인을 설명하고 이들 요인이 어떻게 인구집단 건강과 건강 불평등에 기여하는지 설명할 수 있다.
- 세계화가 어떻게 전 세계 질병부담에 영향을 주는지 설명할 수 있다.
- 인간, 동물, 생태계 연결의 생태학적 측면을 설명할 수 있다(예: 원 헬스).

(동일한 국적), 신시내티의 기독교인(동일한 종교), 신시내티의 보건교육자(동일한 직종), 신시내티의 청소년(동일한 연령), 신시내티의 유방암 생존자(동일한 건강문제), 페이스북 사용자 모임(동일한 사회적 네트워크, 사이버 커뮤니티의 예시) 등이 있다.

건강과 지역사회에 대한 정의를 학습하였기 때문에 이제 지역사회보건(Community Health)과 공중보건(Public Health)에 대한 정의를 학습할 준비가 되었다. Green과 Ottoson(1999, p. 4)은 지역사회보건을 "지역사회의 건강수준... 그리고 지역주민의 건강을 증진하고 보호하기 위한 자발적이고, 개인적인 활동을 포함하여 공중보건, 학교보건, 교통, 안전 그리고 조세 기반 기타 활동에 대한 조직화된 책무("the health status of a community and ... the organized responsibilities of public health, school health, transportation, safety, and other tax-supported functions, with voluntary and private actions to promote and protect the health of local populations identified as communities)"로 정의하였다. 지역사회보건은 3가지 기본적인 기능을 포함한다. (1) 집단의 건강증진활동, (2) 집단의 건강보호, (3) 집단의 건강 유지가 그것이다. 건강증진은 보건교육과 건강 친화적인 환경적 여건 조성을 수반한다. 그림 1.2는 집단에서의 건강증진 활동의 예시이다. 건강 보호는 수질정화, 공기질 정화, 환경위생, 식품위생, 의약품 안전, 환경 유해물질 감소 및 제거를 위한 관련 활동을 포함한다. 건강 유지는 질병 예방, 질병 관리, 집단의 최대 기능을 유지하기 위한 기능을 포함한다.

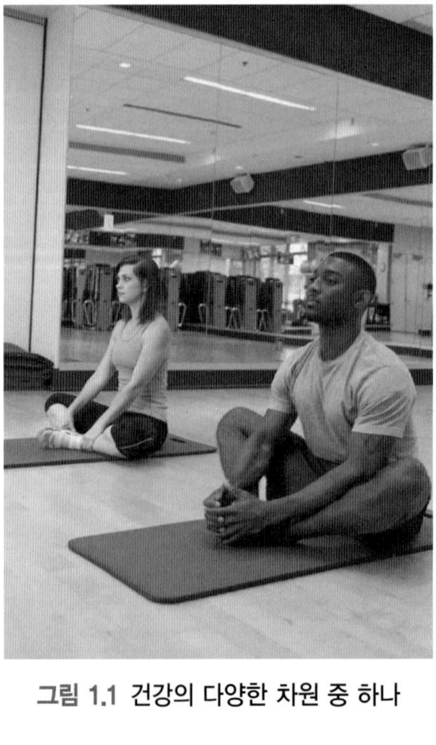

그림 1.1 건강의 다양한 차원 중 하나

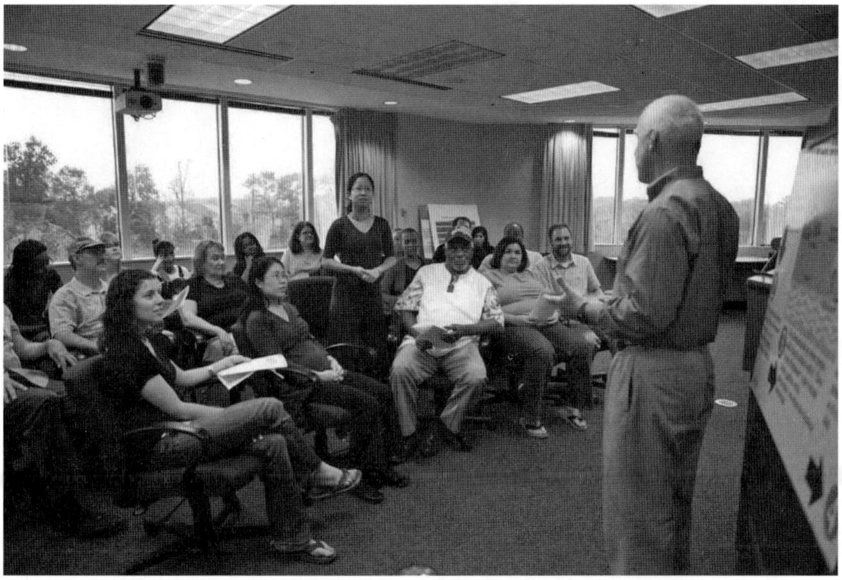

그림 1.2 지역사회보건은 집단의 건강증진에 관한 사항임

건강
개인 및 지역사회 조직으로 신체적, 정신적, 사회적, 정치적, 경제적, 영적의 다양한 측면에서 평형을 유지하면서 바람직한 목표를 달성할 수 있도록 수단

지역사회
동일한 관심사와 특징을 공유하는 개인의 모인 집단

지역사회보건의 3가지 기본적인 기능은 (1) 집단의 건강증진 활동, (2) 집단의 건강 보호, (3) 집단의 건강 유지이다.

지역사회보건
특정 개인모임의 바람직한 건강 증진, 보호, 유지를 위한 노력

공중보건(Public Health)은 C.E.A Winslow(1920, p. 23)에 의해 처음으로 다음과 같이 정의되었다.

환경위생, 지역사회 감염관리, 개인위생 교육, 질병 조기진단 및 예방적 치료를 위한 의료 및 간호 서비스 조직화, 모든 지역주민의 적정수준의 건강수준 유지를 보장하는 사회제도를 통한 질병 예방, 생명 연장, 신체 건강과 효율성 증진을 위한 학문이며, 모든 국민이 무병장수의 권리(건강권)를 달성할 수 있도록 이러한 혜택들을 조직화하는 것이다.

Institute of Medicine(1988)은 『공중보건의 미래, Future of Public Health』라는 보고서에서 공중보건 정의에 필요한 세 가지 필수 요소를 확인했다. 첫째, 공중보건의 사명(mission) 또는 목표(goals)와 목적(purposes)에 대한 성명(statement)이다. 이 보고서는 공중보건의 사명을 국민의 건강 유지를 위한 사회적 관심의 달성으로 보았다. 둘째는 공중보건의 내용 또는 주제이다. 공중보건의 내용에 대해서 보고서는 다음 3가지를 확인하였다. (1) 조직화된 지역사회의 노력, (2) 질병 예방, (3) 건강증진이 그것이다. 또한 역학을 공중보건의 핵심으로 파악하였다. 셋째, 공중보건 관련 기관들이 하는 역할과 공중보건이 어떻게 다른지에 대한 조직구조나 실태에 대한 것이다. 이러한 맥락에서 보고서는 공중보건이 정부 및 비정부 조직(민간 및 자발적)과 개인의 활동을 모두 포괄한다는 것을 확인하였다. 따라서 공중보건은 소규모 지역사회부터 국가에 이르기까지 집단 내의 질병 예방과 건강증진을 위한 정부 및 비정부 부문에서의 조직화된 지역사회의 노력으로 정의될 수 있다(그림 1.3은 조직화된 공중보건 노력 중 치료의 예를 보여준다). 따라서 지역사회보건과 공중보건 용어 간 큰 차이가 없다는 것을 알 수 있다. 그러나 일부 사람들은 공중보건은 정부가 운영하고 세금으로 자금을 조달하는 것으로 보고, 이를 공중보건과 지역사회의학의 주요 차이점으로 보기도 한다.

공중보건
작은 공동체로부터 전 국가에 이르는 사람들의 집단에서 질병을 예방하고 건강을 증진하기 위하여 정부 및 비정부 부문에 의해 이루어지는 조직화된 지역사회의 노력

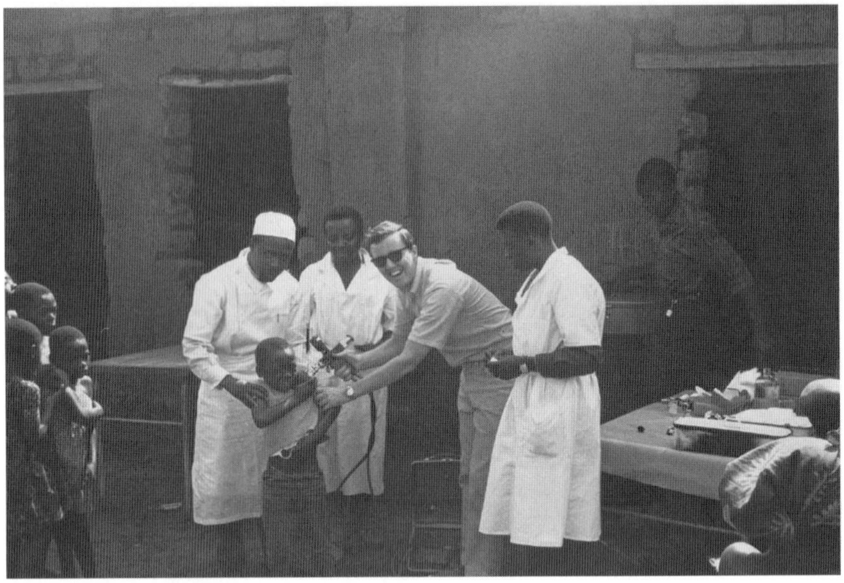

그림 1.3 천연두 예방접종을 받는 나이지리아 소년(1967년, 조직화된 공중보건 노력의 예)

지역사회 공중보건의 기본 용어

공중보건은 소규모 지역사회부터 국가에 이르기까지 집단 내의 질병 예방과 건강증진을 위한 정부 및 비정부 부문에서의 조직화된 지역사회의 노력으로 정의될 수 있다

지역사회 공중보건의 맥락에서 사용되는 몇 가지 다른 용어들도 분명히 해야 한다. 첫 번째 용어는 인구집단 건강(population health)이다. 인구집단 건강은 특정 집단 구성원으로 규정하거나 규정할 수 없는 어느 집단의 건강수준을 의미하며, 조직화되거나 조직화되지 않은 방법들에 의한 인구집단의 건강을 위한 노력과 여건을 의미한다. 예를 들면, 인구 집단은 여성, 노숙자, 성인으로 구성될 수 있다. 따라서 인구집단 건강은 조직화되지 않을 수 있다는 점과 특정 집단에 정체성을 갖지 못할 수도 있다는 점에서 지역사회 공중보건과 다르지만, 개인이 아닌 집단을 대상으로 한다는 점에서는 지역사회 공중보건과 동일하다.

인구집단 건강
특정 집단 구성원으로 규정하거나 또는 규정할 수 없는 어느 집단의 건강수준을 의미하며, 조직화 되거나 조직화 되지 않은 방법들에 의한 인구집단의 건강을 위한 노력과 여건을 의미

국제보건
일차적으로 개발도상국에 속하는 여러 나라의 보건문제를 검사하고 인구기반 해결방법을 찾는 과학 기술

세계보건
세계의 모든 사람에게 영향을 미치는 건강문제와 해결방법에 대한 연구

개념 정의가 필요한 다른 두 용어는 국제보건(international health)과 세계보건(global health)이다. Paul Basch(1999)는 국제보건을 "모든 인구의 건강에 영향을 미치는 요인들의 체계적인 비교(a systemic cmparison of the factors that affect the health of all human populations)"라고 정의하였다. Merson, Black와 Mills(2006, p. xiv)는 국제 공중보건(international public health)을 "저소득국가와 중간소득국가에 영향을 미치는 건강문제와 이들 국가에 영향을 미치는 글로벌 및 지역 세력의 복잡한 이해관계에 공중보건의 원칙을 적용하는 것(the application of principles of public health to health problems and challenges that affect low and middle income countries and to the complex array of global and local forces that influence them)"으로 정의하였다. Sharma와 Atri(2010, p. 6)는 국제보건을 "여러 국가(특히, 개발도상국)에서의 보건 문제를 다루고, 문제에 대한 인구집단 기반의 해결책을 찾는 학문(the science and art of examining health problems in multiple countries, primarily those that are developing, and finding population-based solutions to their problems)"이라고 정의하였으며, 세계보건을 세계 모든 사

람에게 영향을 미치는 건강문제와 해결책에 대한 연구(the study of health problems and solutions affecting all people of the world)로 정의하였다(Sharma & Atri,2010, p. 6). 따라서 국제보건은 지역사회 공중보건에 의해 다루어지는 그룹이 여러 국가로 확장된 개념이며, 세계보건은 전 세계 모든 국가로 확장된 개념이라고 할 수 있다. 그러나 국제보건과 세계보건은 모두 지역사회 공중보건의 유형 중 하나이다.

보건교육
개인, 소집단, 지역사회에서 좋은 건강을 얻기 위해 자발적인 행태 변화를 유발하기 위한 방법

건강증진
개인, 소집단, 지역사회의 건강을 나아지게 하기위한 조직적, 정책적, 환경적 노력

지역사회 공중보건의 맥락에서 사용되는 다른 두 가지 용어는 보건교육과 건강증진이다. 세계보건기구(1998, p.4)는 보건교육을 "지식 향상, 개인 및 지역사회보건에 도움이 되는 생활 기술 개발 등 건강정보 이해능력(health literacy)을 향상시키기 위해 고안된 의사소통을 포함하는 학습을 위한 의도된 기회(consciously constructed opportunities for learning involving some form of communication designed to improve health literacy, including improving knowledge, and developing life skills which are conducive to individual and community health)"로 정의하였다. 오타와 헌장(WHO, 1986, p. 1)은 건강증진을 "사람들이 스스로 자신들의 건강을 관리 또는 통제할 수 있어서, 결과적으로 건강수준을 향상시키는 것이 가능하도록 하는 과정(the process of enabling people to increase control over, and to improve their health)"으로 정의하였다. 오타와 헌장은 건강증진을 위한 5가지 주요 행동전략을 제시하였다.

> 보건교육은 개인, 집단 및 지역사회의 건강을 증진하기 위한 자발적인 행동변화를 촉진하기 위한 수단이다. 건강증진은 개인, 집단 및 지역사회의 건강을 증진하기 위한 조직적, 정책적, 환경적 노력으로 구성된다.

- 건강 지향적인 공공정책 수립(Build healthy public policy)
- 개인의 변화를 지원하는 물리적 · 사회적 환경 조성(Create physical and social environments supportive of individual)
- 지역사회 활동 강화(Strengthen community action)
- 자기효능감과 임파워먼트와 같은 개인의 건강 기술 개발(Develop personal skills such as increased self-efficacy and feelings of empowerment)
- 인구집단에 대한 보건의료서비스 방향 재설정과 환자와의 파트너십(Reorient health services to the population and partnership with patients)

따라서 보건교육이 개인, 집단 및 지역사회의 건강을 증진하기 위한 자발적인 행동변화를 촉진하기 위한 수단임을 알 수 있다. 지역사회 보건교육은 지역사회 공중보건의 중요하고 필수적인 구성요소이다(그림 1.4는 자발적인 건강행동 변화를 촉진하기 위한 보건교육의 예시이다). 건강증진은 개인, 집단 및 지역사회의 건강을 증진하기 위한 조직적, 정책적, 환경적 노력으로 구성된다. 보건교육이 건강증진의 일부라는 것을 이해하는 것이 매우 중요하다. 다시 한 번 말하자면, 지역사회 건강증진은 지역사회 공중보건의 중요하고 필수적인 요소이다.

일차보건의료
실용적이며 과학적이고 사회적으로 수용할 수 있는 방법과 기술을 바탕으로, 국가와 지역사회가 감당할 수 있는 비용으로 접근가능한 필수 보건의료서비스

1978년 카자흐스탄 알마아타(Alma-Ata)에서 열린 세계보건기구 회의에서 일차보건의료(primary health care)라는 용어가 소개되었다. 일차보건의료는 "실용적이며 과학적이고 사회적으로 수용할 수 있는 방법과 기술을 바탕으로, 국가와 지역사회가 감당할 수 있는 비용으로 접근 가능한 필수 보건의료서비스(essential health care made accessible at a cost a country and community can afford, with methods that are practical, scien-

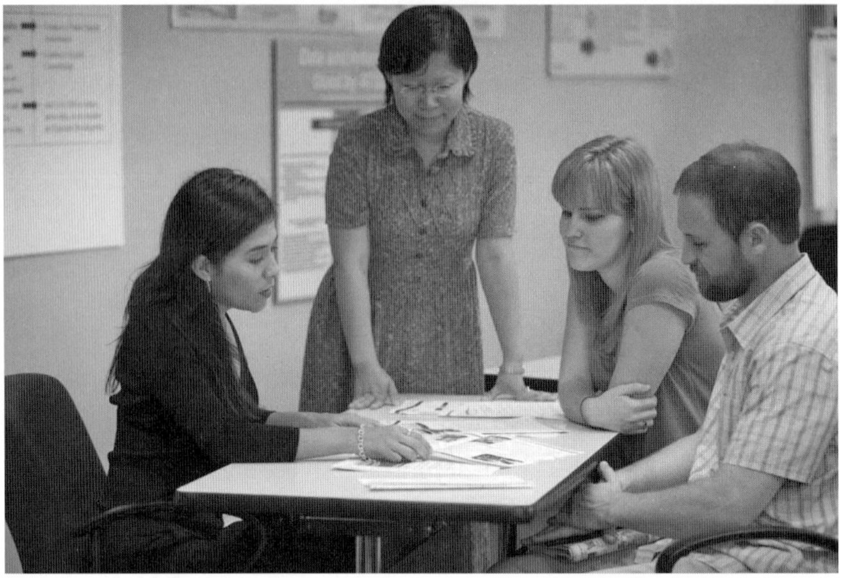

그림 1.4 보건교육은 자발적인 건강행동 변화를 촉진한다.

tifically sound and socially acceptable)"를 의미한다. 이 용어는 지역사회 공중보건의 목표, 사명 및 접근 방식과 일치한다. 일차보건의료라는 용어는 모든 사람이 접근할 수 있고, 모든 사람이 포함되어야하는 의료의 유형을 나타내기 위하여 세계보건기구에서 사용하였다. 일차보건의료의 필수 요소는 (1) 지역사회 참여(community participation), (2) 분포의 형평성(equity in distribution), (3) 지불 가능한 비용(affordable cost), (4) 여러 부문 간 협력(collaboration among different sectors), (5) 적절한 기술(appropriate technology)이다. 이러한 구성요소 중 많은 부분이 지역사회 공중보건의 노력에서도 자주 발견된다.

예방의학
건강증진, 질병 예방, 장애 제한과 재활에 대한 기예(과학이자 예술)

사회의학
사회적, 경제적 요인이 건강과 질병에 어떻게 영향을 미치는지 이해하여 건강을 증진시킬 수 있는 사회적 조건을 만들 수 있도록 하는 의학의 한 분야

지역사회의학
지역사회에서 개인이 아닌 인구집단 대상의 의료를 다루는 의학의 한 분야

의료 분야의 세 가지 용어에 대해서도 설명이 필요하다. 예방의학(preventive medicine), 사회의학(social medicine), 지역사회의학(community medicine)이 그것이다. 예방의학은 건강증진, 질병 예방, 장애 제한과 재활의 학문으로 정의할 수 있다(Clark & MacMahon, 1981). 미국의 예방의학 위원회(American Board of Preventive Medicine, 2011)는 예방의학의 목표를 "건강과 웰빙을 보호, 증진 및 유지하고, 질병, 장애, 사망을 예방하는 것(to protect, promote, and maintain health and well-being and to prevent disease, disability, and death")으로 정의하였다. 예방의학, 지역사회 공중보건의 수련 과정에서 학습하는 기초학문은 동일하지만, 예방의학에서는 개인과 보건의료 전문가 간 개인적 관계에 의미를 더 부여한다(Park & Park, 1986). 사회의학이라는 용어는 유럽에서 시작되었다. 사회의학은 의학과 사회학에 기반을 두고 있으며(Park & Park, 1986), 개인보다 많은 것을 다룬다. 사회의학은 때로 저소득층 및 취약계층을 포함한 사회 전체에 다양한 방법으로 보건의료서비스를 제공하는 의료보장 제도(socialized medicine)와 동일시된다. 그러나 사회의학은 의료보장 제도와는 다르다. 사회의학은 사회 · 경제적 요인이 건강과 질병에 어떻게 영향을 미치는지를 이해하고, 건강을 증진하기 위한 사회적 여건을 조성할 수 있는 방안을 연구한다. 지역사회의학은 개인이 아닌 인구집단을 대상으로 하는 의학의 한 분야이며, 지역사회 수준에서 보건의료서비스를 제공한다. 지역사회의학의 목표는 지역사회의 건강 요구

도를 확인하고(지역사회 진단), 요구를 해결하기 위한 보건학적 조치를 기획, 실행, 평가하는 것이다. 따라서 이 분야는 공중보건, 지역사회보건, 예방의학, 사회의학의 영향을 많이 받는다.

일차보건의료의 필수 요소는 (1) 지역사회 참여, (2) 분포의 형평성, (3) 지불 가능한 비용, (4) 여러 부문 간 협력, (5) 적절한 기술이다.

이제 예방의학, 사회의학, 지역사회의학의 정의에 대해서 알아보았기 때문에 의학과 지역사회 공중보건의 유사점과 차이점을 논의할 수 있다. 의학과 지역사회 공중보건은 모두 고통을 완화하고 건강을 증진하는 데 관심이 있다. 많은 의료 전문가들이 의학과 공중보건을 모두 병행한다. 그러나 그 분야에서 몇 가지 차이점이 있다. 의학은 개별 환자의 건강에 관심이 있고, 모든 방법이 개인을 위해 고안된 반면, 지역사회 공중보건은 지역사회의 건강과 관련이 있다. 일반적으로 의학은 질병 치료법을 찾는데 중점을 두고 있으나, 지역사회 공중보건의 초점은 질병 예방과 건강증진에 있다. 의학에서 환자는 질병의 원인에 대한 모든 책임에서 면제되며, 약이나 외과적 처치 등의 형태로 외부적 요인으로 치료받는 반면, 지역사회 공중보건은 지역사회 구성원들이 그들의 문제에 대한 해결책을 찾는데 적극적으로 참여한다. 그 결과 환자는 의약품 사용자로서 의료제공자에게 의존하게 되지만, 지역사회 공중보건의 목적은 주민들의 독립성을 키우는 것이다. 의학을 위한 기초학문은 해부학, 생리학, 생화학, 병리학, 약리학, 미생물학인 반면, 지역사회 공중보건을 위한 기초학문은 보건통계학, 역학, 사회 및 행동과학, 경영학, 환경보건학이다. 의학에서 의사는 비용이 아무리 비싸더라도 한 명의 환자를 돕는 것에 관심이 있으나, 공중보건은 지역사회에서 보다 많은 인원에게 이익이 되는 조건에 우선순위를 둔다. 의학에서의 치료 비용은 높은 경향이 있으며, 인간 생명을 구하기 위한 비용의 한계는 없으나, 지역사회 공중보건에서는 1인당 개입 비용이 낮은 경향이 있다. 일반적으로 의학은 정교한 기술에 의존하지만, 지역사회 공중보건의 방법과 접근법은 설사병의 치료를 위한 경구 수액제와 같이 지역적이고 간단한 기술을 사용한다. 또한, 의학에서는 상업화가 많이 진행되었으나, 지역사회 공중보건에서는 상업화가 덜 이루어졌다. 의학과 지역사회 공중보건의 차이는 〈표 1.1〉에 요약되어 있다.

표 1.1 의학과 지역사회 공중보건의 차이점

기준	의학	지역사회 공중보건
관심사	개인	지역사회
초점	질병 치료	질병 예방과 건강증진
책임	환자는 질병의 책임으로부터 면제	지역사회 구성원들은 문제 해결책을 찾는데 참여
기초과학	해부학, 생리학, 생화학, 병리학, 약리학, 미생물학	보건통계학, 역학, 사회 및 행동과학, 경영학, 환경보건학
우선순위	비용이 비싸더라도 한 명의 환자를 돕는 것	지역사회의 많은 인원에게 이익이 되는 조건
비용	높은 비용(1인당 비용이 백만 불을 넘을 수 있음)	낮은 비용(1인당 비용은 낮음)
기술	보통 정교한 기술	보통 지역적이고 단순한 기술
상업화	많음	적음

지역사회 공중보건에서의 주요 이슈

이 책은 주로 지역사회 공중보건에서 직면한 문제들에 대한 내용이다. 지역사회 공중보건을 전공하는 학생이 다루어야 할 문제는 다음과 같다.

- 지역사회 공중보건에 영향을 미치는 요인은 무엇인가?
- 지역사회 공중보건에 관련된 어떤 전형적인 조직이 있는가? 이 조직들은 지역사회에서 건강을 유지하는 데 어떤 역할을 하는가?
- 지역사회 공중보건의 다양한 측면은 어떻게 측정되는가? 건강지표는 무엇인가?
- 건강 관련 조건의 시간, 장소, 사람 및 분포는 어떻게 결정되는가?
- 지역사회 공중보건에서 역학의 역할은 무엇인가?
- 지역사회 공중보건에서 보건통계학의 역할은 무엇인가?
- 공중보건의 근거기반 접근법은 무엇인가?

주목할 내용 1.1 국제연합의 지속가능개발 목표 (Sustainable Development Goals, SDGs)

전 세계적으로 지역사회 간 많은 격차가 존재한다. 이러한 격차를 줄이기 위해서 UN은 2015년까지 달성할 지속가능개발 목표 17가지를 개발했으며, 이 목표는 모든 UN 회원국의 동의로 채택되었다. 17가지 목표는 다음과 같이 간단히 요약할 수 있다.

목표 1: 모든 곳에서의 극심한 빈곤 근절

목표 2: 기아 퇴치, 식품 안전성 보장, 지속가능한 농업 진작

목표 3: 건강한 생활과 안녕 증진

목표 4: 양질의 교육 보장과 평생학습 조장

목표 5: 성평등 증진과 여성과 소녀의 인권신장

목표 6: 안전한 물과 위생 유지

목표 7: 지속가능한 현대적인 에너지에 대한 접근 보장

목표 8: 생산적인 고용과 직장 제공

목표 9: 산업화와 혁신을 통한 적합한 인프라 구축

목표 10: 국가 내 및 국가 간 불평등 감소

목표 11: 안전하고 보안이 유지되는 인간 정착 정주지 조성

목표 12: 지속가능한 생산과 소비 행태 증진

목표 13: 기후변화 해결과 부작용 회복

목표 14: 해양자원의 적절하고 신중한 활용

목표 15: 생태계 보전

목표 16: 모든 수준에서 평화와 정의 구현

목표 17: 국제적 협력관계 강화

참고: 목표에 관한 자세한 정보는 아래의 사이트에서 얻을 수 있다.
https://sustainabledevelopment.un.org/?menu=1300

- 지역사회 공중보건에서 사회 및 행동과학의 역할은 무엇인가?
- 보건교육과 건강증진 프로그램은 어떻게 계획되는가? 일반적인 이론과 모형은 무엇인가?
- 보건교육과 건강증진에 활용되는 방법은 무엇인가?
- 세계 인구와 관련하여 어떤 문제가 있는가? 세계 인구를 어떻게 통제할 수 있는가?
- 환경은 건강에 어떤 영향을 미치는가? 공기오염과 수질오염이 지역사회 사람들의 건강에 어떤 영향을 미치는가?
- 지역사회에서 의도적 · 비의도적 손상을 어떻게 관리할 수 있는가?
- 미국에서는 의료서비스와 공중보건이 어떻게 조직되어 있는가?
- 공중보건에서 정책은 어떻게 만들어지는가?
- 지역사회의 계획은 어떻게 계획 · 관리되며, 예산을 책정하고, 평가되는가?
- 지역사회와 공중보건에서 의사소통은 어떻게 활용되는가?
- 지역사회와 공중보건에서 전문영역 간 협력적 실천을 어떻게 증진시킬 것인가?
- 시스템 사고는 무엇이며, 지역사회와 공중보건에서 어떤 리더십 역량과 스타일이 사용되는가?

지역사회 공중보건에 영향을 미치는 요인

개인의 건강과 마찬가지로, 지역사회의 건강은 여러 가지 요인에 영향을 받는다. 이러한 요인들은 한 지역사회와 다른 지역사회의 건강에 변화를 가져온다. (1) 생물학적 요인(biological factors), (2) 행태 요인(behavioral factors), (3) 사회적 요인(social factors), (4) 문화적 요인(cultural factors), (5) 조직적 요인(organizational factors), (6) 환경적 요인(environmental factors)과 같이 미시적 수준에서 거시적 수준에 이르기까지 이러한 요인들을 분류할 수 있다(그림 1.5).

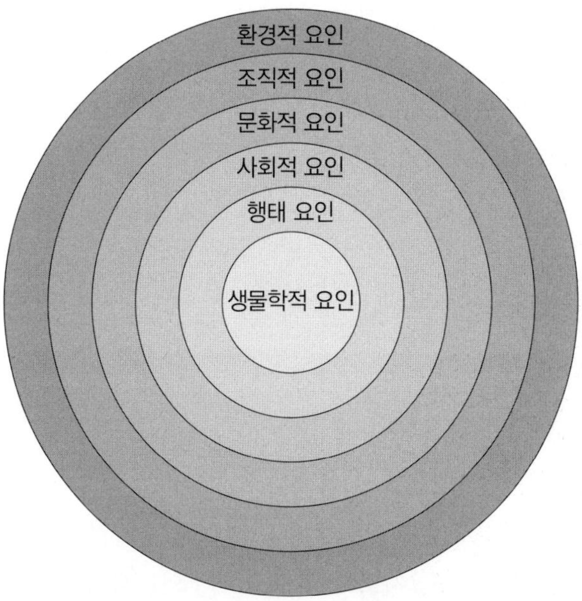

그림 1.5 지역사회의 건강에 영향을 미치는 요인

생물학적 요인

연령 분포, 성별 분포, 유전자 구성 분포 등과 같은 여러 가지 생물학적 속성에 따라 지역사회의 건강이 달라진다. 예를 들면, 고령 은퇴 인구가 많은 지역사회는 젊은 인구로 구성된 개발도상국의 많은 지역사회와는 건강 요구도가 서로 다를 것이다. 특정 질병은 특정 연령대에서 더 흔하다. 예를 들면, 홍역은 유년시절에 발생하지만 관상동맥질환은 일반적으로 중년 이후에 발생한다. 마찬가지로 여성보다 남성이 많은 인도 일부 지역사회처럼 성비가 역전된 지역사회는 남녀 성비가 동일한 지역사회와는 다른 건강 프로파일을 가지고 있다. 특정 성별에서 더 흔한 질병들이 있다. 예를 들면 류마티스 관절염은 여성에게서 더 흔한 반면 통풍은 남성에게서 더 흔하다. 개인의 유전자 구성은 다르며, 임신 후에는 변경할 수 없다. 일부 지역사회는 지역사회 간 결혼에 관여하지 않으며, 이런 지역사회 내의 상대적으로 제한된 유전적 풀은 그들의 건강에 영향에 미친다. 겸상적혈구빈혈(sickle cell anemia)과 혈우병(hemophilia)을 포함한 여러 질병들은 유전적으로 연관되어 있다. 지역사회의 건강에 중요한 역할을 하는 또 다른 생물학적 요인은 지역사회의 면역 수준이다. 지역사회의 많은 구성원들이 특정 질환에 대해 면역을 가지면, 질환이 느리게 전파되기 때문에 예방접종을 하지 않은 사람들도 일부 보호를 받을 수 있다. 이 현상을 집단면역(herd immunity)이라고 부른다. 생물학적 요인은 선천적인 요인뿐만 아니라 외상성 뇌 손상이나 총상과 같이 후천적인 요소를 모두 포함한다는 것을 인식하는 것이 중요하다.

집단면역
상당수의 사람들이 면역을 갖고 있어 질병 전파가 느려져 예방접종을 하지 않은 사람도 보호받는 형태의 면역

행태 요인

지역사회의 건강에 영향을 미치는 두 번째 영역은 행태 요인이다. 행태는 지정된 빈도, 강도, 기간이 있는 명백한 행동이다. 이러한 행동은 건강하거나 건강하지 않은 행태일 수 있다. 이들 행태는 개인이 수행하지만, 전체 지역사회에 영향을 미친다. 지역사회 내 많은 구성원들이 건강한 행태를 하면, 이 지역사회의 건강은 좋아질 수 있으나, 많은 구성원들이 건강하지 않은 행태를 한다면 그 지역사회의 건강은 나빠질 것이다. 지역사회에 중요한 건강한 행태는 신체활동을 많이 하거나 매일 운동하기, 과일과 채소 섭취, 소량의 식사, 단 음료 대신 물 섭취, 자동차 안전벨트 착용, 성인기준 매일 7~8시간의 수면, 칫솔질과 치실을 통한 양호한 구강 위생 관리, 자외선으로부터 피부 보호, 비타민과 미네랄이 풍부한 음식 매일 섭취 등이 있다. 흡연, 음주, 불법 약물 사용, 7시간 미만의 수면시간, 아침 결식, 카페인 과다 섭취와 건강에 해로운 음식 섭취는 건강에 좋지 않은 행태에 해당한다. 사람들이 건강한 행태를 하도록 하고, 불건강한 행태를 줄이도록 도움을 주는 지역사회 공중보건의 한 분야가 보건교육과 건강증진이다.

사회적 요인

사회적 요인이란 개인, 그룹, 또는 지역사회의 상호작용으로 인해 발생하는 요인을 의미한다. 사회적 요인의 하나는 지역사회의 경제적 여건이다. 지역사회의 건강은 경제 수준과 밀접한 관련성이 있다. 고소득 지역사회는 더 나은 의료서비스를 제공하고 건강에 도움이 되는 여건을 조성할 수 있는 반면, 저소득 지역사회는 의료서비스의 접근성을 높이거나 건

강을 증진하는 조치를 하는데 어려움을 겪는다. 빈곤은 영아사망률과 같은 건강지표의 성과 저하와 관련 있다. 빈곤은 범죄, 폭력, 약물남용, 알코올중독 및 기타 일탈행동의 높은 비율과 관련 있다. 또 다른 사회적 요인은 직업이다. 다른 직종에 비해서 건강위험에 노출되기 쉬운 직종이 있다. 예를 들면, 건설 노동자는 교사보다 부상 위험이 더 크다. 또 다른 사회적 요인은 지역사회의 정치적 환경이다. 민주주의는 일반적으로 보다 나은 건강결과와 관련 있다. Avritzer(2010)는 1985년 민주화 이후 브라질의 Porto Alegre 도시의 빈민 생활 환경에 민주주의가 어떤 변화를 가져왔는지를 보여주었다. 민주주의에서는 서로 다른 권한을 가진 정당들이 지역사회의 건강에 영향을 미치는 정책을 만든다. 예를 들면, 미국에서 민주당은 보건의료에 대해서 정부에 큰 역할을 요구하는 반면 공화당은 정부의 작은 역할을 요구한다. 다른 사회적 요인은 특정 건강 관행에 대한 사회적 규범의 영향이며, 이는 지역사회의 건강에 영향을 미친다. 아메리카 원주민과 같은 일부 지역사회에서 흡연은 사회적 구조의 일부이므로 이 집단의 흡연율은 다른 지역사회보다 훨씬 높으며, 이는 지역사회의 관상동맥질환과 같은 다양한 건강상태에 차례로 영향을 미친다.

문화적 요인

문화는 특정 사회적, 민족적 또는 연령 집단에 기인한 모든 신념으로 구성된다. 문화적 요소의 한 가지는 종교이다. 종교와 건강의 연관성을 보여주는 여러 연구가 진행되었다. Schnall과 동료(2010)의 연구에서 종교성이 건강에 긍정적인 영향을 준다는 것을 보여주었다. 이 연구는 92,395명의 여성 참가자들(Women's Health Initiative Observational Study)을 대상으로 진행하였는데 이 연구를 통해 종교성에 대한 자기 보고 척도가 높을수록 모든 사망률의 위험이 감소한다는 것이 확인되었다. 종교성은 지역사회의 건강에 전반적인 영향을 미치지만, 다양한 격언을 가진 각 종교는 추종자의 건강에 다른 영향을 미친다. 힌두교와 같은 일부 종교는 건강에 이로운 채식주의와 단식을 옹호하는 반면, 일부 종교는 건강에 해로울 수 있는 환각제인 페요테(peyote)를 사용한다. 문화적 요인의 다른 측면은 지역사회의 인종적, 민족적 측면이다. 특정 인종에서 더 흔한 질병들이 있다. 예를 들면, 겸상적혈구빈혈(sickle cell anemia)은 아프리카계 미국인에게서 더 흔하다. 또한 독특한 신념, 관습 및 관행은 인종에 따라 다르다. 이들 중 일부는 건강에 좋거나 해로울 수 있다.

조직적 요인

지역사회에서 지역사회가 조직되는 방법과 범위와 보건의료, 주택 및 교육과 같은 지역사회의 다양한 하부구조는 해당 지역사회의 건강에 영향을 미친다. 모든 필수 인프라가 잘 구성된 지역사회는 그렇지 않은 지역사회보다 건강 수준이 좋을 것이다. 잘 조직화된 지역사회는 건강증진을 위한 법과 정책을 만들고 시행할 수 있다. 예를 들면, 미국에서는 담배규제법과 정책이 흡연율을 낮추었다. 1965년부터 2010년까지 미국의 성인 흡연율은 42.4%에서 19.3%로 감소했다(Centers for Disease Control and Prevention [CDC], 2011c).

환경적 요인

지역사회의 건강에 영향을 미치는 마지막 단계는 환경적 요인이다. 공기질, 환경위생, 물 공급, 식량 공급과 방사능 및 소음공해 방지가 이에 해당한다. 이러한 환경적 요인이 위협을 받으면 지역사회의 건강 역시 위협을 받는다. 환경적 요인은 현세대뿐만 아니라 미래세대를 위해서도 고려되어야 한다. 만약 인구증가율이 통제되지 않고, 자원의 고갈과 오염이 지속한다면 미래세대는 어려움을 겪을 것이다. 지역사회 건강에 영향을 미치는 6가지 요인은 〈표 1.2〉에 요약되어 있다.

표 1.2 지역사회의 건강에 영향을 미치는 요인

번호	영역	예시
1.	생물학적 요인	연령 분포 성별 분포 유전적 구성 분포 면역 상태
2.	행태 요인	건강행태 수준 불건강 행태 수준
3.	사회적 요인	경제적 수준 직업적 분포 정치적 환경
4.	문화적 요인	종교 인종과 민족 구성
5.	조직적 요인	지역사회 내 조직화 방법 및 범위 보건의료 주택 교육
6.	환경적 요인	공기 질 환경 위생 물 공급 식량 공급 방사능 위협 소음공해

주목할 내용 1.2 HEALTHY PEOPLE 2030 : 핵심요소

미국 연방정부의 Healthy People initiative는 미국인의 건강을 위한 국가 목표를 설정하는 보고서를 매 10년마다 작성한다. Healthy People 2030의 비전은 "모든 사람이 잠재력을 완전히 발휘하고 평생 건강한 삶을 사는 사회"를 만드는 것이다(Office of Disease Prevention and Health Promotion, ODPHP, 2019). 이 보고서는 건강 우선순위를 확인하고, 건강문제에 대한 대중의 인식을 높이고, 측정 가능한 목표를 설정하며, 다양한 부문이 참여하고, 연구 및 평가 요구를 확인한다(US Department of Health and Human Services, 2011). Healthy People 2030의 미션은 "국가가 모두의 건강과 안녕 증진을 위해 수행하는 노력의 향상, 강화, 평가"이다(ODPHP, 2019). 이 책을 집필하는 현재는 아직 Healthy People 2030이 발표되지 않았으나 출판될 때는 온라인에서 볼 수 있을 것이다. Healthy People 2020은 약 600개의 목표와 1,200개의 지표를 포함한 42개 주제 영역을 다룬다. Healthy People 2030은 여기에서 확장할 것이며 기본 원칙, 달성목표, 실행계획은 〈표 1.3〉에 요약되어 있다.

표 1.3 Healthy People 2030의 기본원칙, 달성목표, 실행계획

기본원칙

- 모든 사람과 지역사회의 건강과 안녕은 번영과 공정한 사회의 필수 조건임
- 건강증진과 안녕과 질병예방을 위한 노력은 연계되며 신체적, 정신적, 사회적 측면을 모두 포함함
- 모두의 건강과 안녕의 완전한 잠재력 달성을 위한 투자는 사회에 가치 있는 편익을 제공함
- 건강과 안녕을 달성하는 것은 건강불평등 제거, 건강형평성 달성, 건강정보이해능력 확보가 필요함
- 건강한 신체적, 사회적, 경제적 환경은 건강과 안녕 달성의 잠재력 강화함
- 국가의 건강과 안녕 증진과 달성은 공공, 민간, 비영리 영역을 포함하여 국가, 주, 마을, 지역사회 수준을 아우르는 공동의 책임임
- 인구집단 건강과 안녕의 잠재력 완전 달성을 위해 일하는 것은 모든 영역에서 의사결정과 정책형성의 요소임

달성목표

- 건강하고 번성하는 삶, 안녕, 예방가능한 질병, 장애, 손상, 조기사망 제거 달성
- 모두의 건강과 안녕 증진을 위한 건강불평등 제거, 건강형평성 달성, 건강정보이해능력 확보
- 모두의 건강과 안녕을 위한 온전한 잠재력을 달성할 수 있는 사회적, 물리적, 경제적 환경 조성
- 생애 전주기에 걸친 건강한 성장, 건강한 행태, 안녕 증진
- 모두의 건강과 안녕 증진을 위한 리더십, 핵심 구성요소, 정책설계와 실행을 맡을 다양한 분야의 공중의 관여

실행계획

- 모두의 건강과 안녕 증진을 위한 근거기반 정책, 사업, 활동을 안내하는 국가목표와 측정가능한 목표치 설정
- 불건강 또는 불건강 위험요인 지역 및 인구집단의 문제해결을 위해 목표하는 활동을 이끌어낼 수 있는 정확하고 시의적절하며 접근가능한 자료 제공
- 지역사회 모든 연령층 사람들의 건강과 안녕 증진을 위한 공공과 민간의 임팩트 조성
- 공중, 프로그램, 정책결정자 등에게 건강과 안녕 증진의 진행을 평가할 수 있는 도구 제공
- 재현가능하고 측정할 수 있으며 지속가능한 근거기반 사업과 정책의 적용 공유와 지원
- 2020년부터 2030년까지 격년으로 진행상황 보고
- Healthy People 2030 목표 달성을 위한 연구와 혁신 자극 및 중요 연구, 자료, 평가 필요 강조
- 건강증진, 질병예방, 치료의 가용수단 개발과 활용 촉진

출처 : Office of Disease Prevention and Health Promotion (2019). Healthy People 2030 Framework. https://www.healthypeople.gov/2020/About-Healthy-People/Development-Healthy-People-2030/Framework

지역사회 공중보건 조직

다양한 지역사회 공중보건 조직이 있다. 이러한 조직은 지역 수준, 주 또는 광역수준, 국가 수준, 세계적 수준에서 기능할 수 있다. 지역 수준에는 정부 조직과 비정부 조직이 있다. 정부 보건 조직은 세금으로 지원을 받는다. 신시내티 보건국을 예로 들 수 있다. 비정부 조직 또는 자발적 조직은 주로 공공이나 민간 기관의 재정 지원을 받는다. 지역 수준의 정부 기관에는 카운티 및 도시의 보건부서가 있다. 미국 전역에 2,700개의 지역 보건부서가 있다 (National Association of County and City Health Officials, 2012). 보건부서의 규모는 서비스를 제공하는 인구의 규모, 지역의 필요(needs), 자원의 가용성 및 지역사회의 지원에 따라 다르다. 따라서 어떤 부서는 공무원이 한 명밖에 없기도 하고, 어떤 부서는 수백 명의 공무원이 근무하기도 한다. 보건부서가 제공하는 기능은 (1) 평가, (2) 정책개발, (3) 보장

기능으로 나눌 수 있다(Institute of Medicine, 1988). 완전한 지역 보건부서의 구체적 기능 중 일부는 생명 통계(출생, 사망, 결혼, 질병 발생), 감염병 관리(백신, 건강교육, 보균자 관리), 모자보건(산전 진찰, 교육), 만성질환 관리(검진, 교육), 정신건강증진(상담, 교육), 환경위생 관리(위생, 식품 및 식수 안전, 곤충 감염 관리, 수영장 검사), 치과 공중보건(불소화, 소외계층 케어), 위해요소 제거(주택의 납 페인트, 쥐), 건강교육이다. (그림 1.6은 지역 보건 부서 담당자의 근무 모습을 보여 준다.) 지역 수준에는 건강과 관련된 이슈를 다루는 비정부 기구이면서 지역사회 기반의 조직도 있다. 예를 들어 미국 적십자사와 미국 심장협회의 지부와 지역사회 건강관리와 교육에 참여하는 지역 단체, 지역사회의 건강문제에 중점을 두고 있는 교회 단체가 있다. 예를 들어 아동비만 문제를 해결하기 위하여 미국 심장협회는 초등학교 어린이를 위한 교육 프로그램을 제공할 수 있고, 지역사회 레크리에이션 클럽은 어린이들의 신체활동 촉진을 위한 방과 후 프로그램을 제공할 수 있으며, 지역 교회에서는 부모를 위한 요리교실을 운영할 수 있다.

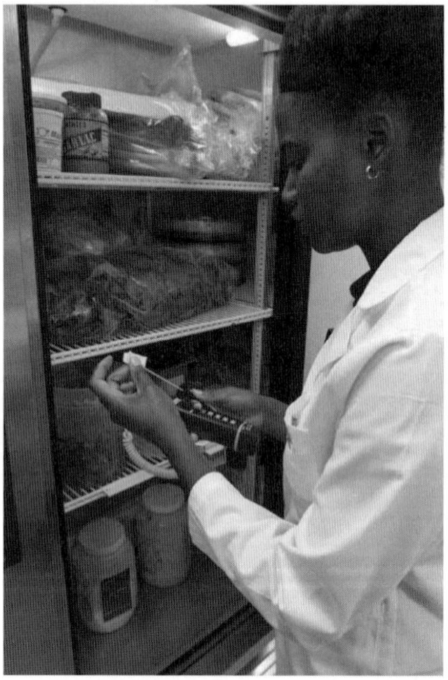

그림 1.6 식당의 식품안전을 감시하는 지역 보건부서 담당자

공중보건의 핵심 기능은 (1) 사정(assessment), (2) 정책 개발, (3) 보장(assurance)으로 나누어 볼 수 있다.

주 또는 광역 단위에서도 여러 지역사회와 공중보건 조직을 찾을 수 있다. 마찬가지로 정부 조직과 비정부 조직으로 나눌 수 있다. 미국의 50개 각 주와 워싱턴 D.C., 8개 준주(準州, territory)에는 공중보건행정을 담당하는 정부 기관이 있다. 마찬가지로 캐나다에서도 10개 주와 2개의 준주(準州)에 각각 보건을 담당하는 정부 기구가 있다. 대부분의 다른 국가에서는 주정부 차원의 보건부서도 있다. 일반적으로 각 주의 보건부서는 건강위원회의 자문을 받고 주지사의 감독 하에서 업무를 수행한다. 주 보건부의 기능 중 일부는 모자보건(모성 클리닉, 어린이 건강 클리닉, 가족계획 서비스, 여성이나 영유아를 위한 식품 보조 프로그램), 응급의료서비스(구급차량 면허 및 검사, 응급의료 커뮤니케이션, 911 서비스의 표준,

구급차 직원 테스트), 감염병 관리(자료수집과 보고, 교육 지원), 만성질환 관리(검진, 교육), 공중보건간호(가정 헬스케어, 교육), 지역 보건부서 직원 교육, 환경보건, 조직 관리, 보건교육이다. 주 차원에서 기능하는 자발적인 지역사회 공중보건 조직도 있다. 국가 또는 연방 차원에서도 여러 커뮤니티와 공중보건 기관이다. 이들은 정부 기구, 자발적 기구, 전문가 기구로 나눌 수 있다. 미국 보건복지부(US Department of Health and Human Services)는 미국인의 건강을 보호하는 책임이 있는 정부 기관이다. 보건복지부는 비서실과 11개의 부서로 구성되어 있다. 부서는 (1) 아동 및 가족국(Administration for Children & Families, ACF), (2) 지역사회 생활국(Administration for Community Living, ACL), (3) 헬스케어 연구 및 질 관리부(Agency for Healthcare Research and Quality, AHRQ), (4) 독성 물질과 질병 등록 관리부(Agency for Toxic Substances and Disease Registry, ATSDR), (5) 질병 통제 예방 센터(Centers for Disease Control and Prevention,CDC), (6) 메디케어와 메디케이드 서비스센터(Centers for Medicare & Medicaid Services, CMS), (7) 식품 및 의약품 안전국(Food and Drug Administration, FDA), (8) 보건 자원 및 서비스 부서(Health Resources and Service Administration, HRSA), (9) 인디언 건강 부서(Indian Health Service, IHS), (10) 국립보건원(National Institutes of Health, NIH), (11) 약물남용 및 정신건강 서비스국(Substance Abuse and Mental Health Services Administration, SAMHSA)이 있다. 국가 차원에서 공중보건에 중점을 둔 수많은 자발적인 단체가 있다. 예를 들면 미국 심장협회, 미국 암협회, 미국 폐협회, 미국 적십자사가 있다. 국가 차원에서 지역사회 공중보건에 중점을 둔 여러 전문조직도 있다. 예를 들면 건강, 체육, 레크레이션, 댄스 연대(American Alliance for Health, Physical Education, Recreation, and Dance, AAHPERD), 미국대학건강협회(American College Health Association, ACHA), 미국치과협회(American Dental Association, ADA), 미국의학협회(American Medical Association, AMA), 미국간호사협회(American Nurses Association, ANA), 미국공중보건협회(American Public Health Association, APHA, Focus Feature 1.3 참고), 미국학교보건협회(American School Health Association, ASHA), 건강증진보건교육관리자(Directors of Health Promotion and Education, DHPE), 국립환경보건협회(National Environmental Health Association, NEHA), and 공중보건교육협회(Society for Public Health Education, SOPHE)가 있다.

마지막으로 지역사회 공중보건 문제를 해결하기 위한 세계적 수준의 기구들이 있다. 가장 중요한 첫 번째 기구는 세계보건기구(World Health Organization, WHO)이다. 세계보건기구는 건강에 대한 세계연합(UN)의 조정 · 수행기구이다. 세계보건기구는 세계 보건, 세계 보건 연구주제 개발, 규범과 기준 개발, 근거기반 정책 방안 선택, 회원국에 기술지원 제공, 보건 추이 감시와 프로젝트에 대한 리더십의 일차적인 책임을 진다(WHO, 2019). 세계보건기구는 (1) 특히, 가난하고, 빈곤하고, 취약한 집단의 개발증진, (2) 질병 유행에 대항하여 세계가 함께하는 보건안보 증진, (3) 훈련된 인력 강화와 약제 및 자원 활용 보장을 통한 보건의료체계 확장, (4) 근거기반 정책과 전략 명확화, (5) 세계연합 기구, 다른 국제기구, 후원자, 민간기구 등과의 연대 구축, (6) 세계보건기구 성과 향상 6개의 핵심 주제가를 다룬다. 그 외 국제공중보건기구는 인도주의 국제보건기구 CARE(www.care.org), 가톨릭 구호서비스(Catholic Relief Services, CRS), 국제식량농업기구(the Food and Agriculture Organization of the United Nations, FAO), 국제적십자위원회(the International Committee of the Red Cross, ICRC), 옥스팜(Oxfam International), 범아메리카보건기구(the Pan American Health Organization, PAHO), 희망근로사업(Project HOPE), 유엔아동기금(the United Nations Children's Fund, UNICEF), 유엔개발계획(the United Nations Development Programme, UNDP), 국제연합인구기금(the United Nations Population Fund, UNFPA), 미국 국제개발기구(the US Agency for International Development, USAID), 세계공중보건연합연방(the World Federation of Public Health Associations, WFPHA), 세계식량계획기구(and the World Food Programme, WFP)와 같은 기구들이 있다.

주목할 내용 1.3 미국공중보건협회 (American Public Health Association)

미국공중보건협회는 1872년에 설립된 미국에서 가장 오래된 전문적인 공중보건 조직이며 또한 공중보건 분야에서 가장 큰 조직이기도 하다. 미국공중보건협회의 목적은 예방 가능한 건강위험으로부터 모든 사람들과 지역사회를 보호하는 것이다. 협회에서는 보편적으로 접근 가능한, 지역사회 기반의 건강증진, 질병 예방, 예방적 건강 서비스를 지원한다(American Public Health Association, 2018). 25,000명의 회원이 있다.

미국공중보건협회는 주요 공중보건 분야나 프로그램을 나타내는 32개의 분야로 구성되어 있다. 분야는 노화와 공중보건, 음주, 흡연 및 기타 약물, 공중보건 통계, 카이로프랙틱 건강관리, 지역사회보건 기획과 정책 개발, 지역사회보건의료 인력, 장애, 환경, 역학, 식품과 영양, 보건 행정, 보건 정보학, 정보기술, HIV/AIDS와 외상 및 응급 의료서비스, 통합 · 대체 보완 요법, 국제 보건, 법률, 모자보건, 의료서비스, 정신보건, 산업 안전보건, 구강건강, 약, 신체활동, 소아 건강, 공중보건 교육 및 건강증진, 공중보건간호, 공중보건 사회사업, 학교보건교육 및 서비스, 인구와 생식 및 성 건강, 실명 구호(vision care)이다. 또한 동물 공중보건을 다루는 1개의 특별그룹이 있다. 그리고 7,000명 이상으로 구성된 학생회가 있다. 각 주(state)에는 미국공중보건협회의 분회가 있다. 예를 들어 오하이오에는 오하이오 공중보건협회의 분회가 있다. 협회는 회원들의 관심사에 따라 여러 분야를 포함하는 포럼이 있다. 이과 같은 포럼 중에는 모유수유 포럼, 암 포럼, 유전체 포럼, 인권 포럼, 무역과 건강 포럼이 있다. 마지막으로 협회에는 관심 주제에 대해서 최소 25명으로 구성된 17개의 단체가 있다. 이와 같은 단체의 예로는 공중보건 학술, 남성 건강, 라틴계가 있다. 미국공중보건협회에 대한 자세한 정보는 웹사이트(www.apha.org)에서 얻을 수 있다.

지역사회 공중보건의 역사적 연표

지역사회 공중보건의 역사는 고대로 거슬러 올라간다. 고대에서부터 현대에 이르기까지 그 역사를 추적해 볼 것이다.

고대 문명으로부터의 영향

인디안 아대륙

세계 첫 도시 문명은 기원 3500년에서 1500년 사이에 번성한 인더스 계곡 혹은 하라판

사례 학습 1.1 모두를 위한 건강(health for all)

1978년, 알마아타에서 열린 세계보건기구의 세계 보건 총회에서 모두를 위한 건강의 목표를 설정했다. 모두를 위한 건강은 세계 모든 국가의 모든 사람들이 건강을 누릴 수 있어야 한다는 것을 의미한다. 이와 같은 비전은 2000년까지 달성하려고 했지만 기한은 이미 지났고 여전히 달성하기 어려운 상황이다. 그러나 이 목표에 영감을 얻어 2001년에 네브래스카의 지역사회 공중보건 전문가들이 모여 Health for all이라는 비영리단체를 구성하였다. 이 단체의 첫 번째 목표는 과거와 현재의 기술, 접근 시스템에 대한 교육, 실천, 홍보와 연구를 통해 모든 사람의 건강, 웰니스, 평화 달성에 기여하고 촉진하는 것이다. 이 단체는 사회의 소외계층과 취약계층을 위해 일하는 것이 목표였다. 설립 초기 몇 년 동안 이 단체는 지역사회와 가까워지기 위해서 스트레스 관리 및 요가 워크숍을 개최했다. 또한 도시 내 영아 사망률을 낮추기 위해 특별한 프로젝트도 실시했다. 점차적으로 소수집단의 흡연을 줄이기 위한 노력도 기울였다. 몇 년 동안 직접 사업을 수행한 후, Health for all은 취약 인구에 대한 직접 사업에서 벗어나 취약계층과 함께 사업을 수행하는 다른 프로젝트나 조직을 강화하는 방향으로 전략을 수정했고 지금도 그러한 방식으로 일하고 있다.

성찰과 토론을 위한 질문

1. 소규모의 지역사회 공중보건 조직이 모두를 위한 건강(health for all)이라는 목적을 달성하기 위해 무엇을 할 수 있는가? 이 조직은 그렇게 하는 데 성공했는가?
2. 직접 사업 수행에서 다른 프로젝트 및 조직의 사업을 강화하는 것으로 방향을 전환한 이 조직의 전략 수정에 동의하는가? 그 이유는 무엇인가?
3. 지역사회와 가까워지기 위해서 요가 및 스트레스 관리 워크숍을 진행한 것은 좋은 접근방법이라고 생각하는가? 그 이유는 무엇인가?
4. 만약 당신이 이 조직의 CEO라면 이 시점에서 어떤 전략을 수행하겠는가?
5. 이 단체가 참여하는 지원활동의 자금 출처는 무엇인가?

문명이다. 현재 파키스탄과 북서 인디아 지역에 위치한 인더스와 사라와티-가갈-하크라 강변 지역이다. 도시로는 하라파, 모헨조다로와 로탈 등이 있었다. 전성기 인구는 500만 명 정도였을 것이다. 가축을 사육하였고 보리, 면화, 땅콩과 참깨를 포함한 몇 가지 곡물을 수확하였다. 이 문명에서 지역사회 공중보건의 여러 특징이 유래한 것으로 알려졌다. 도시는 잘 계획되었고 집은 벽돌로 지어졌으며 거리는 넓었고 목욕시설과 저수지가 있었다. 공공 및 민간의 배수시설이 존재한 세계 최초의 위생 시스템이었다(Marshall, 1931). 청결 강화를 위한 지방자치단체 법규도 있었다(Sharma, 1956).

> 인더스 계곡 문명은 공공 및 민간의 배수시설이 존재한 세계 최초의 위생 시스템을 갖고 있었다.

인더스 계곡 문명은 이 지역의 베다 문명, 혹은 인도 아리안 문명(기원전 2000~600년)으로 이어졌는데, 베다(Veda)는 지식을 뜻하는 산스크리트어로 이 시기에 형성된 베다 경전에서 그 이름이 유래하였다. 베다 경전에서는 찬송, 노래, 의례를 포함 인간 생활의 모든 측면이 포함되어 있다. 베다는 (1) 리그 베다(Rig Veda), (2) 사마 베다(Sama Veda), (3) 야쥬르 베다(Yajur Veda), (4) 아타바 베다(Atharva Veda) 4가지가 있었다. 리그 베다가 가장 오래되었는데 만트라의 모음인 사미타(Samhita)는 1,017개의 찬송 혹은 숙타(Suktas)로 구성되어 있어서 문명의 사회적, 종교적, 정치적, 경제적 배경을 알 수 있다. 사마 베다는 리그 베다의 지식이 구성된 찬송으로 이루어져 있다. 아쥬르 베다는 의례를 위한 책으로 종교

요가
요가라는 말은 '통합'을 뜻하는 산스크리트어에서 유래하였는데 자기와 환경의 조화를 유지하기 위해 신체적 심리적 수행을 포함하는 삶의 방식의 일부분

적 의식의 모든 측면을 다루고 있다. 아타바 베다는 당시에 유행한 주문을 담고 있다(Das & Sadasivan, 2018). 요즘 지역사회 공중보건에서 여러 건강문제를 예방하는 요가 시스템도 이 시대에 사용되었다. 네 가지 베다는 모두 직간접적으로 요가의 실행을 언급한다. 요가는 합일을 뜻하는 산스크리트어에서 유래하였는데 요가는 신체적 심리적 수행을 통해 자기와 환경의 조화를 유지는 삶의 방식이다.

이집트

이집트 고대문명은 세계에서 가장 긴 나일강 유역에서 기원전 3000년 전에서 300년 사이에 번성하였다. 이 문명은 파피루스에 기록된 독특한 문자를 개발하여 기록과 정보를 많이 남겼다. 그들은 지역사회 활용을 위해 빗물을 모았고 하수처리 방법도 개발하였다. 모기에 물리지 않도록 모기장을 활용하였고 정기적 목욕과 향수 사용과 같은 개인적 위생에도 주의를 많이 기울였다(Shaw, 2003). 이러한 모든 노력은 지역사회 공중보건의 발전에 일찍 영향을 미쳤다.

메소포타미아

함무라비 법전
메소포타미안 문명의 왕인 함무라비(기원전 1810~1750)가 만든 282개 법으로 이루어진 법전

또 다른 고대문명은 메소포타미아에서 유프라테스와 티그리스강을 따라 기원전 6000년 전에서 400년 사이에 발달했다. 이 문명의 위대한 왕인 함무라비(기원전 1810~1750년)는 함무라비 법전을 편찬하였다. 282조로 이루어져 삶의 다양한 측면에 적용될 수 있는 이 법전은 8피트 높이의 검은 돌에 새겨져 있는데 그 내용 중에는 "의사가 부러진 뼈나 병이든 부분을 치료하면 5세겔의 돈을 내야 한다."고 되어 있다(King, 2008).

중국

양
고대중국에서 남성과 관련된 원리

음
고대중국에서 여성과 관련된 원리

네 번째 고대문명은 양쯔강과 황하를 따라 기원전 2200년 전에서 220년 전 사이에 성립하였다. 초기 황제였던 황디(2695~2589 기원전)는 음양 원칙의 중요성을 강조하였고 음양의 조화가 건강을 나타낸다고 하였는데 이는 지역사회 공중보건에서 오늘날까지 활용되는 여러 보완대체의학 형태에서 발견되고 있다. 고대 중국문명에서는 식수벽 파기, 배수구 만들기, 설치류 관리 등 지역사회 공중보건의 초기 증거를 보여준다(Green & Ottoson, 1999). 지역사회 공중보건에 관한 중국 문명의 또 다른 영향은 공자(541~479 기원전)의 가르침이다. 그는 개인과 정부의 도덕, 사회관계의 진실성, 정의를 강조하여 지역사회 공중보건 윤리의 기초를 놓았다.

그리스

고대 그리스 문명은 기원전 1200년에서 알렉산더 대왕이 사망한 323년 사이에 번성한 것으로 여겨진다. 이 문명은 정치학, 철학, 예술, 의학에 현저한 기여를 하였다. 히포크라테스(460~370 기원전)는 의학의 아버지로 여러 책을 썼다. 히포크라테스 선서는 윤리적 의료의 초석을 놓았다. 환경과 건강에 관한 책, 공기, 물과 장소는 지역사회 공중보건에 중요한 기여를 하였다. 고대 그리스의 하수와 우수 배수 체계는 매우 정교하여 지역사회 공중보건

에 또 다른 기여를 하였다(Angelakis, Koutsoyiannis, & Tchobanoglous, 2005). 고대 그리스의 3대 철학자인 소크라테스(469~399 기원전), 플라톤(428~348 기원전), 아리스토텔레스(384~322 기원전)는 직간접적으로 지역사회 공중보건 철학을 형성하였다. 소크라테스의 방법은 근대 과학적 사고의 기초가 되었다. 플라톤은 몸과 마음, 영혼의 치료를 결합하는 전일적 의학의 지원자로 많은 보완 대체의학 체계에서 활용된다.

소크라테스의 방법은 근대 과학적 사고의 기초가 되었다.

로마

고대 로마 문명은 기원전 753년에서 476년 사이에 번영하였다. 로마인들은 공중보건에서 상당히 진보하였다. 그들은 청결이 좋은 건강에 이르게 하는 것을 믿었다. 로마 인구가 성장함에 따라 신선한 물 공급과 오염 방지를 위한 폐기물 처리가 필요해서 로마인들은 9개의 수로를 건설하였다. 이들 중 가장 유명한 것이 남프랑스 님(Nimes)에 있는 뽕 듀가르(Pont du Gard)에 있는 것으로 매일 1인당 50갤런(225리터)의 물을 공급하였다(Major, 1954). 로마인들은 또한 냉온탕 공중목욕탕을 건설하여 목욕과 만남이 이루어지는 곳에 개인적 위생을 권장하였다. 그들은 또한 공중화장실을 건설하였고 거리 청소를 도입하였다. 또한 하수관로망을 건설하여 폐기물과 하수를 티버강으로 배출하였다. 이 중의 하나가 클로카 맥시마(Cloca Maxima)이다(Cillers & Retief, 2006). 로마 문명의 또 다른 특징은 지불 능력에 관계없이 모두를 위한 공중보건 프로그램을 확대하였다는 점이다.

중세 유럽의 지역사회 공중보건

기원 후 500년에서 1500년까지는 중세로 불린다. 이 시기 유럽은 과학(공중보건)의 진보가 거의 없었고 암흑기였다. 이 시기에는 삶의 영적인 측면을 강조하여 교회와 교리가 우세하였다. 건강과 위생에 대한 신화와 미신도 성행하여 질병은 영혼의 죄로부터 기인한다고 믿기도 하였다. 기도와 순례를 통해 질병으로부터의 회복을 추구하였다. 예루살렘과 성지회복을 위한 십자군원정이 이루어졌다. 건강지표는 비참하여 기대수명은 31살이었다(Glasscheib,1964). 흑사병으로 알려진 선형 페스트와 같은 감염병, 나병, 천연두, 결핵, 옴, 탄저병과 같은 감염병이 주기적으로 유행하였다. 도시는 비위생적이었고 질병 관리 수단은 검역과 격리뿐이었다. 1348년도에 선형 페스트 유행으로 주요 유럽도시 인구의 1/3~1/4이 사망하였다. 나병은 또 다른 주요 질병으로 이를 진단하기 위한 법규와 규제가 생겨 나병환자들은 공동체에서 격리되었다. 20세기까지 약 19,000개의 나병요양소가 유럽에 있었다(Ackerknecht, 1982).

르네상스 유럽의 지역사회 공중보건

중세말 유럽에서는 문화적 혁명으로 르네상스 시대(1420–1630년)가 도래하여 과학, 예술, 철학과 문화 부흥이 일어났다. 감염병 유행도 여러 차례 발생하였다. 북부 이탈리아 지방에서는 흑사병과 같은 질환 퇴치를 위해 공중보건 시스템을 만들었다(Cipolla, 1981). 공중보건에 관한 입법, 사업, 행정력을 겸비한 행정관 직책이 만들어져서 사망 기록, 매장 수, 검역, 검역소 관리, 음식 판매, 상하수도 관리, 병원 업무, 걸인과 창녀 관련 업무 등을 담당하였다. 주된 책임은 유행의 방지였다. 15세기 초까지 이탈리아 행정관들은 사망 등록 체계를 만들어 초기에는 감염병을, 나중에는 모든 질병에 의한 사망을 등록하였다.

이 시기 과학의 발전은 해부학과 생리학의 토대가 되었다. 안드라에 베살리우스(1514~1564)는 인체를 해부하였고 지로라모 프라카스토로(1478~1553)라는 이탈리아 의사는 로베르토 코흐와 루이 파스퇴르보다 수백 년 전에 질병의 세균 이론을 제안하여 세균이 개인과 개인 간의 직접 접촉, 매개물(불활성 물체) 접촉, 떨어진 감염을 통해 전파된다고 주장하였다.

근대 초기 유럽의 지역사회 공중보건

1630년에서 1899년까지는 유럽 근대 초기로 간주된다. 1662년 존 그랜트(1620~1674)는 사망과 그 원인 통계학 책을 출판하여 생명표를 작성하였고 인구학의 창시자로 여겨진다. 1665년에 영국에도 흑사병이 크게 유행했다(Lindemann, 2010). 흑사병은 질병을 가진 이가 쥐의 몸에 붙어 옮겼는데 당시에는 개나 고양이에 의해 초래되는 것으로 알았다. 희생자 격리와 개나 고양이 살처분은 효과도 없었고 잘못된 시도였다. 안톤 반 레벤후크(1632~1723)는 현미경을 발명하여 감염성질환의 원인을 발견할 수 있었다.

감염성질환의 예방접종

유럽 근대 초기의 또 다른 중요한 발견은 영국의 시골 의사 에드워드 제너(1749~1823)가 했다. 당시 천연두는 광범위한 사망을 초래하는 질환이었는데 제너는 우두에 감염되었던 젖 짜는 소녀들은 천연두를 앓지 않는다는 것을 발견하였다. 그래서 그는 우두를 앓는 소녀 손의 고름을 제임스 필립이라는 소년에게 접종하였다. 소년에게 천연두를 접종하였는데 그 소년은 가볍게 천연두를 앓은 후 부작용 없이 완전히 회복하였다. 이것이 공중보건의 신기원이 되어 천연두와 많은 질병의 박멸에 이르게 되었다(그림 1.7). 접종은 죽 거나 약독화된 미생물을 인체에 접종하여 면역을 얻게 하여 특정 질병으로부터 보호를 얻게 하는 것을 말한다.

예방접종
면역을 얻게 하여 특정 질병으로부터 보호될 수 있도록 죽거나 약독화된 미생물을 인체에 접종하는 것

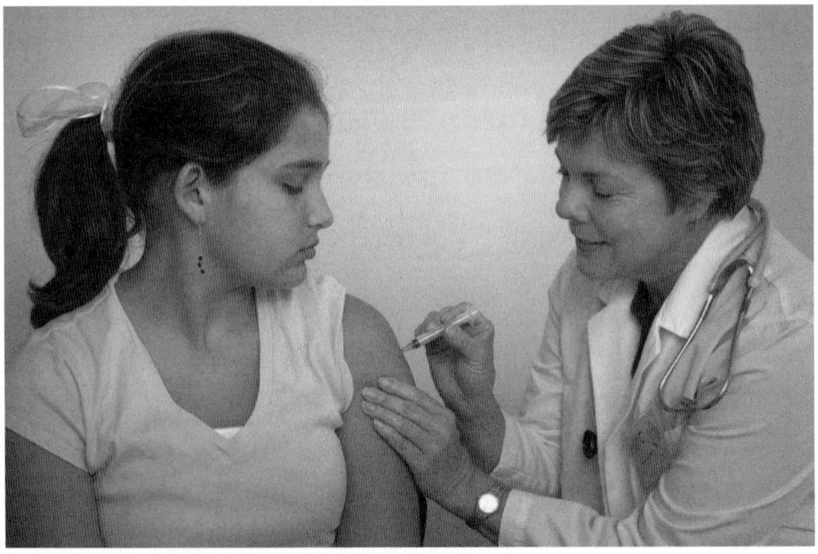

그림 1.7 역사적으로 지역사회 공중보건의 주요 성과인 예방접종

산업혁명기의 지역사회 공중보건

1700년대 말에서 1800년대 말은 영국에서 시작된 산업혁명이 유럽 다른 나라로 확산된 산업혁명기이다. 여러 기술적, 사회적, 경제적 변화가 있었다. 농업사회로부터 공업 기술사회로 빠르게 변하였고 상품이 대량생산되었다. 증기기관으로 교통이 개선되고 도시화가 진행되었지만 비위생적인 여건과 과밀과 빈곤 또한 일부 지역에서 늘어나 결핵과 콜레라가 흔하였다. 1832년의 콜레라 유행에 이어 인플루엔자와 장티푸스가 1837년과 1838년에 유행하였다. 1838년과 1839년에는 결핵으로 영국과 웨일즈에서 60,000명이 사망했다(Brown, 2006). 에드윈 채드윅(1800~1890)은 이들 유행을 조사한 후 노동계급의 위생 조건에 관한 보고서를 1842년에 출판하여 공중보건 개혁을 주창하였다. 1848년 잉글랜드와 웨일즈에서 공중보건법이 통과되어(Hamlin & Sheard, 1998) 보건 중앙위원회가 설립되고 상하수와 쓰레기 제거 의무가 지역에 부과되었고 지역 보건위원회도 설립되었다.

예방접종의 발견은 공중보건의 신기원이 되어 천연두와 많은 질병의 박멸에 이르게 되었다.

1854년 런던 콜레라 유행 때 브로드가 골든 스퀘어와 소호 스퀘어 사이의 브로드가 펌프에서 주민들이 물을 구하였는데 존 스노우(1813~1858)는 콜레라 사망자의 지도를 작성하여 대부분의 사망이 브로드가 펌프 주변에서 발생하였다는 것을 발견하여 브로드가 펌프 제거를 통해 콜레라 확산을 막았다. 역학의 첫 번째 적용 사례로 감염병 확산을 막을 수 있었다.

미국에서는 르무엘 샤턱(1793~1859)이 공중보건에 중요한 기여를 하였다. 그는 미국 공중보건의 설계자(Winklestein, 2008)이자 예언자("Editorial: Lemuel Shattuck", 1959)로 불렸는데 1850년 매사추세츠 위생 위원회를 위해 일하면서 공중 및 개인위생 증진에 관한 계획 보고서를 작성하여 정기적 총조사, 질병과 사망 명칭의 통일, 여러 하부 그룹별(연령, 성별, 인종, 직업, 경제 상태와 직업 등) 자료수집, 위생적 환경 관리, 식품과 의약품 관리, 감염병 관리, 보건교육, 알코올중독 통제, 흡연 통제, 의과대학에서의 예방의학 교육을 제안하였다("Editorial: Lemuel Shattuck", 1959). 이러한 모든 원칙들은 오늘날 미국 공중보건의 시작과 개발에 기여했다.

르무엘 샤턱(1793~1859)은 미국 공중보건의 설계자이자 예언자로 불렸다.

첫 번째 국제위생회의가 1851년 파리에서 조직되었으며, 11개국의 유럽 대표와 터키가 참여하였다(Howard-Jones, 1974). 이탈리아는 그 당시 파팔국, 사디니나, 투스카니 그리고 두 개의 시칠리로 나누어져 있었다. 오스트리아, 영국, 그리스, 포르투갈, 러시아, 프랑스가 참여하였다. 이 회의의 목적은 국가 간 일관성 있는 검역 조치를 개발하는 것이어서 참여자들은 국제 위생 코드를 개발하였다. 이 코드가 모든 나라에서 비준되지는 못했지만 지역사회 공중보건의 국제 협력을 위한 첫 발자국이 되었다. 이 회의는 세계보건기구가 창설되기 전까지 13번 이어졌다(1859년 파리, 1866년 콘스탄티노플, 1874년 비엔나, 1881년 워싱턴, 1885년 로마, 1892년 베니스, 1893년 드레스덴, 1894년 파리, 1897년 베니스, 1903년 파리, 1911~12년 파리, 1926년 파리, 1938년 파리)(Howard-Jones, 1974).

세균 혁명이 지역사회 공중보건에 미친 영향

의학의 역사에서 중요한 시기 중 하나가 1800년대 말에서 1900년대 초로 많은 감염병의 원인인 세균이 발견된 시기이다. 이 발견은 지역사회 공중보건의 실행에도 영향을 미쳤다. 가장 중요한 기여자 중의 한 사람이 루이 파스퇴르(1822~1895)인데 그는 질병의 세균설 이

코흐의 가설
특정 미생물을 감염성 질환의 원인으로 판단하기 위한 네 가지 가설: 감염성 질환에 걸린 사람에게서만 발견되고 건강한 사람에게서는 발견되지 않는다. 배양검사에서 분리되고 성장한다. 건강한 사람에게 접종하면 질환이 발생한다. 접종으로 질환이 발생한 사람에게서도 분리된다.

론의 근거를 제공하였다. 그는 세균이 공기 중에 존재하지만, 공기에 의해서 만들어지지 않는 것을 보여주었다. 그는 우유와 같은 액체의 부패를 방지하면서도 대부분의 미생물을 살균하는 방법인 파스퇴르 저온살균 과정을 도입하였다. 또한 이 시기에 독일의 과학자 로베르트 코흐(1843~1910)는 탄저병, 결핵, 콜레라의 원인균을 발견하였다. 또한 그는 코흐의 가설로 알려진 이론을 수립하였다. 코흐의 네 가설에 따르면 미생물이 감염병의 원인이 되려면 그 미생물이 감염병 환자에게는 발견되고 건강한 사람에게는 발견이 되지 않아야 하며, 배양하여 분리되어야 하며, 건강한 사람에게 접종하였을 때 질병을 일으켜야 하며, 접종 발병된 사람에게서 분리되어야 한다. 조셉 리스터(1827~1912)가 이 시기에 또 다른 기여를 했는데 그는 화학적 소독제를 도입하여 감염병의 예방과 관리에 활용하였다. 1872년에 미국공중보건협회가 창립되었다. 1910년 이후로 여러 감염성질환의 혈청학적 진단 관리 방법이 개발되었다.

1900년까지 45개 미국 주에서 40개주가 보건 부서를 설립하였고 국가 보건부서는 1908년에 시작되었다(CDC, 1999b). 이 시기의 공중보건 부서에서는 세균학자와 실험 기사를 채용하여 감염병 예방에 기여하였다. 타이포이드 메리로 알려진 메리 말론의 공중개입 사례가 유명하다(Leavitt, 1996). 그녀는 요리사였는데 살모넬라균(Salmonella typhi) 보균자로 격리되기 전까지 많은 사람을 감염시켰다. 1907년 뉴욕 공중보건 당국이 혈액과 대변검사를 통해 그녀가 보균자임을 진단하고 격리했다. 그녀는 3년 동안 격리되었고 직업을 바꾸겠다고 약속한 뒤 격리에서 풀려났다. 그러나 이름을 바꾼 뒤 요리사 일을 계속하다가 1915년에 다시 보건당국에 발각되어 북형제섬에 격리되어 23년을 살았다. 47명의 환자와 3명의 사망자가 그녀 때문에 생긴 것으로 밝혀졌다.

1900년대 중반의 지역사회 공중보건

1900년대 중반 항생제 발견은 의학과 지역사회 공중보건에 영향을 미쳤다. 항생제로 세균학적 질환과 보균자들을 치료할 수 있었고 대부분의 경우에서 균의 분리 동정이 더는 필요하지 않았다.

힐버튼 법(Hill-Burton Act)
병원서비스 질과 의료서비스 접근성을 높이고자 1946년에 만든 법(전국 병원 조사 및 구축법)

메디케어(Medicare)
1965년에 시작된 정부의 단일 지불 프로그램이며, 65세 이상의 노인뿐만 아니라 일부 장애인과 말기 신장 질환을 앓는 사람을 대상으로 다양한 병원, 의사 및 여러 가지 의료서비스를 제공

메디케이드(Medicaid)
1965년에 시작된 정부 프로그램으로, 저소득층 국민과 가족, 장애인을 대상으로 의료 지원을 제공

1946년 힐버튼법으로 알려진 전국 병원 조사 및 구축법이 미국 의회를 통과하였다. 병원의 질과 의료접근성을 높이기 위해 세금이 보건의료시설 건설에 지원되어 미국에서 병원이 늘어났다.

1900년대 중반 예방접종이 일상화되었고 디프테리아, 파상풍, 백일해 백신이 1949년 허가를 받았고 주정부와 지역 보건 부서에서 캠페인을 전개하였다(CDC, 1999b). 1955년에 솔크 소아마비 백신이 도입되었다. 1962년에 백신 보조법이 통과되어 백신 프로그램을 연방정부가 조정하는 것이 가능해졌다.

1948년 4월 7일 국제연합 기구로 세계보건기구가 창설되어 국제연합 회원국 간 보건 업무를 지휘하고 조정하였다. 국제 보건 업무에 리더십을 제공하였고 연구 주제를 정하였으며 공중보건 기준과 표준을 개발하였으며 근거 기반의 정책을 제시하고 건강 추세를 감시하며 지역사회 공중보건에 대한 기술적 지원을 제공하였다.

1965년 메디케어와 메디케이드 프로그램이 미국에 도입되었다. 메디케어는 65세 이상,

일부 장애인과 말기 신장질환자를 대상으로 한 병원, 의사, 의료서비스에 대하여 정부가 단일 지불자 역할을 하는 프로그램이다(Williams & Torrens, 2008). 메디케이드는 저소득 개인 및 가족과 장애인을 위한 의료부조 프로그램이다. 메디케어와 메디케이드는 입원과 외래, 의사 진료, 진단검사와 엑스선, 요양시설 서비스, 가정 의료, 가족계획, 농촌 의료서비스, 조기 검진 및 정기검진, 조산원, 치과 진료를 지원하였다.

1900년대 후반의 지역사회 공중보건

세계적 노력 끝에 1977년에 천연두 박멸선언이 있었다. 감염자 30%의 사망을 초래하던 바리올라 바이러스로 인한 천연두가 박멸이 가능했던 것은 (1) 인간이 유일한 병원소이기 때문에 대인 간 감염이 차단되면 박멸이 가능했있고, (2) 환례 발견과 확진이 가능한 진단검사가 가능했으며, (3) 수년간 보호가 되는 백신이 있었기 때문이었다. 동결건조 백신이라 열대지방에서도 효과가 있었고 최소한의 훈련으로 접종이 가능하였다. 집단 예방접종과 환례 발견과 억제를 통해 박멸이 가능하였다.

1900년대 말에는 감염병이 줄어들고 심혈관질환과 암과 같은 만성병이 늘어났다(CDC, 1999a). 이들 질환의 위험 요인을 찾아내려 최초의 체계적 장기 역학조사가 매사추세츠 프레밍험에서 1947년에 시작되었다(Susser, 1985). 심장질환의 위험 요인을 설명할 수 있게 되자 스탠퍼드 3개 지역사회 5개 도시 프로젝트가 1970년대에 시작되었고 미네소타 심장 건강 프로그램과 패터켓 심장 건강 프로그램이 1980년대에 시작되었다(Sharma & Gallet-ly, 1997). 이들 연구의 결과로 심장질환의 치료와 예방에 있어 큰 진보가 이뤄졌으며 이는 다른 만성질환의 역학 연구를 이끌어내는 계기가 되었다.

1900년대 말 건강과 건강 관련 요인에 대한 국가 조사가 확립되었다. 1935년에 첫 국가 건강 조사가 수행되고 1956년에 공식화되어 지금은 국민 건강 면접조사(National Health Interview Survey, NHIS)라고 불린다(CDC, 2019a). 그 이후 행동 위험 요소 감시시스템(Behavioral Risk Factor Surveillance System, BRFSS)(CDC, 2014), 국가 건강 영양 조사(National Health and Nutrition Examination Survey, NHANES)(CDC, 2017), 청소년 위험 행동 감시시스템(Youth Risk Behavior Surveillance System, YRBSS)(CDC, 2018) 등과 같은 국가 조사가 시작되었다.

1990년에는 건강한 Healthy People 2000 보고서가 출판되어(CDC, 2015) 15개 우선 영역에서 227개의 목표를 정기적으로 모니터링 하였다. 이는 여러 건강문제와 건강지표를 체계적으로 측정하는 중요한 노력이었다. 이 보고서의 성과로 책임성, 이론 기반의 보건교육의 출현, 보건교육 평가의 질적 양적 평가 조정 등이 있었다. 이후 Healthy People 2010과 Healthy People 2020으로도 이어졌다. 이 책이 출판될 무렵엔 Healthy People 2030 최종본이 나왔을 것이다.

질병통제예방센터는 중요한 질병과 사망에 대응한 19세기 미국 공중보건의 성과 10가지를 〈표 1.4〉와 같이 선정하였다.

표 1.4 1900년과 1999년 사이 미국에서의 10가지 공중보건 업적

예방접종
교통안전
직장안전
감염병 관리
관상동맥질환과 뇌혈관질환 감소
안전하고 건강한 식품
모자보건
가족계획
수돗물 불소화
흡연을 건강위험으로 인정

출처 : Adapted from "Achievements in Public Health, 1900~999: Changes in the Public Health System," by Centers for Disease Control and Prevention, 1999, Morbidity and Mortality Weekly Report, 48(29), pp. 1141~1147.

1900년대 말에는 분자생물학이 새로운 도구와 기술 역할을 하여 연구자들이 감염병원을 찾아내는 데 기여하였다. C형간염, 한타바이러스 폐증후군, 후천성면역결핍증 등에 이들 기술이 적용되었다. 지역사회 공중보건 연표는 〈표 1.5〉에 요약하였다.

표 1.5 지역사회 공중보건 연표

시기	사건이나 인물	기여
3500~500 기원전	인더스 계곡 문명	위생 형태의 지역사회 공중보건 출현
2000~600 기원전	베다 혹은 인도 아리안 문명	요가 시스템
3000~300 기원전	이집트 문명	하수처리, 모기장, 개인위생에 주의
6000~400 기원전	메소포타미아 문명	함무라비 법전
2200~220 기원전	중국 문명	음양, 우물, 하수, 설치류 억제, 공자의 도덕이 지역사회 공중보건의 토대가 됨
1200~323 기원전	그리스 문명	히포크라테스의 환경과 건강 선서, 소크라테스, 플라톤, 아리스토텔레스 : 지역사회 공중보건의 철학 형성
753 기원전~476	로마 문명	상하수도
500~1500	중세암흑기	흑사병, 나병, 천연두, 결핵, 옴, 탄저유행
1420~1630	르네상스	이탈리아에서 공중보건 행정 시작
1514~1564	안드레아 베살리우스	인체 해부 시행
1478~1553	지롤라모 프라카스토로	질병의 세균설 초기 이론
1620~1674	존 그랜트	사망 통계집 발행
1632~1723	안톤 판 레벤후크	현미경 발견
1749~1823	에드워드 제너	천연두 백신 개발
1800~1890	에드윈 채드윅	노동계급의 위생 상태 저술
1848	영국 웨일즈 공중보건법	중앙 및 지역보건위원회 설치
1813~1858	존 스노우	역학적 기술로 콜레라 확산 저지
1793~1859	레뮤얼 섀턱	공중과 개인위생 증진 계획 보고서

1851	첫 국제위생회의	국제 협력의 길을 닦음
1822~1895	루이 파스퇴르	질병의 세균설, 저온살균법 발견
1843~1910	로베르트 코흐	코흐의 가설 개발
1827~1912	조셉 리스트	화학적 살균제 도입
1872	미국공중보건협회 창립	공중보건 전문가의 모임
1910년대	감염병 진단과 통제에서의 혈청학 진단법	매독의 조기검사 가능
1946년	국가병원조사건설법	병원건립의 증가
1947년	Framingham Heart Study 시작	심장병요인 첫 장기역학조사
1948년	세계보건기구 창립	지역사회 공중보건의 국제 협력
1949년	디피티 통합 백신 허가	예방접종 캠페인 시작
1955년	솔크 소아마비 백신도입	예방접종 캠페인 시작
1956년	국가 건강 조사 시작	건강에 대한 국가 단위의 조사
1962년	백신 보조법	정부 예산에 의한 캠페인 가능
1965년	메디케어, 메디케이드 입법	노인과 원주민 보건의료 혜택
1977년	천연두 박멸	국제 협력으로 첫 질병 박멸
1990년	Healthy People 2000	국가 건강 목표 개발과 모니터링
2000년	Healthy People 2010	국가 건강 목표 개발과 모니터링
2010년	Healthy People 2020	국가 건강 목표 개발과 모니터링
2020년	Healthy People 2030	국가 건강 목표 개발과 모니터링

현재의 지역사회 공중보건과 그 과제

현재 지역사회 공중보건에는 몇 가지 과제가 있다. 문제 중 하나는 만성질환의 유병률이 증가하고 있다는 것이다. 이와 같은 질병을 생활습관병이라고 부르기도 한다. 2009년 사망원인 1위는 심장질환, 암, 뇌졸중, 만성하기도질환이었다(Minino, 2011). 불량한 식사습관, 신체활동 부족, 흡연, 알코올 남용 등과 같은 건강행태 위험 요인이 이러한 만성질환 위험요인 중 하나이다. 지역사회 공중보건 조직이 직면한 과제는 건강하지 못한 생활습관이 형성되지 못하도록 방지하고 이미 형성된 건강하지 못한 생활습관을 고치는 것이다. 만성질환 예방을 위한 효과적인 건강교육과 건강증진 사업이 필요하다.

감염병 문제도 풀어야 할 과제이다. 이러한 감염병은 새롭게 출현하는 것도 있고 기존의 감염병이 재유행하는 경우도 있다. 후자의 예로 결핵(새로운 다제내성균 포함)을 들 수 있다. 전자의 예로는 조류 인플루엔자 바이러스나 반코마이신에 반응하지 않는 황색포도상구균과 레지오넬라균이 있다. 현대인들은 열대우림지역이나 잘 알려지지 않은 병원체를 가지고 있는 곤충과 동물들이 사는 외딴 지역을 여행하기 때문에 새로운 질병이 발생할 수 있다(CDC, 1999b). 그리고 현대 의료의 발전으로 사람들이 오래 생존하게 되면서 면역체계가 약화하여 병원체에 더 취약하게 되었다. 또한 HIV/AIDS는 여전히 많은 감염자가 존재하며 지속적인 위협이 되고 있다. 감염병에 대해 주의를 기울여야 하며 감염병 전파와 확산을 막는 조치를 취해야 한다.

정신건강 프로그램과 서비스를 강화하는 것도 중요한 문제이다. 정신적인 문제는 낙인이 동반되기 때문에 이것은 지역사회 공중보건의 노력으로 해결되어야 한다. 2008년 정신건강 동등성 및 중독 형평성에 관한 법률(Mental Health Parity and Addiction Equity Act)에서는 신체질환에 비해서 정신질환이 재정적 지원요구나 치료의 제한이 크지 않음에도 불구하고 정책 구현에는 여전히 문제가 있으며 정신건강 프로그램이 부족한 지역이 있고, 정신건강 프로그램이 전혀 없는 지역이 대상 지역에서 누락되면서 격차가 존재한다고 하였다. 정신건강과 관련된 과제는 폭력에 대한 문제이다. 폭력 예방을 위해서 더 많은 프로그램이 필요하다.

또 다른 과제는 지역과 주(state)의 보건부서를 강화하는 것이다. 미국에는 2,700개의 지역 보건부서가 있지만 많은 카운티와 지자체에는 여전히 보건부서가 없다. 게다가 기존의 보건부서 역시 인력과 예산이 부족하다. 예산의 상당 부분은 정부의 전용 예산이 아니라, 보조금에 의존한다. 이러한 보건부서의 인프라를 구축하여 일상생활에서 공중보건의 필수 기능을 수행할 뿐만 아니라 비상사태에도 대비할 수 있도록 해야 한다.

이와 같은 과제와 관련하여 지역사회 공중보건 전문가에 대한 적절한 훈련이 필요하다. 2005년부터 국가 공중보건 시험관 이사회(National Board of Public Health Examiners, NBPHE)는 공인 공중보건 자격증(Certified in public health, CPH)을 위한 시험을 시행했다.

공인 공중보건 자격증(certified in public health, CPH)
국가 공중보건 시험관 이사회가 관리하는 국가시험을 통과한 공중보건 교육 위원회 인정 학교 또는 프로그램 졸업생에게 주는 자격증명서

공인 보건교육사(certified health education specialist, CHES)
보건교육 과정을 이수하고, 보건교육 자격 위원회가 관리하는 국가 필기시험을 통과한 전문가로 지속적으로 교육을 수행함

고급 공인 보건교육사(master certified health education specialist, MCHES)
보건교육 과정을 이수하고, 현장에서 높은 수준의 업무를 수행하면서, 보건교육 자격 위원회가 관리하는 국가 필기 시험을 통과한 전문가로 지속적으로 교육을 수행함

그러나 이 시험은 공중보건 교육 위원회에서 인증한 학교와 프로그램을 졸업한 학생들에게만 유효하다. 이 시험에 합격한 사람의 수는 보건에서 일하는 사람들의 수와 비교하면 매우 적다. 1988년에 보건교육 자격 위원회(National Commission for Health Education Credentialing, NCHEC)가 설립되어 공인 보건교육사(CHES) 및 고급 공인 보건교육사(MCHES) 자격시험을 관리한다.

공인 보건교육 전문가 인증을 받은 초급 보건교사에게는 7가지 기본 책임이 있다(National Commission for Health Education Credentialing, 1985). 7가지 책임은 요구를 평가하고, 보건교육 프로그램을 기획하고, 보건교육 프로그램을 실행하고, 보건교육 프로그램을 평가하고, 보건교육을 조정하고, 보건교육에서 책임자의 역할을 하고, 보건교육의 필요성을 전달하는 능력에 관한 것이다. 고급 공인 보건교육사(MCHES) 인증을 받은 사람은 더 많은 역량이 필요하다. 이것은 모두 보건 전문가 훈련을 위한 국가 표준을 더 체계화하고 발전시키기 위한 것이다. 이 같은 노력은 앞으로 수십 년 동안 필요할 것이다.

지역사회 공중보건의 또 다른 관심 분야는 미국에 건강보험이 없어 정기적인 의료서비스를 받을 수 없는 약 4,600만 명의 미국인이 있다는 것이다(Holahan & Cook, 2005). 그들은 지역사회 공중보건에 필수적인 선별검사와 같은 예방 서비스도 이용할 수 없다. 2010년에 버락 오바마 대통령은 건강보험의 범위를 확대하는 것을 목표로 하는 환자 보호 및 적정부담 보험법에 서명했다. 그러나 많은 사람들이 건강보험에 대한 접근성이 모든 미국인이 태어날 때부터 가지는 권리라고 생각하였음에도 불구하고 여전히 모든 사람들에 대한 보편적인 보험을 제공하기는 부족하다. 이것은 정책결정자와 공중보건 전문가에게는 지속적인

과제가 될 것이다.

지역사회 공중보건의 또 다른 과제는 환경보건을 개선하는 것이다. 세계 인구는 2017년 76억 명에서 2050년에는 98억 명이 될 것으로 추정된다(UN, 2017a). 이것은 놀라운 인구 증가율이다. 인구가 증가함에 따라 환경자원에 대한 요구가 발생하고 위생, 공해, 식량 가용성 등을 포함한 수많은 문제가 발생한다. 오늘날 전 세계에서 21억 명이 안전한 물을 이용할 수 없으며(United Nations, 2017b; WHO/UNICEF, 2017) 매년 502,000 명이 설사병으로 사망하고 있다(WHO, 2018). 세계는 이러한 문제로 어려움을 겪고 있으며, 미국에도 영향을 미치고 있고 앞으로 더 많은 영향을 미칠 수밖에 없다.

9.11 테러 이후 제기된 또 다른 문제는 생물테러를 포함한 테러의 가능성이다. 생물테러는 정부를 위협하기 위해 박테리아나 바이러스와 같은 생물체를 사용하는 것이다. 그러한 문제를 다루는 것은 공중보건 인프라가 얼마나 강력한지에 달려있다. 우리가 강력한 인프라를 가지고 있다면 테러가 발생했을 때 일어나는 위협에 대처할 수 있다. 그래서 이와 관련된 훈련과 준비가 필요하다.

미국의 지역사회 공중보건에 대한 또 다른 과제는 성별, 인종, 민족, 거주지역, 사회경제적 지위 등에 따른 건강 불평등이 심화하고 있다는 점, 지리정보시스템과 iHealth(개인의 정보를 입력하고 정보기술을 이용하여, 건강관리를 근본적으로 개선하기 위한 혁신을 주도하는 지식을 생성하는 수단으로 정의됨)와 같은 기술의 사용이 증가한다는 점, 술, 담배 및 기타 약물에 관련된 문제, 건강위험에 대한 정확한 의사소통과 관련된 문제, 장애의 예방, 효과적인 재활, 정책수준 개입에 대한 설계, 아동 및 노인 학대 예방 프로그램 설계, 전 세계 건강을 위한 노력이다. 앞으로 이 분야에 대한 더 많은 노력이 필요할 것이다. 우리는 경계가 사라지고 사람들의 국가 간 이동이 자유로운 국제화된 세상에서 살고 있다. 국가 간 무역과 상호의존도 증가하고 세계화는 건강과 세계의 질병부담에 새로운 과제이다(Pang & Guindon, 2004). 예를 들어, 해외여행으로 세계 어느 곳에서 홍역이 유행하면 멀리 떨어진 곳까지 쉽게 전파되어 어떤 나라도 이런 위협에서 자유로울 수 없다. 다른 예는 몇몇 나라에서 항생제 내성균이 생기면 전 세계 사람들이 영향을 받고 그 나라뿐만 아니라 전 세계적으로 합리적인 항생제 사용이 필요하게 된다. 또 다른 떠오르는 분야는 사람, 동물, 생태계를 연계하며 지역, 지방, 국가, 국제 수준에서 의학, 수의학, 생태학과 같은 몇 가지 분야를 아우르는 다분야 노력과 같은 모두의 건강(One Health)과 같은 생태학적 측면이다. 모두의 건강은 인수공통병이라 부르는 약 60%의 감염성 질환이 동물을 통해서 전파된다는 것을 고려할 때 특히 중요하다(CDC, 2019b). 모두의 건강은 새로운 개념은 아니지만, 기후변화와 동물영역 축소로 더 중요해졌다. 지역사회 공중보건의 현재 과제는 〈표 1.6〉에 정리되어 있다.

세계화
개인이자 조직이 국가 간 수준에서 상호작용하거나 영향을 주게 되는 과정

원 헬스(One Health)
의학, 수의학, 생태학과 같은 몇 가지 분야를 아우르며 사람, 동물, 생태계를 연계하는 다분야 협력

표 1.6 지역사회 공중보건의 현재 과제

만성질환에 대한 효과적인 중재 제공
감염병 관리를 위한 도구 및 방법 개발
폭력 예방 등 정신건강 프로그램 및 서비스 강화
지역과 주정부의 보건부서의 강화

지역사회 및 공중보건 전문가에 대한 적절한 교육
보편적 의료보장 달성
환경보건
생물테러 등 테러에 대한 대비
건강 격차 해소
GIS, iHealth 와 같은 기술 활용
술, 담배, 기타 약물 사용 감소
건강위험에 대한 정확한 커뮤니케이션
장애 예방 및 장애인을 위한 효과적인 재활 제공
정책 수준의 개입 디자인
아동 및 노인 학대 방지 프로그램 디자인
세계 보건을 위한 노력
인간, 동물, 생태계 건강의 연계(모두의 건강, One Health)

요약

건강은 삶에서 바람직한 목표를 달성하는 수단인 동시에 개인과 지역사회가 운영될 수 있도록 다차원적(신체적, 정신적, 사회적, 정치적, 경제적, 영적) 균형을 유지하는 수단이다. 지역사회는 공통의 관심사와 특성을 공유하는 개인들의 집합이다. 지역사회보건은 세 가지 기본적인 기능을 포함한다. (1) 특정 집단의 건강을 증진시키는 것, (2) 특정 집단의 건강을 보호하는 것, (3) 특정 집단의 건강을 유지하는 것이다. 공중보건은 정부와 비정부 부분에 의한 지역사회 노력을 조직화하여 소규모 지역사회에서 국가 전체에 이르기까지 사람들의 그룹 내에서 질병을 예방하고 건강을 증진시킨다. 지역사회의 건강은 6가지 요인 즉, (1) 생물학적 요인 (2) 행태적 요인, (3) 사회적 요인, (4) 문화적 요인, (5) 조직적 요인, (6) 환경적 요인에 의해 영향을 받는다. 다양한 지역사회 공중보건 조직이 있다. 이러한 조직은 지역 수준, 주(state) 수준, 국가 수준, 세계적 수준에서 기능할 수 있다. 지역사회 공중보건의 역사는 위생 시스템, 안전한 식수 및 개인위생 조치를 갖춘 고대 문명으로 거슬러 올라간다. 지역사회 공중보건은 유럽에서 성장했다. 미국은 1850년에 개인 및 공공 건강증진을 위한 계획 보고서에 제시된 레뮤얼 섀턱의 연구에 의해 형성되었다. 미국공중보건협회는 1872년에 설립되었다. 1800년대 후반과 1900년대 초 세균학의 혁명적인 발전 이후 공중보건 분야에는 급속한 발전이 있었다. 최초의 장기적 역학연구인 Faramingham Heart Study는 1947년에 시작되어 심장질환의 위험 요인을 조사했다. 세계보건기구는 1948년에 설립되었다. 천연두(smallpox)는 1977년에 박멸되었다. 첫 번째 Healthy People 보고서(Healthy People 2000)가 1990년에 발간되었다. 지역사회 공중보건이 직면하고 있는 중요한 과제는 만성질환 예방을 위한 효과적인 사업, 감염성질환 관리, 지역 및 주 보건 부서 강화, 보편적인 의료보장, 환경보건 개선이다.

핵심 용어

certified health education specialist (CHES)	공인 보건교육사
Certified in public health (CPH)	공인 공중보건 자격증
Code of Hammurabi	함무라비 법전
community	지역사회
community health	지역사회보건
community medicine	지역사회의학
global health	세계보건
health	건강
health education	보건교육
health promotion	건강증진
herd immunity	집단면역
Hill–Burton 법, Hill–Burton Act	힐버튼 법
international health	국제보건
globalization	국제화
Koch's postulates	코흐의 가설
master certified health education specialist (MCHES)	고급 공인 보건교육사
Medicaid	메디케이드
Medicare	메디케어
One Health	원 헬스
population health	인구집단 건강
preventive medicine	예방의학
primary health care	일차보건의료
public health	공중보건
social medicine	사회의학
vaccination	예방접종
yang	양
yin	음
yoga	요가

복습 문제

1. 지역사회 건강과 공중보건을 정의하고, 지역사회 건강은 인구집단 건강과 어떻게 다른지 설명한다.
2. 의학과 지역사회 공중보건을 구별하여 설명한다.
3. 지역사회 공중보건에 영향을 미치는 요인을 설명한다.
4. 지역사회 공중보건에서 지역사회 조직의 예를 들어본다.
5. 지역사회 공중보건에 대한 고대 문명의 기여를 설명한다.
6. 유럽 르네상스 기간 동안 지역사회 공중보건의 상황을 설명한다.
7. 지역사회 공중보건이 직면한 현재의 과제를 설명한다.
8. 원 헬스(One Health)를 정의하고 당신의 지역사회에서 어떤 조직이 모두의 건강(One Health)을 위해 역할을 할 수 있을지 설명한다.

역량 구축을 위한 활동 #1

지역사회 공중보건 전문가들은 다양한 환경에서 일하고 있다. 예를 들면,

- 연방, 주, 지역의 보건부서
- 자발적인 지역사회 기관
- 대학교
- 학교
- 소비자 단체
- 컨설팅 회사
- 국제기구

이러한 활동은 지역사회 공중보건영역에서 활동할 수 있는 직업의 종류를 엿볼 수 있다. 다음의 웹사이트를 방문해 보시오.

- Public Health Jobs.net, http://www.publichealthjobs.org
- Emory University's site that lists available public health positions, https://apps.sph.emory.edu/PHEC
- APHA Professional Development and Careers, https://www.apha.org/profes-sionaldevelopment
- World Health Organization employment site, http://www.who.int /careers/en

당신은 어떤 직업에 관심이 있는가? 이러한 일을 하기 위해서는 어떤 교육이 필요한가? 그 일에는 어떤 기술이 필요한가? 당신은 어떻게 그러한 기술을 습득할 수 있는가? 당신이 좋아하는 일에 자원봉사나 인턴을 할 수 있는가? 당신의 꿈의 직업을 어떻게 실현할 것인지에 대한 계획을 세우시오.

역량 구축을 위한 활동 #2

공중보건 문제를 하나 선택하시오. 인터넷을 이용해 해당 공중보건 문제에 영향을 주는 생물학적(유전학적), 행태적, 사회적(정치적, 경제적), 문화적, 조직적, 환경적 요인을 확인하고 그 결과를 표로 요약하시오. 웹 링크에 참고문헌을 기재하시오.

학습에 유용한 웹사이트

미국 공중보건학회(American Public Health Association, APHA)

http://www.apha.org

공중보건 공무원의 전문적인 웹사이트이다. APHA는 세계에서 가장 오래되고 가장 다양한 공중보건조직 중의 하나이며 1872년부터 공중보건 분야에서 활동하고 있다. 웹사이트에는 공중보건학회에 대한 이해, 정책, APHA 회의, 회원 그룹과 주별(state) 분회, 프로그램과 자원, 출판물 및 광고가 있다. 웹사이트에 방문해 보시오. 다음 지역회의 개최지역과 어떻게 학생 회원이 되는지 알아보시오.

함무라비 법전

http://leb.net/~farras/history/hammurabi.htm

이 웹사이트는 함무라비 법전의 282개 법률을 영어로 번역하여 제공한다. 함무라비 법전은 기원전 1780년에 만들어졌다. 함무라비 법전의 다양한 법률을 읽고 건강과 공중보건에 관한 법률을 찾아보시오. 오늘날 유사한 법률을 찾을 수 있는가?

지역사회 건강지표(Community Health Status Indicators, CHSI)

http://www.communityhealth.hhs.gov

이 웹사이트는 지역사회의 건강지표에 대한 개요를 제공하는 정부 웹사이트이다. 지역의 데이터, 파트너 및 자원, 데이터에 대한 정보, 보고서를 어떻게 사용해야 하는지에 대한 정보를 알 수 있다. 메인 페이지의 정보를 읽고 필요한 링크에 방문해보시오. 페이지의 왼쪽에 있는 링크를 방문해서 주 이름과 카운티 이름을 넣으면 지역의 정보를 얻을 수 있다. 자료에서 어떤 것을 학습했는가? 당신이 찾은 내용을 정리해보시오.

에드워드 제너와 예방접종의 발견(Edward Jenner and discovery of vaccination)

http://library.sc.edu/spcoll/nathist/jenner.html

사우스 캐롤라이나대학교 도서관 웹사이트이다. 홈페이지 상단에 있는 세 개의 링크(introduction, island 1, island 2)는 에드워드 제너가 천연두 예방접종을 발견한 방법과 그 당시의 일부 문서 원본에 대한 설명과 스캔본을 제공한다. 이 웹사이트를 방문해보시오. 현재는 없지만 예방접종이 개발되기를 바라는 전염병의 목록을 작성해 보시오.

Healthy people 2030

https://www.healthypeople.gov/2020/About-Healthy-People/Development-Healthy-People-2030/Framework

Healthy People 2030 보고서와 관련된 연방정부의 웹사이트이다. Healthy People 계획은 10년마다 과학 기반의 국가 보건목표를 제시한다. 이 웹사이트에 접속하면 주제 및 목표, 수행 방법, 컨소시엄 및 파트너, 주요 건강지표에 대한 정보를 얻을 수 있다. 이 웹사이트를 방문해 보시오. 관심있는 주제가 있다면 그와 관련된 목표를 찾아보시오. 이러한 목표를 달성하기 위해서는 어떤 활동이 필요한가?

공중보건은 무엇인가?(What Is Public Health?)

http://www.whatispublichealth.org

화이자 공중보건(Pfizer Public Health)의 지원을 받아 공중보건대학협회가 만든 이 웹사이트의 목적은 공중보건이 무엇인지, 공중보건이 우리의 삶에 어떤 영향을 미치는지, 공중보건 영역에 어떠한 직업이 있는지에 대한 정보를 제공하는 것이다. 또한 공중보건 자원과 자주 묻는 질문에 대한 내용도 있다. 이 웹사이트를 방문해 보시오. 당신이 추구할 수 있는 공중보건 분야의 5가지 직업을 확인해 보시오.

참고문헌

Ackerknecht, E. H. (1982). A short history of medicine. Baltimore, MD: Johns Hopkins University Press.

American Board of Preventive Medicine. (2018). What is preventive medicine? Retrieved from https://www.acpm.org/page/preventivemedicine

American Medical Informatics Association. (2015). About iHealth. Retrieved from https://www.amia.org/ihealth2015/what-is-ihealth

American Public Health Association. (2018). About APHA. Retrieved from https://www.apha.org/about-apha

Angelakis, A. N., Koutsoyiannis, D., & Tchobanoglous, G. (2005). Urban wastewater and stormwater technologies in ancient Greece. Water Research, 39(1), 210–220.

Avritzer, L. (2010). Living under a democracy: Participation and its impact on the living conditions of the poor. Latin American Research Review, 45[special issue], 166–185.

Basch, P. F. (1999). Textbook of international health (2nd ed.). New York: Oxford University Press.

Brown, M. (2006). Making sense of modernity's maladies: Health and disease in the industrial revolution. Endeavour, 30(3), 108–112.

Centers for Disease Control and Prevention. (1999a). Achievements in public health, 1900–1999:Changes in the public health system. Morbidity and Mortality Weekly Report, 48(29), 1141–1147.

Centers for Disease Control and Prevention. (1999b). Achievements in public health, 1900–1999:Control of infectious diseases. Morbidity and Mortality Weekly Report, 48(29), 621–629.

Centers for Disease Control and Prevention. (2011). Quitting smoking among adults—United States, 2001–2010. Morbidity and Mortality Weekly Report, 60, 1513–1519.

Centers for Disease Control and Prevention. (2014). Behavioral Risk Factor Surveillance System (BRFSS). Retrieved from https://www.cdc.gov/brfss/about/index.htm

Centers for Disease Control and Prevention. (2015). Healthy People 2000. Retrieved from https://www.cdc.gov/nchs/healthy_people/hp2000.htm

Centers for Disease Control and Prevention. (2017). About the National Health and Nutrition Examination Survey (NHANES). Retrieved from https://www.cdc.gov/nchs/nhanes/about_nhanes.htm

Centers for Disease Control and Prevention. (2018). Youth Risk Behavior Surveillance System(YRBSS). Retrieved from https://www.cdc.gov/healthyyouth/data/yrbs/index.htm

Centers for Disease Control and Prevention. (2019a). About the National Health Interview Survey(NHIS). Retrieved from https://www.cdc.gov/nchs/nhis/about_nhis.htm

Centers for Disease Control and Prevention. (2019b). One Health. Retrieved from https://www.cdc.gov/onehealth/index.html

Cilliers, L., & Retief, F. P. (2006). Medical practice in Graeco-Roman antiquity. Curationis, 29(2), 34–40.

Cipolla, C. M. (1981). Fighting the plague in seventeenth-century Italy. Madison, WI: University of Wisconsin Press.

Clark, D. W., & MacMahon, B. (1981). Preventive and community medicine (2nd ed.). Boston, MA: Little, Brown.

Das, S., & Sadasivan, M. (2018). What you need to know about the Vedas—India's most sacred texts. A brief introduction. Retrieved from https://www.learnreligions.com/what-are-vedas-1769572

Editorial: Lemuel Shattuck (1793–1859): Prophet of American public health. (1959). American Journal of Public Health and Nations Health, 49(5), 676–677.

Glasscheib, H. S. (1964). The march of medicine: The emergence and triumph of modern medicine. New York: G. P. Putnam's Sons.

Green, L. W., & Ottoson, J. M. (1999). Community and population health (8th ed.). Boston, MA: McGraw-Hill.

Hamlin, C., & Sheard, S. (1998). Revolutions in public health: 1848, and 1998? British Medical Journal, 317(7158), 587–591.

Holahan, J., & Cook, A. (2005). Changes in economic conditions and health insurance coverage, 2000–2004. Health Affairs (July-December Suppl.), W5-498–W5-508. doi: 10.1377/hlthaff.w5.498

Howard-Jones, N. (1974). The scientific background of the International Sanitary Conferences, 1851–1938. WHO Chronicle, 28(Pt. 1), 159–171.

Hunter, A. (1975). The loss of community: An empirical test through replication. American Sociology Review, 40(5), 537–552.

Institute of Medicine. (1988). The future of public health. Washington, DC: National Academy Press.

King, L. W. (2008). The Code of Hammurabi. Retrieved from http://avalon.law.yale.edu/ancient/hamframe.asp

Leavitt, J. W. (1996). Typhoid Mary: Captive to the public's health. Boston, MA: Beacon Press.

Lindemann, M. (2010). Medicine and society in early modern Europe (2nd ed.). Cambridge: Cambridge University Press.

Major, R. H. (1954). A history of medicine. Springfield, IL: Charles Thomas.

Marshall, J. (1931). Mohenjodaro and the Indus civilization (3 vols). London: Arthur Probsthain.

Merson, M. H., Black, R. E., & Mills, A. J. (2006). Introduction. In M. H. Merson, R. E. Black, & A. J. Mills (Eds.), International public health: Diseases, programs, systems, and policies (2nd ed., pp. xiii–xxiv). Sudbury, MA: Jones and Bartlett.

Minino, A. M. (2011). Death in the United States, 2009. NCHS Data Brief, 64, 1–8.

National Association of County and City Health Officials. (2012). About NACCHO. Retrieved from http://www.naccho.org/about

National Board of Public Health Examiners. (2019). National Board of Public Health Examiners. Retrieved from https://www.nbphe.org/

National Commission for Health Education Credentialing. (1985). A framework for the development of competency based curricula for entry-level health educators. New York: NCHEC.

Office of Disease Prevention and Health Promotion. (2019). Healthy People 2030 Framework. Retrieved from https://www.healthypeople.gov/2020/About-Healthy-People/Development-Healthy-People-2030/Framework

Pang, T., & Guindon, G. E. (2004). Globalization and risks to health. EMBO Reports, 5 (Suppl 1), S11–S16. doi: 10.1038/sj.embor.7400226

Park, K. (2017). Park's textbook of preventive and social medicine (24th ed.). Jabalpur:

Banarasidas Bhanot.

Schnall, E., Wassertheil-Smoller, S., Swencionis, C., et al. (2010). The relationship between religion and cardiovascular outcomes and all-cause mortality in the Women's Health Initiative Observational Study. Psychology and Health, 25(2), 249–263.

Sharma, M. (2017). Theoretical foundations of health education and health promotion (3rd ed.). Burlington, MA: Jones and Bartlett Learning.

Sharma, M., & Atri, A. (2010). Essentials of international health. Sudbury, MA: Jones and Bartlett.

Sharma, M., & Galletly, C. (1997, Spring). Lessons for health promotion from selected communitybased heart disease prevention programs. The Health Educator, 28, 21–26.

Sharma, Y. D. (1956). Past patterns in living as unfolded by excavations at Rupar. LalitKala, 1(2), 121–129.

Shaw, I. (2003). The Oxford history of ancient Egypt. Oxford: Oxford University Press.

Susser, M. (1985). Epidemiology in the United States after World War II: The evolution of technique. Epidemiology Reviews, 7, 147–177.

United Nations. (2017a). World population prospects: The 2017 revision. Retrieved from https://www.un.org/development/desa/publications/world-population-prospects-the-2017-revision. html

United Nations. (2017b). Water. Retrieved from https://www.un.org/en/sections/issues-depth/water

US Department of Health and Human Services. (2011). About Healthy People. Retrieved from http://www.healthypeople.gov/2020/about/default.aspx

Wang, T. W., Asman, K., Gentzke, A.S., et al. (2018). Tobacco product use among adults—United States, 2017. Morbidity and Mortality Weekly Report (MMWR), 67(44), 1225–1232.

Williams, S. J., & Torrens, P. R. (2008). Introduction to health services (7th ed.). Clifton Park, NY: Thomson Delmar Learning.

Winklestein, W. (2008). Lemuel Shattuck: Architect of American public health. Epidemiology, 19(4), 634.

Winslow, C.E.A. (1920). The untilled fields of public health. Science, 51, 23–33.

World Health Organization. (1947). Constitution of the World Health Organization. Chronicle of the World Health Organization, 1, 29–43.

World Health Organization. (1986). Ottawa Charter for Health Promotion, 1986. Geneva: WHO.

World Health Organization. (1998). Health promotion glossary. Retrieved from https://www.who.int/healthpromotion/about/HPG/en

World Health Organization. (2018). Drinking-water. Retrieved from https://www.who.int/newsroom/fact-sheets/detail/drinking-water

World Health Organization. (2019). About WHO. Retrieved from https://www.who.int/about

World Health Organization/UNICEF. (2017). Progress on drinking-water, sanitation and hygiene, 2017: Infographics. Retrieved from https://www.who.int/water_sanitation_health/monitoring/coverage/jmp-update-2017-graphics/en

제2장

지역사회 공중보건의 기술역학

제2장은 지역사회 공중보건에서의 기술역학에 대한 개요이다. 이 장에서는 기본적인 정의들과 기술역학에 존재하는 개념들 그리고 역학의 기능과 사용에 대한 논의를 다룬다. 사망률과 이환률 측정을 서술하고, 기술역학의 세 가지 중요한 요소인 시간, 장소, 사람에 대해 상술하고 있다.

역학의 정의, 범위, 발전

역학(Epidemiology)은 지역사회 공중보건의 기초가 되는 과학이다. 'Epidemiology'라는 단어는 '-위에'를 뜻하는 그리스어 epi 와 '사람'을 뜻하는 demos, '공부' 혹은 '담론'을 뜻하는 logos에서 파생되었다. 『A New English Dictionary on Historical Principles』(Bradley, 1891, p.240)에 따르면 역학에 대한 최초의 정의는 J. P. Parkin이 1873년에 "유행병(epidemics)을 다루는 의학"이라 정의한 것이다. 이 시기에는 감염병에 의한 유행병이 걷잡을 수 없었기 때문에 이러한 유행병을 다루는 학문이 필요했다. 따라서 그 당시로 볼 때 이 정의는 참일 수 밖에 없다. 처음에는 약품의 초점이 전염병에만 초점이 맞춰져 의사들이 역학에 참여했으며, 당시에는 예상되는 것보다 과하게 발현된 모든 질병을 유행병이라 여겨졌다.

그 이후 역학의 정의와 범위는 넓어졌다(Frerot et al., 2018; Lilienfeld, 1978). 현대 역학의 창시자라고 불리는 Brian MacMahon은(Trichopoulos, 2008) 역학을 "사람의 질병발생 빈도(disease frequency)의 분포와 결정요인에 대한 학문"이라 정의했다(MacMahon & Pugh, 1970; MacMahon, Pugh, & Ipsen, 1960). 이 정의 또한 역학의 범위를 질병으로 제한한 것이다. John Last는 그의 저서 『Dictionary of Epidemiology』에서 "특정 집단의 건강과 관련된 상태 또는 사건의 분포와 결정요인에 대한 학문이며, 건강 문제 관리에 적용하기 위한 학문이다" 라고 역학에 대한 더 현대적인 정의를 제시했고 세계보건기구도 같은 정의를 사용한다. 따라서 우리는 역학을 인구집단의 건강과 관련이 있는 조건, 행태, 그리고 요인의 분포를 시간, 장소, 사람에 따라 기술하여, 인구집단의 건강에 영향을 미치는 선행요인과 원인을 규명하고, 이를 통해 질병을 예방하고 통제하기 위한 개입을 계획하는 지역사회 공중보건 과학이라 정의할 것이다. 1978년에서 2017년까지 역학의 정의 발전에 대한 통합적인 논의는 Frérot 등(2018)을 보면된다.

역학의 정의에 포함된 모든 속성이 중요하므로, 이 속성들을 하나씩 설명하고자 한다.

첫째, 역학은 과학이다. 역학이 수십 년 간 크게 발전해 오면서 그 연구방법 역시 관측적이고 실증적으로 발전하였다. 따라서 역학은 과학이 바탕이 된 학문이라고 할 수 있다. 역학에 사용되는 몇 가지 방법으로는 환자-대조군연구, 코호트연구, 실험연구, 감시(surveillance) 등이 있는데, 이것들은 통계학, 사회학, 생물학 등의 연구방법에서 도움을 받은 것이다(Lilienfeld & Stolley, 1994).

학습목표

이 장을 학습한 후 다음을 할 수 있다.

- 역학을 정의하고, 기술역학과 분석역학의 차이를 구분할 수 있다.
- 역학의 활용과 기능을 요약할 수 있다.
- 역학적 삼각형을 설명할 수 있다.
- 사망률(mortality)과 이환률(mobidity)의 측정을 설명할 수 있다.
- 역학에서 사용되는 사망과 이환에 관한 통합적 측정지표를 알 수 있다.
- 시간, 공간, 사람의 요인 분포의 중요 양상을 설명할 수 있다.
- 기술역학 방법을 공중보건실무에 적용할 수 있다.

이 장에서 다루는 공중보건 역량

- 주요 질병의 이환율과 사망률의 추이를 설명할 수 있다.
- 인구집단 건강의 1차, 2차, 3차 예방에 대하여 토론할 수 있다.
- 양적 연구방법의 역할과 인구집단 건강을 사정하고 기술하는 방법을 설명할 수 있다.
- 기본적인 기술역학방법을 공중보건실무의 범위에 적용할 수 있다.
- 주어진 공중보건 상황에 적합한 양적 자료 수집방법을 선택할 수 있다.
- 공중보건 연구, 정책, 실무를 위한 기초자료분석 결과를 해석할 수 있다.

역학(epidemiology)
인구집단의 건강과 관련이 있는 조건, 행태, 그리고 요인의 분포를 시간, 장소, 사람에 따라 기술하여, 그 인구집단의 건강에 영향을 미치는 선행요인과 원인을 규명하고, 이를 통해 질병을 예방하고 통제하기 위한 개입을 계획하는 지역사회 공중보건 과학이다.

> 역학(epidemiology)은 인구집단의 건강과 관련이 있는 조건, 행태, 그리고 요인의 분포를 시간, 장소, 사람에 따라 기술하여, 그 인구집단의 건강에 영향을 미치는 선행요인과 원인을 규명하고, 이를 통해 질병을 예방하고 통제하기 위한 개입을 계획하는 지역사회 공중보건 과학이다.

둘째, 역학은 지역사회 공중보건의 기초다. 우리가 지역사회 공중보건을 위해 하는 모든 것은 역학 발전이 기초가 되었기 때문에 가능했다. 우리가 알고 있는 질병과 건강상태에 대한 위험요소와 긍정적 요인들은 역학에 의해 발견되었고 따라서 질병과 건강상태에 따른 치료들도 역학에 의해 결정된다.

셋째, 역학은 시간, 장소, 사람의 분포에 대해 다룬다. 역학은 일 년 중 어느 시기에 특정 건강상태가 만연한지, 그것들이 어떤 지리적인 분포를 가졌는지, 어떤 소집단이 특정 조건에서 큰 분포를 지니는지 적은 분포를 지니는지 등을 다룬다.

넷째, 역학은 건강에 연관된 조건, 행동, 요인과 관련되어 있다. 현재 역학은 더 이상 질병에만 국한하지 않고 신체활동, 성적 행동, 안전 문제 등 건강과 관련된 모든 조건에 초점을 맞춘다.

다섯째, 역학은 건강과 관련된 원인과 선행조건의 발견에 관심을 갖는다. 선행조건은 건강상태에 변화가 생기기 전 나타나서 변화가 일어나도록 돕는 요인으로 결정조건이라고 부르기도 한다. 선행조건과 원인으로 폐렴의 원인인 Microbacterium tuberculosis와 같은 생물학적 요인(biological agent), 피부암을 유발하는 자외선과 같은 물리적 요인(physical agent), 관상동맥질환의 원인이 될 수 있는 운동 부족 같은 행태적 요인(behavioral agent), 관상동맥질환의 또 다른 원인인 스트레스가 많은 직업 환경 같은 조직적 요인(organizational agent), 과체중과 비만으로 이어질 수 있는 패스트푸드 식당의 증가 같은 사회적 요인(community agent) 등이 있다.

일차 예방
질병과 손상을 예방하는 단계

이차 예방
질병과 손상을 발생 초기에 발견해 치료할 수 있도록 하는 단계

삼차 예방
질병이나 손상 이후 컨디션을 조정하고 합병증을 예방하는 단계

> 일차 예방은 질병과 손상을 예방하는 단계, 이차 예방은 질병과 손상을 발생 초기에 발견해 치료할 수 있도록 하는 단계, 삼차 예방은 질병이나 손상 이후 컨디션을 조정하고 합병증을 예방하는 단계이다.

여섯째, 역학은 개인과 반대되는 개념으로서의 인구집단(population)을 다룬다. 이러한 특징 때문에 역학은 종종 인구집단의학(population medicine)로 불린다(Friis, 2018).

마지막으로 역학의 목적은 예방을 계획하고 중재를 조정하는 것을 돕는 것이다. 역학을 통해 방어인자와 위험인자를 식별하는 것이 기본이 되어 다양한 방어 및 조절 프로그램이 적절하게 시행된다. 역학은 어떤 요인이 다른 요인에 비하여 더 중요한 가를 식별하여 자원의 우선순위를 결정하는데 도움을 준다. 예방과 중재노력은 크게 3단계로 구분된다. 첫 번째 단계는 일차 예방(primary prevention)으로 질병과 손상을 예방하는 단계다. 이러한 노력에는 (1) 질병확산을 막기 위한 손 씻기 교육 등과 같은 건강 교육 및 건강 홍보 프로그램, (2) 소아마비를 막기 위해 소아마비 백신을 접종하는 등과 같은 구체적인 예방 프로그램이 있다. 두 번째 단계는 이차 예방(secondary prevention)으로 질병과 손상을 발생 초기에 발견해 치료할 수 있도록 하는 단계다. 유방조영술(mammogram)을 통해 유방암을 검진하는 것이 이에 속한다. 마지막 단계는 삼차 예방(tertiary prevention)으로 질병이나 손상 이후 컨디션을 조정하고 합병증을 예방하는 단계다. 외상성 뇌손상(traumatic brain injury) 이후 물리치료를 하는 것이 이에 해당된다.

기술역학과 분석역학

역학은 기술역학과 분석역학으로 구분할 수 있다. 기술역학은 특정 인구집단에서 밝혀진

건강과 관련된 조건, 행동, 인자 등의 양과 분포에 대해 설명하는 역학으로, 특히 시간, 장소, 사람의 분포에 대해 관심을 갖는다. 예를 들어 시간의 관점에서 하루, 일주일, 한 달, 일년, 한 세기 등에 걸친 변화를 관측한다. 장소의 관점에서는 하나 또는 그 이상의 이웃, 지역구, 도시, 주(states), 지역(regions), 국가에 대한 서술이 포함될 것이다. 사람의 특성에 관한 연구는 인구학적인 특성(예: 나이, 성별, 인종, 민족성, 결혼 여부), 생물학적 특성(예: 혈당, 혈중 콜레스테롤 농도), 사회적 · 경제적 특성(예: 사회경제적 지위, 교육 배경, 직업), 건강행태(예: 흡연 또는 운동), 유전적 특성(예; 혈액형) 등이 포함된다. 기술 연구는 인구의 건강과 관련된 조건의 패턴과 방식을 이해하는 기초를 형성하고 가설을 설정하는 데에 도움을 준다. 기술 연구에는 인구 기반의 상관성 연구(correlational study), 개인 기반의 사례보고(case report)와 사례군 연구(case series), 그리고 단면연구(cross-sectional study) 등이 있다(Hennekens & Buring, 1987).

분석역학은 추정되는 원인이 되는 요인과 건강 조건 사이의 인과관계(causal, etiological)를 연구하는 역학의 한 분야다. 분석역학은 가설을 증명하고자 한다(Porta, 2008). 분석역학은 자연적으로 발생한 사건을 관찰하기도 하고(자연실험, natural experiments), 환자군과 대조군을 비교하기도 하고(환자-대조군 연구, case-control studies), 오랜 시간동안 사람들을 추적해 연구하기도 하고(코호트연구, cohort studies), 특정 요인을 개입하여 그 결과를 연구하기도 한다(실험연구, experimental studies). 최근에는 분석역학이 심혈관질환, HIV/AIDS, 암과 같은 질병과 신체적 무기력증, 스트레스 등의 건강상태를 이해하는 데 도움을 줬다.

기술역학
특정 인구집단에서 밝혀진 건강과 관련된 조건, 행동, 인자 등의 양과 분포에 대해 설명하는 역학

분석역학
추정되는 원인이 되는 요인과 건강 조건 사이의 인과관계(causal, etiological)를 연구하는 역학

기술역학은 특정 인구집단에서 드러난 건강과 관련된 조건, 행동, 인자 등의 양과 분포에 대해 설명하는 역학이고, 분석역학은 추정되는 원인이 되는 요인과 건강 조건 사이의 인과관계(causal, etiological)를 연구하는 역학의 한 분야이다.

역학의 기여

역학은 지역사회 공중보건이 발전하는 데 많은 기여를 했다. 초기 역학자들이 역학에 기여한 고전적인 일은 다음과 같다.

- 1854년 John Snow가 런던 지역의 콜레라 사례들과 오염된 우물 손펌프에 의한 감염을 연결해 콜레라가 수인성임을 확인한 자연실험(Snow,1965). 〈그림 2.1〉은 John Snow의 발견 후 Georgc Pinwell이 그린 그림이다.
- 1747년 James Lind가 개입한 실험으로, scurvy가 영양결핍에 의한 것이며 이를 레몬과 오렌지를 이용하여 치료한 사례(Aschengrau & Seage, 2020)
- 홍역의 전염, 잠복기, 감염기에 대한 Peter Panum의 발견(Scheonbach & Rosamond, 2000)
- 1775년 Percivall Pott가 런던의 굴뚝청소부들을 관찰한 후 그들의 음낭에 검댕이 축적되는 것을 확인하고 그것이 음낭암 발병률의 주요 원인임을 발견(Earle, 1808)
- 1914년 Joseph Goldberger는 Pellagra(1907년부터 1940년까지 삼백만 명을 감염시킨 질병)의 원인이 당시의 믿음처럼 세균에 의한 것이 아니라 식단에 의한 것임을 밝힘(National Institutions of Health, n.d.)

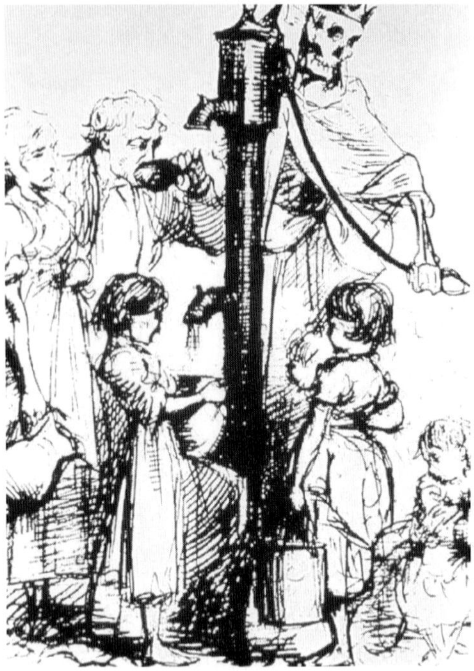

그림 2.1 존 스노우에 의한 1800년대 중반 유럽에서 콜레라의 수인성 전파의 첫 발견

출처 : Photo courtesy of the Centers for Disease Control and Prevention, ID# 5292, CDC/Artist: George Pinwell, retrieved from http://phil.cdc.gov/phil/home

제 2차 세계대전 이후 주목할 만한 역학의 업적은 다음과 같다.

- 폐결핵의 치료에 스트렙토마이신(streptomycin)을 사용한 것(Medical Research Council, 1948)
- Doll and Hill(1950)의 흡연과 폐암의 연관성에 관한 연구에 의해 시작된 흡연과 토바코 사용과 폐암, 심장질환, 그리고 다른 질환과의 연결고리에 대한 묘사
- Framingham Heart Study(Dawber, Meadors, & Moore, 1951)를 비롯한 다른 연구들에 의해 밝혀진 심장질환의 발병 원인
- 1981년 HIV/AIDS의 출현 이후 진행된 원인과 전파과정에 대한 설명(Centers for Disease Control and Prevention, 2006)
- 납, 석면, 다이옥신 등 작업장 위험물질에 대한 인지(Scheonbach & Rosamond, 2000)
- 신체활동 · 운동의 효과와 이점에 대한 이해증가(Paffenbarger, 1988)
- 질병이나 건강행태, 약물 복용 등과 같이 건강과 관련된 상태를 추적할 수 있는 감시기관의 설립
- 다양한 건강상태를 타당하게 평가하기 위한 측정 방법과 설문 방법의 발전

역학의 사용과 기능

British Medical Journal의 원저에서 Morris(1955)는 역학의 서로 다른 용도에 대해 처음 언급했다. 첫 번째는 역사적 용도(historical use)라 부르며, 인구집단의 질병과 건강상

태의 역사를 연구하는 것이다. 바꿔 말하면 질병과 건강상태의 원인과 패턴에 대해 연구하는 것이다. 역학은 10년 전, 50년 전, 혹은 한 세기 전의 첫째 사망 원인이 무엇인지 알 수 있도록 해준다. 질병의 역학적 변천(epidemiological transition), 즉 이환과 사망의 주된 원인이 되는 질병이 감염질환에서 만성 퇴행성 질환으로 변화되고 있음을 확인할 수 있는 것도 역학 덕분이다.

역학적 변천(epidemiological transition)
이환과 사망의 주된 원인이 되는 질병이 감염성, 전염성질환에서 만성 퇴행성 질환으로 변화

지역사회 진단
하나 혹은 그 이상의 사회가 대면하고 있는 건강문제를 진단하는 것

Morris가 말한 역학의 두 번째 용도는 지역사회 진단(community diagnosis)으로 하나 혹은 그 이상의 사회가 대면하고 있는 건강문제를 진단하는 것이다. 역학은 나이, 성별, 민족성, 경제적 지위 등과 같은 건강과 관련된 현상의 분포를 제공하고, 어떤 현상들이 건강에 더 많은 영향을 주고 어떤 현상들이 적게 주는 지를 구별하는 것을 가능하게 한다.

세 번째 용도는 개인의 질병과 건강상태의 발생 확률을 알아내는 것이다. 위험(a risk)은 건강과 관련된 사건이 발생할 확률이다. 다음 장에서 배우게 될 코호트연구에서 인구집단기반연구와 관련된 위험(risks)을 밝힐 것인데 이러한 위험(risk)은 개인의 위험을 나타내는데 사용된다.

역학의 네 번째 용도는 운영연구(operational research)이다. 이는 지역사회 공중보건이 어떻게 작동하는지, 어떤 욕구를 충족시키는지, 그 욕구를 잘 만족시키는지, 무엇을 해야 하는지 등에 대한 관찰을 수반한다. 역학적 방법은 이러한 측면들을 이해할 수 있도록 돕는다.

역학의 다섯 번째 용도는 질병과 건강상태에 대한 완벽한 이해를 돕는 것이다. 질병을 연구하는 병리학은 발병과 질병 원인에 작동하는 기전에 대해 설명하지만, 역학은 나이, 성별, 시간과 장소에 대한 분포를 제공하며 인구집단에서 인과관계를 설명함으로써 그림을 완성한다. 유사하게 역학은 건강상태의 빈칸을 채움으로 그림을 완성한다.

역학의 여섯 번째 용도는 독특한 건강상태와 증상을 구분하는 것이다. 예를 들어, 우리가 에이즈에 대해 아는 것은 역학적 연구에 의해 밝혀진 것이다. 인구집단에 근거한 역학연구는 나이, 성별, 시간과 장소에 대한 분포의 독특한 요소를 구별 짓는데 도움이 되고, 이는 독특한 건강상태와 증상을 구분하는 데 도움이 된다.

마지막으로, 역학의 일곱 번째 용도는 질병과 다른 건강결과들의 인과관계를 설립하는 데 도움을 준다. 우리는 다음 장에서 인과관계를 위한 기준에 대해 공부할 것이지만, 여러 역학 연구에서 관심을 가졌던 인자(factor)가 결과의 원인인자(causative factor)를 증명하는 데에 도움을 줬다는 것을 알아야 한다. 흡연과 폐암을 연결시킨 Doll과 Hill(1950)의 대표적 연구 이후, 그 연관성에 대한 심화 연구가 수없이 진행되었고, 이러한 노력이 담배 산업조차도 담배가 폐암의 원인자라는 것을 인정할 수밖에 없도록 만든 충분한 근거를 제공했다(이러한 일곱 가지 용도는 〈표 2.1〉에 요약되어 있다).

표 2.1 역학의 활용

1. 인구집단의 질병과 건강상태 연구
2. 지역사회가 대면하고 있는 건강문제 진단
3. 개인의 질병과 건강상태 발생 확률 산출
4. 지역사회 공중보건서비스 관점에서 작동 가능한지 검증

5. 질병과 건강상태에 대한 폭넓은 이해
6. 새로운 증후군 또는 독특한 건강상태를 진단
7. 질병과, 다른 건강문제의 원인을 찾는 데 조력

최근 연구에서 Terris(1992)는 역학의 기능을 다음과 같이 요약했다.

1. 질병을 예방하고 건강을 증진시키기 위해 병인, 숙주, 환경 분야에서 건강에 영향을 미치는 요인을 확인하는 것
2. 질병, 장애 혹은 죽음의 원인의 상대적인 중요성을 밝혀 연구와 행동의 우선순위를 성립하는 것
3. 특정 질병이나 건강과 관련된 상태들이 쉽게 발생하는 인구집단(고위험군)에 대한 개입을 결정하는 것
4. 주어진 인구집단의 건강을 증진시키기 위한 예방적이고 치료적인 건강 프로그램을 실시하고 그 효과를 평가하는 것

역학적 삼각형(epidemiological triad)
감염질환의 전파과정과 연결된 병인, 숙주 환경 등의 요인과 관련된 모델

역학적 삼각형(epidemiological triad)은 감염질환의 전파과정과 연결된 병인, 숙주, 환경 등의 요인과 관련된 모델이다.

병인·숙주·환경

역학에서 중요한 개념은 역학적 삼각형(epidemiological triad)으로 감염질환의 전파과정과 연결된 병인, 숙주, 환경 등의 요인과 관련된 모델이다(Park, 2017). 이 모델은 손상 심지어는 만성질환을 이해하는 데에도 사용된다. 병인이란 질병이나 건강상태로 이어질 수 있는 생물학적 수단, 화학적 요소, 물리적 요소, 영양학적 요소 또는 기계적인 힘을 뜻한다. 〈표 2.2〉는 병인의 분류와 각각의 예이며, 〈그림 2.2〉는 생물학적 병인의 예시인 박테리아가 배양되는 모습을 보여주고 있다.

병인
질병이나 건강상태로 이어질 수 있는 생물학적 수단, 화학적 요소, 물리적 요소, 영양학적 요소, 기계적인 힘

숙주
영향을 받는 생명체. 역학에서 숙주는 사람을 뜻한다.

환경
공기, 물, 물리적 환경만을 뜻하는 것이 아니라 사람들이 사는 사회, 경제적 요건 등

표 2.2 역학적 삼각형에서 병인의 분류와 각각의 예

병인		사례
생물학적 병인	바이러스	소아마비, 홍역, 공수병, HIV
	리켓치아	Rocky Mountain spotted fever, 발진티푸스
	클라미디아	클라미디아 감염증(성매개질환), 트라코마
	박테리아	결핵, 임질, 매독, 인후염, 류마티스 열
	원충	아메바증, 말라리아
	기생충	회충, 원충, 촌충, 주혈흡충증, 사상충증, 회선사상충증
화학적 병인	내인성	빌리루빈 과잉(황달), 요소 과잉(요독증), 요산 과잉(통풍)
	외인성	알레르기 유발 물질, 중독(일산화탄소, 약물)
물리적 병인		열, 한랭, 습도, 방사선, 전기
영양적 병인	과잉	이상지질혈증, 비타민 A 과잉, 비타민 D 과잉
	결핍	괴혈병(비타민 C), 펠라그라(나이아신), 베리베리증(타이아민), 단백질-에너지 부족
기계적 병인		관절염, 손상, 골절

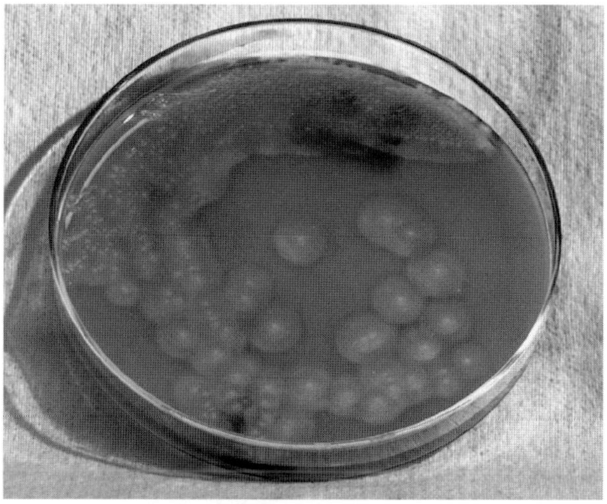

그림 2.2 생물학적 병인의 예시 박테리아

출처 : Photo courtesy of the Centers for Disease Control and Prevention, ID# 12377, CDC/Amanda Moore, MT; Todd Parker, PhD; Audra Marsh, retrieved from http://phil.cdc.gov/phil/home

숙주는 영향을 받는 생명체다. 역학에서 숙주는 사람을 뜻한다. 숙주의 다양한 요인들은 특정 질병과 건강상태의 원인과 연관된다. 〈표 2.3〉은 일부 숙주 요인들과 사례를 요약한 것이다.

표 2.3 역학적 삼각형에서 숙주 요인과 각각의 예

숙주 요인	사례
유전 요인	겸상세포빈혈증, 혈우병
연령	유아 시기의 홍역과 소아마비, 고령자의 알츠하이머 병
성별	생식기관 질환, 여성의 류마티스 관절염
인종, 종족	아슈케나지 유대인에게 흔한 Tay-Sachs disease, 켈트족 후손들에게 흔한 유전성 혈색소 침착증
결혼 상태	자궁경부암은 미혼여성에 비하여 결혼한 여성에게 더 흔함
직업	광부의 진폐증, 전산 작업자의 손목터널증후군
생리적 상태	굶주림에 따른 사고, 임신중독증, 청소년기 여드름, 스트레스에 의한 관상동맥질환
면역상태	과민반응, 선행 감염 경험, 면역 획득 상태, 모성항체 수준
사회적 지위	결핵은 사회적 지위가 낮을수록 흔한 반면에, 유방암은 높을수록 흔함
교육 수준	흡연은 교육 수준이 낮을수록 흔함
건강행태	흡연은 관상동맥질환과 폐암에서 흔하고, 신체 비활동성은 관상동맥질환에 흔함
선행조건	선행 질환은 숙주를 약화시키고, 다른 질환에 이환될 가능성을 높임

환경은 역학적 삼각형의 세 번째 관점이다. 환경은 공기, 물, 물리적 환경만을 뜻하는 것이 아니라 사람들이 사는 사회, 경제적 요건 등도 뜻한다. 〈표 2.4〉는 몇 가지 환경 요인들과 그 사례이다.

표 2.4 역학적 삼각형에서 환경 요인과 각각의 예

환경요인		사례
물리적 환경	물	수인성 질환
	공기	대기오염에 의한 폐질환
	거주환경	인구 과밀에 의한 결핵
	토양	토양의 분변 오염에 의한 십이지장충 감염
	기후	기후변화에 연관된 우울증
	열	열사병
	방사선	피부암
	소음	난청
생물학적 환경	인구집단	인구 과밀과 관련된 건강상태
	식물	음식물 원재료(도움/위해가 될 수 있음) 접촉성 피부염
	동물	음식물 원재료(도움/위해가 될 수 있음) 손상
사회경제적 환경	직업(숙주 요인이기도 함)	광부의 진폐증
	도시화	도시 생활에 따른 스트레스
	인간에 의한 파괴	테러 활동, 전쟁
	의료서비스	낮은 접근성에 의한 사망률 증가
	정치적 환경	높은 수준의 건강결과와 관련된 민주주의

비율(Rates)·비(Ratios)·분율(Proportions)·백분율(Percentages)

비율(Rate)
주어진 인구집단에서 주어진 시간 동안 특정 사건(질병, 장애, 출생, 죽음 등)의 발현을 측정하는 수학적 도구

역학을 작업할 때 기본적으로 비율(rates), 비(ratios), 분율(proportions), 그리고 백분율(percentages)과 같은 특정 수학적 도구들이 필요하다. 비율(Rate)은 주어진 인구집단에서 주어진 시간 동안 특정 사건(질병, 장애, 출생, 죽음 등)의 발현을 측정한다. 비율을 구하게 되면, 이와 관련있는 상황이 발생할 위험을 구하는 공식을 만들어 낼 수 있다. 역학에서 비율은 질병이 생성되는 속도에 대한 정보를 제공 · 인구집단 간의 비교 · 노출과 관련된 위험 측정을 위해 계산된다. 전반적으로 위험을 나타내기 위한 수식은 다음과 같다.

$$[a/(a+b)t]c$$

a = 주어진 시간 동안 주어진 사건을 접한 사람 수

a+b = 동일 시간 동안 주어진 사건을 접할 위험에 있는 사람의 수

t = 위험이 존재하는 전체 시간

c = 곱하는 수(100, 1,000, 10,000, 100,000, 등… 사건이 얼마나 흔한지에 따라 결정된다)

시간은 비율에서 가장 중요한 다른 수학적 도구에는 존재하지 않는 특징적인 요인이다. 또한 분자의 수량이 분모의 일부라는 것도 중요하다. 비율은 다음과 같이 분류된다.

1. **조율(Crude rates)** : 이 종류의 비율은 조정되지 않은 실제 자료를 바탕으로 한다. 이 자료는 나이, 성별, 선호(the like) 등을 반영하지 않은, 즉 조정하지 않은 자료로, 특정 시간동안 특정 사건의 실제 숫자를 나타낸다. 그 예로 조사망률, 조 출생률, 조 치사율 등이 있다.
2. **특수율(Specific rates)** : 이 비율은 특정 원인, 나이, 성별 또는 다른 특성 등으로 세분화된 실제 자료를 바탕으로 한다. 원인별 특수율(Cause-specific rate)은 특정 기간에 특정 원인으로 발생한 이환율, 장애 비율, 사망률 등을 측정한다. 그 예로 폐암에 의한 사망률 등이 있다. 연령별 특수율(Age-specific rate)은 특정 기간에 특정 나이 대에서 발생한 이환율, 장애 비율, 사망률 등을 측정한다. 15-25세의 HPV 비율이 이에 해당한다. 성별 특수율(Sex-specific rate)은 특정 기간에 특정 성별에서 발생한 이환율, 장애 비율, 사망률 등을 측정한다. 그 예로 남자의 사망률 등이 있다.
3. **보정률 또는 표준화율(Adjusted rates, standardized rates)** : 보정률은 서로 다른 인구집단에 따른 차이를 통계학적으로 제거해 서로 다른 인구집단 간의 비교가 가능하게 만든 인구집단의 이환율, 장애 비율, 사망률 등이다. 예를 들어 우리가 오하이오와 플로리다의 사망률을 비교하려 할 때 조율만을 본다면 사망률이 높은 플로리다가 살기 좋은 곳이 아닌 것처럼 보인다. 그런데 이러한 비율이 나온 것은 오하이오보다 플로리다가 노년층의 비율이 높기 때문이다. 이 비율을 나이에 맞춰 보정하면 조금 더 정확한 결과를 얻을 수 있을 것이다. 보정 과정에서는 직접법 혹은 간접법을 사용해 나이, 성별, 사회적 지위 등의 요인을 고려한다. 나이의 보정을 위해 사용된 직접법(direct method)을 예를 들면, 기준이 될 하위 그룹에 연령 특수율을 각각 곱해서 보정한다. 기준 그룹의 하위 그룹 분포가 알려져야 가능한데, 하위 그룹의 분포가 밝혀진 집단이 표준인구(standard population)이다. 간접법을 이용해 사망률을 표준화하기 위해서는 연령 특수율을 이용해 기준 집단에서 사망자 수를 계산하고 나이별 예상 사망자 수와 비교해 표준화된 사망률(SMR)을 구하는 것이다. 직접법과 간접법에 대하여 더 자세히 알고 싶다면 Gordis의 『역학』(Celentano & Szklo, 2019)이나 Merril의 『역학입문』(Merrill, 2017)을 읽을 것을 추천한다.

조율(Crude rates)
조정되지 않은 실제 자료를 바탕으로 한 비율

원인별 특수율(Cause-specific rate)
특정 기간에 특정 원인으로 발생한 이환율, 장애 비율, 사망률 등을 측정하는 수학적 도구

연령별 특수율(Age-specific rate)
특정 기간에 특정 연령에서 발생한 이환율, 장애 비율, 사망률 등을 측정하는 수학적 도구

성별 특수율(Sex-specific rate)
특정 기간에 특정 성별에서 발생한 이환율, 장애 비율, 사망률 등을 측정하는 수학적 도구

보정률 또는 표준화율(Adjusted rates(standardized rates))
서로 다른 인구집단에 따른 차이를 통계학적으로 제거해 서로 다른 인구집단간의 비교가 가능하게 만든 인구집단의 이환율, 장애 비율, 사망률 등의 비율

두 번째 역학에서 사용되는 수학적 도구는 비(ratio)이다. 비는 두 임의 수량 사이의 중요도 관계를 나타낸다. Ratio를 표현하는 가장 기본적인 수식은 x/y 이다.

x = 특정 시간에 특정 사건을 접한 사람 수

y = 특정 시간에 특정 사건 a와는 다른 특정 사건을 접한 사람 수

비(Ratio)
두 임의 수량 사이의 중요도 관계를 나타내는 수학적 도구

비(Ratio)의 분자는 분모에 포함되지 않는 두 개의 다른 독립체다. 이는 분모에 분자가 포함된 비율과는 다른 개념이다. 지역사회 공중보건에서 자주 사용되는 비는 성비(sex ratio)로 주어진 집단에서 남녀 비율을 뜻한다. 예를 들어 한 도시에서 폐암으로 사망하는 남성이 500명이 있고 폐암으로 사망하는 여성이 300명이 있다고 하자. 이 경우에 사망률의 성비는 500/300 혹은 5:3이다(남자 대 여자의 비율). 지역사회 공중보건에서 사용되는 또 다른 비는 교차비(odds ratio)로 특정 사건이 발생할 확률과 그렇지 않을 확률 사이의 비율이다. 이 비율에 대해서는 다음 장에서 더 자세히 다룰 것이다. 조금 더 심화된 비는 위험비(hazard ratio)로 암 역학에서 주로 사용한다(Herman, 2010). 이는 한 그룹에서의 특정 사건 발생 빈도와 다른 그룹에서의 동일 사건 발생 빈도의 비율이다. 신약 실험을 할 때 신약을 사용한 집단과 위약 혹은 기존 약을 사용한 집단을 비교할 때 사용된다.

분율(Proportion)
전체와 부분의 관계를 다루는 수학적 도구

세 번째 역학에서 중요한 수학적 도구는 분율(proportion)이다. 분율은 전체와 부분의 관계를 다룬다. 분율은 〔a/(a+b)〕c 로 표현된다.

a = 주어진 기간 동안 특정 사건을 접하는 사람의 수

a+b = 주어진 기간 동안 특정 사건을 접할 위험이 있는 사람의 수

c = 곱하는 수

백분율
분율에 100을 곱한 경우에 해당하는 수학적 용어

분율의 분모에는 분자가 포함되어 있고, 분율은 시간을 고려하지 않는다는 것을 주의해야 한다. 이 예로 전체 학생 수와 비만과 과체중 학생 수의 관계를 들 수 있다. 곱하는 수가 100인 경우 수학적 용어는 백분율이다. 학교에 1,000명의 학생이 있다고 할 때, 체중과 키로 계산되는 BMI(kg/m^2)에 의하면 150명이 과체중이거나 비만이라면, 분율은 150/1,000이고 백분율은 150/1,000×100=15%다. 백분율은 역학에서 네 번째로 중요한 수학적 도구다. 이 네 가지 수학적 도구들은 역학에서 다양한 지표를 형성하는 데 도움을 준다.

치사율의 측정

각 나라마다 죽음에 대한 통계 자료가 있다. 전통적으로 치사율에 대한 정보는 역학 조사의 시작이 된다. 미국과 같은 국가에서는 거의 모든 죽음이 기록된다. 따라서 미국의 치사율은 꽤 정확하다. 또한 이러한 자료들은 얻기 쉽다. 미국에서는 표준 사망진단서로 보고되고 있다(그림 2.3 참조).

미국의 사망진단서는 세 부분으로 구성되어 있다. 첫 번째 부분은 장의사에 의해 완성되는 것으로 망자의 이름, 성별, 사회 보장 번호, 나이, 생년월일, 주소, 사망 시각과 장소, 그리고 장례 방법과 추가적인 장례 관련 세부사항들이 기재된다. 두 번째 부분은 사망을 선고하는 사람에 의해 완성되는 것으로(주로 담당 의사) 죽음의 직접적, 간접적 원인과 다른 의학적 세부사항이 기재된다. 마지막 부분은 장례 관리자에 의한 것으로 후손들의 교육, 직업 등이 기재된다.

사망진단서를 구성하는 정보들이 치사율 관련된 역학의 지표가 된다. 미국과 같은 선진국에서는 치사율이 꽤 정확하지만, 많은 개발도상국에서는 많은 자료들이 빠져있거나 부정확하다. 세계보건기구에서 국제적인 사망진단서를 쓸 것을 권고함에도, 사망진단서가 요구하는 정보들은 다르다. 이러한 차이는 국가 간 혹은 국가적인 비교를 할 때 큰 문제를 가져올 것이다. 또한, 사망진단서에 작성된 사망률의 경우, 골관절염과 같이 사망률이 낮은 질병같은 경우는 설명이 불가능하다. 사망진단서를 이용할 때 또 다른 문제점은 실제 사망 원인과 작성된 원인이 다를 수 있다는 것이다. 만약 어떤 사람이 음주운전을 해 사망했다면 이 사람은 자동차 사고로 죽은 것인가, 알코올 남용으로 죽은 것인가?

U.S. STANDARD CERTIFICATE OF DEATH

LOCAL FILE NO. STATE FILE NO.

NAME OF DECEDENT ____
For use by physician or institution

To Be Completed/ Verified By: FUNERAL DIRECTOR:

1. DECEDENT'S LEGAL NAME (Include AKA's if any.) (First, Middle, Last) | 2. SEX | 3. SOCIAL SECURITY NUMBER

4a. AGE-Last Birthday (Years) | 4b. UNDER 1 YEAR: Months, Days | 4c. UNDER 1 DAY: Hours, Minutes | 5. DATE OF BIRTH (Mo/Day/Yr) | 6. BIRTHPLACE (City and State or Foreign Country)

7a. RESIDENCE-STATE | 7b. COUNTY | 7c. CITY OR TOWN

7d. STREET AND NUMBER | 7e. APT. NO. | 7f. ZIP CODE | 7g. INSIDE CITY LIMITS? □ Yes □ No

8. EVER IN US ARMED FORCES? □ Yes □ No | 9. MARITAL STATUS AT TIME OF DEATH □ Married □ Married, but separated □ Widowed □ Divorced □ Never Married □ Unknown | 10. SURVIVING SPOUSE'S NAME (If wife, give name prior to first marriage)

11. FATHER'S NAME (First, Middle, Last) | 12. MOTHER'S NAME PRIOR TO FIRST MARRIAGE (First, Middle, Last)

13a. INFORMANT'S NAME | 13b. RELATIONSHIP TO DECEDENT | 13c. MAILING ADDRESS (Street and Number, City, State, Zip Code)

14. PLACE OF DEATH (Check only one: see instructions)

IF DEATH OCCURRED IN A HOSPITAL: □ Inpatient □ Emergency Room/Outpatient □ Dead on Arrival

IF DEATH OCCURRED SOMEWHERE OTHER THAN A HOSPITAL: □ Hospice facility □ Nursing home/Long term care facility □ Decedent's home □ Other (Specify):

15. FACILITY NAME (If not institution, give street & number) | 16. CITY OR TOWN , STATE, AND ZIP CODE | 17. COUNTY OF DEATH

18. METHOD OF DISPOSITION: □ Burial □ Cremation □ Donation □ Entombment □ Removal from State □ Other (Specify):____ | 19. PLACE OF DISPOSITION (Name of cemetery, crematory, other place)

20. LOCATION-CITY, TOWN, AND STATE | 21. NAME AND COMPLETE ADDRESS OF FUNERAL FACILITY

22. SIGNATURE OF FUNERAL SERVICE LICENSEE OR OTHER AGENT | 23. LICENSE NUMBER (Of Licensee)

To Be Completed By: MEDICAL CERTIFIER

ITEMS 24-28 MUST BE COMPLETED BY PERSON WHO PRONOUNCES OR CERTIFIES DEATH | 24. DATE PRONOUNCED DEAD (Mo/Day/Yr) | 25. TIME PRONOUNCED DEAD

26. SIGNATURE OF PERSON PRONOUNCING DEATH (Only when applicable) | 27. LICENSE NUMBER | 28. DATE SIGNED (Mo/Day/Yr)

29. ACTUAL OR PRESUMED DATE OF DEATH (Mo/Day/Yr) (Spell Month) | 30. ACTUAL OR PRESUMED TIME OF DEATH | 31. WAS MEDICAL EXAMINER OR CORONER CONTACTED? □ Yes □ No

CAUSE OF DEATH (See instructions and examples)

32. **PART I.** Enter the chain of events--diseases, injuries, or complications--that directly caused the death. DO NOT enter terminal events such as cardiac arrest, respiratory arrest, or ventricular fibrillation without showing the etiology. DO NOT ABBREVIATE. Enter only one cause on a line. Add additional lines if necessary.

Approximate interval: Onset to death

IMMEDIATE CAUSE (Final disease or condition ---------> resulting in death) a. ____ ____

Due to (or as a consequence of):

Sequentially list conditions, if any, leading to the cause listed on line a. Enter the **UNDERLYING CAUSE** (disease or injury that initiated the events resulting in death) **LAST**

b. ____ ____

Due to (or as a consequence of):

c. ____ ____

Due to (or as a consequence of):

d. ____ ____

그림 2.3 미국 사망진단서 일부

출처 : US standard certificate of death, 2003, retrieved from http://www.cdc.gov/nchs/data/dvs/death11-03final-acc.pdf

To Be Completed By: MEDICAL CERTIFIER

PART II. Enter other significant conditions contributing to death but not resulting in the underlying cause given in PART I

33. WAS AN AUTOPSY PERFORMED?
□ Yes □ No

34. WERE AUTOPSY FINDINGS AVAILABLE TO COMPLETE THE CAUSE OF DEATH? □ Yes □ No

35. DID TOBACCO USE CONTRIBUTE TO DEATH?
□ Yes □ Probably
□ No □ Unknown

36. IF FEMALE:
□ Not pregnant within past year
□ Pregnant at time of death
□ Not pregnant, but pregnant within 42 days of death
□ Not pregnant, but pregnant 43 days to 1 year before death
□ Unknown if pregnant within the past year

37. MANNER OF DEATH
□ Natural □ Homicide
□ Accident □ Pending Investigation
□ Suicide □ Could not be determined

38. DATE OF INJURY (Mo/Day/Yr) (Spell Month)

39. TIME OF INJURY

40. PLACE OF INJURY (e.g., Decedent's home; construction site; restaurant; wooded area)

41. INJURY AT WORK?
□ Yes □ No

42. LOCATION OF INJURY: State: City or Town:
Street & Number: Apartment No.: Zip Code:

43. DESCRIBE HOW INJURY OCCURRED:

44. IF TRANSPORTATION INJURY, SPECIFY:
□ Driver/Operator
□ Passenger
□ Pedestrian
□ Other (Specify)

45. CERTIFIER (Check only one):
□ Certifying physician-To the best of my knowledge, death occurred due to the cause(s) and manner stated.
□ Pronouncing & Certifying physician-To the best of my knowledge, death occurred at the time, date, and place, and due to the cause(s) and manner stated.
□ Medical Examiner/Coroner-On the basis of examination, and/or investigation, in my opinion, death occurred at the time, date, and place, and due to the cause(s) and manner stated.

Signature of certifier:____

46. NAME, ADDRESS, AND ZIP CODE OF PERSON COMPLETING CAUSE OF DEATH (Item 32)

47. TITLE OF CERTIFIER

48. LICENSE NUMBER

49. DATE CERTIFIED (Mo/Day/Yr)

50. **FOR REGISTRAR ONLY**- DATE FILED (Mo/Day/Yr)

To Be Completed By: FUNERAL DIRECTOR

51. DECEDENT'S EDUCATION-Check the box that best describes the highest degree or level of school completed at the time of death.
□ 8th grade or less
□ 9th - 12th grade; no diploma
□ High school graduate or GED completed
□ Some college credit, but no degree
□ Associate degree (e.g., AA, AS)
□ Bachelor's degree (e.g., BA, AB, BS)
□ Master's degree (e.g., MA, MS, MEng, MEd, MSW, MBA)
□ Doctorate (e.g., PhD, EdD) or Professional degree (e.g., MD, DDS, DVM, LLB, JD)

52. DECEDENT OF HISPANIC ORIGIN? Check the box that best describes whether the decedent is Spanish/Hispanic/Latino. Check the "No" box if decedent is not Spanish/Hispanic/Latino.
□ No, not Spanish/Hispanic/Latino
□ Yes, Mexican, Mexican American, Chicano
□ Yes, Puerto Rican
□ Yes, Cuban
□ Yes, other Spanish/Hispanic/Latino (Specify)________________

53. DECEDENT'S RACE (Check one or more races to indicate what the decedent considered himself or herself to be)
□ White
□ Black or African American
□ American Indian or Alaska Native (Name of the enrolled or principal tribe)________________
□ Asian Indian
□ Chinese
□ Filipino
□ Japanese
□ Korean
□ Vietnamese
□ Other Asian (Specify)________________
□ Native Hawaiian
□ Guamanian or Chamorro
□ Samoan
□ Other Pacific Islander (Specify)________________
□ Other (Specify)________________

54. DECEDENT'S USUAL OCCUPATION (Indicate type of work done during most of working life. DO NOT USE RETIRED).

55. KIND OF BUSINESS/INDUSTRY

그림 2.3 미국 사망진단서 일부(계속)

사망률과 관련된 다양한 종류의 지표가 있다.

조사망률(crude death rate)
주어진 해에 발생한 모든 죽음을 그 해 중간의 인구수로 나눈 값

1. **조사망률(crude death rate)** : 조사망률은 사망률을 측정하는 가장 간단한 방법으로, 주어진 해에 발생한 모든 죽음을 그 해 중간의 인구수로 나눠서 구한다. 조사망률을 구하는 곱하는 수는 1,000이다. 조사망률의 다른 이름은 보정하지 않은 치사율(unadjusted death rate)이다. 조사망률의 계산식은 다음과 같다.

$$\text{조 사망률} = \frac{(\text{특정년도에 전체 사망자 수})}{(\text{그 해 중앙의 인구 수})} \times 1{,}000$$

조사망률은 국가 간 사망률을 비교할 때 사용한다. 예를 들어 2012년 미국의 조사망률은 1,000명에 8.39명인 반면 남아프리카 공화국은 HIV/AIDS로 조사망률이 1,000명에 17.23명이었다(Central Intelligence Agency, 2012a). 다른 흥미로운 비교는 미국과 인도 사이에서 발견할 수 있는데, 인도의 조사망률은 1,000명에 7.34명으로 인도가 더 좋은 건강상태를 갖고 있는 것으로 보일 수도 있다. 그러나 여기에는 두 가지 이유가 있다. 첫째 인도는 평균 연령이 어리고(중위연령이 26.2세이고 인구의 29.7%가 14세보다 어리고, 인구의 5.5%만이 65세 이상이다) 미국은 평균 연령이 높기 때문이다(중위연령이 36.9세이고, 인국의 20.1%가 14세보다 어리고, 인구의 13.1%가 65세 이상이다). 두 번째 이유는 인도의 사망률 자료가 미국만큼 정확하지 않기 때문이다.

2. **사망원인별 특수사망률(cause-specific death rate)** : 사망원인별 특수사망률은 주어진 해에 주어진 집단에서 특정 질병으로 사망한 인구수를 그 해 중앙의 주어진 집단의 인구수로 나눈 값이다. 예를 들어 지역사회 공중보건 단체가 HIV/AIDS에 의한 죽음에 관심이 있다면 이러한 식을 이용할 것이다.

HIV/AIDS와 같은 특정 원인에 의한 사망률

$$\text{HIV/AIDS에 의한 사망률} = \frac{\text{특정년도에 HIV로 인해 사망한 사람들 수}}{\text{그 해 중앙의 인구 수}} \times 1{,}000$$

2016년 조사한 특정 원인에 의한 사망률에 따르면, 미국의 사망원인 10개 순위는 다음과 같다. (1) 심장질환, (2) 암, (3) 사고(뜻하지 않은 부상), (4) 만성하기도 질환, (5) 뇌혈관 질환, (6) 알츠하이머 병, (7) 당뇨병, (8) 인플루엔자와 폐렴, (9) 신장염, 신장증후군, 신장증, (10) 자살(Xu et al., 2018)

3. **연령 특수사망률(Age-specific death rates)** : 연령 특수사망률은 주어진 해에 특정 연령 집단에서의 사망자 수를 그 해 중앙의 동일 연령집단에서의 인구수로 나눈 것이다. 예를 들어, 지역사회 공중보건 단체는 지역사회에서 65세 이상의 나이에 따른 사망률에 관심이 있다면 다음과 같은 식을 사용할 것이다.

$$\text{65세 이상 인구집단의 사망률} = \frac{\text{특정년도의 65세 이상 사망자 수}}{\text{그 해 중앙 65세 이상의 인구 수}} \times 1{,}000$$

4. **성별 특수사망률(Sex-specific death rates)** : 성별 특수사망률은 주어진 해의 특정 성별

사망자 수를 같은 해 중반 동일 성별 인구수로 나눠 구한다. 예를 들어 지역사회 공중보건 단체가 지역사회에서 남자의 사망률에 관심이 있을 수 있다. 이 경우 성별에 따른 사망률은 다음과 같은 식을 사용할 것이다.

$$\text{남성 사망률} = \frac{\text{특정년도의 남성 사망자 수}}{\text{그 해 중앙의 남성 인구 수}} \times 1,000$$

치명률(Case fatality rate, CFR)
특정 기간 동안 특정 질병을 진단받은 사람들의 사망자 수를 그 질병을 진단받은 전체 사람 수로 나눈 값

5. **치명률(Case fatality rate, CFR)** : 치명률은 특정 기간 동안 특정 질병을 진단받은 사람들의 사망자 수를 그 질병을 진단받은 전체 사람 수로 나눈 값을 나타낸다. 곱하는 수는 주로 100이다. 즉, 이 값이 분율 또는 백분율이라는 것을 알 수 있다. 치명률은 다음과 같이 계산된다.

$$\text{치명률} = \frac{\text{특정 기간에 특정 질병을 진단받고 사망한 사람 수}}{\text{그 질병을 진단받은 사람 수}} \times 1,000$$

영아사망률(Infant mortality rate)
주어진 해에 사망한 영아 수를 그 해 태어난 전체 영아 수로 나눈 값

6. **영아사망률(Infant mortality rate)** : 세분화된 사망률의 예시에는 영아사망률이 있다. 영아사망률은 한 살 이하의 아이들의 죽음에 대해 다룬다. 영아사망률은 주어진 해에 사망한 영아 수를 그 해 태어난 전체 영아 수로 나눠서 구한다. 곱하는 수는 1,000이고 다음과 같이 구한다.

$$\text{영아 사망률} = \frac{\text{주어진 해에 사망한 1년 이내의 영아 수}}{\text{동일한 해에 태어난 출생아 수}} \times 1,000$$

영아사망률은 국가별 건강상태를 비교는 데 효과적인 지표다. 2017년에 아프가니스탄은 영아사망률이 1,000명 중 110.60명이었고 일본은 1,000명 중 2.0명이었다(Central Intelligence Agency, 2019b). 두 나라 모두 아시아에 있지만, 둘 사이에는 확연한 차이가 존재한다. 한 국가는 몇 년 째 전쟁의 부담을 지고 있는 개발도상국이고 다른 국가는 평화로운 선진국이다. 이러한 차이가 영아사망률에 반영된다.

7. **비례사망률(Proportionate mortality rate, or ratio)** : 이 사망률 지표는 특정 원인으로 또는 특정 나이에 나타나는 죽음의 비율을 나타낸다. 예를 들어 지역사회 공중보건 기관이 2012년 미국의 HIV/AIDS의 비례사망률에 관심이 있다면, 다음과 같이 계산할 것이다.

$$\text{HIV에 의한 비례사망률} = \frac{\text{2012년 미국에서 HIV로 인한 사망자 수}}{\text{2012년 미국의 전체 사망자 수}} \times 1,000$$

이와 유사하게 이들이 2012년 미국의 65세 이상의 비례사망률에 관심이 있다면, 이는 다음과 같이 계산될 것이다.

$$\text{65세 이상의 비례사망률} = \frac{\text{2012년 미국의 65세 이상 사망자 수}}{\text{(2012년 미국의 전체 사망자 수)}} \times 1,000$$

따라서 주어진 어느 인구집단에서 특정 원인의 상대적 중요도를 알려 준다는 점에서 비례

사망률이 유용한 지표라는 것을 확인할 수 있다. 이러한 정보는 지역사회 공중보건이 자원을 배분하고 우선순위를 정할 때 유용하게 사용될 수 있다.

8. 기대수명(Life expectancy at birth) : 기대수명은 지금과 같은 사망률 추세가 이어진다면 신생아들이 앞으로 살게 될 평균 햇수를 뜻한다. 기대수명은 생명표를 이용한 통계적 관념으로 측정된다. 인구조사 결과, 생명 통계에서 얻은 자료, 조사자료, 나이에 따른 사망률은 기대수명을 계산하는 데 필요하다(Kahn & Sempos, 1989). 기대수명은 성별을 구분해서 구한다. 가끔은 기대수명이 신생아부터가 아닌 한살부터로 계산하기도 하는데, 이는 신생아 사망률의 영향을 무시하기 위함이다. 기대수명은 어느 연령대에서나 측정이 가능하다. 지역사회 간 기대수명을 비교하는 것이 매우 유용하다. 예를 들면, 2017년에 Monaco는 89.40세의 기대수명을 갖고 있는 반면(전 세계에서 가장 높은 기대수명), 아프리카의 Chad는 50.60세의 기대수명을 갖고 있었다(Central Intelligence Agency, 2012c). 이처럼 Chad의 낮은 기대수명과 관련된 요인은 내전, 빈곤, 문맹, 의료서비스로의 낮은 접근성과 Sudan으로부터 난민유입 등이다.

기대수명(Life expectancy at birth) 지금과 같은 최근 사망률 추세가 이어진다면 신생아들이 앞으로 살게 될 평균 햇수

사례 학습 2.1 사망률 산출의 적용

당신은 도시 X의 자료를 갖고 작업하고 있다. 작년 중반, 이 도시의 인구수는 250,000명이었고, 사망자 수는 총 2,008명이었다. 전체 사망자 중 심장질환으로 652명, 암으로 559명, 뇌졸중으로 143명, 만성하기도 질환으로 130명, 사고로 117명의 사망자가 발생했다. 나머지 사망자는 다른 원인으로 발생했다. 인구분포의 관점에서 보면, 65세 이상의 사망자가 1,171명, 15세 이상 65세 미만의 사망자가 647명, 15세 미만의 사망자가 190명이다.

성찰과 토론을 위한 질문

1. 이 경우 조사망률을 구할 수 있는가? 만약 그렇다면 그 비율은 얼마인가?
2. 심장질환 특수사망률을 구할 수 있는가? 만약 그렇다면 그 비율은 얼마인가? 어떤 다른 특수사망률을 구할 수 있는가? 이 비율들도 구하시오.
3. 영아사망률을 구할 수 있는가? 만약 그렇다면 그 비율은 얼마인가?
4. 어떤 연령 특수사망률들을 구할 수 있는가? 이 비율들도 구하시오.
5. 사고의 비례사망률을 구할 수 있는가? 이 비율과 심장질환의 비례사망률을 어떻게 비교할 수 있는가?
6. 이 지역의 위와 같은 비율들과 미국 전역의 비율을 비교할 수 있는가? 이러한 비교에서 무엇을 유추할 수 있는가?
7. 지역사회를 이해하고 개입을 설계하는 데 사망률을 사용하는 것은 어떤 장단점이 있는가?

이환율의 측정(Measurement of Morbidity)

이환은 질병에 걸렸거나 아픈 상태를 말한다. 사망률 지표(mortality indicators)는 지역사회의 건강지표에 영향을 미칠 수 있는 사망확률이 낮은 질환(low-mortality diseases)에 대해서는 다루지 않기 때문에 지역사회의 건강상태를 설명하기에 충분하지 않다. 그러므로 이환율 지표(morbidity indicators) 또한 필요하다. Lilinfeld 와 Stolley(1994)는 이환율 지표가 어떻게 활용되는지 정리하였는데 이는 다음과 같다. (1) 질병관리, 특히 전염병, (2) 보건과 사회서비스를 기획하고 평가 시, (3) 은퇴계획을 수립하는 것과 같은 사회활동의 부산

사망률 지표(mortality indicators)는 지역사회의 건강지표에 영향을 미칠 수 있는 치사 확률이 낮은 질환(low-mortality diseases)에 대해서는 다루지 않기 때문에 지역사회의 건강상태를 설명하기에 충분하지 않다.

물을 파악할 때, (4) 의료의 질을 지속적으로 감시하기 위해, (5) 보건의료 서비스 이용 현황을 측정하기 위해 이환율 지표에는 몇 가지 자료원이 있다. (1) 신고 해야 하는 전염성 질병 데이터베이스, (2) 암, 심혈관질환 등록 자료, (3) 감시 시스템, (4) 케이스 검색 프로그램, (5) 의료서비스 계획, (6) 학교 결석자 기록 현황, (7) 회사에서 실시한 채용 전 건강검진과 주기적인 건강검진, (8) 보험 기록, (9) 특별 연구 프로그램, (10) 이환율 조사

이환율 지표에는 두 가지 일반적인 유형이 있는데 발생률(incidence rates)과 유병률(prevalence rates)이다.

발생률(incidence rate) (I)
일정 기간 동안 한 인구집단 내에서 새롭게 발생한 환자수를 그 기간 동안 질병이 발생될 위험에 노출되어 있는 사람 수로 나눈 것

발생률(I)은 일정 기간 동안 한 인구집단 내에서 새롭게 발생한 환자수를 그 기간 동안 질병이 발생될 위험에 노출되어 있는 사람 수로 나눈 것이다. 대부분의 질병에서 이 수치는 인구 1,000명 당으로 표시된다. 앞에서 제시된 개념으로 보면 발생률은 새롭게 발병한 환자를 대상으로 일정시간과 특정 인구집단에 관한 것으로 나타난다. 발생률을 계산하기 위한 식은 다음과 같다.

$$\text{발생률} = \frac{\text{일정 기간 동안 한 인구집단 내에서 새롭게 발생한 환자 수}}{\text{동일 기간 동안 동일 집단에서 질병이 발생될 위험에 노출되어 있는 사람의 수}} \times 1{,}000$$

이차 발병률(secondary attack rate)
잠복기 내에 질병에 노출되어 질병이 발병한 사람 수를 첫 번째 환자(primary case)에 노출된 총인원으로 나눈 값

발생률은 그 일정 기간 동안 질병이 발병할 확률에 대한 직접적인 추정치와 위험도를 제공하고 잠재적 병인학적 요인과 질병의 연관성을 확실하게 하는데 도움을 준다. 증가하는 발생률은 통제 조치가 효과 없음을 나타내는 지표가 되고 새로운 질병관리 전략 수립 필요성을 인식하게 해준다. 발생률의 특수한 형태는 이차발병률(secondary attack rate)로, 감염병 발생 시 감염의 확산 정도를 측정하기 위한 것이다. 이차발병률은 잠복기 내에 질병에 노출되어 질병이 실제로 발병되는 사람의 수를 첫 번째 환자(primary case)에 노출된 총인원으로 나눈 값이다. 그것은 백분율로 표시되므로 구한 값에 100을 곱해주면 된다. 이 비율은 병원균의 전파가능성을 추정하고 예방제의 효능을 평가하는 데 유용하게 활용된다. 이는 다음과 같은 식으로 계산할 수 있다.

$$\text{이차 발병률} = \frac{\text{잠복기 내에 질병에 노출되어 새롭게 발생한 환자 수}}{\text{첫번째 환자(primary case)에 노출된 사람 수}} \times 1{,}000$$

〈그림 2.4〉는 1999년과 2007년 사이, 서로 다른 인종 여성간의 유방암 발생률이다(CDC, 2010). 이 그림은 유방암 발생률이 백인 여성이 가장 높고 그 다음으로 흑인 여성, 히스패닉, 아시아계/태평양계 아일랜드인, 마지막으로 미국 인디언/알래스카 원주민 여성 순으로 나타나는 것을 보여준다. 2006년부터 2010년까지는 흑인여성의 유방암 발생률은 약간 증가하지만 히스패닉 여성은 감소하고 백인과 다른 인종은 다소 안정추세를 보였다(DeSantis 등, 2014).

유병률(Prevalence)은 특정 인구집단(모집단)에 존재하는 환자의 총수(기존 및 신규 환자수)를 말한다. 유병률에는 두 가지 유형이 있는데, 한 시점의 환자수를 가리키는 시점유병률(point prevalence)과 '1년 동안' 등 정해진 기간의 환자수를 나타내는 기간이환율(period prevalence)이 있다. 시점유병률은 특정 시점에서의 해당 질병 총환자수(기존 및 신규)를 동

일한 시점에 해당 질병에 노출된 총환자수로 나눈 값이다. 기간유병률은 일정 기간 동안 질병의 총환자수(기존 및 신규)를 동일한 기간에 해당 질병에 노출되는 총환자수로 나눈 값이다.

$$\text{시점유병률(Point prevalence rate)} = \frac{\text{특정 시점에 인구집단(모집단) 내 질병 발생 케이스 수}}{\text{그 특정 시점에 질병(감염)위험에 노출된 사람의 수}} \times 1{,}000$$

$$\text{기간유병률(Period prevalence rate)} = \frac{\text{일정 기간 동안 인구 중 질병 발생 케이스 수}}{\text{동일한 기간 동안 질병 위험에 노출된 인구의 수}} \times 1{,}000$$

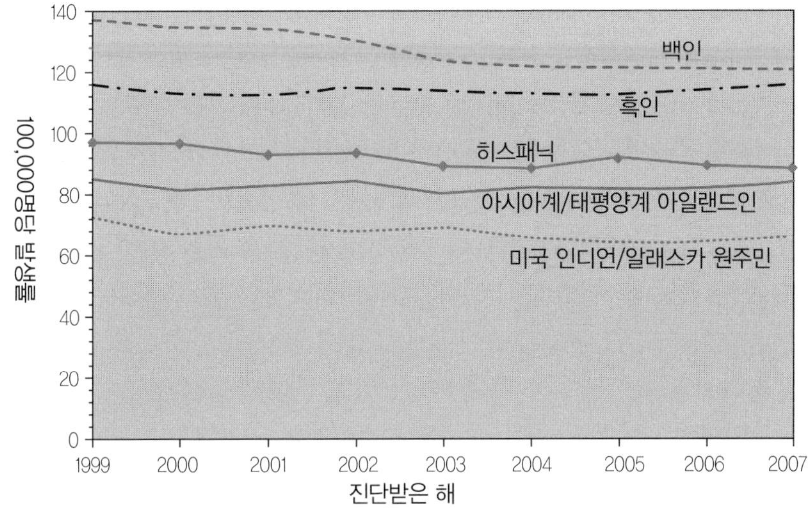

그림 2.4 미국에서 인종에 따른 여성의 유방암 발생률(1999~2007)

출처 : Centers for Disease Control and Prevention. (2013). Breast cancer rates by race and ethnicity. Retrieved from http://www.cdc.gov/cancer/breast/statistics/race.htm

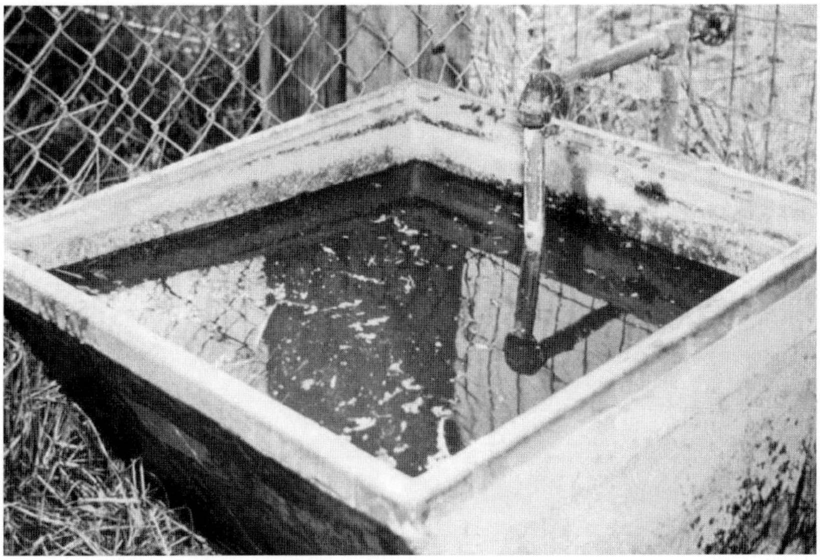

그림 2.5 발생률과 유병률의 관계를 비유한 흐르는 물과 누적된 물

출처 : Photo courtesy of the Centers for Disease Control and Prevention, ID# 5563, retrieved from http://phil.cdc.gov/phil/home

〈그림 2.5〉는 발생률과 유병률의 관계를 비유한 것이다. 유병률은 발생률과 질병의 이환

시점 유병률(point prevalence rate)
특정 시점에 발생한 특정 질병의 총환자수(기존 및 신규)를 해당 시점에 해당 질병에 노출되는 총환자수로 나눈 값

기간 유병률(period prevalence rate)
기간별 특정 질병의 총환자수(기존 및 신규)를 동일한 기간 동안 해당 질병에 노출되는 총환자수로 나눈 값

기간 모두와 관련이 있다. 이 관계는 다음 방정식에서 나타난다.

$$P=I\times D$$

예를 들어, 연구 대상 질병의 평균 지속 기간이 5년이고 발병률이 연간 1,000명당 15명이라면, 유병률은 1,000명당 45명이 될 것이다. 이 방정식은 질병의 지속 기간이 길수록 그 유병률이 더 크다는 것을 명백하게 보여준다.

예를 들어 식중독과 같은 지속 시간이 짧은 질병은 유병률이 낮은 반면 HIV/AIDS와 같이 장기적으로 지속되는 질환은 유병률이 더 높다. 때로 발병률이 감소하는 동안 유병률이 증가할 수 있는데, 이는 좋은 것일 수 있다. 예를 들어, HIV의 경우, 이는 이 병에 걸린 사람들이 더 오래 살고 있다는 것을 의미하며, 유행을 증가시키고, 감염되는 사람들이 줄어들고 발병률을 감소시킬 수 있다는 것을 의미한다. 유병률은 지역사회에서 질병이나 다른 건강 문제의 규모에 대한 지침을 제공하는 데 유용하며, 특히 기획 및 관리에 유용한 정보를 제공한다. 〈표 2.5〉는 2006년에서 2010년 사이 미국의 관상동맥질환 연령 표준화 유병률을 나타내는 것이다(CDC, 2011b). 이 표에서 관상동맥질환의 유병률이 하향 추세를 보이고 있는 것이 분명히 드러난다.

표 2.5 연령과 성에 따른 미국 연령표준화 심장질환 유병률(2006~2010)

	2006	2007	2008	2009	2010		
	% (95% CI)	% (95% CI)	% (95% CI)	% (95% CI)	% (95% CI)	선형 추세에 대한 유의수준	2006~2010년 변화율
총합	6.7 (6.5–6.9)	6.2 (6.1–6.4)	6.3 (6.2–6.5)	5.8 (5.7–5.9)	6.0 (5.9–6.1)	< 0.01	−10.4
연령군							
18~44세	1.6 (1.4–1.8)	1.5 (1.4–1.7)	1.4 (1.3–1.5)	1.2 (1.1–1.4)	1.2 (1.1–1.4)	< 0.01	−25.0
45~64세	7.7 (7.4–8.0)	7.2 (6.9–7.4)	7.2 (7.0–7.5)	6.8 (6.6–7.0)	7.1 (6.9–7.3)	< 0.01	−7.8
65세 ≤	21.1 (20.5–21.6)	19.8 (19.3–20.2)	20.6 (20.2–21.0)	18.7 (18.3–19.0)	19.8 (19.5–20.2)	< 0.01	−6.2
성							
남자	8.5 (8.3–8.8)	8.0 (7.8–8.2)	8.2 (8.0–8.4)	7.5 (7.3–7.7)	7.8 (7.6–7.9)	< 0.01	−8.2
여자	5.2+ (5.0–5.4)	4.8 (4.7–5.0)	4.9 (4.7–5.0)	4.4 (4.2–4.5)		< 0.01	−11.5

※ 95% CI : 95% 신뢰구간

※ 2000년 표준인구로 표준화

출처 : Based on Behavioral Risk Factor Surveillance System data and adapted from Centers for Disease Control and Prevention. (2011). Prevalence of coronary heart disease–United States, 2006–2010. Morbidity and Mortality Weekly Report, 60(40), 1377–1381.

역학에서의 통합적인 측정(Composite Measures in Epidemiology)

사망률과 이환율 지표는 지역사회의 건강상태에 대한 완전한 정보를 제공하지 못한다. 이것은 두 지표가 장애(disability)의 측면을 포착하지 못하기 때문이다. 그래서 연구자들은 사망률, 이환율, 장애 및 기타 측면들을 함께 고려하는 여러 통합적인 방법을 개발하였다. 이러한 방법들은 주로 국제보건 분야에서 국가 간 비교를 위해 사용된다(Sharma & Atri, 2010). 이러한 지표의 예로는 건강수명(HeaLY), 장애보정생존연수(disability-adjusted life year, DALY), 질보정생존연수(quality-adjusted life year, QALY), 비장애기대수명(disability-free life expectancy, DFLE), 장애보정기대수명(disability-adjusted life expectancy, DALE), 건강보정기대수명(health-adjusted life expectancy, HALE), 또 다른 장애보정생존연수(그리고 handicap adjusted life year, HALY)가 있다. 우리는 이중에서 장애보정생존연수(disability-adjusted life year, DALY)에 초점을 맞춰 논하려고 한다.

장애보정생존연수(Disability-Adjusted Life Year)

장애보정생존연수(Disability-Adjusted Life Year, DALY)는 장애를 가진 채 생존한 기간과 조기사망으로 인한 수명상실을 감안한 통합적 측정 방법이다. 한 단위의 DALY는 1년의 건강한 삶을 잃어버린 것과 비슷하다. 질병이나 건강상태에 대한 인구 전체의 DALY 합계는 현재 건강상태와 질병과 장애가 없는 고령화까지의 이상적인 건강 상황 사이의 차이를 측정하는 것이다(World Health Organization[WHO], 2019a). 특정 인구에서 질병 또는 건강상태에 대한 DALY들은 질병 또는 건강상태에 대한 사건 케이스(새로운 케이스들)를 바탕으로 조기사망으로 인한 수명 손실(YLL)과 장애로 인해 건강한 생명을 잃은 햇수(연도)(YLD)의 합으로 계산된다(WHO, 2012). 방정식은 다음과 같다.

장애보정생존연수(disability-adjusted life year, DALY)
장애를 가진 채 생존한 기간과 조기사망으로 인한 수명 상실을 감안한 통합적 측정 방법

장애보정생존연수(disability-adjusted life year, DALY)란 장애를 가진 채 생존한 기간과 조기사망으로 인한 수명 상실을 감안한 통합적 측정 방법이다

$$\text{DALY}=\text{YLL}+\text{YLD}$$

손실연수(The years of life lost, YLL)는 사망자의 수(number of deaths: N)에 실제 사망이 발생하는 연령의 표준수명(L)을 곱한 함수이다. YLL을 구하는 방정식은 다음과 같다.

$$\text{YLL}=N\times L$$

특정 기간 중 특정 원인으로 인한 장애때문에 잃은 햇수(YLD: Years of healthy life lost due to disability)는 해당 기간의 사건 발생 건수(I)와, 질병의 평균 지속시간(L)과, 질병의 심각성을 0(완전 건강)에서 1(죽음)까지의 척도로 반영하는 weight factor(DW) 세 가지를 곱한 것이다. 장애가중치(disability weights)의 몇 가지 예는 다음과 같다; 결핵(0.271), 항레트로바이러스 약제를 치료받지 않은 에이즈(0.505), 척수손상(0.725)(WHO, 2004).

$$\text{YLD}=I\times \text{DW}\times L$$

일례로 전염성, 산모, 신생아와 영양에 의한 DALYs는 2016년 전세계적으로 전체의 29%가, 아프리카에서는 61%이다(WHO, 2019b). 세계보건기구 서태평양지구와 유럽 지구의 경우, 비전염성 질환의 DALYs는 80%이다(WHO, 2019b).

주목할 내용 2.1 미국의 국가단위감시 시스템

역학적 감시(epidemiological surveillance)는 질병과 건강상태에 대한 데이터의 지속적인 수집, 분석, 해석 및 배포와 이러한 데이터에 대한 관련 조직의 대응을 말한다. 감시에는 (1) 능동(active), (2) 수동(passive), (3) 표본(sentinel) 세 종류가 있다. 능동 감시(Active surveillance)는 의료제공자와 의료시설에 연락하거나 가택방문, 기타 조사를 통해 특정 사례나 건강상태를 적극적으로 조사하고 감시하는 것이다. 능동 감시로 얻어진 자료는 꽤 정확하다는 장점이 있지만 매우 비용이 많이 든다는 단점이 있다. 수동 감시(Passive surveillance)는 자료를 수집하기 위한 특별한 노력 없이 의료서비스 제공자의 자유재량권으로 제공된 특정 사례를 보고하는 것이다. 이 방법은 비용이 많이 들지는 않지만 수집된 자료가 인구 건강상태를 온전히 반영하지 못할 가능성이 있다. 표본 감시(Sentinel surveillance)에는 예방적, 치료적 서비스의 질적 개선이 필요한 건강상태에 대한 보고서가 포함된다. 예를 들면 소아마비 사례가 보이는 지역에서는 그 지역사회에 (소아마비)예방접종이 필요하다고 제안할 것이다. 미국은 다양한 건강상태에 대한 활발한 감시 시스템을 갖추고 있다. 우리는 이번 주목할 내용에서 이 감시 시스템들의 일부 활동에 대해 논의할 것이다. 그러나 이 목록은 완벽하지 않다는 것을 염두에 두어야 한다.

1. Behavioral Risk Factor Surveillance System(BRFSS)(CDC, 2019a)
이 조사는 질병통제예방센터(CDC) 주관으로 18세 이상 성인을 대상으로 1984년부터 매년 지속적으로 실시하고 있다. 전화를 통한 세계 최대의 단면적 보건 조사시스템(cross-sectional telephone health survey system)으로 50개 주 전체의 데이터를 수집하며, 주로 만성 질환 및 상해와 관련된 건강에 위험이 되는 행동, 예방의료(preventive health practices) 및 보건의료 접근성(health care access) 등에 관한 데이터를 수집한다. 이 조사를 위해 매년 35만 명 이상의 성인들을 인터뷰한다. 수집된 데이터들은 모든 주(州)에 배포되며, BRFSS 웹사이트에도 게시된다. 지역사회 보건의료 관계자 및 공중보건 담당자들은 새로운 건강문제를 파악하고, 보건 목표를 새로 수립하고 모니터링하며, 지역사회 공중보건 정책과 개입을 수립하고, 보건 관련 법률을 촉진하기 위해 이러한 데이터를 사용한다.

2. National Notifiable Diseases Surveillance System(NNDSS)(CDC, 2019b)
주목할 만한 질병으로 분류된 질병 발생이 감지될 때 CDC 감시 시스템에 보고해야 한다. 여기에는 여러 질병이 포함되는데, 2012년에는 62가지의 감염병(예; 탄저병과 결핵), 6가지의 비감염성질병(암, 혈중 납 농도의 증가, 식중독, 농약관련 질환, 규폐증 및 수인성 질환), 감시 대상인 4가지 상황 또는 질환[캄필로박터증(compylobacteriosis), 입원과 연관된 독감(influenza-associated hospitalizations), 아메바에 의한 감염(infections caused by free-living amoebae), 멜리오이도시스(melioidosis)](CDC, 2012a)가 포함되어 있었다.

3. Surveillance, Epidemiology, and End Results(SEER) Program(National Cancer Institute, n.d.)
1973년에 시작된 이 프로그램은 미국 전역의 지역과 자료원에서 암 사례에 대한 데이터를 수집한다. 미국 인구의 약 28%를 포함하는 약 20개의 인구 기반 암 레지스트리들이 이 프로그램에 가입되어 있다. 각 케이스들에 관해 수집되는 데이터에는 환자 인구 통계학, 1차 종양 발생 부위, 종양의 형태 및 진단 단계, 1차 치료경과 및 병기(stage)에 대한 후속 조치가 포함된다.

4. Youth Risk Behavior Surveillance System(YRBSS)(CDC, 2018)
YRBSS는 CDC가 수행한 전국 학교 기반 조사로, 6가지 유형의 건강 위험 행동, 즉 (a) 의도하지 않은 상해 및 폭력, (b) 흡연, (c) 알코올 및 기타 약물 사용, (d) 성과 관련한 위험행동(sexual risk behaviors), (e) 건강에 좋지 않은 식생활, (f) 신체활동 부족에 대한 데이터 등을 수집한다. 또한 청소년과 젊은 성인을 대상으로 비만과 천식에 대한 데이터를 수집한다. 이 데이터는 'Healthy People 2020'의 목표와 추세를 모니터링하는데 활용되고, 청소년들의 학교 기반 및 지역사회 개입의 영향력을 평가하기 위해 사용된다.

5. National Survey on Drug Use & Health(NSDUH: formerly National Household Survey on Drug Abuse)(NSDUH, 2019)
이 조사는 1990년부터 매년 실시되어 왔다. 이 조사는 1971년과 1972년, 국가 마리화나 마약 남용 위원회(NIDA)에서 처음 시행하면서 시작되었다. 1974년부터 1990년까지 National Institute of Drug Abuse(NIDA)의 후원을 받았다. 1992년부터는 Substance Abuse and Mental Health Services Administration(SAMHSA)이 운영하고 있다. 이것은 가정 구성원들 사이에서 술, 담배, 기타 불법 약물의 사용 정도를 조사하기 위해 고안된 전국적인 조사로, 12세 이상 인구의 98%를 대표하는 조사이다.

6. Drug Abuse Warning Network(DAWN: Substance Abuse and Mental Health Data Archive, n.d.)
이 조사는 병원 응급실 방문 및 약물 사용과 관련된 사망에 대한 데이터를 수집하는 것이다. 이는 1973년에 시작되었고 2011년까지 반기마다 보고했다. 조사는 SAMHSA에서 수행했으며 2019년부터 25개 병원과 자료수집을 재구축하고 있다(SAMHSA, 2019).

시간, 장소 및 사람에 따른 분포

특정 건강상태와 관련하여 시간, 장소 및 사람을 조사하는 것은 기술역학에서 근본적인 분석 방법이다. 이 장에서는 이 세 가지 측면들의 핵심에 관해 논의하고 예를 제시할 것이다. 이러한 측면들에 대한 데이터를 제공할 수 있는 4가지 기술역학연구가 있다. 첫 번째 유형은 전체 모집단의 데이터를 사용하여 동일한 기간 동안 또는 다른 기간에 동일한 모집단의 질병 및 건강상태 빈도를 비교하는 상관성 연구(correlational study)다. 두 번째 유형의 기술역학연구는 한 사람의 건강상태를 설명하는 사례보고(case report)이다. 세 번째 유형의 기술역학연구는 건강상태에 대한 설명이 여러 사람에게까지 확장된 사례군연구(case series)를 말한다. 기술역학연구의 마지막 유형은 개별 건강상태의 선행조건과 결과를 동일한 시점에 평가하는 단면연구(cross-sectional survey)이다.

상관성 연구(correlational study)
전체 모집단의 데이터를 사용하여 '동일한 기간 동안'이나 '다른 기간 동안'의 동일한 모집단의 질병 빈도(frequencies of disease)나 건강상태(health conditions)를 비교하는 기술적 역학연구(descriptive epidemiological study)

사례보고(case report)
한 사람(single person)의 건강상태를 기술하는 기술적 역학연구(descriptive epidemiological study)

사례군연구(case series)
건강상태에 대한 기술(description)이 다수의 사람에게까지 확대되는 기술적 역학연구(descriptive epidemiological study)

단면연구(cross-sectional survey)
개별 건강상태의 선행조건과 결과를 동일한 시점에 평가하는 기술적 역학(descriptive epidemiological) 연구의 유형

시간

역학적으로 시간에 따른 추세를 관찰하는 것은 질병과 건강상태에 영향을 미친다. 이 중 가장 긴 추세는 장기추세변동(secular trends or temporal trends)으로, 장기간에 걸쳐 일어나는 건강상태의 변화를 의미하며, 보통 수십 년 이상에 걸쳐 일어난다. 장기추세변동의 예는 〈그림 2.6〉에 나타나 있다. 여기서 우리는 주로 파상풍 독소(tetanus toxoids)를 이용한 예방접종(practice of immunization) 덕분에 수십 년을 걸치는 동안에 걸쳐 파상풍 환자가 감소했음을 알 수 있다.

장기적 추세(secular trends, temporal trends)
장기간에 걸쳐 발생하는 건강상태 변화

장기추세(secular trends, temporal trends)란 장기간에 걸쳐 발생하는 건강상태의 변화이고 주기적 변동(cyclical fluctuations)은 몇 년에 걸쳐 발생하며 계절적 변동(seasonal fluctuations)은 1년이나 1년 이내에 발생한다.

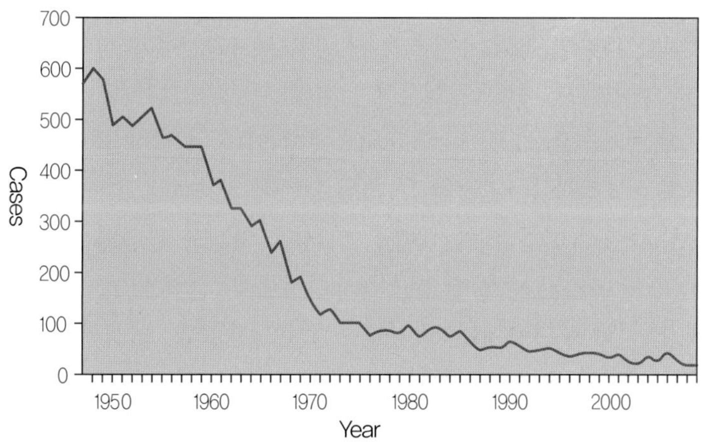

그림 2.6 미국 파상풍 사례 장기추세(미국, 1947~2009)

출처 : Centers for Disease Control and Prevention. (2011). Tetanus: Epidemiology and prevention of vaccine-preventable diseases. Retrieved from http://www.cdc.gov/vaccines/pubs/pinkbook/tetanus.html

몇 년 동안 일어나는 건강상태에 변화를 주기변동(cyclical fluctuations)이라고 부른다. 1년 이내의 기간에 건강상태의 변화가 일어나는 것을 계절변동(seasonal fluctuations)이라고 한다. 이러한 변동들은 인식할 수 있는 이유로 인해 발생할 때도 있지만 단지 우연으로도 발생할 수도 있다. 계절변동의 예로는 겨울철 인플루엔자 환자 증가와 여름철 질병 매개체로 인해 라임병(Lyme disease)이 발생하는 사례들이 있다. 마찬가지로 신체활동의 계절변동은 겨울에 가장 낮은 수준의 신체 활동이 관찰되고 봄에 증가한다는 것을 보여준다. 식중

주기적 변동(cyclical fluctuations)
몇 년 동안 일어나는 건강상태의 변화

계절적 변동(seasonal fluctuations)
1년 이내 기간 동안 발생하는 건강상태의 변화

독과 같은 경우, 몇 시간 또는 며칠 같이 매우 짧은 기간에 걸쳐 변동이 발생할 수 있다.

장소

건강상태는 장소에 따라 다양하다. 이러한 차이는 국가와 국가 간, 동일 국가 내 다른 지역 사이, 도시지역과 농촌지역 사이, 한 지역의 소규모 군이나 시 사이, 동일한 군과 시의 이웃 간에서 발생할 수 있다. 국가 간 차이의 예는 성인 비만의 유병률에서 확인할 수 있다(BMI 〉 30 으로 정의). Nauru는 비만율이 61%로 최고 비만율을 기록했다. 미국은 36.2%로 12위를 차지했으며, 베트남이 2.1%로 비만율 데이터가 있는 192개 국가 중 가장 낮다(Central Intelligence Agency, 2019d). 이 정보는 이러한 차이가 생기게 된 원인을 추측하는 데 사용될 수 있다. 한 국가 내 지역 간 차이의 예로는 2010년 주별 성인 비만율의 차이를 들 수 있다(CDC, 2011c). 미시시피 주의 비만율이 가장 높았고(34%), 콜로라도 주의 비만율이 가장 낮았다(21%). 또한 미국의 큰 지역들을 살펴보면, 2010년에는 남부의 비만 유병률(29.4%)이 가장 높았고 중서부(28.7%), 북동부(24.9%), 서부(24.1%) 순이었다. 카운티 간 차이의 예는 Coahoma County(43%)에서 비만율이 가장 높고 Tishomingo County(26.3%)에서 비만율이 가장 낮은 미시시피 주를 예로 들 수 있다. 이러한 차이를 설명하기 위해 몇 가지 가설을 세울 수 있는데, 이러한 가설이 연구 대상이 될 수 있다. 주목할 내용 2.2는 공간적인 역학, 즉 장소 배분에 따른 역학의 전문적 응용을 보여준다.

사람(Person)

역학자들은 개인과 관련된 여러 가지 요인에 관한 분포관찰에 관심이 있다. 예로 연령, 성별, 인종, 민족, 사회경제적 지위, 직업, 결혼 여부, 출생 코호트(동년 또는 비슷한 시기에 태어난 사람들), 출생지(nativity), 이주, 종교 등이 있다. 연령에 따른 사망률과 이환율은 보통 생후 1년차에 비교적 높은 편이며, 1~5세 동안에 감소하고, 5~24세 동안에 최저점에 이른 다음, 꾸준히 증가하면서 J자형 곡선을 따른다. 연령과 관련된 질병과 건강상태의 예로는 주로 소아질환인 홍역과 수두가 있고 청소년기에 더 흔히 나타나는 의도치 않은 부상, 폭력, 약물 남용, 그리고 노년기에 흔히 나타나는 심혈관질환, 뇌혈관질환, 암 등 만성질환 등이 있다. 연령과 관련된 또 다른 연관사례로는 다운증후군과 같이 산모의 연령과 관련이 있는 질환이 있다.

성별에 관해서는 일반적으로 남성이 여성보다 높은 사망률을 보인다는 것이 밝혀졌다. 희귀한 질병은 여성에서 더 흔한 것으로 밝혀졌는데, 뉴기니아의 한 부족인 포레족에서 발병한 Kuru병의 성 분포를 조사하던 중 발견하였다. Bosque와 Tyler(2015) 그리고 Lilienfeld와 Stolley(1994)는 여성들이 이 병에 걸릴 위험이 더 높은 것으로 밝혀진 것에 대해서 흥미로운 설명을 한다. 역학적 연구로 이는 오염된 인간의 뇌 조직에서 발견된 전염성 단백질(프리온)에 의한 것임이 밝혀졌는데, 이것은 죽은 사람들의 뇌를 먹는 식인 의식을 통해 다른 사람들에게 전달된 것이다. 여성들은 의식을 위해 시체를 준비하곤 했고, 요리되지 않은 뇌를 다루었고 그로 인해 시체 안에 있는 질병에 대한 감염확률이 높아진 것이다.

건강상태는 인종과 민족성과 관련 있기도 하다. 아프리카와 지중해 혈통의 사람들이 겸상

주목할 내용 2.2 공간 역학(Spatial epidemiology)

공간 역학은 질병과 건강상태의 공간 분포를 연구하는 데 사용되는 역학, 통계, 보건 지리학(health geography)의 전문적 응용이다. Elliott과 Wartenberg(2004, p.998)는 공간 역학을 "인구통계학적, 환경적, 행동적, 사회경제적, 유전적, 감염 위험요인에 대한 질병의 지리적 변동에 대한 설명과 분석"으로 정의한다. 공간 역학에는 질병 케이스 위치를 매핑(mapping)한 다음 공간 통계 방법(spatial statistical methods)을 사용하여 매핑된 데이터를 조사하는 것이 포함된다. 이 접근법의 첫 번째 사용자는 John Snow로, 콜레라 사례에 대한 매핑은 Chapter 1에서 설명하였다. 공간 전염병학은 지리 정보 시스템(GIS) 장치, 통계 방법론, 고해상도, 지리적인 요소가 참조된 건강 데이터베이스 등의 개발로 인기도(활용도)와 범위가 넓어졌다. 이제는 질병과 건강상태를 상당히 정확하게 파악할 수 있게 되었다. 공간 역학은 3가지의 주요 영역으로 나눌 수 있다(Elliott and Wartenberg, 2004).

- **질병 매핑**
  이 매핑은 일반적으로 국가, 주, 지역, 카운티(지역) 또는 인근 지역 등의 지리적 영역에 대한 표준화된 사망률 또는 이환율(예: 발병률)이 포함된다. 그것은 지역 및 주(state) 보건부에서 그들의 관할 지역 내 질병의 분포를 이해하는 데 사용되고 있다.
- **지리적 상관관계 연구 수행(Conducting geographic correlation studies)**
  이 연구는 일반적으로 환경변수(공기, 토양, 물 등), 사회경제적 또는 인구통계학적 측정(인종, 민족적, 소득 등) 또는 생활방식 요인(육체적 활동, 흡연, 알코올 사용, 식단 등)에 대한 노출에 관하여 모집단 간의 지리적 차이를 살펴본 후 생태학적 척도(scale)로 측정된 건강결과와 관련하여 조사한다.
- **질병군집 확인과 감시 수행**
  이 활동은 일반적으로 질병과 건강상태에 대한 공간적 패턴을 살펴보는 것을 수반한다. 또한 시간과 장소와 연계된 질병의 사례를 파악하여 환경적 위험 요인을 파악하는 데에도 사용된다.

질병의 공간적 확인(Spatial identification)과 건강상태는 두 가지 중요한 정보를 제공한다. 첫째, 질병의 전염이나 기원에 기여하는 질병이나 위험 인자의 원천은 공간 분포와 연관될 수 있다. 둘째, 질병의 패턴을 규명하는 것은 지역사회 공중보건 전문가들에게 공간적인 면을 포함한 주요 목표 중재를 할 수 있게 하는데 도움을 줄 수 있다. 공간 역학의 산출물은 그것들이 가지는 시각적 매력(visual attractiveness) 때문에 대중, 정부, 미디어에 어필된다. 그래서 역학에서의 공간적 접근은 그것이 가지는 효용 덕에 앞으로 증가할 것이다. 최근에는 공간역학을 질병 매핑(disease mapping)(Dhingra 등, 2016), 자살 매핑(mapping suicides)(Fontanella 등, 2018), 대규모 재난 매핑(mapping mass disasters)(Giordano와 Spradley, 2017) 등에 적용하고 있다.

세포빈혈증(sickle cell anemia)에 더 취약하다는 것과(Hebbel & Vercellotti, 2017), Ashkenazi Jews는 Tay-Sachs 병(Kwon, 2016), 히스패닉은 천식의 빈도가 더 낮은 것처럼 보이는 것이 그 예이다(Rosser et al., 2014).

마지막으로 사회경제적 지위는 일반적으로 직업, 교육, 소득 함수로 측정된다. 미국 표준 사망진단서(death certificate)는 교육과 직업에 관한 정보를 수집하지만 소득에 관한 정보는 수집하지 않는다. 일반적으로, 낮은 사회경제적 지위는 질병의 더 높은 확산과 관련이 있다.

요약

역학은 질병예방과 통제를 위한 개입을 계획할 수 있도록 보건과 관련된 조건, 행동, 요인의 시간, 장소, 사람에 따른 분포를 다루는 지역사회 공중보건의 과학이다.

역학은 세 가지 유형의 예방과 통제 노력을 계획하는 데 도움이 된다. (1) 질병이나 부상이 발병하기 전에 발생하는 것을 막기 위한 노력인 일차 예방, (2) 질병과 부상의 발생과 발생 초기에 식별하고 치료하기 위한 노력인 이차 예방, (3) 질병이나 부상이 발생한 후 상태를 관리하고 추가적인 합병증을 줄이기 위한 노력인 삼차 예방이 있다. 역학에는 두 가지 영역이 있는데 (1) 기술역학은 특정 모집단의 건강 관련 상태, 건강행태, 요인(시간, 장소 및 사람에 대한 분포 포함)의 양과 분포를 설명한다. (2) 분석역학은 추정되는 원인 요인과 건강상태 사이의 인과관계를 연구한다.

역학에서 가장 기본적인 개념은 역학적 삼각형으로, 이는 전염을 일으키는 병인, 숙주, 환경 요인을 연결하는 감염질환의 전염 모델이다. 역학에서 기본적인 지표는 사망률, 이환율 그리고 통합적인 측정 방법이다. 흔히 사용하는 사망률 지표로는 조사망률, 사망원인별 특수사망률, 연령별 특수사망률, 성별 특수사망률, 치명률, 영아사망률, 비례사망률, 출생 시 기대수명 등이 있다. 흔히 사용되는 이환 지표로는 발생률, 이차발병률, 시점유병률, 그리고 기간유병률이 있다. 역학에서 사용되는 일반적인 종합척도는 장애보정생존연수(DALY)이다.

핵심 용어

adjusted rate(or standardized rate)	보정률(표준화율)
age-specific rate	연령 특수율
agent	병인, 병원체
analytical epidemiology	분석역학
case fatality rate(CFR)	치명률
case report	사례연구
case series	사례군연구
cause-specific rate	원인별 특수사망률
community diagnosis	지역사회 진단
correlational study	상관성 연구
cross-sectional survey	단면연구
crude-death rate	조사망률(일반 사망률)
crude rate	조율
cyclic fluctuations	주기변동
descriptive epidemiology	기술역학
disability-adjusted life year(DALY)	장애보정년수
environment	환경
epidemiological transition	역학적 변천
epidemiological triad	역학적 삼각형
epidemiology	역학
host	숙주
incidence rate(I)	발생률
infant mortality rate(IMR)	영아사망률
life expectancy at birth	기대수명(0세 인구집단의 기대여명)
percentage	백분율
period prevalence rate	기간유병률
point prevalence rate	시점유병률
primary prevention	일차 예방
proportion	분율
rate	비율

ratio	비
seasonal fluctuations	계절적 변동
secondary attack rate	이차발병률
secondary prevention	이차 예방
secular trends(or temporal trends)	장기추세변동
sex-specific rate	성별 특수율
standardized rate	표준화율
tertiary prevention	삼차 예방

복습 문제

1. 역학을 정의하시오. 기술역학과 분석역학의 차이는 무엇인가?
2. 역학의 활용과 기능에 대해 요약하시오.
3. 역학적 삼각형을 설명하시오.
4. 비율, 비, 분율과 백분율(rates, ratios, proportions, percentage)의 차이에 대해 설명하시오.
5. 사망률과 이환율을 구하는 3가지 측정 방법을 들고 기술하시오.
6. 역학에서 사용하는 통합적 측정의 예를 하나 들고 기술하시오.
7. 역학에서 사용되는 시간, 장소, 사람에 따른 분포의 주요 측면을 기술하고 예를 들어보시오.

역량 구축을 위한 활동 #1

우리나라 이외의 나라를 하나 선택하고, 인터넷을 이용하여 그 국가의 사망률과 이환율 지표에 대한 자료를 수집하시오(CIA의 World Factbook: www.cia.gov/library/publications/the-worldfactbook이 도움이 될 것이다). 자료를 수집한 뒤 우리나라의 5대 주요 사망원인과 비교해 보시오. 또한 구체적인 병원체, 숙주, 환경을 배열해보고 이 중 어떤 원인이라도 시간, 장소 사람의 특성과 관련이 있는지 살펴보시오. 세계보건기구(www.who.int/en), PubMed(www.ncbi.nlm.nih.gov/pubmed), 구글(www.google.com)과 같은 인터넷 사이트에서 도움을 받아 결과를 500단어 이내로 요약해 보시오.

역량 구축을 위한 활동 #2

전염성 또는 비전염성 질병 중 한 가지를 선택하시오. 지역의 시 또는 주의 보건부서 홈페이지에서 도움을 받아 이전 연도의 발생률; 이전 연도의 유병률; 그 질병들로 인한 다양한 사망률; 그 질병들의 시간/공간/사람 특성에 따른 분포 등 가능한 모든 기술역학적 자료를 수집하시오. 수집한 모든 자료를 fact sheet에 요약해 보시오.

학습에 유용한 웹사이트

Behavioral Risk Factor Surveillance System

http://www.cdc.gov/brfss

이 웹사이트는 미국 질병통제예방센터(CDC)의 Behavioral Risk Factor Surveillance System(BRFSS)의 웹주소이다. Behavioral Risk Factor Surveillance System(BRFSS)은 세계적으로 가장 큰 전화 기반의 조사이다. 이 웹사이트는 당뇨병과의 관계, 일반적 정보, 조사 자료 및 다운로드, 설문지, 주(state)별 정보, 학습할 수 있는 소스 등을 제공하고 있다. 이 웹주소를 둘러보면 신체활동, 흡연습관 등의 많은 정보를 찾을 수 있다. 설문지를 검토해보고 여러분이 추가해보고 싶은 설문 문항 1~2개를 생각해 보시오.

Dr. Joseph Goldberger and the War on Pellagra

http: //history. nih.gov/exhibits/Goldbe rger

미국 국립 보건원(National Institutes of Health) 웹사이트의 이 섹션은 펠라그라에 관한 연구를 설명한다. 이 섹션의 8 페이지는 Goldberger가 영양과 펠라그라 사이의 연관성을 발견한 방법을 설명하는데, 검토해보고 읽은 주요 학습 내용을 250단어로 요약하시오.

James Lind and Scurvy

http://www.ncbi.nlm.nih.gov/pmc/articles/PMC1081662/pdf/medhist001 13-0029.pdf

이 웹사이트는 "제임스 린드와 괴혈병 치료법: 실험적 접근법"에 대해 by R. E. Hughes에 의해 작성된 논문의 링크이다. 이 논문은 괴혈병을 앓고 있는 환자 12명을 대상으로 1747년 Lind가 수행한 실험 내용이다. 대상자들에게 며칠 동안 사이다 2병, 비 트리 올 비약 2개, 식조 2개, 바닷물 2개, 오렌지 2개, 레몬 1개, 나머지 육두구 2개를 매일 주었다. 그 결과 오렌지와 레몬을 섭취한 두 사람이 괴혈병이 호전되었다. 이 논문을 읽고 이 실험에서 배운 가장 큰 교훈을 250단어로 요약하시오.

John Snow

http://www.ph.ucla.edu/epi/snow.html

이 웹사이트는 미국 로스앤젤레스 캘리포니아 주립대학교(UCLA)의 Department of Epidemiology의 웹사이트로 John Snow(1813~1858)의 삶과 작품을 설명한다. 이에 대한 정보를 찾아보고 읽으시오. Snow의 활동에서 독특했던 것은 무엇입니까? 2010년 아이티의 콜레라 유행에 대한 기사를 읽으시오. 향후 발생을 막기 위해 무엇을 할 수 있는가?

Percivall Pott and Scrotal Cancer

http://www.ncbi.nlm.nih.gov/pmc/articles/PMC1037746/?page=1

이 웹사이트는 British Journal of Industrial Medicine에 게재된 Brown and Thornton(1957)의 기사인 “Percivall Pott(1714~1788)와 굴뚝청소부와 음낭암”에 대한 내용을 담은 링크이다. Percivall Pott는 런던에서 굴뚝청소부를 관찰하고 음낭에 그을음 퇴적물이 음낭암의 원인인 것을 발견했다. 이 기사를 읽고 Potts의 연구에서 배운 가장 큰 교훈을 250단어로 요약하시오.

Teaching the Epidemiological Triad

http://www.bam.gov/teachers/activities/epi_1_triangle.pdf

이 웹사이트는 미국 질병통제예방센터(CDC)가 학생의 건강문제에 대한 지식을 촉진하기 위해 개발한 프로그램인 몸과 마음(Body and Mind, BAM!)의 문서로, 중학교 학생들에게 역학적 삼각형 모형에 대한 수업내용을 제공한다. 이 수업 계획을 읽고 중학생 그룹과 함께 수업을 진행하시오.

Youth Risk Behavior Surveillance System(YRBSS)

http://www.cdc.gov/HealthyYouth/yrbs/index.htm

이 웹사이트는 미국 질병통제예방센터(CDC)의 청소년 위험 행동 감시 시스템(Youth Risk Behavior Surveillance System, YRBSS)에서 조사한 미국 청소년의 건강행태 자료 정보 및 조사과정을 요약하고 있다. YRBSS는 HIV 감염을 포함하여 의도하지 않은 임신과 성병에 영향을 미치는 성적 행동, 알코올 및 기타 약물 사용, 흡연, 건강에 해로운 식이 행동, 부적절한 신체활동 등 주로 의도하지 않은 부상과 폭력과 관련된 데이터를 모니터링 한다. 또한 YRBSS는 청소년과 청년의 비만과 천식의 유병률을 측정한다. 이 웹사이트를 검토하고 방법론을 검토하고 최신 보고서를 검토하시오. 청소년의 공중 보건학적 문제 행동은 어떤 것이 있는지 찾아보시오.

참고문헌

Aschengrau, A., & Seage, G. R., III. (2020). Essentials of epidemiology in public health (4th ed.) Burlington, MA: Jones and Bartlett.

Bosque, P. J., & Tyler, K. L. (2015). Prions and prion diseases of the central nervous system (transmissible neurodegenerative diseases). In J. E. Bennett, R. Dolan, & M. J. Blaser (Eds.), Mandell, Douglas, and Bennett's principles and practice of infectious diseases (8th ed., pp. 2142–2153). Philadelphia, PA: Elsevier Saunders.

Bradley, H. (1891). Epidemiology. In J.A.H. Murray (Ed.), A new English dictionary on historical principles (Vol. 3, Part 1, p. 240). Oxford: Clarendon Press.

Celentano, D. D., & Szklo, M. (2019). Gordis epidemiology (6th ed.). Philadelphia, PA: Elsevier.

Centers for Disease Control and Prevention. (2006). Epidemiology of HIV/AIDS—United States, 1981–2005. Morbidity and Mortality Weekly Report, 55(21), 589–592.

Centers for Disease Control and Prevention. (2010). Breast cancer. Retrieved from https://www.cdc.gov/vitalsigns/BreastCancer

Centers for Disease Control and Prevention. (2011a). Prevalence of coronary heart disease—

United States, 2006–2010. Morbidity and Mortality Weekly Report, 60(40), 1377–1381.

Centers for Disease Control and Prevention. (2011b). U.S. obesity trends. Retrieved from https://www.cdc.gov/obesity/downloads/data/obesity-trends-map_1985-2010.ppt

Centers for Disease Control and Prevention. (2018). Youth Risk Behavior Surveillance System (YRBSS). Retrieved from https://www.cdc.gov/healthyyouth/data/yrbs/index.htm

Centers for Disease Control and Prevention. (2019a). Behavioral Risk Factor Surveillance System. Retrieved from https://www.cdc.gov/brfss

Centers for Disease Control and Prevention. (2019b). National Notifiable Diseases Surveillance System. Retrieved from https://www.cdc.gov/ophss/csels/dhis/documents/nndss-infographic-508.pdf

Central Intelligence Agency. (2019a). Country comparison: Death rate. In The world factbook. Retrieved from https://www.cia.gov/library/publications/the-world-factbook/rankorder/2066rank.html

Central Intelligence Agency. (2019b). Country comparison: Infant mortality rate. In The world factbook. Retrieved from https://www.cia.gov/library/publications/the-world-factbook/rankorder /2091rank.html

Central Intelligence Agency. (2019c). Country comparison: Life expectancy at birth. In The world factbook. Retrieved from https://www.cia.gov/library/publications/the-world-factbook/rankorder/2102rank.html

Central Intelligence Agency. (2019d). Country comparison: Obesity—adult prevalence rate. In The world factbook. Retrieved from https://www.cia.gov/library/publications/the-world-factbook/rankorder/2228rank.html

Dawber, T. R., Meadors, G. F., & Moore, F. E, Jr. (1951). Epidemiological approaches to heart disease: The Framingham Study. American Journal of Public Health, 41(3), 279–286.

DeSantis, C., Ma, J., Bryan, L., & Jemal, A. (2014). Breast cancer statistics, 2013. CA: A Cancer Journal for Clinicians, 64(1), 52–62. doi: 10.3322/caac.21203

Dhingra, M. S., Artois, J., Robinson, T. P., et al. (2016). Global mapping of highly pathogenic avian influenza H5N1 and H5Nx clade 2.3.4.4 viruses with spatial cross-validation. eLife, 5, pii: e19571. doi: 10.7554/eLife.19571

Doll, R., & Hill, A. B. (1950). Smoking and carcinoma of the lung. British Medical Journal, 2, 739–748.

Earle, J. (1808). The chirurgical works of Percivall Pott. London: Wood & Innes.

Elliott, P., & Wartenberg, D. (2004). Spatial epidemiology: Current approaches and future challenges. Environmental Health Perspectives, 112, 998–1006. doi: 10.1289/ehp.6735

Fontanella, C. A., Saman, D. M., Campo, J. V., et al. (2018). Mapping suicide mortality in Ohio: A spatial epidemiological analysis of suicide clusters and area level correlates. Preventive Medicine, 106, 177–184. doi: 10.1016/j.ypmed.2017.10.033

Frérot M., Lefebvre, A., Aho, S., et al. (2018). What is epidemiology? Changing definitions of epidemiology 1978–2017. PLoS ONE 13(12), e0208442. doi: 10.1371/journal.pone.0208442

Friis, R. H. (2018). Epidemiology 101 (2nd ed.). Burlington, MA: Jones & Bartlett Learning.

Giordano, A., & Spradley, M. K. (2017). Migrant deaths at the Arizona-Mexico border: Spatial trends of a mass disaster. Forensic Science International, 280, 200–212. doi: 10.1016/j.forsciint. 2017.07.031

Hebbel, R. P. & Vercellotti, G. M. (2017). Pathobiology of sickle cell disease. In R. Hoffman, E. J. Benz, L. E. Silberstein, et al. (Eds.), Hematology: Basic principles and practice (7th ed., pp. 571–583). Philadelphia, PA: Elsevier.

Hennekens, C. H., & Buring, J. E. (1987). Epidemiology in medicine. Boston, MA: Little, Brown.

Hernan, M. A. (2010). The hazards of hazard ratios. Epidemiology, 21(1), 13–15.

Kahn, H. A., & Sempos, C. T. (1989). Statistical methods in epidemiology. Oxford: Oxford University Press.

Kwon, J. M. (2016). Neurodegenerative disorders of childhood. In R. M. Kliegman, B. F. Stanton, J. W. St. Geme, & N. F. Schor (Eds.), Nelson textbook of pediatrics (20th ed., Ch. 599). Philadelphia, PA: Elsevier.

Last, J. M. (2001). A dictionary of epidemiology (4th ed.). Oxford: Oxford University Press.

Lilienfeld, D. E. (1978). Definitions of epidemiology. American Journal of Epidemiology, 107(2), 87–90.

Lilienfeld, D. E., & Stolley, P. D. (1994). Foundations of epidemiology (3rd ed.). Oxford: Oxford University Press.

MacMahon, B., & Pugh, T. F. (1970). Epidemiology: Principles and methods. Boston, MA: Little, Brown.

MacMahon, B., Pugh, T. F., & Ipsen, J. (1960). Epidemiologic methods. Boston, MA: Little, Brown.

Medical Research Council. (1948). Streptomycin treatment of pulmonary tuberculosis. British Medical Journal, 2, 769–782.

Merrill, R. M., (2017). Introduction to epidemiology (7th ed.). Burlington, MA: Jones & Bartlett Learning.

Morris, J. N. (1955). Uses of epidemiology. British Medical Journal, 2(4936), 395–401.

National Cancer Institute. (n.d.). Surveillance, Epidemiology, and End Results (SEER). Retrieved from https://seer.cancer.gov/about

National Institutes of Health. (n.d.). Dr. Joseph Goldberger & the war on pellagra. Retrieved from https://history.nih.gov/exhibits/goldberger

National Survey on Drug Use and Health. (2019). Welcome to the National Survey on Drug Use and Health. Retrieved from https://nsduhweb.rti.org/respweb/homepage.cfm

Paffenbarger, R. S. (1988). Contributions of epidemiology to exercise science and cardiovascular health. Medicine and Science in Sports & Exercise, 20(5), 426–438.

Park, K. (2017). Park's textbook of preventive and social medicine (24th ed.). Jabalpur: Banarasidas Bhanot.

Porta, M. (2014). A dictionary of epidemiology (6th ed.). Oxford: Oxford University Press.

Rosser, F. J., Forno, E., Cooper, P. J., & Celedón, J. C. (2014). Asthma in Hispanics: An 8-year update. American Journal of Respiratory and Critical Care Medicine, 189(11), 1316–1327. doi: 10.1164/rccm.201401-0186PP

Schoenbach, V. J., & Rosamond, W. D. (2000). Understanding the fundamentals of epidemiology: An evolving text. Retrieved from http://www.epidemiolog.net/evolving/FundamentalsOfEpidemiology.pdf

Sharma, M., & Atri, A. (2010). Essentials of international health. Sudbury, MA: Jones and Bartlett.

Snow, J. (1965). Snow on cholera [Reprint]. New York: Hafner.

Substance Abuse and Mental Health Data Archive. (n.d.). Drug Abuse Warning Network. Retrieved from https://www.datafiles.samhsa.gov/study-series/drug-abuse-warning-network-dawnnid13516

Substance Abuse and Mental Health Services Administration. (2019). DAWN. Drug Abuse Warning Network. Retrieved from https://www.samhsa.gov/data/data-we-collect/dawn-drug-abusewarning-network

Terris, M. (1992). The Society for Epidemiologic Research (SER) and the future of epidemiology. American Journal of Epidemiology, 136(8), 909–915.

Trichopoulos, D., Cole, P., Cook, E. F., et al. (2008). Brian MacMahon (1923–2007): Founder of modern epidemiology. Cancer Causes & Control, 19(4), 329–337.

World Health Organization. (2004). Global burden of disease 2004 update: Disability weights for diseases and conditions. Retrieved from http://www.who.int/healthinfo/global_burden_disease/GBD2004_DisabilityWeights.pdf

World Health Organization. (2019a). Metrics: Disability-adjusted life year (DALY). Retrieved from https://www.who.int/healthinfo/global_burden_disease/metrics_daly/en

World Health Organization. (2019b). Global Health Observatory (GHO) data. Retrieved from https://www.who.int/gho/mortality_burden_disease/daly_rates/text/en

World Health Organization (n.d.). Epidemiology. Retrieved from https://www.who.int/topics/epidemiology/en

Xu, J. Q., Murphy, S. L., Kochanek, K. D., Bastian, B., & Arias, E. (2018). Deaths: Final data for 2016. National Vital Statistics Reports (Vol. 67, No. 5). Hyattsville, MD: National Center for Health Statistics.

제3장

지역사회 공중보건에서의 분석역학

이 장에서는 지역사회 공중보건에서의 분석역학에 관한 개요를 제공하고자 한다. 따라서 분석역학에 사용되는 연구방법의 종류에 대해 기술하고 비평할 것이다. 두 변수 사이의 관련성과 인과관계를 확립하는 기준을 제시하고, 감염질환 역학, 만성질환 역학과 일반적인 생활습관 위험 요인 역학의 기초도 논의할 것이다.

분석역학 연구의 종류

앞장에서는 기술역학을 중심으로 역학의 기본 개념을 정리하였다. 이 장에서는 분석역학의 방법과 위험 요인, 감염질환과 만성질환에 대한 역학의 응용을 제시할 것이다. 분석역학에서 주요한 2가지 유형은 관찰연구와 개입연구(또는 실험연구)이다. 관찰연구는 연구하고자 하는 요인을 단순히 관찰만하고 어떤 조작도 하지 않고, 대상자를 확률 할당하지 않는 연구방법을 말한다. 관찰연구는 2가지 종류가 있으며, 환자-대조군연구와 코호트연구이다. 첫째, 환자-대조군연구는 특정 질병을 갖고 있는 개인과 그 질병이 없는 개인을 비교하여 가능한 폭로나 위험 요인의 차이를 조사하는 방법이고, 둘째, 코호트연구는 폭로 혹은 위험 요인을 공유하는 개인이 모인 집단을 시간에 따라 추적관찰하여 질병의 발생을 평가하는 방법이다.

개입연구(또는 실험연구)는 변수 개입(즉, 약물 혹은 예방접종 제공 또는 교육 실시)이 질병이나 건강상태에 미치는 효과를 연구하는 연구방법으로 무작위 할당 임상시험, 무작위 할당 지역사회시험과 준실험연구 등 3가지 종류가 있다. 첫째, 무작위 할당 임상시험은 연구하고자 하는 요인(약물, 예방접종, 지역사회 또는 공중보건 개입 등)을 조작하고, 연구 대상자를 실험군(치료나 개입을 받는 군)이나 대조군 중 하나로 무작위 할당을 실시하며, 대상자가 어떤 군에 속하는지를 모르도록 하는 눈가림법(눈가림법에 대한 추가 수준이 적용될 수도 있음)을 실시하는 것이다. 둘째, 무작위 할당 지역사회시험은 2개 이상의 지역사회를 실험군과 대조군으로 무작위 할당을 실시한 후, 실험하고자 하는 요인(대중매체 캠페인 등과 같은 지역사회 혹은 공중보건 개입)을 실험군에 해당하는 지역사회에 적용하는 것이다. 셋째, 준실험연구는 연구하고자 하는 요인(약물, 예방접종, 지역사회 또는 공중보건 개입 등)에 대해 개입은 하지만, 실험군과 대조군을 선정하는 데 무작위 할당을 하지 않는 것이다.

관찰연구

환자-대조군연구

첫 번째로 논의할 관찰연구는 환자-대조군연구이다. 이 연구에는 2그룹이 있다. 첫 번째 그룹은 환자군으로 연구하고자 하는 질병 기준에 해당하는 사람들로 구성된 집단이다. 두 번째 그룹은 이 질병이 없는 사람들로 구성된 대조군이다. 이 연구는 앞장에서 설명한 사례군연구의 확장으로 볼 수 있으며, 차이는 대조군을 사용하여 환자군과 비교하는 것이다. 환자-대조군연구는 두 그룹에 속한 대상자에게 연구하고자 하

학습목표

이 장을 학습한 후 다음을 할 수 있다.

- 분석역학적 연구의 종류를 기술할 수 있다.
- 환자-대조군연구와 코호트연구의 차이를 설명할 수 있다.
- 역학에서 개입 연구의 다양한 유형을 설명할 수 있다.
- 연관성과 인과관계를 구별할 수 있다.
- 감염질환 역학과 관련된 주요 용어를 확인하고 정의할 수 있다.
- 감염질환과 만성질환 사이의 차이를 설명할 수 있다.
- 일반적인 생활습관 위험 요인의 역학에 대해 논의할 수 있다.
- 사망과 이환의 주요 원인과 추세를 제시할 수 있다.
- 공중보건사업에서 기초적인 분석역학적 방법을 적용할 수 있다.

이 장에서 다루는 공중보건 역량

- 공중보건사업의 다양한 환경과 상황에서 기초적인 분석역학적 방법을 적용할 수 있다.
- 국가 또는 학교와 프로그램과 관련된 다른 지역사회의 이환과 사망의 주요 원인과 추세를 제시할 수 있다.
- 주어진 공중보건 맥락에 적절한 기초적인 양적자료 수집방법을 선택할 수 있다.
- 공중보건 연구, 정책이나 실행에서 기초적인 자료 분석의 결과를 해석할 수 있다.

는 요인의 노출 정도를 물어보는 것이다(Friis, 2018). 이는 시간을 거슬러서 조사하기 때문에 "후향적 연구"라고도 부른다. 〈그림 3.1〉은 환자-대조군연구의 개요를 제시한 것이다.

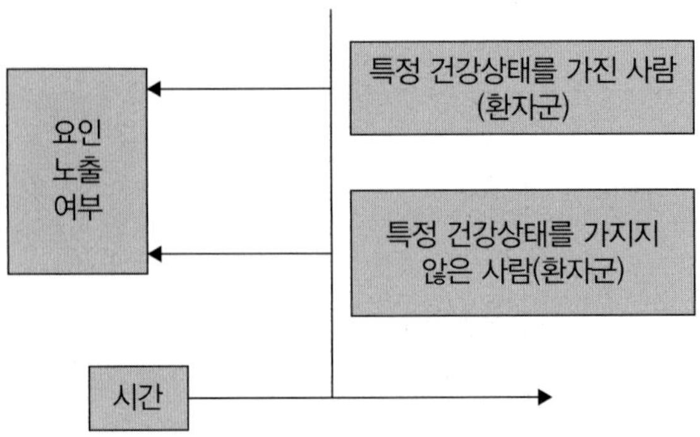

그림 3.1 환자-대조군연구의 개요

환자-대조군연구를 수행하기 위해서는 5단계의 과정을 거친다. (1) 첫 번째 단계는 환자를 선택하는 것이다. 이 선택 과정에서 진단 기준, 포함 기준과 배제 기준을 제시하는 것이 매우 중요하다. 진단 기준은 환자에 해당되는 질병 상태를 정의하는 데 도움이 된다. 예를 들어 불안장애를 연구하고자 할 때, 환자 선택에 간편 정신장애 진단 통계편람(DSM-IV TR)에서 제시한 기준을 사용한다. 포함 기준과 배제 기준은 새로운 환자만을 포함할 것인지 또는 발생 및 유병 환자 모두를 포함할 것인지, 남자만 또는 남녀 모두를 포함할 것인지 등을 제시한다. 환자들은 질병 상태에 따라 병원이나 일반 인구집단에서 찾을 수 있다. 등록하기 전에 환자들에게 고지에 입각한 동의(informed consent)를 얻어야 한다. (2) 두 번째 단계는 대조군을 선택하는 것이다. 대조군 선택 기준 또한 명백해야 한다. 대조군은 일반 인구집단이나 인구집단의 소그룹에서 찾거나 환자군이 있는 같은 병원에서 연구하고자 하는 질병이 없는 환자, 즉 환자가 선택된 병원에 다른 질병으로 입원한 환자, 환자의 이웃에 거주하는 연구대상 질병이 없는 개인, 환자의 배우자나 형제나 동료, 입원 중이거나 최근에 퇴원한 해당 질병이 없는 사고 피해자 등에서 선정할 수 있다. (3) 세 번째 단계는 짝짓기이다. 짝짓기는 연령, 성, 인종이나 다른 변수와 관련하여 환자와 유사한 대조군을 선택하는 것을 의미한다. 짝짓기 방법 중 하나가 그룹 짝짓기 또는 빈도 짝짓기이다. 이 접근은 환자군과 대조군을 연령을 10세 단위로 층화한 다음 각 층에서 환자군과 대조군 사이에 비교가 가능하도록 하는 것이다. 두 번째 짝짓기 방법은 개별 짝짓기이다. 이 접근 방법은 각 환자군의 선택기준에 맞는 대조군을 선택하는 것이다. (4) 네 번째 단계는 연구하고자 하는 요인을 측정하는 것이다. 요인은 설문조사, 면접, 병원기록이나 고용 기록과 같은 기록 검토 또는 생물학적 분석을 통해 측정한다. (5) 마지막 단계가 분석과 해석이다. 환자-대조군연구는 〈표 3.1〉에 제시된 것처럼 2×2 교차표로 정리할 수 있다.

관찰연구
연구하고자 하는 요인을 단순히 관찰만하고, 어떤 방법으로든 개입하거나 대상자를 확률적으로 할당하지 않는 역학적 연구

환자-대조군연구
특정 질병을 가진 환자와 그렇지 않은 대조군을 비교하여 가능한 폭로나 위험 요인의 차이를 점검하는 역학적 연구방법

코호트연구
폭로나 위험 요인을 공유하는 집단을 시간에 따라 추적관찰하여 특정 질병의 발생을 평가하는 역학적 연구방법

개입연구
변수의 개입(약물 또는 예방접종 제공, 교육 실시 등)이 질병이나 건강상태에 미치는 영향을 확인하는 역학적 연구방법

무작위 할당 임상시험
연구하고자 하는 요인(약물, 예방접종, 지역사회 혹은 공중보건 개입 등)을 조작하고, 연구 참여자를 실험군과 대조군 중 하나로 무작위 할당한 후, 실험군에 치료법이나 개입 방법을 적용, 연구 참여자들이 그들이 속한 군을 모르도록 하는(눈가림법의 추가적 수준이 더해질 수도 있음) 역학적 연구방법

무작위 할당 지역사회시험
2개 이상의 지역사회를 실험군과 대조군으로 무작위 할당한 후, 연구하고자 하는 요인(대중매체 홍보 등과 같은 지역사회 혹은 공중보건 개입)을 실험군으로 선정된 지역사회에 개입으로 제공하는 역학적 연구방법

표 3.1 환자-대조군연구의 구조

연구 요인	건강상태		
	있음(환자군)	없음(대조군)	계
있음	A	B	A+B
없음	C	D	C+D
전체	A+C	B+D	A+B+C+D+=N

〈표 3.1〉처럼 환자군의 연구 요인 유병률(A/[A+C])을 대조군 요인 유병률(B/[B+D])과 비교할 수 있다. 환자-대조군연구에서는 오즈비(교차비, OR)가 계산된다. 오즈비는 환자-대조군연구에서 연구 요인 빈도와 질병 상태 빈도 사이의 관련성 측도이다. 〈표 3.1〉에서 오즈비(AD/BC)가 계산된다. 오즈비는 실제 빈도나 백분율로 계산할 수 있다(Lilienfeld & Stolley, 1994). 오즈비가 1보다 큰 값일 경우는 연구 요인과 질병 사이에 양적인 관련이 있는 것으로 보며, 연구 요인이 질병의 위험 요인일 가능성이 높음을 의미한다. 오즈비가 1보다 작을 경우는 연구 요인이 질병의 예방 요인이라는 것을 의미하며, 오즈비 1은 연구 요인과 질병 사이에 관련성이 없음을 말한다. 오즈비를 계산하기 위해서는 몇 가지 조건이 충족되어야 한다. 첫째, 인구집단의 질병 빈도가 낮아야 한다(희귀한 질병이어야 한다). 둘째, 환자군은 인구집단 내 환자들을 대표할 수 있어야 한다. 셋째, 대조군은 인구집단에서 질병이 없는 사람들을 대표할 수 있어야 한다. 환자-대조군연구는 분모를 모르고, 분자도 불완전하기 때문에 발생률을 계산할 수 없다는 점도 중요한 특성이다.

환자-대조군연구의 단점은 바이어스 발생 가능성이 높다는 점이다. 바이어스는 연구 요인과 질병 사이의 관련성을 결정하는 데 발생할 수 있는 체계적 오류를 말한다. 바이어스는 몇 가지로 분류된다. 첫째, 선택 바이어스이다. 이는 연구대상자 선정 과정에서 연구에 참여한 사람과 참여하지 않은 사람이 차이가 나게되는 체계적 오류를 말한다. 또한, 다른 종류의 선택 바이어스도 있다. 예를 들어, 벅슨씨 바이어스(Berksonian bias)는 환자군과 대조군이 병원에 입원하는 비율이 다를 때 발생한다. 이 바이어스는 연구하는 요인과 질병이 병원에 입원할 가능성을 증가시켜서 병원 대조군보다 병원 환자군에서 체계적으로 높은 폭로율이 오즈비를 왜곡시키는 것을 말한다(Berkson, 1946). Neyman fallacy는 요인이 예후(또는 생존)와 관련이 있을 때 나타나며, 무응답 바이어스는 참여자가 응답하지 않을 때(예를 들어 설문조사) 발생하고, 선택적 의뢰 바이어스(selective referal bias)는 연구 참여자가 선택적으로 등록될 때 발생하며, 발견 바이어스(detection bias)는 질병 확인 과정에서 발생할 수 있다. 두 번째 분류는 정보 바이어스로 면접자가 환자군과 대조군의 개인 신원을 알 때 발생할 수 있는 일종의 체계적인 오류이다. 환자-대조군연구에 영향을 미치는 바이어스의 다른 유형은 회상 바이어스로, 건강한 대조군보다 환자군에서 건강과 관련된 사건을 체계적으로 더 잘 기억할 때 발생하는 체계적인 오류이다. 바이어스 외에 환자-대조군연구에서 일어날 수 있는 문제가 교란이다. 교란은 연구 요인, 다른 요인과 결과 사이에 뗄 수 없는 연결이 되어 있을 때 발생한다. 교란은 효과의 혼합이라고도 부르는데, 즉, 연구 요인

준실험연구
연구하고자 하는 요인(약물, 예방접종, 지역사회 혹은 공중보건 개입 등)을 조작하나, 실험군과 대조군 사이에 무작위 할당을 하지 않는 역학적 연구 방법

짝짓기
연령, 성, 인종 또는 다른 변수와 관련하여 환자군과 유사한 대조군을 선택하는 과정

오즈비(교차비, 비차비)
환자-대조군 연구의 연구 요인 빈도와 건강상태 빈도 사이의 관련성 측도

바이어스
연구 요인과 건강상태 사이의 관련성 결정에서 발생할 수 있는 체계적 오류

선택 바이어스
대상자 선정 과정에서 연구에 참여한 사람과 참여하지 않은 사람이 차이가 나는 체계적 오류

정보 바이어스
면접자가 환자군과 대조군의 개인적 신상을 알 때 발생할 수 있는 체계적 오류의 종류

회상 바이어스
건강한 대조군보다 환자군에서 건강과 관련된 사건에 대해 체계적으로 더 잘 기억할 때 발생하는 체계적 오류의 일종

교란
연구 요인, 다른 요인 및 연구 결과 사이에 풀 수 없는 연결이 있을 때 발생하는 오류

의 결과 효과가 제2 요인의 효과와 혼합될 경우를 말한다(Hennekens & Buring, 1987). 교란은 〈그림 3.2〉와 같다.

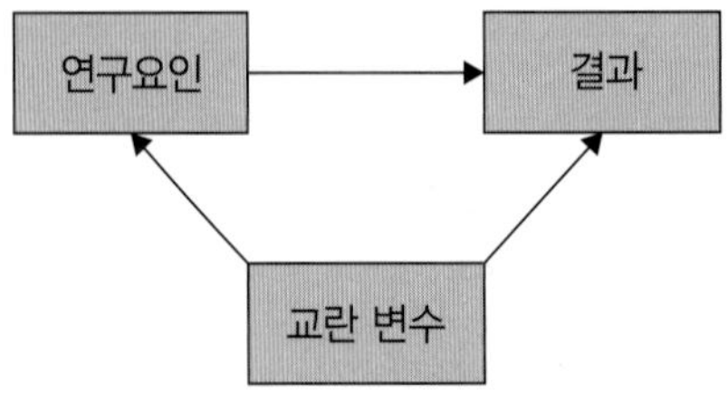

그림 3.2 교란

교란의 예로 관상동맥질환 발생과 커피 음용의 관련성을 들 수 있다. 초기 연구에서 커피 음용이 관상동맥질환 발생과 관련이 있는 것으로 나타났다. 후에 분석을 통해 흡연이 연구요인(커피 음용)과 결과(관상동맥질환) 모두와 관련 있는 교란변수임을 확인하였다. 흡연을 통제할 때, 커피 음용과 관상동맥질환의 관련성은 없었다. 커피 음용과 관련한 최근의 입장은 적당하게 마신 커피는 관상동맥질환의 위험을 낮추며, 이는 커피의 항산화물질로 인한 효과이다. 그러나 여과되지 않은 커피와 카페인에 있는 디터펜(diterpenes)은 과량 음용 시 관상동맥질환 위험을 증가시키는 것으로 나타났다(Cornelis & El-Sohemy, 2007). 커피 음용과 관련된 현재의 일치된 의견은 적정량의 커피는 건강한 사람과 심장병이나 당뇨병을 가지고 있는 환자 모두에게 안전하고 유익하다는 것이다(Chrysant, 2017).

환자-대조군연구는 지역사회와 공중보건 연구에서 흔히 이용된다. 이루어진 몇몇 특정 연구의 주제는 다음과 같다.

- 저소득 국가와 중소득 국가에서 심근경색증 위험 요인 확인(Yusuf et al., 2004).
- 진단 전 순환 비타민 D 농도와 비타민 D와 칼슘의 식이 섭취와 대장직장암과의 관련성 여부(Jenab et al., 2010)
- 식이 섬유소와 대장직장암 위험 사이의 관련성 여부(Dahm et al., 2010)
- 항정신성약물 사용과 정맥 혈색전증 위험과의 관련성 여부(Parker, Coupland, & Hippisley-Cox, 2010)
- 경구 피임약 사용과 정맥 색전증 위험과의 관련성 여부(van Hylckama Vlieg et al., 2009)
- 당뇨병을 가진 엄마와 신생아의 선천성 심장기형과의 관련성(Akbariasbagh et al., 2017)
- 피부상태와 자살 위험과의 관련성(Prabhaker et al., 2018)
- 치과 X-선과 갑상선암과의 관련성 여부(Memon et al, 2010)

환자-대조군연구의 장점과 단점을 〈표 3.2〉에 제시하였다.

표 3.2 환자–대조군연구의 장점과 단점

속성	예
장점	기획, 시행, 분석이 상대적으로 쉽다 빠르게 결과를 확인할 수 있다. 연구 수행 비용이 저렴하다(다른 유형의 연구와 비교할 때) 낮은 유병률을 보이는 질병에 적절하다. 다른 연구 종류보다 연구 대상자가 적다 대상자에게 위험이 적다. 대상자의 연구 과정 중 감소와 관련된 문제가 없다.
단점	바이어스 발생 가능성이 많다. 연구 요인 측정에 어려움이 있다. 환자군과 대조군이 대표성이 없을 수 있다. 발생률을 계산할 수 없다. 연구 요인과 결과 사이의 시간적 선후관계를 확인하기 어렵다.

코호트연구

관찰연구의 두 번째 종류는 코호트연구이다. 코호트연구는 코호트를 추적하여 연구를 수행하는 것으로 코호트는 특정한 시간에 공통된 특성이나 경험을 공유하는 개인이 모인 집단을 말한다. 예를 들어 같은 해에 태어난 사람들을 출생 코호트 또는 연령 코호트, 같은 약물이나 예방접종 또는 감염에 노출된 사람들을 폭로 코호트, 특정 유형에 고용된 경우를 직업 코호트, 같은 시기에 결혼한 사람을 결혼 코호트라고 한다. 코호트연구는 시간을 따라 가기 때문에 전향적, 종단적, 추적, 발생 연구라고도 한다(Lilienfeld & Stolley, 1994). 코호트연구의 개요는 〈그림 3.3〉에 제시하였다. 코호트연구는 〈표 3.3〉과 같이 2×2 교차표로 정리할 수 있다.

환자–대조군연구의 장점은 계획, 수행과 분석이 상대적으로 쉽고, 빠르게 분석할 수 있으며, 상대적으로 비용이 많이 들지 않고, 유병률이 낮은 상태에 적절하다는 것이다.

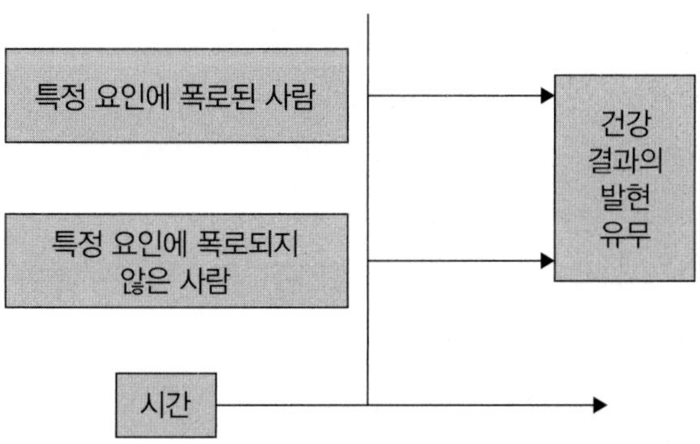

그림 3.3 코호트연구의 개요

표 3.3 코호트연구의 구조

연구 요인	결과 발생(+)	결과 발생(–)	계
폭로	A	B	A+B
비폭로	C	D	C+D

연구 요인에 폭로된 사람들의 질병 발생률은 A/(A+B)이고, 폭로되지 않은 사람의 질병 발생률은 C/(C+D)이다. 발생률을 계산하고 난 후에는 연구 요인에 폭로된 사람들의 발생률이 폭로되지 않은 사람들의 발생률보다 더 높은지의 여부, 즉 A/(A+B)가 C/(C+D)보다 큰가에 대해 질문해 봐야 한다. 다음 질문은 관련성이 얼마나 강력한가이다. 이는 비교위험도(RR)는 코호트연구의 관련성 강도를 측정하는 지표이고, 다음과 같은 공식으로 계산할 수 있다.

비교위험도(RR)
코호트연구의 관련성 측도로 폭로된 사람에서의 발생률과 폭로되지 않은 사람에서의 발생률의 비로 표현됨

$$\text{비교위험도} = \frac{\text{폭로군에서의 결과 발생률}}{\text{비폭로군에서의 결과 발생률}}$$

비교위험도의 크기는 관련성의 강도를 반영하다. 일반적으로 말하면, 3 이상의 비교위험도는 강한 관련성을 의미하고, 2.0 정도는 중간 정도의 관련성, 1.0과 1.5 사이는 약한 관련성을 의미한다(Lilienfeld & stolley, 1994). 1.0보다 작은 비교위험도는 예방 요인임을 의미한다. 코호트연구에는 2가지 종류가 있다. (1) 동시적 코호트연구(또는 전향적 코호트연구)는 연구 시작 시점에서 요인에 폭로된 사람과 그렇지 않은 사람들을 선택하고, 이후 다양한 방법으로 수년간을 추적하는 것이다. (2) 비동시적 코호트연구(또는 후향적 코호트연구)는 시간을 거슬러(10~30년) 연구 집단을 선택하고, 다양한 방법을 이용하여 현재 시점까지 이들을 추적하는 것이다.

동시적 코호트연구
연구의 시작 시점에서 연구 요인의 폭로 여부를 선택하고, 수년의 시간을 다양한 방법으로 추적하는 관찰역학 연구(전향적 코호트라고도 불림)

비동시적 코호트연구
과거 10~30년 전의 시점에서 연구 대상자를 선택하고, 그들의 현재까지를 다양한 방법으로 추적한 관찰역학 연구(후향적 코호트라고도 함)

코호트연구는 지역사회 공중보건 연구에서 흔히 사용된다. 연구된 특정 주제의 예는 다음과 같다.

- 심혈관질환의 원인 확인(프래밍험 심장 연구, 전향적 코호트연구)(Dawber, Meadors, & Moore, 1951)
- 커피와 차의 소비와 신경교종 사이의 역 관련성 여부(전향적 코호트연구)(Michaud et al., 2010)
- 대장직장암 위험과 관련이 있는 생활습관 요인 확인(전향적 코호트연구)(Kirkegaard et al., 2010)
- 노인의 앉아서 지내는 시간(좌식생활)과 우울증상과의 관련성(전향적 코호트연구)(Tsutsumimoto et al., 2017)
- 경구용 혈당강하제와 심근경색증, 울혈성 심부전과 모든 사인의 사망 사이의 관련성 여부(후향적 코호트연구)(Tzoulaki et al., 2009)
- 미국의 시장 경쟁력과 제네릭약 가격 변화 사이의 관련성(후향적 코호트연구, Dave et al., 2017)
- 신생아 사망의 위험과 출생일 및 시간의 효과 여부(후향적 코호트연구)(Pasupathy, Wood, Pell, Fleming, & Smith, 2010)

코호트연구의 장단점은 〈표 3.4〉에 요약되어 있다.

〈그림 3.4〉는 1950년대에 수행된 코호트연구의 사진으로, 이 연구는 규조토 채굴과 처리

공장에서 공기중 미립자에 노출되어 호흡기, 안구와 피부과 질환을 포함한 질병으로 고통받은 광부들을 대상으로 이루어진 것이다. 코호트연구로 기여위험도와 인구집단 기여위험도를 계산할 수 있다. 기여위험도는 폭로군과 비폭로군 사이의 질병 발생률 차이이다. 이것은 위험도의 차로도 알려져 있다. 인구집단 기여위험도는 전체 인구집단에서의 질병 발생률과 비폭로군에서의 질병 발생률의 차이를 전체 인구집단에서의 질병 발생률로 나눈 것이다. 주목할 내용 3.1에서 이들 지표를 어떻게 계산하는지 설명하고 있다.

코호트연구의 장점은 발생률을 계산할 수 있고, 같은 폭로에 의한 여러 결과를 연구할 수 있으며, 비교위험도를 계산할 수 있고, 시간적 선후관계를 연구할 수 있다는 점 등이 있다.

기여위험도
폭로군과 비폭로군 사이의 건강 결과 발생률 차이(위험도 차라고도 알려짐)

인구집단 기여위험도
전체 인구집단의 건강 결과 발생률과 비폭로군의 건강 결과 발생률 차이를 전체 인구집단의 발생률로 나누어 준 것

표 3.4 코호트연구의 장점과 단점

속성	예
장점	발생률을 계산할 수 있다. 동일한 폭로로부터 여러 가지의 결과를 연구할 수 있다. 비교위험도를 직접 계산할 수 있다. 요인의 폭로가 낮은 것에 대한 연구가 가능하다. 시간적 선후관계를 연구할 수 있다. 양-반응 관계를 연구할 수 있다. 기여위험도를 알 수 있다.
단점	상대적으로 비용이 많이 든다. 긴 추적 기간이 필요하다(20~30년 정도). 연구 과정에서 대상자의 감소가 있다(추적관찰 불능). 수행하기가 상대적으로 어렵다. 희귀한 질병은 연구가 적절하지 않다.

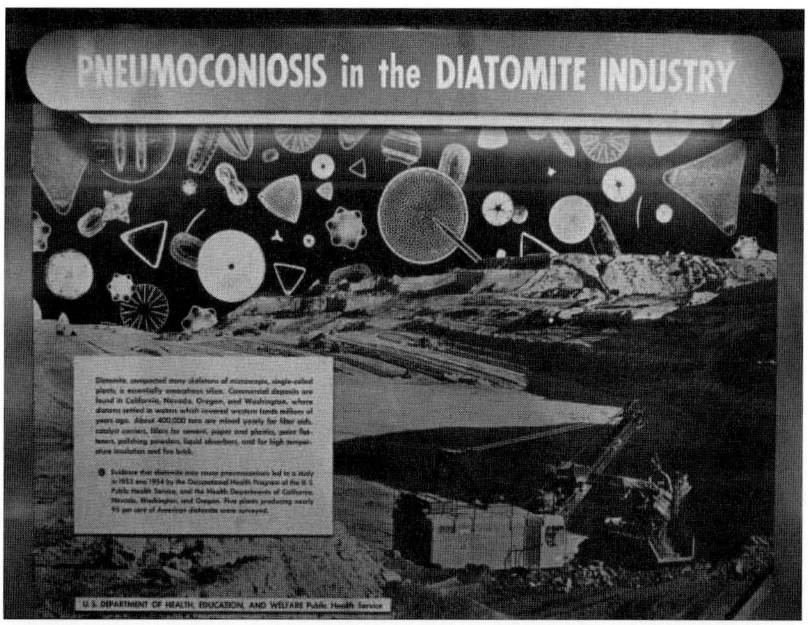

그림 3.4 1950년대 규조토 채굴 및 처리 공장에서 공기 중 미립자에 노출된 광부를 대상으로 수행된 코호트연구 사진

출처 : Photo courtesty of the Centers for Diseases and Control and Prevention, ID#9440 CDC/Barbara Jenkins, NIOSH, retrieved from http://phil.cdc.gov/phil/home

주목할 내용 3.1 기여위험도와 인구집단 기여위험도 계산

기여위험도(AR)는 폭로군과 비폭로군 사이의 건강 결과 발생률 차이를 말하며, 위험도의 차라고도 한다. 질병의 맥락에서 기여위험도는 요인의 폭로를 제거할 경우 제거될 수 있는 질병 부담의 정도가 얼마나 되는 지를 측정하는 척도로(Remington, Brownson, & Savitz, 2010), 다음과 같은 공식으로 계산된다.

$$\text{기여위험도} = \frac{\text{비교위험도} - 1}{\text{비교위험도}}$$

연구 요인(X)과 건강 결과(Y)를 조사한 가상의 코호트연구 결과를 〈표 3.5〉에 2×2 교차표로 제시하였다.

표 3.5 1년의 코호트연구 후에 연구 요인과 건강 결과 사이의 관련성을 나타낸 가상 자료

연구 요인(X)	건강 결과(Y) 발생(+)	건강 결과(Y) 발생(–)	계
폭로	50	4,950	5,000
비폭로	4	3,996	4,000

X에 대한 폭로군에서의 Y의 발생률은 50/5,000=1,000인년당 10명이고, 비폭로군의 발생률은 4/4,000=1,000인년당 1명이다. 비교위험도를 계산하는 공식과 기여위험도를 계산하는 공식에 따라 계산한 결과는 다음과 같다.

$$\text{비교위험도} = \frac{\text{폭로군의 질병 발생률}}{\text{비폭로군의 질병 발생률}}$$

$$\text{기여위험도} = \frac{\text{비교위험도} - 1}{\text{비교위험도}} = \frac{10-1}{10} = 0.9$$

가상의 예에 의하면 건강 결과의 90%는 연구 요인에 기인하는 것이고, 이는 연구 요인을 통제하거나 제거할 경우 건강 결과의 90%가 제거될 수 있음을 의미한다.

인구집단 기여위험도(PAR)는 전체 인구집단의 건강 결과 발생률에서 비폭로군의 건강결과 발생률을 뺀 것을 전체 인구집단의 건강 결과 발생률로 나누어 준 것이며, 공식은 다음과 같다.

$$\text{인구집단 기여위험도} = \frac{\text{전체 인구집단의 발생률} - \text{비폭로군의 발생률}}{\text{전체 인구집단의 발생률}}$$

인구집단 기여위험도를 계산하는 다른 방법은 비교위험도를 이용하여 계산하는 것이며, 공식은 다음과 같다.

$$\text{인구집단 기여위험도} = \frac{\text{노출율(비교위험도}-1)}{1+\text{노출률(비교위험도}-1)} \times 100$$

노출률은 연구 요인에 대한 인구집단의 폭로율을 의미한다.

위의 예를 이용하고, 인구집단의 노출률을 10%로 가정하면 인구집단 기여위험도는 다음과 같다.

$$\text{인구집단 기여위험도} = \frac{0.1(10-1)}{1+(0.1(10-1)} \times 100 = \frac{0.9}{1.9} \times 100 = 47.37\%$$

이것은 인구집단에서 연구 요인을 제거할 경우 건강 결과의 47% 정도가 제거될 수 있음을 의미한다. 인구집단 기여위험도는 인구집단의 연구 요인 노출률을 고려해야 하며, 지역사회 공중보건에서 질병관리프로그램 기획 시 특히 유용하다.

개입 연구

무작위 할당 임상시험

무작위 할당 임상시험은 (1) 연구하고자 하는 요인을 조작하고, (2) 연구 참여자를 실험군과 대조군(실험군은 치료 혹은 개입을 받는 집단임) 중 하나로 무작위 할당하고, (3) 참여자들이 어느 군에 속하는지 모르도록(눈가림법의 추가적인 수준을 적용하기도 함)하여 수행하는 연구방법이다. 연구 요인으로는 (1) 약물 또는 질병 치료법, (2) 예방접종과 같은 예방법, (3) 보건교육 프로그램이나 선별검사 프로그램과 같은 지역사회 혹은 공중보건 개입 방법, (4) 의료적 혹은 수술적 처치 등이 있다. 〈그림 3.5〉에 무작위 할당 임상시험의 개요를 제시하였다.

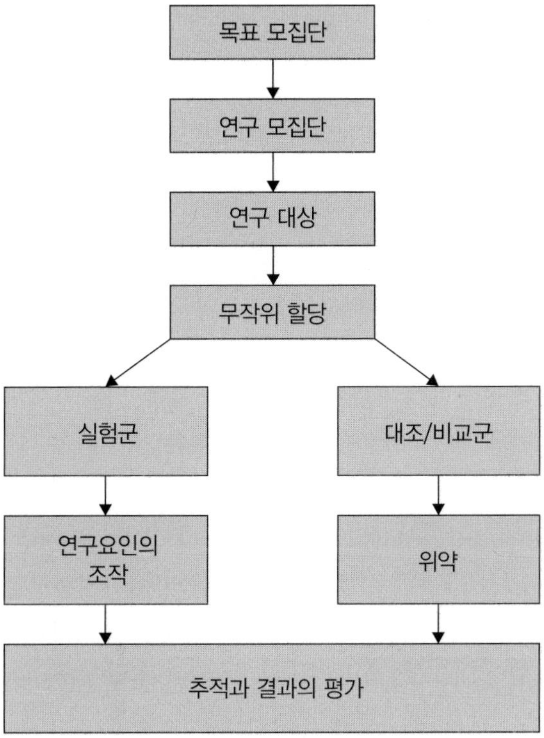

그림 3.5 무작위 할당 임상시험의 개요

무작위 할당 임상시험을 계획하는 첫 번째 단계는 프로토콜을 개발하는 것으로, 프로토콜은 연구 목적과 방법을 자세하게 기술한 것을 말한다. 전형적인 프로토콜에는 연구의 필요성, 연구 목적, 연구 방법 설명, 대상자 등록시 선정과 배제 기준, 연구 요인에 대한 자세한 사항, 연구 요인과 결과를 측정하는 방법, 고지에 입각한 동의를 얻는 방법, 이상반응에 대한 관찰기록과 관련한 자세한 사항, 자료 분석 · 해석 · 보급 계획 등이 포함된다.

프로토콜
연구 목적과 방법을 자세하게 기술해 놓은 것

특정 무작위 할당 임상시험을 통해 효과가 검증된 예는 다음과 같다.

- 운동 개입이 전체 무릎관절성형술 환자에게 미치는 효과(Piva et al., 2010)
- 오메가-3 지방산 보충이 우울 증상에 미치는 효과(Rondanelli et al,. 2010)

- 요가가 식이장애 치료에 미치는 효과(Carei et al., 2010)
- 신체활동 증진을 위한 4세대 교육 프로그램의 효과(Hayes et al., 2019)
- 비만 예방을 위한 재가 운동의 효과(Dediano, Barbosa, Moura, Willett & Sichieri, 2010)

무작위 할당(또는 통제된) 임상시험의 장단점은 〈표 3.6〉에 요약하였다.

표 3.6 무작위 할당 임상시험의 장단점

속성	예
장점	근거기반 의학에서 황금 기준으로 고려될 수 있다. 통계적으로 중요한 결과를 제공한다. 결과의 근거를 제공한다. 어떤 일이 일어나거나 일어날 수 있는 것을 시뮬레이션하기 위한 기초를 제공한다. 연구 참여자의 선택과 모니터링을 주의 깊게 한다.
단점	연구 참여자가 목표 모집단을 대표할 수 없다. 현실적인 상황을 반영할 수 없다(많은 부분을 통제함). 시험 기간이 대체로 짧다. 통계적으로 중요한 결과가 실질적으로 중요하지 않을 수 있다.

무작위 할당 임상시험의 장점은 결과의 근거를 제공하고, 통계적으로 중요한 결과를 제공할 수 있고, 유효크기를 제공할 수 있다는 것이다.

무작위 할당 지역사회시험

개입 연구의 또 다른 종류는 무작위 할당 지역사회시험이다. 무작위 할당 지역사회시험에서는 연구 요인(대중매체 홍보 등과 같은 지역사회 혹은 공중보건 개입)을 조작하고, 2개 이상의 지역사회를 실험지역과 대조지역으로 무작위 할당하고, 개입을 전체 실험 지역사회에 제공한다. 무작위 할당 지역사회시험의 예로 나이지리아에서 실시한 배타적인 모유 수유를 증진하기 위한 시험(Qureshi et al., 2011), 탄자니아의 프라지콴텔을 이용한 주혈흡충증의 치료 증진 시험(Mazigo et al., 2018), 우간다에서 실시한 가족계획 홍보 강화를 위한 시험 사업(Lutalo et al., 2010)과 매사추세츠 주에서 실시한 술에 대한 접근성을 줄이기 위한 술 소매 환경 개선(Wolff et al., 2011) 등을 들 수 있다. 심장 건강 분야의 고전적인 무작위 할당 지역사회시험은 1972년 캘리포니아 북부 3개 지역사회에서 시작된 Stanford Three Community Study(Farquhar, 1978; Farquhar et al,. 1977), 1978년 시작된 Standord Five-City Project(Farquhar et al, 1985; Young et al., 1993), Minnesota Heart Health Program(Luepker et al., 1994), Pawtucket Heart Health Program(Carleton et al., 1995) 등이 있다.

준실험연구

개입 연구의 세 번째 종류로 준실험연구가 있다. 준실험연구는 연구 요인(약물, 예방접종, 지역사회 혹은 공중보건 개입 등)은 조작하지만, 실험군과 대조군은 무작위 할당을 하지 않는 것이다. 준실험연구의 예로 흡연자의 금연시도율에 미치는 영향을 알아보기 위한 니코틴 없는 패치의 연구(Cummings et al, 2010), 학생의 육체적, 정신적 건강에 대한 명상의 효과 연구(Yang, Su, & Huang, 2009), 아동 성장과 발달에 엄마의 산후 불안과 우울이 미치는 영향 연구(Ali, Ali, & Azam, 2009)와 모유수유에 대한 자기관리 프로그램의 개발과 평가 연구(Awano & Shimada, 2010) 등이 있다.

연관성과 인과관계

앞에서 다양한 종류의 역학적 연구에 대해 알아보았다. 다양한 역학적 연구에서 얻어진 결과의 분석은 통계적 연관성을 추정하기 위해 이용된다. 연관성은 인과관계와 같은 말은 아니다. 예를 들어 여러 해 동안 커피 음용이 심장질환과 관련이 있다고 알려졌으나, 후에 이 둘 사이에는 관련이 없는 것으로 밝혀졌다. 통계적 연관성은 두 변수(연구 요인과 건강 결과) 사이에 연관성이 우연에 의한 것보다 더 자주 보이는 경우로 정의된다. 이는 보통 p-값을 계산하는 것으로 확인되는데, p-값의 개념은 제5장에서 설명하였다. 우리가 이 장에서 이해해야 하는 것은 p-값은 주어진 연구에서 관찰된 것보다 더 극단적인 효과가 우연히 발생할 수 있는 확률을 의미하는 것이다(즉, 연구 요인과 건강 결과 사이에 연관성이 없더라도 발생할 수 있는 것이다). 보통 p-값은 0.05보다 작거나 같아야 하고, 이것은 관찰된 확률보다 극단적이거나 더 극단적인 결과로 우연히 관찰될 가능성이 5% 이상이 아니므로, 즉 연구 요인과 건강 결과 사이의 연관성은 통계적으로 유의미하다고 간주한다. 통계적 연관성 수립은 역학적 분석의 첫 번째 단계이다. 만일 통계적 연관성이 없다면 일반적으로 연관성은 존재하지 않는다. 그러나 일단 통계적 연관성이 수립되면, 우리는 바이어스와 교란에 의한 것이 아님을 확인할 필요가 있다. 환자-대조군연구에서 여러 종류의 바이어스와 교란에 대해 논의하였다. 바이어스나 교란은 잘못된 결과를 유도하기 때문에, 어떤 바이어스와 교란변수가 나타났는지를 확인하기 위하여 연구를 어떻게 수행하였는지에 대해 꼼꼼하게 점검하여야 한다. 연구 참여자가 어떻게 선택되었는지, 연구 참여자가 목표 모집단을 대표할 수 있는지, 측정은 어떻게 이루어졌는지, 연구 요인과 건강 결과가 올바르게 분류되었는지, 연구설계, 연구에서 탈락된 참여자 수, 연구 요인과 건강 결과와 관련된 다른 요인이 있는지 여부 등을 살펴보아야 한다.

통계적 연관성
두 변수(연구 요인과 건강 결과) 사이의 연관성이 우연에 의한 것보다 더 자주 나타나는 경우를 말함

우연, 바이어스와 교란의 가능성을 제외할 수 있을 때, 타당한 통계적 연관성이 연구 요인과 건강 결과 사이에 존재한다고 결론을 내릴 수 있다. 그 시점에서 이러한 연관성이 인과관계인지 아닌지, 즉 연구 요인이 원인이고 건강 결과가 효과인지의 여부를 점검할 수 있다. Austin Bradford Hill(1965)은 인과관계 수립을 위한 기준을 다음과 같이 제시하였고, 이 기준은 현재까지 타당하게 적용되고 있다.

1. **연관성의 강도** : 이는 코호트연구의 비교위험도, 환자-대조군연구의 오즈비, 개입연구의 유효 크기로 측정된다. 연구 요인과 건강 결과 사이에 연관성이 강할 때는 원인-결과 관계의 지표가 될 수 있으나, 연관성이 약할 때는 다른 기준을 살펴보아야 한다. 예를 들어 흡연과 후두암, 식도암, 구강암과의 관련성을 알아보기 위해 시행한 환자-대조군연구에서 흡연의 오즈비가 60세 이상 환자에서 2.39였고, 45-59세에서는 11.19, 30-44세에서

원인-결과 관계
독립변수와 종속변수의 관계가 다음에 제시한 기준의 대부분을 충족할 때를 말하며, 그 기준은 다음과 같다 : 연관성의 강도, 연관성의 일관성, 특이성, 시간적 선후관계, 양-반응관계, 생물학적 설명 가능성, 일치성, 실험적 입증과 유사성

는 55.35였다(Sharma et al., 2011). 큰 오즈비는 흡연이 후두암, 식도암, 구강암과 강한 연관성이 있음을 의미한다.

2. **연관성의 일관성** : 소수의 연구로 원인-결과 관계를 확립하기에 충분하지 않다. 같은 관련성을 보이는 일련의 여러 연구가 필요하고, 연구결과가 많을 때 확인할 수가 있다. 예를 들어 흡연이 폐암과 관련이 있음을 보여주는 연구가 1950년대에 처음 발표되었다. 그러나 담배 사업체에서 흡연이 폐암의 주요 원인적 인자임을 확신하기 위해서 수많은 연구를 수행하였다(Steliga & Dresler, 2011). 또 다른 예로 긍정적인 정신건강에 사회적 지지가 관계가 있음을 확인하기 위해서 수많은 연구가 수행된 것을 들 수 있다(Harandi, Taghinasab, & Nayeri, 2017).
3. **연관성의 특이성** : 이 기준은 연구 요인과 건강 결과 사이에 1:1 관련성이 있음을 의미한다. 이 기준은 특정 병인이 특정 질병과 관련이 있는 감염질환의 경우(예를 들면, Mycobacterium tuberculosis는 결핵의 원인균이다)에는 중요하나, 단일 요인이 아닌 여러 요인의 복잡한 관계에 의해서 야기되는 만성질환에서는 중요하지 않을 수 있다.
4. **시간적 선후관계** : 이 기준은 원인(연구 요인)은 결과(건강 결과)보다 앞에 있어야 한다는 것을 의미한다. 환자-대조군연구에서는 이러한 선후관계를 확인하는 것이 어려우나, 보통 코호트연구는 선후관계의 근거를 제공한다. 예를 들어 흡연이 폐암을 일으킨다는 것을 주장하기 위해서는 흡연이 폐암 발생 전에 일어나야 한다. 또 다른 예로 외상 후 스트레스 장애(PTSD)는 발현 전에 스트레스에 노출된 후 나타난다.
5. **양-반응 관계** : 이 기준은 원인-결과의 관계를 나타내기 위해서 필요한 것으로, 연구 요인에 노출이 증가하면 이에 따라 건강 결과의 발현이 더 많이 나타나야 한다는 것이다. 양-반응 관계의 예로 혈청 콜레스테롤 수준 증가와 관상동맥질환 위험 증가 사이의 연관성을 들 수 있다(Thelle, 2008). 또 다른 예로 교대근무와 심혈관질환 사이의 연관성을 들 수 있으며, 교대근무 시간이 증가할수록 질환의 위험이 증가한다(Torquati et al., 2018).
6. **생물학적 설명 가능성** : 이 기준은 연구 요인이 건강 결과의 원인적 인자가 된다는 것이 확인되기 위해서는 생물학적 기초에서 설명될 수 있어야 함을 의미한다. 예를 들어, 흡연에는 수많은 화학물질이 포함되어 있는데, 그 화학물질 중 중 상당수가 생물학적으로 볼 때 발암물질로 폐암을 일으킬 수 있다는 것이다. 그러나 만약 누군가가 자두를 먹는 것이 암을 일으킨다고 말한다면 그러한 가정은 생물학적 기초가 없기 때문에 자두가 원인적 인자가 될 가능성은 매우 적다.
7. **일치성** : 이 기준은 연구 요인과 건강 결과 사이의 새로운 관련성이 기존 지식이나 이해와 상충하지 않는다는 것을 말한다. 새로운 지식은 기존의 근거 위에 형성되어야 한다. 예를 들어, 흡연이 폐암의 원인적 인자가 된다는 결과는 흡연율이 증가했을 때 암 환자와 암 사망자가 증가한다는 결과에서 나온 것이다.
8. **실험적 입증** : 이 기준은 할 수 있다면 개입연구를 통해서 수집된 실험적 근거를 갖는 것을 의미한다. 개입 연구가 항상 가능한 것은 아니지만, 개입연구로부터 근거가 있을 때 원인-결과 관계에 더해진다. 예를 들면, Lipid Research Clinics Coronary Primary Prevention Trial(1984)에서 혈청 콜레스테롤의 감소는 관상동맥질환을 감소시킨다는 실

험적 증거를 확인할 수 있다.

9. **유사성** : 원인적 연관성의 마지막 기준으로, 탐색하고 있는 연구 요인과 건강 결과 사이의 관련성과 유사한 기존의 관련성이 있어야 함을 의미한다. 예를 들어 후두암의 원인으로서 흡연과의 관련성은 폐암과 흡연과의 관련성과 유사하다.

9가지 기준(연관성의 강도, 연관성의 일관성, 연관성의 특이성, 시간적 선후관계, 양-반응관계, 생물학적 설명 가능성, 일치성, 실험적 입증, 유사성)의 대부분을 설명할 수 있다면, 원인-결과 관계를 확립할 수 있다. 원인적 연관성의 확립은 지역사회 공중보건 실천 개선, 공공정책 결정 형성, 보건교육 대상 확인과 새로운 연구 목표 결정 등에 도움이 된다.

인과관계의 기준은 연관성의 강도, 연관성의 일관성, 연관성의 특이성, 시간적 선후관계, 양-반응관계, 생물학적 설명 가능성, 일치성, 실험적 입증, 유사성을 포함한다.

사례 학습 3.1 분석역학의 응용

한 지역사회와 공중보건 연구자는 관절염으로 고통받는 사람 코호트로 역학연구를 시작하였고, 이중 일부는 약물 X에 노출되어 있었다. 그는 전체 코호트를 10년 동안 추적 관찰하여 심근경색증이 발생된 사람들을 관찰하고자 하였다. 그는 1,000명을 코호트로 구축하여 연구를 시작하였고, 10년 후에 900명이 남았다. 900명 중에 200명이 약물 X에 노출되었고, 700명은 그렇지 않았다. 약물 X에 노출된 사람들 중 70명이 심근경색증이 발생하였고, 노출되지 않은 사람 중에서는 60명이 심근경색증이 발생하였다.

성찰과 토론을 위한 질문

1. 비교위험도를 계산하기 위하여 필요한 정보는 무엇이고, 얼마인가?
2. 비교위험도에서 유추할 수 있는 것은 무엇인가?
3. 이러한 연구방법의 장점과 단점은 무엇인가?
4. 기여위험도와 인구집단 기여위험도를 계산하기 위하여 필요한 다른 정보는 무엇인가?
5. 약물 X와 심근경색증 사이에 인과관계가 있다고 추론할 수 있는가? 그러한 이유는 무엇인가?

감염질환 역학

감염병의 분포와 인과관계를 이해하는 데 역학적 원리와 방법을 적용할 수 있다. 앞 장에서 우리는 이 영역의 두 가지 기본 개념, 즉 병인, 숙주, 환경으로 이루어진 역학적 삼각형(epidemiological triad of agent, host, and environment) 및 이차발병률(secondary attack rate)에 대해 배웠다. 이 절에서는 우리는 감염병에 관한 몇 가지 개념을 더 논의할 것이다. 첫째, 우리는 감염병(infectious disease), 전염병(communicable disease), 접촉전염병(contagious disease)이라는 용어를 이해할 필요가 있는데, 이들 용어는 때로는 서로 바꿔 쓰기도 하지만 의미에는 약간 차이가 있다. 감염병(infectious disease)은 병원체가 숙주에 침입한 뒤 증식하여 임상적 증상을 나타내는 것을 말한다. 그 예로는 트레포네마 팔리둠(Treponema pallidum)으로 인한 매독, A형 간염 바이러스로 인한 A형 간염, 인플루엔자 바이러스 중 하나로 인한 인플루엔자, 검은 다리 진드기에 물린 후 발생하는 세균 감염(Borrelia burgdorferi), 원충(Plasmodium vivax and other species)으로 인해 야기되고 모기에 물려 전파되는 말라리아 등이 있다.

감염병
감염, 즉 병원체의 침입 및 증식을 통해 인간에게 임상적인 변화를 일으키는 상태

전염병
사람에서 사람으로 또는 환경에서 사람으로 직간접적으로 전염될 수 있는 특정 병원체나 그 독성 물질에 의한 질병

접촉전염병
접촉으로 쉽게 전염되는 전염성이 강한 질병

전염병(communicable disease)은 특정 병원체나 그 독성물질로 인해 사람 간 또는 환경에서 사람으로 직간접적으로 전파되는 질병을 의미한다. 일반적인 감기, 헤르페스, 임질 등이 그 예다. 전염병은 사람에게서 사람에게 퍼지는 감염병이다. 그러므로 모든 전염병은 감염병이지만, 모든 감염병이 전염성이 있는 것은 아니다. 후자의 예로는 라임병이 있다. 라임병은 감염병이지만 한 사람에게서 다른 사람에게 전염되지는 않는다. 접촉전염병(contagious disease)은 접촉을 통해 쉽게 옮겨지는 전염성이 강한 질병을 일컫는다. 홍역, 백일해, 옴 등이 그 예다. 접촉전염병은 전염병의 하위집합이며, 전염병은 감염병의 하위집합이다(그림 3.6). 세계보건기구(WHO)와 회원국가들은 국제 공중보건 위기 상황의 통지에 필요한 국제보건규칙(WHO, 2005)을 채택하였다(public health emergencies of international concern, PHEIC). 이 지침은 사건을 2가지 그룹으로 구분하며, 그룹 1에는 천연두, 폴리오와 중증급성호흡기증후군(SARS) 등을 포함하고, 그룹 2에는 국제적으로 빠르게 증가하여 즉각적인 통지가 필요한 유행병을 포함하고 있다.

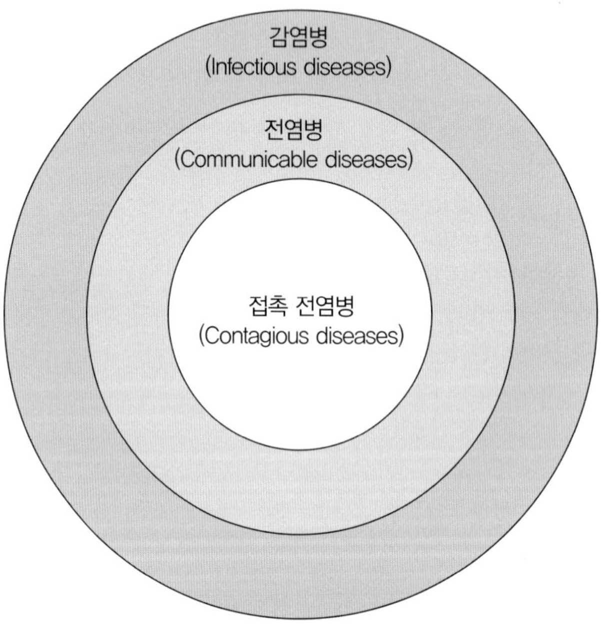

그림 3.6. 감염병, 전염병, 접촉전염병의 관계

감염질환 역학에서 또 다른 개념은 전파 경로이다. 전파 경로는 질병이 감염원에서 숙주로 어떻게 확산되는지를 일컫는 말이다. 어떤 질병은 하나의 전파 경로(예를 들어, 일반적인 감기는 직접 접촉에 의해 전파된다)로 전염되는 반면, 다른 질병들은 하나 이상의 경로로 전염된다(예를 들어 살모넬라균은 음식, 애완동물 등을 통해 전염될 수 있다). 전파 형태는 크게 두 가지로, 사람에서 사람으로 전파되는 직접 전파와 매개물(vehicle), 매개생물(vector)이나 공기를 통해 전파되는 간접 전파가 있다. 〈표 3.7〉은 이러한 전파 경로 정보를 요약한 것이다. 〈그림 3.7〉은 비말의 직접 전파를 통해 전염되는 홍역 바이러스이다.

표 3.7 감염병의 전파 경로

전파 경로	정의	예
직접 전파	직접 전파는 사람 간 접촉, 키스, 물기, 성교, 비말의 접촉, 태반을 통한 전파(모체에서 태아로)를 포함	• 접촉(옴) • 키스(헤르페스) • 물림(광견병) • 성교(HIV/AIDS) • 비말(감기, 홍역)
간접 전파: 무생물 매개 전파(vehicle-borne)	무생물 매개 전파는 물, 음식, 혈액(혈청, 혈장 수혈), 조직이나 장기 이식, 개달물(fomite; 옷, 타월, 장난감 같은 무생물)을 통한 감염을 포함	• 물(A형 간염) • 음식(살모넬라) • 수혈(B형 간염) • 조직이나 장기 이식(cytomegalovirus) • 개달물(피부감염)
간접 전파: 생물 매개 전파 (vector-borne)	생물 매개 전파는 절지동물과 같은 살아 있는 유기체로 인한 감염을 의미	• 모기, Anopheles mosquito(말라리아) • 모기, Aedes aegypti mosquito(뎅기열) • 진드기(뇌염, 라임병)
간접 전파: 공기 전파(airborne)	공기 전파는 공기 중에 존재하는 입자로 인한 감염을 의미하며, 환기 불량으로 촉진됨	• 중증급성호흡기증후군(SARS) • Coccidioidomycosis

감염질환 역학에서 또 다른 개념은 잠복기(incubation period)다. 잠복기는 병원체의 유입 후 질병의 증상이 처음 나타날 때까지의 기간이다. 잠복기 동안 병원체는 인간 숙주에서 증식하게 된다. 잠복기의 길이는 각 질병마다 다르며, 잠복기의 최소값, 최대값, 평균 및 중앙값이 모두 고려되어야 한다. 특히 중요한 것은 중앙값으로, 노출 후 환자 중 50%에서 증상이 발현되는데 필요한 시간이다. 잠복기의 길이는 감염원의 추적, 감염원의 접촉 추적, 감시 기간 결정, 예방접종 제공(사용 가능한 경우), 유행 원인 추적, 질병 예후 예측에 도움이 된다(Park, 2017).

잠복기
병원체의 유입과 질병의 증상이 처음 출현 사이의 기간

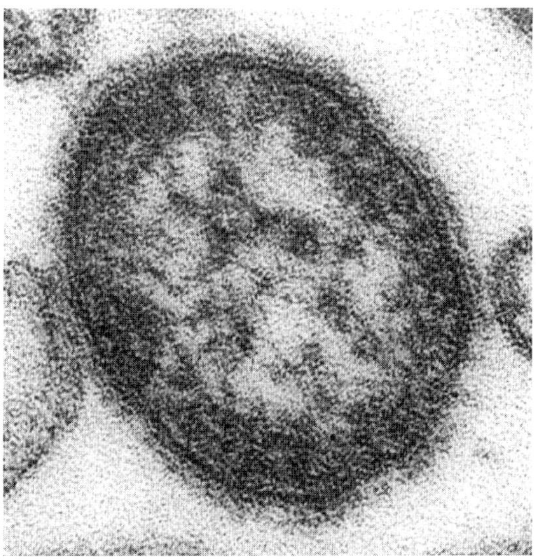

그림 3.7 전자현미경으로 찍은 비말 속의 홍역 바이러스, 파라믹소 바이러스

출처 : 미국 질병 통제 예방 센터 사진 제공, ID# 8429, CDC/Cynthia 5. Goldsmith; William Bellini, PhD, retrieved from http://phil.cdc.gov/phil/home

감염병의 예로는 호흡기 감염병(홍역, 볼거리, 풍진, 백일해 등), 위장관 감염병(식중독, 콜레라, 장티푸스, 간염 등), 생물 매개 감염병(말라리아, 뎅기, 라임병 등), 성 접촉 매개 감염병(HIV/AIDS, 매독, 헤르페스, HPV, 클라미디아, 임질 등), 인수공통감염병(광우병, 조류독감 등 동물로부터 전염되는 감염병) 등이 있다. 일부 감염병은 예방접종을 통해 면역이 생성된다. 오늘날 이용할 수 있는 백신의 종류로는 (1) 질병을 일으키는 병원체를 실험실에서 약화시켜 제조된 백신인 약독화 생백신(예: 홍역 백신), (2) 병원체에 화학물질, 열 또는 방사선 처리를 하여 불활성화시킨 사백신(예: A형 간염 백신), (3) 면역체계를 가장 잘 자극하는 항원으로만 이루어진 아단위백신(예: B형 간염 백신), (4) 독소를 생성하는 박테리아의 경우 포르말린으로 처리하여 불활성화시킨 독소를 주성분으로 하는 톡소이드 백신(예: 파상풍 톡소이드), (5) 세균의 외부 막에 존재하는 수많은 당이 연결된 다당(polysaccharide)을 주성분으로 한 결합 백신(예: b형 헤모필루스 인플루엔자 백신), (6) 아직 실험 단계에 있는 DNA 백신과 재조합 벡터 백신 등이 있다. 표 3.8은 현재 미국의 예방접종 일정을 요약한 것이다.

표 3.8 미국의 예방접종 일정

백신	설명	일정
DTaP	디프테리아, 파상풍, 백일해 백신	2, 4, 6, 15–18개월; 4–6세
HepA	A형 간염 백신	12–23개월; 위험군(2회 접종)
HepB	B형 간염 백신	출생 직후; 1–2, 6–18개월
Hib	b형 헤모필루스 인플루엔자 백신	2, 4, 6, 12–15개월
HPV	인유두종 바이러스 백신	11–12세(3회 접종)
Influenza	인플루엔자	6–23개월; 50세 초과; 위험군
IPV	불활성화 폴리오 백신	2, 4, 6–18개월; 4–6세
MenC_conj	수막구균 C 결합 백신	11–12세; 위험군
MMR	홍역, 볼거리, 풍진 백신	12–15개월; 4–6세
Pneumo_conj	폐렴구균 결합 백신	2, 4, 6, 12–15개월; 고위험군
Pneumo ps	폐렴구균 다당질 백신	2세 미만; 고위험군
Rotavirus	로타바이러스 백신	2, 4, 6개월
Tdap	파상풍, 디프테리아, 백일해 백신	11–12세
Varicella	수두 백신	12–18개월; 4–6세; 면역이 없는 성인

출처 : 국가별 예방접종 일정, 세계보건기구(WHO) 2012년, http://www.who.int/immunizationmonitoring/eniglobalsummary/ScheduleSelect.cfm

감염병과 관련된 최근 증가하는 관심사는 새로운 세대의 항생제뿐만 아니라 기존의 항생제에 대해 세균, 기생충, 바이러스와 진균류의 내성이다(Sabtu, Enoch, & Brown, 2015). 한 예로 mycobacterium tuberculosis가 가장 많이 사용하며 강력한 항결핵제인 이소니아지드와 리팜피신에 대해 반응하지 않은 다제내성 결핵(MDR-TB)이다. 개발도상국에서의 다른 문제는 항생제 감수성 검사(AST)가 항결핵제를 이용한 표준치료에 실패할 경우에 시행되어야 하나, 이 검사는 비용이 너무 비싸서 종종 시행되지 않아 결핵과 관련된 더 큰 이환과 사망을 야기하게 되는 것이다(Schön et al., 2017). 항생제의 합리적인 사용과 새로운 세대의 약물을 발견하기 위한 발전과 접근이 공중보건학적으로 중요하다고 가정되는 이러한 문제와 싸울 수 있는 열쇠이다.

만성질환의 역학

현재 미국 및 다른 많은 국가에서 사망률과 이환율의 주요 원인은 만성질환으로, 비전염성 질환(noncommunicable diseases) 또는 퇴행성 질환(degenerative diseases)이라 부르기도 한다. 만성질환은 잠재기간이 길고, 질병의 진행 과정이 길며, 다양한 위험 요인에 의해 발생하고, 기능 손상 또는 장애를 일으키며, 완치가 되지 않는 것을 특징으로 하는 전염성이 없는 질환을 말한다(Bauer & Briss, 2016). 감염질환과 만성질환의 차이점을 표 3.9에 정리하였다.

만성질환
다양한 위험 요인에 의해 발생하며 잠재기간이 길고, 질병의 진행 과정이 길며, 기능 손상이나 장애를 일으키며, 완치가 되지 않는 질환을 말한다(비전염성 질환(noncommunicable diseases) 또는 퇴행성 질환(degenerative diseases)이라고도 함).

인간에게 영향을 미치는 여러 가지 만성질환이 있다. 가장 일반적인 만성질환이 그 위험 요인들과 함께 표 3.10에 수록되어 있다.

표 3.9 감염질환과 만성질환의 차이

속성	감염질환	만성질환
정의	감염 또는 감염원의 유입 및 증식으로 인해 인간에게 임상증상을 일으키는 질환	다양한 위험 요인들로 인해 느린 속도로 인간에게 발생하는 질환
다른 이름	전염병	비전염성 질환, 퇴행성 질환
원인 요인	하나의 특정한 원인물질	여러 가지 요인(거미줄 모형)
노출에서 증상 발생까지의 기간	"잠복기(incubation period)"로 불리며, 보통 짧음	"잠재기(latency period)"로 불리며, 보통 길
전염성 유무	전염성 있음	전염성 없음
치료	원인물질 제거	대부분 완치는 불가능

표 3.10 흔한 만성질환 및 위험 요인

구분	만성질환	위험 요인
심혈관질환 Cardiovascular diseases(CVDs)	관상동맥질환 Coronary heart disease (CHD)	고혈압(> 140/90 mmHg), 고지혈증(> 200 mg/dL), 간접흡연을 포함한 흡연, 신체활동 부족, 비만, 당뇨병(공복혈당 > 125 mg/dL), C-reactive protein 상승 (> 3.0 mg/L), 혈청 호모시스테인 상승(> 15 p.mol/L), 고지방식, 스트레스, 가족력
	뇌졸중 stroke	고혈압(> 140/90 mmHg), 당뇨병(공복혈당 > 125 mg/dL), 심방세동, 흡연, 고지혈증(> 200 mg/dL), 비만, 신체활동 부족, 폐경 후 호르몬치료
	말초혈관 질환 Peripheral vascular disease or peripheral arterial disease (PAD)	당뇨병, 고혈압(> 140/90 mmHg), 신장질환, 흡연

암 cancer	폐암 Lung cancer	흡연, 간접흡연, 직업적 노출, 환경오염
	대장암 Colorectal cancer	신체활동 부족, 나이(> 50세), 비만, 우유 섭취 혹은 칼슘 부족, 붉은 고기 섭취
	유방암 Breast cancer	방사선, 출산 경험 없음, 30세 이후 첫 임신, 음주, 신체활동 부족, 고지방 식이, 폐경 후 호르몬치료
	자궁경부암 Cervical cancer	인유두종바이러스(HPV) 감염, 호르몬 피임약 사용, 흡연, 여러 명의 파트너
	전립선암 Prostate cancer	나이, 가족력, 붉은 고기 섭취
	백혈병 Leukemia	방사선 노출, 흡연
	방광암 Bladder cancer	흡연, 방향성 아민류(aromatic amines) 직업적 노출
	구강암 Oral cancer	흡연, 음주
	흑색종 Melanoma	햇빛 노출, 가족력
호흡기질환 Respiratory diseases	기관지 천식 Bronchial asthma	환경오염 물질, 간접흡연
	만성 폐쇄성 폐질환 Chronic obstructive pulmonary disease (COPD)	흡연, 간접흡연, 직업적 노출, 유전적 요인
	석탄 광부 진폐증 Coal workers' pneumoconiosis	석탄 분진 노출, 흡연
	규폐증 Silicosis	이산화규소(silica) 노출
	석면폐증 Asbestosis	석면 섬유
신경계 질환 Neurological diseases	알츠하이머 병 Alzheimer's disease	유전적 요인, 당뇨병, 고혈압, 사고 후 뇌손상
당뇨병 Diabetes	당뇨병 Diabetes mellitus	비만, 신체활동 부족, 흡연, 고지방 식이, 저섬유질 식이
근골격계질환 Musculoskeletal disorders	골관절염 Osteoarthritis	관절 부상, 직업적 사용, 비만, 근육약화, 비타민 C, D 섭취 부족
	골다공증 Osteoporosis	신체활동 부족, 흡연, 스테로이드 사용, 음주, 성별, 다이어트, 일부 약물
신장질환 Kidney diseases	만성 신질환 Chronic kidney disease	당뇨병, 고혈압, 흡연, 심혈관질환, 약독성, 감염

몇 가지 생활습관 관련 위험 요인

다양한 생활습관 관련 요인은 만성질환과 인과관계를 가지고 있다. 여기에서는 흡연, 음주, 신체활동 부족, 불건강한 식이와 같은 여러 주요 생활습관과 관련된 위험 요인의 기본 역학적 측면을 요약했다.

주목할 내용 3.2 질병통제예방센터 산하의 공중보건 관련 부서

미국의 공중보건과 관련된 중요한 두 기관으로는 감시, 역학 및 실험실 서비스 센터(the Center for Surveillance, Epidemiology, and Laboratory Services, CSELS)와 국가건강통계센터(the National Center for Health Statistics, NCHS)가 있다.

감시, 역학 및 실험실 서비스 센터(CSELS)는 미국 질병통제예방센터(Centers for Disease Control and Prevention, CDC)의 중요한 부서 중 하나이다. 이 센터의 임무는 CDC 업무를 수행하기 위한 과학 서비스, 기술 및 전문 지식을 제공하는 것이다. CSELS 사무국은 전반적인 방향을 제시하며, Office of Public Health Genomics는 유전체학을 공중보건 연구, 정책 및 프로그램에 통합하는 임무를 가지고 있다. 유전체학(Genomics)은 유전자 연구와 이 유전자 간, 유전자와 환경의 상호작용에 관한 연구를 지칭하는 용어이다. 이 부서의 우선순위는 공중보건 관련 유전체학 교육 개선, 유전체학 관련 연구의 유용성 및 효율성 개선, 안전하고 효과적인 유전체 기술 및 서비스 식별, 그리고 공중보건 유전체학 분야의 정책 개발이다.

또한 CSELS에는 주요 부서 4개가 더 있다. (1) Division of Health Informatics and Surveillance: 공중보건 감시 및 헬스 인포마틱스 실무를 발전시키는 부서, (2) Division of Laboratory Programs, Standards, and Services: 실험실 서비스와 관련된 리더십을 제공하는 부서, (3) Division of Epidemiology, Analysis, and Library Services: 정책 입안자에게 근거기반 정보를 제공하는 부서, (4) Division of Scientific Education and Professional Development: 팔로우십, 인턴십, 교육 훈련 프로그램을 조정하는 부서

국가건강통계센터(NCHS)는 국가건강관리조사(National Health Care Survey), 국가건강면접조사(National Health Interview Survey), 국민건강영양조사(National Health and Nutrition Examination Survey) 및 국가생명통계시스템(National Vital Statistics System)을 운영하고 있다. NCHS에 대한 자세한 내용은 4장에 나와 있다.

참고 : CSELS 활동에 대한 자세한 내용은 웹 사이트 http://www.cdc.gov/ophssicseis /index.html에서 확인할 수 있다.

흡연

흡연에는 담배, 시가, 비데, 파이프, 크레텍(정향 담배), 스틱, 물담배, 무연담배(코담배와 씹는 담배)가 포함된다. 표 3.10에서 지적한 바와 같이, 흡연은 관상동맥질환, 뇌혈관질환, 말초동맥질환, 폐암, 자궁경부암, 백혈병, 방광암, 구강암, 기관지 천식, 만성폐쇄성폐질환, 석탄광부 진폐증, 당뇨병, 골다공증, 만성 신장질환의 위험 요인이다. 또한 흡연은 불임, 태아 사망, 사산, 태아 저체중 및 영아돌연사증후군(sudden infant death syndrome, SIDS)과 관련이 있다(미국 보건복지부, 2014). 담배를 직접 사용하는 것 외에 간접흡연 또한 해로운 것으로 입증되었다.

질병통제예방센터와 국립 암 연구소는 2014-2015 Tobacco Use Supplement to the Current Population Survey(TUS-CPS; Odani et al., 2018) 자료에 기초하여 미국 성인에서 모든 형태의 담배 사용에 관한 데이터를 검토하였다. 담배 제품(Tobacco) 중 가장 일반적으로 사용되는 제품은 궐련(cigarettes)이었으며, 현재흡연율(어떤 담배제품이던 상관없이)은 캘리포니아 10.2%에서 와이오밍 27.7%까지 다양하게 나타났다. 미국에서 흡연은 매년 480,000명 혹은 매일 1,300명의 예방 가능한 조기 사망을 초래한다(USDHHS, 2014). 현재의 추세가 계속된다면, 담배는 현재 살아 있는 18세 미만의 미국인 560만 명의 조기 사망의 원인이 될 것으로 예측된다(USDHHS, 2014). 또한 흡연으로 인한 미국의 연간 의료 관련 지출은 연간 1,700억 달러로 추산되었다(Xu et al., 2015).

세계적인 추세를 볼 때 흡연의 문제는 더욱 심각하다. 전세계적으로, 흡연은 700만 명 이

상의 사망을 초래한다(WHO, 2017). 2005년부터 2030년까지 담배 관련 누적 사망자는 1억 7,850만 명에 이를 것으로 예상되는데, 이 중 1억 3,510만 명은 개발도상국에서, 407만 명은 선진국에서 사망할 것으로 예상된다(Mackay, 2012). 저소득 및 중간소득 국가들에서는 인구 증가와 더불어 담배 사용자 수도 증가하고 있다. 저소득 및 중간소득 국가의 흡연자들은 주로 남성들이다. 여성의 흡연율은 고소득 국가에서 약 22%, 저소득 국가 및 중간소득 국가에서는 9%로, 총 2억 5,000만 명이 여성 흡연자 수로 조사되고 있다(Mackay, 2012). 2016년에는 전 세계적으로 5조 7,000억 개의 담배가 9억 4,200만 명의 남성흡연자 및 1억 7,500만 명의 여성흡연자에 의해 소비되었다(Drope & Schluger, 2018). 중국인은 세계 담배 소비의 40% 이상을 차지하며 가장 높은 흡연 분율을 나타냈으며 인도와 인도네시아가 그 뒤를 이었다(Drope & Schluger, 2018).

담배 소비를 제한하기 위해 다양한 지역사회 및 공중보건 개입이 시행되었다. 이러한 조치에는 학교 기반 교육, 미디어 캠페인, 담배 광고 금지와 미성년자에게 담배 판매 금지, 담배 제품에 경고 표시 부착, 담배 제품의 세금 인상, 공공장소 흡연 금지, 금연 행동 변화 중재 설계에 이르기까지 다양하다(Husten & Apelberg, 2016; Sharma & Atri, 2010).

음주

음주는 에탄올이 함유된 음료를 마시는 것을 말하며, 일반적으로 맥주, 와인, 양주의 3가지 범주로 분류된다. 알코올 사용은 알콜의존(alcoholism)으로 이어질 수 있다. 또한 음주는 수많은 교통사고, 추락, 그리고 다른 부상들과 관련이 있다. 과음은 고혈압, 심장병과도 관련이 있다(Barrie, 2012). 알코올은 간을 손상시키고 간경변과 간암 등 간질환의 원인이 된다. 임신부의 알코올 섭취는 태아 알코올 증후군, 조산 합병증으로 이어질 수 있다.

Substance Abuse and Mental Health Services Administration, Office of Applied Studies(2008)에 따르면, 2007년 전국 조사에서 12세 이상의 모든 미국인들 중 절반 이상(51.1%)이 현재 음주를 하고 있다고 보고했다(설문조사 전 30일 동안 적어도 한 잔 이상을 마신 경우). 이는 약 1억 2,680만 명으로 추산된다. 미국에서 실시한 2012~2013년 국가음주관련역학조사(National Epidemiologic Survey on Alcohol and Related Conditions III) 결과 음주율은 72.7%(95% 신뢰구간, 71.4–73.9%), 고위험 음주율은 12.6%(신뢰구간, 12.0–13.2%), DSM-IV 알코올 사용 장애(alcohol use disorders, AUD)는 12.7 %(95% 신뢰구간, 12.1–13.3%)로 나타났다(Grant et al., 2017). 또한, 이 조사는 2001–2002년 조사부터 모든 결과 수치가 증가했음을 보여주었고, 노인, 여성, 소수민족, 교육수준이 낮은 사람, 가구소득이 낮은 사람에서 수치가 높은 것으로 나타났다.

세계보건기구(World Health Organization, WHO, 2018) 보고서에 따르면, 알코올의 유해한 사용은 매년 전 세계적으로 약 300만 명의 사망 또는 전체 사망의 5.3%를 초래한다. 알코올은 200개가 넘는 질병 및 부상 상태의 원인이 된다(WHO, 2018). 2016년 195개국을 대상으로 실시한 체계적 문헌고찰에 따르면 알코올 사용에 있어 안전한 용량은 없으며 알코올은 건강에 해롭다는 결론이 도출되었다(Global Burden of Disease 2016 Alcohol Collaborators, 2018).

알코올 남용을 제한하기 위해 다양한 지역사회 공중보건 개입이 시행되어 왔다. 이러한 개입에는 알코올 소비 행동을 규제하는 정책, 교육 개입, 폭음을 줄이기 위한 청소년 대상 프로그램, 음주 운전 방지를 위한 프로그램, 알코올 제품에 과세 증가, 치료 프로그램 등이 포함된다(Christensen et al., 2016).

신체활동 부족(Physical Inactivity)

규칙적인 신체활동은 수많은 건강상의 이점을 제공한다. 반대로, 앉아있는 생활양식이나 신체활동 부족은 건강에 해롭다. 신체활동 부족은 과체중, 비만, 관상동맥질환, 당뇨병, 대장암, 고혈압, 골다공증, 낙상, 우울, 낮은 자존감과 관련이 있다(Ainsworth & Macera, 2016).

2015년에 조사된 Behavioral Risk Factor Surveillance System 결과, 미국에서 여가 시간에 신체활동을 하지 않는다고 보고한 성인의 비율은 25.5%(17.6~47.1%)로 나타났다(Pickens et al., 2018). 청소년 자료와 관련, 2015년 Youth Risk Behavior Surveillance System 결과에서는 고등학생의 14.3%가 7일간 하루에 적어도 60분도 신체활동을 하지 않았다(Kann et al., 2016). 신체활동 부족 관련 상대적 고위험군은 고령자, 여성, 소수민족, 장애인, 저소득층이다(Ainsworth & Macera, 2016).

2016년 전 세계적으로 18세 이상 인구의 약 28%(남자 23% 및 여자 32%)가 불충분한 신체활동을 하는 것으로 나타났다(World Health Organization[WHO], 2019a). 신체활동 부족은 전 세계적으로 조기사망의 10대 주요 원인에 포함되어 있다. 적절한 신체활동 권고량은 중간강도의 신체활동을 일주일에 적어도 150분 이상 실천하는 것이다. 신체활동 부족률은 저소득국가에 비해 고소득국가에서 더욱 높았다. 전세계적으로, 11-17세 청소년의 81%가 신체활동권고량(매일 60분 이상 중간강도 또는 고강도 신체활동 실천)을 충족하지 못하는 것으로 나타났다(WHO, 2019a)

신체활동을 촉진하기 위한 다양한 지역사회 공중보건 개입이 시행되었다. 이러한 개입은 개별적인 행동을 변화시키기 위해 교육을 하거나, 정책 및 환경을 바꾸기 위해 환경적 조치를 하는 것이었다. 교육 프로그램은 학교 환경, 작업장 환경, 지역사회 환경 및 환자 관리 환경에서 구현되었다. 환경 및 정책 이니셔티브에는 학교 체육 시간 증대를 위한 지원, 신체활동 환경 장벽 제거, 자동화 강조 감소, 공원 및 레크리에이션 시설 보조, 산책로, 자전거 도로 및 보도 구축, 신체활동-친화적인 시설 건설 등이 포함되었다(Sharma & Atri, 2010).

건강하지 않은 식이(Unhealthy Diet)

여러 식습관 행동들이 건강하지 못한 식이에 기여하며, 이것은 여러 가지 질병에 대한 위험 요인이다. 이러한 식습관에는 과일과 채소 섭취 부족, 포화 지방, 콜레스테롤, 붉은 육류의 다량 섭취, 과도한 소금 섭취, 식이섬유 섭취량 부족, 가당 음료 섭취 및 우유 및 유제품 섭취 부족 등이 있다(Greenwood et al., 2016). 과일과 채소의 섭취는 여러 종류의 암, 당뇨병, 심장병, 비만에 예방적인 역할을 한다. 포화지방, 콜레스테롤, 붉은 육류의 다량 섭취는 관상동맥질환과 인과관계가 있다. 다량의 소금 섭취는 고혈압과 관련이 있다. 식이섬유의 섭취는 관상동맥질환과 일부 암에 보호적인 효과를 나타낸다. 설탕이 들어간 음료의 소비는 과체중 및 비만과 관련이 있다. 마지막으로, 유제품의 섭취는 골다공증, 심장병, 대장암에 보호적 역할을 한다.

미국식 식단은 미국 전체 인구를 식이요법 관련 만성질환의 발생 위험성을 높이는 방향으로 이끌고 있다(Greenwood et al., 2016). 2015년에 실시한 Youth Risk Behavior Surveillance System에 따르면, 조사 전 7일 동안 조사대상 고등학생의 20% 만이 과일을 하루에 3번 이상 섭취하였고, 14.8% 만이 채소를 하루에 3번 이상 섭취하였으며, 20.4%는 하루에 최소 1번 이상 탄산음료를 섭취한 것으로 나타났다((Kann et al., 2016). 전 세계적으로, 과일과 채소 섭취량 부족으로 인한 사망은 170만 명(2.8%)에 이른다(WHO, 2019b).

지역사회 공중보건 개입의 예로는 다양한 환경에서의 교육 프로그램, 농업 정책의 변화, 식품 라벨링에 관한 정책, 지지(advocacy) 노력, 학교 웰니스 정책, 소셜마케팅, 광고와 식품 마케팅에 대한 균형 잡힌 접근 등이 있다. 또한, 매 5년마다 미국 농무부(USDA)와 보건부(USDHHS)는 "미국인을 위한 식이요법 지침(Dietary Guidelines for Americans)을 발간하고 있다. 다음 지침 기한은 2020년까지이다(Office of Disease Prevention and Health Promotion [ODPHP], 2019).

유전 질환 역학(Genetic Disease Epidemiology)

유전 질환은 유전적 구성의 이상으로 인해 발생하는 질환이다. 인간은 46개의 염색체 내에 유전 물질을 가지고 있으며, 그 중 절반은 어머니에게서, 절반은 아버지에게서 온다. 때때로 이 유전적 구성에 결함이 발생할 수 있다. 이러한 결함은 유전적인 결과로 부모 또는 이전 세대로부터 전해져온 것일 수 있으며, 새로운 돌연변이의 결과로 다음 세대로 전달될 수도 있다. 일반적으로 유전 질환은 다음과 같이 분류할 수 있다.

1. 단일유전자 이상(single-gene inherited abnormalities), 예, 낭포성 섬유증(cystic fibrosis: 호흡기, 소화기, 생식계 등의 기능을 방해하는 두껍고 끈적끈적한 점액의 생성을 특징으로 함), 겸상 적혈구 빈혈(sickle cell anemia: 비정상 헤모글로빈과 낫처럼 생긴 적혈구가 만들어지며 이것이 세동맥과 모세 혈관을 막는 것을 특징으로 함), 말판 증후군(Marfan's syndrome: 불균형적으로 키가 크고 관절이 느슨해지는 것 특징으로 함) 등
2. 다요인성 유전질환(Multifactorial inherited ailments), 예, 심장병, 비만, 알츠하이머병(조기 노쇠를 특징으로 하는 퇴행성 뇌질환), 당뇨병, 정신 질환 등
3. 염색체 이상(Chromosomal abnormalities), 예, 다운증후군(21번 염색체가 전체 또는 일부 세포에서 여분의 염색체를 1개 더 가지게 되어 전형적인 얼굴 특징과 지능 수준 감소를 나타냄), 터너증후군(45개 염색체, X염색체 부족으로 성선 기능 저하 및 저신장 등을 나타냄), 클라인펠터 증후군(XXY 패턴으로 구성, 사춘기 이후에 발현되며 여성형 유방 및 작은 고환을 특징으로 함) 등
4. 미토콘드리아 DNA의 돌연변이로 인한 미토콘드리아 유전 질환, 예, 미토콘드리아 근병증

(mitochondrial myopathies: 안구 근육의 점진적 약화, 사지 약화, 때로는 간질을 나타냄) 등

아직 대부분의 유전 질환의 치료는 불가능하다. 지역사회 공중보건의 관점에서, 유전자 검사 및 신생아 선별검사가 예방을 위한 노력의 기초를 형성한다. 산전진단은 일부 유전자 이상을 판단하는데 도움을 줄 수 있고 낙태를 통해 원치 않는 임신을 중단할 수 있다. 예를 들어, 다운증후군의 위험은 산모 연령에 따라 증가하며, 이러한 이상을 발견하기 위해 산전 검사를 이용할 수 있다. 미국산부인과협회(ACOG) 지침에 따르면 임산부를 대상으로 특정 종류의 이수성(aneuploidy, 염색체 이상) 검사를 위해 초음파 검사, 혈청 표지자, 염색체 마이크로 어레이 분석(CMA), 융모막 검사(CVS), 양수천자의 사용을 권고한다(Graham, 2007; Hay et al, 2018). 다른 하나의 검사는 신생아 선별검사이다. 예를 들어 페닐케톤뇨증(PKU)은 뇌에 축적되는 아미노산인 페닐알라닌 대사에 이상이 생겨 지적장애를 유발하는 특징을 가진 질병으로, 출생아 11,000명당 1명 꼴로 발생한다(Blau, 2016), 이 질병은 선별검사를 통해 쉽게 진단될 수 있다. 이렇게 진단된 신생아들에게는 손상 발생을 예방하기 위하여 특별한 식이를 제공할 수 있다. 탠덤질량분석법(MS/MS)은 대사 장애 검사에 사용되는 방법이다(Ombrone et al., 2016). 신생아 검사의 향후 과제는 추가 검사를 도입함으로써 위양성 비율을 줄이고, 새로운 바이오마커를 도입하고 새로운 치료 가능한 질병을 검사에 추가함으로써 위음성 비율을 줄이는 것이다.

산전진단
초음파 검사, 혈액 검사, 융모막 검사(CVS), 양수천자 및 기타 방법 등을 통해 태아가 자궁에 있는 동안 태아의 장애를 진단하는 방법

신생아 검진
혈액검사, 탠덤질량분석기(MS/MS) 및 기타 방법 등을 통해 전신적인 발달을 저해할 수 있는 장애에 대해 생후 몇일간 신생아의 장애를 진단하는 방법. 일반적으로 검사하는 질환으로는 낭포성 섬유증, 페닐케톤뇨증, 겸상적혈구질환, 청각장애, 선천성 심장질환 등이 있다.

요약

분석역학에는 두 가지 주요 유형의 연구, 즉 관찰연구와 개입 연구(또는 실험연구)가 사용된다. 관찰연구는 연구대상 요인을 관찰할 뿐 어떠한 방식으로도 조작하지 않고 참가자의 무작위 배정이 없는 연구설계를 포함한다. 관찰연구는 연구하고자 하는 요인을 단순히 관찰만하고, 어떤 방법으로든 조작하지 않고, 대상자를 확률 할당하지 않는 연구방법을 말한다. 관찰연구에는 두 가지 유형이 있다. (1) 환자-대조군연구는 특정 질병을 갖고 있는 개인과 그 질병이 없는 개인의 비교를 통해 가능한 폭로나 위험 요인의 차이를 조사하는 방법이다. (2) 코호트연구는 폭로 혹은 위험 요인을 공유하는 개인 집단을 시간에 따라 추적 관찰함으로써 질병의 발생을 평가하는 방법이다. 개입 연구(또는 실험연구)는 변수의 개입(즉, 약물 혹은 예방접종을 제공하거나 교육을 실시)이 질병이나 건강상태에 미치는 효과를 연구하는 연구방법이다. 개입 연구에는 다음의 세 가지 종류가 있다. (1) 무작위 할당 임상시험은 연구하고자 하는 요인(약물, 예방접종, 지역사회 또는 공중보건 개입 등)을 조작하고, 연구대상자를 실험군(치료나 개입을 받는 군)이나 대조군 중 하나로 무작위 할당을 실시하며, 대상자가 어떤 군에 속하는지를 모르도록 하는 눈가림법을 실시한다. (2) 무작위 할당 지역사회시험은 연구하고자 하는 요인(대중매체 캠페인 등과 같은 지역사회 혹은 공중보건 개입)을 2개 이상의 지역사회를 실험군과 대조군으로 할당한 후, 실험군 전체 지역사회에 개입을 제공하

는 것이다. (3) 준실험연구는 연구하고자 하는 요인(약물, 예방접종, 지역사회 또는 공중보건 개입 등)을 조작하지만, 실험군과 대조군 사이에 무작위 할당을 하지 않는 것이다.

역학 연구는 통계적 연관성의 지표를 제공하며, 이를 바탕으로 인과관계에 대한 판단을 해볼 수 있다. 인과관계의 기준은 연관성의 강도, 연관성의 일관성, 연관성의 특이성, 시간적 선후관계, 양-반응관계, 생물학적 설명 가능성, 일치성, 실험적 입증, 유사성이다.

핵심 용어

attributable risk (or risk difference)	기여위험도
bias	바이어스, 편이
case-control study	환자-대조군연구
cause-and-effect relationship	원인-결과 관계
chronic diseases	만성질환
cohort study	코호트연구
communicable diseases	전염병
concurrent cohort study	동시적 코호트연구
confounding	교란, 혼란
contagious diseases	접촉전염병
experimental studies	실험연구
incubation period	잠복기
infectious diseases	감염병, 감염질환
information bias	정보 바이어스, 정보 편이
intervention studies	개입연구
matching	짝짓기
newborn screening	신생아 검진
nonconcurrent cohort study	비동시 코호트연구
observational studies	관찰연구
odds ratio	교차비, 비차비, 오즈비
population attributable risk	인구집단 기여위험도
prenatal diagnosis	산전진단
prospective cohort study	전향적 코호트연구
protocol	프로토콜
quasi-experimental study	준실험연구
randomized clinical trial	무작위 할당 임상시험
randomized community trial	무작위 할당 지역사회 시험
recall bias	회상 바이어스
relative risk(RR)	비교위험도(RR)
retrospective cohort study	후향적 코호트연구
selection bias	선택 바이어스
statistical association	통계적 연관성

복습 문제

1. 분석역학의 종류를 나열하고 설명하시오.
2. 환자-대조군연구와 코호트연구의 차이점을 설명하시오.
3. 개입 연구의 종류에 대해 설명하시오.

4. 인과관계 수립의 기준을 설명하시오.
5. 감염질환과 만성질환의 차이를 설명하시오.
6. 일반적인 생활습관 위험 요인들을 열거하고, 이들의 예방과 통제를 위한 방법을 설명하시오.
7. 유전질환의 종류를 나열하고 각각에 속하는 예시를 열거해보시오. 유전질환의 조기진단을 위한 두 가지 방법에 대해 설명하시오.

역량 구축을 위한 활동 #1

오메가 3 지방산이 풍부한 생선 및 생선기름은 심장 관상동맥질환의 1차 예방과 2차 예방에 모두 유용한 것으로 보고되고 있다. PubMed 또는 기타 건강 및 의료 관련 데이터베이스를 사용하여 이 주제에 대한 문헌 검색을 수행해 보자. 적어도 10개의 관련 역학 연구를 찾아 검토해 보도록 하자. 이 관련성의 인과적 역할에 대한 당신의 입장을 설명할 수 있는 보고서를 작성해보자.

역량 구축을 위한 활동 #2

세계보건기구(WHO)의 전 세계 10대 사망원인에 관한 웹사이트를 방문해보자(https://www.who.int/en/news-room/fact-sheets/detail/the-top-10-causes-of-death). 상위 10가지 사망원인 중에서 감염질환 및 전염성질환의 목록을 나열해보자. 그리고 저소득 국가, 중하위 소득 국가, 상위 소득 국가 및 고소득 국가 간에 비교를 해보자. 또한 이 결과를 미국의 상위 10가지 사망원인과 비교하여 간단한 보고서를 작성해보자.

학습에 유용한 웹사이트

유방암 연구

http://ww5.komen.org/BreastCancer/BreastCancerResearch.html

이것은 Susan G. Komen의 웹사이트이다. 이 웹사이트에서는 유방암 위험 요인, 위험을 낮추는 약, 조기진단 및 선별검사, 진단 및 예후 인자 등의 유방암 연구 관련 정보와 링크를 제공한다. 이 웹사이트를 방문하여 유방암 관련 연구, 위험 요인 등을 살펴보고 연구의 표를 읽는 방법을 알아 보자. 유방암의 주요 위험 요인에 대해서 요약해 보자.

감염질환 역학

http://ocw.jhsph.edu/courses/EpiInfectious Disease/index.cfm

이 웹사이트는 존스 홉킨스 대학교 공중보건대학원의 감염질환 역학 공개강좌를 제공한다. 여기에는 20개의 강좌가 있다. 이 과정을 완료하고 배운 내용에 대해 요약해 보자.

국제역학회

http://www.ieaweb.org

이것은 국제역학회의 웹사이트다. 이 학회는 역학 교육 및 연구와 관련된 100여 개국 1,000여 명의 회원들로 구성되어 있다. 이 웹사이트에는 멤버십, 자원, 뉴스, 활동 등에 관한 몇 가지 링크가 있다. 이 웹사이트를 탐색해 보고 조직에 대해 알아보자. [EpiBlog] 탭 아래의 항목들 중 관심 있는 블로그 항목을 하나 선택해 보자. 국제역학회와 선택한 블로그의 주제를 살펴보고 배운 것에 대하여 자신의 말로 요약해 보자.

결핵역학연구 컨소시엄(Tuberculosis Epidemiologic Studies Consortium, TESC)

http://www.cdc.gov/tb/topic/research/TBESC/default.htm

미국 질병통제예방센터의 결핵 역학 컨소시엄 웹사이트에는 컨소시엄에 대한 간략한 설명과 그 배경, 인프라, 연구 프로젝트, 회의, 위원회 구성원, 디렉토리, 출판물, 연락처 정보, 연구제안 요청 등이 포함되어 있다. 웹사이트를 살펴보고 [Research Projects] 링크를 찾아보자. 세 가지 연구 프로젝트를 찾아 어떤 형태의 분석 역학 연구 디자인을 이용하였는지 설명해 보자.

참고문헌

Ainsworth, B. E., & Macera, C. A. (2016). Physical activity. In P. L. Remington, R. C. Brownson, & M. V. Wegner (Eds.), Chronic disease epidemiology and control (4th ed., pp. 391–430). Washington, DC: American Public Health Association.

Akbariasbagh, P., Shariat, M., Akbariasbagh, N., & Ebrahim, B. (2017). Cardiovascular malformations in infants of diabetic mothers: A retrospective case-control study. Acta Medica Iranica, 55(2), 103–108.

Ali, N. S., Ali, B. S., & Azam, I. S. (2009). Postpartum anxiety and depression in peri-urban communities of Karachi, Pakistan: A quasi-experimental study. BMC Public Health, 9, 384.

Awano, M., & Shimada, K. (2010). Development and evaluation of a self-care program on breastfeeding in Japan: A quasi-experimental study. International Breastfeeding Journal, 5, 9.

Barrie, K. (2012). Alcohol. Edinburgh: Dunedin Academic Press.

Bauer, U. E., & Briss, P.A. (2016). Current issues and challenges in chronic disease prevention and control. In P. L. Remington, R. C. Brownson, & M. V. Wegner (Eds.), Chronic disease epidemiology and control (4th., pp. 3–34). Washington, DC: American Public Health Association.

Berkson, J. (1946). Limitations of the application of fourfold table analysis to hospital data. Biometrics, 2, 47–53.

Blau, N. (2016). Genetics of phenylketonuria: Then and now. Human Mutation, 37(6), 508–515. doi: 10.1002/humu.22980

Carei, T. R., Fyfe-Johnson, A. L., Breuner, C. C., & Brown, M. A. (2010). Randomized controlled clinical trial of yoga in the treatment of eating disorders. Journal of Adolescent Health, 46(4), 346–351.

Carleton, R. A., Lasater, T. M., Assaf, A. R., et al. (1995). The Pawtucket Heart Health Program: Community changes in cardiovascular risk factors and projected disease risk. American Journal of Public Health, 85, 777–785.

Christensen, K., Thomas, M., Mills, J., et al. (2016). Alcohol use. In P. L. Remington, R. C. Brownson, & M. V. Wegner (Eds.), Chronic disease epidemiology and control (4th ed., pp. 431–482). Washington, DC: American Public Health Association.

Chrysant, S. G. (2017). The impact of coffee consumption on blood pressure, cardiovascular disease and diabetes mellitus. Expert Review of Cardiovascular Therapy, 15(3), 151–156. doi: 10.1080/14779072.2017.1287563

Cornelis, M. C., & El-Sohemy, A. (2007). Coffee, caffeine, and coronary heart disease. Current Opinion in Lipidology, 18(1), 13–19.

Cummings, K. M., Fix, B. V., Celestino, P., et al. (2010). Does the number of free nicotine patches given to smokers calling a quitline influence quit rates: Results from a quasi-experimental study. BMC Public Health, 10, 181.

Dahm, C. C., Keogh, R. H., Spencer, E. A., et al. (2010). Dietary fiber and colorectal cancer risk: A nested case-control study using food diaries. Journal of the National Cancer Institute, 102(9), 614–626.

Dave, C. V., Kesselheim, A. S., Fox, E. R., et al. (2017). High generic drug prices and market competition: A retrospective cohort study. Annals of Internal Medicine, 167(3), 145–151. doi: 10.7326/M16-1432

Dawber, T. R., Meadors, G. F., & Moore, F. E., Jr. (1951). Epidemiological approaches to heart disease: The Framingham Study. American Journal of Public Health, 41(3), 279–286.

Drope, J., & Schluger, N. W. (Eds.). (2018). The tobacco atlas (6th ed.). Atlanta, GA: American Cancer Society. Retrieved from https://tobaccoatlas.org

Farquhar, J. W. (1978). The community-based model of lifestyle intervention trials. American Journal of Epidemiology, 108, 103–111.

Farquhar, J. W., Fortmann, S. P., Maccoby, N., et al. (1985). The Stanford Five-City Project: Design and methods. American Journal of Epidemiology, 122(2), 323–334.

Farquhar, J. W., Maccoby, N., Wood, P. D., et al. (1977). Community education for cardiovascular health. Lancet, 1, 1192–1195.

Friis, R. H. (2018). Epidemiology 101 (2nd ed.). Burlington, MA: Jones and Bartlett Learning.

Global Burden of Disease 2016 Alcohol Collaborators. (2018). Alcohol use and burden for 195 countries and territories, 1990–2016: A systematic analysis for the Global Burden of Disease Study 2016. Lancet, 392(10152), 1015–1035. doi: 10.1016/S0140-6736(18)31310-2

Graham, L. (2007). ACOG releases guidelines on screening for fetal chromosomal abnormalities. American Family Physician, 76(5), 712–716. Retrieved from https://www.aafp.org/afp/2007/0901/p712.html

Grant, B. F., Chou, S. P., Saha, T. D., et al. (2017). Prevalence of 12-month alcohol use, high-risk drinking, and DSM-IV alcohol use disorder in the United States, 2001–2002 to 2012–2013: Results from the National Epidemiologic Survey on Alcohol and Related Conditions. JAMA Psychiatry, 74(9), 911–923. doi: 10.1001/jamapsychiatry.2017.2161

Greenwood, C., Sippy, R., Weinert, B., & Adams, A. (2016). Diet and nutrition. In P. L. Remington, R. C. Brownson, & M. V. Wegner (Eds.), Chronic disease epidemiology and control (4th ed., pp. 331–390). Washington, DC: American Public Health Association.

Harandi, T. F., Taghinasab, M. M., & Nayeri, T. D. (2017). The correlation of social support with mental health: A meta-analysis. Electronic Physician, 9(9), 5212–5222. doi: 10.19082/5212

Hay, S. B., Sahoo, T., Travis, M. K., et al. (2018). ACOG and SMFM guidelines for prenatal diagnosis: Is karyotyping really sufficient? Prenatal Diagnosis, 38(3), 184–189. doi: 10.1002/pd.5212

Hayes, T., Sharma, M., Shahbazi, M., et al. (2019). The evaluation of a fourth-generation multi-theory model (MTM) based intervention to initiate and sustain physical activity. Health Promotion Perspectives, 9(1), 13–23. doi: 10.15171/hpp.2019.02.

Hennekens, C. H., & Buring, J. E. (1987). Epidemiology in medicine. Boston, MA: Little, Brown.

Hill, A. B. (1965). The environment and disease: Association or causation? Proceedings of the Royal Society of Medicine, 58(5), 295–300.

Husten, C. G., & Apelberg, B. J. (2016). Tobacco use. In P. L. Remington, R. C. Brownson, & M. V. Wegner (Eds.), Chronic disease epidemiology and control (4th ed., pp. 243–330). Washington, DC: American Public Health Association.

Jenab, M., Bueno-de-Mesquita, H. B., Ferrari, P., et al. (2010). Association between pre-diagnostic circulating vitamin D concentration and risk of colorectal cancer in European populations: A nested case-control study. British Medical Journal, 340, b5500. doi: 10.1136/bmj. b5500

Kann, L., McManus, T., Harris, W. A., et al. (2016). Youth risk behavior surveillance—United States, 2015. Morbidity and Mortality Weekly Report Surveillance Summaries, 65(6), 1–174. doi: 10.15585/mmwr.ss6506a1

Kirkegaard, H., Johnsen, N. F., Christensen, J., et al. (2010). Association of adherence to lifestyle recommendations and risk of colorectal cancer: A prospective Danish cohort study. British Medical Journal, 341, c5504. doi: 10.1136/bmj.c5504

Lilienfeld, D. E., & Stolley, P. D. (1994). Foundations of epidemiology (3rd ed.). Oxford: Oxford University Press.

Lipid Research Clinics Coronary Primary Prevention Trial. (1984). The Lipid Research Clinics Coronary Primary Prevention Trial results. I. Reduction in incidence of coronary heart disease. JAMA, 251(3), 351–364.

Luepker, R. V., Murray, D. M., Jacobs, D. R., et al. (1994). Community education for cardiovascular disease prevention: Risk factor changes in the Minnesota Heart Health Program. American Journal of Public Health, 84, 1383–1393.

Lutalo, T., Kigozi, G., Kimera, E., et al. (2010). A randomized community trial of enhanced family planning outreach in Rakai, Uganda. Studies in Family Planning, 41(1), 55–60.

Mackay, J. (2012). The global epidemiology of tobacco and related chronic diseases. Public Health, 126(3), 199–201.

Maguire, A., Rosato, M., & O'Reilly, D. (2017). Mental health and morbidity of caregivers and co-residents of individuals with dementia: A quasi-experimental design. International Journal of Geriatric Psychiatry, 32(10), 1104–1113. doi: 10.1002/gps.4573

Mazigo, H. D., Amuasi, J. H., Osei, I., & Kinung'hi, S. M. (2018). Integrating use of point-of-care circulating cathodic antigen rapid diagnostic tests by community health workers during mass drug administration campaigns to improve uptake of praziquantel treatment among the adult population at Kome Island, North-Western Tanzania: A cluster randomized community trial. BMC Public Health, 18(1), 840. doi: 10.1186/s12889-018-5732-y

Mediano, M. F., Barbosa, J. S., Moura, A. S., et al. (2010). A randomized clinical trial of home-based exercise combined with a slight caloric restriction on obesity prevention among women. Preventive Medicine, 51(3–4), 247–252.

Memon, A., Godward, S., Williams, D., et al. (2010). Dental X-rays and the risk of thyroid cancer: A case-control study. Acta Oncologica, 49(4), 447–453.

Michaud, D. S., Gallo, V., Schlehofer, B., et al. (2010). Coffee and tea intake and risk of brain tumors in the European Prospective Investigation into Cancer and Nutrition (EPIC) cohort study. American Journal of Clinical Nutrition, 92(5), 1145–1150.

Odani, S., Armour, B. S., Graffunder, C. M., et al. (2018). State-specific prevalence of tobacco product use among adults—United States, 2014–2015. MMWR. Morbidity and Mortality Weekly Report, 67(3), 97–102. doi: 10.15585/mmwr.mm6703a3

Office of Disease Prevention and Health Promotion. (2019). Food and nutrition. Dietary guidelines. Retrieved from https://health.gov/dietaryguidelines

Ombrone, D., Giocaliere, E., Forni, G., et al. (2016). Expanded newborn screening by mass spectrometry: New tests, future perspectives. Mass Spectrometry Reviews, 35(1), 71–84. doi: 10.1002/mas.21463

Park, K. (2017). Park's textbook of preventive and social medicine (24th ed.). Jabalpur: Banarasidas Bhanot.

Parker, C., Coupland, C., & Hippisley-Cox, J. (2010). Antipsychotic drugs and risk of venous thromboembolism: Nested case-control study. British Medical Journal, 341, c4245. doi: 10.1136/bmj. c4245

Pasupathy, D., Wood, A. M., Pell, J. P., et al. (2010). Time of birth and risk of neonatal death at term: Retrospective cohort study. British Medical Journal, 341, c3498. doi: 10.1136/bmj. c3498

Pickens, C. M., Pierannunzi, C., Garvin, W., & Town, M. (2018). Surveillance for certain health behaviors and conditions among states and selected local areas—Behavioral Risk Factor Surveillance System, United States, 2015. Morbidity and Mortality Weekly Report Surveillance Summaries, 67(9), 1–90. doi: 10.15585/mmwr.ss6709a1

Piva, S. R., Gil, A. B., Almeida, G. J., et al. (2010). A balance exercise program appears to improve function for patients with total knee arthroplasty: A randomized clinical trial. Physical Therapy, 90(6), 880–894.

Prabhakar, D., Peterson, E. L., Hu, Y., et al. (2018). Dermatologic conditions and risk of suicide: A case-control study. Psychosomatics, 59(1), 58–61. doi: 10.1016/j.psym.2017.08.001

Qureshi, A. M., Oche, O. M., Sadiq, U. A., & Kabiru, S. (2011). Using community volunteers to promote exclusive breastfeeding in Sokoto State, Nigeria. Pan African Medical Journal, 10, 8.

Redwood, R., Remington, P. L., & Brownson, R. C (2016). Chronic disease epidemiology. In P. L. Remington, R. C. Brownson, & M. V. Wegner (Eds.), Chronic disease epidemiology and control (4th ed., pp. 35–76). Washington, DC: American Public Health Association.

Rondanelli, M., Giacosa, A., Opizzi, A., et al. (2010). Effect of omega-3 fatty acids supplementation on depressive symptoms and on health-related quality of life in the treatment of elderly women with depression: A double-blind, placebo-controlled, randomized clinical trial. Journal of the American College of Nutrition, 29(1), 55–64.

Sabtu, N., Enoch, D. A., & Brown, N. M. (2015). Antibiotic resistance: What, why, where, when and how? British Medical Bulletin, 116, 105–113. doi: 10.1093/bmb/ldv041

Schön, T., Miotto, P., Köser, C. U., et al. (2017). Mycobacterium tuberculosis drug-resistance testing: Challenges, recent developments and perspectives. Clinical Microbiology & Infection, 23(3), 154–160. doi: 10.1016/j.cmi.2016.10.022

Sharma, M., & Atri, A. (2010). Essentials of international health. Sudbury, MA: Jones and Bartlett.

Sharma, M. K., Gour, N., Pandey, A., & Walia, D. (2011). Epidemiological study of risk factors for oral, laryngeal and esophageal cancers at a tertiary care hospital in India. Asian Pacific Journal of Cancer Prevention, 12(5), 1215–1218.

Steliga, M. A., & Dresler, C. M. (2011). Epidemiology of lung cancer: Smoking, secondhand smoke, and genetics. Surgical Oncology Clinics of North America, 20(4), 605–618.

Substance Abuse and Mental Health Services Administration, Office of Applied Studies. (2008). Results from the 2007 National Survey on Drug Use and Health: National Findings (NSDUH Series H-34, DHHS Publication No. SMA 08-4343). Rockville, MD: SAMHSA.

Thelle, D. S. (2008). The causal role of blood lipids in the aetiology of coronary heart disease—an epidemiologist's perspective. Scandinavian Cardiovascular Journal, 42(4), 274-278.

Torquati, L., Mielke, G. I., Brown, W. J., & Kolbe-Alexander, T. (2018). Shift work and the risk of cardiovascular disease: A systematic review and meta-analysis including dose-response relationship. Scandinavian Journal of Work Environment and Health, 44(3), 229-238. doi: 10.5271/sjweh.3700

Tsutsumimoto, K., Makizako, H., Doi, T., et al. (2017). Prospective associations between sedentary behaviour and incident depressive symptoms in older people: A 15-month longitudinal cohort study. International Journal of Geriatric Psychiatry, 32(2), 193-200. doi: 10.1002/gps.4461

Tzoulaki, I., Molokhia, M., Curcin, V., et al. (2009). Risk of cardiovascular disease and all cause mortality among patients with type 2 diabetes prescribed oral antidiabetes drugs: Retrospective cohort study using UK general practice research database. British Medical Journal, 339, b4731. doi: 10.1136/bmj.b4731

US Department of Health and Human Services. (2014). The health consequences of smoking—50 years of progress: A report of the Surgeon General. Atlanta: US Department of Health and Human Services, Centers for Disease Control and Prevention, National Center for Chronic Disease Prevention and Health Promotion, Office on Smoking and Health. Retrieved from https://www. cdc.gov/tobacco/data_statistics/sgr/50th-anniversary/index.htm

van Hylckama Vlieg, A., Helmerhorst, F. M., Vandenbroucke, J. P., et al. (2009). The venous thrombotic risk of oral contraceptives, effects of oestrogen dose and progestogen type: Results of the MEGA case-control study. British Medical Journal, 339, b2921. doi: 10.1136/bmj.b2921

Wolff, L. S., El Ayadi, A. M., Lyons, N. J., et al. (2011). Improving the alcohol retail environment to reduce youth access: A randomized community trial of a best practices toolkit intervention. Journal of Community Health, 36(3), 357-366.

World Health Organization. (2005). Strengthening health security by implementing the International Health Regulations (2005). Retrieved from https://www.who.int/ihr/about/general_information/en

World Health Organization. (2017). WHO report on the global tobacco epidemic, 2017. Geneva: World Health Organization. Retrieved from https://www.who.int/tobacco/global_report/2017/en

World Health Organization. (2018). Alcohol: Key facts. Retrieved from https://www.who.int/en/news-room/fact-sheets/detail/alcohol

World Health Organization. (2019a). Global Health Observatory (GHO) data: Prevalence of insufficient physical inactivity. Retrieved from https://www.who.int/gho/ncd/risk_factors/physical_ activity/en

World Health Organization. (2019b). Global strategy on diet, physical activity and health. Retrieved from https://www.who.int/dietphysicalactivity/fruit/en

Yang, K. P., Su, W. M., & Huang, C. K. (2009). The effect of meditation on physical and mental health in junior college students: A quasi-experimental study. Journal of Nursing Research, 17(4), 261-269.

Young, D. R., Haskell, W. L., Jatulis, D. E., & Fortmann, S. P. (1993). Associations between changes in physical activity and risk factors for coronary heart disease in a community-based sample of men and women: The Stanford Five - City Project. American Journal of Epidemiology, 138, 205–216.

Yusuf, S., Hawken, S., Ounpuu, S., et al.; INTERHEART Study Investigators. (2004). Effect of potentially modifiable risk factors associated with myocardial infarction in 52 countries (The INTERHEART Study): Case - control study. Lancet, 364(9438), 937–952.

Xu, X., Bishop, E. E., Kennedy, S. M., et al. (2015). Annual healthcare spending attributable to cigarette smoking: An update. American Journal of Preventive Medicine, 48(3), 326–333. doi: 10.1016/j. amepre.2014.10.012

제4장

지역사회 공중보건에서의 기술 생물통계학

이 장은 지역사회 공중보건에 사용되는 기술 생물통계학의 개요를 제시하도록 구성되었다. 이 장에서는 기술 생물통계학에서 사용되는 기본 용어와 지역사회 공중보건에서의 자료 출처와 측정 수준, 자료 범주화 방법 및 중심 경향성과 산포의 측정에 대해 논의한다. 마지막으로 지역사회 공중보건에서 그래프를 사용하는 방법을 설명한다.

학습목표

이 장을 학습한 후 다음을 할 수 있다.

- 생물통계학의 기본 용어를 정의할 수 있다.
- 지역사회 공중보건에서의 자료원을 찾아낼 수 있다.
- 지역사회 공중보건에서 흔히 사용되는 변수들을 말할 수 있다.
- 측정의 수준을 설명할 수 있다.
- 생물통계학에서 자료가 범수화되는 방식을 설명할 수 있다.
- 중심 경향성과 산포의 측정치를 확인할 수 있다.
- 지역사회 공중보건에서 사용되는 다양한 그래프를 확인할 수 있다.
- 자료 분석에 SPSS 프로그램의 기본적인 기능을 적용할 수 있다.

이 장에서 다루는 공중보건 역량

- 기본적인 공중보건 맥락에 적절한 기본적인 양적 자료 수집 방법을 선택할 수 있다.
- 적절한 생물통계학, 컴퓨터 기반의 프로그래밍, 소프트웨어를 이용하여 기본적인 양적 자료를 분석할 수 있다.
- 기본적인 양적 자료 분석의 결과를 공중보건 연구, 정책, 실무 현장의 관점에서 해석할 수 있다.

생물통계학의 기본 용어

생물통계학은 지역사회 공중보건의 주요 5가지 영역 중 하나이다. 우리는 생물통계학을 정의하기에 앞서 통계학을 정의할 필요가 있다. 통계학은 양적인 자료나 수를 수집, 편집, 정리, 요약, 분석, 그리고 해석하는 것을 포함하는 수학의 한 분야이다. 통계학은 농업, 경영, 경제, 교육, 심리와 같은 여러 분야에서 사용된다. 통계학이 생물학, 의학, 공중보건학에서 사용되면, 이를 생물통계학(biostatistics)이라 한다. 생물통계학은 두 분야로 나누어져 있다. 첫 번째는 기술 생물통계학으로, 자료의 정리와 요약을 포함하며, 두 번째는 추론 생물통계학이며, 이는 자료의 분석과 해석을 포함하여 표본에서 모집단에 대한 결론을 도출한다. 이 장의 목적은 많은 수학을 사용하지 않고 기술통계를 소개하는 것이다.

지역사회 공중보건의 자료 출처는 다음과 같다.

1. **인구동태통계** : 인구동태통계는 출생(또는 출생률), 사망(또는 사망률), 결혼 및 이주에 대한 기록이다. 이러한 기록은 보건 당국이 관리하며 생물 통계 응용에 사용된다.
2. **국가 설문조사 자료** : 설문조사는 자료를 수집하여 어떤 인구집단 중 선택된 집단을 원하는 변수들로 줄이기 위해 고안된 도구이다. 지역사회 공중보건 담당자는 Behavioral Risk Factor Surveillance System(BRFSS)(CDC), 2019a), National Health and Nutrition Examination Survey(NHANES) (CDC, 2019b), National Health Interview Survey(NHIS)(CDC, 2019c), Youth Risk Behavior Surveillance System(YRBSS)(CDC, 2018)와 같은 여러 국가 조사를 통해 자료수집에 참여한다. 국가 설문조사의 자료들은 또한 생물 통계 응용에 사용한다.
3. **현지와 지방의 설문조사 자료** : 현지나 지방 수준에서 시행된 설문조사 중에 생물통계에 이용될 수 있는 자료를 수집한다. 예를 들어 지역사회 구성원의 건강 요구도에 대해 조사하는 공중보건 교육자나 지역사회 구성원 가정의 라돈 저감장치에 대해 조사하는 위생학자, 유방암 환자의 환경 위해요인 노출에 대해 조사하는 역학자가 수집한 설문조사 자료는 유용한 자료가 될 수 있다.
4. **실험에서 얻어진 자료** : 실험은 이전에 시도되지 않은 가설이나 절차에 대해 통제된 조건 하에서 수행되는 시험이다. 지역사회 공중보건 담당자들은 종종 생물통계학적 기능에 사용되는 데이터를 수집하는 실험을 수행하였다. 이러한 실험의 예로

는 공중보건 교육자가 대학생을 대상으로 이론에 근거한, 보다 안전한 성교육에 대해 평가한 자료나 학교보건 교육자가 초등학생을 대상으로 신체활동 개입 효능을 조사한 자료 등이 있다.

5. **이차자료** : 이차자료는 기존 존재하는 보고서, 상업적으로 이용 가능한 자료은행, 출판된 동료평가된 논문들로부터 얻어진 자료이다. 지역사회 공중보건 전문가들은 때때로 이차자료를 이용해야 한다. 예를 들어, 메타분석을 시행하는 연구자들은 여러 독립적으로 존재하는 연구에서 자료를 얻고 통계 분석을 사용하여 이를 통합한다.

설문조사를 정의할 때 우리는 변수라는 용어를 사용했는데, 이것은 약간의 설명이 필요하다. 변수는 개인마다 다른 어떤 특성이다(Daniel & Cross, 2013; Sharma & Petosa, 2014). 양적변수는 측정하고 관찰할 수 있으며 숫자의 형태로 다른 값을 표현한다. 예를 들어, 우리는 어떤 집단에서 학생들의 서로 다른 키나 몸무게를 측정할 수 있다. 질적변수는 숫자로 직접 측정할 수 없는 어떤 특성에 대한 정보를 전달한다. 숫자 값은 없지만 어떤 집단의 빈도는 계산할 수 있다. 예를 들어, 성별은 질적변수이며 숫자 값은 없지만 어떤 집단의 남성과 여성의 수를 계산할 수 있다. 어떤 인구집단의 남성 수와 여성 수를 계산할 수 있다. 다음은 지역사회 공중보건에서 가장 일반적으로 사용되는 변수들이다.

1. **인구학적 변수** : 성별, 연령, 인종, 민족, 직업, 교육, 출신 국가, 종교, 수입, 가족 수, 장애, 자택 소유와 같은 변수를 포함한다.
2. **질병 상태 변수** : 연구 중인 질병의 존재 유무를 다룬다.
3. **지식 수준 변수** : 특정 주제에 대한 사람들의 지식은 종종 보건교육자의 관심의 대상이 되는 변수이다. 지식은 정확한지 부정확한지 평가하거나, 혹은 다른 방식으로 평가될 수도 있고, 수치로 된 점수로 평가할 수도 있다.
4. **태도 수준 변수** : 태도는 리커트 척도(매우 동의, 동의, 모르겠음, 동의하지 않음, 전혀 동의하지 않음), 의미론적 차등 척도(확실함과 불확실함 혹은 쉬움과 어려움과 같이, 반대 의미의 형용사를 사용함) 및 기타 척도로 측정할 수 있다. 태도 변수는 종종 지역사회 공중보건의 행태 연구에서 나타난다.
5. **행태 변수** : 보건교육 및 건강증진 프로그램은 건강한 행동을 발달시키고 불건강한 행동을 변화시키는 데 관심이 있다. 이러한 행태들은 지역사회 공중보건에서 중요한 변수들을 형성한다.
6. **생리적 변수** : 지역사회 공중보건에서 관심의 대상이 되는 생리적 변수의 예는 체질량지수, 혈압, 지질 지표(콜레스테롤, LDL, HDL, 중성지방 수치)와 혈당, 당화혈색소, 혈청 코티닌, 타액 코티졸 수치 등이 있다.
7. **프로그램 과정 변수** : 프로그램이 계획한 대로 시행되었는지 여부나 참가자나 다른 사람들의 프로그램에 대한 만족도, 다른 과정 측면과 관련된 변수들이다.
8. **보건의료 이용 변수** : 지난 12개월 동안 아동 집단의 아동 발달 검사 횟수나 지난 12개월 동안 응급실 방문 횟수 등과 같이 의료 이용 행태와 관련된 변수를 포함한다.

statistics(통계학)
양적인 자료나 수를 수집, 편집, 정리, 요약, 분석, 해석하는 것을 포함하는 수학의 한 분야

biostatistics(생물통계학)
생물학, 의학, 공중보건학에서 사용되는 통계학

descriptive biostatistics(기술 생물통계학)
자료의 정리와 요약을 포함하는 생물통계학의 한 분야

inferential biostatistics(추론 생물통계학)
자료의 분석과 해석을 포함하여 표본에서 모집단에 대한 결론을 도출하는 생물통계학의 한 분야

> 기술 생물통계학은 자료의 정리와 요약을 포함하며, 추론 생물통계학은 자료의 분석과 해석을 포함하며, 표본에서 모집단에 대한 결론을 도출한다.

vital statistics(인구동태통계)
출생(또는 출생률), 사망(또는 사망률), 결혼 및 이주에 대한 기록

survey(설문조사)
자료를 수집하여 어떤 인구집단 중 선택된 집단에 대한 변수들로 줄이기 위해 고안된 도구

experiment(실험)
이전에 시도되지 않은 가설이나 절차에 대해 통제된 조건 하에서 수행되는 시험

secondary data(이차자료)
기존 존재하는 보고서, 상업적으로 이용가능한 자료은행, 출판된 동료평가된 논문들로부터 얻어진 자료

variable(변수)
개인마다 다른 어떤 특성

quantitative variable(양적변수)
측정하고 관찰할 수 있으며 숫자의 형태로 다른 값을 표현

9. 환경변수 : 이 변수들은 공기 중 미세먼지(예를 들어 PM_{10})나 황산, 수중 생물화학적 산소요구량(BOD, Biochemical Oxygen Demand) 등과 같은 물질의 양을 나타낸다.

10. 역학적 변수 : 사망률, 유병률과 같은 변수들이다.

변수와 관련하여 이해해야 하는 또 다른 것은 변수의 측정 수준이다. 측정은 개념을 숫자로 줄여 나타내기 위해 일련의 규칙을 사용하는 과정이다. Stevens(1946)는 명목, 순서, 구간, 비율의 4가지 측정척도를 제안하였다. 명목척도는 사람, 사물, 장소, 혹은 다른 어떤 것을 성별이나 인종 혹은 질병 상태에 따라 서로 다른 계급(혹은 범주)으로 분류하는 데 사용한다(Di Lorio, 2005; Sharma & Petosa, 2014). 개별적으로 이 계급들은 상호 배타적이며 집합적으로는 모든 경우를 포함한다. 명목척도로 측정된 변수에 대해서는 빈도와 분율만을 계산할 수 있다. 명목척도에 의한 변수에 대해서는 곱셈, 나눗셈과 같은 연산을 할 수 없다. 순서 척도는 사람, 사물, 장소, 혹은 다른 어떤 것을 유의미한 순서를 가진 계급으로 나누는 데 사용한다. 예를 들어, 흡연자는 가벼운 흡연자, 보통 흡연자, 중증 흡연자로 분류할 수 있다. 여기에는 계층적 순서가 있어 각 집단은 다른 집단보다 높거나 낮은 것은 알 수 있으나 각 집단 사이에 얼마나 차이가 있는지 알 수는 없다. 이전에 언급되었듯이, 태도의 순위를 매기는 데 흔히 사용되는 척도는 리커트 척도인데, 이는 순서 척도이다. 구간척도는 사람, 사물, 장소, 혹은 다른 어떤 것을 유의미한 순서를 가지면서 동시에 동일한 간격을 가진 계급으로 나누는 데 사용되며 이는 집단 사이에 존재하는 차이를 찾아낼 수 있게 한다. 그러나 구간척도는 절대적인 0의 개념을 가지지 못하여, 0으로 측정된 값은 실제 0의 의미를 가지지 않는다. 덧셈과 곱셈은 구간척도에서 가능하다. 예를 들어, 특정 대상에 대한 지식을 측정하는 구간척도를 사용한다면, 사람들은 20개 문항에 대해 응답을 하게 된다. 이때 10점은 정확히 5점의 2배가 된다. 그러나 0점은 그 사람이 그 대상에 대한 지식이 전혀 없는 것을 의미하지는 않는다. 비율척도는 사람, 사물, 장소, 혹은 다른 어떤 것을 유의미한 순서를 가지면서 동시에 동일한 간격을 가진 계급으로 나누는 데 사용된다는 점에서 구간척도와 유사하다. 하지만 비율척도는 절대 0점을 가진다. 이것은 측정의 가장 높은 수준이다. 비율척도로 측정된 변수의 예는 키, 몸무게, 길이이다. 4가지 척도의 요약은 〈표 4.1〉에 제시되었다.

qualitative(질적변수)
숫자로 직접 측정할 수 없는 어떤 특성에 대한 정보를 전달

measurement(측정)
개념을 숫자로 줄여 나타내기 위해 일련의 규칙을 사용하는 과정

nominal scale(명목척도)
사람, 사물, 장소, 혹은 다른 어떤 것을 서로 다른 계급(혹은 범주)로 분류

ordinal scale(순서 척도)
사람, 사물, 장소, 혹은 다른 어떤 것을 유의미한 순서를 가진 계급으로 나누는 데 사용

interval scale(구간척도)
사람, 사물, 장소, 혹은 다른 어떤 것을 유의미한 순서를 가지면서 동시에 동일한 간격을 가진 계급으로 나누는 데 사용되며 이는 집단 사이에 존재하는 차이를 찾아낼 수 있게 함

ratio scale(비율척도)
사람, 사물, 장소, 혹은 다른 어떤 것을 유의미한 순서를 가지면서 동시에 동일한 간격을 가진 계급으로 나누는 데 사용된다는 점에서 구간척도와 유사하지만, 구간척도와 달리 비율척도는 절대 0점을 가짐

표 4.1 4가지 측정척도

척도	설명
명목척도	사람, 사물, 장소, 혹은 다른 어떤 것을 서로 다른 계급(혹은 범주)으로 분류
순서척도	사람, 사물, 장소, 혹은 다른 어떤 것을 유의미한 순서를 가진 계급으로 분류
구간척도	사람, 사물, 장소, 혹은 다른 어떤 것을 유의미한 순서를 가지면서 동시에 동일한 간격을 가진 계급으로 분류하며, 집단 사이에 존재하는 차이의 크기를 찾아낼 수 있음. 0점이 존재하지 않음
비율척도	사람, 사물, 장소, 혹은 다른 어떤 것을 유의미한 순서를 가지면서 동시에 동일한 간격을 가진 계급으로 나누는 데 사용된다는 점에서 구간척도와 유사하지만, 구간척도와 달리 비율척도는 절대 0점이 존재

양적변수는 측정하고 관찰할 수 있으며 숫자의 형태로 값을 표현한다. 질적변수는 숫자로는 직접적으로 측정할 수 없는 어떤 특성에 대한 정보를 전달한다.

population(모집단)
어떤 시점에서 정의된 특성들을 가진 모든 사람들

sample(표본)
모집단의 부분집합

probability sample(확률표본)
대상 모집단의 각 구성원은 표본으로 뽑힐 확률이 알려져 있는 표본

non-probability sample(비확률표본)
대상 모집단의 각 구성원은 표본으로 뽑힐 확률이 알려져 있지 않은 표본

모집단(population or universe)은 어떤 시점에서 정의된 특성들을 가진 모든 사람들이다. 표본은 모집단의 부분집합이다.

ordered array(정렬된 배열)
가장 작은 값부터 가장 높은 값까지 정리되어 나열된 자료

frequency distribution table(도수분포표)
표본이나 모집단의 자료를 집단으로 분류한 결과를 제시하는 표

cumulative frequency(누적도수)
두 개 이상의 연속된 계급의 도수 합

relative frequency(상대도수)
분율로 제시된 각 계급에서의 도수(빈도)

cumulative relative frequency(누적상대도수)
두 개 이상의 연속된 계급에서의 상대도수의 합

기본 생물 통계에서 추가로 정의되어야 할 두 가지 개념은 모집단과 표본이다. 지역사회 공중보건은 사람들의 모집단과 표본에 관심이 있다. 모집단(population or universe)은 어떤 시점에서 정의된 특성들을 가진 모든 사람들이다. 보통 모집단은 유한하지만(즉, 모든 구성원을 셀 수 있다), 때로는 무한할 지도 모른다(즉, 모든 구성원을 셀 수 없다). 모집단은 대문자 N으로 표시한다. 표본(sample)은 모집단의 부분집합이고, 소문자 n으로 표시한다. 지역사회 공중보건에서는 표본추출 방법으로 확률 표본추출과 비확률 표본추출의 주요 두 가지 유형이 있다. 확률 표본에서는 대상 모집단의 각 구성원은 표본으로 뽑힐 확률이 알려져 있다. 확률 표본의 예는 (1) 대체가 가능한 단순무작위표본(simple random sample with replacement), (2) 대체가 불가능한 단순무작위표본(simple random sample without replacement), (3) 층화무작위표본(stratified random sample), (4) 계통표본(systematic sample), (5) 군집표본(cluster sample), (6) 다층표본(multistage sample)이다. 비확률 표본에서는 대상 모집단의 구성원이 선택될 확률이 알려져 있지 않다. 비확률 표본의 예는 (1) 편의표본(convenience sample), (2) 쿼타 표본(quota sample), (3) 스노우볼 표본(snowball sample), (4) 네트워크 표본(network sample), (5) 지원자 표본(volunteer sample)이다.

빈도분포

한 개의 혹은 여러 변수에 대한 측정치의 집합은 자료(data)를 만들어 낸다. 정리하지 않은 자료는 원자료(raw data)라고 부른다. 기술통계의 가장 중요한 목표 중 하나는 원자료를 정리하고 요약하는 것이다. 자료를 정리하는 가장 간단한 방법은 가장 작은 값부터 가장 높은 값까지 나열하는 것이다. 생물 통계에서는 이것을 순서화된 배열(ordered array)이라 부른다. 예를 들어 10개의 자료를 가진 표본 원자료가 9, 7, 9, 6, 4, 1, 5, 9, 4, 2이면 이 자료의 정렬된 배열은 1, 2, 4, 4, 5, 6, 7, 9, 9, 9일 것이다.

자료정리의 다른 방식은 자료를 집단으로 분류하는 것이다. 근래에는 보통 컴퓨터 프로그램으로 하지만, 수동으로 분류할 필요가 있다면 두 가지 결정을 해야 한다. 첫 번째는 포함할 계급구간의 수이다. 일반적으로 6~10개의 구간(x)이 있고, 구간의 수는 Sturges의 수식(1926)을 이용하여 계산할 수 있다. 식은 $k=1+3.322(\log_{10}n)$이며, 여기에서 n은 자료의 수를 의미한다. 두 번째 결정은 계급구간의 크기이다. 일반적으로 5나 10의 배수로 설정되기는 하지만, 구간의 크기는 $x=R/k$ 라는 식으로 계산되는데, 여기에서 R은 범위(자료의 가장 큰 값과 작은 값의 차이)이고, k는 계급구간의 수이다. 표본이나 모집단의 자료를 집단으로 분류한 결과를 제시하는 표는 도수분포표라고 한다. 도수분포표의 예는 〈표 4.2〉에 제시되었다.

도수분포표에서 누적도수는 두 개 이상의 연속된 계급의 도수의 합이며, 상대도수는(빈도가 아닌) 분율로 제시된 각 계급에서의 도수이고, 누적상대도수는 두 개 이상의 연속된 계급에서의 상대도수 합이다. 누적도수, 상대도수, 누적상대도수 모두 도수분포표에서 계산할 수 있다. 〈표 4.3〉에서 〈표 4.2〉의 자료를 이용한 예시가 제시되었다.

표 4.2 한 직장의 근로자 100명 표본의 도수분포표

계급구간(연령)	빈도(도수)
19~28	7
29~38	24
39~48	54
49~58	12
59~68	3
합계	100

표 4.3 한 직장의 근로자 100명 표본의 도수분포표(누적도수, 상대도수, 누적상대도수 포함)

계급구간(연령)	빈도(도수)	누적도수	상대도수	누적상대도수
19~28	7	7	0.07	0.07
29~38	24	31	0.24	0.31
39~48	54	85	0.54	0.85
49~58	12	97	0.12	0.97
59~68	3	100	0.03	1.00
합계	100		1.00	

중심 경향성 측정

범주화하는 것 외에 자료를 요약하는 다음 활동은 자료를 설명하는 하나의 수를 계산하는 것이다. 이러한 수치는 기술 측도라고 불린다. 모집단에서 계산된 기술 측도는 모수(parameter)라고 하며, 표본에서의 값은 통계량(statistic)이라고 한다. 중심 경향성과 산포도가 기술 측도가 될 수 있다. 중심 경향성의 측도는 흔히 평균, 중앙값, 최빈값의 3가지 측도를 포함한다.

평균은 자료의 모든 값을 더하여 이를 자료의 수로 나누어 얻을 수 있는 기술 측도이다. 예를 들어 자료의 수가 10개로 9, 7, 9, 6, 4, 1, 5, 9, 4, 2로 구성된 표본에서 평균은 56/10=5.6 이다.

평균은 몇 가지 특징을 가지는데 고유한 값이며(한 자료에서는 하나의 평균만 있다), 쉽게 계산할 수 있지만 극단값에 영향을 받을 수 있다. 높은 수치의 값이 더 많이 있다면 평균값이 부풀려지며, 더 낮은 수치의 값이 있다면 평균값이 줄어들게 된다.

중앙값은 자료에서 한가운데 값이다. 자료의 수가 홀수이면 중앙값은 한가운데 값이 되나, 짝수일 경우에는 중앙값은 가운데 있는 두 값의 평균이 된다. 예를 들어, 자료의 수가 10개인 9, 7, 9, 6, 4, 1, 5, 9, 4, 2로 구성된 표본이 있다면, 정렬된 배열은 1, 2, 4, 4, 5, 6, 7, 9, 9, 9가 될 것이다. 여기서 중앙값은 5와 6의 평균이 될 것인데, 즉 (5+6)/2, 5.5가 된다. 중앙값은 평균과 같이 몇 가지 특징이 있는 고유한 값이며 계산하기 쉽다는 것이다. 그러나 평균과 다르게 극단값에 과도하게 영향을 받지는 않는다.

descriptive measure(기술 측도)
자료를 설명하는 하나의 수

parameter(모수)
모집단에서 계산된 기술 측도

statistic(통계량)
표본에서 계산된 기술 측도

mean(평균)
자료의 모든 값을 더하여 이를 자료의 수로 나누어 얻을 수 있는 값

median(중앙값)
자료에서 한가운데의 값

주목할 내용 4.1 정규분포

정규분포는 종 모양 곡선을 따르는 자료 분포의 원형이다. 이 분포는 유명한 수학자인 칼 프리드리히 가우스(1777–1855)를 기리기 위해 가우스 분포(Gauussian distribution)라고도 불린다. 정규분포 그래프는 〈그림 4.1〉에 그려져 있다.

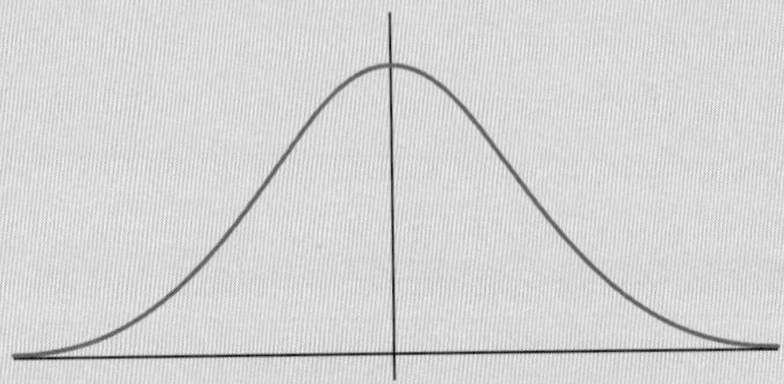

그림 4.1 정규분포 그래프

정규분포는 아래와 같은 특성이 있다.

1. 정규분포는 중심에 위치한 자료의 평균 주위로 대칭이다. 평균 양쪽의 곡선들은 거울 이미지이다.
2. 정규분포곡선은 중심에 집중되어 있고 양쪽으로 가면서 감소한다. 따라서 극단값의 가능성이 감소한다.
3. 곡선의 최고점은 평균이다. 평균, 중앙값, 최빈값이 모두 동일하다.
4. 평균에서 양쪽 방향으로 1 표준편차의 거리에서 수직선을 그리면, 이 수직선 사이의 영역은 곡선 넓이의 약 68%를 차지하며, 2 표준편차의 거리에서는 95%, 3 표준편차의 거리에서는 99.7%가 될 것이다.

정규분포 시리즈에서 중요한 구성원은 표준정규분포이다. 표준정규분포는 평균이 0이고 표준편차가 1이다. 지역사회 공중보건 현장에서 정확하게 정규분포를 따르는 변수는 없으나 많은 변수들의 분포가 정규분포에 가깝다. 정규분포를 사용하여 이런 변수들에 대한 확률을 서술할 수 있다. 생물 통계에서 우리는 종종 이러한 변수에 대한 모수를 추론하는 검정을 시행할 수 있고, 따라서 지역사회 공중보건에서 이러한 개념은 중요하다.

때때로 정규분포에서 벗어난 경우가 있다. 예를 들어, 양으로 혹은 오른쪽으로 치우친 경우가 있을 수 있는데, 이런 분포에서는 평균은 꼬리쪽, 최빈값은 곡선의 최고점에 있고, 중앙값은 평균과 최빈값 사이에 있다. 오른쪽으로 혹은 왼쪽으로 치우친 분포는 〈그림 4.2〉에 그려져 있다.

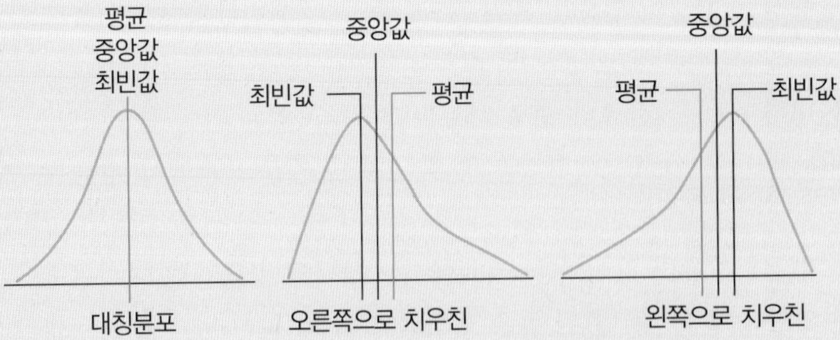

그림 4.2 오른쪽으로 치우친 혹은 왼쪽으로 치우친 분포

우리는 IBM–SPSS와 같은 통계 프로그램을 이용하여 히스토그램을 만들거나 정규분포곡선을 그려서 자료의 정규성을 검정할 수 있다. 또한 프로그램을 이용하여 Kolmogorov–Smirnov 검정 혹은 Shapiro–Wilk 정규성검정과 같은 검정을 쉽게 시행할 수 있다. IBM–SPSS를 이용하여 Analyze(분석)–Descriptive Statistics(기술통계)–Explore(탐색)를 차례로 클릭한다. 오른쪽에 보이는 Dependent List(종속변수)에 검정하고자 하는 변수를 옮겨오고, 오른쪽 Plots(도표) 버튼을 클릭하여 '검정과 함께 정규성 도표'를 선택하고 계속, 확인 버튼을 차례로 클릭한다. 이 검정들에서 모두 유의성이 0.05보다 높다면 그 분포는 정규분포이다.

최빈값은 자료에서 가장 높은 빈도를 가지는 값이다. 자료의 수가 10개인 9, 7, 9, 6, 4, 1, 5, 9, 4, 2로 구성된 표본에서 최빈값은 세 번 나타나는 9이다. 최빈값은 고유한 값이 아니며(여러 개의 최빈값이 있을 수 있다), 쉽게 계산 가능하며 극단값에 영향을 받지 않는다.

mode(최빈값)
자료에서 가장 높은 빈도를 가지는 값

normal distribution(정규분포)
종 모양 곡선을 따르는 자료 분포의 원형

산포도 측정

기술 측도의 두 번째는 산포도 측도이며, 범위, 분산, 표준편차를 포함한다. 범위는 자료에서 가장 큰 값과 가장 작은 값의 차이이다. 예를 들어 자료의 수가 10개인 9, 7, 9, 6, 4, 1, 5, 9, 4, 2로 구성된 표본에서 범위는 9−1 = 8이나. 범위는 두 개의 값만 고려하기 때문에 극단값에 영향을 받을 수 있어 산포도의 좋은 측도는 아니다.

분산은 자료값에서 평균과의 차이(편차)의 제곱합의 평균이다. 표본에서 분산의 계산 시에 각 자료값에서 평균을 빼고, 그 차이값을 제곱한다. 모든 제곱합은 더해진 후에 표본 크기에서 1을 뺀 값으로 나눈다. 아래에 산출식이 있다.

$$\text{분산} = (\text{각 자료값} - \text{평균})^2\text{의 합}/n-1$$

n은 표본 크기

예를 들어, 자료의 수가 10개인 9, 7, 9, 6, 4, 1, 5, 9, 4, 2로 구성된 표본에서 평균은 5.6이다. 각 자료값과 평균과의 편차의 제곱합은 73.84이다. 이것을 n−1, 즉 9로 나누어 주면 분산을 얻을 수 있는데, 여기에서는 8.2이다.

표준편차는 분산의 제곱근이다. 이는 원 단위의 제곱값 대신 산포도 값을 제공한다. 예를 들어, 자료의 수가 10개인 9, 7, 9, 6, 4, 1, 5, 9, 4, 2로 구성된 표본에서 표준편차는 2.86이다. 표준편차는 평균의 분율로 표현되는데, 이것은 변동계수라고 부른다.

range(범위)
가장 큰 값과 가장 작은 값의 차이

variance(분산)
자료값에서 평균과의' 차이(편차)의 제곱합 평균

standard deviation(SD)(표준편차)
분산의 제곱근

coefficient of variation(변동계수)
평균의 분율로 표현된 표준편차

생물 통계의 그래프 그리기

지역사회 공중보건 실무자는 자료를 제시할 때 생물 통계의 다양한 그래프를 사용한다. 이번 장에서는 이런 그래프 중 일부를 살펴볼 것이다. 첫 번째는 막대그래프이며, 보통 범주형 자료(명목 자료와 순서 자료)와 함께 사용한다. 막대그래프는 동일한 너비의 직사각형에서 높이나 길이에 의해 변수의 양적 값을 제시하는 도표이다. 이 막대들은 수평이나 혹은 수직으로 놓일 수 있으며, 그래프도 2차원 혹은 3차원이 될 수도 있다. 〈표 4.4〉는 한 집단의 인종 분포에 대한 가상의 자료를 보여준다. 이 자료 분포에 대한 막대그래프는 〈그림 4.2〉에 그려져 있다.

bar graph(막대그래프)
막대그래프는 동일한 너비의 직사각형에서 높이나 길이에 의해 변수의 양적 값을 제시하는 도표

표 4.4 어떤 집단에서 가상의 인종 분포(n = 20)

범주	빈도	분율	누적 분율
Caucasian American	10	50.0	50.0
African American	4	20.0	70.0
Hispanic American	3	15.0	85.0
Asian American	2	10.0	95.0
Others	1	5.0	100.0
Total	20	100.0	

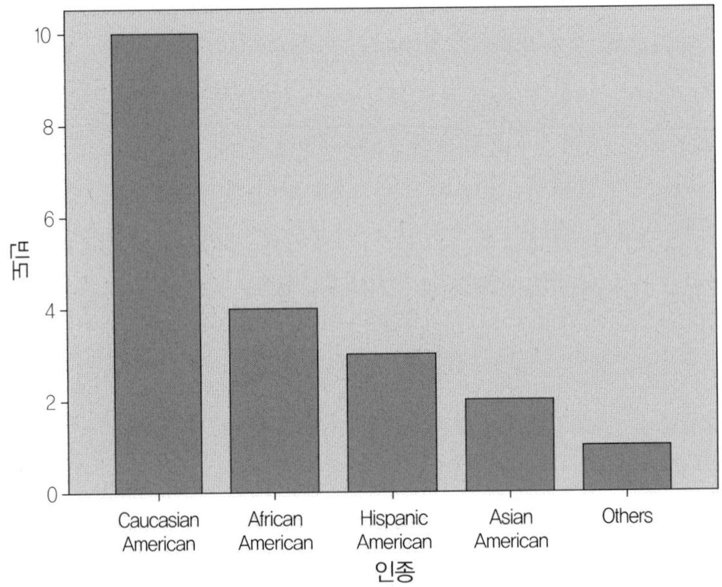

그림 4.3 가상의 인종 분포에 대한 막대그래프(n = 20)

오른쪽으로 혹은 왼쪽으로 치우친 분포

pie chart(파이 그림)
여러 영역으로 나누어진 원도표이며, 각 영역은 분율을 나타냄

histogram(히스토그램)
높이는 그래프에 사용된 변수의 각 구간 빈도의 분율이고, 너비는 각 계급 구간과 동일한 여러 직사각형으로 구성된 그래프

범주형 자료(명목변수와 순서변수)에 사용되는 다른 그래프는 파이 그림이다. 파이 그림은 여러 영역으로 나누어진 원 도표이며, 각 영역은 전체 자료 중 분율을 나타낸다. 파이 그림은 2차원 혹은 3차원이 될 수 있다. 〈그림 4.4〉는 〈표 4.4〉의 자료에 기반한 파이 그림을 보여준다.

막대그래프나 파이 그림을 그리기 위해 IBM-SPSS를 사용할 때에는 먼저 자료 화면에서 자료를 넣고, Analyze(분석)-Descriptive Statistics(기술통계)-Frequencies(빈도분석)를 차례로 클릭한다. 그래프로 표현하고자 하는 변수를 오른쪽으로 옮겨오고, Plots(도표) 버튼을 클릭하여 Bar graphs(막대그래프)나 Pie charts(원도표)를 선택하고 계속, 확인버튼을 차례로 클릭한다. 다음 주제에서 논의할 Histogram(히스토그램)을 선택할 수도 있다.

세 번째로 흔한 그래프는 히스토그램이라 불리는데, 연속자료(비율자료 혹은 구간자료)에 사용한다. 히스토그램은 여러 직사각형으로 구성되는데, 높이는 그래프에 사용된 변수의 각 구간 빈도 분율이고, 너비는 각 계급구간과 동일하다. 〈표 4.5〉는 어떤 가상의 대학생 집단에서의 연령 분포를 보여주며, 〈그림 4.5〉에서는 이를 이용한 히스토그램이 그려져 있다.

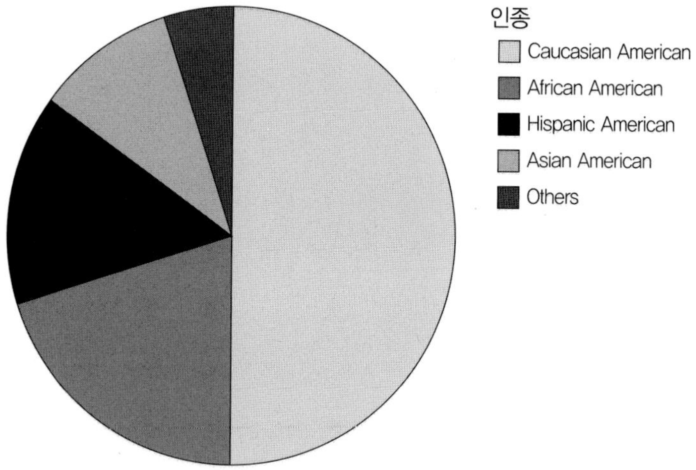

그림 4.4 가상의 인종 분포에 대한 파이 그림(n = 20)

표 4.5 어떤 대학생 집단에 대한 가상의 연령 분포

연령	빈도	분율	누적 분율
20	9	4.9	4.9
21	6	3.2	8.1
22	1	0.5	8.6
22	11	5.9	14.6
23	11	5.9	20.5
24	18	9.7	30.3
25	30	16.2	46.5
26	17	9.2	55.7
27	20	10.8	66.5
28	25	13.5	80.0
29	10	5.4	85.4
30	12	6.5	91.9
31	5	2.7	94.6
32	3	1.6	96.2
33	1	0.5	96.8
34	3	1.6	98.4
39	1	0.5	98.9
40	1	0.5	99.5
41	1	0.5	100.0

다른 유형의 그래프는 도수다각형인데, 히스토그램의 각 막대기 꼭대기의 중간점들을 연결하여 선그래프를 만든다. 도수다각형 아래의 면적은 히스토그램 아래의 면적과 같다. 또 다른 유형의 그래프는 줄기-잎 그림인데, 각 자료값은 보통 마지막 숫자인 잎과 나머지 숫자로 구성된 줄기로 나누어진다. 예를 들어, 52는 줄기인 5, 잎인 2로 나누어진다. 줄기는 점수를 범주화하며, 잎은 개별 점수를 나타낸다. 줄기-잎 그림의 장점은 개별 자료값을 보존하면서 자료를 분류한다는 것이다. 이것은 또한 히스토그램과 유사하며 같은 목적으로 사용한다. 〈그림 4.6〉은 16, 17, 18, 18, 20, 21, 22, 23, 24, 32, 41, 42의 자료에 대한 줄

frequency polygon(도수다각형)
히스토그램의 각 막대기 꼭대기의 중간점들을 연결한 선그래프

stem and leaf display(줄기-잎 그림)
각 자료값이 보통 마지막 숫자인 잎과 나머지 숫자로 구성된 줄기로 나누어진 그래프

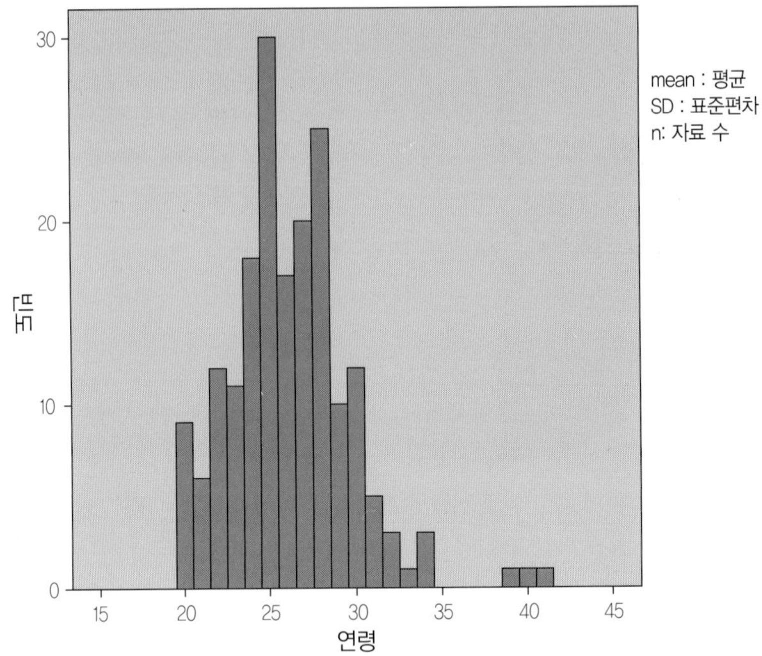

그림 4.5 가상의 연령분포에 대한 히스토그램

줄기	잎
1	6 7 8 8
2	0 1 2 3 4
3	2
4	1 2

그림 4.6 가상의 자료에 대한 줄기-잎 그림($n = 12$)

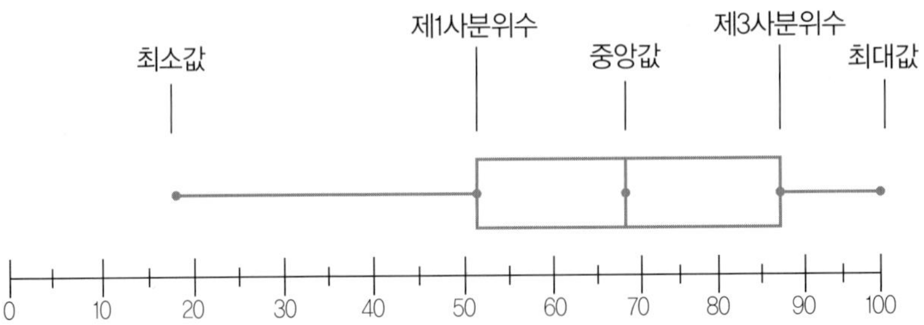

그림 4.7 가상 자료에 대한 상자수염도

기-잎 그림을 보여준다.

box and whisker plot(상자수염도) 중앙값과 사분위수들을 이용하여 자료를 4부분으로 나누어 하나의 숫자 선을 따라 자료의 분포를 나타낸 그래프

지역사회 공중보건에서 사용되는 마지막 그래프는 상자수염도(혹은 상자그림)인데, 중앙값과 사분위수들을 이용하여 자료를 4부분으로 나누어 하나의 숫자 선을 따라 자료의 분포를 나타낸다. 상자의 왼쪽 끝은 자료의 1사분위수와, 오른쪽 끝은 3사분위수와 일치하며, 상자는 중앙값인 선에 의해 두 부분으로 나누어진다. 상자의 왼쪽 끝은 자료의 최소값과 수평선(수염)에 의해 연결되며, 오른쪽 끝은 자료의 최대값과 수평선(수염)으로 연결된다. 상자수염도는 〈그림 4.7〉에 그려져 있다.

지역사회 공중보건에서의 한 가지 문제는 현장 실무자들과 연구자들이 부적절한 통계 방법을 사용하는 경향이 있다는 것이다(Wang, Yan, & Katz, 2018). 이러한 한계를 극복하기 위해 생물통계학의 올바른 절차에 대한 이해는 지역사회 공중보건의 모든 학생과 현장 실무자에게 매우 중요하다. 이 장의 목적은 학생들이 기술 생물통계학의 기본을 습득하도록 하여 관련 서적에서의 적절한 사용에 대해 알아볼 수 있도록 하는 것이다.

사례 학습 4.1 조사결과의 기술

일리노이의 지방 보건부서는 지역 내 10개 고등학교의 건강행태를 파악하는 데 관심이 있다. 비의도적 손상과 폭력과 관련된 행태에 대한 자료를 수집하기 위해 청소년 건강행태 감시 조사(Youth Risk Behavior Surveillance System, YRBSS) 설문지를 이용한다. 조사된 행태는 비의도적 임신이나 에이즈 감염을 포함한 성 매개 질환에 기여하는 성행위, 음주 및 마약 사용, 흡연, 건강하지 못한 식습관, 신체활동 부족이다. 또한 비만 및 천식에 관련된 자료도 수집한다. 수집된 자료를 요약하기 위해 전문가를 고용하였다.

성찰과 토론을 위한 질문

1. 자료에 관심을 가질 이해관계자들은 누구인가?
2. 전문가는 자료를 어떻게 설명할 것인가?
3. 자료를 제시하는 데 어떤 그래픽 기법을 사용할 것인가?
4. 지방 보건부서에서는 어떤 하위 인구집단의 분석을 원하는가?
5. 당신은 일리노이주 고등학생들의 행태를 추론할 수 있는가? 이유는 무엇인가?

주목할 내용 4.2 국립보건통계센터

미국의 주요 보건통계기관은 질병통제예방센터(Centers for Disease Control and Prevention, CDC)에 있는 국립보건통계센터(National Center for Health Statistics, NCHS)이다. 이 기관은 보건통계를 내며, 미션은 '미국민의 건강을 개선하기 위한 활동과 정책에 바탕이 되는 통계정보를 제공하는 것'이다(CDC, 2019d). 국립보건통계센터는 보건통계를 통해

- 미국 지역사회의 건강상태를 설명한다.
- 하위 인구집단 사이의 건강 격차를 찾아낸다.
- 보건의료 전달을 포함한 지역사회 공중보건 추이를 모니터링한다.
- 건강문제를 발견한다.
- 보건 프로그램과 정책의 영향을 평가한다.
- 건강 관련 연구를 지원한다.

국립보건통계센터가 자료를 수집하는 보건지표로는 영아사망률, 기대수명, 비만 및 과체중 유병률, 하위 인구집단의 콜레스테롤 수치, 고혈압, 에이즈 유병률, 담배, 식이, 신체활동, 환경 독소에 대한 노출, 어린이 성장, 건강보험 보장 범위, 손상과 장애 등이다. 국립보건통계센터는 몇 가지 설문조사를 수행하여 여러 영역에서 자료를 수집한다. 국가외래의료 이용조사(National Ambulatory Medical Care Survey, NAMCS), 국가병원외래이용조사(National Hospital Ambulatory Medical Care Survey, NHAMCS), 국가통원수술조사(National Survey of Ambulatory Surgery, NSAS), 국가병원퇴원조사(National Hospital Discharge Survey, NHDS), 국가입원치료조사(National Hospital Care Survey, NHCS) 등의 국가 보건의료 설문조사를 수행한다. 또한 개별 가구 면접을 통해 다양한 건강 주제에 대한 자료를 수집하는 국가건강인터뷰조사(National Health Interview Survey, NHIS), 설문조사와 신체검진을 통합하여 성인 및 어린이의 건강과 영양 상태를 평가하는 국민건강영양조사(National Health and Nutrition Examination Survey, NHANES)도 시행한다. 그리고 이는 지방 관할구역에서 인구동태통계(출생, 사망, 결혼, 이혼, 영아사망) 자료에 대한 국가의 자료수집 구심점이다. 국립보건통계센터의 2016년 회계연도 예산은 160,397,000달러였다(CDC, 2019d).

요약

통계학은 양적 자료나 수를 수집, 편집, 정리, 요약, 분석하고 해석하는 것을 포함하는 수학의 한 분야이다. 생물학, 의학, 공중보건학에서 사용되는 통계학은 생물통계학으로 알려져 있다. 생물통계학은 두 분야로 나누어진다. 하나는 자료를 정리하고 요약하는 것과 관련된 기술 생물통계학이고, 두 번째는 자료를 분석하고 해석하는 것을 포함하여, 표본으로부터 모집단에 대한 결론을 도출해내는 추론 생물통계학이다. 지역사회 공중보건에서의 자료의 출처는 인구동태통계, 국가 설문조사, 현지와 지역의 설문조사, 실험, 이차자료를 포함한다. 변수는 개인마다 다른 특성이다. 지역사회 공중보건에서의 변수는 인구학적 변수, 질병 상태, 지식 점수, 태도 점수, 행태, 생물학적인 특성, 프로그램 과정, 보건의료 이용, 환경변수, 역학변수가 있다. 측정 수준은 네 가지가 있다. 측정 수준을 낮은 수준에서 높은 수준으로 나열하면 명목척도, 순서척도, 구간척도, 비율척도 순이다. 모집단은 어느 시점에 특정한 특성을 가진 모든 사람들이고, 표본은 모집단의 하위집단이다. 중심 경향성의 3가지 측도는 평균, 중앙값, 최빈값이다. 산포도의 세 가지 측도는 범위, 분산, 표준편차이다. 지역사회 공중보건에서 사용되는 흔한 그래프는 막대그래프, 파이 그림, 히스토그램, 줄기-잎 그림, 상자수염도이다.

핵심 용어

bar graph	막대그래프
biostatistics	생물통계학
box and whisker plot(or box plot)	상자수염도(혹은 상자그림)
coefficient of variation	변동계수
cumulative relative frequency	누적상대도수(빈도)
descriptive biostatistics	기술 생물통계학
descriptive measure	기술 측도
experiment	실험
frequency distribution table	도수분포표
frequency polygon	도수(빈도) 다각형
histogram	히스토그램
inferential biostatistics	추론통계(학)
interval scale	구간척도
mean(or average)	평균
measurement	측정
median	중앙값
mode	최빈값
nominal scale	명목척도
non-probability sample	비확률 표본
ordered array	정렬된 배열
ordinal scale	순서 척도
parameter	모수
pie chart	파이 그림
population	모집단, 인구집단

probability sample	확률표본
qualitative variable	질적변수
quantitative variable	양적변수
range	범위
ratio scale	비율척도
relative frequency	상대도수(빈도)
sample	표본
secondary data	이차자료
standard deviation	표준편차
statistic	통계량
statistics	통계(학)
stem and leaf display	줄기-잎 그림
surveys	설문조사
variable	변수
variance	분산
vital statistics	인구동태통계
data	자료
raw data	원자료
normal distribution	정규분포
community health	지역사회보건
public health	공중보건
levels of measurement	측정수준
grouping	범주화
central tendency	중심 경향성
dispersion	산포

복습 문제

1. 통계학, 생물통계학, 기술 생물통계학, 추론 생물통계학을 정의한다.
2. 지역사회 공중보건에서 자료의 출처를 확인한다.
3. 지역사회 공중보건에서 흔히 사용되는 변수들을 열거한다.
4. 변수의 4가지 측정 수준을 예를 들어 설명한다.
5. 생물 통계에서 자료가 범주화되는 방식을 설명한다.
6. 중심 경향성의 3가지 측도를 확인하고 설명한다.
7. 산포도의 3가지 측도를 확인하고 설명한다.

역량 구축을 위한 활동 #1

당신이 작은 초등학교 학생들을 대상으로 시범 연구를 수행하고 있다고 가정해보자. 〈표 4.6〉에는 성별(남=1, 여=2), 인종(미국=1, 아프리카=2, 히스패닉=3, 아시아=4), 100점 만점의 지식 시험 점수가 제시되었다.

표 4.6 학교 아동에 대한 원자료(n=25)

#	성별	인종	지식 점수
1.	1	1	34
2.	1	1	46
3.	2	1	67
4.	1	2	68
5.	1	1	98
6.	1	3	65
7.	1	2	87
8.	1	2	56
9.	2	2	46
10.	2	1	55
11.	2	1	9
12.	2	1	29
13.	2	3	89
14.	1	4	87
15.	2	3	79
16.	1	4	70
17.	2	3	56
18.	2	2	78
19.	2	1	45
20.	1	1	38
21.	1	1	67
22.	1	1	98
23.	1	2	56
24.	1	3	49
25.	2	1	53

이 자료를 요약하기 위해 어떻게 할 것인가? 어떤 변수가 명목변수이며, 어떤 변수는 구간변수인가? 지식 점수에 대하여 중심 경향성과 산포도의 어떤 측도를 사용할 것인가? 어떤 그래프를 그릴 것인가?

역량 구축을 위한 활동 #2

이 장에서 제시된 정보를 고려하고 인터넷 검색을 수행하여 아래 질문에 답하시오.

- 당신이 파이 그림과 막대그래프 중에 선택해야 한다면, 의사결정 시에 어떤 요소를 고려하겠는가?
- 막대그래프나 다른 그래프에 비해 파이 그림의 장점과 단점은 무엇인가?
- 당신의 공중보건 문제를 다루기 위해 수집한 자료를 대상으로 탐색적 자료 분석에 사용 가능한 방법은 어떤 것이 있는가?

학습에 유용한 웹사이트

그래프 그리기

http://nces.ed.gov/nceskids/createagraph

이것은 교육 관련 자료를 수집하고 분석하는 주요 연방 조직인 국립교육통계센터(National Center for Education Statistics, NCES)의 웹사이트이다. 웹사이트의 이 페이지는 막대그래프, 선그래프, 파이 그림 등의 그래프를 만드는 사용 지침서이다. 사용 지침서를 완료하시오. 그리고 앞서 실행한 실력 향상 활동 자료를 이용하여 몇 가지 그래프를 그리시오.

자료 출처

http://www.health.ny.gov/statistics/chac/national.htm

뉴욕주 보건부의 이 웹사이트는 몇 가지 국가의 공중보건 자료원들을 열거하고 있다. 여기에는 AHRQ Quality Indicators(QIs), American FactFinder, America's Health Rankings, CDC WONDER, Community Health Status Indicators (CHSI) 등이 있다. 링크를 이용하여 이 자료원 각각을 방문하시오. 지역사회 공중보건에서 어떤 자료원이 가장 중요하다고 생각하는가? 이유는 무엇인가?

FastStats

http://www.cdc.gov/nchs/fastats

국립보건통계센터에서 만든 이 웹사이트는 여러 건강 주제에 대한 최신 통계를 제공한다. 건강 주제들은 보건의료 접근성, 사고/비의도적 손상, ADHD에서 백일해, 여성 건강에 이르며, 알파벳 순서대로 정리되어 있다. 3가지 주제를 선택하고 현재의 자료를 수집하시오.

생물통계학 소개

https://doi.org/10.1016/S0196-0644(05)82149-3

https://doi.org/10.1016/S0196-0644(05)82052-9

이 웹사이트들은 생물통계학과 기술 통계의 기본 개념에 대한 응급의료 저널(Annals of Emergency Medicine)에 출판된 Gaddis의 논문으로 연결한다. 무료로 제공되는 이 두 가지 논문의 pdf 파일을 다운로드하시오. 두 논문을 읽고 이 장에서 논의되지 않은 추가 정보를 요약하시오.

통계 그래프

http://www.mathsisfun.com/data

이 웹사이트는 여러 유형의 통계 그래프를 논의한다. 각 유형의 예시를 보여주고 장단점을 논의한다. 이 정보를 복습하시오. 교과서에서 어떤 그래프가 논의되지 않았는가? 구간자료를 제시하는 데 어떤 그래프가 최고인가?

참고문헌

Centers for Disease Control and Prevention. (2018). Youth Risk Behavior Surveillance System (YRBSS). Retrieved from https://www.cdc.gov/healthyyouth/data/yrbs/index.htm

Centers for Disease Control and Prevention. (2019a). Behavioral Risk Factor Surveillance System (BRFSS). Retrieved from https://www.cdc.gov/brfss/index.html

Centers for Disease Control and Prevention. (2019b). National Health and Nutrition ExaminationSurvey (NHANES). Retrieved from https://www.cdc.gov/nchs/nhanes/index.htm

Centers for Disease Control and Prevention. (2019c). National Health Interview Survey (NHIS). Retrieved from https://www.cdc.gov/nchs/nhis/index.htm

Centers for Disease Control and Prevention. (2019d). National Center for Health Statistics. Retrieved from https://www.cdc.gov/nchs/index.htm

Daniel, W. W., & Cross, C. L. (2013). Biostatistics: A foundation for analysis in the health sciences (10th ed.). New York: Wiley.

Di Lorio, C. K. (2005). Measurement in health behavior: Methods for research and education. San Francisco: Jossey-Bass.

Sharma, M., & Petosa, R. L. (2014). Measurement and evaluation for health educators. Burlington, MA: Jones & Bartlett Learning.

Stevens, S. S. (1946). On the theory of scales of measurement. Science, 103, 677–680.

Sturges, H. A. (1926). The choice of a class interval. Journal of the American Statistical Association, 21, 65–66.

Wang, M. Q., Yan, A. F., & Katz, R. V. (2018). Researcher requests for inappropriate analysis and reporting: A U.S. survey of consulting biostatisticians. Annals of Internal Medicine, 169(8), 554–558. doi: 10.7326/M18-1230

제5장

지역사회 공중보건에서의 추론 생물통계학

이번 장은 지역사회 공중보건에서 사용되는 추정 생물통계학에 대한 개관을 위해서 설계되었다. 추정(estimation)을 위한 방법이 기술된다. 또한 가설검정, 두 집단 간 평균 차이 검정, 분산분석, 비모수적 검정, 회귀, 상관에 대한 논의도 포함된다.

추정(Estimation)

이전 장에서 기술 생물통계학에 대해서 학습하였는데 이 때 추론 생물통계학은 자료에 대한 분석과 해석을 다루고 표본으로부터 모집단에 대한 결론을 짓는 생물통계학의 한 지류라고 정의하였다. 이번 장에서는 추론 통계학의 다양한 기술, 접근방법, 술기에 대해서 배우게 될 것이다. 추론 통계학의 뿌리는 공중보건의 뿌리와 밀접하게 관련된다(Jamison, 1980). 우리가 살펴볼 첫 번째 술기는 소위 추정이라 부르는 것인데, 이것은 표본의 통계량이 모집단에서 관심 모수의 근사치로 계산된다는 것이다. 그 추정값이 모집단 모수에 대응하여 어떤 단일값이 되는 경우 이를 점 추정치(point estimate)라고 부른다. 두 숫자로 이루어진 특정 신뢰 수준의 추정치가 모집단 모수가 포함되었다고 믿어지는 값들의 범위인 경우 구간 추정치라고 부른다. 어떻게 추정치가 계산되는지를 지시하는 규칙을 추정량(estimator)이라고 부른다(Daniel, 2008). 이 추정량은 편향이 없어야만 한다(Freund & Walpole, 1980). 또한 가능한 한 무작위표본이어야만 하지만 때때로 지역사회 공중보건에서는 불가능하므로 편의 추출을 하게 된다. 그런 경우 추정에 오류가 생길 수 있다. 더 나아가 표본추출이 이루어진 모집단은 추론이 이루어지는 목표 집단과 동일해야만 한다. 예를 들어 공중보건 직원이 어떤 한 지역사회 학생들의 BMI에 대해서 추론을 하고자 하면 표본은 그 지역사회로부터 추출된 것이어야 하고 연령, 성별, 인종 등과 같은 면에서 그 지역사회 학생에 대한 모집단을 대표할 수 있어야만 한다.

점 추정치와 구간 추정치 중에서는 구간 추정치가 값들의 범위 형태로 표현되므로 더 나은 추정임을 알게 될 것이다. 단일값은 실제로부터 종종 벗어날 수 있다. 따라서 만일 우리가 모집단의 평균(모평균, μ)을 추정한다면 표본평균은 하나의 정확한 측정치보다는 구간추정이 필요하게 될 것이다. 중심 극한 이론(central limit theorem)에 따르면 모집단이 정규분포이거나 비정규 분포 모집단으로부터 추출된 표본크기가 크다면 그 표본평균은 정규분포하면서 모집단 평균과 동일하게 될 것이다(Larsen & Marx, 1981). 이전 장에서 논의한 것에 따르면 표본평균으로 추정가능한 값의 약 95%가 그 평균의 2 표준편차 안에 있게 된다고 하였다. 이것을 μ에 대한 95% 신뢰구간(95% confidence interval)이라고 부른다. 이 확률에 대한 추정치를 다른 방법으로 정의한다면, 만일 우리가 표본 100개에 대한 통계량을 계산한다면 100번 중에서 95번은 그 평균의 참값이 그 구간 안에 있게 된다는 것이다. 표본 95개의 경우에서 참인 평균이 그 구간 안에 있을 확률이 1이지만 표본 5개의 경우에서는 참인 평균이 그 구간 안에 있을 확률은 0이다. 계산될 어떤 모수에도 동일한 개념이 적용된다. 신

학습목표

이 장을 학습한 후 다음을 할 수 있다.

- 추정을 정의하고, 점 추정치과 구간 추정치를 구분할 수 있다.
- 95% 신뢰구간을 정의하고, 이를 계산하기 위한 단계를 기술할 수 있다.
- 연구가설과 통계적 가설을 구분할 수 있다.
- 가설검정 과정을 기술하고, 제1종 오류와 제2종 오류를 구분할 수 있다.
- 두 집단 평균 간 차이를 검정하는 방법들을 기술할 수 있다.
- 흔히 사용되는 추론적 검정들의 이름을 알고 정의할 수 있다.

이 장에서 다루는 공중보건 역량

- 주어진 공중보건 환경에 적절한 기초적 추론을 위한 양적 자료의 수집 방법을 선택할 수 있다.
- 적절한 생물통계학, 컴퓨터 프로그램, 소프트웨어를 이용한 기초적 추론을 위한 양적 자료 분석을 할 수 있다.
- 공중보건 연구, 정책, 실행에 대한 기초적 추론 자료분석 결과를 해석할 수 있다.

추정
관심있는 인구집단 수치의 근사치를 표본으로부터 계산해내는 통계학적 과정

점 추정치
모집단의 모수에 해당하는 단일 값의 추정치

구간 추정
인구집단 모수가 속할 값의 범주를 특정 신뢰수준에서 구한 추정치로 두 개의 값으로 구성

중심 극한 정리
인구집단이 정규분포하거나 비정규분포 인구집단에서 큰 표본을 뽑았을 때 표본의 평균은 정규분포하며 표본의 평균은 인구집단의 평균과 일치

95% 신뢰구간
n을 모수로 하는 표본에 대해 100번 통계량을 구했을 때 100번 중 95번 참값이 구간 내에 들어올 확률추정치

> 만일 모집단이 정규분포하거나 정규분포하는 모집단으로부터의 표본이 크다면, 그 표본의 평균은 정규분포할 것이고, 그 모집단의 평균과 같은 평균값을 갖게 될 것이다.

> 어떤 모수에 대한 95% 신뢰구간이란 만일 우리가 표본 100개로부터 어떤 통계량을 계산한다면 100번 중에서 95번은 그 모수의 참값이 그 구간 안에 있게 된다는 것을 의미한다.

연구가설
두 개 또는 그 이상의 변수들 간의 관계에 대한 설명이나 추정을 제안하는 것

통계적 가설
일반적으로 귀무가설과 대립가설로 표시되는 가설

뢰구간은 어떤 %로라도 계산될 수 있겠지만 보통은 95%와 99%를 사용한다. 예를 들어 만일 어떤 주어진 변수의 평균에 대한 95% 신뢰구간을 100과 200 사이에 둔다면 참인 평균은 100번 중에서 95번 이 구간 안에 있을 것이라는 것에 유의하게 된다. 주의할 것은 모평균이 100과 200사이에 있는 것은 95%의 가능성이라는 말과 같은 말이 아니라는 것이다. 신뢰구간을 계산하기 위하여 다음 단계들을 이용할 수 있다.

Step 1. 계산하고자 하는 표본 통계량을 확인한다(e.g., 평균, 표준편차[SD] 등).

Step 2. 신뢰구간을 선택한다. 보통 95%이다.

Step 3. 오차주변값(margin of error)을 계산한다. 오차주변값은 보통 다음과 같이 계산된다.
오차주변값=기각값(Critical value)×통계량의 표준편차
또는
오차주변값=기각값(Critical value)×통계량의 표준오차

Step 4. 신뢰구간을 다음과 같이 계산한다.
신뢰구간=표본 통계량±오차주변값

신뢰구간을 계산하는 것은 생물통계학에서 추론을 하는 하나의 방법이며 우리가 다음에 논의하게 될 가설검정에 대한 하나의 대안이다(Cohen, 1994). 지역사회 공중보건 학술지 일부는 자료를 보고할 때 신뢰구간 계산 방법을 더 선호하는데 이는 독자로 하여금 그 연구에 대한 검정력과 그 자료가 유의미한 처리효과(treatment effect)와 양립할 수 있는지 여부를 알려준다. 신뢰구간의 너비는 점 추정치에 대한 하나의 정밀도 지표이다. 좁은 신뢰구간일수록 정밀한 추정치임을 나타내는 반면, 넓은 신뢰구간은 정밀함이 덜한 추정치가 된다(Smith & Bates, 1992). 신뢰구간을 아는 것은 표본 수가 적은 연구에서 특히 유용하다. 신뢰구간이 어떤 사전의 가설에 대해서 독립적이라는 것은 신뢰구간의 또 다른 장점이다(Brandstatter & Kepler, 1999). 그러나 신뢰구간이 연구에 있어서 편향을 벌충하는 것이 아님을 기억하는 것이 필요하다. 편향이 있다면 해석에 있어서 오류가 존재하게 된다.

가설검정

가설검정은 추론적 생물통계학에서 사용되어지는 추론을 위한 또 다른 방법이다. 가설검정의 목적은 추정에서와 동일한데 지역사회 공중보건 활동가(practitioner)나 연구자가 표본으로부터 얻어진 자료를 보면서 관심을 두고 있는 모집단에 대한 결론에 도달하게 하는 것이다. 두 종류의 가설이 있는데 첫째는 연구가설(research hypothesis)이라 부른다. 연구가설은 두 개 혹은 그 이상의 변수들 간에 관계에 대해서 설명이나 추정을 제안하는 것이다(Polit & Hungler, 1999). 예를 들면 어떤 보건교육 프로그램이 신체활동에 있어서의 행태변화를 가져온다는 연구가설을 세울 수 있다. 통계적 가설은 일반적으로 귀무가설과 대립가설로 표시된다. 귀무가설(null hypothesis, H_0)은 검정할 가설이다. 귀무가설은 변수들 사

이에 실제 관련성이 없고 어떤 명백한 관련성은 우연이거나 표본추출에서의 변이 때문이라고 명시한다. 또한 이것은 소위 영가설이라고 불린다. 예를 들면, 귀무가설은 보건교육 프로그램이 신체활동 행태에 아무 변화도 가져오지 않는다고 말할 수 있다. 대립가설(alternate hypothesis, H_A)은 귀무가설의 역으로서 변수들 사이에 관련성이 있다고 명시한다. 예를 들면, 대립가설은 보건교육 프로그램이 신체활동 행태를 제고시킨다고 말할 수 있다. 가설검정은 다음의 절차를 따른다.

귀무가설
테스트할 가설; 변수간의 관련성이 실제로 없으며 관련성이 있게 나오는 것은 표본추출에서의 우연이나 변이로 인한 것임

대립가설
귀무가설의 역가설로 변수들 간의 관계 여부를 의미

1단계 : **연구가설 만들기.** 예를 들면, 신체활동 증진을 위한 어떤 보건교육 중재는 신체활동에 대한 중재 전의 태도 점수를 중재 이후에 변화시킬 수 있다.

2단계 : **귀무가설과 대립가설 세우기.** 그런 후에 단측검정(차이의 방향성이 지정되는 경우) 또는 양측검정(방향성 지정이 없는 경우)을 이용하여 결론을 내린다.

H_0 : 신체활동 증진을 위한 보건교육 중재는 신체활동에 대한 중재 전의 태도 점수를 중재 이후에 변화시키지 않는다.

H_A : 신체활동 증진을 위한 보건교육 중재는 신체활동에 대한 중재 전의 태도 점수를 중재 이후에 개선시킨다(방향성 또는 단측검정).

H_A : 신체활동 증진을 위한 보건교육 중재는 신체활동에 대한 중재 전의 태도 점수를 중재 이후에 변화시킨다(무방향성 또는 양측검정).

3단계 : **변수 및 척도 파악하기.** 예를 들면 위의 경우 변수는 다음과 같다.

1. 보건교육 중재: 명목변수, 단일 수준
2. 시간, 중재 전과 후: 명목변수, 2 수준
3. 태도 점수: 구간변수, 종속변수

4단계 : **검정통계량 선택하기.** 이와 같은 예에서는 사전검사와 사후검사가 관여되는 상황이므로 검정통계량으로 짝지은 t-test(혹은 독립적이지 않은 표본을 위한 t-test)를 이용할 것이다.

5단계 : **표본 크기 정하기.** 표본 크기는 다섯 가지 요인에 달려 있다.

1. **유의수준(α)** : 귀무가설이 참일 때 기각할 확률을 말한다. 일반적으로는 유의수준 값으로 0.05를 사용하지만 0.01 혹은 0.001로도 할 수 있다.
2. **검정력(power)** : 거짓인 귀무가설을 기각하게 되는 확률을 말한다. β는 귀무가설이 거짓인데도 불구하고 이를 기각하지 않는 잘못을 범할 확률을 말하는데, 이에 대한 여수 1 − β가 검정력이다. 일반적으로 검정력은 0.80을 사용한다.
3. **효과크기(effect size)** : 주어진 인구집단에서 두 변수들 사이에 연관성의 세기를 측정하는 것으로서 다양한 척도들이 있다. 그 중에 하나인 Cohen's d는 관례적으로 d = 0.20, d = 0.50, d = 0.80 각각에서 효과크기를 소, 중, 대로 고려한다. 대체로 지역사회 공중보건 중재의 효과크기는 중간정도 크기를 주로 사용한다(Lipsey & Wilson, 1993).
4. **모집단에서의 변동(variability in the population)** : 이는 표본의 크기에 영향을 줌. 관심변수들에 비해서 인구집단이 비교적 균질한 경우엔 표본의 크기는 작아도 괜찮지만, 이질적인 경우엔 표본의 크기가 더욱 커질 필요가 있다.

유의수준(alpha, level of significance)
귀무가설이 참인데도 기각할 확률

검정력
귀무가설이 거짓일 때 검정에서 귀무가설을 기각할 확률

효과크기
인구집단에서 두 변수 간 연관성 강도의 크기

p 값
귀무가설이 참일때 실제로 계산된 것보다 더 극단적인(적절한 방향으로) 검정 통계량을 얻을 확률

제 1종 오류
귀무가설이 사실일때 그것을 기각하는 것

제 2종 오류
귀무가설이 거짓일때 그것을 기각하지 않는 것

> *p*-값은 귀무가설이 참일 때 검정통계량이 실제 계산된 것보다 극단적이거나 그 이상의 결과를 얻게 될(적절한 방향으로) 확률이다.

5. **하부집단 분석(subgroup analysis)** : 부집단 분석이 필요하게 된다면 다시 한 번 표본 크기는 커야 한다. 우리와 같은 예시에서, 유의수준이 0.05, 검정력이 0.80, 효과크기가 0.50이고 그 인구집단이 균질하다면 우리는 하부집단 분석에는 관심을 두지 않는다. G*Power를 이용해서 계산된 표본 크기는 34가 된다(Faul et al., 2007, 2009).

6단계 : **자료 수집 및 검정통계량 계산하기.** 우리와 같은 예시에서, 동일 참여자의(대응표본) 사전조사와 사후조사 자료(태도 점수)를 수집할 것이고 IBM-SPSS나 SAS와 같은 소프트웨어로 짝지은 t-test를 수행할 것이다.

7단계 : **통계검정을 위한 가정에 맞는지 확인하기.** 같은 예시에서 태도 점수가 정규분포를 따르는지와 사전조사와 사후조사의 분산이 서로 같은지 확인해야 할 것이다.

8단계 : **결정 규칙 적용과 결론내리기.** 검정통계량이 기각역(the rejection region) 안에 있는지 여부에 따라 귀무가설의 기각여부를 결정짓게 된다. 이 결정엔 컴퓨터 프로그램이 계산해준 *p*-value가 도움이 된다. *p*-value는 귀무가설이 사실인 경우에 실제로 계산된 현재와 같은 결과(검정통계량) 혹은 그보다 더 극단적인 결과들이(적절한 방향성에서) 얻어지게 될 확률이다. 〈표 5.1〉에서와 같이 결정과정에서 두 가지 오류가 있을 수 있다.

표 5.1 통계적 결정 중 발생할 수 있는 두 가지 오류

		귀무가설	
		참	거짓
내려야 할 결정	기각하지 않음 H_0	옳은 결정	제2종오류(Type Ⅱ error)
	기각함 H_0	제1종오류(Type Ⅰ error)	옳은 결정

제1종오류(Type Ⅰ error)는 귀무가설이 참일 때 기각하게 되는 잘못에서 발생하고, 제2종오류(Type Ⅱ error)는 귀무가설이 거짓일 때 기각하지 않는 잘못에서 발생한다.

두 집단 평균 간 차이 검정

지역사회 공중보건에 있어서 흔하게 어떤 한 종속변수(관심 변수)에 대해서 두 그룹 참여자들 간에 서로 비교가 필요한 상황이 생긴다. 예를 들어 지식기반 프로그램과 비교하고자 하는 어떤 이론 기반 보건교육 프로그램이 있다고 가정해 보자. 그리고 보건교육 프로그램이 변화시키고자 하는 이론 구성요소 점수, 지식 점수, 행동 점수와 같은 종속변수들이 있다면 이 경우에 우리가 사용할 기본적인 모수적 검정 통계는 *t*-검정이다. 스튜던트 *t*-검정으로 부르기도 한다(Chan, 2003). *t*-검정은 두 모집단 평균이 서로 다른지를 확인하는 데 활용되는 *p*-값을 결정하기 위해서 *t*-통계량, *t*-분포, 자유도(*df*)를 조사한다. 만일 우리가 앞서 자세히 설명한 예에서의 지식에 대한 사후 점수만을 가지고 있고, 서로 관련이 없는 두 집단일

때라면 독립적인 표본에 대해서 t–검정을 활용하게 된다. 이 경우에 이론 기반 보건교육 프로그램에서의 지식에 대한 사후평가 점수가 하나의 참여자 그룹에게서 얻어지고, 지식기반 프로그램에서의 지식에 대한 사후평가 점수가 또 다른 참여자 그룹에게서 얻어진다. 따라서 독립 표본들에 대해서 t–검정을 활용하게 된다. 독립적인 표본에 대해서 t–검정은 두 독립 표본들의 평균이 서로 다른지를 확인하는 데 활용되는 p–값을 확정하기 위해서 t–통계량, t–분포, 자유도(df)를 조사한다. 독립 표본들을 위한 t–검정을 위한 가정은 다음과 같다.

t–검정
두 모집단 평균이 서로 다른지를 확인하는데 활용되는 p–값을 결정하기 위해서 t–통계량, t–분포, 자유도(df)를 조사하는 검정

독립표본 t–검정
독립적인 두 표본의 평균이 서로 다른지를 확인하는데 활용되는 p–값을 결정하기 위해서 t–통계량, t–분포, 자유도(df)를 조사하는 검정

1. 표본 자료(data)는 정규분포인 모집단에서 추출된 것이어야 한다.
2. 두 모집단의 분산은 같아야 한다.
3. 각각의 점수는 다른 모든 점수와 독립적(independent)이어야 한다.

자료를 가지고 예를 들어 살펴보자. 〈표 5.2〉는 20명의 표본으로 구성된 이론 기반 교육프로그램과 지식기반 교육프로그램에서의 가상적인 지식에 대한 점수를 나타낸다. 〈표 5.3〉은 그 두 그룹에 대한 지식 점수의 평균과 표준편차를 요약하고 있다. 〈표 5.4〉는 t–검정 결과를 요약하면서 그 결과 유의하지 않다는 것을 보여주며 이는 두 그룹의 평균이 다르지 않다는 것을 뜻한다.

IBM–SPSS로 t–검정을 시행하려면 우선 자료입력이 필요하다. 앞의 자료에서 그룹(값1과 값2)과 지식 점수를 입력한다. 그런 후에 분석(Analyze)을 클릭하고 평균 비교(Compare Means)와 독립 표본 t–검정(Independent Samples T–Test)을 클릭한다. 그런 후에 지식을 검정 변수(Test Variable)로 옮겨 놓고 그룹을 집단 변수(Grouping Variable)로 옮긴다. 집단 정의(Define Groups)는 1과 2로 한다. 그런 후에 확인(Ok)을 클릭하여 〈표 5.4〉와 유사한 결과를 확인할 수 있게 된다.

표 5.2 이론 기반 교육프로그램과 지식기반 교육프로그램에 대한 가상적 지식 점수 (n=20)

Group 1 (이론 기반 교육프로그램)	Group 2 (지식기반 교육프로그램)
78	67
67	98
92	78
89	55
78	43
45	57
86	58
93	59
59	60
69	70

표 5.3 두 그룹의 가상적 지식 점수 평균과 표준편차 (n=20)

Group	Mean	SD
Group 1 (이론 기반 교육프로그램)	75.60	15.64
Group 2 (지식기반 교육프로그램)	64.50	15.07

표 5.4 두 그룹의 가상적 지식 점수에 대한 t-검정 요약 (n=20)

	t	df	p-Value	Mean Diff.	Std. Error	95% CI Lower	95% CI Upper
지식	1.617	18	0.123	11.10	6.87	-3.325	25.525

대응표본 t-검정
비독립적인(대응된 또는 짝지은) 두 표본의 평균이 서로 다른지를 확인하는데 활용되는 p-값을 결정하기 위해서 t-통계량, t-분포, 자유도(df)를 조사하는 검정

> 짝지은 t-검정은 두 독립적이지 않은(혹은 짝지은) 표본들의 평균이 서로 다른지를 확인하는 데 활용되는 p-값을 확정하기 위해서 t-통계량, t-분포, 자유도(df)를 조사한다.

계속해서 같은 예를 가지고 우리가 이론 기반 교육프로그램에만 관심이 있고 동일 표본 개인으로부터 사전평가와 사후평가 자료를 모았다고 상상해 보자. 이와 같은 경우엔 서로 독립적인 표본에 대한 t-검정은 활용할 수 없고 대신에 서로 독립적이지 않은(관련이 있는) 표본에 대한 t-검정(짝지은 또는 대응표본 t-검정)을 할 것이다. 이 검정은 두 독립적이지 않은(혹은 짝지은) 표본들의 평균이 서로 다른지를 확인하는 데 활용되는 p-값을 확정하기 위해서 t-통계량, t-분포, 자유도(df)를 조사한다. 짝지은 t-검정을 위한 가정은 다음과 같다.

1. 표본 자료(data)는 정규분포인 모집단에서 추출된 것이어야 한다.
2. 두 모집단의 분산은 같아야 한다.
3. 각각의 점수는 다른 모든 점수와 독립적(independent)이어야 한다.

자료를 가지고 실례를 들어 설명해 보도록 하자. 〈표 5.5〉는 이론 기반 교육프로그램에 대한 가상적 사전평가와 사후평가 지식 점수를 보여준다. 〈표 5.6〉은 사전 지식 점수와 사후 지식 점수의 평균과 표준편차를 보여준다. 〈표 5.7〉은 짝지은 t-test 결과를 요약하였다. p-값은 평균에 있어서 이 차이가 유의미함을 보여주고 있다. 사후평가 점수는 사전평가 점수보다 유의한 수준으로 더 높다.

표 5.5 이론 기반 교육프로그램에 대한 가상적 사전평가와 사후평가 지식 점수 (n=20)

사전평가 점수	사후평가 점수
42	78
23	67
27	92
16	89
27	78
28	45
38	86
43	93
23	59
40	69

표 5.6 이론 기반 교육프로그램에 대한 가상적 사전평가와 사후평가 지식 점수의 평균과 표준편차 (n=20)

Group	Mean	SD
사전평가	30.70	9.36
사후평가	75.60	15.64

표 5.7 가상적 사전평가와 사후평가 지식 점수에 대한 짝지은 t-검정 요약 (n=20)

Pair	Paired Differences					t	df	p-value
	Mean	SD	Std. Error Mean	95% CI Lower	95% CI Upper			
사전평가	−44.9	16.52	5.225	−56.72	−33.08	−8.594	9	.000
사후평가								

SPSS로 짝지은 t−검정(paired t−test)을 시행하려면 우선 자료입력이 필요하다. 참여자 각각의 사전검사와 사후검사 자료를 같은 줄에 입력한다. 분석(Analyze)을 클릭하고 평균 비교(Compare Means)와 대응 표본 t−검정(Paired Samples T−Test)을 클릭한다. 그런 후에 사전검사 점수를 변수1(Variable 1)로 옮겨 놓고 사후검사 점수를 변수2(Variable 2)로 옮긴다. 그런 후에 확인(Ok)을 클릭한다. 〈표 5.7〉과 어느 정도 유사한 결과를 확인할 수 있게 된다.

두 집단 간 차이 검정에 대한 비모수적 검정

t−검정을 위한 가정들(가령 정규분포)이 만족되지 않을 때에는 비모수적 검정을 활용하게 된다. 비모수적 검정(분포와 상관없는 검정)은 자료 분포에 의존적이지 않아 그 분포가 정규분포가 아닌 때에 쓸 수 있는 통계적 검정이다. 동일한 중앙값을 갖는 모집단(populations)에서 얻어진 두 개의 독립 표본에 대한 귀무가설을 검정하는 데에 쓰이는 비모수적 검정 방법이 중앙값 검정(median test)이다(Mood, 1950). 이 검정은 평균값 대신에 중앙값으로 하게 되는데 양 표본의 점수들을 하나로 합치고(pooled) 전체의 중앙값을 계산해서 얻는다. 그런 후에 표본1과 표본2 각각에서 그 중앙값보다 큰 경우와 작은 경우의 개수를 2 X 2 분할표로 구분하여 정리한다. 이 표로부터 통계량chi−제곱을 계산한다(여기에 대해서는 다음에 이어서 설명하겠다.). 귀무가설을 기각할 것인지 여부에 대한 결정은 계산된 chi−제곱 검정값이 기각 구간 안에 있는지 여부에 달려 있다.

비모수 검정
자료 분포에 의존적이지 않아 그 분포가 정규분포가 아닌 때에 쓸 수 있는 통계적 검정(분포와 상관없는 검정이라고도 불림)

중앙값 검정
동일한 중앙값을 갖는 모집단에서 얻어진 두 개의 독립 표본에 대한 귀무가설을 검정하는 데에 쓰이는 비모수적 검정방법

또 다른 비모수적 검정으로 독립적인 두 표본에 대한 만휘트니 검정(Mann−Whitney test)(또는 윌콕슨 순위합 검정 Wilcoxon rank sum test)이 있다(Mann & Whitney, 1947). 이 검정은 관찰 값의 순위를 기반으로 하므로 중앙값 검정에 비해서 더 많은 정보를 사용하고, 더 선호되는 방법이다. 이 검정은 독립적인 두 표본에서 최소 순서형 이상의 측정값으로 연속형 변수일 때 사용한다. 두 그룹에서 측정값에 대해서 순위를 매겨두고 동일한 크기의 관찰값들(tied observations)에 대해서는 이들의 평균 순위를 할당한다. 각 그룹에 대한 순위들의 합은 통계값 U 계산에 사용된다.

Mann−Whitney 검정(Wilcoxon 순위합 검정)
두 개의 독립표본의 점수 순위의 차이를 확인하기 위한 비모수적인 테스트

만일 자료들이 독립적이지 않고 짝지은 자료라면 사용할 수 있는 비모수적 검정 방법 중의 하나가 부호검정이다. 부호검정(sign test)은 변수가 되는 짝지은 표본의 중앙값 간에 차이가 없다는 귀무가설을 검정하는 데에 이용되는 비모수적 검정이다(Whiteley & ball, 2002). 이 검정은 또한 중심경향성 척도로 평균에 적용된 중앙값에 초점을 맞춘다. 이 검정에서의 유일한 가정은 변수가 반드시 연속형이어야 한다는 것이다. 짝지은 표본에 대한 또

부호 검정
짝지은 표본의 중앙값 간에 차이가 없다는 귀무가설을 검정하는 데 이용되는 비모수적 검정

Wilcoxon 부호순위 검정
짝을 이룬 표본을 비교하는데 사용되며 모집단의 평균 순위가 다른지 여부를 평가하기 위해 측정값 간의 차이를 사용하는 비모수 검정법

다른 비모수적 검정으로 윌콕슨 부호순위검정(Wilcoxon signed-rank test)이 있다(Wilcoxon, 1945). 이 검정은 (또한 짝지은 차이 검정, paired difference test 이라고도 알려져 있다) 짝지은 표본들을 서로 비교하는 데 사용되는데 모집단 평균 순위가 차이가 있는지 여부를 평가하기 위한 측정값 간에 차이 규모를 사용하게 된다. 이 검정을 사용하기 위한 가정에는 연속형 변수와 최소한 구간 수준의 척도(interval level)가 포함된다.

비모수적 검정들의 주요한 장점은 표본 집단(sampled population) 형태를 모를 때에 사용 가능하다는 점이다. 그 모집단(population)이 정규분포일 필요가 없다. 이들 검정은 순위 혹은 분류만으로 이루어져 분석되는 자료에도 적용이 가능하다. 비모수적 검정에 있어서의 단점들 중 하나는 상당한 자료들을 낭비하거나 자료의 모든 면을 사용하지 않는다는 것인데 이는 특히나 모수적 검정을 사용할 수 있을 때 그러하다.

셋 또는 그 이상 집단 간 차이 검정

분산분석
모수적 통계방법으로 자료의 총분산을 2개 이상의 구성요소로 나누고 분산의 서로 다른 원천의 기여를 검증하는 것. 2개 이상의 평균에 대한 차이의 유의성을 검정하는 방법

분산분석(Analysis of variance, ANOVA)은 자료의 전체 변동(total variance)이 둘이나 그 이상의 구성요소들(components)로 분리되고 이 분산에 대한 동일하지 않은 원천들로부터의 기여분을 알아내는 모수적 통계 기술이다. 이것은 둘 또는 그 이상 평균값들의 차이에 있어서 유의성을 검증하는 방법이다.

셋 또는 그 이상 집단 사이에서의 비교가 필요한 상황이 종종 일어난다. 예를 들어, 어떤 지역사회 공중보건 전문가는 그가 디자인한 어떤 근거기반 교육프로그램(그룹 1)을 기존의 프로그램(그룹 2)과 또 다른 어떤 지식기반 프로그램(그룹 3)과 비교하기를 원하게 된다. 이런 상황에서는 그 전문가가 t-tests를 여러 번 시행하고 나서 귀무가설을 기각해버리는 잘못을 범하거나 거짓 유의성을 취하게 되기 쉽다. 피셔(R. A. Fisher)는 분산분석 기술로 이 문제를 피하기 위한 방법을 개발하였다(1966). 분산분석(Analysis of variance, ANOVA)은 자료의 전체 변동(total variance)을 둘이나 그 이상의 구성요소들(components)로 분리하여 이 분산에 대한 동일하지 않은 원천들로부터의 기여분을 알아내는 모수적 통계 기술이다. 이것은 둘 또는 그 이상 평균값들의 차이에 있어서 유의성을 검증하는 방법이다. ANOVA로 계산된 통계량은 F-비값(F-statistic)이다.

바로 전에 소개하였던 보건교육 프로그램 세 가지 형태를 예를 들어서 어떻게 분산분석(ANOVA)이 되는지 알아보자. 또한 이 상황은 세 수준을 갖는 독립변수 하나로 설명될 수 있다. 우리가 이들 세 가지 프로그램의 사후 지식 점수(독립변수)에 미치는 효과를 아는 것에 관심이 있다고 가정해 보자. 각각의 그룹에 열 명의 참여자가 있다고 가정하면 그 30명(그룹별 10명)은 서로 다른 점수를 갖게 될 것이다. 이 변동성(variability) 중 일부는 개인들의 차이에서 기인하고, 일부는 측정오차 때문이다. 일부는 참여자의 기분, 피곤함, 허기짐 등과 같은 일시적인 요인들로부터 기인될 수 있다. 그러나 우리가 알고자 하는 관심 대상은 이 변동성이 얼마나 우리의 독립변수(세 가지 보건교육 프로그램)에 기인하는가이다. 분산분석은 자료의 전체 변동성을 최소 두 가지 구성요소로 분리한다. (1) 독립변수로부터의 변동성과 (2) 모든 다른 변동성(개인 변동, 측정오차, 일시적 요인들). 집단 간 변동은 집단 내 변동과 대비시켜 F-비값(F-statistic)을 만들어낸다. 만일 서로 다른 교육프로그램을 받은 집단 간 차이가 집단 내 차이보다 더 크면 집단 간 교육의 차이가 집단 간 차이를 가져올 확률이 성립된다. 〈표 5.8〉에서 이 사례를 위한 가상적 자료를 제시하였다.

〈표 5.9〉에서 이 자료를 정리하였다. 각 그룹의 평균은 이론 기반 교육프로그램 75.60units, 기존 프로그램 41.90units, 지식기반 프로그램 64.50units이었다. 상자와 수염 그림(box and whisker plot)〈그림 5.1〉 분산분석 요약표〈표 5.10〉에서 집단 간 제곱합(the sum of squares between groups)은 자료의 전체 평균에서 그룹별 평균의 편차제곱합이다. 이것은 개인 점수 변동성이 그룹 멤버십의 결과라는 것을 반영한다. 집단 내 제곱합(the sum of squares within groups)은 각 개인이 속한 그룹의 평균에서 개인별 점수의 편차제곱합의 지표이다. 이것은 개인들의 차이, 측정오차, 일시적 요인들 등으로부터 기인되는 변동성을 대표하는 것이다.

표 5.8 세 그룹의 가상적 사후 지식 점수(n=30)

Group 1 (이론 기반 교육프로그램)	Group 2 (기존 프로그램)	group 3 (지식 기반 프로그램)
78	45	67
67	34	98
92	26	78
89	34	55
78	36	43
45	87	57
86	56	58
93	35	59
59	37	60
69	29	70

표 5.9 세 그룹의 가상적 사후 지식 점수 평균과 표준편차(n=30)

Group	Mean	SD
Group 1 (이론 기반 교육프로그램)	75.60	15.64
Group 2 (기존 프로그램)	41.90	17.93
Group 3 (지식 기반 프로그램)	64.50	15.07

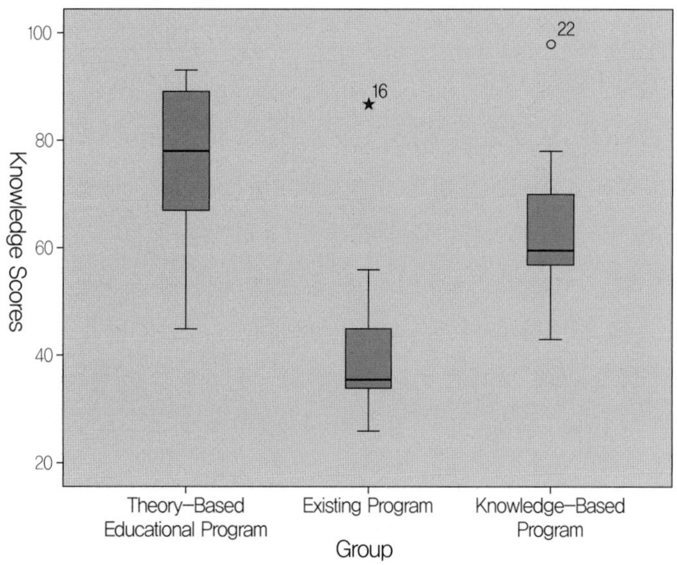

Note : O = 경미한 이상치(여기에서는 지식기반 프로그램에 대해서); ★ = 극도한 이상치(여기에서는 기존 프로그램에 대해서)

그림 5.1 세 그룹의 가상적 사후 지식 점수에 대한 상자와 수염 그림(n= 30)

사후 검정
분산분석을 시행하고 유의한 효과에 대한 결과를 얻었을 때 수행하는 통계 검정; 어떤 그룹이 다른 그룹과 유의미하게 다른지를 결정함

평균제곱은 자유도(degrees of freedom, df)에 의한 제곱합을 분리시켜 파생된 변동이다. 집단내 평균제곱에 대한 집단 간 평균제곱의 비가 F이다. 〈표 5.10〉에서와 같이 F 통계량이 유의하다는 것은 세 그룹 간에 유의한 평균의 차이를 의미한다. 어느 그룹이 유의미한 평균의 차이가 있는지는 사후 검정(Post hoc tests)을 시행하여 알 수 있다. 사후 검정은 분산분석 시행으로 유의한 효과에 대한 결과를 얻었을 때 그룹들끼리 짝을 지어 이들 간의 평균 차이를 사후적으로 비교하는데 본페로니 검정(Bonferroni test), 쉐페 검정(Scheffe test), 튜키 검정(Tukey's HSD), 던칸 검정(Duncan's test), 듀네 검정(Dunnett's test)으로 한다.

〈표 5.11〉은 이들 가상적 자료에 대한 본페로니 사후검정 결과를 요약하였다. 이론 기반 교육프로그램과 기존 프로그램 간의 평균 차이뿐만 아니라, 지식기반 프로그램과 기존 프로그램 간의 평균 차이가 유의하게 나타났다. 이론 기반 교육프로그램과 지식기반 프로그램의 평균 모두 기존 프로그램의 평균보다 높았다. 그러나 이론 기반 교육프로그램과 지식기반 프로그램의 평균 간의 차이는 유의하지 않다.

표 5.10 세 그룹의 가상적 사후 지식 점수에 대한 분산분석 요약표(n=30)

Source of Variance	Sums of squares	*df*	Mean Square	*F*	*p*-value
집단 간	5,898.867	2	2,949.433	11.160	0.000
집단 내	7,135.800	27	264.289		
Total	13,034.667	29			

표 5.11 세 그룹의 가상적 사후 지식 점수에 대한 본페로니 사후검정 결과(n=30)

I group	J group	Mean Difference I − J	Std. Error	*p*-value
이론 기반 교육프로그램	기존 프로그램	33.700	7.270	0.000
이론 기반 교육프로그램	지식기반 프로그램	11.100	7.270	0.415
기존 프로그램	지식기반 프로그램	−22.600	7.270	0.013

IBM-SPSS로 일원분산분석(one-way ANOVA)을 시행하려면 우선 자료입력이 필요하다. 이번 예에서 자료는 그룹(1, 2, 3)과 지식 점수를 입력한다. 분석(Analyze)을 클릭하고 평균 비교(Compare Means)와 일원배치분산분석(One-Way ANOVA)을 클릭한다. 그런 후에 지식 점수를 종속변수(Dependent List)로 옮겨 놓고 그룹을 요인(Factor)으로 옮긴다. 사후분석(Post Hoc)을 클릭하여 원하는 검정을 선택하고 확인(Ok)을 클릭한다.

일원 분산분석의 예를 들어 보기로 하자. 여기에는 몇 개의 가정을 두고 있는데 관찰 변수의 독립성, 종속변수의 정규분포, 모든 집단에서의 등분산성 혹은 분산 동질성과 같은 것들이다. 따라서 만일 동일 대상자에 대한 수차례 측정, 가령 사전검사, 사후검사, 추후검사를 보건교육 프로그램에 대해서 시행하였다면 이 모델은 사용할 수 없을 것이다. 이런 경우에는 반복측정 분산분석(repeated measures analysis of variance)과 같은 특수한 분산분석을 시행하여야 한다. 반복측정 분산분석(Repeated measures ANOVA)은 동일한 변수를 참

여자에 대해서 두 번 또는 그 이상 측정하여 그 평균들 간에 유의한 차이가 있는지를 검정하는 모수 통계분석이다.

〈표 5.13〉은 이 자료에 대한 평균과 표준편차를 보여준다. 평균값이 사후검사에서 높아졌다가 추후검사에서 낮아졌지만 사전검사 수준으로 되돌아간 것은 아니었다. 〈표 5.14〉는 반복측정 분산분석으로 얻어진 개체 내 효과를 요약하였는데 P값이 유의하므로 그 차이가 유의하다는 것을 나타낸다. 단 하나의 그룹이기 때문에 상호작용(interaction)은 없지만, 만일 다수 그룹이라면 상호작용을 볼 수 있다. 만일 하나의 요인이 또 다른 요인의 서로 다른 각 수준 별로 동일하지 않은 변화를 일으킨다면 요인 둘 간에 상호작용이 있다고 한다.

반복측정 분산분석
각각의 참여자에서 동일한 변수를 두 번 또는 그 이상 측정하여 그 평균들 간에 유의한 차이가 있는지를 검정하는 모수 통계 분석

상호작용
두 요인 간에 한 요인의 변화에 대응한 다른 요인의 변화가 그 요인의 다른 수준에 대한 대응과 차이가 나는 것

표 5.12 가상적 이론 기반 교육프로그램에 대한 사전, 사후, 추후 지시 점수(n=10)

사전평가 점수	사후평가 점수	추후평가 점수
42	78	56
23	67	55
27	92	78
16	89	57
27	78	60
28	45	50
38	86	59
43	93	70
23	59	50
40	69	50

표 5.13 가상적 이론 기반 교육프로그램에 대한 사전, 사후, 추후 지식 점수 평균과 표준편차(n=10)

Group	Mean	SD
Pretest	30.70	9.36
Posttest	75.60	15.64
Follow-up	58.50	9.14

표 5.14 가상적 이론 기반 교육프로그램에 대한 사전, 사후, 추후 지식 점수에서 반복측정 분산분석으로 나타난 개체 내 효과(n=10)

Source	Type III Sums of Squares	df	Mean Square	F	p-value
Time	10,270.867	2	5135.433	58.071	0.000
Time* Group	0	0			
Error	1,591.800	18	88.433		

SPSS로 반복측정 분산분석(repeated measures ANOVA)을 시행하려면 우선 자료입력이 필요하다. 참여자 각각의 사전검사, 사후검사, 추후검사 자료를 같은 줄에 입력한다. 분석(Analyze)을 클릭하고 일반 선형 모델(General linear Model)과 반복 측도(Repeated Measures)를 클릭한다. 그런 후에 요인1(factor1)의 수준 수를 3으로 정하여 주고 추가

(add)를 클릭한 후 정의(define)를 클릭하여 개체 내 변수(Within Subject Variables)에 사전검사 점수를 요인1의 첫째 수준으로, 사후검사 점수를 둘째 수준으로, 추후검사 점수를 셋째 수준으로 정하여준다. 개체 간 요인(Between Subjects Factor)에 대해서는 그룹을 넣어 준다. 그런 후에 확인(Ok)을 클릭한다. 〈표 5.14〉와 유사한 개체 내 효과 표를 확인할 수 있게 된다.

이들 예시를 통하여 어떻게 일원 분산분석과 반복측정 분산분석을 사용하는지를 알게 되었다. 분산분석은 독립변수가 무작위 블록 디자인의 경우에서와 같이 다수인 경우 역시 사용될 수 있는데 이원 혹은 삼원 분산분석으로 알려져 있다. 다수의 종속변수를 동시에 살펴볼 때는 다변량 분산분석(multivariate analysis of variance, MANOVA)을 사용할 수 있다. 분산분석의 좀 더 고급 버전은 이 책에서는 논의하지 않으나 더 배우기를 원한다면 고급 생물통계학 책들을 찾아봐야 한다.

분산분석의 비모수적 대응

크루스칼-왈리스 검정
여러 표본에서 관측치의 순위를 비교하는 분산분석의 95% 효능을 갖는 비모수적 검정 방법

정규성 가정이 충족되지 않거나 순위자료를 처리할 때 ANOVA와 유사한 비모수적 방법을 사용할 수 있다. 일원 분산분석의 대응 방법은 Kruskal-Wallis 검정이다. Kruskal-Wallis 검정은 여러 표본에서 여러 관측치의 순위를 비교하는 비모수 통계검정이며 일원 분산분석의 95% 수준으로 효율적이다. 모든 그룹 (k)의 모든 데이터를 결합하여 가장 작은 값에서 가장 큰 값으로 정렬하여 가장 작은 값은 1로 순위를 지정하고 가장 큰 값에는 n 값으로 순위를 지정한다. 둘 이상의 관측치에 동일한 값이 있으면 각 관측치에 동일하게 순위의 평균이 할당된다. 그런 다음 검정에서 각 그룹 내 값의 평균 순위를 계산하고 통계량 H를 계산하여 해당 평균 순위에 유의한 차이가 있는지 확인한다. p-값은 그룹 간의 평균에 유의한 차이가 있는지 여부를 결정한다.

랜덤화 된 블록 설계의 경우와 같이 이원분산분석(two-way ANOVA)이 필요할 수도 있지만 정규성 또는 분산의 동질성 가정이 충족되지 않을 수 있다. 이 경우 순위에 따른 양방향 분산분석을 위한 Friedman 검정을 사용할 수 있다. 데이터가 적어도 순위 척도로 측정되고, 데이터가 이원배치(two-way)로 분류될 수 있는 경우에 이 테스트를 수행할 수 있다.

비율의 차이 검정

지역사회 공중보건 영역에서 실무자와 연구원은 두 비율을 비교하는 데 관심을 가진다. 예를 들어, 불소화 시험에서 유아의 x%가 실험군에서 충치가 발생했으며 이 결과를 대조군에서 충치가 발생한 유아의 y%와 비교해야 한다고 가정해 보자. 여기서 귀무가설은 다음과 같이 표현된다.

$$H_0 : p_1 - p_2 = 0$$

또는

$$H_0 : p_1 = p_2$$

여기서 첫 번째 분율은 p_1이고 두 번째 분율은 p_2이다.

이 가설은 분율에 대한 두 표본(two sample) z-검정 또는 카이제곱(χ^2)검정으로 확인할 수 있다. 분율의 두 표본 z-검정은 z 분포를 갖는 변수에서 두 표본의 성공 비율의 차이에 대한 귀무가설을 검정하는 통계적 검정으로 이때의 표준편차는 표본데이터에서 얻어진다.

분율의 두 표본 z-검정
표본데이터에서 표준편차를 얻을 수 있을 때 두 표본의 성공 비율 간의 차이에 대한 귀무가설을 확인하기 위해 z 분포를 가지는 변수를 사용하는 통계검정

카이제곱(χ^2)검정은 범주형 자료에서 다른 범주 사례의 분율이 동일하다는 귀무가설을 적용한다. 통계량이 z 통계의 제곱과 같기 때문에 이 두 테스트는 항상 동일한 결과를 제공한다(Moore, McCabe, & Craig, 2016). 분율에 대한 두 표본 z-검정의 장점은 카이제곱(χ^2)이 양측검정만 가능한 반면 단측 및 양측검정을 모두를 할 수 있다는 것이다. 카이제곱검정의 장점은 두 개 이상의 모집단을 검정할 수 있는 것인 반면 z-검정은 두 개만 사용할 수 있다는 것이다.

카이제곱검정
범주형 자료에서 귀무가설이 서로 다른 범주에 속하는 분포와 관련있을 때 사용하는 비모수적 통계학적 검정 방법

위에서 제시한 불소화 시험 예제를 사용하여 카이제곱검정을 수행할 수 있다. 실험군 20명, 대조군 20명인 40명의 참가자가 있다고 가정해 보자. 이 데이터를 통해 〈표 5.15〉에 제시된 교차표를 만들 수 있다. 카이제곱검정의 결과는 〈표 5.16〉에 나와 있다. p-값이 유의미하기 때문에(<0.05), 우리는 실험군의 충치 분율(20%)이 대조군 (70%)의 분율과 다르다고 말할 수 있다.

IBM-SPSS 컴퓨터 소프트웨어를 사용하여 카이제곱 통계를 계산할 수 있는 몇 가지 방법이 있다. 먼저 그룹(실험군 1, 대조군 2)과 충치(우식증이 없는 경우 0, 충치가 있는 경우 1)의 데이터를 입력한다. 그런 다음 분석(Analyze), 기술통계(Descriptive Statistics), 빈도표(Cross Tabs)를 차례로 클릭한 다음, 열에 대한 행 및 치아 우식 그룹을 선택하고 통계에서 카이-제곱을 선택한 다음 확인을 클릭한다. 결과는 〈표 5.15〉 및 〈표 5.16〉과 유사하게 나타난다.

표본크기가 (n<30)이거나 교차표의 일부 셀이 0값을 가지면 카이제곱검정을 사용할 수 없다. 이러한 상황에서 Fisher의 정확 검정이 분율 차이의 유의성을 검정하는 데 사용된다. 카이 제곱을 계산하기 위해 IBM-SPSS에 대해 동일한 단계를 수행하면 Fisher의 정확한 테스트도 계산된다. 비율이 두 개의 종속 또는 쌍을 이루는 그룹에서 얻은 경우 McNemar의 테스트가 사용된다.

피셔의 정확검정
분포의 유의한 차이를 보는 것으로 표본수가 30 미만으로 작거나 분할표에서 일부 칸이 0이라 카이제곱검정을 할 수 없을 때 적용하는 통계학적 검정 방법

표 5.15. 불소화 도포 가설검정의 실험군과 대조군 충치 분포(n=20)

	충치 여부		합계
	충치 없음	충치 있음	
실험군	16	4	20
대조군	6	14	20
합계	22	18	40

표 5.16 불소화 도포 가설검정의 카이제곱검정 요약

	값	자유도	p값(양측성)
카이제곱	10.101	1	0.001

둘 이상의 변수 사이의 연관성 검정

회귀분석
고정 변수(독립 변수)의 주어진 값에 해당하는 무작위 변수(종속 변수)의 값을 설명, 추정 또는 예측하는 데 사용되는 통계 분석

상관분석
한 무작위 독립변수와 종속변수의 연관의 강도를 측정하는 통계학적 분석

회귀분석은 고정 변수(독립변수)의 주어진 값에 해당하는 무작위 변수(종속변수)의 값을 설명, 추정 또는 예측하는 데 사용되는 통계분석이다. 상관분석은 하나의 무작위 독립변수와 하나의 종속 변수 사이의 연관 강도를 측정하는 통계 분석이다.

지역사회 공중보건 실무자와 연구원은 종종 둘 이상의 변수 사이에 연관성이 있는지에 관심이 있다(Neideen & Brasel, 2007). 예를 들어, 학생 집단에서 신체활동에 대한 자기효능과 신체활동 행동 사이의 연관성 여부에 관심이 있을 수 있다. 통계적 연관성을 입증하기 위해 회귀분석과 상관분석을 사용한다. 회귀분석(Regression analysis)은 고정 변수(독립변수)의 주어진 값에 해당하는 무작위 변수(의존변수)의 값을 설명, 추정 또는 예측하는 데 사용되는 통계분석이다. 여러 개의 독립변수가 있는 경우 사용된 기술을 다중회귀(multiple regression)라고 한다. 종속변수가 이분형 변수인 경우 로지스틱 회귀를 사용한다. 종속변수가 관심있는 사건이 발생하는 시간일 경우 Cox 회귀를 사용한다. 상관분석은 하나의 무작위 독립변수와 하나의 종속변수 사이의 연관 강도를 측정하는 통계분석이고 피어슨의 적률상관계수(Pearson product-moment correlation coefficient)(r)로 측정된다. 여러 독립변수와 여러 종속변수가 있는 경우 사용되는 기술은 정준 상관분석(canonical correlation analysis)이다.

가장 간단한 회귀분석인 단순선형회귀분석에서는 다음의 특정 가정을 충족해야 한다. (1) 독립변수의 값은 고정값이어야 한다. (2) 독립변수는 최소한의 오차로 측정해야 한다. (3) 독립변수의 각 값에 대해 정규분포를 따르는 종속변수의 부분 모집단(subpopulation)이 있어야 한다. (4) 종속변수의 모든 부분 모집단(subpopulation)의 분산이 동일해야 한다. (5) 종속변수의 부분 집단 평균은 직선 상에 있어야 한다. (6) 종속변수의 값은 독립적이어야 한다. 그리고 상관관계에 대해 다음 가정이 충족되어야 한다. (1) 독립변수의 각 값에 대해 정규분포를 따르는 종속변수의 부분 모집단이 있다. (2) 종속변수의 각 값에 대해 정규분포를 따르는 독립변수의 부분 모집단이 있다. (3) 두 변수의 결합분포는 정규분포이다. (4) 독립변수의 부분 집단이 동일한 분산을 갖는다. (5) 종속변수의 부분 집단이 동일한 분산을 갖는다.

회귀분석에서 중요한 측정값은 r^2이며 이는 결정계수라고도 한다. 회귀분석으로 설명된 총변동성의 비율을 나타낸다. 0에서 1까지 범위를 가지며 값이 클수록 독립변수가 설명하는 종속변수의 분산 비율이 커진다. 상관관계에서 중요한 측정값은 상관계수 p 또는 r이며, 이는 독립변수와 종속변수 사이의 관계 강도 척도이다. 상관계수는 +1과 −1 사이의 값을 갖는다. 0은 선형 관계가 없음을 나타내고 +1은 완전한 양의 선형 관계를 나타내다. 즉, 한 변수의 값이 증가하면 다른 변수도 선형 방식으로 값이 증가한다. −1은 완전한 음의 선형 관계를 나타낸다. 즉, 한 변수의 값이 증가하면 다른 변수의 값은 선형으로 감소한다. 일반적으로 0에서 ±0.3 사이의 값은 약한 연관(associations)을 나타내고, ±0.3에서 ±0.7의 값은 보통 연관을 나타내고, ±0.7보다 큰 값은 강한 연관을 나타낸다. 비모수적 상관관계는 Spearman순위상관계수이며 r_s로 표시된다.

사례 학습 5.1 의미있는 평가 수행

텍사스주의 한 카운티 보건 부서는 히스패닉계 프로모터(일반인 보건교육자)를 모집하고 훈련시켜 해당 카운티의 스페인어를 사용하는 지역사회 구성원에게 당뇨병의 건강관리에 대한 교육을 제공하는 프로그램을 시작했다. 부서는 이 노력의 평가를 계획하고 있다. 이 평가의 목적은 당뇨병 정보 제시에 관한 프로모터의 지식에 대한 훈련의 영향을 측정하고 당뇨병에 대한 태도를 추정하는 것이다. 훈련 프로그램은 12시간이며 30명의 프로모터가 있다. 평가를 위해 미시간 당뇨연구 훈련센터(MDRTC)에서 개발한 도구, 즉 23가지 항목, 객관식 검사인 DKT(당뇨 지식 검사) 및 33가지 항목과 5가지의 당뇨병 태도척도(DAS-3)를 선택하였다.

성찰과 토론을 위한 질문

1. 영향 평가에 적합한 통계 설계는 무엇인가?
2. 선택된 디자인의 장단점은 무엇인가? 다른 디자인을 사용할 수 있는가?
3. 선택한 설계에 어떤 통계 테스트를 사용해야 하는가?
4. 통계검정을 위해 각 부서는 어떤 가정을 충족시켜야 하는가?
5. 이러한 가정이 충족되지 않으면 부서는 어떻게 해야 하는가?

이 장에서 논의된 모든 추론 통계 테스트는 〈표 5.17〉에 요약되어 있다.

표 5.17 생물통계학에서 사용하는 추론 통계 테스트의 요약

검정	검정통계량	정의
독립 표본에 대한 t 검정(t-test for independent samples)	t	이 검정은 t-통계량, t-분포와 자유도를 조사하여 두 개의 독립 표본의 평균이 다른지 여부를 확인하는 데 사용할 수 있는 p-값을 결정한다.
짝지은 t-검정(Paired t-test 또는 t-test for dependent samples)	t	이 테스트는 t- 통계량, t- 분포 및 자유도를 조사하여 두 개의 종속 (또는 일치 또는 대응쌍을 이루는) 표본의 평균이 다른지 여부를 확인하는 데 사용할 수있는 p-값을 결정한다.
중앙값 검정(median test)	χ^2	중앙값이 동일한 모집단에서 두 개의 독립적인 표본을 추출했다는 귀무가설을 검정하는 데 사용되는 비모수 검정
맨-휘트니 검정 또는 윌콕슨의 순위합 검정(Mann-Whitney test 또는 Wilcoxon rank sum test)	U	두 개의 독립적인 표본의 점수 순위 차이를 확인하기 위한 비모수적검정
사인 검정(Sign test)	S	쌍을 이루는 변수 표본들의 중앙값 사이에 차이가 없다는 귀무가설을 검정하는 데 사용되는 비모수 검정
윌콕슨 부호순위 검정 또는 짝지은 차이 검정(Wilcoxon signed-rank test 또는 paired difference test)	W 또는 T	짝을 이룬 표본을 비교하고 측정 간의 차이 크기를 사용하여 모집단 평균 순위가 다른지 여부를 평가하는 비모수 통계검정
분산분석(Analysis of variance, ANOVA)	F(연관성의 강도 η^2)	데이터의 총분산이 두 개 또는 여러 성분으로 나누어 이 변동에 대한 다른 요인의 기여를 확인할 수 있는 모수적 통계 기법으로 두 개 또는 그 이상의 평균 간의 차이의 유의성을 테스트하는 방법
반복측정 분산분석(Repeated measures ANOVA)	F(연관성의 강도 η^2)	각 참가자에 대해 동일한 변수를 두 번 또는 그 이상의 다른 시간에 측정하는 설계에서 평균 간 차이의 유의성을 테스트하는 모수 통계분석
크루스칼 왈리스 검정 (Kruskal-Wallis test)	H	여러 표본에서 서로 다른 관측치의 순위를 비교하고 일원 분산분석보다 95% 효율적인 비모수 통계검정

프리드만 검정(Friedman test)	χ^2_r	순위별로 이원분산분석을 수행하는 비모수 통계검정
분율에 대한 두 표본 z 검정 (Two-sample z-test of proportions)	Z	표본자료에서 표준편차를 얻을 때 두 표본의 성공 분율의 차이에 대한 귀무가설을 검정하기 위해 z 분포를 가지는 변수를 사용하는 통계검정
카이제곱검정(Chi-square (χ^2) test)	χ^2	범주형 자료와 다른 범주에 속하는 사례 비율과 관련된 귀무가설에 적용되는 비모수 통계 검정
피셔의 정확도 검정(Fisher's exact test)	직접 확률 계산	표본크기가 작거나 (n<30) 교차표의 일부 셀에 0이 있고 카이제곱검정을 사용할 수 없을 때 사용되는 비율 차이의 유의성에 대한 통계검정
멕네마 검정(McNemar's test)	χ^2	두 개의 종속 또는 쌍을 이루는 그룹에서 분율을 얻은 경우 이들의 차이의 유의성을 검사하는 검정
회귀분석(Regression)	F(연관성의 강도 r^2)	고정 변수(독립변수)의 주어진 값에 해당하는 확률(random) 변수(종속변수)의 값을 설명, 추정 또는 예측하는 데 사용되는 분석
피어슨 적률 상관분석(Pearson product-moment correlation)	R	하나의 확률(random) 독립변수와 하나의 종속변수 사이의 연관 강도를 측정하는 검정
스피어만 순위상관계수 (Spearman's rank correlation coefficient)	r_s	상관관계의 비모수적 대응 검정

주목할 내용 5.1 통계적 의미와 실제적인 중요성

지역사회 공중보건의 가설을 검정하기 위해 추론적 통계 테스트가 사용된다. 전문가는 통계적으로 유의한(statistically significant) 결과를 해석할 때 특별한 주의를 기울여야 한다. 유의성(significance)이라는 단어의 일상적이고 비기술적인 의미는 "중요성"이다. 이러한 의미를 염두에 두고 있는 사람들은 통계적 유의성(statistical significance)의 의미를 오해할 수 있다. 통계적 유의성(statistical significance)은 변수값이 우연히 발견될 가능성에 관한 설명이다. 통계적 유의성(statistical significance)은 표본크기를 포함한 여러 요인의 영향을 받는다. 알파, 검정력, 효과 크기 및 샘플 크기 사이에는 상호 관계가 있다. 결과적으로, 큰 표본에 대한 연구는 때때로 그룹 간 차이(효과 크기) 또는 연관성이 작은 경우에도 통계적으로 유의미한 결과를 산출한다(Hennekens & Buring, 1987). 실제적인 중요성(Practical importance)은 특별한 의미를 가진 또 다른 용어이다. 연구결과의 해석은 지역사회 공중보건의 전문 관행의 맥락에서 효과 크기와의 관련성을 고려할 수 있다. 실제적 중요성에 대한 이러한 결정은 독립변수(많은 경우 개입)가 참가자나 다른 이해 관계자에게 이익이 될 가능성에 대한 문제를 다룬다. 실제적인 중요성을 결정하기 위해 몇 가지 방법을 사용할 수 있다. Cohen (1988)은 교육 및 행동 연구에서 "작은", "중간" 및 "큰" 효과 크기를 정하는 기준이 되는 일반적인 효과 크기 표준 적용을 제안했다. Cohen은 표준화된 평균 차이를 사용하여 0.20는 작은 효과, 0.50은 중간 효과, 0.80은 큰 효과 크기로 할 것을 제안한다. 다른 접근법은 연구결과를 이전 자료와 비교하고 판단하는 것이다. 전문적인 평가는 또한 어떤 결과가 더 중요하고 덜 중요한지에 대한 결정을 내리는 데 사용될 수 있다. 통계적 중요성 및 실제 중요성과 관련하여 네 가지 상황이 발생할 수 있다. 연구결과가 통계적으로 유의하고 실제적으로 중요할 때 연구가 유용하다고 결론 내릴 수 있다(Huak, 2009). 결과가 통계적으로 유의하지만 실제적으로 중요하지 않은 경우, 표본크기가 클 수 있으므로 신중한 해석이 필요하다. 결과가 통계적으로 유의하지는 않지만 실제로 중요할 경우, 연구는 파일럿 연구로 취급될 수 있다. 그리고 연구에서 통계적 의미와 실제적인 중요성이 보이지 않으면 그다지 가치가 없다. 이러한 상황은 〈표 5.18〉에 요약되어 있다.

표 5.18 통계학적 유의성과 실제 중요성 및 그 적용의 4가지 경우

통계적 유의성	실제적 중요성	함의
있음	있음	다시 연구할 수 있는 유용한 연구
있음	없음	신중한 해석 필요: 표본크기가 커서 생긴 결과일 수 있음. 그러나 일부 정보는 사용할 수 있음
없음	있음	좋은 사전 연구
없음	없음	큰 가치가 없음

요약

추론적 생물통계학의 첫 번째 과정을 추정(estimation)이라고 하며, 이는 관심이 있는 모집단 모수에 근사한 통계량 표본을 계산하는 과정을 말한다. 해당 추정치가 모집단 모수에 해당하는 단일 수치인 경우 이를 점 추정치(point estimate)라고 한다. 해당 추정치가 모집단 모수가 포함되는 것으로 생각되는 값의 범위를 특정 신뢰도로 정의하는 두 개의 숫자로 구성하는 경우 이를 구간 추정치(Interval estimate)라고 한다. 추정치 계산 방식을 결정하는 규칙을 추정량(estimator)이라고 한다. 모수에 대한 95% 신뢰구간(95% Confidence interval)은 크기가 n인 100개의 표본에 대한 통계량을 계산하면 100번 중 95번 정도 모수의 참값이 해당 구간 내에 있음을 의미한다. 신뢰구간 계산은 가설검정의 대안으로 생물통계학에서 추론할 때 사용하는 방법이다. 가설검정에서 귀무가설은 검정통계량을 사용하여 검정하고 확률값(p-값)을 산출한다. P-값은 귀무가설이 참일 때 실제로 계산된 것보다(적절한 방향으로) 극단적인 검정 통계값을 얻을 확률이다.

귀무가설이 참일 때 거부될 경우 제1종 오류가 발생하고, 귀무가설이 거짓인데도 귀무가설을 기각하지 못할 경우 유형 II 오류가 발생한다. 독립 표본에 대한 t 검정은 t- 통계량, t- 분포 및 자유도를 조사하여 두 독립 표본의 평균이 다른지 여부를 확인하는 데 사용할 수 있는 값을 결정한다. 분산분석(ANOVA)은 데이터 세트의 총분산이 둘 이상의 구성요소로 나누어 활용하는 모수적 통계 기법으로, 변동에 대한 다른 소스의 기여를 확인할 수 있다. 둘 이상의 평균 간 차이의 유의성을 검정하는 방법이다.

회귀분석은 고정변수(독립변수)의 주어진 값에 해당하는 확률변수(의존변수)의 값을 설명, 추정 또는 예측하는 데 사용되는 통계분석이다. 상관관계는 하나의 독립확률변수와 하나의 종속변수 사이의 연관 강도를 측정하는 통계분석이다.

핵심 용어

95% confidence interval	95% 신뢰구간
alpha (α)	알파
alternate hypothesis (H_A)	대립가설(HA)
analysis of variance (ANOVA)	분산분석(ANOVA)
central limit theorem	중심 극한 이론
chi-square (χ^2) test	카이제곱검정
correlation	상관
effect size	효과 크기
estimation	추정
Fisher's exact test	피셔의 정확도 검정
interaction	상호작용
interval estimate	구간 추정
Kruskal-Wallis test	크루스칼 왈리스 검정
level of significance	유의 수준
Mann-Whitney test (or Wilcoxon rank sum test)	만휘트니 검정(또는 윌콕슨 순위합 검정)
median test	중위수 검정

nonparametric test	비모수 검정
null hypothesis (H_0)	귀무가설(H_0)
point estimate	점 추정
post hoc tests	사후검정
p-value	p-값
power	검정력
regression	회귀
repeated measures ANOVA	반복측정 분산분석
research hypothesis	연구가설
sign test	부호검정
statistical hypothesis	통계적 가설
t-test	t-검정
t-test for dependent samples (or paired t-test)	짝지은 t-검정
t-test for independent samples	독립 표본 t-검정
two-sample z-test of proportions	분율의 두 표본 z-검정
Type I error	제1종 오류
Type II error	제2종 오류
Wilcoxon signed-rank test	윌콕슨 부호 순위 검정

복습 문제

1. 추정을 정의하고 점과 구간 추정을 구별하시오.
2. 95% 신뢰구간은 무엇인가? 계산 단계를 설명하시오.
3. 연구가설과 통계적 가설의 차이점은 무엇인가?
4. 가설검정에 사용되는 단계를 설명하시오.
5. 제1종 오류와 제2종 오류를 구별하시오.
6. 두 그룹 평균의 차이를 검정하는 방법을 요약하시오.
7. 분산분석을 정의하고 사후 테스트의 이름을 몇 개 말해보시오.

역량 구축을 위한 활동 #1

지역사회 공중보건 영역에 대한 정량적 연구 중 동료 심사 논문에 발간되었고 당신이 관심있는 것을 찾으시오. 도서관에서 검색 엔진을 사용하거나 PubMed(www.ncbi.nlm.nih.gov/pubmed) 또는 Google Scholar(scholoar.google.com)를 통해 이러한 연구를 찾을 수 있다. 이 논문은 대부분 소개, 방법, 결과 및 토론 부분으로 나누어 있을 것이다. 이 기사를 주의 깊게 읽으시오. 이 연구에서 주요 독립변수 및 종속변수는 무엇인가? 어떤 통계적 가설이 검정되었는가? 이러한 가설을 테스트하기 위해 어떤 통계검정이 사용되었는가? 통계적으로 유의한 검정은 무엇인가? 결과의 실제적 중요성에 대해 무엇을 말할 수 있는가? 간단한 글로 답변을 요약하시오.

역량 구축을 위한 활동 #2

당신은 군단위 보건부서의 공중보건 교육자로 일하며 지역 학교에서 교사들이 질병통제 예방센터에서 권고한 보건교육과정에 따라 각 학교에서 가능한 내용을 수행토록 훈련을 한다. 훈련에는 사전평가, 사후평가, 추구관리 설문이 있으며 훈련을 마친 100명의 교사로부터 지식, 태도를 계량화된 자료로 수집했다.

이 자료를 입력하는 데 어떤 소프트웨어를 사용하겠는가?

이 자료를 분석하는 데 어떤 추론 통계 검정 방법을 사용하겠는가?

훈련 프로그램이 효과적이였다는 것을 통계검정 결과에 근거하여 어떻게 결정할 것인가?

보너스 문제 : 훈련 프로그램과 결과 수치의 연관성의 강도를 어떻게 결정할 것인가?

간단한 글로 답변을 요약하시오.

학습에 유용한 웹사이트

생물통계학 핵심역량

http://www.aspph.org/teach-research/models/mph-competency-model

공중보건 학교 협회 웹 사이트 페이지에는 MPH 학위에 필요한 핵심역량을 설명하는 ASPH 문서가 있다. 이 문서를 검토하시오. 생물통계학의 핵심역량을 확인하시오(이 문서의 12페이지에 있음). 4장과 5장을 읽은 후 핵심역량 중 몇 개를 익혔다고 생각하는가? 어떤 영역에서 더 많은 준비를 원하는가? 이 영역에 어떤 과정을 준비해야 하는가?

추론 통계학의 비판

http://www.ncbi.nlm.nih.gov/pmc/articles/PMC2731398

이 웹 사이트는 B.L. Hopkins, B.L. Cole, T.L. Mason이 1998년에 행동 분석가(The Behavior Analyst) 저널에 실린 기사인 "응용 행동 분석에서 유추 통계의 유용성에 대한 비판"을 제공한다. 추론 통계학의 유용성에 대해 어떻게 생각하는가? 250 단어로 생각을 요약하시오.

추론 통계학

http://www.socialresearchmethods.net/kb/statinf.php

이 웹사이트는 추론 통계에 대한 요약 토론을 제공한다.

t- 검정, 더미변수, 일반 선형 모형, 사후분석, 요인설계 분석, 무작위 블록 분석, 공분산 분석, 비동등 통제집단 분석, 회귀 불연속 분석 및 회귀점 변위 분석에 대한 정보가 제공된다. 이것들은 추론 통계학의 고급 주제이다. 이 토론을 읽고 이해하지 못한 요점 목록을 작성하시오. 이 항목들을 강사와 상의하시오.

통계 자료 작성

http://owLenglish.purdue.edu/owl/resource/672/!

이 퍼듀 대학 웹사이트는 통계 작성에 관한 8페이지 분량의 유인물을 제공한다. 첫 번째 페이지는 통계에 대한 개요 및 소개이며, 두 번째 페이지는 통계 작성에 대한 빠른 팁을 제공하고, 세 번째 페이지는 설명 통계를 제공하며, 네 번째 페이지는 설명 통계를 작성하는 데 중점을 두고, 다섯 번째 페이지는 기본 추론 통계를 설명하고, 여섯 번째 페이지는 추론 통계 작성에 중점을 두고, 일곱 번째 페이지는 통계 및 시각 자료에 대해 설명하고, 마지막 페이지는 핵심 용어를 정의한다. 이 유인물을 검토하시오. 통계 작성에 대해 무엇을 배웠는가? 통계 작성 능력을 향상시킬 수 있는 10가지 요점을 요약하시오.

참고문헌

Brandstatter, E., & Kepler, J. (1999). Confidence intervals as an alternative to significance testing. Methods of Psychological Research Online, 4(2), 33–46.

Chan, Y. H. (2003). Biostatistics 102: Quantitative data—Parametric & nonparametric tests. Singapore Medical Journal, 44(8), 391–396.

Cohen, J. (1988). Statistical power analysis for the behavioral sciences (2nd ed.). Hillsdale, NJ: Lawrence Erlbaum.

Cohen, J. (1994). The earth is round (p <.05). American Psychologist, 49, 997–1003.

Daniel, W. W., & Cross, C. L. (2013). Biostatistics: A foundation for analysis in the health sciences (10th ed.). New York: Wiley.

Faul, F., Erdfelder, E., Lang, A.-G., & Buchner, A. (2007). G*Power 3: A flexible statistical power analysis program for the social, behavioral, and biomedical sciences. Behavior Research Methods, 39, 175–191.

Faul, F., Erdfelder, E., Buchner, A., & Lang, A.-G. (2009). Statistical power analyses using G*Power 3.1: Tests for correlation and regression analyses. Behavior Research Methods, 41, 1149–1160.

Fisher, R. A. (1966). The design of experiments (8th ed.) Edinburgh: Oliver & Boyd.

Freund, J. E., & Walpole, R. E. (1980). Mathematical statistics (3rd ed.). Englewood Cliffs, NJ: Prentice-Hall.

Hennekens, C. H., & Buring, J. E. (1987). Epidemiology in medicine. Boston, MA: Little, Brown.

Huak, C. Y. (2009). Are you a p-value worshipper? European Journal of Dentistry, 3(3), 161–164.

Jamison, J. R. (1980). The use of inferential statistics in health and disease: A warning. South African Medical Journal, 57(19), 783–785.

Larsen, R. J., & Marx, M. L. (1981). An introduction to mathematical statistics and its applications. Englewood Cliffs, NJ: Prentice-Hall.

Lipsey, M. W., & Wilson, D. B. (1993). The efficacy of psychological, educational and behavioral treatment. American Psychologist, 48, 1181–1209.

Mann, H. B., & Whitney, D. R. (1947). On a test of whether one of two random variables is stochastically larger than the other. Annals of Mathematical Statistics, 18, 50–60.

Mood, A. M. (1950). Introduction to the theory of statistics. New York: McGraw-Hill.

Moore, D. S., McCabe, G. P., & Craig, B. A. (2016). Introduction to the practice of statistics (9th ed.). New York: W. H. Freeman.

Neideen, T., & Brasel, K. (2007). Understanding statistical tests. Journal of Surgical Education, 64(2), 93–96.

Polit, D. F., & Hungler, B. P. (1999). Nursing research: Principles and methods (6th ed.). Philadelphia, PA: Lippincott.

Smith, A. H., & Bates, M. N. (1992). Confidence limit analysis should replace power calculations in the interpretation of epidemiologic studies. Epidemiology, 3, 449–452.

Wang, M. Q., Yan, A. F., & Katz, R. V. (2018). Researcher requests for inappropriate analysis and reporting: A U.S. survey of consulting biostatisticians. Annals of Internal Medicine, 169(8), 554–558. doi: 10.7326/M18-1230

Whitley, E., & Ball, J. (2002). Statistics review 6: Nonparametric methods. Critical Care, 6(6): 509–513.

Wilcoxon, F. (1945). Individual comparisons by ranking methods. Biometrics, 1, 80–83.

제6장

지역사회 공중보건에서의 사회 및 행동과학

이 장의 목적은 지역사회 공중보건에서의 사회 및 행동과학의 개요를 설명하는 것이다. 이 장에는 사회 및 행동과학과 관련된 기본 개념 및 용어, 심혈관질환, 비만 및 HIV/AIDS 예방과 관련된 과거 및 현재의 공중보건 중재 사례들, 그리고 지역사회 조직화 및 지역사회 구축에 대한 소개가 포함되어 있다. 이 장에서는 지역사회조직(community organization)과 지역사회 조직화(community organizing)를 상호교환 가능한 용어로 사용한다.

사회 및 행동과학을 학습해야 하는 이유

이 책에서 다루는 지역사회 공중보건의 다음 핵심 영역은 사회 및 행동과학이다. 사회과학과 행동과학을 정의하기 전에 우리는 먼저 과학을 정의하고자 한다. 메리엄-웹스터 온라인 사전은 과학(n.d.)을 우선 단순히 "알고 있는 상태"로 정의한 다음, 보다 포괄적으로는 "특히 과학적 방법을 통하여 획득되고 검증된 일반적 사실 또는 일반적 법칙의 작동을 다루는 지식이나 지식 체계"로 정의한다. 행동과학(n.d.)은 "인간 행동을 주로 다루고 사회에서의 인간 행동에 대한 일반화를 추구하는 과학(심리학, 사회학 또는 인류학)의 한 분야이다." 사회과학(n.d.)은 "인간 사회의 제도와 기능, 사회 구성원으로서 개인의 대인관계를 다루는 과학의 한 분야"이다. 이 두 분야는 서로 연관되어 있고 일부 하위 분야를 공유하고 있지만 똑같은 것은 아니라는 점을 아는 것이 중요하다. 행동과학은 개인의 행동, 성격 및 의사결정과정과 같은 행동과 관련된 다른 요인뿐만 아니라 개인의 행동과 사람들이 특정한 방식으로 행동하게 만드는 신념, 태도 및 가치에 더 중점을 두는 경향이 있다. 사회과학은 지역사회 조직화 및 지역사회 구축과 같은 사회체계와 그러한 체계가 개인, 집단 및 지역사회 건강에 영향을 줄 수 있는 방법에 더 집중하는 경향이 있다. 공중보건과 관련된 많은 사회 및 행동과학 연구는 정치과학, 범죄학, 사회학, 심리학, 경제학, 커뮤니케이션, 인류학, 교육학 및 사회 사업과 같은 학문 분야에 국한되지는 않지만 이들 분야에서 성장해 왔다(표 6.1).

표 6.1 사회 및 행동과학을 구성하는 학문 분야

인류학	인류사 전체에 걸친 인간 연구
사회학	조직과 기관 간의 사회적 행동과 상호작용의 기원에 대한 연구
심리학	마음, 정신 기능, 행동에 대한 연구
경제학	재화 및 서비스의 생산, 분배, 그리고 소비에 대한 연구
범죄학	불법행위의 성격, 범위, 원인, 통제 및 예방과 관련된 개인과 사회의 범죄에 대한 연구
교육학	사람들이 새로운 정보를 학습하고 획득할 수 있도록 하는 교육법에 대한 연구
정치과학	지방정부 · 주정부 · 중앙정부, 정치과정, 정부 정책에 대한 연구
커뮤니케이션	사람들이 서로 소통하는 과정에 대한 연구

학습목표

이 장을 학습한 후 다음을 할 수 있다.

- 사회 및 행동과학을 정의할 수 있다.
- 사회 및 행동과학이 공중보건 분야에서 중요한 이유를 설명할 수 있다.
- 일차, 이차, 삼차 예방을 구별할 수 있다.
- 생태학적 모형의 수준들을 논할 수 있다.
- 지역사회 조직화와 지역사회 구축의 차이를 설명할 수 있다.
- 지역사회 준비성 모형(community readiness model)의 아홉 가지 수준을 설명할 수 있다.
- 학교보건, 지역사회 정신보건, 술, 담배 및 기타 약물과 관련된 동시대의 문제에 대해 토론할 수 있다.

이 장에서 다루는 공중보건 역량

- 인구집단의 건강을 기술하고 평가하는 데 있어서 양적 및 질적 방법과 과학의 역할을 설명할 수 있다.
- 건강증진, 선별 검사 등을 포함하여 인구집단 건강에서의 1차, 2차, 3차 예방의 과학에 대해서 토론할 수 있다.
- 공중보건 지식을 발전시키는 데 있어서 근거의 중요성을 설명할 수 있다.
- 인구집단 건강에 영향을 미치는 행동적, 심리적 요인들을 설명할 수 있다.
- 인간 건강, 동물 건강, 생태계 건강 간의 연결에 대한 생태학적 관점을 설명할 수 있다(예 : 원 헬스).

- 주어진 공중보건 상황에 적합한 양적, 질적 자료 수집 방법을 선택할 수 있다.
- 적절하게 생물통계학, 정보학, 컴퓨터 기반 프로그래밍 및 소프트웨어를 사용하여 양적, 질적 자료를 분석할 수 있다.
- 공중보건 연구, 정책 또는 실무를 위하여 자료 분석 결과를 해석할 수 있다.
- 지역 공동체 건강에 영향을 미치는 인구집단의 필요, 자산, 역량을 평가할 수 있다.
- 공중보건 정책 또는 프로그램의 기획과 실행에 문화적 가치 및 관행에 대한 인식을 적용할 수 있다.

공중보건은 오랫동안 사회과학과 행동과학의 원칙을 사용해 왔다. 그러나 이 분야가 정식 학문으로 공중보건 프로그램에 통합된 것은 최근의 일이다. 이 책의 1장에서 우리는 공중보건의 간단한 역사를 살펴보았는데 사회적 및 행동적 측면에서의 보건의 역사적 사례는 명확하게 드러난다. 예를 들면, 기원전 3,500년에서 1,500년 사이의 인도아대륙에서는 지역사회의 특정 청결 기준을 시행하기 위해 법률이 제정되었다. 이 조치(집행 가능한 법률 및 정책개발)는 지역사회가 시민들의 건강을 지키기 위한 예방 활동을 수행했다는 점을 암시하기 때문에 명백한 사회적 보건 활동의 사례라고 할 수 있다. 기원전 2,000년에서 600년 사이에 번성했던 베다 또는 인도-아리아 문명에서는 요가가 개인이 질병을 예방하고 건강을 유지하기 위하여 수행했던 대중적인 활동이 되었는데, 이것은 행동적 측면에서 찾을 수 있는 보건의 예이다. 19세기를 통하여 미국과 유럽은 지속적으로 사회 및 행동과학을 공중보건에 적용하였지만, 이 과학들이 보건의 전면에 등장한 것은 20세기 중반이 되어서였다. 1948년 세계보건기구는 건강을 "단순히 질병이 없고 허약하지 않은 상태만을 의미하는 것이 아니라 육체적 · 정신적 및 사회적으로 완전한 상태를 말한다."라고 정의함으로써 건강에 심리 사회적 요인들을 포함시켰고, 이를 통하여 건강에 대한 인식을 육체적 상태를 넘어서는 것으로 확대시켰다. 이후, 1980년대 미국의 보건대학원협회(Association of Schools of Public Health, ASPH)는 행동 및 사회과학위원회를 설립했으며 사회 및 행동과학을 공중보건의 핵심 영역으로 공식화하였고 이 영역의 교육을 제공하는 공인된 공중보건 프로그램을 요구하였다. 게다가 1990년대에는 국립보건원(National Institutes of Health, NIH)이 행동 및 사회과학 연구소(Office of Behavioral and Social Sciences Research, OBSSR)를 설치하였는데, 이는 사회 및 행동과학이 건강에 중요하기 때문에 이런 요인들을 더 깊이 이해하기 위한 연구를 촉진하고 지지해야 한다는 인식에 기반한 것이었다.

행동과학
인간 행동을 주로 다루고 사회에서의 인간 행동에 대한 일반화를 추구하는 과학 (심리학, 사회학 또는 인류학)의 한 분야이다.

사회과학
인간 사회의 제도와 기능, 사회 구성원으로서 개인의 대인관계를 다루는 과학의 한 분야이다.

또한 우리는 1장에서 의학과 지역사회 공중보건의 주요 관심사를 구분하는 주요 차이점 중의 하나를 활용하여 두 분야를 구분하였다. 의학의 초점은 주로 질병을 확인하고 치료하는 것인 반면, 공중보건 영역의 초점은 주로 예방이다. 공중보건에는 세 가지 형태의 예방(일차 예방, 이차 예방, 삼차 예방)이 있다. 일차 예방은 질병 발생 이전에 발생 자체를 예방하는 것과 관련된 것이다. 이런 노력에는 종종 건강 관련 행태가 포함된다. 예를 들면, 사람들은 치아우식증, 치주질환과 같은 구강 관련 질환을 예방하기 위하여 매일 칫솔질을 하고 치실을 사용할 수 있다. 이차 예방은 발생 및 진행 초기에 질병과 손상을 발견해서 치료하기 위한 노력과 관계있다. 이 때도 건강 관련 행태는 이런 노력의 많은 부분을 차지한다. 암, 그리고 당뇨병과 같은 기타 만성질환에 대한 정기검진은 이차 예방의 대표적인 예이다. 이런 유형의 예방이 필요한 이유는 일반적으로 질병의 진행 후반기보다는 초기 단계에 예방이나 관리가 더욱 쉽기 때문이다. 예를 들면, 여성들의 유방암 문제를 생각해 보자. 암이 유방조직에 국한된 초기 유방암 여성의 5년 생존율은 99%인 반면에 암이 주변 조직에 전이(확산)된 말기 유방암 여성 환자의 5년 생존율은 27%에 불과하다(American Cancer Society,

공중보건은 사회과학과 행동과학의 원칙을 사용하는 오랜 역사를 가지고 있다. 그러나 이 분야가 정식 학문으로 공중보건 프로그램에 통합된 것은 최근의 일이다.

일차 예방
질병과 손상 발생 이전에 발생 자체를 예방하기 위한 노력

이차 예방
발생 및 진행 초기에 질병과 손상을 발견해서 치료하기 위한 노력

2018). 마지막으로 삼차 예방은 질병이나 손상이 발생한 후 상태를 관리하고 합병증 진행을 감소시키기 위한 노력과 관련된다. 이 단계 역시 건강 관련 행태가 중요하다. 예를 들면, 심장마비가 있었던 적이 있고 의사로부터 편안하게 살기 위해서는 건강을 잘 관리해야 할 필요가 있다는 이야기를 들은 환자를 상상해 보자. 그는 정상적인 신체활동 개시, 건강에 좋은 음식 섭취, 건강 체중 유지, 금연, 의사가 처방한 약물복용과 같은 많은 건강 관련 행태를 실천할 수 있다. 이 경우, 이 모든 활동은 삼차 예방의 예들이다.

삼차 예방
질병이나 손상이 발생한 후 상태를 관리하고 합병증 진행을 감소시키기 위한 노력

또한, 공중보건 영역은 건강 관련 행태를 설명하고 사람들의 삶의 질을 향상시키기 위한 중재 방안을 고안하기 위해서 사회 및 행동과학의 원리를 활용한다. 많은 요인들이 개인과 지역사회 건강에 영향을 미친다. 1장에서 우리는 미시적 수준에서부터 거시적 수준에 이르기까지 지역사회 공중보건 요인의 6가지 수준 : (1) 생물학적 요인, (2) 행태적 요인, (3) 사회적 요인, (4) 문화적 요인, (5) 조직적 요인, (6) 환경적 요인을 확인하였다. 개인 건강 영역에서 건강이 여러 관련 영역 또는 수준, 영향력에 의해서 영향을 받는다는 전제에서 다수의 생태학적 모형 : (1) 개인 수준(유전적, 행태적, 심리 사회적 특성), (2) 개인 간 수준(관계, 문화), (3) 조직적 수준(조직 내 정책, 작업환경), (4) 지역사회 수준(지역 내 음주 금지, 지역사회 규범과 같은 지방정부 법률), (5) 물리적 환경 수준(외부환경 오염), (6) 공공정책 수준(주 및 연방 정책)이 개발되었다(그림 6.1). 생태학적 모형의 네 가지 원리가 제안되었다(Sallis & Owen, 2015).

생태학적 모형
생물학적 요인, 행동 요인, 사회적 요인, 문화적 요인, 조직적 요인, 환경적 요인이 모두 개인과 지역사회의 건강에 영향을 줄 수 있는 방법을 보여주는 틀

공중보건 영역은 건강 관련 행태를 설명하고 사람들의 삶의 질을 향상시키기 위한 중재 방안을 고안하기 위해서 행동 및 사회과학의 원리를 활용한다.

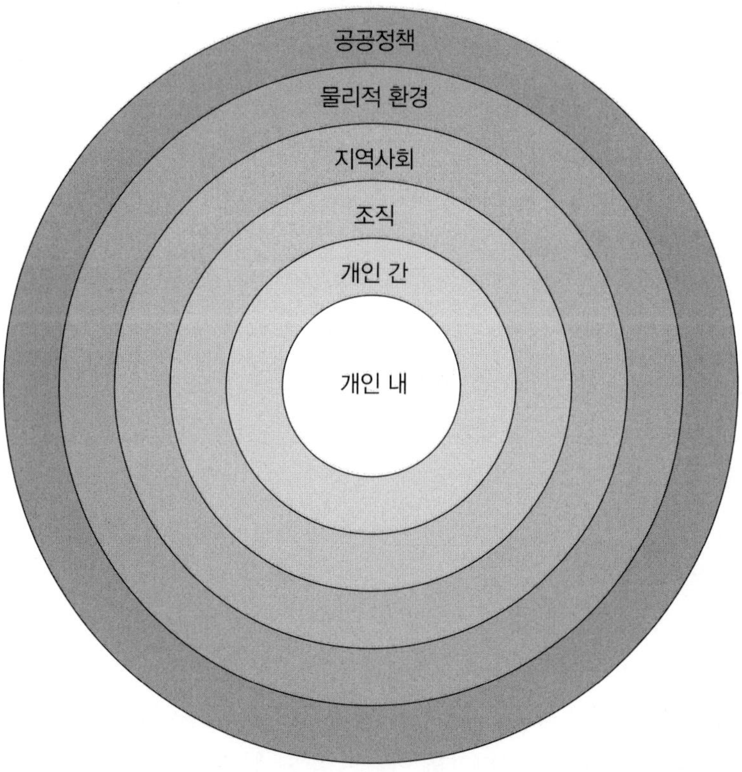

그림 6.1 생태학적 모형

첫 번째 원리는 미시적, 거시적 수준 둘 다에서 건강행태에 영향을 미치는 많은 요인들이 있다는 것이다. 예를 들면, 비만을 생각해 보자. 인간 비만 유전 지도 컨소시움(Human

Obesity Gene Map consortium)은 체중과 체지방 형성을 조절할 수 있는 240개 유전자와 비만과 직접적으로 연관성이 있는 세 가지 특이유전자(GAD2, ENPP1, 그리고 SLC6A14)를 발견하였다. 이 유전자들은 개인 내 요인을 구성한다(Radha & Viswanathan, 2016; Walley, Asher, & Froguel, 2009). 신체활동 참여 및 건강에 이로운 음식 섭취 여부, 비만의 가능성과 연관된 선택이 또 다른 개인 내 요인의 조합이 될 수 있다. 건강한 식습관, 신체활동 참여에 대한 가족과 친구의 지지(또는 지지의 부족)는 개인 간 수준의 요인이 될 수 있다. 구내 판매 식품의 종류, 신체활동을 할 수 있는 시설의 종류와 같은 직장과 학교의 특성은 비만과 연관된 조직적 요인이다. 지역 자원의 이용가능성은 하나의 지역사회 수준 요인이 될 수 있다. 예를 들면, 저소득 · 흑인들이 거주하는 지역사회는 다른 지역사회보다 패스트푸드 식당이 더 많고 풀서비스(full-service) 식당이 더 적을 뿐만 아니라 과일, 채소, 곡물 제품 및 저지방 유제품과 같은 신선한 양질의 식품을 제공하는 대형 슈퍼마켓도 더 적다. 그 대신에 이 지역주민들은 건강에 좋지 않은 음식을 제공하는 소형 길모퉁이 가게와 식품 잡화점에서 음식을 살 가능성이 더 높다. 신체활동을 위한 공원이나 녹지, 또는 걷기나 조깅을 위한 보도의 이용가능성은 또 다른 지역사회 요인이다. 지역사회 문화적 규범 또한 체중과 비만에 대한 개인의 태도, 가치, 신념을 형성하는 것으로 밝혀졌다. 예를 들면 일부 문화권에서는 가슴과 엉덩이가 큰 풍만한 소녀와 여성이 좋은 것으로 간주되고 남성들도 이런 여성들을 선호하는 반면 다른 문화권에서는 소녀들이 몸집이 작거나 날씬한 것을 이상화하고 이를 위해서 노력하는 경우도 있음을 보고한 연구들이 있다. 그러므로 일부 문화권의 여성들은 이상적인 '아름다움'을 얻기 위하여 신체활동을 피하고 고열량 음식을 섭취함으로써 의도적으로 체중을 늘리려고 할 수 있고 다른 곳에서는 똑같은 이유로 신체활동을 하거나 저열량 음식을 섭취해서 의도적으로 체중을 줄이려고 할 수 있다(Klaczynski & Felmban, 2019; Sutton et al., 2017). 많은 환경적 요인들이 비만과 연관되어 있다. 예를 들면, 깨끗한 공원과 안전한 보도가 있으면 신체활동을 더 쉽게 할 수 있다. 반대로, 대기질이 나쁘고 오염도가 높으면 사람들이 밖으로 나가서 신체활동을 하지 않는다. 또한, 사람들이 뒷마당에 정원을 만들어 과일과 채소를 키우기를 원하도록 하는 데 있어서 깨끗한 토양은 중요한 역할을 한다. 마지막으로, 건강보험개혁법(오바마 케어, Patient Protection and Affordable Care Act)과 같은 보건의료 정책, 미국 농업법(US farm bill)과 같은 식량 공급 정책, 국가 학교급식 프로그램(National School Lunch Program)과 같은 영양 정책은 비만, 특히 소아비만에 영향을 미칠 수 있는 정책 수준 요인들이다.

생태학적 모형의 두 번째 원리는 모형 내 수준들이 상호작용한다는 것이다. 예를 들면, 개인 수준과 조직적 수준을 생각해 보자. 신체활동에 대한 동기가 높은 사람들은 신체활동을 지지하는 환경에서 신체활동을 할 가능성이 높다. 신체활동을 지지하지 않는 환경에 있는 사람들은 신체활동을 할 의도가 크더라도 이러한 의도에 따라서 행동할 수 없다.

생태학적 모형의 세 번째 원리는 공중보건 중재 방안의 영향력을 극대화하려면 미시적 수준과 거시적 수준의 중재 방안을 모두 활용해야 한다는 것이다. 신체활동 관련 예를 계속 들어보자. 이런 행동을 장려하기 위해서 공중보건 인력들은 많은 중재 방안들을 실행할 수 있다. 그러나 해당 중재 방안이 생태학적 모형의 한 가지 수준에 국한된다면 강력한 영향력을 발휘할 수 없을 것이다. 그러므로 공중보건 중재를 고안할 때, 지역사회 공중보건 인력들은 생태학적 모형 내부의 다양한 수준에 개입하기 위한 계획을 수립하여야 한다.

생태학적 모형의 마지막 원리는 이런 모형이 행태-특이적이어야 한다는 것이다. 즉 일부 행태의 경우 생태학적 모형의 특정 수준이 다른 수준들보다 더 중요할 수 있다는 것이다. 지역사회 신체활동을 장려하기 위해서 프로그램 기획자들은 안전한 공원과 보도를 만들기 위해서 시 공무원들과 협력할 필요가 있다(지역사회 수준). 청소년들에게 안전한 성행동을 장려하기 위해서는 지역 고등학교에서 교육프로그램을 실시할 필요가 있다(개인 내 및 개인 간 수준). 공중보건 인력들이 장려하고자 하는 건강행태에 익숙해지는 것이 중요한데, 이를 통하여 가장 효과적인 중재 방안을 고안할 수 있다.

종합하면, 공중보건 중재의 목적과 목표는 주로 일차, 이차, 삼차 예방에 초점을 맞추는 것이고, 중재는 생태학적 모형의 한 가지 이상 수준에서 시행될 수 있으며 중재의 궁극적 목적은 중재 대상자들의 삶의 질을 향상시키는 것이라고 말할 수 있다. 만약 공중보건 인력이 효과적인 공중보건 프로그램을 개발하려고 한다면, PRECEDE-PROCEED 모형, PATCH, MATCH, 중재 지도(intervention mapping), APEXPH, 그리고 PEN-3 모형, 행태 변화 바퀴(behavior change wheel)와 같은 지역사회 기획에 공식화되어 있는 프로그램 기획 원칙에 익숙해져야 한다(표 6.2). 이 모형들은 모두 7장에서 더 상세하게 다룰 것이다. 이 시점에서 이해해야 할 중요한 사항은 이 모형들은 공중보건 프로그램의 기획, 수행, 그리고 평가를 공식화하는 것을 돕기 위해서 개발되었다는 점이다.

> 공중보건 중재의 목적과 목표는 흔히 일차, 이차, 삼차예방에 초점을 맞추는 것이고, 중재는 생태학적 모형의 한 가지 이상 수준에서 시행될 수 있으며 중재의 궁극적 목적은 중재 대상자들의 삶의 질을 향상시키는 것이다.

표 6.2 공중보건에서 일반적으로 활용되는 지역사회 기획 모형들

PRECEDE-PROCEED
PATCH
MATCH
중재 지도
APEXPH
PEN-3
행태 변화 바퀴

지역사회 기획 모형에 더해서 공중보건 인력들은 건강 믿음 모형(health belief model), 범이론적 모형(transtheoretical model), 합리적 행동 이론(theory of reasoned action), 계획된 행동 이론(theory of planned behavior), 통합적 모형(integrative model), 사회 인지 이론(social cognitive theory), COM-B 모형, 건강행태 변화를 위한 다 이론 모형(multi-theory for health behavior change), 혁신 확산 이론(diffusion of innovations theory), 그리고 사회적 마케팅(social marketing)과 같은 많은 건강행태 이론들에도 익숙해져야 한다(표 6.3). 이 모든 건강행태 이론들은 8장에서 더 상세하게 다룰 것이다. 여기서 중요한 것은 이런 이론들은 사람들이 특정 건강 관련 행동을 하는지(혹은 안하는지)에 대한 이유를 설명하고 미래에 어떤 사람들이 특정 건강 관련 행동을 하는지(혹은 안하는지)를 예측하는데 도움을 주기 위해 만들어졌다는 것이다.

표 6.3 공중보건에서 일반적으로 활용되는 이론들

건강 믿음 모형
범이론적 모형
합리적 행동 이론, 계획된 행동 이론, 통합적 모형, 합리적 행동 접근법
사회 인지 이론
혁신 확산 이론
사회적 마케팅
COM-B 모형
건강행태 변화를 위한 다 이론 모형

마지막으로 공중보건 인력들은 행동과 사회적 변화를 보다 효과적으로 촉진하기 위하여 개인, 집단, 지역사회에 적용될 수 있는 공중보건 교수법과 교육법에도 익숙해져야 한다. 개인과 집단 교육법은 인지적 접근법과 정서적(affective) 접근법 모두를 포함할 수 있는 반면에 지역사회 접근법 또는 환경적 접근법은 종종 새로운 법률, 정책, 그리고 환경적 구조를 창조하는 것에 초점을 둔다(표 6.4). 이런 모든 교수법과 교육법은 9장에서 더 상세하게 다룰 것이다. 공중보건 종사자들이 기획 모형, 건강행태 이론, 교수법과 교육법을 이해하면 건강 불평등의 위험이 가장 큰 대상자가 누구인지, 어떤 종류의 공중보건 중재가 가장 효과적일 것인지, 언제 공중보건 중재를 실행해야 하는지, 효과적인 공중보건 중재를 어떻게 실행할 것인지, 공중보건 인력들이 시간과 자원을 어디에 투자해야 하는지를 확정하기 위한 정보를 가질 수 있을 것이다.

표 6.4 일반적으로 활용되는 공중보건 분야의 교수법과 교육법

범주	예시
인지적	강의
	사례연구
	다큐멘터리 영화
	초청강사
	패널토의
	현장 견학
정서적	역할연기
	시뮬레이션
	사이코드라마
	스트레스 감소
	소그룹 토의
	영화(예를 들면, 드라마)
	쌍방향적 현장 견학
지역사회 및 환경적	법률 또는 정책 수립
	옹호
	로비
	연합 형성(coalition building)

공중보건 영역에서 사회 및 행동과학이 중요한 또 다른 이유는 현대사회에 영향을 미치는 질병의 종류 때문이다. 1장에서 언급하였듯이, 1900년대 후반에 감염병은 감소하였고 만성질환은 증가하였다. 1900년 미국의 상위 세 가지 사망원인이 폐렴 · 인플루엔자, 결핵, 그리고 설사 · 장염 · 대장 궤양이었던 것에 비해서 현재 미국의 상위 세 가지 사망원인은 심장질환, 암, 그리고 뇌졸중이다(표 6.5)(Heron, 2012; Centers for Disease Control and Prevention, 2009). 다시 말하면, 20세기 초반, 전염병으로 인한 사망 수준이 높았는데 비해서 21세기 초반인 현재는 만성질환으로 인한 사망수준이 높다. 이전 장에서 논의했듯이, 전염병이 발생하려면 병인, 숙주, 그리고 환경의 세 가지 요소가 존재해야 한다. 보통의 경우 전염병 예방의 초점은 예방접종 · 항생제, 또는 약물치료를 통하여 병인을 관리하는 것이다. 그러나 만성질환은 생태학적 모형의 특성을 나타내는 복잡한 인과관계(a web of causality)를 가지는데, 이는 만성질환은 다양한 위험요인들이 병인에 영향을 미친다는 것을 의미한다.

표 6.5 미국의 2017년과 1900년의 10대 사망원인

2017년 원인	1900년 원인
1. 심장질환	1. 인플루엔자 · 폐렴
2. 암	2. 결핵
3. 비의도적 손상	3. 설사, 장염, 대장 궤양
4. 만성 하기도 질환	4. 심장질환
5. 뇌졸중	5. 혈관에 기인한 두개강 내 병변
6. 알츠하이머 병	6. 신장염(모든 유형)
7. 당뇨병	7. 모든 사고
8. 인플루엔자 · 폐렴	8. 암(악성 종양)
9. 신장염, 신증후군, 신증	9. 노쇠
10. 자살	10. 디프테리아

심혈관질환, 비만, HIV/AIDS의 사례들

20세기 중후반 동안 지역사회 공중보건 연구자들은 프래밍험 심장 연구(Framingham Heart Study)와 같은 전향적 역학연구를 통하여 만성질환의 여러 가지 행태적, 사회적 위험 요인들을 확정하였다(Susser, 1985). 이런 정보에 근거하여 공공부문의 지역사회 공중보건 인력들은 여러 가지 지역사회 기반 일차 예방 중재를 시작할 수 있었다. 비록 지역사회 기반 일차 예방 중재(Community-based primary prevention intervention)라는 용어가 공식적으로 확정되지 않았지만 다음과 같은 실용적 정의가 제안되었다. "개인, 집단, 그리고 조직의 변화를 목표로 하는 다양한 중재 전략을 활용하는 것으로서 흔히 정책적 · 환경적 변화를 위한 전략을 포함한다"(Elder, Schmid, Dower, & Hedlund, 1993; Merzel & D'Aflittti, 2003). 미국에서 시행한 최초의 주목할 만한 지역사회 기반 일차 예방 중재는 1970년대 스탠포드 3개 지역사회연구(Stanford Three Community Study)이다. 이 연구

지역사회 기반 일차 예방 중재
일반적으로 정책적 · 환경적 변화를 위한 전략까지 아우르는 다양한 중재 전략을 활용함으로써 개인, 집단, 그리고 조직의 변화를 도모하는 것

는 캘리포니아 북부에 있는 지역사회 세 곳에서 수행되었다(Watsonville, Gilroy, 그리고 Tracy). 이 연구는 심혈관질환 예방, 더 구체적으로는 금연, 혈압 및 콜레스테롤 조절에 초점을 두었다. 세 지역사회는 각기 다른 중재를 받았다. 한 지역에서는 요리책 제공과 TV · 라디오 · 광고 게시판 · 뉴스를 통한 메시지 전달, 팸플릿 제공을 포함하는 대중매체 캠페인이 실시되었다. 다른 한 지역에서는 심혈관질환 위험 요인 감소에 대한 보건교육 프로그램에 등록할 기회를 제공하면서 대중매체 캠페인을 실시하였다. 그리고 나머지 한 지역은 대조군으로 설정하였다. 이 프로그램을 평가하기 위하여 각 지역의 사람들을 대상으로 인터뷰가 진행되었고 중재 전 평가와 중재 1-2년 후 평가가 시행되었다. 지식, 식습관(콜레스테롤 섭취를 중심으로 한), 흡연, 혈장 콜레스테롤, 중성지방(triglycerides), 레닌(renin), 티오시안산염(thiocynate)(흡연의 혈중 지표), 혈압, 체중이 관심 변수였다. 나중에 이 모든 변수들은 심혈관질환의 위험 요인을 나타내는 복합 변수를 산출하는 데 활용되었다. 대조군에서는 2년 동안 지역사회 심혈관질환이 증가하였으나 치료군에 해당하는 나머지 두 지역은 위험도가 급격히 감소하였다. 비록 평가 첫해에는 보건교육 프로그램이 시행된 지역의 위험도가 좀 더 많이 감소하였지만 두 번째 해에는 두 지역사회 모두 위험도 감소가 비슷하였다. 이 연구결과는 건강증진에 초점을 둔 대중매체 캠페인이 심혈관질환의 위험도를 감소시키는 데 효과적일 수 있다는 점을 알려준다(Farquhar 등, 1977).

스탠포드 3개 지역사회연구와 비슷한 시기에 높은 심혈관질환 발생률로 잘 알려진 핀란드 북부의 북부 카렐리아에서도 북부 카렐리아 프로젝트(North Karelia Project)가 시작되었다. 중재는 일차 예방 및 이차 예방 전략들로 구성되었지만 일차 예방이 더 많이 강조되었다. 일차 예방 전략의 주된 목표는 흡연, 고혈압, 혈중 콜레스테롤 감소였다. 이차 예방 전략의 주요 목표는 심혈관질환자의 조기 발견 장려, 치료 강화, 집중 재활이었다. 중재에서 활용한 다양한 접근방법은 다음과 같다.

(1) 보건교육적 요소(심혈관질환 위험 요인 인지도를 높이기 위한 대중매체 활용, 보건교육자 교육훈련, 학교 · 사회서비스 · 시민조직을 통한 지역사회 조직화, 환경적 구조 및 정책 변화 등)
(2) 개인의 위험요인에 따른 권고사항이 포함된 심혈관질환 건강검진을 활성화하기 위한 공동 노력
(3) 고혈압 검진 프로그램 향상
(4) 심혈관질환 조기치료를 더욱 많이 강조하는 것
(5) 심근경색을 경험한 환자들을 추후 관리하면서 이들이 위험 요인들을 더욱 감소시키기 위하여 처방된 약물 및 사회적 중재를 따르는지를 확인하는 노력(Puska 등, 1976).

중재 10년 후에는 지역사회 심혈관질환 위험이 급격하게 감소한 것으로 밝혀졌다. 남성 흡연율은 1972년 52%에서 1982년 38%로 감소하였으나 여성에서는 변화가 없었다. 또한 식생활 행동의 개선이 이루어졌고 식이 지방 섭취가 개선되었으며 혈중 콜레스테롤은 전반적으로 감소하였는데, 남성의 경우 3%, 여성의 경우 1% 감소하였다. 그리고 이완기 혈압은 남녀 모두 유의하게 감소하였다. 위험 요인과 함께 중년(35-64세) 남성의 관상동맥질환으

로 인한 사망률이 24% 감소하였다(Puska 등, 1985). 이 연구는 지역사회 기반 예방 중재를 통해서 장기(10년) 편익을 획득할 수 있다는 결과를 보여주었다. 중재 40년 후 평가를 포함한 최근의 연구는 심혈관질환의 주요 위험 요인(예를 들면, 혈압, 혈청 콜레스테롤, 그리고 흡연)이 북부 카렐리아(그리고 핀란드 전역)에서 지속적으로 감소하고 있음을 밝혔다. 하지만 2007년부터 2012년 사이에 혈청 콜레스테롤은 약간 증가하였다(Jousilahti 등, 2016).

스탠포드 3개 지역사회연구와 북부 카렐리아 프로젝트가 종료된 이후 미국을 비롯한 여타 국가에서 심혈관질환 위험도를 감소시키기 위한 많은 지역사회 기반 중재가 시작되었다. 다른 국가들의 예로는 호주의 북부 해안 건강한 생활습관 프로그램(North Coast Healthy Lifestyle Programme)(Egger, Frape, & Mackay, 1981; Egger 등, 1983), 스위스의 심혈관질환 예방에 대한 국가 연구 프로그램(Swiss National Research Program on Prevention of Cardiovascular Diseases)(Gutzwiller, Nater, & Martin, 1985), 독일의 Eberbach-Wiesloch 연구(Ni.issel, 1985), 동독의 Schleiz 프로젝트(Eckstein, Hellmund, Winkler, Heinemann, & Heine, 1983), 이탈리아의 Martignacco 프로젝트(Feruglio, Vanuzzo, & Pilotto, 1988), 그리고 남아프리카의 관상동맥 위험 요인 연구(Coronary Risk Factor Study in South Africa)(Rossouw, Jooste, & Kotze, 1981)가 있다. 미국의 프로젝트로는 캘리포니아의 스탠포드 5개 시 프로젝트(Stanford Five-City Project)(Farquhar 등, 1985), 미네소타의 미네소타 심장 건강 프로그램(Minnesota Heart Health Program)(Carlaw, Mittlemark, Bracht, & Luepker, 1984), 그리고 로드 아일랜드와 매사추세츠의 Pawtucket 심장 건강 프로그램(Pawtucket Heart Health Program)(Lefebvre, Lasater, Carleton, & Peterson, 1987)이 있다.

지역사회 기반 일차예방 중재가 활용된 또 다른 영역은 HIV/AIDS 예방이었다. 1990년대 질병통제예방센터(Centers for Disease Control and Prevention, CDC)는 AIDS 지역사회 시범사업(AIDS Community Demonstration Projects)에 자금을 지원했는데, 이 사업은 미국 전역 5개 도시(텍사스 주 달라스, 콜로라도 주 덴버, 캘리포니아 주 롱비치, 뉴욕 주 뉴욕시, 워싱턴 주 시애틀)에서 저소득층과 소외계층 인구에 대한 지역사회 수준의 HIV 예방 중재의 효과를 평가했다. 이 중재는 각 도시에서 3년간 지속되었고 세 가지 중재 요소가 실행되었다. 첫 번째 요소는 동료들 사이에서 HIV 예방 메시지 및 자료를 전파하고 홍보하기 위하여 지역사회 구성원들을 동원한 것이었다. 이는 HIV 고위험 인구집단을 정기적으로 접촉해 왔었던 동료 간 교육자(peer-to-peer educator) 교육을 통해서 가능했던 것이다. 중재 기간 동안 약 1,000명의 동료 간 교육자들을 모집하여 교육을 실시하였다. 두 번째 요소는 HIV로부터 자신을 보호하기 위하여 행태를 변화시키는 방법을 강조하는 역할모델의 메시지와 이야기를 담은 뉴스레터, 야구 카드(baseball cards), 팸플릿과 같은 매체 자료들을 개발하는 것이었다. 중재 기간 동안 585,000개의 매체 자료가 모든 5개 도시에 배포되었다. 세 번째 요소는 보호된 성행위(protected intercourse)를 장려하기 위한 콘돔과 주사바늘 청소를 위한 표백 키트(bleach kits)의 이용가능성을 높이는 것이었다. 이런 물건들은 매체 자료와 함께 배포되었다. 이와 같은 지역사회 기반 중재는 범이론적 모형의 이론적 토대에 기반한 것이었고 중요한 결과로 본 것은 변화 단계의 진전이었다(변화 단계의 진전이란 사람들이 범이론적 모형의 낮은 단계에서 높은 단계로 이동하는 것이다. 낮은 단계에 있는 사람은 행동을 할 의사가 없다. 높은 단계에 있는 사람은 행동을 하는 데 적어도 6개월 이상은 지속된다. 8장에서는 변화 단계와 범이론적 모형에 관한 더 많은 정보가 소개된다). 중재 결과는 긍정적이었다. 중재가 시행된 지역과 그렇지 않은 지역 사람들 간의 주사 기구 소독을 위한 표백제 이용 행태에서의 단계 진전 차이는 없었지만 성행위 시 콘돔 사용에서의 단계 진전에는 큰 차이가 있었다. 중재가 시행된 지역 사람들은 그렇지 않은 지역 사람들에 비해서 콘돔을 가지고 다닐 확률도 더 높았다. 이 중재 결과는 HIV 예방에 초점을 둔 지역사회 수준 개입이 긍정적인 결과를 도출할 수 있음을 보여 준다(CDC AIDS Community Demonstration Projects Research Group, 1999).

보다 최근의 지역사회 기반 일차 예방 중재로는 Shape Up Somerville: Eat Smart, Play Hard 프로젝트가 있다. 2002년부터 2005년까지 수행된 이 지역사회 프로그램은 매사추세츠 주의 서머빌의 1학년부터 3학년 사이의 다문화 고위험 어린이들의 비만을 예방하기 위한 환경 변화를 시도하는 것이었다. 신체활동 증가와 식생활 행동 개선을 목적으로 하는 중재가 등교 전, 학교생활 중, 하교 후에 아이들을 대상으로 시행되었다. 중재 요소에는 (1) 과일과 채소를 홍보하고 모든 식사에 신선한 과일을 제공하고 특정 영양 표준을 충족하지 못했던 단품을 제한함으로써 교내 급식 환경을 개선하는 것, (2) 교사들이 수업시간 중에 HEAT(Healthy Eating and Active Time) Club 프로그램을 실행하게 하는 것, (3) 방과 후 HEAT 프로그램을 제공하는 것, (4) 뉴스레터 제공 및 지역사회 행사 개최 등과 같은 다양한 방법으로 부모들을 참여시키는 것, (5) 지역사회 식당들이 건강에 좋은 음식과 요리를 제공하도록 격려하고 'Shape Up Approved Restaurants' 인증을 하는 것, (6) 자녀들이 학교에 안전하게 걸어갈 수 있는 경로를 표시한 지도를 부모들에게 배포하는 것, (7) 학교 간호사와 소아과의사를 대상으로 한 교육훈련을 통하여 이들이 학생들의 키와 체중 정보를 수집해서 고위험 어린이를 식별할 수 있도록 하는 것, (8) 서머빌 학구(Somerville School District)가 종합적인 학교 건강 정책을 수립하도록 하는 것이 포함된다(Tufts University, 2019). 이 지역사회 중재가 실시된 2년 후에 연구자들은 대조군 학교의 어린이들에 비해서 서머빌 학교 어린이들은 체질량지수 표준점수가 유의하게 감소했음을 발견하였다. 중재효과는 부모들의 체질량지수도 현격히 감소시켰다(Coffield 등, 2015). 게다가 연구자들이 중재에 대한 투자 수익을 평가한 결과 1달러를 투자할 때마다 약 1.51달러가 절약된 것으로 밝혀졌다(0.51불의 투자 수익, Coffield 등, 2019). 이 연구는 아동 비만에서 환경의 중요성을 입증하는 근거를 제시한다(Economos 등, 2013).

지역사회 조직화 및 지역사회 구축

사회역학
건강의 사회적 분포와 사회적 결정요인을 검토하는 역학의 한 분야

행동 역학
건강과 관련된 행동 분포와 행태적 결정요인 검토하는 역학의 한 종류

공중보건 전문가는 특정한 지역사회의 건강상태 증진을 목표로 하는 사회 및 행동 중재(또는 생활습관 중재)에 참여하게 된다. 1장에서 지역사회를 공통의 관심사와 특징을 공유하는 개인들의 집단으로 정의했으며, 지역사회가 근접성(또는 공간)에 의해서만 정의될 뿐

주목할 내용 6.1 사회 및 행동 역학

2장에서 우리는 역학을 건강과 관련된 상태, 행동, 그리고 요인들의 시간적, 공간적, 인적 특성에 따른 분포를 다루고 인구집단의 건강에 영향을 미치는 선행 사건 및 원인을 확정함으로써 예방 및 관리 중재에 기여하는 지역사회 공중보건 과학으로 정의하였다. 사회 및 행동 역학은 빈곤, 차별, 스트레스, 사회적 지지, 그리고 생활양식 같은 사회적, 행동적 요인들이 어떻게 질병 이환 및 사망과 관련성을 가지는지를 다룬다(Friis, 2018).

더 구체적으로 사회역학은 건강의 사회적 분포와 사회적 결정요인들을 검토한다. 사회역학에서 연구하는 몇몇 공통 주제는 빈곤과 건강, 다양한 인종 집단 간 건강 불평등, 그리고 사회적 프로그램이나 조직의 존재 여부가 건강을 보다 향상(악화)시킬 수 있는 경로 등이다. 사회적 지지와 건강 간의 관계 역시 이 분야의 중요한 연구 영역이다(그림 6.2). 최근에 수행된 지난 세기(1980년부터 2014년까지) 동안 출간된 문헌에 대한 메타분석에서는 많은 동료 심사 논문이 검토되었는데 그 결과 만성적인 외로움을 경험한 사람들의 사망률은 29% 더 높았고 사회적 고립을 경험한 사람들의 사망률은 26% 더 높다는 점이 확인되었다(Holt-Lunstad 등, 2015). 또 다른 최근 연구는 2000년 미국의 약 874,000건의 사망은 건강의 사회적 결정요인에 기인한 것이라고 보고하였는데(245,000건은 낮은 교육수준, 176,500건은 인종차별, 162,000건은 낮은 사회적 지지, 133,000건은 개인 수준의 빈곤, 119,000건은 소득불평등, 그리고 39,000건은 지역 수준 빈곤에 기인함) 이 사망 건수는 병태생리학적, 행동적 원인과 연관된 사망 건수와 견줄 만한 것이다(Galea, Tracy, Hoggatt, DiMaggio, & Karpati, 2011).

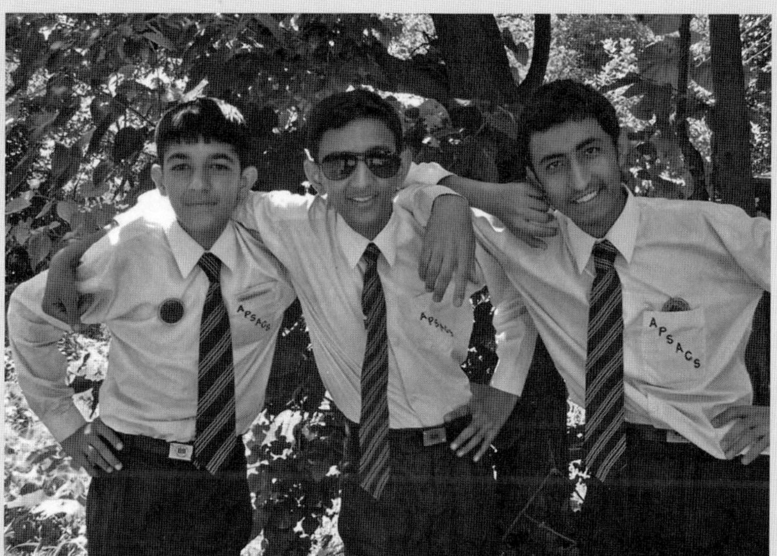

그림 6.2 사회적 지지는 정신 및 신체 건강의 중요한 결정요인으로 알려져 있다

출처 : Wikimedia Common, http: //Commorfs.wikimedia.org/wiki/File:Umaisbinsajjad-friends.JPG

사회역학과 더불어 행동 역학은 건강과 관련된 행동 분포와 행태적 결정요인을 검토한다. 불건강한 생활습관은 질병 이환과 사망의 중요한 요인으로 잘 알려져 있다. 생활양식 행동 중 자주 추적 및 연구된 것으로는 건강에 해로운 음식 섭취(예를 들면 설탕이 든 음료수 섭취, 과일 및 채소, 유제품의 불충분한 섭취 등), 신체활동 수준 및 좌식 행태, 보호되지 않은 성행위, 흡연, 과도한 알코올 섭취, 불법적 약물 사용, 그리고 전반적인 약물남용 등이다.

만 아니라 종교(가톨릭)나, 인종(히스패닉)과 같이 개인과 개인을 연결하는 거의 모든 요소에 의해서도 정의될 수 있다고 설명했다. 7장에서는 생활양식 중재 기획, 실행 및 평가를 위한 틀을 제공하는 지역사회 모형들에 대해 이야기할 것이다. 하지만 생활양식에 개입을 시작하기 전에 지역사회 공중보건 전문가는 지역사회 조직화 및 지역사회 구축과 관련된 활동에 참여해야 할 것이다. Minkler와 Wallerstein(2012)은 지역사회 조직화를 “지역사회 집

지역사회 조직화
지역사회 집단이 공통의 문제나 목표를 파악하고, 자원을 동원하며, 공동으로 설정한 목표에 도달하기 위한 전략을 개발하고 구현하도록 돕는 과정

지역사회 조직화는 공중보건 전문가에게 의지하기보다는 지역사회가 자립적으로 일을 할 수 있도록 돕는 것이다.

풀뿌리 접근법
지역사회 구성원이 외부 전문가에게 의지하지 않고 자립적으로 일을 할 수 있도록 도와주는 지역사회 조직화 접근법

단이 공통의 문제나 목표를 파악하고, 자원을 동원하며, 공동으로 설정한 목표에 도달하기 위한 전략을 개발하고 실행하도록 돕는 과정"이라고 정의한다. 여기서 분명하게 해 두어야 하는 두 가지는 첫째, 이 정의는 공중보건 전문가의 관점에서 지역사회를 조직 활동을 보는 것이다. 즉, 집단이 무언가를 하도록 도움을 받는 과정이다. 둘째, 이 정의에 따르면 공중보건 전문가가 아니라 지역사회 구성원이 함께 모여 목표와 우선순위를 정하고, 중재를 시행하며, 평가한다. 따라서 지역사회 조직화는 공중보건 전문가에게 의지하기보다는 지역사회가 자립적으로 일을 할 수 있도록 돕는 것이다. 이것은 하향식 방식과 반대되는, 상향식 방식이라고 한다. 상향식 접근법은 일반적으로 풀뿌리 접근법이라고도 한다. 상향식 또는 풀뿌리 방법이 하향식 방식보다 선호되는 이유는 무엇인가? 다음 시나리오를 보자.

시나리오 1

존스 박사는 지역의 공중보건 대학에서 일하고 있는데, 지난 5년 동안 14세에서 18세 사이 소녀들의 임신율이 급격히 증가한 자료를 근거로 지역 고등학교에서 실시되는 10대 임신 예방 프로그램의 수행과정과 효과를 평가하기 위하여 시 공중보건 부서와 협력하기로 했다.

존스 박사는 이 프로젝트를 위해 50,000달러의 보조금을 받아서 프로그램을 수행할 수 있도록 공중보건 부서의 직원들을 훈련시키고, 프로그램을 평가하도록 대학원생들을 훈련시킨다. 다음 학년도에 프로그램이 시행되고 존스 박사는 프로젝트에 필요한 모든 자료를 수집하고 결과를 동료 심사 저널에 내고 보조금이 소진되면 프로젝트를 종료한다.

첫 번째 시나리오를 읽은 후 일이 어떻게 진행되고 있는지 보이는가? 이 시나리오는 공중보건 전문가가 하향식 접근방식을 사용할 때 발생할 수 있는 상황을 보여준다. 보다시피, 시나리오의 모든 사람들은 존스 박사에게 의존한다. 공중보건 부서는 존스 박사에게 훈련을 받았으며, 훈련이 계속되지 않으면 보건부서 직원들은 더 이상 프로그램을 시행할 수 없게 된다. 또한, 이 프로그램은 존스 박사의 학생들에 의해 평가되었기에 프로젝트를 계속하지 않으면 평가 또한 계속되지 못한다. 프로그램을 위한 자금도 전적으로 존스 박사에게 주어진 보조금에 의존하고 있다. 이제 두 번째 시나리오를 보자.

시나리오 2

존스 박사는 지역의 공중보건 대학에서 일하고 있는데 지난 5년 동안 14세에서 18세 사이 소녀들의 임신율이 급격히 증가한 자료를 근거로 지역 고등학교에서 실시되는 십대 임신 예방 프로그램의 수행과정과 효과를 평가하기 위하여 시 공중보건 부서와 협력하기로 했다.

가장 먼저 존스 박사가 한 일은 프로그램이 어떻게 계획되고 시행되며 평가될 것인지를 논의하기 위해 학교 관리자, 교장 및 보건교육자, 시 공중보건 종사자, 학생들을 모은다(연합 형성이라고도 하며 9장에서 다시 다룸).

여러 번의 회의에 거쳐 팀은 프로그램 실행에 있어 잠재적 장벽, 장벽 극복 방법, 프로그램 자금조달 방법, 프로그램 내 세부 담당 및 프로그램 지속 방법과 같은 다양한 문제에 대해 논의한다.

두 번째 시나리오에서는 어떤 방식으로 일이 진행되고 있는가? 이 시나리오는 공중보건 전문가가 상향식 접근법을 사용할 때의 상황을 보여준다. 초기 단계부터 프로그램에 관련된 중요한 사람들이 적극적으로 협력하고 있으며 존스 박사는 단순히 지도자가 아닌 팀의 일원으로서 역할을 한다. 지역사회 파트너와의 회의에서 발생할 수 있는 한 가지 문제가 있는데 여러 가지 요인들을 모두 고려한 결과가 나올 때까지 생활양식 중재를 실행할 수 없다는 것이다. 예를 들어, 생활양식 중재 프로그램의 실행에는 다양한 자원이 필요하다. 이러한 자원에는 프로그램을 실행하거나 평가할 인적자원, 돈과 같은 재정 자원, 프로그램을 학부모에게 광고하는 방법(지역 뉴스레터와 같은)과 같은 지역사회 자원, 업데이트 된 장비 또는 시설과 같은 물질적 자원 등이 있다. 연합의 구성원들은 하나의 집단이 되어서 보유하고 있는 자원과 필요한 자원을 고려해야 하며 추가 자원을 얻는 방법을 브레인스토밍 해야 한다. 발생할 수 있는 또 다른 문제는 프로그램에 대한 지역사회 지원이 없을 수 있다는 것이다. 위의 예에서 보면 현재 구성원(대학교수, 교수의 학생, 시 보건부 직원 및 학군 구성원)의 관점에서 십대 임신을 줄이기 위한 중재는 매우 중요하며 시행되어야 하는 일로 인식된다.

그러나 학부모의 관점이나 지역 정치인의 관점에서 그러한 개입은 다양한 피임법 사용과 같은 민감한 주제를 다루기 때문에 위협적으로 인식될 수 있다. 따라서 연합은 이 문제를 지역사회 구성원에게 어떻게 제시할 것인지 고려해야 하며, 연합에 봉사할 추가 지역사회 구성원으로 부모 및 지역 정치인 등을 모집해야 한다. 자원 조달과 연합 형성은 모두 지역사회 구축의 예다. 지역사회 구축은 사람들이 공통의 문제와 목표를 식별하고 자원을 동원하며 함께 설정한 목표를 도달하기 위한 전략을 개발하기 위하여 지역사회를 창조하고 향상시키는 과정을 일컫는다.

지역사회구축
사람들이 공통의 문제와 목표를 식별하고 자원을 동원하며 함께 설정한 목표를 도달하기 위한 전략을 개발하기 위하여 지역사회를 창조하고 향상시키는 과정

지역사회역량
사회 및 공중보건 문제 식별, 동원 및 해결하는 능력에 영향을 미치는 지역사회의 특성. 그리고 공중보건 관련 목적·목표인 지역사회와 개인 수준의 변화에 영향을 주는 이전 가능한 지식, 기술, 시스템 및 자원의 구축 및 이용

지역사회 조직화와 유사하지만 지역사회 구축은 해결할 문제와 목표를 지역사회 구성원의 관점에서 본다는 점에서 차이가 있다. 지역사회 조직화 및 지역사회 구축과 관련된 다른 일반적인 용어 중 숙지해야 할 용어들은 지역사회 역량, 지역사회 준비 및 지역사회 동원이다. 지역사회 역량은 역사적으로 볼 때 정의하기 어려운 용어이다. 시몬스(Simmons) 등(2011)이 검토했던 바와 같이 지역사회 역량, 지역사회 역량 구축이란 단어는 다양한 의미, 모형, 양식, 방법을 포함하고 있는데 1996년부터 2006년까지 출간된 문헌에서 확인된 바로는 이 단어들에 대한 정의가 15개 있었다. 예를 들면, 굿맨(Goodman) 등(1998)은 "사회 및 공중보건 문제를 식별, 동원 및 해결하는 능력에 영향을 미치는 지역사회의 특성"과 "공중보건 관련 목적·목표인 지역사회와 개인 수준의 변화에 영향을 주는 이전 가능한 지식, 기술, 시스템 및 자원의 구축 및 이용"의 두 가지 실용적 정의를 사용했다. 게다가 스미스(Smith) 등(2006)은 세계보건기구 건강증진 용어집에서 역량 구축을 "효과적인 건강증진을 가능하게 하는 지식, 기술, 헌신, 구조, 시스템 및 리더십의 개발"이라고 정의하면서 "역량 구축은 종사자 간의 지식 및 기술 향상, 조직의 건강증진을 위한 지원 및 인프라의 확장, 지역사회 건강을 위한 응집력과 파트너십의 개발 등 세 가지 수준에서의 건강 향상을 위한 활동들을 포함한다"고 하였다(Smith 등, 2006. p.341). 우리는 이 책의 목적을 위해서 공식적으로 세계보건기구의 정의를 활용하여 지역사회 역량을 정의한다.

지역사회 준비성은 프로그램, 중재를 실행하거나 정책, 법률을 제정하거나 건강을 증진,

지역사회 준비성
프로그램, 중재를 실행하거나 정책, 법률을 제정하거나 건강을 증진, 보호 및 유지하기 위한 환경적 기반을 구축하려는 지역사회의 의지

보호 및 유지하기 위한 환경적 기반을 구축하려는 지역사회의 의지이다. 지역사회 준비성 모형(CRM)(Edwards, Jumper Thurman, Plested, Oetting, & Swanson, 2000)에 따르면 9개의 지역사회 준비 단계가 있다(표 6.6에 요약). 어린이 비만을 예로 들어 이 단계들을 설명해보자. CRM의 첫 단계는 인식하지 못하는 것(no awareness)이다. 이 단계에서 지역사회 구성원은 이 문제가 해를 끼칠 수 있음을 인식하지 못한다. 예를 들어, 저소득 지역사회에서는 아동 비만이 흔할 수 있으며 엄마들은 비만 문제를 중요한 공중보건 문제로 보지 않을 수 있다. 프로그램 기획자들이 그들이 함께 일하는 지역사회가 이 단계에 있다고 판단하였을 때, 흔히들 제일 먼저 하는 일이 문제인식을 높이기 위한 조치를 시행하는 것이다.

두 번째 단계는 부인(denial)인데, 이 단계에서 지역사회는 어떤 문제가 지역사회 문제라는 인식이 매우 낮다. 예컨대 아동 비만은 국가적 문제이지만 지역적 문제는 아니라고 인식할 수 있다. 지역사회가 이 단계에 있을 때의 전략은 해당 문제가 지역문제라는 인식을 높이는 데 중점을 두어야 한다.

세 번째 단계는 모호한 인식(vague awareness)인데, 일부 지역사회 구성원이 지역사회에 문제가 있다는 점을 인식하고 있으나 변화에 대한 동기가 없는 상태다. 예컨대 시민들은 아동 비만이 보편적인 지역사회의 문제라는 데에는 동의하지만, 어떤 식으로든 문제를 해결하려는 동기를 느끼지 않는다. 지역사회 구성원이 이 단계에 있을 경우 프로그램 기획자는 지역사회가 이 문제를 해결할 수 있는 능력이 있음을 인식시켜 주어야 한다.

네 번째는 계획 전 단계(preplanning)인데, 대다수의 지역사회 구성원들이 문제가 있고 무엇인가 해야 한다는 점을 인지하기 시작했고, 일부 공식적인 조치가 시작되고 있으나, 공식적으로 개발된 조직적 활동이 없다. 예를 들면, 지역사회 구성원의 일부는 비만 예방 문제와 관련하여 연합을 형성하기 시작했지만 다수의 연합이 형성되고 있을 뿐 진정한 리더십은 존재하지 않는다. 지역사회 구성원이 이 단계에 있을 때 프로그램 기획자는 지역사회가 문제를 해결하기 위해 실행할 수 있는 실제적인 아이디어에 대한 인식을 높여야 한다.

다섯 번째 단계인 준비(preparedness)에서는, 지역사회 구성원들은 문제를 해결하기 위해 공식적으로 모여서 어떤 중재를 실행할 것인지 적극적으로 결정하고, 중재를 위한 자원을 조달하며, 중재와 관련된 역할 분담 및 중재 지역 선정과 같은 중재 실행계획을 결정한다. 예컨대 지역사회는 이제 연합을 설립했으며, 구성원들은 비만 예방 프로그램이 진행될 장소를 결정하기 위해 협력하고 있다. 지역사회 구성원이 이 단계에 있을 때, 프로그램 기획자들은 지역사회가 어떤 건강증진 전략을 실행할지 결정할 수 있도록 자원을 모아야 한다.

표 6.6 지역사회 준비성 모형의 9단계

미인지
부인
모호한 인지
계획 전
준비
개시
안정화
확정/확장
전문화

여섯 번째 단계인 개시(initiation)는 개입이 시작되었지만 여전히 새로운 노력으로 여겨지는 기간을 말한다. 앞의 예를 들면, 지역사회는 이제 새로운 아동 비만 예방 중재에 적극적으로 참여한다. 지역사회 구성원이 이 단계에 있을 때, 프로그램 기획자들은 시민들의 요구에 대해 개방적이어야 하며 그들이 필요로 하는 모든 자원을 제공하기 위해 노력해야 한다. 예컨대 학교에서 새로운 비만 예방 프로그램이 시작되면 지역사회 구성원들은 다른 지역사회가 공원과 레크리에이션 센터를 개선하기 위해 취한 조치에 대한 정보를 요청할 수도 있다.

일곱 번째 단계인 안정화(stabilization)에서는 자체 지속가능성이 있는 것으로 보이는 적어도 하나의 중재 전략이 시행되고 있다. 위 예에서 학교는 새로운 비만 예방 커리큘럼을 제도화했을 수 있다. 지역사회 구성원들이 이 단계에 있을 때 프로그램 기획자는 중재 노력이 안정화될 수 있도록 이들을 도와야 한다.

여덟 번째 단계인 확정/확장(confirmation/expansion) 단계에서 지역사회 구성원은 기존 중재 노력을 확장하고 개선할 준비가 되어 있다. 위 예에서 지역사회 지도자들은 공원과 레크리에이션 센터를 확장하고 비만 예방과 관련된 추가 프로그램을 제공할 준비가 되었다. 지역사회 구성원들이 이 단계에 있을 때 프로그램 기획자들은 중재 노력을 확장하고 향상시킬 수 있도록 이들을 도와야 한다.

마지막 아홉 번째 단계인 전문화 단계(professionalization)에서 지역사회는 이 문제에 대해 잘 알고 있으며 다양한 중재가 자체 지속가능성을 가지며 중재 전략의 효과를 평가하는 프로그램 평가가 이루어진다. 위 예에서, 지역사회에는 여러 비만 예방 중재가 실행되고, 연합은 주기적으로 만나 평가의 결과를 논의하고 있다. 지역사회 구성원이 이 단계에 있을 때 프로그램 기획자는 시민들이 공동 노력을 유지하고 향후의 중재 전략이 지속적으로 발전될 수 있도록 도와야 한다. CRM은 오늘날에도 여전히 사용되고 있으며 현재 이 모형을 적용한 공중보건사업에는 학교 영양사 직원들을 위한 요리 교육(Hidebrand 등, 2018), 미국 원주민 보호 구역의 아동 비만(Harris 등, 2019), 요르단의 시리아 난민을 위한 정신보건서비스(Wells 등, 2019)가 있다.

우리가 다룰 지역사회 조직화, 지역사회 구축과 관련된 마지막 용어는 지역사회 동원인데 질병통제예방센터(CDC)는 이를 '건강 및 사회 문제 또는 환경 문제를 해결하기 위한 지역사회의 광범위한 노력에 모든 구성원을 참여시키는 것이며 정책 입안자 및 오피니언 리더, 지역 · 주 · 연방 정부, 전문가 단체, 종교 단체, 기업 및 개별 지역사회 구성원들을 모으는 것"이라고 정의하였다(CDC, 2006). 지역사회 동원은 지역사회가 구성원들의 참여를 통하여 조치를 취하고 변화를 이루는 권한을 강화하는 과정이다. 이 과정은 공중보건 중재에 필요한 자원과 지지를 동원하고, 공공부문과 민간부문 간의 파트너십을 조성하고, 공중보건 중재를 평가하여 얻은 정보를 확산하는 것을 포함한다(CDC, 2006). 지역사회 동원의 편익은 이 주제에 대한 CDC 보고서를 정리한 내용은 다음과 같다(CDC, 2006).

지역사회 동원
건강 및 사회 문제 또는 환경 문제를 해결하기 위하여 지역사회의 모든 부문이 참여하는 과정으로서 지역사회가 조치를 취하고 지역사회 내에 바람직한 변화를 일으키도록 지역사회 권한을 강화하는 것을 목표로 함

- 지역사회 승인과 지원을 통하여 문제에 새로운 에너지를 주입한다.
- 문제 또는 조직에 대한 지역사회 지원 기반을 확대한다.
- 지역사회가 건강문제에 대한 거부를 극복하도록 돕는다.
- 건강문제에 대한 지역의 주인의식과 의사결정을 장려한다.

- 개인과 조직 간 협력을 장려한다.
- 서비스에 대한 경쟁과 중복을 제한한다.
- 예방 계획 및 실행 노력에 중점을 둔다.
- 법률, 정책 및 관행을 변경하라는 대중의 존재와 압력을 생성하는데 이는 한 개인이나 조직이 이루어낼 수 없는 진전이다.
- 가시성 향상으로 인하여 새로운 지역사회 자원봉사자들을 모은다.
- 부문 간 협력과 자원 공유가 증가한다.
- 조직의 자금 조달 기회에 대한 접근성을 높이고 사회 및 건강 관련 문제에 대한 장기적이고 조직적인 노력을 촉진한다.

사례 학습 6.1 미성년자 음주에 대한 중재 시 고려해야 할 중요한 사항들

지역 대학에 근무하고 있는 스미스 박사는 지역 보건부로부터 고등학생들 사이의 높은 알코올 섭취와 관련된 프로젝트에 대한 연락을 받았다. 보건부에 의해 생성된 지역 통계에 따르면, 지역사회 청소년의 35%가 술을 마신 적이 없으며 가까운 미래에도 술을 마시지 않을 계획이며, 청소년의 35%가 술을 마신 적이 없지만 가까운 미래에 음주를 계획하고 있거나 기꺼이 음주를 할 계획이고, 청소년의 25%가 지난 30일 동안 적어도 한 번은 알코올을 섭취했으며, 청소년의 5%는 지난 30일 동안 적어도 5번은 알코올을 섭취했다. 지역 보건부는 지역사회 미성년자 음주를 줄이기 위한 중재 방안 개발을 원하지만 무엇을 목표로 삼고 누구를 대상으로 하며 어떻게 프로그램을 시행해야 하는지 확신하지 못한다.

성찰과 토론을 위한 질문

1. 포괄적 중재에서 어떤 단계의 예방이 적합한가?
2. 미성년자 음주와 관련된 요인들을 식별하기 위해서 생태학적 모형을 어떻게 활용할 수 있는가? 미성년자 음주와 관련성이 있는 생태학적 모형의 다양한 요인들을 브레인스토밍하시오.
3. 스미스 박사는 상향식 접근방식과 하향식 접근방식 중 어떤 것을 사용해야 하는가? 두 가지 접근법의 장단점은 무엇인가?
4. 지역사회 연합의 중요한 구성원이 될 사람 및 집단은 누구인가?
5. 이 상황에서 지역사회 준비성 모델에 대한 이해가 어떻게 도움이 될 수 있는가?

우리가 살펴보았듯이 지역사회 동원은 지역사회 준비성과 상호 연관되어 있다. 공중보건 전문가들은 건강 관련 문제에 대한 조치를 취하기 위해 지역사회가 조직, 구축, 준비, 동원된다고 느낀다면 지역사회 기획 과정을 거쳐야 하고, 이 과정에서 기획 모형을 활용해야 한다. 기획 모형은 7장의 주제다.

학교 건강증진 프로그램

학교는 오랫동안 아이들과 지역사회 전체 건강을 증진해 왔던 대표적인 생활터이다. 연간 56,000,000명의 학생들이 하루에 적어도 6시간 이상을 직접적으로 보내기 때문에 학교는 건강증진에 이상적인 장소이다(CDC, 2019a). 많은 학교 건강증진 프로그램은 1900년대 초기 알코올 금지에서 시작하여 강제적인 알코올 예방 개입으로 이어졌다(Barlett, 1981). 학교는 현재 건강증진을 위한 많은 영역에 관여한다. 미국학교연합(2019)에 따르면 학교 건강증진은 다음과 같다.

- 건강한 환경 조성
- 학교에 머무르는 학생을 위한 간호 및 보건서비스
- 영양가 있고 매력 있는 학교급식
- 체육수업을 포함한 신체활동 기회
- 잘 알고 있는 교사를 통한 성장단계에 맞는 보건교육
- 교사와 교직원의 건강증진을 위한 프로그램
- 건강한 사회적, 정서적 발달을 돕고 학습장애를 없앨 수 있는 상담, 정신과적, 사회적 서비스

게다가, 미국 암학회는 학교 건강증진에 가장 좋은 네 가지 실행방안을 알아냈다. 그것은 (1) 관계자 모두의 능동적 리더십(예: 학교 관리자, 지역사회 건강위원회), (2) 중재와 프로그램을 조정하고 지역사회 필요와 가치에 기초한 목표를 향해 중재와 프로그램이 상승효과를 낼 수 있도록 돕는 중앙 집중적 접근, (3) 중재가 성공하도록 돕는 지지적 환경(예: 장애물을 줄이는 정책), (4) 개인, 시간, 자원의 투입(예를 들면, 돈과 물자, ASHA, 2019).

최근 CDC는 완전한 학교, 완전한 지역사회, 완전한 어린이(Whole School, Whole Community, Whole Child, WSCC) 모형을 개발하여 청소년 건강이 어떻게 다양한 주체에 의해 좋아질 수 있는지 보여줬다(CDC, 2018a). 모형은 그림 6.3에 있다. 그 중심에는 어린이들의 건강과 안전을 지키고 이들의 참여와 지원을 보장하고 도전의식을 키워주는 모형의 목적을 의미하는 젊은이가 있다. 이것은 학교 정책, 과정, 실행을 조정함으로써 완성되며 내부원의 바깥의 조정 고리(coordination ring)로 표시된다. 이 바깥 원은 학교보건을 완성하는 서로 다른 정책, 과정, 실행을 의미한다. 여기에는 보건교육, 체육수업 및 신체활동, 영양환경 및 서비스, 보건서비스, 상담과 심리적 · 사회적 서비스, 사회적 및 정서적 분위기, 물리적 환경, 교직원의 안녕수준, 가족 참여, 지역사회 참여가 포함된다. 마지막 요소인 지역사회는 노란색 반원으로 그려졌다. 이는 학교가 어린이 건강 향상을 위한 서비스를 동원하는 허브이지만 그 학교도 대체로 지역사회를 반영하기 때문에 지역사회의 투입, 자원, 협력을 필요로 한다는 점을 알려준다(CDC, 2018a).

지역사회 정신건강

지역사회 정신건강 증진을 위한 노력은 신체건강 증진의 역사에 비해서 상대적으로 새로운 것이다. 세계보건기구(WHO)는 정신건강을 "모든 개인이 자신의 잠재력을 인식하고 일상생활의 스트레스에 대처할 수 있고 생산적으로 성과 있게 일하는 과정을 통하여 지역사회

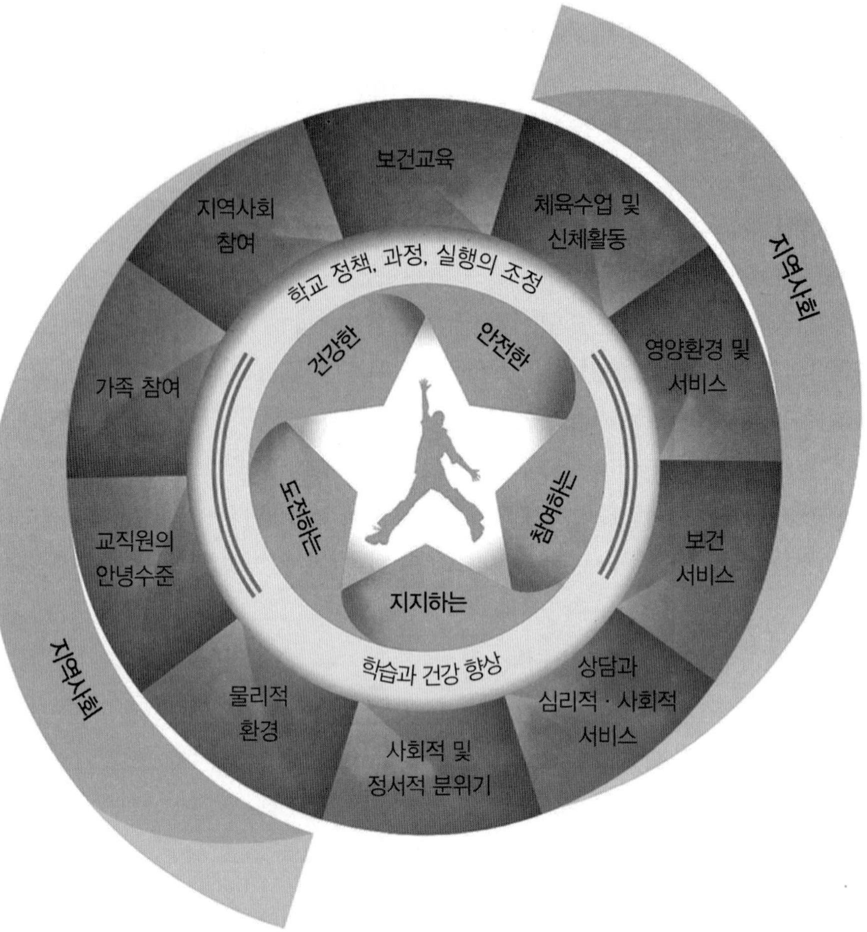

그림 6.3 완전한 학교, 완전한 지역사회, 완전한 어린이(WSCC) 모형

출처 : 질병예방통제센터의 사진 제공. https://www.cdc.gov/healthyyouth/wscc/model.htm에서 검색

에 기여하는 안녕 상태"라고 정의했다(WHO, 2019). 정신건강 증진의 역사는 우울과 불안처럼 개인의 생각, 느낌, 기분, 행동에 영향을 주는 정신질환의 역사에 깊은 뿌리를 둔다(CDC, 2018b). 문명 초기에는 정신적 문제는 종교적 형벌이나 악마가 빙의한 결과로 보았다(Unite for Sight, 2019). 이는 정신건강 문제에 낙인을 찍고 정신적 문제를 얘기하는 것을 꺼리는 문화를 만들었다. 오늘날 정신건강은 전반적인 건강의 주요 결정요인이며 학교, 직장, 지역사회에서 증진되어야 한다는 점에 대한 이해도가 높아지고 있다. 그리고 정신건강이 좋지 않다는 것이 정신질환을 의미하지 않는다는 것도 이해하고 있다(CDC, 2018b).

정신건강 증진은 조기발견과 손쉬운 치료, 적극성을 키우는 환경, 스트레스 완화와 관련된 대처기술을 가르치는 교육 프로그램을 장려하는 정책개발과 같은 광범위한 공중보건학적 접근을 포함한다. 공중보건 담당자가 알고 접근해야 할 자료원은 다음과 같다.

- **국가 자살예방 전화**(National Sucide Prevention Lifeline 1-800-273-8255)
  자살은 미국의 사망원인 10위이고 청소년 및 청년(10-24세 사망의 19.2%)과 중년층(25-44세의 10.9%)의 사망원인 2위이다(Heron, 2019). 이 전화번호는 주7일, 24시간 통화 가능하며 고통 받는 사람 누구나 이용할 수 있는 무료의 비밀보장 서비스이다. 최근 입법자들은 이 번호를 응급구조 번호 911과 같이 좀 더 단순한 번호로(예: 988) 바꾸기로 했다(Vigdor, 2019).

- **국립 직업안전보건원**(National Institute for Occupational Safety and Health; NIOSH)**의 직업 스트레스 관리 지침**((https://www.cdc.gov/niosh/docs/99-101/default.html)
  노동자가 직장에서 스트레스를 받게 되면 생산성이 감소하고 의욕이 전반적으로 저하된다. 기업 웰니스 분야에서 일을 하게 되면 거의 항상 식이요법, 운동 같은 신체적 건강증진을 포함한 직장 웰니스 증진에 참여할 확률이 높다. 그러나 정신건강 증진에 더 많은 관심이 필요한데, 이 웹사이트는 공중보건 종사자가 직장 스트레스의 원인 및 조기 경고 신호를 이해하는데 도움을 주고 직장 스트레스 예방에 대한 지침을 제공한다.
- **청소년 정신건강 증진**(Promoting mental health to youth, https://youth.gov/youth-topics/youth-mentalhealth/mental-health-promotion-prevention)
  청소년들은 특히 정신건강에 영향을 미칠 수 있는 괴롭힘과 또래 영향에 취약하다. 이 웹사이트는 청소년 정신건강에 영향을 주는 위험요인과 보호요인을 나누고 정신건강 문제를 시사하는 경고 신호를 알려주며 청소년들이 겪는 흔한 장애[(예: 우울, 주의력 결핍 및 과잉 행동 장애(attention deficit hyperactivity disorder; ADHD)]에 대한 상세한 내용을 제공하고 긍정적으로 정신건강을 향상시키고 정신건강 악화를 예방하는 최고의 실무 지침을 제공한다.

알코올, 담배, 그 외 약물

1장에서 논의한 것처럼 알코올, 담배, 불법 약물 사용 줄이기는 지역사회와 공중보건의 당면과제이다. 공중보건의 몇 십년에 걸친 흡연 감소 노력에도 불구하고, 미국에서 흡연은 간접흡연으로 인한 41,000명의 사망을 포함하여 480,000명의 예방 가능한 사망의 주요 원인이다. 흡연으로 인한 경제적 비용은 직접적, 간접적 의료비용이 연간 3,000억 달러에 이를 정도로 어마어마하다. 현재 성인 흡연율은 14%로 남자(16%)가 여자(12%)보다 높고, 인종과 민족에 따라서는 비 히스패닉 미국 인디언과 알래스카 원주민이 가장 높고(24%) 비 히스패닉 아시아인이 가장 낮다(7%). 다행히도 이전부터 시행되어 왔던 수많은 공중보건 및 의료 캠페인 덕에 많은 흡연자들이 금연을 희망한 것으로 밝혀졌다. 성인 흡연자들의 대략 10명 중 7명이 금연을 희망하며 절반 이상(55%)에서 1년 전에 금연을 시도한 것으로 드러났다(CDC, 2019b). 흡연율을 낮추기 위한 노력 중 인기 있는 것 중 하나는 흡연연령을 21세까지 올리는 것이다(Campaign for Tobacco-Free Kids, 2019). 이는 18개 주(아칸소, 캘리포니아, 코네티컷, 델라웨어, 하와이, 일리노이, 메인, 메릴랜드, 메사추세츠, 뉴저지, 뉴욕, 오하이오, 오레곤, 텍사스, 유타, 버몬트, 버지니아, 워싱턴)와 워싱턴 DC, 그리고 적어도 480개의 지방정부에서 시행한다. 18~20세의 담배 소비는 전체의 2~4% 정도로 전체 담배소비량에는 별 영향이 없지만 이 노력만으로도 흡연을 시작하는 청년들의 수가 크게 줄고 청년들의 흡연 관련 사망률은 감소하고 건강과 안녕이 향상되는 것으로 추측된다(Campaign for Tobacco-Free Kids, 2019).

그러나, 흡연과 관련하여 공중보건의 성과를 떨어뜨리는 것 중 하나는 전자담배[(e-담배, 증기담배(vapes), 물담배(e-hookahs), 펜담배(vape pens), 전자 니코틴 전달기(electronic nicotine delivery systems; ENDS)]의 광범위한 사용이다(CDC, 2019c). 이런 유형의 기기들은 주로 흡연의 안전한 대체품으로, 흡연자들 사이에서는 금연의 방법으로 판매된다. 그러나 이전에 흡연력이 없던 청소년과 청년들이 이 기기들을 사용하고 있다는 연구결과가 보고되었다. 현재, 전자담배의 유해효과에 대한 연구는 제한적이나 전자담배 사용이 심박수 및 혈압 증가와 연관성이 있고(Cooke et al., 2015) 전자담배를 통한 만성적 니코틴 흡입은 인슐린 저항성을 불러와 제2형 당뇨병으로 이어진다(Bergman et al., 2012)는 근거가 있다.

합법적인 것이지만 공중보건에 큰 위협이 되는 또 다른 위험 물질은 알코올이다. 알코올 사용과 관련하여 "술"은 0.6oz의 순수 알코올(예: 맥주 12oz, 와인 5oz, 40도 독주 1.5oz)이 포함되어 있는 알코올 음료이다(CDC, 2018c). 이미 음주 중인 성인에게는 소량에서 중등도 알코올 섭취를 권장하는데(비음주 성인에게는 음주를 권고하지 않는다), 과음은 연간 약 88,000명을 사망하게 하고 경제적 비용이 약 2,500달러에 달한다(CDC, 2018c). 알코올 사용을 줄이는 공중보건정책으로 잘 알려진 것은 모든 주와 워싱턴 DC에서 표준 음주 연령을 21세로 정한 것이다. 그러나 다른 정책이나 규제도 활용되고 있는데, 현재 질병통제예방센터가 권고하는 사항은 다음과 같다(CDC, 2016).

- **주류 판매점 밀도 규제** : 특정 지역의 주류 소매점 숫자 제한(예: 바, 식당, 주류 판매점)
- **주류세 증가** : 연방, 주, 지방정부의 세금 포함. 워싱턴 주는 소비세율이 가장 높은 반면(갤론 당 32.52달러) 와이오밍과 뉴 햄프셔는 정부가 운영하는 상점 가격은 세금이 없을 정도로 낮다(Tax Foundation, 2018).
- **술집의 법적 책임** : 점주의 법적 책임으로서 술에 취하게 하거나 미성년자에게 술을 판매하여 생기는 피해나 상해에 대해 소매점에 법적 책임을 묻는 것
- **일일 판매 제한** : 특정 일에 주류 판매 제한
- **판매시간 제한** : 특정 시간대 주류 판매 제한

약물은 다양한 신체 시스템의 구조나 기능에 영향을 주는 물질이다. 미국은 약물을 기본적으로 세 가지로 나눈다. 일반의약품은 정상적인 소매점에서 합법적으로 구매할 수 있다(예: 아세타미노펜, 이부프로펜). 처방의약품은 의사의 처방전이 있어야만 약국에서 법적으로 구매할 수 있다(예: 메트포민, 바이코딘). 마지막으로 불법 약물은 소지하는 것이 금지된 것이다(예: 코카인, 헤로인). 연방정부 수준에서 약물을 분류하는 또 다른 방법은 약물관리법(Controlled Substances Act)이 통과된 후 마약단속국(Drug Enforcement Administration; DEA)이 시행하는 schedule을 이용하는 것이다(DEA, 2019). 약물을 5가지 schedule로 나누어 schedule 1은 의학적 가치는 없고 남용 위험이 높은 것(예: 마리화나, 엑스터시)이고 현재 의학적 사용이 용인되는 것은 남용 위험에 따라 schedule 2부터 schedule 5까지 구분한다. 예를 들어, 코카인과 옥시코돈은 남용 위험이 커 schedule 2로 구분하는 반면 아나볼릭 스테로이드와 테스토스테론은 남용 위험이 낮아 schedule 3으로 간주한다.

약물이 합법적이든 불법적이든, schedule 1 또는 schedule 5의 모든 약물은 오남용의 위험이 있어 사용자에게 유해할 수 있다. 약물 오용은 약물을 의도와 다르게 쓰는 것이다. 예를 들어, 의사가 진통제를 처방할 때는 투약 용량과 투약횟수 계획이 있다. 만약 환자가 처방보다 많은 양을 복용하거나 더 자주 복용하면 약물 오용으로 본다. 약물 남용은 신체적, 사회적, 법적, 기타 문제를 일으킬 수 있는 방법으로 약물을 복용하는 것이다. 정신질환의 진단 및 통계편람 5판(The fifth edition of the Diagnostic and Statistical Manual of Mental Disorders; DSM-V)은 약물 장애나 약물 남용 문제가 있는 사람들을 진단하는데 활용된다(American Psychiatric Association, 2013). 미국에서는 12세 이상 10명 중 1명이 적어도 한 달에 한 번 불법 약물을 사용하는 것으로 추정된다(CDC, 2017).

약물 오용
약물을 의도와 다르게 쓰는 것

약물 남용
신체적, 사회적, 법적, 기타 문제를 일으킬 수 있는 방법으로 약물을 복용하는 것

약물은 연방, 주, 지방정부에서 규제한다. 마리화나는 보건요원이 마주하는 가장 복잡한 약물로서 주마다 법적으로 다르게 다루고 있다. 연방정부 수준에서 마리화나는 schedule 1 약물로서 의학적으로 사용하지 않고 중독 위험이 높은 불법 약물이다. 그러나 주나 지방정부에 따라서는 개인이 의학적 목적이나 레크리에이션 목적으로 마리화나를 소지하는 것을 허용하기 위한 법률 개정을 시작하였다. 현재 워싱턴 DC, 괌, 푸에르토리코, 버진아일랜드와 33개 주에서는 의학적 목적의 일부 마리화나 소지를 허용한다(National Conference of State Legislators, 2019a). 그리고 워싱턴 수도와 11개 주에서는 레크리에이션 목적의 마리화나도 합법화하는 법안을 통과시켰다(National Conference of State Legislators, 2019b). 마리화나에 대한 연방 법률과 주 법률의 불일치는 공중보건부서가 지역사회에서 마리화나 문제에 대한 접근방법을 결정하기 어렵게 만든다.

요약

사회 및 행동과학은 공중보건에서 중요한 역할을 한다. 행동과학(n.d.)은 "인간 행동을 주로 다루고 종종 사회에서의 인간 행동에 대한 일반화를 추구하는 과학(심리학, 사회학 또는 인류학)의 한 분야"이고 사회과학(n.d.)은 "인간 사회의 제도와 기능, 사회 구성원으로서 개인의 대인 관계를 다루는 과학의 한 분야"이다. 공중보건은 오랜 역사 동안 연구와 실천 모든 부분에서 사회과학과 행동과학의 원칙을 사용해 왔다. 그러나 이 분야가 정식 학문으로 공중보건 프로그램에 통합된 것은 최근의 일이다. ASPH의 행동 및 사회과학위원회가 설립된 후 1980년대가 되어서야 공중보건 프로그램에서 이러한 분야에 대한 교육이 요구되기 시작했다.

사회 및 행동과학 연구는 지역사회 공중보건 전문가가 특정 지역사회의 질병 이환과 사망을 예방하는 데 도움을 준다. 공중보건에는 세 가지 유형의 예방-일차, 이차 및 삼차 예방-이 있으며, 모두 특정 지역사회의 삶의 질 향상에 중점을 둔다. 지난 세기에 걸쳐 전염병보다는 만성질환에 초점을 두는 쪽으로 예방의 추세가 바뀌었다. 이러한 변화로 인하여 공중보건 전문가는 건강 결정요인을 더 폭넓게 검토해야 한다. 전염병은 항생제를 포함한 예방접종, 약물과 같은 수단으로 통제할 수 있는 반면, 만성질환은 대부분 많은 요인들을 포함한 복잡한 원인 그물을 가지고 있다. 이러한 요인들은 (1) 생물학적 요인, (2) 행동 요인, (3)

사회적 요인, (4) 문화적 요인, (5) 조직적 요인, (6) 환경 요인을 포함하며 미시적 수준에서 거시적 수준으로 이행한 생태학적 모델에서 개념화되었다.

공중보건 실무에서는 오랫동안 사회 및 행동과학의 원리를 활용해 왔지만, 1960년대가 되어서야 미국의 스탠포드 3개 지역사회연구와 핀란드의 북부 카렐리아 프로젝트와 같은 만성질환 예방을 위한 공동 노력이 실행되기 시작했다. 이러한 개입은 큰 성공을 거두었으며 이후 수십 년 동안 미국의 스탠포드 5개 시 프로젝트, 미네소타 심장 건강 프로그램 및 Pawtucket 심장 건강 프로그램과 같은 공중보건 프로그램의 개발로 이어졌다. 그러한 중재의 현대적인 예는 Shape Up Somerville: Eat Smart, Play Hard 프로젝트이다.

그러한 중재가 이루어지기 전에 공중보건 전문가는 일반적으로 지역사회 조직화 및 지역사회 구축 과정을 거칠 필요가 있다. 이 두 가지 방법 모두 건강증진에 도움이 되는 지역사회 환경을 조성할 수 있다. 공중보건 전문가는 지역사회 조직화 및 지역사회 구축과 더불어 지역사회가 그들의 역량을 평가하고 지역사회 준비성 모형 단계를 진행하며 지역사회 동원에 참여하는 것을 도울 수 있다.

마지막으로, 학교보건은 전국의 청소년들을 위한 지역사회 공중보건의 중요한 부분이다. 완전한 학교, 완전한 지역사회, 완전한 어린이(WSCC)와 같은 모형은 공중보건 종사자에게 학교보건 프로그램의 일부로 실행할 서비스를 구성하기 위한 틀을 제공한다. 지역사회 정신보건 또한 신체건강과의 연관성을 고려할 때 지역사회 공중보건 분야에서 떠오르는 분야이다. 한 때 종교적 범법에 대한 처벌로 여겨졌지만 이제는 정신건강이 지역사회에서 다양한 방식으로 선별검사되고 증진될 수 있다는 것이 이해되고 있다. 술, 담배 및 기타 약물도 지역사회 공중보건의 문제로 대두된다.

핵심 용어

behavioral epidemiology	행태 역학
behavioral science	행동과학
community-based primary prevention intervention	지역사회 기반 일차 예방 중재
community building	지역사회 구축
community capacity	지역사회 역량
community mobilization	지역사회 동원
community organization	지역사회 조직화
community readiness	지역사회 준비성
ecological models	생태학적 모형
drug abuse	약물 남용
drug misuse	약물 오용
grassroots approach	풀뿌리 접근법
primary prevention	일차 예방
secondary prevention	이차 예방
social epidemiology	사회역학
social science	사회과학
tertiary prevention	삼차 예방

복습 문제

1. 행동과학 및 사회과학을 정의하시오.
2. 공중보건 분야에서 행동 및 사회과학이 왜 중요한지 설명하시오.
3. 일차, 이차 및 삼차 예방을 구분하시오.
4. 생태학적 모형의 단계들을 논하시오.
5. 지역사회 조직화과 지역사회 구축의 차이점을 설명하시오.
6. 지역사회 동원의 편익을 논하시오.
7. 완전한 학교, 완전한 지역사회, 완전한 어린이(WSCC) 모형의 구성요소를 확인하고 논하시오.

역량 구축을 위한 활동 #1

이 장에서는 스탠포드 3개 지역사회연구, 북부 카렐리아 프로젝트, CDC 지원 AIDS 지역사회 시범사업 프로젝트, Shape up Somerville과 같은 여러 지역사회 공중보건 프로그램에 대해 논의했다. 하지만 다른 많은 사례들이 있다. 소그룹으로 나누어 이 장에서 제시되지 않은 공중보건 프로그램을 찾아보시오. 조사 후 다음 질문에 답하시오. 프로그램의 목표 또는 목적은 무엇인가? 프로그램 활동은 무엇인가? 중재는 생태학적 모형의 어떤 단계를 다루었는가? 누가 중재를 시행했는가? 중재가 얼마나 오래 지속되었는가? 중재의 결과는 무엇인가? 결과에 대해 간략한 파워포인트 프레젠테이션이나 1–2장의 분량의 요약문을 작성하시오.

역량 구축을 위한 활동 #2

이 장에서 우리는 공중보건 문제에 대한 중재 시 생태학적 모형 사용의 중요성을 논의했다. 또한 1차, 2차, 3차 예방의 중요성에 대해서도 논의했다. 다양한 유형의 공중보건 중재방법과 이 방법들을 생태학적 모형과 연결하는 방법에 대해 그룹 안에서 브레인스토밍을 하시오. 그 다음으로는 어린이 비만 예방 및 치료를 촉진하기 위한 다양한 유형의 중재방법을 고려하시오. 각 예방 유형(1차, 2차, 3차)이 포함하여 생태학적 모형의 각 수준에서 수행할 수 있는 중재방법에 대하여 간략한 설명을 작성하시오. 설명에 다음을 포함하시오. (1) 중재방법에 대한 간략한 설명, (2) 중재의 목표 대상집단, (3) 중재의 주체, (4) 중재 장소

학습에 유용한 웹사이트

국립보건원의 행동 및 사회과학 연구소

http://obssr.od.nih.gov/index.aspx

1995년 7월 1일 공식적으로 개설된 국립보건원의 행동 및 사회과학 연구실(OBSSR)의 웹

사이트이다. OBSSR의 사명은 광범위하고 다각적이다. 행동 및 사회과학에 대한 연구를 활성화하고 이 두 분야를 국립보건원 연구의 다른 영역에 접목시키는 것이다. OBSSR은 사명을 달성하기 위해 교육 및 연구를 위한 자금 계획을 수립하고, 연구 우선순위를 설정하고, 경력 개발 및 교육을 제공하며, 학생들과 멘토를 연결하고, 회의, 강의 및 워크숍을 조직한다. 이 웹사이트는 행동 및 사회과학의 발전을 강조하는 최신 뉴스 기사에 대한 링크를 제공한다. 웹사이트에 접근하여 최신 뉴스의 머리기사를 읽고 기사 하나를 읽어보시오. 읽은 내용에 대해 소그룹 토론을 하시오.

캘리포니아 담배 통제 프로그램(California Tobacco Control Program)

http://www.cdph.ca.gov/programs/tobacco/pages/default.aspx

이 웹사이트는 캘리포니아 공중보건국(California Department of Public Health)이 운영하는 프로그램인 캘리포니아 담배 통제 프로그램(CTCP)의 웹사이트이다. CTCP의 사명은 담배 제품 사용과 관련된 질병 이환과 사망을 줄임으로써 캘리포니아 주민들의 건강과 복지를 향상시키는 것이다. 이 웹사이트를 방문하여 자원 탭과 미디어 탭을 클릭하여 흡연의 일차, 이차 및 삼차 예방 관련 자료를 찾아서 특히 효과적이라고 생각되는 자료를 하나 선택하고 왜 그것이 효과적이라고 생각하는지 간략하게 요약하시오.

행동과학(Science of Behavior Change, SOBC)

https://commonfund.nih.gov/behaviorchange

국립보건원의 행동과학 프로그램 웹사이트이다. 이 프로그램은 행태변화에 깔려있는 기전을 발견하기 위해 체계적으로 접근한다. 예를 들어, 우리는 어떤 중재가 흡연 감소나 신체활동 증진에 효과적인지 아는 김에 바람직한 변화를 만드는데 어떤 과정이 필요한지 이해한다면 다른 행태나 상황에서도 가능할 것이다. 예산지원을 받은 사업들은 웹사이트에서 "Funded Research"에서 찾을 수 있다. 관심있는 사업 하나를 골라 중요한 내용에 대해 작은 발표를 해보시오.

참고문헌

American Cancer Society. (2018). Breast cancer facts & figures 2017–2018. Atlanta: Author.

American Psychiatric Association (APA). (2013). Diagnostic and Statistical Manual of Mental Disorders (DSM-5) (5th ed.). Washington, DC: APA.

American School Health Association. (2019). What is school health? Retrieved from http://www.ashaweb.org/about/what-is-school-health

Bartlett, E. E. (1981). The contribution of school health education to community health promotion: What can we reasonably expect? American Journal of Public Health, 71(12), 1384–1391.

Behavioral science. The Merriam-Webster.com Dictionary. Merriam-Webster, Inc. Retrieved from https://www.merriam-webster.com/dictionary/behavioral%20science

Bergman, B. C., Perreault, L., Hunerdosse, D., et al. (2012). Novel and reversible mechanisms of smoking-induced insulin resistance in humans. Diabetes, 61(12), 3156–3166.

Campaign for Tobacco-Free Kids. (2019). U.S. state and local issues: Raising the tobacco age to 21. Retrieved from https://www.tobaccofreekids.org/what-we-do/us/sale-age-21

Carlaw, R. W., Mittlemark, M. B., Bracht, N., & Luepker, R. (1984). Organization for a community cardiovascular health program: Experiences from the Minnesota Heart Health Program. Health Education & Behavior, 11(3), 243–252.

CDC AIDS Community Demonstration Projects Research Group. (1999). Community-level HIV intervention in 5 cities: Final outcome data from the CDC AIDS Community Demonstration Projects. American Journal of Public Health, 89(3), 336–345.

Centers for Disease Control and Prevention. (2006). Community mobilization guide: A communitybased effort to eliminate syphilis in the United States. Retrieved from https://stacks.cdc.gov/view/cdc/26208

Centers for Disease Control and Prevention. (2015). Historical data, 1900–1998. Retrieved from https://www.cdc.gov/nchs/nvss/mortality_historical_data.htm

Centers for Disease Control and Prevention. (2016). Fact sheets: Preventing excessive alcohol use. Retrieved from https://www.cdc.gov/alcohol/fact-sheets/prevention.htm

Centers for Disease Control and Prevention. (2017). Illicit drug use. Retrieved from https://www.cdc.gov/nchs/fastats/drug-use-illegal.htm

Centers for Disease Control and Prevention. (2018a). The Whole School, Whole Community, Whole Child (WSCC) model. Retrieved from https://www.cdc.gov/healthyyouth/wscc/model.htm

Centers for Disease Control and Prevention. (2018b). Learn about mental health. Retrieved from https://www.cdc.gov/mentalhealth/learn/index.htm

Centers for Disease Control and Prevention. (2018c). Fact sheets: Alcohol use and your health. Retrieved from https://www.cdc.gov/alcohol/fact-sheets/alcohol-use.htm

Centers for Disease Control and Prevention. (2019a). Why schools? Schools: The right place for a healthy start. Retrieved from https://www.cdc.gov/healthyyouth/about/why_schools.htm

Centers for Disease Control and Prevention. (2019b). Smoking & tobacco use: Fast facts. Retrieved from https://www.cdc.gov/tobacco/data_statistics/fact_sheets/fast_facts/index.htm

Centers for Disease Control and Prevention. (2019c). Electronic cigarettes. Retrieved from https://www.cdc.gov/tobacco/basic_information/e-cigarettes/index.htm

Coffield, E., Nihiser, A., Carlson, S., et al. (2019). Shape Up Somerville's return on investment: Multigroup exposure generates net-benefits in a child obesity intervention. Preventive Medicine Reports, 16, 100954.

Coffield, E., Nihiser, A. J., Sherry, B., & Economos, C. D. (2015). Shape Up Somerville: Change in parent body mass indexes during a child-targeted, community-based environmental change intervention. American Journal of Public Health, 105(2), e83–e89.

Cooke, W. H., Pokhrel, A., Dowling, C., et al. (2015). Acute inhalation of vaporized nicotine increases arterial pressure in young non-smokers: A pilot study. Clinical Autonomic Research, 25(4), 267–270.

Drug Enforcement Administration. (2019). Drug scheduling. Retrieved from https://www.dea.gov/drug-scheduling

Eckstein, M., Hellmund, W., Winkler, M., et al. (1983). 5-year follow up of the Schleiz project. In Hypertension (pp. 41–56). Brussels: Belgian Ministry of Public Health and Family.

Economos, C. D., Hyatt, R. R., Must, A., et al. (2013). Shape Up Somerville two-year results: A community-based environmental change intervention sustains weight reduction in children. Preventive Medicine, 57(4), 322–327.

Edwards, R. W., Jumper-Thurman, P., Plested, B. A., et al. (2000). Community readiness: Research to practice. Journal of Community Psychology, 28(3), 291–307.

Egger, G., Fitzgerald, W., Frape, G., et al. (1983). Results of large scale media antismoking campaign in Australia: North Coast "Quit for Life" programme. British Medical Journal, 287(6399), 1125–1128.

Egger, G., Frape, G., & Mackay, B. (1981). Applied problems of media use in health promotion—the North Coast experience. New Doctor, Jan., 25–29.

Elder, J. P., Schmid, T. L., Dower, P., & Hedlund, S. (1993). Community heart health programs: Components, rationale, and strategies for effective interventions. Journal of Public Health Policy, 14, 463–479.

Farquhar, J. W., Fortmann, S. P., Maccoby, N., et al. (1985). The Stanford Five-City Project: Design and methods. American Journal of Epidemiology, 122(2), 323–334.

Farquhar, J. W., Maccoby, N., Wood, P. D., et al. (1977). Community education for cardiovascular health. Lancet, 1(8023), 1192–1195.

Feruglio, G. A., Vanuzzo, D., & Pilotto, L. (1988). The Martignacco Project. In P. Puska & E. Leparsky (Eds.), Comprehensive cardiovascular community control programmes in Europe (pp. 52–58). Copenhagen: WHO Regional Office for Europe, Euro Reports and Studies.

Friis, R. (2018). Epidemiology 101 (2nd ed.). Burlington, MA: Jones and Bartlett Learning.

Galea, S., Tracy, M., Hoggatt, K. J., et al. (2011). Estimated deaths attributable to social factors in the United States. American Journal of Public Health, 101(8), 1456–1465.

Goodman, R. M., Speers, M. A., McLeroy, K., et al. (1998). Identifying and defining the dimensions of community capacity to provide a basis for measurement. Health Education & Behavior, 25(3), 258–278.

Gutzwiller, F., Nater, B., & Martin, J. (1985). Community-based primary prevention of cardiovascular disease in Switzerland: Methods and results of the National Research Program (NRP 1A). Preventive Medicine, 14(4), 482–491.

Harris, K. J., Brown, B., Shankle, L., et al. (2019). Community Readiness Model for prevention planning: Addressing childhood obesity in American Indian reservation communities. Journal of Racial and Ethnic Health Disparities, 6(6), 1144–1156.

Heron, M. (2019). Deaths: Leading causes for 2017. National Vital Statistics Reports, 68(6).

Hildebrand, D. A., Blevins, P., Carl, L., et al. (2018). Use of community readiness model to develop and evaluate a pilot culinary training program for school nutrition staff. Journal of Nutrition Education and Behavior, 50(2), 118–124.

Holt-Lunstad, J., Smith, T. B., Baker, M., et al. (2015). Loneliness and social isolation as risk factors for mortality: A meta-analytic review. Perspectives on Psychological Science, 10(2), 227–237.

Jousilahti, P., Laatikainen, T., Salomaa, V., et al. (2016). 40-year CHD mortality trends and the role of risk factors in mortality decline: The North Karelia project experience. Global Heart, 11(2), 207–212.

Klaczynski, P. A., & Felmban, W. S. (2019). Thin idealization and causal attributions mediate the association between culture and obesity stereotypes: An examination of Chinese and American adolescents. British Journal of Developmental Psychology, 37(1), 14–32.

Kochanek, K. D., Murphy, S. L., Arias, E. (2019). Deaths: Final data for 2017. National Vital Statistics Reports, 68(9).

Lefebvre, R. C., Lasater, T. M., Carleton, R. A., & Peterson, G. (1987). Theory and delivery of health programming in the community: The Pawtucket Heart Health Program. Preventive

Medicine, 16(1), 80–95.
Merzel, C., & D'Afflitti, J. (2003). Reconsidering community-based health promotion: Promise, performance, and potential. American Journal of Public Health, 93, 557–574.
Minkler, M., & Wallerstein, N. (2012). Improving health through community organization and community building: Perspectives from health education and social work. In M. Minkler (Ed.), Community organizing and community building for health and welfare (3rd ed., pp. 37–58). New Brunswick, NJ: Rutgers University Press.
National Conference of State Legislators. (2019a). State medical marijuana laws. Retrieved from http://www.ncsl.org/research/health/state-medical-marijuana-laws.aspx
National Conference of State Legislators. (2019b). Marijuana overview. Retrieved from http://www.ncsl.org/research/civil-and-criminal-justice/marijuana-overview.aspx
Nüssel, E. (1985). Community-based prevention: The Eberbach-Wiesloch Study. In H. Hofmann (Ed.), Primary and secondary prevention of coronary heart disease (pp. 50–59). Berlin: Springer.
Puska, P., Koskela, K., Pakarinen, H., et al. (1976). The North Karelia Project: A programme for community control of cardiovascular diseases. Scandinavian Journal of Public Health, 4(1), 57–60.
Puska, P., Nissinen, A., Tuomilehto, J., et al. (1985). The community-based strategy to prevent coronary heart disease: Conclusions from the ten years of the North Karelia Project. Annual Review of Public Health, 6(1), 147–193.
Radha, V., & Viswanathan, M. (2016). Obesity—are we continuing to play the genetic "blame game"? Advances in Genomics and Genetics, 6, 11–23.
Rossouw, J. E., Jooste, T. L., & Kotze, J. P. (1981). The control of hypertension in two communities: An interim evaluation. South African Medical Journal, 60, 208–212.
Sallis, J. F., & Owen, N. (2015). Ecological models of health behavior. In K. Glanz, B. K. Rimer, & K. Viswanath (Eds.), Health behavior: Theory, research, and practice. (pp. 43–64). San Francisco, CA: Jossey-Bass Science. The Merriam-Webster.com Dictionary. Merriam-Webster, Inc. Retrieved from https://www. merriam-webster.com/dictionary/science?utm_campaign=sd&utm_medium=serp&utm_source=jsonld
Simmons, A., Reynolds, R. C., & Swinburn, B. (2011). Defining community capacity building: Is it possible? Preventive Medicine, 52(3–4), 193–199.
Smith, B. J., Tang, K. C., & Nutbeam, D. (2006). WHO health promotion glossary: New terms. Health Promotion International, 21(4), 340–345. Social science. The Merriam-Webster.com Dictionary. Merriam-Webster, Inc. Retrieved from https://www.merriam-webster.com/dictionary/social%20science
Susser, M. (1985). Epidemiology in the United States after World War II: The evolution of technique. Epidemiology Reviews, 7, 147–177.
Sutton, S. M., Magwood, G. S., Nemeth, L. S., & Jenkins, C. M. (2017). Conceptual model of weight management in overweight and obese African-American females. Nursing Forum, 52(2), 73–87.
Tax Foundation. (2018). How high are spirits taxes in your state? Retrieved from https://taxfoundation. org/state-spirits-taxes-2018
Tufts University. (2019). Shape Up Somerville. Retrieved from https://nutrition.tufts.edu/research/projects-initiatives/shape-somerville
Unite for Sight. (2019). A brief history of mental illness and the U.S. mental health care system. Retrieved from https://www.uniteforsight.org/mental-health/module2
Vigdor, N. (2019). New idea for suicide prevention hotline: Just dial 988. Retrieved from https://www.nytimes.com/2019/08/15/us/suicide-prevention-hotline-988.html

Walley, A. J., Asher, J. E., & Froguel, P. (2009). The genetic contribution to non-syndromic human obesity. Nature Reviews Genetics, 10, 431–442.

Wells, R., Abo-Hilal, M., Steel, Z., et al. (2019). Community readiness in the Syrian refugee community in Jordan: A rapid ecological assessment tool to build psychosocial service capacity. American Journal of Orthopsychiatry, online ahead of print. doi: 10.1037/ort0000404

World Health Organization. (1947). Constitution of the World Health Organization. Chronicle of the World Health Organization, 1, 29–43.

World Health Organization (WHO). (2019). Mental health: A state of well-being. Retrieved from https://www.who.int/features/factfiles/mental_health/en

제7장

보건교육 및 건강증진 모형

이 장은 건강증진 및 공중보건에서 주로 사용되는 여러 가지 기획 모형들에 대한 전반적인 내용을 다루었다. PRECEDE-PROCEED 모형, PATCH 모형, MATCH 모형, 중재매핑(Intervention mapping) 모형, APEXPH 모형, PEN-3 모형

보건교육 및 건강증진 중재 기획하기

만약 당신이 지역사회 또는 공중보건 영역의 종사자이거나, 아니면 단순히 건강과 관련된 프로그램 또는 중재를 구현하는 데 관심이 있는 지역사회 구성원이라고 가정해 보자. 당신은 다음과 같은 의문을 가질 수 있을 것이다. "어디에서부터 시작해야 하는가?", "무엇을 해야 하는가?" 그리고 "내가 한 일이 효과가 있었는지 어떻게 알 수 있을까?" Cottrell 등(2018)은 효과적인 공중보건 개입은 운이나 우연에 의해 개발되지 않는다고 하였다. 대신 모든 기획 모형들의 세 가지 핵심 요소인 기획, 수행, 평가(planning, implementation, evaluation, PIE)에 많은 노력을 투자해야 한다고 하였다. 지역사회 공중보건 증진 과정의 공식적인 틀을 갖추기 위해 지금까지 많은 기획 모형들이 개발되었고 여러 가지 상황에서 검증되었다. 기획 모형마다 각자 고유한 용어를 가지고 있지만, 각 모형들이 위에 나열된 세 가지 핵심 요소를 달성하도록 설계되었다는 점은 알고 있어야 한다. 또한 각 모형들은 여러 단계(steps 또는 phase)로 구성되고 프로그램 기획자는 이 단계들을 통해 기획 과정을 완료하기 위한 과정을 진행하게 된다. 단순화를 위해 각각 모형에 대해 단계(step)라는 용어를 사용하였지만, 원래 일부 모형에서는 단계(phase)라는 용어를 사용한다는 점도 알고 있어야 한다.

각 기획 모형에 대한 설명을 이해하고 나면, 프로그램 기획 과정이 포괄적이고 때로는 복잡할 수 있다는 점도 분명히 알 수 있다. 이러한 특성으로 일부 사람들은 기획 모형을 채택하지 않을 수도 있지만, 한편으로는 누군가의 행동양식을 변화시키는 데 나타나는 복잡성에 대해 생각해 보아야 할 것이다. 흡연, 과도한 음주, 신체활동의 부재, 건강에 해로운 식생활과 같은 건강과 관련된 행태들을 변화시키는 것이 단순히 사람들에게 문제에 대한 정보를 제공하는 것만큼 단순한 일이라면 기획 모형은 필요하지 않을 것이다. 그러나 우리는 실제로 그렇지 않다는 것을 알고 있다. 따라서 건강과 관련된 행태들을 변화시키기 위해서는 여러 수준의 중재가 포함된 포괄적이고 체계적인 전략이 필요하다. 이러한 점을 각각의 기획 모형들에 대해 배우는 동안 염두에 두어야 한다. 이 장은 각각의 기획 모형들을 종합적으로 검토하기 위한 것이 아니라 현재 지역사회 공중보건에서 사용되는 다양한 기획 모형을 독자에게 전달하기 위해 쓰여진 것이다. 각각의 기획 모형에 대한 자세한 내용은 이 장 끝에 언급된 참조를 참고하길 바란다.

최근 18개의 지역사회 기획 모형을 검토 분석하였으며, 이들이 모두 공유한 11개의 공통 요소가 있었다(Pennel et al., 2017). 이러한 요소는 (1) 프로그램을 계획하기

학습목표

이 장을 학습한 후 다음을 할 수 있다.

- 기획 모형에서 달성하고자 하는 세 가지 핵심 요소들에 대해 설명할 수 있다.
- PRECEDE-PROCEED 모형의 8단계에 대해 말하고 설명할 수 있다.
- 과정평가, 영향평가, 결과평가를 각각 구분할 수 있다.
- PATCH 모형의 5단계를 알 수 있다.
- MATCH 모형의 5단계를 알 수 있다.
- 중재매핑(Intervention mapping)의 6단계를 알 수 있다.
- APEXPH만이 가지는 특성을 설명할 수 있다.
- PEN-3 모형의 서로 연관된 세 가지 관점에 대해 설명할 수 있다.
- 행태변화 바퀴(Behavior Change Wheel)의 8 단계를 알 수 있다.

이 장에서 다루는 공중보건 역량

- 인구집단 건강에 영향을 미치는 행태적 및 심리적 요인을 설명할 수 있다.
- 주어진 공중보건 상황에 적합한 정량적 및 정성적 자료수집 방법을 선택할 수 있다.
- 지역사회의 건강에 영향을 미치는 지역주민들의 요구사항, 자산 및 능력을 헤아릴 수 있다.
- 인구집단 기반 정책, 프로그램, 프로젝트 또는 사업을 설계할 수 있다.

모든 기획 모형들의 세 가지 핵심 요소인 기획(planning), 수행(implementation) 및 평가(evaluation)에 많은 작업을 투자해야 한다.

위한 인프라 구축을 포함하는 리더십의 구조 정의 및 자원 확보와 같은 사전계획, (2) 지역사회 및 기타 이해관계자의 참여를 포함하는 파트너십 개발, (3) 사업을 하는 동안 달성해야 할 것에 대한 비전과 기대를 갖는 것을 의미하는 비전과 기회, (4) 기획자가 지역사회에서 문제가 되는 건강문제의 범위를 이해하도록 돕는 데이터 수집, 분석 및 해석, (5) 프로그램 기획자가 지역사회에서 사업을 구현하기 위해 가질 수 있거나 획득할 수 있는 자원을 이해하는 것을 의미하는 자산 식별과 목록 작성, (6) 기획자가 사업 시 어떤 건강문제를 어떤 순서로 처리할지 결정하기 위해 취하는 프로세스를 나타내는 우선순위 선정, (7) 개인, 집단 또는 전체 지역사회에 구현할 사업을 만들거나 수정하는 것을 의미하는 개발 및 실행 계획, (8) 사업의 영향과 결과를 평가하는 평가 계획 개발 및 실행, (9) 평가 계획의 결과를 공개하고 전파하는 것을 의미하는 의사소통 및 피드백 받기, 그리고 기획자가 초기 구현 단계를 지나 프로그램을 계속하기 위해 취하는 프로세스를 의미하는 (10) 지속하기, (11) 축하하기(Pennel et al., 2017)들이다. 이 장에 제시된 모델을 읽으면서 이러한 요소를 명시적으로 또는 암시적으로 포함하는 모델을 살펴보는 것을 권한다.

PRECEDE-PROCEED 모형

PRECEDE-PROCEED
(PRECEDE: 교육 · 생태학적 진단 및 평가에서 소인성, 강화 및 가능 요인, PROCEED: 교육 및 환경 개발에서의 정책, 규제 및 조직적 요인)
지역사회의 삶의 질 향상을 목표로 하여 수행되는 8단계 기획 모형(사회적 사정 및 상황 분석, 역학적 사정, 교육 및 생태학적 사정, 중재 조정과 행정 및 정책적 사정, 수행, 과정평가, 영향평가, 결과평가)

PRECEDE-PROCEED(PRECEDE: 교육 · 생태학적 진단 및 평가에서 소인성, 강화 및 가능 요인, PROCEED: 교육 및 환경 개발에서의 정책, 규제 및 조직적 요인)은 지역사회 공중보건 분야에서 가장 잘 알려지고 흔히 사용되는 기획 모형 중 하나로 1,000개가 넘는 논문에 사용되었다(Porter, 2016). 이 모형의 두 용어는 여러 용어들의 앞 글자를 따서 만들어진 약어이다. PRECEDE는 교육 · 생태학적 진단 및 평가에서 소인성, 강화 및 가능 요인을 나타내고 PROCEED는 교육 및 환경 개발에서의 정책, 규제 및 조직적 요인을 나타낸다(Green & Kreuter, 2005).

교과서에서 설명하고 있는 이 모형의 최신 버전은 Health Program Planning: An Educational and Ecological Approach의 네 번째 버전이다. 1970년대에 개발된 첫 번째 버전은 공중보건에서 비용-편익 평가에 대한 지침서로 사용되었으며, PRECEDE에 해당하는 요소들만 포함하고 있었다. 많은 작업을 거쳐 모형이 개선되었고 제2판에서는 PROCEED에 해당하는 요소들이 추가되었다. 제3판에서는 1장과 6장에서 설명한 것처럼 건강의 사회적, 환경적 결정요인들을 강조한 생태학적 접근법의 이용을 늘리는 방향으로 개정되었다. 마지막으로, 제4판 교과서에서는 유전적 요인이 모형에 포함되었으며, 이 책의 이용에 도움을 줄 수 있는 웹 사이트 www.lgreen.net도 개설되었다(Green & Kreuter, 2005). 최근 Christine Porter는 PRECEDE-PROCEED 모델이 공중보건 실행에 미치는 영향을 강조하는 후향적 논문을 발표했다. 그녀는 이 모델이 건강증진에 5가지 본질적인 의미를 부여했다고 언급했다(Porter, 2016).

1. 건강에 대한 다수준의 영향을 강조(예: 사회생태학적 접근방식).
2. 개인 중심의 개입보다는 인구 중심의 개입을 강조

3. 지역사회 구성원이 그들의 건강에 영향을 미치는 프로그램을 계획, 실현 및 평가하는 데 참여할 수 있도록 권한을 부여하는 데 강조
4. 건강행태나 건강결과보다는 "삶의 질"을 강조
5. 새로운 증거가 사용 가능해짐에 따라 전략을 수정하고 개선하기 위해 지속적으로 노력하는 동시에 근거기반 전략 사용을 강조

PRECEDE-PROCEED 모델은 거의 50년 전에 개발되었지만 오늘날에도 공중보건 연구 및 실행에 여전히 사용되고 있다. 최근 이 모델이 사용된 프로그램에는 2형 당뇨병에 대한 예방행동(Moshki, Dehnoalian, & Alami, 2017), 교회에서 노인을 위한 심장 건강증진(Banerjee et al., 2015), 히스패닉 및 라틴계 가정의 아동 비만(Garcia et al., 2019), 아프리카계 미국인 대학생의 자살 예방 및 인식(Bridges et al., 2018), 인도네시아 중부 자바주의 수코하르조(Sukoharjo)의 뎅기열 예방(Ayuningtyas, Rahardjo, & Murti, 2019)이 있다.

PRECEDE-PROCEED 모형은 지역사회 삶의 질 향상을 목표로 하여 수행되는 프로그램 및 지역사회 기획에 대한 8개의 순차적인 단계를 포함하고 있다. 처음 네 단계는 PRECEDE를 구성하고 있으며 향후 단계에서 다룰 요인들에 대한 의사결정에 도움을 줄 지역사회 또는 인구집단에 대한 정보를 수집하는 것을 목표로 한다. 마지막 네 단계는 PROCEED를 구성하고 있으며 중요한 건강 결정요인들을 변화시키기 위한 효과적인 중재를 전략적으로 수행하는 것을 목표로 한다. 이러한 중재가 효과적으로 수행되도록 하기 위해서, 마지막 네 단계에서는 평가 전략에 대해서도 간략하게 다루고 있다.

PRECEDE 및 PROCEED 구성 요소를 이해하는 또 다른 방법은 각 단계에서 수행되는 작업들을 생각해 보는 것이다. PRECEDE 단계의 목적은 추후 건강 프로그램에서 주요 대상이 될 목표들을 생성하는 것이다. 예를 들어, 학교 웰니스 위원회가 문제해결 능력 및 대처 능력과 같은 다양한 정신건강의 결정요인이 개선되면 학교에서 학생들의 삶의 질이 향상된다는 것을 알게 되었다고 하자. 이에 따라 학교 웰니스 위원회는 이러한 요인들을 개선하기 위해 다음과 같은 일련의 목표들을 개발할 수 있다.

1. 학년말까지 학생들 중 80%가 문제해결 능력이 향상될 것이다.
2. 학년말까지 학생들 중 80%가 새로운 긍정적인 대처 능력을 배우게 될 것이다.
3. 학년말까지 학생들 중 80%가 부정적인 대처 행동을 긍정적인 대처 행동으로 바꾸게 될 것이다.

PROCEED 단계의 목적은 PRECEDE 단계에서 설정된 목표들을 달성하고 평가를 통해 목표들이 충족되었는지를 확인하는 것이다. PRECEDE-PROCEED 모형의 또 다른 중요한 점은 마지막 단계 이후에 단순히 이 모형이 끝나지 않는다는 것이다. 이 모형은 지속적인 프로그램 기획방법으로 간주되며, 일단 시작되면 단계가 계속 반복된다. 다음은 PRECEDE-PROCEED 모형의 여덟 단계 각각에 대한 간략한 설명이다. 각 단계에 대한 자세한 내용은 Green and Kreuter(2005)의 최신판을 참조하자.

PRECEDE 단계의 목적은 추후 건강 프로그램에서 주요 대상이 될 목표들을 생성하는 것이다. PROCEED 단계의 목적은 PRECEDE 단계에서 설정된 목표들을 달성하고, 평가를 통해 목표들이 충족되었는지를 확인하는 것이다.

삶의 질
개인 또는 집단에서 자신들의 요구가 충족되고 있으며 행복과 성취를 추구할 수 있는 기회가 거부되지 않고 있다는 인식

1 단계 : **사회적 사정 및 상황 분석.** 첫 번째 단계에서는 목표로 하는 집단에서 경험하고 있는 현재 삶의 질에 대해 평가하고 이해관계자가 이 집단이 포함되어 기획된 중재와 관련된 결정을 내리게 된다. 이 모형에서 삶의 질은 "개인 또는 집단에서 자신들의 요구가 충족되고 있으며 행복과 성취를 추구할 수 있는 기회가 거부되지 않고 있다는 인식"으로 정의된다(Green & Kreuter, 2005). 삶의 질은 자산 매핑, 사회적 정찰, 명목집단 과정, 델파이 방법, 포커스 그룹, 일대일 인터뷰, 설문조사, 이 밖에 여러 가지 양적 · 질적인 다양한 방법을 사용하여 평가할 수 있다. 이러한 방법에 대한 간략한 설명은 〈표 7.1〉에 나와 있다.

표 7.1 삶의 질을 평가하는 양적 · 질적 방법 요약

방 법	설 명
자산 매핑	개인이 가지고 있는 능력과 프로그램 기획에 이용할 수 있는 지역사회 자산 및 자원에 대한 평가
사회적 정찰	지역사회 지도자가 참여하여 사회 구조, 과정 및 요구와 같이 지역사회와 관련된 프로그램 기획에 도움이 되는 관점들에 대해 결정하는 방법
명목상의 집단 과정	권력이 있는 위치에 있거나 의견을 주도하는 사람들뿐만 아니라, 모든 지역사회의 역량을 강화하는 방식으로 지역사회의 요구 사항 순위를 정하는 방법
델파이 방법	전문가, 의견 주도자 또는 정보 제공자가 지역사회의 요구를 파악하기 위해 한번 이상 연속적으로 설문조사를 수행하도록 하는 과정
포커스 그룹	8~12명으로 구성된 소그룹 내에서 지역사회 현재 요구에 대한 중재자의 개방형 질문에 답하는 방법
일대일 인터뷰	포커스 그룹과 유사하나 한 사람 만이 지역사회 현재 요구에 대한 면접관의 개방형 질문에 답하는 방법
설문조사	지역사회 구성원에게 현재 삶의 질에 대한 신념, 태도 및 지식에 관한 여러 가지 질문에 대해 답변을 요청하는 방법

2 단계 : **역학적 사정.** PRECEDE-PROCEED 모형의 두 번째 단계는 역학적 사정이며 두 가지 작업을 통해 수행된다. 먼저 프로그램 기획자는 첫 번째 단계에서 파악한 현재 삶의 질에 기여하거나 상호작용할 가능성이 있는 건강문제들을 밝히려는 시도를 하게 된다. 이러한 문제들은 5D – 사망(사망률), 질병(이환율), 장애, 불편함 또는 불만족 – 중 하나로 분류될 수 있다. 이는 각 지방이나 주 보건부와 같은 곳에서 제공하는 기존 자료들을 이용하여 수행할 수 있다. 이 자료들을 통해 프로그램 기획자는 달성하려는 프로그램의 목표들을 개발할 수 있다. 프로그램의 목표를 작성하는 것은 프로그램 기획에서 중요하지만 자주 간과되는 과정이다. 프로그램 목표는 역학적 사정을 프로그램이 나아갈 방향으로 전환하는데 도움이 되므로 중요하다. 프로그램 목표는 명확하고 간결해야 하며 다음과 같은 질문에 답할 수 있어야 한다: 프로그램의 영향을 받는 사람은 누구인가? 프로그램 참가자는 어떤 혜택을 받을 수 있는가? 얼마나 많은 혜택이 발생하는가? 그리고 언제까지 이러한 혜택이 실현되는가? 명확한 목표를 작성하는 쉬운 방법으로 SMART를 적용할 수 있는데 SMART는 구체적(목표는 적용하려는 대상과 무엇을 위한 것인지에 대해

프로그램 목표는 명확하고 간결해야 하며 다음과 같은 질문에 답할 수 있어야 한다. 누가, 무엇을, 얼마나, 언제까지

구체적이어야 함), 측정 가능(목표는 측정할 수 있는 대상을 다루어야 함), 행동지향(목표는 달성할 수 있는 것이어야 함), 현실적(목표는 현실적으로 이룰 수 있는 것이어야 함), 시의성(목표를 수행하는 기간이 있어야 함)을 의미한다.

다음은 어느 학군의 비만 예방 및 치료에 대한 가상 프로그램에서 제시한 잘못 작성된 목표의 예인데 이에 대해 생각해보자.

- 목표 1 : 이 중재의 목표는 제퍼슨 학군의 소아 비만을 제거하는 것이다.

SMART 방식을 사용하여 이 목표를 평가하면 잘 작성된 목표가 아니라는 것을 알 수 있다. 먼저, "소아 비만"을 목표로 삼는 것은 구체적이지만, 이 목표가 적용되는 집단을 명확하게 명시하지 않았다. 단지 이 목표가 해당 학군의 모든 어린이를 대상으로 한 것임은 추측할 수 있다. 두 번째로, 어떻게 비만을 측정할 것인지에 대해 명시하지 않았다. 비만은 체질량지수, 체중, 피부 두께, 생체 전기 임피던스뿐만 아니라 체성분을 추정하는데 있어서 더 많은 방법으로 측정할 수 있다. 세 번째로 이 목표는 소아 비만을 "제거" 할 것을 제안하였지만 이는 네 번째 기준인 현실성이 떨어진다. 왜냐하면 프로그램 기획자가 어느 인구집단에 대해 사망, 질병, 장애, 불편함 또는 불만족 중에 특정 유형을 완전히 "제거"하는 것은 할 수 없기 때문이다. 마지막으로 이 목표를 달성해야 하는 기간이 나타나 있지 않다. 이러한 비만 예방 및 치료 프로그램에 대해 더 나은 목표를 제시해보면 다음과 같이 나타낼 수 있다.

- 목표 1 : 프로그램 시행 첫 번째 연도가 끝날 때까지 제퍼슨 학군에 다니는 소아의 체질량 지수 백분위수를 전반적으로 10% 감소시킨다.

SMART 방식을 다시 한 번 적용하면, 이 목표가 크게 개선되었고 잘 작성된 목표의 모든 기준을 충족하는 것을 알 수 있다. SMART 목표를 작성하는 쉬운 방법은 아래 제시된 템플릿을 이용하는 것이다.

- 목표 : 일정 기간 동안, 특정 집단 사람들에 대한 특정 관심 변수들이 지정된 수치만큼 변하게 한다.

이 템플릿을 사용하여 작성된 몇 가지 예는 다음과 같다.

- 목표 : 6주간의 중재가 끝날 때까지, 부모로부터 자녀가 경험하는 사회적 지원을 50% 증가시킨다.

이 목표는 가족 구성원의 사망 또는 이혼과 같이 어려움을 겪은 가정에서 부모와 자녀 사이에 사회적 지원을 구축하려는 6주간의 중재와 관련 있을 수 있다. 이 경우 사회적 지원은 소아청소년 사회적 지원 척도(Malecki & Demary, 2002)로 측정할 수 있다.

- 목표 : 학년 말까지 고등학생들이 데이트 학대에 대한 경고 신호를 인식하는 것을 75% 증가시킨다.

이 목표는 고등학생들이 신체적 학대, 정신적 학대, 정서적 학대 및 성적 학대와 같은 데이트 학대의 경고 신호를 인식하도록 돕기 위해, 1년 동안 학교에서 수행된 중재와 관련 있을 수 있다. 이러한 경우 서로 다른 유형의 데이트 학대와 관련된 설문조사 또는 설문지 작성을 해야 할 수도 있다.

이 단계의 두 번째 작업은 건강문제를 일으키는 결정요인을 알아내는 것이다. 결정요인은 유전, 행태, 환경에 의한 것으로 분류된다. 건강의 유전적 결정요인은 PRECEDE-PROCEED 모형에서 새롭게 추가된 특징이다. 비록 과학적 진보로 유전자가 어떻게 행태 및 환경과 상호작용하는지에 대한 통찰력은 얻었지만, 모형 개발자는 이를 다양하게 적용하기에는 현재의 정보가 불충분하다고 하였다. 다만 본질적으로 이 분야에서 앞으로 다가올 기회에 대한 자리표시자(placeholder)로 유전학을 모형에 추가하였다고 하였다. 건강에 대한 행태적 결정요인은 상호배타적이지 않은 세 가지 유형으로 나눌 수 있다. 첫 번째 유형은 근위(proximal) 유형이다. 이는 보호되지 않은 성관계, 폭음, 불법 약물 사용과 같이 건강에 영향을 미치는 직접적인 행동들로 구성된다. 두 번째 유형에는 다른 사람의 건강에 영향을 미치는 행동들이 포함된다. 불법 약물 사용이 개인의 건강에 영향을 줄 뿐만 아니라 다른 사람의 건강에도 영향을 줄 수 있다는 것을 생각해보면, 앞서 말했듯 행태적 결정요인의 유형들은 상호배타적이지 않다. 예를 들어, 불법 약물 사용은 약물 사용자의 가족들에게 정신적, 재정적 스트레스를 줄 수 있고, 약물 사용자가 약에 취한 상태로 운전할 경우 자동차 사고를 일으켜 다른 사람들에게 신체적 피해를 일으킬 수도 있다. 마지막 유형은 원위(distal) 유형으로, 조직 또는 정책 환경에 영향을 미치는 행동들로 구성된다. 이러한 유형의 행태에는 환경에 해를 끼칠 수 있는 위험 물질을 버리지 않는다는 지역정책이나 깨끗한 실내공기를 위한 주 전체의 행동과 같이 건강문제를 초래할 수 있는 정책과 법률에 영향을 미치는 조직적인 노력이 포함된다.

마지막으로 건강에 대한 환경적 결정요인도 역학적 사정의 일부로 고려해야 한다. 환경적 결정요인에는 건조환경(built environment, 누군가가 거주하는 지역사회 또는 누군가가 다니는 학교)과 사회적 환경(누군가가 받는 사회적 지원)과 같이 개인을 벗어나서 건강에 영향을 줄 수 있는 요인들이 포함된다. 역학적 사정의 마지막에는 변화 가능성과 중요도 측면에서 이러한 요인들을 고려해봐야 한다. 변화 가능성이 높고 중요도가 높은 요인들은 우선순위가 높은 요인으로 간주하고 그 다음으로는 변화 가능성은 낮지만 중요도가 높은 요인들을 고려해야 한다. 변화 가능성이 높지만 중요도가 떨어지거나 변화 가능성이 낮고 중요도가 낮은 요인들은 일반적으로 중재 대상이 되지 않는다. 기획자들이 이 과정을 수행할 수 있도록 〈그림 7.1〉과 같이 도표에 요인들을 나열해 볼 수 있다.

	중요도 높음	중요도 낮음
변화 가능성 높음	높은 우선순위 중재 시 가장 먼저 고려되어야 하는 요인들	낮은 우선순위 일반적으로 중재 대상이 되지 않음
변화 가능성 낮음	중간 우선순위 중재 시 두 번째로 고려되어야 하는 요인들	매우 낮은 우선순위 일반적으로 중재 대상이 되지 않음

그림 7.1 역학적 요인의 우선순위 결정 도표

3 단계 : **교육적 · 생태학적 사정.** PRECEDE-PROCEED 모형의 세 번째 단계는 교육적 · 생태학적 사정이다. 행태에 영향을 줄 수 있는 요인들의 수를 고려하면, 기획자는 길고 해석하기 어려운 요인에 관한 목록을 작성해야 할 수도 있다. 이 모형의 개발자는 이러한 요인들을 소인성 요인, 가능 요인 그리고 강화 요인으로 분류하였다.

소인성 요인은 "행태의 이유나 동기를 제공하는 행태 변화의 전조"로 정의된다(Green & Kreuter, 2005). 이러한 요인에는 신념, 태도, 지식, 가치, 건강문해 능력 및 행태의 가능성을 증가 또는 감소시키는 인식 등이 포함된다. 예를 들어, 어느 지역사회 프로그램이 저소득층 시민들의 예방적인 건강관리 서비스 이용률을 높이는 것을 목표로 한다고 했을 때 이 프로그램의 목표 중 하나는 무료 건강진료소에 대한 사람들의 인식을 바꾸는 것이 될 수 있다. 이를 통해 사람들이 무료 건강진료소를 안전하고 믿을 수 있는 곳으로 인식하게 되면 사람들이 앞으로 건강한 행태를 하도록 유도할(predisposing) 수 있는 것이다.

소인성 요인
행태의 이유, 동기를 제공하는 행태 변화의 전조

가능 요인은 "동기를 부여하거나 환경적 정책을 실현할 수 있도록 하는 형태 또는 환경 변화의 전조"로 정의된다(Green & Kreuter, 2005). 이러한 요인에는 자원의 가용성, 접근성, 경제성과 법규, 정책 및 건강에 도움이 되는 기술들이 포함된다. 예를 들어, 어느 지역사회에서 저소득층 시민들에게 무료 버스 탑승권을 제공하는 경우 이는 저소득층 시민들이 의사와의 진료 예약에 빠지지 않도록 하여 앞서 언급한 예방적인 건강관리 서비스를 찾는데 도움이 될 수 있다.

가능 요인
동기를 부여하거나 환경적 정책을 실현할 수 있도록 하는 형태 또는 환경 변화의 전조

마지막으로 강화 요인은 "행태의 지속성 또는 반복에 대한 지속적인 보상 또는 동기를 제공하는 요인"으로 정의된다(Green & Kreuter, 2005). 이러한 요인에는 가족, 친구, 의료서비스 제공자 등의 긍정적, 부정적 피드백 같은 사회적 강화가 포함된다. 예를 들어, 어떤 남성이 지역 건강진료소에서 무료 전립선 암 검진을 받기로 결정했을 때, 아내와 아이들이 그를 격려한다면 이는 이 남성이 전립선 암 검진을 받는 행동을 강화시키고 앞으로 정기적으로 검진을 받을 가능성을 높일 것이다. 이러한 요인은 건강 개선의 결과로 증상이 완화되는 것과 같은 신체적 개선으로 이어질 수 있다. 따라서 전립선 암 검진을 하려는 사람은 검사 후 그의 삶에서 정신적, 정서적인 스트레스가 줄어들게 되고 이는 정기적인 검진의 중요성을 다시 한 번 강화시킨다. 교육적 및 생태학적 사정의 마지막에는 2 단계

강화 요인
행태의 지속이나 반복을 위해 지속적인 보상하거나 동기를 제공하는 요인

에서와 마찬가지로 요인들의 변화 가능성과 중요도에 대해 고려해 보아야 한다.

4 단계 : **중재 조정과 관리 및 정책 평가**. PRECEDE-PROCEED 모형의 다음 단계에는 중재 조정과 관리 및 정책 평가라는 두 가지 측면이 있다. 이제부터 프로그램 기획자는 2, 3단계의 작업을 통해 얻은 내용을 바탕으로 건강의 중요한 결정요인을 파악하여 프로그램 목표를 설정해야 하며 추구하고자 하는 목표의 우선순위를 결정해야 한다. 이 단계에서 중재 전략은 각각 목표와 일치하여야 하며, 궁극적으로 삶의 질을 향상시킬 수 있는 논리적인 행동을 선택하도록 해야 한다. 또한 관리 및 정책 평가를 통해 기획 담당자는 중재에 적합한 자원을 사용할 수 있는지를 파악하고, 주어진 인력이 중재를 수행할 수 있는지 여부를 결정하고, 중재 수행을 방해할 수 있는 예측 가능한 장벽이 없는지를 확인함으로써 수행과 관련된 문제점들을 피할 수 있다.

5 단계 : **수행**. PRECEDE-PROCEED 모형의 다섯 번째 단계는 건강증진 프로그램의 선택과 수행이다. 프로그램 기획자는 건강증진 프로그램을 선택하거나 만들 때 주의해야 하는데 이는 프로그램의 복잡성과 포괄성이 참가자들의 만족감을 높이고 경험을 향상시킬 수도 있지만 오히려 만족감을 떨어뜨릴 수도 있기 때문이다. 예를 들어, 참가자들에게 많은 것을 요구하는 복잡한 프로그램은 잘 받아들여지지 않을 수 있다. 또한 프로그램의 구성 요소들이 건강을 향상시키는 행태 변화를 가져오는 행동들과 잘 부합하더라도, 정작 혜택을 누릴 수 있는 사람들이 프로그램에 참여하지 않기로 마음먹을 수도 있다. 이 밖에도 인력 교육 및 자원의 가용성은 반드시 고려해야 할 또 다른 중요 문제이다.

과정평가
프로그램이 기획자가 구상한 대로 잘 제공되는지를 측정하는 평가 유형

6 단계 : **과정평가**. PRECEDE-PROCEED 모형의 다음 단계는 과정평가를 완료하는 것이다. 과정평가는 프로그램이 기획자가 구상한 대로 잘 제공되는지를 측정하는 평가 유형을 말한다. 예를 들어, 프로그램이 2주 동안 매일, 하루 30분씩 진행되도록 기획된 경우, 프로그램이 실제로 2주 동안 매일 진행되었는지 또한 매일 30분씩 진행되었는지 여부를 평가할 수 있다. 과정평가는 이보다 더 단순하거나 아니면 더 포괄적일 수도 있다. 지금까지 적절한 과정평가를 수행하기 위한 합의된 틀은 없지만, Ruth Saunders, Martin Evans, Praphul Joshi (2005)는 대부분의 건강증진 프로그램에 적용할 수 있는 6가지 유형의 과정평가를 개발하고 이용할 수 있도록 6단계 과정을 제안하였다. 이 과정의 단계들은 프로그램 충실도, 제공된 정도, 수용된 정도, 도달 범위(reach), 참가자 모집 및 맥락(context)으로 이루어진다.

프로그램 충실도
중재가 기획된 대로 수행된 정도를 측정하는 과정평가의 유형

프로그램 충실도는 "중재가 기획된 대로 수행된 정도"(Saunders et al., 2005)로 정의될 수 있다. 이는 중요한 프로그램 활동들을 나열한 점수 기입 용지를 사용하여 모든 세션의 구

성 요소들이 제공되었는지를 확인하여 평가할 수 있다. 예를 들어, 초등학생을 위한 가상의 약물 인지 프로그램의 경우, 첫 번째 수업의 목적은 학생들에게 불법인 약물과 합법적인 약물의 차이점을 알게 하고 합법적인 약물(처방전 없이 구입할 수 있는 약품 및 처방전이 필요한 약품 포함)을 구별하는 것이 될 수 있다. 프로그램 진행자가 이러한 정의를 다룰 수 있도록, 관찰자는 프로그램을 지켜본 뒤 성공적인 수행을 문서로 작성할 수 있다.

제공된 정도는 "중재자가 전달하거나 제공한 각각의 중재 또는 구성 요소의 수나 양"(Saunders et al., 2005)으로 정의할 수 있다. 이는 중재를 수업이나 세션과 같은 단위로 나누어 성공적으로 마친 경우 문서로 작성하여 평가할 수 있다. 예를 들어, 프로그램이 2주 동안 6번의 모임을 갖도록 기획된 경우 프로그램 진행자는 프로그램이 수행될 때마다 일지를 기록하고 문서로 작성할 수 있다. 수용 정도는 "참가자가 주어진 자료나 권장 자원에 적극적으로 참여, 상호작용, 수용 또는 이용(참가자의 프로그램 노출이라고도 함)하는 정도"와 "프로그램에 대한 참가자(1차 및 2차 청중)의 만족도 및 만족도에 영향을 줄 수 있는 직원이나 조사자와의 상호작용 정도"(Saunders et al., 2005)로 정의할 수 있다. 이 두 가지 유형의 수용 정도는 모두 평가할 수 있다. 제공된 정도 평가와 유사하게, 프로그램에 대한 노출을 평가하기 위해 프로그램 진행자는 모든 프로그램 자료가 각 프로그램 참가자들을 통해 배포하고 수신되었음을 문서로 작성할 수 있다. 프로그램 만족도를 평가하기 위해 참가자들을 면담하거나 프로그램에 대해 만족하거나 실망한 정도에 대한 만족도 조사에 응하도록 할 수 있다. 도달 범위는 "중재에 참여하는 의도된 우선순위 청중의 비율"로 정의될 수 있다(Saunders et al., 2005). 먼저 전체 대상 청중의 규모를 파악한 뒤, 얼마나 많은 인원이 중재에 참여할 것인지를 결정하면 도달 범위를 평가할 수 있다. 또한 프로그램 진행자가 참석을 방해할 수 있는 장애물들에 대해 더 잘 파악하기 위해서는 위해서 참석한 사람들의 특성과 참석하지 않은 사람들의 특성을 문서로 작성해야 한다. 참가자 모집은 "개인 또는 조직 차원에서 참가자들에게 접근하고 참가를 유도하는 데 이용되는 절차"로 정의될 수 있다(Saunders et al., 2005). 참가자 모집은 개별 모집 프로그램 참가자들이 사용한 절차들을 문서화하여 평가할 수 있다. 마지막으로 맥락은 "중재 수행 또는 연구결과에 영향을 줄 수 있는 환경적인 측면"으로 정의될 수 있다(Saunders et al., 2005). 맥락은 프로그램 진행자들이 주변을 관찰하여 경쟁 프로그램들이 동시에 진행되고 있는지 여부를 확인하고, 프로그램 참석자들에게 다른 프로그램에 참여한 적이 있거나 현재 참여하고 있는지 여부를 물어봄으로써 평가할 수 있다. 이 유형의 과정평가는 평가 목적에서 중요한데, 왜냐하면 이를 통해 연구자들이 잠재적인 오염원을 파악하는 데 도움이 되기 때문이다.

제공된 정도
중재자가 전달하거나 제공한 각각의 중재 또는 구성 요소의 수나 양을 측정하는 과정평가 유형

수용 정도
참가자가 주어진 자료나 권장 자원에 적극적으로 참여, 상호작용, 수용 또는 이용하는 정도와 프로그램에 대한 참가자(1차 및 2차 청중)의 만족도 및 프로그램 만족도에 영향을 줄 수 있는 직원이나 조사자와의 상호작용 정도를 측정하는 과정평가 유형

도달 범위
중재에 참여하는 의도된 우선순위 청중의 비율

참가자 모집
개인 또는 조직 차원에서 참가자들에게 접근하고 참가를 유도하는 데 이용되는 절차

맥락
중재 수행 또는 연구결과에 영향을 줄 수 있는 환경적인 측면

7 단계 : **영향평가.** PRECEDE-PROCEED 모형의 다음 단계는 영향평가를 수행하는 것이다. 영향평가는 건강증진 중재의 즉각적 또는 단기적인 영향을 평가하는 것이다. 이러한 영향에는 다음과 같은 변화들이 포함될 수 있다. 자원의 가용성 증가와 같은 환경적 변화, 흡연율 감소나 어느 집단 사람들의 신체활동 증가와 같은 행태 변화, 어린이들 사이에서 과일과 채소를 더 많이 먹는 것이 중요하다는 인식이 증가하는 것과 같은 소인성 요인의 변화, 워킹맘의 요리 기술을 향상시켜 포화지방

영향평가
건강증진 중재의 즉각적 또는 단기적인 영향을 평가하는 평가 유형

을 적게 사용하도록 하는 가능 요인의 변화, 대학생들 사이에서 피임약 사용이 허용된다는 견해에 대한 사회적 지지가 증가하는 것과 같은 강화 요인의 변화

결과평가
건강증진 중재의 장기적 영향을 평가하는 평가 유형. 또한 행태에 관여하는 것과 관련된 각 결과 또는 속성(행동적 신념)에 대한 수치

8 단계 : 결과평가. PRECEDE–PROCEED 모형의 마지막 단계는 시작 단계까지 완전한 원을 이룬다. 시작 단계에서서는 5D(사망, 질병, 장애, 불편함, 불만족)에 대한 역학적 자료와 함께 참가자들의 삶의 질을 평가하였다. 마지막 단계는 이러한 지표들을 다시 평가하여 중재 전략이 궁극적으로 성공했는지를 측정한다. 이는 결과평가라고도 한다. 앞서 언급했듯이 PRECEDE–PROCEED 모형은 연속적인 원의 형태를 나타낸다. 따라서 이 단계에서 삶의 질의 변화가 없는 것으로 판명되면 프로그램 기획자는 1 단계부터 3 단계까지의 과정을 다시 적용하는 것을 고려해야 하며, 원래의 건강문제를 해결하기 위한 새로운 중재 전략을 개발해야 한다. 그러나 결과평가 결과 지역사회의 삶의 질이 개선된 것으로 판명되면 프로그램 기획자는 지역사회의 건강문제를 재평가하고, 중재의 새로운 대상을 정하여 PRECEDE–PROCEED 모형을 다시 적용할 수 있다.

PATCH 모형

PATCH 모형은 지역사회가 건강증진 프로그램을 기획, 수행, 평가하는 데 도움을 주는 프로그램 기획 모형일 뿐만 아니라 연방, 주, 지방 보건기관 간에 파트너십을 구축하는 수단이기도 하다.

PATCH (Planned Approach To Community Health)
지역사회가 건강증진 프로그램을 기획, 수행, 평가하는데 도움을 주고 연방, 주, 지방 보건기관 간에 파트너십을 구축하는 5 단계 기획 모형(지역사회 동원하기, 자료 수집하고 구성하기, 건강 우선순위와 목표집단 선택하기, 중재 선택하고 수행하기, PATCH 과정과 중재에 대해 평가하기)이다.

이 장에서 논의할 다음 기획 모형은 미국 질병통제예방센터(CDC)가 1970년대 개발하여 1983년에 출시한 5 단계 기획 모형인 PATCH(Planned Approach to Community Health)이다(Kreuter, 1992). PATCH는 지역사회 건강에 대해 기획된 접근방식을 뜻하는 약자이다. PATCH 모형은 지역사회가 건강증진 프로그램을 기획, 수행, 평가하는 데 도움을 주는 프로그램 기획 모형일 뿐만 아니라 연방, 주, 지방 보건기관 간에 파트너십을 구축하는 수단이기도 하다. 1980년대 중반부터 후반까지 여러 주에서 PATCH 모형에 대한 예비시험을 시행하고 실제로 구현하였으며, North Carolina 대학교, Research Triangle 연구소와 PATCH National Working Group은 1988년에 이 모형의 효과에 대한 평가를 실시하였다. 질병통제예방센터는 1991년부터 PATCH를 더 이상 직접 제공하지 않고, 주 보건부와 공공 및 민간 부문에 PATCH에 대한 제한된 교육 및 상담을 제공하고 있다(미국 보건부, 2005).

PATCH의 기본 개념은 (1) 효과적인 전략의 확산, (2) 지역 내 주인의식, (3) 수직 · 수평적 네트워크(Kreuter, 1992)이다. 효과적인 전략의 확산은 성공적인 중재 전략을 설명하고 지역 보건부서 간에 공유할 수 있는 실용적인 도구를 만드는 것을 말한다. PATCH는 처음부터 이러한 과정을 촉진하고 지역 보건부서가 주 보건기관과 함께 효과적인 지역사회 건강증진 프로그램을 만드는데 이용할 수 있는 실용적이고 사용하기 용이한 접근방식을 제공하기 위해 만들어졌다. 지역 내 주인의식이란 연방이나 주 정부기관에서 어떤 프로그램과 서비스를 제공해야 하고 어떻게 제공해야 하는지를 지시하기보다는, 지역사회 구성원이 프로그램 기획 과정에 참여하고, 풀뿌리 수준에서 주인의식을 가져야 한다는 철학 개념이 본질이다. 그러나 이는 정부 지원이 없다는 의미는 아니다. Kreuter (1992)가 말했듯이, 연방정

부는 정책과 규정을 만들고 이끌어야 하며, 건강증진을 위한 노력을 재정적으로 지원할 수 있는 기회를 제공해야 한다. 이 핵심 개념을 간단히 설명하면, 건강 프로그램이 지역사회에서 성공하기 위해서는 지역사회 구성원이 프로그램 기획의 모든 부분에 참여해야 한다는 말이다. 마지막 개념인 수직 및 수평적 네트워크는 PATCH 모형이 지역 보건사업에 초점을 맞추고 있지만, 전체 과정은 지역(local) 보건부서와 주(state), 연방(federal) 보건기관을 연결하고(수직적 네트워크) 지역 보건부서가 다른 지역 보건부서와 연결되는(수평적 네트워크) 수평적이면서 수직적인 체계 내에서 운영되어야 함을 뜻한다. 이러한 네트워크가 올바르게 이루어지면 공중보건 부서의 성장, 다양한 수준의 공중보건 간의 협력 및 역량 강화를 촉진하는 강력한 공중보건 인프라가 구축된다. PATCH 모형에는 프로그램 기획의 다섯 단계가 포함되어 있다(표 7.2에 요약).

표 7.2 PATCH 모형의 필수 단계

1 단계 : 지역사회 동원하기
2 단계 : 자료 수집 및 구성하기
3 단계 : 건강 우선순위 및 목표 집단 선택하기
4 단계 : 중재 선택 및 수행하기
5 단계 : PATCH 과정 및 중재에 대해 평가하기

1 단계 : **지역사회 동원하기.** PATCH 모형의 첫 번째 단계는 지역사회를 동원하는 것이다. 이는 PATCH의 시작을 알리면서 앞으로 모든 5 단계 과정에서도 지속되는 진행과정이다. 이 단계에서 우선순위에 있는 지역사회에 대한 정의 및 설명이 이루어지고, 프로그램 기획 과정에 참여할 지역사회 대표자들을 모집하게 된다. 이 단계에서 파트너십도 구축되고 지역사회의 인구통계학적 프로파일이 완성된다. 또한 이 단계에서는 지역사회 자료 분석, 건강 우선순위 선택, 프로그램 목표 개발, 실무 집단에서 서비스 제공하기, 프로그램 수행 및 평가 돕기 등을 담당하는 지역사회 집단을 형성하고 구성하는 과정이 포함된다. 뿐만 아니라 지역사회 집단이 하는 활동뿐만 아니라 지역 코디네이터의 행정적 역할을 도와주고, 특정 업무에서 실무 집단의 의장 역할을 하며, 자원 상태를 파악하고 실무 집단 간 의사소통을 도와주는 운영위원회를 형성하고 구성하는 과정도 이 단계에서 이루어진다. PATCH 모형하에 수행되는 상당수의 활동들은 궁극적으로 지역사회 집단과 운영위원회의 구성원으로 구성된 실무 집단(2 단계에서 더 논의됨)을 통해 수행된다.

2 단계 : **자료 수집 및 구성하기.** 기획 과정이 다음 단계에 들어가면 지역사회 집단 및 운영위원회 구성원들은 실무 집단으로 구성되게 된다. PATCH 모형에서 제안된 5 개의 실무 집단은 다음과 같다. 사망률과 이환율 자료담당: 이 집단은 사망률과 이환율 자료를 지역사회 집단에서 확보, 분석하고 제시하는 역할을 한다. 건강행태 자료담당: 이 집단은 이미 수집된 자료들을 종합하거나 건강행태에 대한 새로운 자료를 수집하여 지역사회 집단에 제시하는 역할을 한다. 지역사회 의견 자료 담

당: 이 집단은 건강에 관한 지역사회의 의견을 평가하는 연구를 수행하고 그 결과를 지역사회 집단에 제시하는 역할을 한다. 홍보 집단: PATCH 관련된 집단들과 그들의 노력을 홍보하는 역할을 한다. 평가 집단: 지역사회 집단을 통해 시행된 노력에 대해 평가하는 역할을 한다. 이러한 실무 집단은 담당 자료를 수집하거나 기존 자료를 분석할 수 있다. 기존 자료는 지역 및 주 보건부, 지역 연합과 지역사회 활동 집단에서 수집할 수 있다. 실무 집단이 일차 자료를 수집하기로 결정했을 경우 정량적 자료와 정성적 자료를 모두 수집하는 것이 좋다.

3 단계 : **건강 우선순위 및 목표 집단 선택하기.** PATCH 모형의 다음 단계는 2 단계에서 수집된 자료들을 통합하는 것이다. 2 단계가 완료된 후 각 실무 집단은 모든 결과를 통합하기 위해 지역사회 집단을 대상으로 수집된 자료들에 대한 발표를 하게 된다. 모든 자료를 고려한 후, 지역사회 집단은 이환율과 사망률에 영향을 미치는 행태적, 사회적, 경제적, 정치적, 환경적 요인들을 분석하고, 집단이 추구하고자 하는 건강목표를 우선순위로 결정하게 된다. 이 단계에서 목표도 세우게 되는데 앞에서 설명한 대로 SMART 방식을 사용하여 만들어야 한다.

4 단계 : **중재 선택 및 수행하기.** PATCH 모형의 4 단계는 중재 전략을 선택하고 수행하는 것이다. 지역사회 집단은 2, 3 단계에서 수집한 정보를 이용하여 기존 자원, 정책, 환경 대책, 기존 중재 내용에 대한 평가를 하게 된다. 이는 3 단계에서 세운 목표를 달성하는데 적합한 중재 방법이나 일련의 중재 방법을 선택, 개발, 수행하기 위한 것이다. 이 과정을 통해 중재 목표, 시간표, 작업 계획이 모두 만들어지게 되고, 홍보 실무단은 중재 프로그램과 그 결과를 홍보하게 된다.

5 단계 : **PATCH 과정 및 중재에 대해 평가하기.** PATCH 모형의 마지막 단계는 PATCH 과정 및 중재에 대해 평가하는 것이다. PRECEDE-PROCEED 모형에서와 같이 과정, 영향 및 결과평가를 고려해야 한다. 그러나 PATCH 모형의 특징 중 하나는 지역사회 집단이 무엇을 평가할지를 결정한다는 것이다. 즉, 지역사회 집단이 어떤 자료를 수집하는지 뿐만 아니라, 언제, 어떻게 자료를 해석하여 중재의 성공 여부를 결정할지에 대해 정하게 된다.

MATCH 모형

이 장에서 소개할 기획 모형은 MATCH, 즉 Multilevel Approach To Community Health의 약자로 5단계로 구성되어 있다. MATCH 모델은 1980년대 후반에 처음 소개되었으며, Bruce Simons-Morton, Walter Greene, Nell Gottlieb(1995)의 보건교육 및 건강증진 개요(Introduction to Health Education and Health Promotion) 책에 상세하게 설

명되어 있다. 가장 최근 버전은 Bruce Simons-Morton, Kenneth Mcleroy, Monica Wendel(2012)의 Behavior Theory of Health Promotion Practice and Research에 설명되어 있다. 그 이후로 MATCH 모형은 인도네시아 어린이와 어머니들의 영양/식이 요인(Kusumawati, Rahardjo, & Sistiarani, 2017)과 모유 수유(Susiloretni et al., 2013, 2015) 개선을 포함하는 공중보건 연구와 실무의 여러 사례에 적용되었다.

MATCH는 이 장에서 논의된 다른 모형과 마찬가지로 프로그램 기획을 용이하게 하는 기획 모형이다. 또한 8장에서 논의할 바와 같이 기획자가 행동이론을 중재 활동에 적용하는 것에 도움을 준다. MATCH 모형은 요구 사정, 문헌 검토, 이론 및 논리에서 얻은 결과들을 포함시켜 프로그램을 성공적으로 만든다. MATCH의 기본적인 두 가지 중요한 개념은 생태학적 모형(6장에서 논의되었음)을 포함한다는 것과 이론을 기획에 명쾌하게 통합시키고 있다는 것이다. MATCH는 생태학적 모형의 모든 수준, 즉 개인, 개인 간, 조직, 지역사회, 물리적 환경 및 공공정책을 포함하며, 이 모든 수준은 건강에 영향을 미치는 요인들이다. 그리고 이들 수준들은 건강증진 개입을 설계할 때 고려되는 것들이다. MATCH 모형에 포함된 이론은 세 가지 중요한 기능을 가지기 때문에 개입 개발을 위해 적절한 이론을 선택하는 것이 중요하다. 첫째, 이론은 프로그램 기획자들이 문제를 개념화하는 데 도움이 된다. 달리 얘기하면, 이론은 특정 건강 행위를 하거나 하지 않은 이유를 프로그램 기획자가 이해하는 데 도움을 준다. 예를 들면 기획자는 최근 심장질환 진단을 받은 노인들의 처방 약 복용 순응도가 낮은 문제를 해결하기 위해 건강 신념 모형을 어떻게 사용할 수 있을 것인가를 고려하는 것이다. 건강 신념 모형에 따르면 자신의 약물을 해로운 것으로 인식하고(인지된 심각성), 심장질환 재발 위험을 인식하지 않으며(인지된 감수성), 약 복용 효과가 없다고 믿고(인지된 편익), 약값을 지불할 여력이 없으며(인지된 장애), 의사에게서 약 복용의 중요성을 충분히 설명받지 못하고(행동의 계기), 규칙적으로 약을 복용하는 데 있어 자신감이 없으면(자기 효능감) 환자는 약을 복용할 가능성이 낮다(여기서 언급된 용어에 의문이 있는 독자는 8장의 건강 신념 모형을 참조하기 바람). MATCH 모형의 이론이 가진 두 번째 기능은 프로그램 기획자가 관심을 가진 변수를 구별할 수 있도록 도움을 준다는 것이다. 이 기능은 첫 번째 기능과 관련이 있지만, 프로그램 기획자는 어떤 이론 변수들이 개입 대상인지 결정해야 한다. 건강 신념 모형을 적용한 앞의 사례에서 보면, 간호사나 보건교육자가 제공하는 외래환자 대상 건강증진 프로그램에서 기획자는 행동의 계기, 인지된 장애, 인지된 편익을 개입 대상으로 선택할 수 있다. MATCH 모형에 포함된 이론의 마지막 기능은 프로그램 기획자가 개입 전략과 방법을 구별하는 데 도움을 주는 것이다. 목표 설정, 모형화, 긍정적 강화, 단계별 지시 등과 같은 다양한 교육적, 정책적, 환경적 접근방법은 특정 이론 변수를 대상으로 하는 전략에 운용될 수 있다. 구체적인 전략 제안을 위해 독자는 Simons-Morton, McLeroy, Wendel(2012)의 책에서 개입을 위해 선택된 이론의 추가 정보를 확인하면 된다.

MATCH 모형은 5단계로 구성되며, 각 단계에는 하위 단계가 있다(표 7.3). 이들 단계와 하위 단계들은 프로그램 기획자에게 프로그램 구현을 위한 일종의 공식 혹은 방안을 제공하기 위한 것인데, 이것이 MATCH 모형이 다른 모형과 다른 고유한 특징이다.

MATCH (Multilevel Approach To Community Health)
다섯 단계 기획 모형(건강과 행동 목표 선택, 중재 계획, 프로그램 개발, 프로그램 실행, 평가)으로 프로그램 기획자에게 동기를 부여하고, 기획자가 행동이론을 중재 활동에 적용하는 데 도움을 준다.

MATCH의 기본이 되는 두 가지 중요한 개념은 생태학적 모형을 통합하고, 이론과 기획을 명시적으로 통합한다는 것이다.

1 단계 : **건강과 행동 목표 선택.** MATCH 모형의 첫 단계는 건강과 행동 목표를 선택하는 것이다. 목표는 4가지 하위 단계를 통해서 선택된다. 첫 번째 하위 단계는 고위험이거나 우선순위가 높은 인구집단을 식별하는 것인데, 다른 그룹보다 개입이 더 필요한 사람들이다. 특정 인구집단의 주요 건강문제, 인구집단의 접근성, 자금 지원 기관의 관심 등이 고려되어 식별될 수 있다. 두 번째 하위 단계는 건강 수준 목표를 선택하는 것이다. 이것은 기존 데이터나 기존 데이터의 분석을 통해 주요 건강문제와 프로그램 자원의 가용성을 확인함으로써 달성될 수 있다. 세 번째 하위 단계는 건강행동 목표를 확인하는 것이다. 행동 목표는 행동이 건강 수준 목표, 건강행동 현황 및 건강행동의 변화 가능성과 어떻게 관련되는지를 고려하여 선택되어야 한다. 마지막 단계는 환경적 요인에 대한 목표를 세우는 것이다. 일단 고위험군이나 우선순위가 높은 인구집단이 선택되고, 건강 수준과 건강행동 목표가 확정되고 나면 건강의 환경적 결정요인이 고려되어야 한다. 이러한 환경적 요인들에는 자원의 가용성, 관련된 정책, 규제, 관행, 장벽의 속성이 포함된다.

표 7.3 MATCH 모형의 주요 단계와 하부 단계

단계	하부 단계
1 단계 : 건강과 행동 목표 선택	1.1 : 고위험군 선택
	1.2 : 건강 수준 목표 선택
	1.3 : 건강행동 목표 확인
	1.4 : 환경적 목표 확인
2 단계 : 중재 계획	2.1 : 중재 목표 선택
	2.2 : 중재 대상 확인
	2.3 : 중재 접근 경로, 이론, 전략, 방법 선택
3 단계 : 프로그램 개발	3.1 : 프로그램 구성 요소 창출
	3.2 : 중재 개발
	3.3 : 프로토콜, 커리큘럼, 매뉴얼, 지침 개발
4 단계 : 프로그램 실행	4.1 : 적용, 실행, 유지 촉진
	4.2 : 실행과 유지
	4.3 : 확산과 변화
5 단계 : 평가	5.1 : 과정평가 실행
	5.2 : 평가 측정
	5.3 : 결과 모니터링

2 단계 : **중재 계획.** MATCH 모형의 두 번째 단계는 중재를 위한 계획이다. 단계 1에서 프로그램 기획자는 고위험이나 우선순위 인구집단, 인구집단의 건강 수준, 프로그램의 건강 수준 및 행동 목표를 확인하고, 단계 2에서는 중재 목표들을 변화를 이끌어 내기 위한 중재 전략과 일치시킨다. 즉, 프로그램 기획자는 프로그램 목표를 달성하기 위해 어떤 중재 전략을 사용할 수 있는지 결정한다. 물론 말보다 실천은 어렵지만, 프로그램 기획자는 세 가지 하위 단계를 통해서 도움을 받을 수

있다. 첫 번째 하위 단계는 중재 목표를 선택하는 것이며, 이는 건강행동 변화를 목표로 하는 것을 의미한다. 중재 목표는 생태학적 모형(개인, 개인 간, 조직, 지역사회, 물리적 환경, 공공 정책)의 모든 수준에서 설정될 수 있다. 두 번째 하위 단계는 개입의 대상, 즉 행동을 변화시킬 사람들을 확인하는 것이다. 생태학적 모형의 모든 수준에서 대상자를 설정할 수 있다. 예를 들어, 고등학생 대상의 금연 프로그램의 경우, 흡연을 줄이기 위한 중재 대상인 학생 자신(개인 수준), 학생에게 영향을 미치는 교사 흡연율을 줄이기 위한 선생님(개인 간 수준), 학교 내 금연 정책을 수립하는 교장 선생님(조직 수준) 등이 대상이 될 수 있다. 마지막 하위 단계는 적절한 전달 수단(직접 또는 간접), 이론(이론은 8장에 설명되어 있음), 접근 방식(미디어 캠페인, 일대일 상담 집단 교육 등이 중재), 전략 및 방법(이론을 실천에 옮기는 데 사용됨)이 선택된다.

3 단계 : **프로그램 개발**. 단계 3에서는 세 가지 하위 단계를 통해 프로그램을 개발한다. 첫 번째 하위 단계는 프로그램 구성 요소를 만드는 것이며, 이는 중재 목표와 대상에 따라 구성되어야 하고, 생태학적 모형 각 수준에서 만들어 질 수 있다. 두 번째 하위 단계는 중재 개발로 목표 개발, 내용과 방법의 선택과 도출, 학습 활동 도출 등이 이에 해당된다. 마지막 하위 단계는 프로토콜, 커리큘럼, 매뉴얼, 지침을 개발하는 것이다. 이 문서의 이름이 무엇이든 훈련된 공중보건 요원이 이 문서를 사용하여 프로그램을 잘 이해하고 성공적으로 이행할 수 있도록 작성되어야 한다. 이 과정에서 프로그램은 일련의 체계적 이벤트들로 공식화된다. 예를 들어, 이 하위 단계에서는 다음과 질문에 답을 할 수 있어야 한다. 몇 개의 세션이 실행되며 어떤 순서로 실행되는가? 프로그램을 실행하려면 어떤 재료가 필요한가? 각 프로그램 세션을 성공적으로 완료하기 위해 어떤 단계를 실행해야 하는가?

4 단계 : **프로그램 실행**. MATCH 모형의 단계 4는 프로그램 실행 단계인데, 세 가지 하위 단계로 구성된다. 첫 번째 하위 단계는 새로운 중재의 채택, 실행 유지 관리를 촉진하는 데 중점을 둔다. 일반적으로 중재가 처음 도입되면 기존 프로그램과 경합하게 되고 완전히 채택되지 않을 수 있다. 채택을 촉진하기 위해서 프로그램 기획자는 프로그램을 설명하는 제안서를 작성하고, 프로그램이 수용 가능하다는 증거와 프로그램이 효과적이라는 증거를 제공하며, 새로운 프로그램의 채택을 지지할 인력과 여론 주도층을 파악하고 선택해야 한다. 그리고 채택 장벽을 파악하고 예측하며, 그러한 장벽을 극복하기 위한 해결 방안을 제안해야 한다. 다음 하위 단계에는 프로그램의 초기 실행과 유지가 포함된다. 이를 위해서는 적절한 직원, 자재 및 공간과 같은 필요한 자원 확보를 포함한 다양한 계획이 필요하다. 이 단계에서는 직원 교육이 우선되어야 하며 직원은 프로그램 제공을 실습하고 효과적인 실행을 보장하기 위해 성과 피드백을 받아야 한다. 교육 완료 후 직원들은 지속적인 지원과 강화를 통해 프로그램 제공 기간 동안 계획대로 프로그램이 실행되도

록 하여야 한다. 프로그램 실행의 마지막 단계는 확산과 변화이다. 프로그램 보급은 프로그램이 효과적이었을 때 더 큰 규모로 채택하는 것을 말한다. 전문가 및 행정 단체의 승인 또한 CATCH (Coordinated Approach To Child Health) 프로그램과 같이 프로그램을 널리 보급하는 데 도움이 된다. 반면, 프로그램 변화는 다른 대상이나 환경의 요구에 맞게 프로그램을 조정하는 것을 의미한다. 예를 들면, CATCH 프로그램은 지금은 널리 보급되었지만, 이 프로그램은 초기 대상 인구 외 저소득 히스패닉 인구집단과 같은 다른 인구집단에 적용되었다.

5 단계 : **평가.** MATCH 모형의 마지막 단계는 평가이다. PRECEDE-PROCEED 모형에서와 같이 MATCH 모형에는 과정평가(구체적으로, 중재의 완전성 및 프로그램 참여자의 노출 측정), 영향 평가(구체적으로, 지식, 기술, 믿음, 인식, 태도, 가치, 행동, 정책과 프로그램 채택의 기타 목표 등의 측정), 결과 평가(구체적으로, 건강행동과 건강 수준의 향상, 프로그램 비용의 효과성 측정) 등이 포함된다.

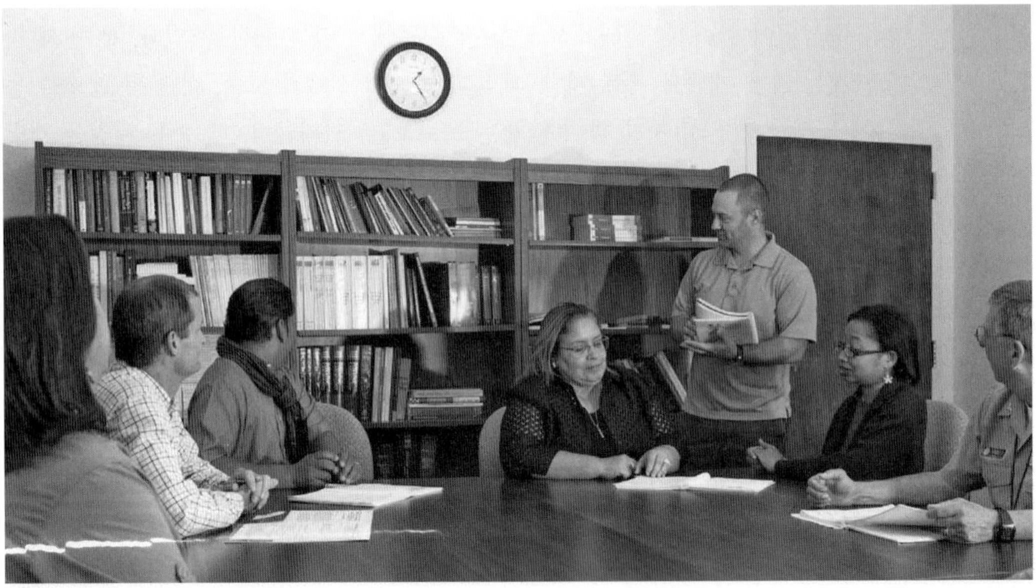

그림 7.2 프로그램 기획은 중요한 이해관계자, 그리고 같이 일하는 팀 일원으로서 지역사회 구성원을 포함하는 것이다.
출처 : Photo courtesy of the centers for Disease Control and Prevention, ID# 13729, retrieved from http://phil.cdc gov/phil/details.asp

중재 매핑(Intervention Mapping) 모형

중재 매핑의 개발자는 이 모형을 "중재 계획, 실행, 평가의 각 단계에서 효과적인 의사결정 프레임워크"라고 설명하고 있다(Eldredge et al., 2016, p. 3). 중재 매핑의 세 가지 관점은 다음과 같다. (1) 프로그램 개발에 대한 이론 기반 및 증거 기반 접근법에 대한 옹호, (2) 프로그램 개발 및 개입에 대한 생태학적 접근 옹호, (3) 지역사회 참여. 중재 매핑은 1998년에 처음 소개되었으며, 프로그램 기획자들에게 프로그램 계획을 위한 보다 포괄적인 틀과 중재 설계 및 개발 프로세스에 대하여 구체적인 지침을 제공하기 위한 목적으로 개발되었다(Bartholomew, Parcel, & Kok, 1998). 이 모형 최신판은 『Planning Health Promotion Programs: An Intervention Mapping Approach』(4판)에 자세하게 설명되어 있다.

중재 매핑은 5단계로 시작하여, 6단계로 확장되었다〈표 7.4〉.

중재 매핑
여섯 단계 기획 모형(요구 사정, 변화 목표의 매트릭스 준비, 이론 기반 중재 방법과 실제 적용, 중재 프로그램, 적용과 실행, 평가 계획)으로 중재 계획, 실행, 평가의 각 단계에서의 효과적인 의사결정 프레임워크이다.

표 7.4 중재 매핑의 핵심 단계

1 단계 : 문제에 대한 논리 모형 개발
2 단계 : 변화의 논리 모형 개발
3 단계 : 중재 설계
4 단계 : 중재 도출
5 단계 : 중재 적용 계획
6 단계 : 평가 계획

1 단계 : **문제에 대한 논리 모형 개발.** 중재 매핑의 첫 단계는 네 가지 하위 단계로 구성되어 있다. 첫 번째는 프로그램 기획자뿐만 아니라 프로그램 실행가와 잠재적 참가자를 포함하는 참여적 기획팀을 만드는 것이다. 다음 하위 단계는 앞서 설명한 PRECEDE 모델 접근 방식을 사용하여 요구 사정을 하는 것이다(Green & Kreuter, 2005). 요구 사정에서 얻은 정보를 활용하여 문제에 대한 논리 모형, 또는 건강 결과와 그 결정 요인 사이의 입증된 혹은 가정된 관계를 보여주는 시각자료를 개발해야 한다. 다음으로 기획 그룹은 지역사회의 역량평가를 포함한 요구 사정 결과를 검토하고, 최종 하위 단계에서는 건강 행동, 건강의 환경적 결정 요인, 건강 결과 및 삶의 질에 영향을 미치는 요인에 대한 목표를 만든다.

2 단계 : **변화의 논리 모형 개발.** 중재 매핑의 두 번째 단계는 특정 건강행동에 대한 중요한 행동적 또는 환경적 결정 요인을 확인하는 것과 다섯 가지 하위 단계를 통해 이들 결정 요인들을 변화시키기거나 충족시킬 성과 목표들을 연계시키는 것이 포함된다. 첫 번째 하위 단계에서 프로그램 기획자는 건강 관련 행동과 환경 조건에서 그들이 중재를 통해 얻고자 하는 많은 기대 결과의 초안을 작성한다. 다음 단계에서 행동적 및 환경적 결과들은 성과 목표들로 세분화된다. 다음으로 결정 요인들은 변화 가능성과 중요성 측면에서 평가되며, 더 중요하고 변화 가능한 것으로 판단되는 항목이 우선적으로 선택된다. 마지막 하위 단계에는 각 수준의 중재 계획(생태학적 모형의 모든 단계를 포함)에 대한 변화 목표들이 제시되고, 성과 목표를 행동적 또는 환경적 결정 요인과 연계하고, 변경 목표 초안을 작성한다. 예를 들면, 기획팀이 학교에서 아동비만 예방 프로그램을 기획하는 경우 프로그램의 행동 목표는 다음과 같을 것이다. 프로그램이 끝나면 아동들은 저열량 간식을 선택할 것이다. 다른 행동 및 환경 목표도 생성될 수 있으며 일단 그 목표들이 만들어지면, 기획팀의 다음 과제는 각 행동의 실천으로 이어질 성과 목표들을 만드는 것이다. 예를 들면, 행동 목표에 대한 성과 목표들은 다음과 같다. 아이들은 간식

과 식사의 차이를 구별할 것이다. 아이들은 다양한 간식 제품에 붙어있는 영양성분 표시를 확인할 것이다. 아이들은 저열량 간식을 구입하도록 부모에게 요구할 것이다. 한편 다음과 같은 성과 목표도 학교의 다른 사람들을 대상으로 개발될 수 있다. 예를 들면, "학교장은 자동판매기용 저칼로리 식품 구입을 위해 급식 담당 부서에 예산을 배정할 것이다." "학교 급식 서비스 직원은 학교 구내 자동판매기에 저칼로리 식품만 비치할 것이다." 등이다. 마지막 하위 단계는 변화의 논리 모형을 만드는 것이다. 이것은 이론 또는 근거 기반 변화 방법(행동 또는 환경 변화를 위한)과 변화될 결정 요인 사이의 입증된 혹은 가정된 관계를 보여주는 시각 자료이다.

3 단계 : **중재 설계.** 중재 매핑의 다음 단계는 효과적이고 실행 가능한 중재를 설계하는 세 가지 하위 단계가 포함된다. 첫 하위 단계에서 기획팀은 프로그램을 위한 아이디어를 도출해 내는데, 여기에는 중재에 포함되어야 하는 주제, 프로그램 구성 요소 및 제공 순서, 중재의 총괄 범위 등이 포함된다. 다음으로 기획팀은 환경 및 행동 목표 변화에 영향을 줄 수 있는 이론적 방법과 이들 방법이 성공할 가능성이 높은 조건을 확인한다. 세 번째와 네 번째 하위 단계에서 기획팀은 프로그램에 대한 이론적 방법과 이 방법들을 프로그램에 실제로 적용하는 방법을 선택한다. 마지막 하위 단계에서 기획팀은 이전 단계에서 확인된 모든 변화 목표들이 특정 이론적 방법과 실제 적용 방안으로 해결되는지를 확정한다.

4 단계 : **중재 도출.** 중재 매핑의 다음 단계는 프로그램 도출에 초점을 둔 네 가지 하위 단계로 구성된다. 첫 번째 하위 단계에서는 이전 단계에서 확인된 모든 변화의 목표가 구체적 이론적 방법과 실제 적용되어 해결되고 있는지 확인하여 프로그램 구조와 조직을 개선한다. 다음 두 단계에서는 프로그램 자료 및 프로토콜 제작을 안내하는 설계 문서를 준비한다. 프로그램 자료들은 특정 대상 집단 맞춘 구체적 메시지가 될 수 있도록 개발되어야 한다. 한편, 활용 가능한 프로그램 및 자료는 이전에 개발된 변화 목표, 방법, 실제 구현 등의 측면에서 실행 가능성과 수정 가능 여부가 검토되어야 한다. 마지막 하위 단계에서는 프로그램 자료와 프로토콜 초안 작성, 사전 테스트, 실행을 위한 최종 마무리를 한다.

5 단계 : **중재 실행 계획.** 이 단계는 네 개의 하위 단계로 구성된다. 첫 하위 단계에서 기획팀은 프로그램을 실행할 담당자를 확인한다. 잠재적 프로그램 실행가가 기획팀에 있는지 기획팀의 자체 평가가 권장된다. 또한 "프로그램을 채택하려면 누가 필요합니까?" "프로그램을 실행하려면 누가 필요합니까?" "프로그램을 유지하기 위해서 누가 필요합니까?"와 같은 질문에 답을 하여야 한다. 다음 하위 단계에서는 프로그램 적용, 실행, 지속을 위해 프로그램 결과 및 성과 목표들을 기술하고, 프로그램 적용, 실행, 지속의 결정 요인을 파악한다. 다음 하위 단계에서는 변화 목

표들의 매트릭스를 작성하고, 프로그램 적용, 실행, 지속을 위해 이론 모형과 실제 적용 방안을 구체화한다. 마지막 하위 단계에서는 중재를 설계한다.

6 단계 : **평가 계획.** 중재 매핑의 마지막 단계는 네 개 하위 단계로 구성된다. 첫 하위 단계는 삶의 질, 건강, 행태 및 환경을 위한 실행(즉, 과정평가)과 다른 요인들(즉, 영향평가)에 관련된 프로그램 목표들을 토대로 평가 질문들을 작성하는 것이다. 그 다음, 행동 및 환경 결과들의 결정 요인의 변화에 관한 매트릭스를 기반으로 평가 지표와 문항 초안을 작성한다. 마지막 두 하위 단계는 평가 설계 도출(예: 무작위 대조군 설계를 활용하는 것) 및 평가를 수행하기 위한 물류 계획 작성과 같은 완전한 평가 방법을 개발하는 것이다.

APEXPH 모형

다음 기획 모형은 APEXPH, 즉 Assessment Protocol for Excellence in Public Health의 머리글 약어이다. APEXPH는 American Public Health Association (APHA), Association of Schools of Public Health (ASPH), Association of State and Territorial Health Officials (ASTHO), CDC, National Association of County and City Health Officials (NACCHO), United States Conference of Local Health Officers (USCLHO)가 협업하고, CDC and NACCHO (National Association of County and City Health Officials, 1991)가 자금을 지원하여 개발되었다.

APEXPH
세 단계 기획 모형(조직 역량 평가, 지역사회 전환 과정, 완성 과정)으로 지역사회 건강수준 개선을 위하여 지방 보건부의 역량을 자발적으로 평가하고 키우도록 고안되었다.

APEXPH는 지역사회 건강수준 개선을 위하여 지방 보건부의 역량을 자발적으로 평가하고 키우도록 고안되었다.

APEXPH는 지역사회 건강수준 개선을 위하여 지방 보건부의 역량을 자발적으로 평가하고 키우도록 고안되었다. APEXPH는 다음과 같은 측면에서 독특한 기획 모형이라 할 수 있다. (1) 사용자들에 의해 공식적 혹은 비공식적인 방식으로 자가 평가가 실시된다. (2) 실행 계획 적용으로 이어진다. (3) 지역 보건부의 행정 능력, 구조 및 지역사회에서의 역할에 중점을 두고 있으며, 지역사회의 실제 혹은 인지된 문제해결을 위해 노력한다. (4) 지역 보건국이 지방 정부나 주 및 연방 기관과 같은 다른 지원 기관과 새로운 관계를 강화하거나 창출하는 데 도움을 준다. (5) 지방 보건국이 자금과 행정 지원을 받은 데 도움을 준다. (6) 지역 보건국이 지역사회와 협력하여 건강 요구를 평가하고, 우선순위를 정하며, 지역사회 정책을 개발할 수 있는 구조를 제공한다. (7) 지역 상황과 자원들에 쉽게 적응될 수 있다.

APEXPH는 세 단계로 프로그램 기획을 한다.

표 7.5 APEXPH 모형의 핵심 단계

1 단계 : 조직 역량 평가
2 단계 : 지역사회 전환 과정
3 단계 : 완성 과정

1 단계 : **조직 역량 평가.** APEXPH 모형의 첫 번째 단계는 조직 역량 평가이다. 달리 표현

하면, 첫 번째 단계의 목표는 지역 보건국 지도부가 조직이 향후 단계에서 달성할 수 있는 것을 평가한 다음 행동 계획을 세우는 것이다.

2 단계 : **지역사회 전환 과정.** APEXPH 모형의 다음 단계는 지역사회 전환 과정으로 지역 보건부 직원들과 지역사회 자문위원회의 역할을 하는 지역사회 주요 구성원들 간의 협력적 노력을 목표로 한다. 이 단계에서 지역사회 자문위원회는 지역사회 사정을 통해 우선순위 건강문제를 찾아내고, 목적과 목표를 설정하며, 이들 목적과 목표를 달성하기 위해 지역사회 자원을 동원한다.

3 단계 : **과정의 완성.** 마지막으로 완성 단계인데, APEXPH는 실제 진행 중임에도 불구하고 폐쇄를 의미하는 것으로 오해를 받을 수 있다. 이 단계에서는 지역사회 자문위원회가 작성한 건강 실천 계획이 실행, 모니터링, 평가된다.

PEN-3 모형

PEN-3
세 가지 영역으로 구성된 모형으로 문화적 정체성, 문화적 역량강화, 관계와 기대 영역이 포함된다.

다음 기획 모형 PEN-3은 Collins 0. Airhihenbuwa가 개발하였고, 1989년에 처음 소개되었는데(Airhihenbuwa, 1989), 원래는 미국의 흑인을 대상으로 한 에이즈, 식이, 운동에 관한 워크숍과 아프리카 아동 구호 워크숍에 적용되었다(Airhihenbuwa, 1995). PEN-3 모형은 기존 이론과 모형들의 건강 결과를 설명하기 위해 문화를 포함하고 있고, 공중보건 중재의 기획, 실행, 평가에 문화를 활용한다는 점에서 독창적이다. PEN-3 모형에는 문화적 정체성, 문화적 역량강화, 관계와 기대 등 서로 연관된 혹은 독립적인 세 가지 영역이 있다(Iwelunmor et al., 2014). PEN은 각 영역에 포함된 다양한 구성 요소 이름의 머리글자이다(표 7.6).

표 7.6 PEN-3 모형의 필수 영역들

문화적 정체성(Cultural identity)
개인(Person)
가족과 친인척(Extended family)
이웃(Neighborhood)
문화적 역량강화(Cultural empowerment)
긍정적(Positive)
실존적(Existential)
부정적(Negative)
관계와 기대(Relationships and expectations)
인식(Perceptions)
촉진자(Enablers)
양육자(Nurturers)

문화적 정체성 : PEN-3 모형의 첫 번째 영역은 문화적 정체성이다. P는 person(개인)의 머리글자인데, 건강증진과 보건교육은 모든 사람의 건강 수준을 개선해야 하며, 모든 사람

들은 자신의 상황에 맞는 정보를 바탕으로 건강 결정을 할 수 있어야 한다는 의미이다. E는 Extended family(가족과 친인척)를 나타내는데, 건강증진과 보건교육이 개인을 대상으로 할지라도, 각 개인의 직계가족과 친인척은 개인 맥락의 일부로 간주되어야 한다는 것이다. N은 Neighborhood(이웃)를 나타내며, 건강증진과 보건교육은 또한 이웃과 지역사회를 대상으로 포함해야 하며, 지역사회 구성원과 지도자들을 포함하는 것이 문화적으로 적절한 프로그램을 제공하기 위해 필수적이라는 의미이다.

문화적 역량강화 : 두 번째 영역은 문화적 역량강화이다. P는 positive(긍정적)를 의미하는데, 프로그램 기획자는 개인, 가족 및 친인척, 지역사회가 건강한 행동을 하는 데 도움이 되는 긍정적인 속성 또는 자산을 파악해야 한다는 것을 의미한다. E는 Existential(실존적인)을 나타내며, 특정 문화에서 고유하지만 건강행동에 해로운 영향을 미치지 않는 문화적 신념, 습관, 행동들을 의미한다. 결과적으로 이러한 요인들이 프로그램 실패의 원인으로 비난받아서는 안 된다. 마지막으로 N은 Negative(부정적)를 나타내며, 건강 신념과 행동은 건강에 해롭다는 것이다. 프로그램 기획자는 중재를 시도하기 전에 이러한 부정적인 신념과 행동을 이것들이 발생하는 문화적 맥락에서 이해하여야 한다.

관계와 기대 : PEN-3 모형의 세 번째 영역은 관계와 기대이다. P는 perceptions(인식)을 나타내는데, 개인, 가족, 지역사회의 건강행동 변화의 동기를 지지하거나 방해할 수 있는 특정 문화가 가진 신념, 태도, 지식, 가치를 의미한다. E는 Enablers(촉진자)를 나타내며, 행동 변화 과정을 촉진하거나 방해할 수 있는 문화적, 사회적, 체계적, 구조적 자원을 의미한다. 마지막으로 N은 Nurturers(양육자)를 나타내며, 긍정적 혹은 부정적 행동 변화의 실천을 장려하거나 강화할 수 있는 사람들, 즉 가족과 친인척, 동료, 친구, 지역사회 구성원 등을 의미한다(그림 7.3).

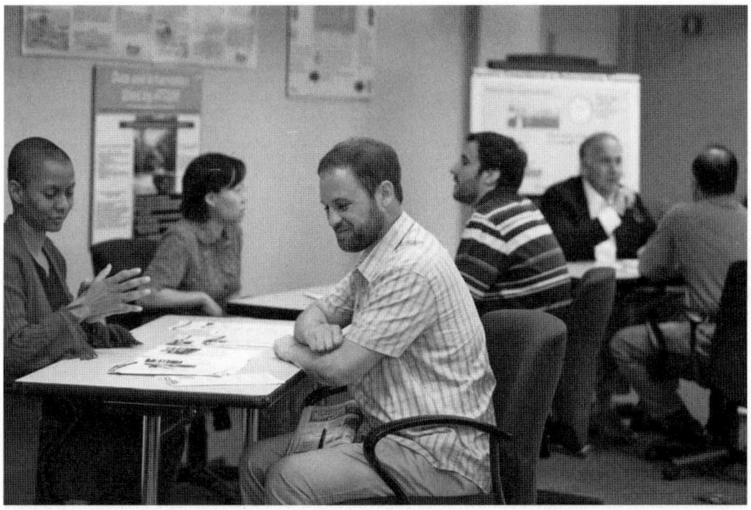

그림 7.3 프로그램 기획이란 다양성, 그리고 다양한 배경을 가진 지역사회 구성원 참여에 관한 것이다.
출처 : Photo courtesy of the Centers for Disease Control and Prevention, ID# 11576, CDC/Dawn Arlotta, retrieved from http://phil.cdc.gov/phil/home.asp

Airhihenbuwa는 최근 논문(2010)에서 PEN-3 모형을 네 가지 기본 단계로 구현하는 방법에 대해서 기술하였다. 첫 번째 단계는 프로그램 기획자가 특정 건강문제와 관련된 긍정적, 실존적, 부정적 요소에 대한 지역사회 구성원의 관점을 이해하도록 돕는 질적 연구를 수행하는 것이다. 질적 연구에는 PRECEDE-PROCEED 모형의 1단계에서 설명된 포커스 그룹 인터뷰, 일대일 인터뷰 또는 기타 방법이 포함될 수 있다. 다음 단계에서는 첫 단계에서 얻은 결과가 분석되고 PEN-3 모형의 9개 구성 요소(개인, 가족과 친인척, 이웃/ 긍정적, 실존적, 부정적/ 인식, 촉진자, 양육자)로 그룹화된다. 세 번째 단계에서는 프로그램 기획자는 1단계에서 얻은 결과를 지역사회 구성원들에게 PEN-3 모형의 9개 구성 요소로 그룹화하도록 요청한다. 마지막 단계에서 프로그램 기획자는 2단계에서 생성한 결과를 지역사회 구성원들과 공유한다. 이 결과들이 지역사회 구성원들의 결과와 비교되며, 일치 혹은 불일치되는 사안들이 이해당사자 간의 대화를 촉진시키고, 논의의 초점이 될 수 있다. 그런 다음 프로그램 기획자와 지역사회 구성원이 함께 협력하여 건강문제와 이슈의 우선순위를 정하고, 추진해야 할 중재 방안을 결정한다.

PEN-3 모형은 공중보건 연구와 실행에 계속 활용된다. HIV/AIDS 감염 여성을 위한 가족계획((Sofolahan-Oladeinde et al., 2017), 아프리카계 미국 어린이의 식단 선택(Lofton et al., 2019), 가나인들의 고혈압(Blackstone et al., 2019), 이란 교사들의 유방암 검진(Moghaddam, Shahnazi, & Hassanzadeh, 2019)은 이 모형을 이용한 연구 중 극히 일부이다. 그리고 최근에 공중보건 실행과 연구에서 PEN-3 모형이 어떻게 문화를 중심에 두는지 보여주는 체계적 고찰 연구가 출간되었다(Iwelunmor et al., 2014). 40개 이상의 모형 적용사례에서 세 가지 주제를 발췌하였다.

1. 문화는 지속적으로 맥락을 만든다: 문화는 담당자들에게 무엇이 건강행태와 건강결과를 결정하는지 이해하는 시야를 넓힌다. 예를 들어, 남자다움은 아프리카계 미국 남자의 건강행태 실천에 영향을 주고(Abernethy et al., 2005), 몰티즈에서 호주로 온 이민자는 제2형 당뇨병 식이개입에 전통적인 사회적 행태(예: 환대와 수용)의 영향을 받으며(Barbara & Krass, 2013), 아프리카계 미국인은 인유두종 바이러스(HPV) 예방접종 여부에 인종적 자긍심과 의료체계에 대한 불신의 영향을 받는다(Bynum et al., 2012).
2. 가족은 문화의 일반적인 도입점이다: 가족이 건강과 질병을 어떻게 다루는지 이해함으로써 가족구성원 개인이 어떻게 행동할지 더 잘 알 수 있다. 가족구성원은 선천적으로 서로 영향을 주고 태도와 행태를 후손들에게 전한다.
3. PEN-3 모형의 중요한 특성은 문화의 부정적인 면이 아니라 긍정적인 면에 집중하는 것이다: PEN-3 모형의 의미는 문화를 불건강하고 부정적인 행태로 이끈다는 관점보다는 건강하고 긍정적인 행태를 받아들이는 관점으로 검토되고 활용되어야 한다는 것이다. 공중보건 담당자는 스스로에게 “내가 어떻게 하면 이 인구집단에서 삶의 질을 향상시킬 수 있는 문화적 신념과 실천의 지렛대 역할을 할 수 있을까?”라고 질문해야 한다.

행태변화 바퀴(Behavior Change Wheel)

이 장에서 다룰 마지막 기획 모형은 행태변화 바퀴(Behavior Change Wheel; Michie, Atkins, & West, 2014)이다. 행태변화 바퀴는 중재 매핑과 같이 2011년에 개발되어 행태변화 중재 개발에 더 많은 지침 역할을 했다(Michie, Van Stralen, & West, 2011). 행태변화 바퀴는 3개 범주의 8개 단계로 이루어져 있다(표 7.7).

행태변화 바퀴
3범주의 기획 모형으로(행태 이해, 중재 대안 확인, 내용과 실행 대안 확인) 미시수준에서 효과적인 행태변화 프로그램 개발의 지침이 되는 모형

표 7.7 행태변화 바퀴의 주요 단계

범주 1: 행태 이해
a. 행태 측면에서 문제 정의
b. 목표 행태 선택
c. 목표 행태에 대한 상세 정보 제공
d. 행태 변화를 위해 필요한 것 확인(COM-B 모형)
범주 2: 중재 대안 확인
a. 중재의 기능 확인
b. 정책 유형 확인
범주 3: 내용과 실행 대안 확인
a. 행태변화 기술 확인
b. 제공 방법 확인

범주 1 : 행태 이해. 행태변화 바퀴의 첫 범주에서 대체로 기획자는 지역사회의 건강이슈가 무엇이고 이를 바꾸기 위해 무엇을 해결하는 것이 필요한지 이해하기를 원한다. 1단계인 행태 측면에서 문제 정의 단계에서 기획자는 지역사회 건강문제와 여기에 기여하는 건강행태를 파악해야 한다. 어떤 경우에는 명확하지만 다른 경우에는 어려울 수 있다. 예를 들어, 노인이 "매년 인플루엔자 예방접종을 하도록" 돕는 것과 같이 지역사회 문제가 단순하기도 하지만, 비만과 같은 경우에는 "고열량 음식 섭취", "너무 긴 시청시간", "불충분한 신체활동"과 같이 여러 행태가 관련되기도 한다. 그러나 아편 진통제 남용 같은 건강문제는 환자에게는 "약은 하루에 처방받은 양만 먹기", 의사에게는 "필요로 하는 환자에게만 처방하기"와 같이 정할 수 있다. 1단계는 기획자가 관심 행태를 파악하고, 행태는 무엇인가? 어디에서 행태가 특징적으로 일어나는가? 행태에 누가 관여하는가? 물음에 답할 수 있을 때 끝나게 된다.

다음 단계는 목표 행태 선택이다. 예를 들어, 1단계에서 "고열량 음식 섭취"가 문제 행태임을 확인했다고 하자. 사실 이 행동은 음식 구매(예: 일할 때 먹을 간식거리 구매, 식료품점에서 과일과 채소 구매), 음식 준비(예: 좀 더 칼로리가 낮게 조리), 음식 섭취(매일 과일과 채소 5회 이상 섭취, 1,800칼로리 이하로 섭취) 등 여러 행태의 결과이다. 이 단계에서 기획자는 1단계에서 확인한 행태에 기여하는 많은 행태 목록을 만들어 변화가능성과 중요성을 평가하는 것이 좋다.

이 범주의 3단계, 즉 목표 행동의 구체화는 2단계에서의 목표 행태를 좀 더 구체적으로 확

인하는 것이다. 이 단계에서 프로그램 기획자는 누가 행태 실천을 필요로 하는가? 행태 실천을 위해 무엇을 바꿔야하는가? 언제 행태가 실천될 것인가? 얼마나 자주 실천될 것인가? 다른 누군가가 있을 때 행태가 실천될 것인가(그렇다면 누구)? 등 질문에 답을 해야 한다. 이후 프로그램 기획자는 변화가 필요한 행태를 확인하고 이 범주의 마지막 단계를 완료하게 된다. 이 단계에서 프로그램 기획자는 2, 3단계에서 구체화한 행태를 변화시키기 위해 필요한 요소들을 이해하기 위해 COM-B 모형을 활용한다. COM-B 모형은 역량(capability), 기회(opportunity), 동기(motivation), 행태(behavior)의 첫 글자를 모은 것이다. 이 모형은 8장에서 자세히 다루는 데, 개인이 건강 행태를 실천할 역량이 있어야 하고, 실천 기회를 가져야 하고, 동기 부여되어야 한다는 것이다. 이 단계에서 프로그램 기획자는 역량, 기회, 동기 중 어떤 요인을 변화시켜야 바람직한 행태변화를 가져올 수 있을지 이해하고자 노력한다.

범주 2 : 중재 대안의 확인. 행태변화 바퀴 범주 2의 두 단계에서는 프로그램 기획자가 중재 전략과 이전 단계에서 확인한 COM-B 모형의 하위 요소를 파악하도록 돕는다. 첫 번째 단계에서 기획자는 행태변화를 위해 어떤 중재 기능이 필요한지 확인한다. 중재 기능에는 교육, 설득, 성과보상, 강압, 훈련, 제한, 환경적 재구조화, 모형화, 가능화 등 9개가 있다. 이들 기능들은 특별한 방법을 의미한다기보다는 행동 변화의 범주로 간주될 수 있다. 예를 들어, 많은 중재 방법은 개인 행태에 대한 교육이다(예: 강의, 직장 내 포스터 게시, 전자 우편 발송, 팸플릿 나눠주기). 각 중재 기능에 대한 자세한 설명과 예시는 9장에 있다. 두 번째 단계는 행태변화를 위한 노력을 지원할 정책 유형을 확인하는 것이다. 정책 유형은 의사소통 및 마케팅, 지침, 재정 조치, 규제, 입법, 환경적 및 사회적 기획, 서비스 제공 등 7가지이다. 정책 유형에 대한 자세한 설명도 9장에 있다.

범주 3 : 내용과 실행 대안 확인. 행태변화 바퀴의 마지막 범주는 프로그램 기획자가 지역사회에서 실행할 중재 전략을 개발하는 것을 돕는다. 이 단계의 핵심은 기획자가 현실에서 실행과 이론을 결합하도록 돕는다는 것이다. 이 범주는 두 단계로 이뤄지는데 첫 번째 단계에서는 앞에서 확인한 중재 기능을 효과적으로 바꿀 행태변화 기술(예: 교육 기술, 훈련 기술)을 확인한다. 행태변화 기술(Behavior change techniques; BCTs)은 행태변화를 위해 고안된 관찰 가능하고, 복제 가능하고, 더 이상 단순화할 수 없는 단일 능동적 중재 요소들이다. 전문가로 구성된 국제위원회에서 개발한 행태변화 기술의 포괄적인 분류체계는 이 기획 모형의 강점이다. 현재 93개 행태변화 기술은 16가지 유형으로 분류된다. 행태변화 기술의 완전한 분류체계는 연구진의 웹사이트(https://www.ucl.ac.uk/pals/research/clinical-educational-and-health-psychology/research-groups/behaviour-change-techniques-and)에서 볼 수 있다. 마지막 단계는 중재 제공 방법을 확인하는 것이다. 마지막 단계는 중재 제공 방법 확인이다. 예를 들어, 대면 교육인지 원격 교육인지? 대면 중재라면 집단인지 개인인지? 원격 중재라면 개인 대상인지 인구집단 대

행태변화 기술
행태 변화를 위해 고안된 관찰 가능하고, 복제 가능하고, 더 이상 단순화할 수 없는 단일 능동적 중재 요소들

상인지? 이에 대한 것이 결정되어야 중재를 시험해 볼 수 있다.

결론적으로 행태변화 바퀴는 이 장에서 다룬 다른 기획 모형과 비교하여 강점과 약점이 있다. 강점은 행동 변화 개입 프로그램 기획자가 개발하고 있는 미시적 계획에 관심을 둔다는 것이다. 이것은 경우에 따라 일차 행태(예: 매일 과일과 채소 5회 이상 먹기)보다 하부 행태(예: 식재료 구입, 식사 준비, 요리법 배우기)를 목표로 하는 것을 설명하고 중재 기능, 정책 유형, 행태변화 기술 분류를 통해 포괄적인 중재 대안을 제공한다. 반면 이 기획 모형은 지역사회 조직, 지역사회 동원을 위한 요인에 대해서는 도움을 주지 않으며 프로그램 기획에 필요한 중재 평가에 대한 지침을 제공하지 않는다.

주목할 내용 7.1 일반화 모형

이 장에서는 지역사회와 공중보건 영역에서 일반적으로 사용되는 다양한 기획 모형들을 살펴보았다. 각 모형에 대한 설명과 단계들을 읽으면 약간의 내용 변경, 단계 이름 변경 정도의 소소한 변경 외에는 모형들이 매우 유사하다는 것을 알 수 있다. 독자들은 모형 중 어느 것도 다른 모형보다 더 나은 것이 없다는 것을 인식하는 것이 중요하다. 각 모형은 프로그램 기획자가 세 가지 과제를 수행하는 것을 돕도록 만들어졌다. 공중보건 프로그램 기획, 공중보건 프로그램 실행, 공중보건 프로그램 평가가 그것이다. 이런 이유 때문에 『건강증진 프로그램 기획, 실행, 평가: 입문』(2013)의 저자들인 Mckenzie, Neiger, Thackeray는 일반화 모형, 즉 이 장에서 다룬 기획 모형의 융합 모형을 개발하였다. 일반화 모형에는 〈표 7.8〉에 요약된 대로 다섯 단계와 한 개의 준 단계(사전 단계)가 포함되어 있다.

표 7.8 일반화 모형의 핵심 단계

사전 단계
1 단계 : 필요평가
2 단계 : 목적과 목표 설정
3 단계 : 중재 전략 개발
4 단계 : 중재 실행
5 단계 : 결과평가

일반화 모형의 첫 단계는 건강 관련 데이터를 수집하고 분석하여 필요평가를 수행하는 것이다. 이 단계는 프로그램 기획자가 중재가 필요한 우선순위 건강문제, 상황, 인구대상을 확인하는 데 도움이 된다. 다음 단계는 계획된 중재가 달성하고자 하는 목적과 목표를 수립하는 것이고, 세 번째 단계는 이들 목적과 목표를 달성할 중재 전략을 개발하는 것이다. 네 번째 단계는 앞에서 개발된 중재 전략을 실행하는 것이고, 마지막 단계는 프로그램의 효과를 판단하고, 미래의 개선 방안을 결정하기 위해 중재를 평가하는 것이다.

이 일반화 모형의 내용을 살펴본 후 당신은 '이 모형에서 가장 중요한 것은 무엇인가? 특별한 것이 없는 것 같다. 우리가 이미 선택할 수 있는 모형이 많은데 다른 모형이 필요한가?'라는 생각을 할지도 모른다. 당신의 생각이 옳다. 이 모형은 새로운 것이 없으며 이 장에서 설명한 다른 모형과 비교할 때 독특하거나 참신하지도 않다. 그러나 일반화 모형의 고안자들은 일반화 모형의 이점이 있다고 제시한다. 첫째, 우리는 프로그램 기획을 위해 어떤 모형을 선택하든 모든 모형이 건강증진 프로그램 기획, 실행, 평가에 있어 도움이 된다는 점을 알아야 한다. 그러므로 이 프로세스를 원활하게 함으로써 일반적 이름과 정의를 가지면서 완료할 수 있는 단계들로 구성된 보편적으로 수용 가능한 프레임워크를 개발할 수 있다. 또한 프로그램 기획자로서 어떤 환경에 있든 동일한 프로세스에 참여할 수 있으므로 앞으로 기획 과정에서 역량을 향상시킬 수 있다. 통합 기획 모형을 적용함으로써 우리는 프로그램 기획의 세 가지 핵심 기능(기획, 실행, 평가)에 대하여 기록하는 역량을 향상시킬 수 있는데, 이것은 다른 지역사회에서 수행되는 프로그램에 대한 우리의 이해 능력 향상에도 기여할 수 있다. 어쨌든 이 모형이 프로그램 기획의 핵심 개념을 훈련시키는 데는 유용하지만 프로그램 기획의 핵심 분야를 실제 실행하는 데 많은 지침을 제공하는 것은 아니며, 실제 상황에서 적용하기에는 어려움이 있을 것이다.

사례 학습 7.1 대학교의 건강문제 우선순위 선정

최근 당신의 대학교에서 다양한 건강 관련 행동에 대한 포괄적인 설문조사가 실시되었다고 가정해 보라. 설문조사의 목적은 전체 대학교 차원에서 중재 변화의 목표가 될 건강행동을 파악하는 것이다. 설문조사 결과는 다음과 같다.

- 학생 20%가 담배 제품, 주로 권련을 사용한다고 응답하였다.
- 학생 15%가 전자담배를 사용한다고 응답하였다.
- 학생 25%가 과체중 이상(BMI ≥ 25)으로 분류될 수 있다.
- 학생 4%가 섭식 장애가 있거나 다른 누군가 섭식 장애가 있는 것을 안다고 응답하였다.
- 학생 2%가 코카인, 헤로인, 마리화나 등 불법 약물을 사용한다고 응답하였다.
- 학생 50%가 미성년임에도 불구하고 최근 30일 이내 음주 경험이 있다고 응답하였다.
- 학생 75%가 스트레스와 절망감을 느낀다고 응답하였다.
- 학생 40%가 운전할 때마다 최소 한 번 이상 문자를 보낸다고 응답하였다.
- 학생 25%가 주당 3회 이상 일광욕을 한다고 응답하였다. 하지만 이들 중 선크림을 사용하는 경우는 50%에 불과하였다.
- 학생 7%가 제2형 당뇨병 환자라고 응답하였다.
- 학생 95%가 매일 칫솔질을 한다고 응답하였다. 하지만 매일 치실을 사용하는 경우는 50%에 불과하였다.

〈그림 7.4〉의 다이어그램을 사용하여 이 설문조사에서 밝혀진 건강문제(요인)를 분류하시오(매우 중요함부터 중요도 낮음, 변화 가능성 높음에서 변화 가능성 낮음 결정). 완성된 다이어그램의 예는 〈그림 7.1〉을 참조하시오. 각 범주에는 2~3개의 요소들만 배치시키시오.

	중요도 높음	중요도 낮음
변화 가능성 높음		
변화 가능성 낮음		

그림 7.4 건강문제 우선순위 선정 다이어그램

성찰과 토론을 위한 질문

1. 각 요인들을 그 범주에 배치하기로 결정한 동기는 무엇인가?
2. 설문조사에서 밝혀진 대학생들의 건강에 중요한 요인은 무엇인가?
3. 중요도 높음과 변화 가능성 높음 범주에 배치한 요인들에 대하여
   A. 이들 요인들을 해결하기 위해 대학이 제공할 수 있는 중재 전략을 무엇인가?
   B. 이들 중재 전략을 적절하게 기획, 실행, 평가할 수 있는 방안은?
4. 학생들에게 건강증진 중재 프로그램을 제공할 때 대학이 당면한 해결과제는 무엇인가?

요약

이 장에서는 지역사회 공중보건 영역에서 사용되는 프로그램 기획 모형들을 다룬다. 독자는 다양한 기획 모형들 중에서 선택할 수 있지만 모든 기획 모형들의 핵심 원칙은 지역사회 프로그램 기획, 실행, 평가라는 것을 이해하여야 한다. 첫 번째 모형인 PRECEDE-PRO-

CEED는 1970년대에 소개된 이후 서서히 변화된 8단계 모형이다. 현재 문헌에 1,000개가 넘는 인용이 있는 이 모형은 공중보건에서 가장 잘 알려져 있고 가장 많이 사용되는 기획 모형이다. PATCH 모형은 1970년대 미국 질병통제예방센터에서 개발되었으며, 지방 보건기관이 주 및 연방 보건기관과 연계하는 데 도움이 되는 기획 모형이었기 때문에 당시에는 독특한 모형이었다. 그러나 최근에는 질병통제예방센터가 더이상 지역 보건기관과 직접 연계하지 않기 때문에 PATCH 모형은 더이상 각광을 받지 않고 있다. MATCH 모형은 1980년대에 개발되었으며 프로그램 기획자가 행동이론을 프로그램에 통합하는 데 도움이 되도록 고안된 독특한 기획 모형이었다. 중재 매핑은 행동이론을 프로그램에 통합하는 데 도움이 된다. 또한 프로그램 설계에 생태학적 접근방식을 사용한다. APEXPH 모형은 6개의 공중보건 기관과 팀의 공동 작업으로 개발되었으며, 지역 보건 부서가 지역사회 건강상태 개선을 위해 자발적으로 평가하고 역량을 향상시키는 데 사용하도록 설계되었다. 또한 APEXPH의 단순한 3단계 프로세스는 신규 프로그램 기획자에게 유리하다. 마지막으로 PEN-3 모형은 중재 기획, 실행, 평가의 측면에서 문화의 중요성을 강조한다는 점에서 독특하다. 마지막으로 이 책에 설명된 최신 모형인 행동변화 바퀴는 COM-B 모형의 이론적 원리를 광범위한 개입 기능, 정책 범주 및 행동 변화 기술과 통합하여 행동 변화 개입이 개발되는 방법에 대한 미시적 지침을 제공하고 있다.

핵심 용어

APEXPH (Assessment Protocol for Excellence in Public Health)	APEXPH
behavior change techniques (BCT)	행태변화 기술
Behavior Change Wheel (BCW)	행태변화 바퀴
context	맥락
dose delivered	제공 정도
dose received	수용 정도
enabling factors	가능 요인들
impact evaluation	영향평가
intervention mapping	중재 매핑
MATCH model (Multilevel Approach To Community Health)	MATCH
outcome evaluation	결과평가
PATCH model (Planned Approach To Community Health)	PATCH
PEN-3	PEN-3
PRECEDE-PROCEED model (PRECEDE: Predisposing, Reinforcing, and Enabling Constructs in Educational/ecological Diagnosis and Evaluation; PROCEED: Policy, Regulatory, and Organizational Constructs in Educational and Environmental Development)	PRECEDE-PROCEED 모형 (PRECEDE: 교육 · 생태학적 진단 및 평가에서 소인성, 강화 및 가능 요인 PROCEED: 교육 및 환경 개발에서의 정책, 규제 및 조직적 요인)
predisposing factors	소인성 요인

process evaluation	과정평가
program fidelity	프로그램 충실도
quality of life	삶의 질
reach	도달 범위
recruitment	참가자 모집
reinforcing factors	강화 요인

복습 문제

1. PRECECE–PROCEED 모형의 8 단계를 설명하시오.
2. 과정, 영향, 결과 평가를 구분하시오.
3. PATCH 모형의 5 단계를 설명하시오.
4. PATCH 모형과 MATCH 모형을 비교하시오.
5. 중재 매핑의 6 단계를 설명하시오.
6. APEXPH 모형의 특징을 찾아보시오.
7. PEN–3 모형의 서로 연관된 세 가지 영역을 확인하고, 이들 영역들이 프로그램 기획에서 어떻게 적용될 수 있는지 토의하시오.
8. 행동변화 바퀴의 세 범주를 설명하시오.

역량 구축을 위한 활동 #1

이 장에서 논의된 기획 모형은 다양한 지역사회에서 사용되었지만, PRECEDE–PROCEED 모형이 가장 많이 사용된 것으로 보이며 www.lgreen.net에 1,000개가 넘는 응용 사례들이 게시되어 있다. 앞서 언급한 웹 사이트에서 PRECEDE–PROCEED 모형의 최근 응용 사례(최근 5년 이내)를 나열한 폴더에서 논문 원문을 찾으시오. 논문을 읽고 각 단계가 어떻게 실행되었으며, 각 단계를 비판적으로 평가하여 모형 적용에 있어서의 단점을 요약하시오. 소규모 프레젠테이션을 수업에서 발표하거나 500자 성찰 보고서를 작성하시오.

역량 구축을 위한 활동 #2

오늘날 대학생들이 직면하고 있는 공중보건 문제(예, 전자담배, 아편 남용, LGBTQ 학생들의 건강 불편등 혹은 기타 유사한 문제)를 선택하시오. 이해관계자들을 회의에 초대하여 이 어려운 과제 해결을 위한 기획 과정을 시작해야 한다고 상상해 보시오. 최소 4명의 이해관계자를 제시하고, 각 이해관계자가 팀에 어떻게 기여할 수 있는지 설명하시오. 선택한 문제에 대한 프로그램을 개발하기 위해 취할 수 있는 다른 단계는 무엇인가?

학습에 유용한 웹사이트

Winnable Battles

https://www.cdc.gov/winnablebattles/report/index.html

이 웹 사이트는 CDC가 Winnable Battle에 대한 최신 자료를 게시하기 위해 2010년에 개설한 것이다. Winnable Battle은 보건 종사자가 단기간에 좋은 성과를 낼 수 있는 공중보건 우선순위를 제시하고 있다. 웹 사이트를 탐색하고, 왼쪽 탭에서 요약을 클릭하시오. 수업 시간에 동료와 함께 요약을 읽고 결과에 대해 토의하시오.

중재매핑(Intervention Mapping)

http://interventionmapping.com

이 웹 사이트는 프로토콜, 중재 매핑 프로세스에 대한 최신 서적, 모형 개발자가 개최하는 워크숍 등에 대한 정보를 제공한다. 웹 사이트에는 무료 강의(http://interventionmapping.com/lectures) 혹은 단기 중재매핑 과정 강의(short intervention mapping progress lecture, sIMpI) (http://interventionmapping.com/simpl)가 포함된 자료원 링크가 있다. 이들 자료원을 탐색하고, 특정 중재매핑 과정의 범주 혹은 단계에 대한 강의를 수강하시오. 이들 범주 혹은 단계에서 무엇이 흥미로운가?

또한 2010년까지 중재 매핑 프로그램에 대한 참고문헌을 100개 이상 제공한다. 웹 사이트를 검색하고 참고문헌의 100개 중 일부를 읽어보면서 개입 매핑이 적용된 다양한 영역에 대해 알아보라. 이 영역을 PRECEDE-PROCEED 모형에서 찾은 영역과 비교하고 대조하시오. 차이점과 유사성이 있는가?

MAP-IT (Mobilize, Assess, Plan, Implement, Track)

http://www.healthypeople.gov/2020/implementing/default.aspx

이 웹 사이트는 MAP_IT의 지침을 제공한다. MAT-IT는 Mobilize, Assess, Plan, Implement, Tarck의 머리글 약어이다. MAP-IT는 Healthy People 2020 목표를 달성하기 위해 지역사회 및 공중보건 중재를 기획하고 평가하는 데 사용할 수 있는 프레임워크로 설계되었다. 이 웹사이트에 접속하여 MAP-IT의 각 단계를 설명하는 왼쪽 열의 탭을 탐색하시오. 이 기획 모형의 강점과 약점에 대하여 토론을 하시오.

Guide to Community Preventive Service

http://www.thecommunityguide.org/index.html

미국 CDC가 후원하는 지역사회 예방서비스 안내 웹 사이트로 연구자, 지역사회, 프로그램 기획자가 지역사회에 적합한 건강증진 프로그램 및 정책을 선택할 수 있도록 도와준다. 도움을 제공하기 위한 정보 수집을 위해 지침에서는 다음 질문에 대한 체계적인 검토를 수행한다.

1. 어떤 프로그램/정책이 가장 효과적인가?

2. 어떤 프로그램/정책이 내 지역사회에 적절한가?
3. 프로그램/정책에 예산이 얼마나 필요한가? 투자 수익을 기대해야 하는가?

이 웹 사이트에 접속하여 주제 탭을 클릭하시오. 자신이 궁금해 하는 건강 관련 행동을 선택하고 해당 행동에 대하여 특별위원회가 보고한 권장 사항 및 결과에 대한 검토 내용을 작성하시오.

참고문헌

Abernethy, A. D., Magat, M. M., Houston, T. R., et al. (2005). Recruiting African American men for cancer screening studies: Applying a culturally based model. Health Education & Behavior, 32(4), 441–451.

Airhihenbuwa, C. O. (1989). Perspectives on AIDS in Africa: Strategies for prevention and control. AIDS Education and Prevention, 1(1), 57–69.

Airhihenbuwa, C. O. (1995). Health and culture: Beyond the Western paradigm. Thousand Oaks, CA: Sage.

Airhihenbuwa, C. O. (2010). Culture matters in global health. European Health Psychologist, 12, 52–55.

Anzman-Frasca, S., Boulos, R., Hofer, T., et al. (2015). Validation of the Out-of-School-Time Snacks, Beverages, and Physical Activity Questionnaire. Childhood Obesity, 11(4), 439–448.

Ayuningtyas, K. D., Rahardjo, S. S., & Murti, B. (2019). Risk factors of dengue fever: Application of PRECEDE-PROCEED model. Journal of Epidemiology and Public Health, 4(1), 37–46.

Banerjee, A. T., Strachan, P. H., Boyle, M. H., et al. (2015). Factors facilitating the implementation of church-based heart health promotion programs for older adults: A qualitative study guided by the PRECEDE-PROCEED model. American Journal of Health Promotion, 29(6), 365–373.

Barbara, S., & Krass, I. (2013). Self management of type 2 diabetes by Maltese immigrants in Australia: Can community pharmacies play a supporting role? International Journal of Pharmacy Practice, 21(5), 305–313.

Bartholomew, L. K., Parcel, G. S., & Kok, G. (1998). Intervention mapping: A process for developing theory- and evidence-based health education programs. Health Education & Behavior, 25(5), 545–563.

Blackstone, S., Iwelunmor, J., Plange-Rhule, J., et al. (2019). "I believe high blood pressure can kill me": Using the PEN-3 cultural model to understand patients' perceptions of an intervention to control hypertension in Ghana. Ethnicity & Health, 24(3), 257–270.

Bridges, L. S., Sharma, M., Lee, J. H. S., et al. (2018). Using the PRECEDE-PROCEED model for an online peer-to-peer suicide prevention and awareness for depression (SPAD) intervention among African American college students: Experimental study. Health Promotion Perspectives, 8(1), 15–24.

Bynum, S. A., Brandt, H. M., Annang, L., et al. (2012). Do health beliefs, health care system distrust, and racial pride influence HPV vaccine acceptability among African American college females? Journal of Health Psychology, 17(2), 217–226.

Cottrell, R. R., Girvan, J. T., Seabert, D. M., et al. (2018). Principles and foundations of health promotion and education (7th ed.). New York: Pearson.

Eldredge, L. K. B., Markham, C. M., Ruiter, R. A., et al. (2016). Planning health promotion programs: An intervention mapping approach (4th ed.). San Francisco, CA: Jossey-Bass.

Garcia, M. L., Gatdula, N., Bonilla, E., et al. (2019). Engaging intergenerational Hispanics/Latinos to examine factors influencing childhood obesity using the PRECEDE-PROCEED model. Maternal and Child Health Journal, 23(6), 802–810.

Green, L. W., & Kreuter, M. W. (2005). Health program planning: An educational and ecological approach (4th ed.). Boston, MA: McGraw-Hill.

Iwelunmor, J., Newsome, V., & Airhihenbuwa, C. O. (2014). Framing the impact of culture on health: A systematic review of the PEN-3 cultural model and its application in public health research and interventions. Ethnicity & Health, 19(1), 20–46.

Kreuter, M. W. (1992). PATCH: Its origin, basic concepts, and links to contemporary public health policy. Journal of Health Education, 23(3), 135–139.

Kusumawati, E., Rahardjo, S., & Sistiarani, C. (2017). Multilevel intervention model to improve nutrition of mother and children in Banyumas Regency. Jurnal Kesehatan Masyarakat, 12(2), 277–285.

Lofton, S., Julion, W. A., Dewey-Bergren, M., & Norr, K. (2019). Using the PEN-3 model to explore cultural factors that influence food choice for African-American youth. ABNF Journal, 30(1), 6–11.

McKenzie, J. F., Neiger, B. L., & Thackeray, R. (2016). Planning, implementing, and evaluating health promotion programs: A primer. (7th ed). Boston, MA: Pearson.

Michie, S., Atkins, L., & West R. (2014). The behaviour change wheel: A guide to designing interventions. Sutton: Silverback Publishing.

Michie, S., Van Stralen, M. M., & West, R. (2011). The behaviour change wheel: A new method for characterising and designing behaviour change interventions. Implementation Science, 6(1), 42.

Moghaddam, E. S., Shahnazi, H., & Hassanzadeh, A. (2019). Predictive power of PEN-3 model constructs in breast cancer screening behaviors among teachers: A cross-sectional study in central Iran. European Journal of Breast Health, 15(2), 105–110.

Moshki, M., Dehnoalian, A., & Alami, A. (2017). Effect of PRECEDE-PROCEED model on preventive behaviors for type 2 diabetes mellitus in high-risk individuals. Clinical Nursing Research, 26(2), 241–253.

National Association of County and City Health Officials. (1991). Assessment Protocol for Excellence in Public Health (APEXPH) workbook. Washington, DC: NACCHO.

Pennel, C. L., Burdine, J. N., Prochaska, J. D., & McLeroy, K. R. (2017). Common and critical components among community health assessment and community health improvement planning models. Journal of Public Health Management and Practice, 23, S14–S21.

Porter, C. M. (2016). Revisiting PRECEDE-PROCEED: A leading model for ecological and ethical health promotion. Health Education Journal, 75(6), 753–764.

Saunders, R. P., Evans, M. H., & Joshi, P. (2005). Developing a process-evaluation plan for assessing health promotion program implementation: A how-to guide. Health Promotion Practice, 6, 134–147.

Simons-Morton, B., Greene, W., & Gottlieb, N. (1995). Introduction to health education and health promotion (2nd ed.). Prospect Heights, IL: Waveland.

Simons-Morton, B., McLeroy, K., & Wendel, M. (2012). Behavior theory in health promotion practice and research. Sudbury, MA: Jones and Bartlett.

Sofolahan-Oladeinde, Y. A., Iwelunmor, J. I., Conserve, D. F., et al. (2017). Role of healthcare in childbearing decision-making of WLHA in Nigeria: Application of PEN-3 cultural model. Global Public Health, 12(6), 680–693.

Susiloretni, K. A., Hadi, H., Prabandari, Y. S., et al. (2015). What works to improve duration of exclusive breastfeeding: Lessons from the exclusive breastfeeding promotion program in rural Indonesia. Maternal and Child Health Journal, 19(7), 1515-1525.

Susiloretni, K. A., Krisnamurni, S., Sunarto, et al. (2013). The effectiveness of multilevel promotion of exclusive breastfeeding in rural Indonesia. American Journal of Health Promotion, 28(2), e44-e55.

US Department of Health and Human Services. (2005). Planned Approach To Community Health: Guide for the local coordinator. Atlanta, GA: US Department of Health and Human Services, Centers for Disease Control and Prevention, National Center for Chronic Disease Prevention and Health Promotion. Retrieved from http://lgreen.net/patch.pdf

제8장

보건교육과 건강증진 이론

제8장은 건강증진과 공중보건에서 주로 사용되는 행태 변화 이론들의 개관을 소개한다. 이 장에서는 다양한 이론과 모형의 개관을 제시하는데, 여기에는 건강믿음모형(the health belief model), 범이론적 모형(the transtheoretical model), 합리적 행동이론(the theory of reasoned action), 계획된 행동이론(the theory of planned behavior), 통합 모형(the integrative model), 사회인지이론(social cognitive theory), 혁신 확산 이론(diffusion of innovations theory), 그리고 사회 마케팅(social marketing)이 포함되어 있다.

이론과 모형 사용하기

제7장에서 공중보건 실무자가 건강증진 프로그램을 계획하고 실행하며, 평가하는 데 도움을 줄 수 있는 지역사회 계획 모형들을 살펴보았다. 이번 장에서는 건강증진 프로그램의 맥락에서 이론의 중요성을 논한다. Glanz, Rimer, Viswanath(2008)는 이론을 다음과 같이 정의한다 "사건이나 상황을 설명하고 예측하기 위하여, 변수 간의 관계를 명시함으로써 사건이나 상황에 대한 체계적인 관점을 제시하는 일련의 상호관계가 있는 개념, 정의, 그리고 명제"라고 정의한다. 건강 관련 행태의 맥락에서, 이론은 사람들이 어떤 행태를 왜 하는지(또는 안하는지)를 설명하고 장래에 누가 행태를 할 것 같은지(또는 안할 것 같은지)를 예측하는 데 도움을 준다. 이론은 개괄적인 개념을 좀 더 개별적인 구성 요소로 전환하는 조작을 함으로써(또는 측정할 수 있는 조작적 정의로 바꿈으로써) 건강 관련 행태를 설명하고 예측할 수 있다. 더 분명히 보여주기 위해, 공중보건 실무자가 지역사회 구성원이 채택하거나 중단하는 데 도움을 줄 수 있는 몇 가지 건강행태를 논할 것이다.

- 구강보건(매일 칫솔과 치실 사용하기)
- 신체활동(하루에 60분 운동하기)
- 도로의 위험(운전 중 문자 보내기)
- 흡연(전자담배와 같은 모든 형태의 담배 제품 포함)
- 수면(매일 8시간의 수면)

행태를 선택하고, 사람들이 그 행태를 하거나 하지 않는 주요한 3가지 이유를 생각하여 정리해 보시오. 정리가 끝나면 목록을 점검하고 다음의 목록과 비교해 보시오.

- 사람들은 친구나 가족이 그 행태를 하기 때문에 자신도 그 행태를 한다.
- 사람들은 의사의 바램 때문에 그 행태를 한다.
- 사람들은 스트레스를 받기 때문에 그 행태를 한다.
- 사람들은 그 행태가 기쁨을 주기 때문에 한다.
- 사람들은 질병이나 상해를 예방하기 위하여 그 행태를 한다.

학습목표

이 장을 학습한 후 다음을 할 수 있다.

- 건강증진 프로그램에서 이론을 이용하는 것의 중요성을 기술할 수 있다.
- 건강믿음모형의 구성 요소를 열거하고 정의할 수 있다.
- 범이론적 모형의 핵심 요소를 열거하고 정의할 수 있다.
- 합리적 행동이론, 계획된 행동이론, 통합 모형의 차이점을 구별할 수 있다.
- 사회인지이론의 핵심 요소를 열거하고 정의할 수 있다.
- 사회 마케팅의 구성 요소를 열거하고 정의할 수 있다.
- 혁신 확산 이론의 구성 요소를 열거하고 정의할 수 있다.
- 건강행태변화를 위한 다중이론 모형의 구성요소를 열거하고 정의할 수 있다.
- COM-B 모형의 구성요소를 열거하고 정의할 수 있다.

이 장에서 다루는 공중보건 역량

- 공중보건 지식의 진보에서 근거의 핵심적 중요성을 설명할 수 있다.
- 인구집단 건강에 영향을 주는 행태적 정신적 요인을 설명할 수 있다.
- 공중보건 정책이나 프로그램을 설계하고 실행하는데 문화적 가치를 인지하고 실행할 수 있다.
- 인구집단 기반 정책, 프로그램, 사업, 중재를 설계할 수 있다.
- 공중보건 사업 평가 방법을 선택할 수 있다.
- 다양한 청중과 영역에 대한 의사소통 전략을 선택할 수 있다.

- 글과 구두발표를 통해 청중에 적합한 공중보건 내용을 의사소통할 수 있다.
- 공중보건 내용 의사소통에서 문화적 역량의 중요성을 기술할 수 있다.

위 목록에 의하면, 사람들은 그들의 삶에서 중요한 사람들이 그 행태를 하고, 그 행태가 기쁨을 주거나 질병이나 상해의 위험을 줄이기 때문에 그 행태를 한다. 이런 과정을 통해, 당신은 이론가가 된다. 당신은 행태를 설명하거나 예측하는 일련의 상호 관련된 개념을 제안하였고, 그들을 의미 있는 구성 요소로 전환함으로써 개념을 조작화 하였다. 이론은 각 상황과 행태에 따라 사용되기에 충분히 광범위하고, 건강증진 중재를 개발하는 데 실질적 도움을 주는 방식으로 잘 정의되어 있어서 공중보건 실무자와 연구자에게 유용하다. 예를 들어, 당신은 생각해 내었거나 위에 제시된 3가지 이유를 다시 살펴보라. 이들 이유 모두 우리가 함께 다루어야 할 5가지 행태를 예측하거나 설명할 수 있다. 따라서 이론의 중요한 측면은 일반화할 수 있다는 것이다.

이번 장에서, 몇 가지 이론(합리적 행동이론 같은)을 읽을 것이고 어떤 경우에는 그것들이 모형(건강믿음모형)이라 불리는 것을 알게 될 것이다. 제7장에서 논의된 기획 모형들(planning models)과 이번 장에서 논의되는 행태 변화 모형 간에는 차이가 있다는 것을 이해하는 것이 중요하다. 기획 모형은 건강증진 프로그램을 기획, 실행, 평가하는 데 사용되고 지역사회를 동원하기 위한 거시적 수준의 지침을 제공하도록 설계되었다. 행태 변화 모형들은 이론과 비슷한데, 행태 변화 모형은 미시적 수준의 지침이나 건강증진 프로그램의 방법을 위해 설계되었다. 건강행태 이론과 건강행태 모형 간의 차이는 무엇인가? Patricia Goodson는 저서인 『건강증진 연구와 실제에서의 이론: 책 밖에서의 생각(Theory in Health Promotion Research and Practice: Thinking Outside the Book)』에서 이 차이에 얘기하였다. 요약하면, 건강행태 모형들은 많은 이론을 받아들이고 이들을 좀 더 작은 요소로 개념화한다.

공중보건에서 이론 사용은 지난 몇십 년 동안 기하급수적으로 증가해 왔다. '건강행태와 보건교육(Health Behavior and Health Education)' 제1판이 출판되었을 때 이 책이 건강행태 이론을 기술한 유일한 교과서였다(Glanz, Marcus-Lewis, & Rimer, 1990). 지금은 건강행태 이론을 다룬 많은 책이 있는데 건강행태와 보건교육 제5판(Glanz 등, 2015), 보건교육과 건강증진의 이론적 기반(Theoretical Foundations of Health Education and Health Promotion) 제3판(Sharma, 2017), 그리고 여러 가지의 건강행태 이론 입문수준(Edberg, 2020; DiClemente, Salaxar, & Crosby, 2019)과 심화수준(Conner & Norman, 2015) 저서가 있다. 이번 장은 역사적으로 가장 중요하고 오늘날 일반적으로 사용되는 몇 가지에 대한 개요이다. 독자들이 건강행태 이론을 다룬 책이나 원저에서 이들 이론에 대한 더 많은 정보를 얻기를 바란다.

공중보건에서 이론 사용은 지난 몇십 년 동안 기하급수적으로 증가해 왔다.

건강믿음모형(Health Belief Model)

건강 관련 행태를 설명하고 예측하기 위해 개발된 초기 이론들 중의 하나는 건강믿음모형(HBM)이다. 건강믿음모형(HBM)은 미국 공중보건국에서 어떤 지역사회 구성원은 공중보건 서비스, 특히 무료 결핵 검진을 위한 이동 엑스선 촬영에 참여하는데,

왜 어떤 지역사회 구성원은 참여하지 않는지를 설명하는 데 도움을 주고자 1950년대 사회심리학자인 Godfrey Hochbaum, Stephen Kegels, Irwin Rosenstock에 의해 개발되었다(Conner & Norman, 2015; Rosenstock, 1966). 건강믿음모형(HBM)의 6가지 구성 요소는 인지된 감수성(perceived susceptibility), 인지된 심각성(perceived severity), 인지된 유익성(perceived benefits), 인지된 장애(perceived barriers), 행동 계기(cues to action), 자기효능감(self-efficacy)이다. 이들 구성 요소는 〈표 8.1〉에 요약하여 제시되어 있다.

건강믿음모형(HBM)의 첫 번째 구성 요소는 인지된 감수성이다. 이는 어떤 특정한 행태를 하거나 하지 않을 때 질병이 생기거나 질병으로 자신에게 해가 되는 경험을 할 수도 있다고 생각하는 개인의 믿음을 말한다. 예를 들어, 10대 소녀가 자외선 차단제 없이 일광욕을 한다면 햇볕에 타고 피부에 주름이 생기며 노화를 앞당기고 결국 피부암이 생길 수 있다고 믿을 수 있을 것이다. 반면, 10대 소년이 정기적인 콜레스테롤 검진과 같은 행태를 하지 않더라도, 심혈관질환 같은 질환이 생길 위험이 커지지 않을 것이라고 인식할 수 있다.

인지된 감수성
어떤 특정 행태를 하거나 하지 않을 경우 질병이 생기거나 질병으로 인한 위해한 결과를 경험할 수 있다고 생각하는 개인의 믿음

표 8.1 건강믿음모형의 필수 구성 요소

구성 요소	설명
인지된 감수성	어떤 특정 행태를 하거나 하지 않을 경우 질병이 생기거나 질병으로 인한 위해한 결과를 경험할 수 있다고 생각하는 개인의 믿음
인지된 심각성	질병이나 위해한 상태의 결과에서 생길 수 있는 위해 정도나 심각성에 대한 개인의 믿음
인지된 유익성	질병의 위험을 증가시킬 수 있는 지속적인 행동보다 질병 위험을 줄이기 위한 조치를 취하는 것이 이점이 있다는 개인의 믿음
인지된 장애	개인이 어떤 행태를 취하고자 할 때 직면하게 될 것으로 믿는 걸림돌
행동 계기	개인이 어떤 행태를 취할 가능성을 높이거나 낮추는 환경적 또는 내적 계기(방아쇠)들
자기효능감	특정 행태를 취하거나 행태를 취하기 위한 장애를 극복할 능력에 있어서, 개인이 가지는 믿음 또는 자신감

건강믿음모형(HBM)의 두 번째 구성 요소는 인지된 심각성이다. 이것은 질병이나 위해한 상태의 결과에서 생길 수 있는 위해 정도나 심각성에 대한 개인의 믿음을 가리킨다. 이 구성 요소는 인지된 감수성과 본질적으로 관련이 있다. 예를 들면, 자외선 차단제 없이 일광욕을 하는 이전의 사례에서, 10대 소녀는 자외선 차단제 없이 일광욕을 한다면 피부암이 생길 수 있다는 인식을 가질 수 있다. 그러나 이것이 그 소녀의 행태를 바꾸도록 설득하지 못할 수 있다. 그 소녀가 피부암이 진짜 얼마나 심각하고 위해한 지를 믿는 인지된 심각성이 행태를 결정할 것이다. 인지된 감수성과 인지된 심각성은 함께 인지된 위협을 만든다.

인지된 심각성
질병이나 위해한 상태의 결과에서 생길 수 있는 위해 정도나 심각성에 대한 개인의 믿음

건강믿음모형(HBM)의 세 번째 구성 요소는 인지된 유익성이다. 이것은 질병의 위험을 증가시킬 수 있는 지속적인 행동보다 질병 위험을 줄이기 위한 조치를 취하는 것이 이점이 있다는 개인의 믿음을 가리킨다. 예를 들면, 금요일 밤에 술집에 있는 남자가 있다고 가정할 때 그가 법적으로 음주운전에 걸릴 만큼 술을 마셨다면, 그는 집에 갈 방법을 결정해야 한다. 그는 직접 운전해 집에 가거나 걷기 또는 택시나 태워줄 술 취하지 않은 멀쩡한 친구를 부르는 것과 같은 다른 방법을 찾을 수 있다. 그가 직접 운전해 집에 가는 것의 편익은 택시

인지된 유익성
질병의 위험을 증가시킬 수 있는 지속적인 행동보다 질병 위험을 줄이기 위한 조치를 취하는 것이 이점이 있다는 개인의 믿음

차비를 지불하지 않아도 되는 것, 친구나 가족에게 불편을 끼치지 않아도 되는 것, 그리고 집까지 몇 마일을 걷지 않아도 되는 것이다. 택시나 친구를 부르는 것의 편익은 음주운전(DUI)이나 취중 운전(DWI)으로 체포되거나 자신과 타인을 다치게 할 수 있는 자동차 사고를 야기할 수 있는 음주운전의 위험에 처하지 않는 것이다.

인지된 장애
개인이 어떤 행태를 취하고자 할 때 직면하게 될 것으로 믿는 걸림돌

건강믿음모형(HBM)의 네 번째 구성 요소는 인지된 장애이다. 이것은 개인이 어떤 행태를 취하고자 할 때 직면하게 될 것으로 믿는 걸림돌을 가리킨다. 이런 장애는 보통 실제적 또는 상상(인지)의 비용으로 묘사된다. 이전의 사례를 계속 이용해 보자. 술취한 그 남자는 집에 가는 선택을 고려하면서 특정한 선택을 할 수 없는 요인을 고려할 것이다. 자신을 데리러 오도록 부탁할 가까운 친구나 가족이 많지 않을 수 있고, 만약 별로 없는 친구 중에서 부른다면 친구가 나를 깔보거나 자제력이 부족한 사람으로 보지 않을까를 걱정할 수 있을 것이다(인지된 비용). 그는 택시비가 비싸며 지불할 능력이 없다는 것을 생각할 수 있다(실제 비용). 이 두 가지 구성 요소를 동시에 고려하며, 그 남자는 선택의 편익(유익성)과 장애를 저울질할 것이며 편익(유익성)을 극대화하고 실제적 또는 인지된 비용을 극소화하는 하나를 결정할 것이다.

행동 계기
개인이 어떤 행태를 취할 가능성을 높이거나 낮추는 환경적 또는 내적 계기(방아쇠)들

건강믿음모형(HBM)의 다음 구성 요소는 행동 계기이다. 이것은 개인이 어떤 행태를 취할 가능성을 높이거나 낮추는 환경적 또는 내적 계기(방아쇠)들이다. 운동이 필요함을 인지하는 경우를 예로 들면 운동하지 않음으로 체중이 증가하자 운동의 필요성을 느끼게 되는 내적 계기가 있을 수 있다. 또 다른 계기는 "왜 엘리베이터 대신 계단을 이용하지 않으세요?"라고 적힌 학교나 작업장의 표지판과 같은 환경적인 것일 수도 있다. 이 두 가지 예를 통해 계기는 의도적일 수도 비의도적일 수도 있음을 알 수 있다. 첫 번째 사례에서, 개인은 불편하게 느껴 운동이 필요하다고 인지할 때까지 일부러 살을 찌우지는 않았을 것이다. 오히려 운동의 필요성에 대한 인지는 의도하지 않은 체중증가로부터 야기된 비의도적 계기였다. 두 번째 사례에서, 사람들이 계단을 이용하도록 장려하기 위하여 배치된 표지판은 신체활동을 장려하기 위한 건강증진 캠페인의 일환으로 의도적으로 거기에 설치되었을 것이다. 건강믿음모형(HBM)에서 계기는 다른 구성 요소와 달리 정의가 잘 되어 있지 않아서, 이에 대한 연구가 많지 않은 편이다(Carpenter, 2010).

자기효능감
특정 행태를 취하거나 행태를 취하기 위한 장애를 극복할 능력에 있어서, 개인이 가지는 믿음 또는 자신감

건강믿음모형(HBM)의 마지막 구성 요소는 자기효능감인데, Julian Rotter와 Albert Bandura의 사회학습이론이 일반화되어 감에 따라, Rosenstock이 1980년대 후반에 건강믿음모형(HBM)에 추가한 개념이다(Rosenstock, Stretcher, & Becker, 1988). 자기효능감은 특정 행태를 취하거나 행태를 취하기 위한 장애를 극복할 능력에 있어서, 개인이 가지는 믿음이나 자신감으로 정의될 수 있다. 예를 들면, 사람들은 건강식을 할 수 있다는 자신감(행태에 대한 자신감)을 가질 수 있으나, 친구와 음식점에 있을 때 건강식을 주문하는 데서는 자신감(동료 압력을 극복할 자신감)이 부족할 수 있다. 자기효능감에 대해서는 이 장의 뒷부분에 있는 사회인지이론에서 더 학습할 것이다.

앞선 논의는 건강믿음모형(HBM) 구성 요소에 대한 개요였다. 건강믿음모형은 피부암예방(Jeihooni & Rakhshani, 2019), 노인 고혈압 환자의 약물순응도(Yazdanpanah et al., 2019), 구강보건(Ghaffariet al., 2018), 인유두종바이러스 자가검사(Presser et al., 2018)

와 같은 공중보건 실행에 모형을 어떻게 적용하는지와 같이 지금도 사용하고 있다. 그러나, 최근 건강믿음모형에 일부 한계점이 있는 것을 발견했다(Sulat et al., 2018). 분석은 인지된 유익성, 인지된 장애, 인지된 심각성, 인지된 감수성에 국한되었다. 이는 행동 계기나 자기효능감을 분석하기에는 자료가 충분하지 않았기 때문이었다. 대체로, 인지된 장애와 인지된 유익성이 건강행태의 강력한 예측인자였고, 인지된 심각성은 건강행태의 약한 예측인자였다. 그리고, 인지된 감수성은 특정 행태를 수행하는 것과 거의 관계가 없었다. 이런 결과가 나타난 이유는 인지된 감수성은 특정 건강상태에 놓여있거나 이미 질병 진단을 받은 개인들에서는 차이가 없었고 자기효능감이나 인지된 심각성과 같은 다른 변수에 영향을 받기 때문으로 보인다(그림 8.1).

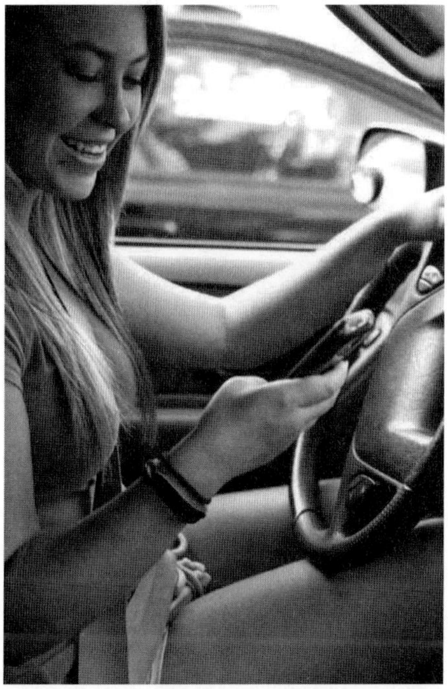

그림 8.1 건강믿음모형에 의하면, 10대들은 그들이 어떤 위해에 처해 있다는 것을 인지하지 않는다면 운전 중에 문자 보내기를 계속할 것이다.
출처 : 미국 질병관리본부 사진제공, ID# 13872, retrieved from http://phil.cdc.gov/phil/home.asp

범이론적 모형

범이론적 모형(transtheoretical model, TTM)은 1970년대 말 James Prochaska가 다양한 심리치료 이론을 통합하여 개념화하였다(Prochaska, 1979). 심리치료 통합은 TTM의 핵심으로 건강 관련 행태를 변화시키려는 사람들에게 도움이 되는 언제, 어떻게 변화시킬 것인가와 더불어 무엇을 변화시킬 것인가에 관한 토대를 형성한다(Prochaska & Norcross, 2018). TTM은 변화 단계(언제), 변화 과정(어떻게), 변화 수준(무엇)의 3가지 구성 요소가 있다. 이는 〈표 8.2〉에 요약하여 제시하였다.

심리치료의 통합은 TTM의 핵심으로 건강 관련 행태를 변화시키려는 사람들에게 도움이 되는 언제, 어떻게 변화시킬 것인가와 더불어 무엇을 변화시킬 것인가에 관한 토대를 형성한다.

TTM의 첫 번째 구성 요소이자 독특한 특징이라 할 수 있는 변화 단계는 변화에 대한 개

변화 단계
변화에 대한 개인의 준비 정도를 나타낸다.

인의 준비 정도를 나타내는 태도, 의도, 행동 등 여러 연관된 개념을 의미한다. 시간 역시 변화 단계에서 중요한 개념이다. 변화 단계는 일시적인 흡연 중단처럼 하나의 사건으로 변화를 보는 대신, 장기간의 금연과 같이 일련의 단계를 밟아가며 개인적인 진전이 일어나는 행태 변화를 의미한다. 이 단계들은 고려 전 단계, 고려 단계, 준비 단계, 실천 단계, 유지 단계의 다섯 단계로 구분된다.

고려 전 단계
가까운 미래 즉, 향후 6개월 이내에 건강행태를 변화시키고자 하는 의도가 없는 단계

첫 번째인 고려 전 단계는 향후 6개월 이내에 건강행태를 변화시키고자하는 의도가 없는 단계이다. 이 단계에서 개인은 대개 세 가지 집단으로 구분되는데 첫 번째는 문제를 전혀 인식하지 못하고 있는 집단이다. 예를 들어 남성들에게 "향후 6개월 이내에 사람유두종바이러스(human papillomavirus, HPV) 백신을 맞을 것을 얼마나 고려하고 있는가?"라는 질문을 한다면 긍정적인 대답을 하는 사람은 거의 없을 것이다.

표 8.2 범이론적 모형의 변화 단계, 변화 과정, 변화 수준

변화 단계	변화 과정	변화 수준
고려 전 단계	의식 상승	증상 또는 상황적 문제
고려 단계	극적 완화	부적응 인지
준비 단계	자기-재평가	개인 간 문제
실천 단계	환경 재평가	가족 간 갈등
유지 단계	자기 해방	개인 내 갈등
	역조건화	
	자극 통제	
	관리	
	도움 관계	
	사회적 자유	

이는 HPV 백신 대상이 남성과 여성 모두라는 사실을 남성들이 인식하지 못하고 있기 때문이다. 두 번째 집단은 건강문제에 직면하고 있다는 위험을 부정하거나 건강행태를 변화시키고자 하는 어떠한 이유도 없는 집단이다. 예를 들어 어떤 비만한 사람들은 그들의 비만이 유전적 원인에 기인한다고 합리화하며 행태를 변화시킬 필요를 찾지 않으려 한다. 세 번째는 과거에는 변화를 시도하였으나 실패하여 더 이상 변화를 꾀하지 않는 특징을 보이는 집단이다. 전 생애에 걸쳐 줄곧 과체중이었고 체중을 줄이려 계속해서 노력했던 한 여성을 상상해보자. 그녀는 변화 과정을 시작하였고 매일 걷기로 결정을 내렸으나 결국에는 걷기에 지쳐 이전으로 돌아가게 되었다. 이 같은 실패를 통해 그녀는 스스로 "나는 하루에 20분 걷기조차 할 수 없어! 다시는 살을 빼기 어려울 거야. 너무 힘들어. 왜 다시 시도해야 할까?"라고 생각하게 되었다. 이 같은 사례는 행태 변화를 시도하다 맞게 되는 실패가 개개인을 어떻게 고려 전 단계에 묶어 두는지 보여준다.

고려 단계
가까운 미래 즉, 향후 6개월 이내에 건강행태 변화를 고려하는 단계

다음 변화 단계는 가까운 미래 즉, 6개월 이내에 변화를 고려하게 되는 고려 단계이다. 핵심은 이 단계에 있는 사람들이 변화가 필요함을 인식하지만 행태 변화로 이어질 만큼 적극적이지 않다는 것이다. 체중을 줄이려는 여성의 예를 다시 들어보자. 걷기를 다시 시작하는 것은 그녀에게 맞지 않는 옷을 입히는 것과 같다. 불건강한 생활 행태에 억지로 맞추기보다 "살을 뺄 시간이야!"라는 인식을 갖도록 하고, 이를 깨달음으로써 그녀는 고려 전 단계에서

고려 단계로 나아갈 수 있다. 한 가지 주의해야 할 점은 자칫 오랜 기간 생각만 하고 정작 다음 단계로 나아가지 못하는 만성 고려 단계에 빠질 수 있는 것이다.

변화의 세 번째 단계는 행동 변화의 계획을 세우지만 아직 행동은 일어나지 않은 준비 단계이다. 행태 변화가 일어났다고 말할 때는 그 행동이 의미 있는 건강행태의 변화이어야 한다. 즉, 궁극적인 목적을 성취하는 행태 변화이어야 한다. 예를 들어 공중보건 인력이 사람들을 도울 수 있는 건강행태로는 금연, 매일 60분간의 신체활동, 하루 5가지 종류의 과일이나 채소의 섭취 등이 있는데, 이러한 것들이 바로 의미 있는 행태 변화라 할 수 있다. 즉, 흡연자가 하루 흡연량을 한 갑에서 반 갑으로 줄이거나 일주일 중 대부분의 요일에 25분가량의 운동을 한다거나 3가지 종류의 과일이나 채소를 섭취하는 것은 아직은 준비 단계에서의 행동이다. 반면, 새로운 기술이나 능력을 익히는 것, 변화를 방해하는 장애물을 제거하는 노력은 변화 단계의 특징이다. 담배를 끊고자 하는 사람이 여러 가지 종류의 금연 전략(금단 증상 느끼기, 니코틴 껌 씹기, 니코틴 패치 사용이나 행태 변화 상담 받기)에 관한 문헌을 찾아 읽거나, 운동, 적절한 근무복과 근무화 구입, 신선한 과일이나 야채를 구입하러 식료품 가게에 가는 행위 등을 예로 들 수 있다.

준비 단계
행동 변화의 계획을 세우지만 아직 행동은 일어나지 않은 단계

의미 있는 행태 변화가 일어난다면 다음 단계인 실천 단계에 들어선 것으로 생각할 수 있는데, 이 같은 의미 있는 행태 변화는 6개월가량 지속되어야 한다. 만약 적어도 6개월 이상 행태 변화를 지속한다면 다음 단계인 유지 단계에 접어든 것이다. 나아가 이 같은 행태가 지속되어 불건강한 행태가 다시는 일어날 가능성이 없어질 지점에 이르게 되면 종료단계에 이른 것으로 분류한다.

실천 단계
의미 있는 행태 변화가 일어나서 6개월 미만으로 지속되는 단계

유지 단계
의미 있는 행태 변화가 일어나서 최소 6개월 이상 지속되는 단계

변화 단계의 특징 중 분명히 해야 할 점은 개인의 행태 변화가 종료 단계까지 단순히 일련의 과정처럼 이어져 일어나지 않는다는 것이다. 그보다 매 단계를 돌고 돌아가는 과정이 진행된다. 체중 조절을 시도하는 여성의 예를 다시 들어 보자. 지금까지의 시도가 자신에게 맞지 않았다는 것을 깨달은 그녀는 걷기 프로그램에 참여할 것을 결정한다(고려 전 단계에서 고려 단계로). 편안한 워킹슈즈를 구입하고 지역 내 체육관에 등록한다(고려 단계에서 준비 단계로). 걷기 프로그램을 시작하지만(준비 단계에서 실천 단계로), 한 달도 지나지 않아 너무 힘들어 포기하게 된다(실천 단계에서 준비 단계로). 언젠가는 그녀가 다시 걷기를 시도하겠지만 결과적으로 그녀의 첫 번째 시도에서처럼 여러 단계를 돌고 돌게 될 것이다.

종료 단계
의미 있는 행태 변화가 지속되어 불건강한 행태가 다시는 일어날 가능성이 없어지는 단계

TTM의 두 번째 구성 요소는 변화 과정이다. 변화 과정은 변화 단계를 진전시키고 움직이게 도와줌으로써 개인의 감정, 지식, 기술, 행태를 변화시킬 수 있는 의도적 또는 비의도적 활동을 말한다. 변화의 첫 번째 과정은 문제적 행태, 질병, 상태에 대한 이해와 인식 향상을 의미하는 의식 상승(consciousness raising)이다. 특히 이 같은 인식은 문제의 원인이나 문제의 결과, 잠재적 치료 방법 등과 관련될 수 있다. 두 번째 변화 과정은 문제 행동에서 비롯된 여러 감정들, 문제 행동이 개선되었을 때 느끼게 되는 안정감과 같은 감정적 카타르시스를 의미하는 극적 완화(dramatic relief)이다. DUI[1]/DWI[2]로 체포되어 일주일간의 알코올 중독 프로그램에 참가하게 된 남자를 상상해 보자. 그는 워크숍에 참가해 '음주운전 추방 어머

변화 과정
변화 단계를 진전시키고 움직이게 도와줌으로써 개인의 감정, 지식, 기술, 행태를 변화시킬 수 있는 의도적, 비의도적 활동

의식 상승
문제적 행태, 질병, 상태에 대한 이해와 인식 향상

극적 완화
문제 행동에서 비롯된 여러 감정들, 문제 행동이 개선되었을 때 느끼게 되는 안정감과 같은 감정적 카타르시스를 의미하는 극적 완화(dramatic relief)

1 Driving Under the Influence of Alcohol[Drugs]
2 Driving While Intoxicated

니회(Mothers Against Drunk Driving organization)'에서 온 한 어머니에게 음주운전으로 아이를 잃게 된 사연을 듣게 되었다. 그 이야기를 듣자 그는 분노와 죄책감에 시달리게 되었고 음주운전 습관을 끊어야만 이 같은 분노와 죄책감에서 벗어날 수 있음을 깨닫게 되었다.

세 번째 변화 과정은 개인이 자아의 개념(self-concept)을 평가하고 문제 행동이 있고, 없음에 따라 그들의 삶이 어떻게 달라질지 상상하는 자기-재평가(self-reevaluation)이다. 기본적으로 이 과정에서는 "만약 내가 이 같은 행태를 지속한다면, 나는_____가 될 것이다." 와 "만약 이 행태를 고칠 수 있다면, 나는_____가 될 수 있을 것이다"라는 두 질문에 대답할 수 있어야 한다. 네 번째 변화 과정은 개인의 행태가 그들의 환경에 영향을 미치는 방식을 평가하는 환경 재평가(environmental reevaluation)이다. 앞서 언급한 DUI/DWI 워크숍을 예를 들면, 프로그램 진행자는 참가자에게 음주운전이 그의 아내, 아이들, 직장 동료, 친구들에게 어떠한 부정적인 영향을 미쳤는지 물어볼 수 있다. 다섯 번째 변화 과정은 행태를 변화시키는 선택과 변화에 몰두할 수 있는 감각을 개발하는 자기-해방(self-liberation)이다. 예를 들면, 새해 결심으로 살을 빼고 금연하기로 마음먹은 사람들이 이에 해당한다. 여섯 번째 변화 과정은 오래되고 불건강한 행태를 새롭고 건강한 행태로 대체하는 역조건 변화(counterconditioning)이다. 예를 들면, 담배를 피우는 대신 무가당 껌을 씹거나, 식사 중 당 함유 음료 대신 생수를 마시는 행동들이다. 일곱 번째 변화 과정은 불건강한 행태를 유발하는 오래된 계기들은 회피하고 건강한 행태를 유발하는 새로운 계기들을 획득하는 자극 조절(stimulus control)이다. 예를 들면, 장을 보는 동안 과식을 유발하는 특정 음식을 구입하지 않는다거나 외식을 할 때 뷔페식당을 가지 않기로 하는 결정 등이 이에 해당한다. 여덟 번째 변화 단계는 위기 상황 관리(contingency management)로 어떤 행태를 이끌어 내는 긍정적, 부정적 강화의 경험이다. 예를 들어, 매일 아침에 일어나 출근하기 전까지 45분을 걷겠다는 목표를 세우고 이를 달성하면 긍정적인 방식으로 스스로에게 어떠한 보상을 한다거나 그 반대로 목표를 달성하지 못하면 계획을 재평가하고 장애요인을 확인하는 것 등이 있다. 만약, 시간이 문제가 된다면 평소보다 45분에서 60분가량 일찍 일어나기로 결정할 수 있다. 아홉 번째 변화 과정은 목표 달성을 촉진시킬 수 있는 사람들과 관계를 맺고 교류하는 협력 관계(helping relationship)이다. DUI/DWI의 남자를 예로 들면, 그가 술을 끊기 위해서는 주위의 도움이 필요한데, 아내나 직장 동료에게 도움을 요청하거나 그와 같은 처지에 있는 사람들을 만날 수 있는 알코올 중독자 모임(Alcoholic Anonymous meeting)에 참여하는 방법이 있다. 열 번째이자 마지막 변화 과정은 건강행태를 증진하는 사회적 기회를 확대하는 사회적 자유(social liberation)이다. 앞선 예를 든 DUI/DWI의 남자의 경우, 그의 직장 상사나 직장 동료에게 사교 활동을 포함하여 직장 내 모든 활동에서 술을 마시지 말자고 요청할 수 있다.

변화 단계와 변화 과정을 모두 살펴보았다면 이 두 가지 구성 요소가 어떠한 방식으로 상호작용하는지 궁금해 할 수 있다. 실제로 두 구성 요소는 상호작용을 하는게 Prochaska와 Norcross(2010)는 매 변화 단계에서 어떤 과정이 중요한 역할을 하는지 설명하고 있다. 고려 전 단계에서 고려 단계로 진행하기 위해서는 의식 상승과 극적 완화의 두 과정이 중요하다. 고려 단계에서 준비 단계로는 환경 재평가와 자기-재평가의 두 가지 과정이 중요하며,

자기-재평가
개인이 자아의 개념(self-concept)을 평가하고 문제 행동이 있고, 없음에 따라 그들의 삶이 어떻게 달라질지 상상하는 변화 과정

환경 재평가
한 개인의 행태가 그들의 환경에 영향을 미치는 방식을 평가하는 변화 과정

자기-해방
행태를 변화시키는 선택과 변화에 몰두할 수 있는 감각을 개발하는 변화 과정

역조건 변화
오래되고 불건강한 행태를 새롭고 건강한 행태로 대체하는 변화 과정

자극 조절
불건강한 행태를 유발하는 오래된 계기들은 회피하고 건강한 행태를 유발하는 새로운 계기들을 획득하는 변화 과정

위기 상황 관리
어떤 행태를 이끌어내는 긍정적, 부정적 강화를 경험하는 변화 과정

협력 관계
목표 달성을 촉진시킬 수 있는 사람들과 관계를 맺고 교류하는 변화 과정

사회적 자유
건강 행태를 증진하는 사회적 기회를 확대하는 변화과정

자기 해방은 준비 단계, 위기관리와 역조건 변화, 자극 조절은 실천 단계에서 유지 단계로 이어지기 위해 중요하다. 변화 단계와 명확히 연결되지 않는 두 가지의 변화 과정이 있는데, 협동 관계와 사회 해방이 그것이다. 그러나 이 두 과정은 모든 단계에 걸쳐 관련이 있거나 어떤 경우에는 모든 단계와 관련되지 않기도 한다.

TTM의 세 번째 구성 요소는 변화 수준이다. 변화 수준이나 변화 과정을 논의할 때면 흡연이나 음주, 신체활동의 실패(특히 걷기)와 같이 명확히 정의된 단일 건강문제를 주로 예를 들게 된다. 물론 TTM 창작자들은 건강문제를 개별화하기가 쉽지 않을 뿐만 아니라 건강문제는 삶의 여러 문제로부터 발생된다는 것을 인정한다. 변화 수준은 정신 심리치료에서 다루어질 수 있는 개별적이면서 서로 연관된 다섯 개의 정신심리학적 문제를 포함한다. 그러한 이유로 공중보건 영역에서 변화 수준 활용은 제한적이고 많은 교과서에서 TTM이 변화 수준을 구성 요소로서 포함하지 않기도 한다. 하지만 완전한 설명을 위해 증상이나 상황적인 문제, 부적응적 인지, 개인 간 문제, 가족 간 갈등, 개인 내 갈등이 다섯 가지 변화 수준임을 밝힌다.

변화 수준
정신 심리치료에서 다루어질 수 있는 개별적이면서 서로 연관된 다섯 개의 정신 심리학적 문제

변화 단계와 과정, 수준에 더해 TTM은 의사결정 균형(decision balance)과 자기 효능감(self efficacy)이란 두 가지 구성 요소를 가진다. 의사결정 균형은 특정 행태의 장단점을 비교하여 보는 것으로 장단점은 도구적(instrumental), 인정(approval)적으로 나뉘며 각각 자신과 타인의 맥락에서 살펴보게 된다(Janis & Mann, 1977). 즉, 건강행태를 실행하기로 결정할 때는 스스로에게 (정크푸드를 먹지 않아서 아끼게 되는 가외 수입과 같은) 도구적 이득을 줄 수 있고 (정크푸드를 먹지 않음으로 자신에게 더 나은 감정을 느끼게 되어) 자신으로부터 인정을 받을 수 있으며 (정크푸드를 먹지 않고 모은 돈을 가족을 위해 쓰게 되는) 타인에 대한 도구적 이득과 (정크푸드를 먹지 않으면서 배우자로부터 인정을 받는 것과 같은) 타인으로부터의 인정 등을 기대할 수 있다. 반대로 불건강한 행태를 하게 될 때는 자신에게 (정크푸드를 구입하면서 발생하는 금전적 손실과 같은) 도구적 손실이 발생할 수 있으며, (정크푸드를 먹었다는 자책감과 같은) 불인정, (가족을 위한 물품을 사지 못함으로써) 타인에 대한 도구적 손실, (아이들과 같이 놀아줄 만큼 활동적이지 않아 아이들로부터 인정받지 못하는) 타인으로부터의 불인정 등이 있을 수 있다. 최근 Hall과 Rossi(2008)는 10여 개 국가에서 모은 120개의 연구를 통해 48개 행태에 관한 메타분석을 시행하여 고려 전 단계에서부터 실천 단계까지의 과정에서 장점과 단점이 어떻게 작용하는지 평가하였다. 메타분석 결과, 장점에서 1 표준편차가 발생할 때 단점은 약 0.5 표준편차가 감소했다. 실질적인 의미에서 이 같은 결과는 사람들이 그들의 행태를 바꾸기 위해서는 변화로 인한 장점이 단점보다 약 두 배 이상 커야 한다는 것을 의미하며, 이를 변화의 강점과 약점 원칙이라고 한다. 다시 말해 건강증진사업을 계획한다면, 단점을 줄이기보다는 장점을 늘리는 방향으로 설계하는 것이 바람직하다. TTM의 마지막 구성 요소는 자기 효능감이다. 이에 대해서는 사회인지이론에서 자세히 다룰 것이다.

의사결정 균형
특정 행태의 장점과 단점을 비교하여 결정하는 행위

변화의 강점과 약점 원칙
행태를 바꾸기 위해서는 변화로 인한 장점이 단점보다 약 두 배 이상 커야 한다는 TTM의 개념

TTM은 공중보건 영역에서 가장 많이 적용되는 모형 중 하나이다. TTM의 현대적 적용은 아프리카-아메리카 청소년의 신체활동(Shaver et al., 2019), 이란 남성의 흡연(Jeihooni, Gholampour, & Shokrpour, 2019), 2형 당뇨병 환자의 약물 접근성(Arafat et al., 2019),

어린이들의 비만 관리 (Yusop et., 2018) 등에서 이뤄져 왔다. 최근 2009년에서 2015년 사이에 보고된 TTM에 관한 57개 문헌을 평가한 체계적 문헌고찰에서 TTM에 기반한 개입활동이 일관되게 유의하고 긍정적인 효과를 나타내었음을 밝혀냈다(Hashemzadeh et al., 2019). 저자들은 실제 적용된 TTM에서 가장 공통적인 요소는 변화 단계임을 강조하였다.

합리적 행동이론(Theory of Reasoned Action), 계획된 행동이론(Theory of Planned Behavior), 통합 모형(Integrative Model), 합리적 행동 접근(Reasoned Action Approach)

다음으로 살펴볼 이론은 합리적 행동이론(theory of reasoned action, TRA), 계획된 행동이론(theory of planned behavior, TPB), 통합 모형(Integrative Model, IM), 합리적 행동 접근(Reasoned Action Approach, RAA)이다. 연속적으로 개발된 이 네 이론들은 새로운 정보가 생성됨에 따라 건강행태 이론 역시 끊임없이 변화한다는 것을 보여준다. 첫 번째로 개발된 TRA는 Martin Fishbein과 Icek Ajzen이 그들의 저서인『믿음, 태도, 의도와 행태: 이론과 연구의 소개』(Belief, Attitude, Intention and Behavior: An introduction to Theory and Research)(1975)에서 처음 개념화하였다. TRA의 개발을 이끈 연구에서 Fishbein은 태도를 평가하는 다양한 방식에 대해 연구하여 목표를 향하는 태도(즉, 당뇨병에 대한 태도) 대신 행태로 나아가는 태도(즉, 당뇨병 검사를 위해 의사를 찾고 채혈을 하는 태도)를 평가할 때, 결과를 예측하는 능력이 향상됨을 밝혀냈다(Fishbein과 Ajzen, 1975). TRA는 세 개의 구성 요소를 가지는데 행태 의도, 행동을 향한 태도, 주관적 규범이 그것이다. 이후 Ajzen(1991)은 개인의 의지적인 통제가 완전하지 못한 상태에서 행하는 행동에 대해서는 TRA가 충분히 설명하지 못하는 한계가 있다는 것을 감지하였다. 이러한 이유로 구성 요소 중 인지된 행태 조절이 추가된 TPB를 제안하였다. 동시에 Fishbein은 유사한 개념을 가진 이론들을 통합하는데 관심을 기울였고, Marshall Becker(건강믿음모형), Martin Fishbein(TPB), Fredrick Kanfer(자기조절이론), Harry Triandis(주관적 문화와 개인 간 관계) 등이 참여한 워크숍을 개최하였다. 이들은 사회인지이론에 관한 Albert Bandura의 작업에도 관심을 기울였다. 이 워크숍의 성과는 Fishbein의 IM의 개발로 이어졌다는 것이다. 이후 Fishbein과 Ajzen은 그들의 저서『행태의 예측과 변화: 합리적 행동 접근(Predicting and Changing Behavior: The Reasoned Action Approach)』(2010)에서 TRA와 TPB를 개정한 IM을 제안한다. IM에 대해서는 이번 장에서 추가로 논의할 것이다.

행태 의도
행태 실행에 대한 개인의 가능성이나 준비 정도

행태 의도는 합리적 행동이론, 계획된 행동이론, 통합 모형의 토대이다.

행태에 대한 태도
특정 행태에 대한 개인의 종합적인 평가

앞서 언급했던 바와 같이, 합리적 행동이론은 세 개의 구성 요소로 이뤄지는데 행태 의도, 행동을 향한 태도, 주관적 규범이 그것이다. 행태 의도(BI)는 행태 실행에 대한 개인의 가능성이나 준비 정도 등을 의미한다. 행태 의도는 합리적 행동이론의 토대로 이론의 제안자들은 특정 행태의 실행에 있어 행태 의도를 가장 중요한 결정요인으로 보았다. 행태 의도에서 변화를 일으키기 위해서는 다른 구성 요소들이 반드시 함께 증진되어야 한다.

TRA의 다른 구성 요소로는 특정 행태에 대한 개인의 종합적인 평가인 행태에 대한 태도가 있다. 이는 긍정적인 평가(호감)와 부정적인 평가(비호감)를 모두 포함하는 것으로 행태 신념과 결과 평가에 의해 형성화된다. 행태 신념은 행태 실행과 관련된 인지된 결과 또는 속성을 말하며, 결과 평가는 행태 실행과 관련된 각각의 결과 또는 속성이 가진 가치라 할 수 있다.

행태 신념
행태 실행과 관련된 인지된 결과 또는 속성

결과 평가
행태 실행과 관련된 각각의 결과 또는 속성이 가진 가치

예를 들어, 어느 노인 여성의 우유 섭취에 대한 태도를 생각해보자. 우유는 노인 여성에게 풍부한 칼슘을 제공한다. 긍정적, 부정적 요인 간 저울질을 통해 우유 섭취에 대한 그녀의 태도가 결정될 것이다. 이 같은 태도를 형성하는 행태 신념에는 우유의 밋밋한 맛(우유 섭취의 부정적 결과), 섭취하게 될 칼슘(우유 섭취의 긍정적 결과), 유효기간이 지난 우유를 버리면서 느끼게 될 잠재적인 분노(신선한 우유의 부정적인 속성) 등이 영향을 미친다. 그녀의 결과 평가는 그녀가 인식하는 행태 신념에 부합할 것이다. 그러므로 그녀는 맛, 칼슘의 섭취, 썩어버린 우유를 버리게 되어 생기는 분노 같은 행위들의 상대적인 중요성에 따라 우유 섭취 여부를 결정하게 된다. 긍정적인 태도가 부정적인 태도를 상회한다면, 우유 섭취에 대한 종합적인 긍정의 태도를 가지게 되고, 반대의 경우라면 종합적인 부정의 태도를 가지게 된다.

TRA의 또 다른 구성 요소로는 자신의 삶에서 가장 중요하게 생각하는 사람이 자신이 어떻게 행동하기를 바라는지에 대한 개인적인 평가인 주관적 규범이 있다. 주관적 규범은 규범적 신념과 순응 동기 등에 의해 형성된다. 규범적 신념이란 자신의 삶에서 가장 중요하게 생각하는 사람이 특정 행동을 어떻게 느끼는지에 대한 개인의 믿음을 의미한다. 순응 동기는 자신의 삶에서 가장 중요하게 생각하는 사람의 의견을 스스로가 얼마나 가치 있게 여기는지를 의미한다. 우유 마시기를 결정하는 노인 여성의 사례로 돌아가 보자. 그녀의 규범적 신념은 그녀가 자신의 삶에서 중요하다고 여기는 사람들의 의견에 대한 평가로 이뤄진다. 아마도 그녀의 아들이나 딸, 남편, 그녀가 믿는 종교의 성직자, 가장 친한 친구가 이에 해당할 것이다. 순응 동기는 우유 섭취에 대한 이들의 생각에 대해 그녀가 어떠한 가치를 매기는지에 따라 결정된다. 주관적 규범은 이 두 가지 가치에 의해 형성되는데, 그녀의 인생에서 가장 중요한 인물들이 그것들을 얼마나 중요하게 여기고 얼마나 그녀가 행동하기를 바라는지에 관한 상대적 평가로 결정된다. 그녀가 더 많은 우유를 마시기를 바라든지(긍정적 주관적 규범), 아니면 우유를 그만 마시기를 바라든지(부정적 주관적 규범), 혹은 우유를 얼마나 마시던 상관없든지(중립적 주관적 규범)가 그것이다. 만약 그녀가 긍정적 주관적 규범을 가진다면 TRA에 따라 더 많은 우유를 마실 것이고, 부정적 주관적 규범을 가진다면 우유를 더 많이 마시지 않을 것이다.

주관적 규범
자신의 삶에서 가장 중요하게 생각하는 사람이 자신이 어떻게 행동하기를 바라는지에 대한 개인적인 평가

규범적 신념
자신의 삶에서 가장 중요하다고 생각하는 사람이 특정 행동을 어떻게 느끼는지에 대한 개인의 믿음

순응 동기
자신의 삶에서 가장 중요하다고 생각하는 사람의 의견을 스스로가 얼마나 가치 있어 하는지를 의미

다음 구성 요소는 TRA와 계획된 행동이론을 구별하는 인지된 행태 조절이다. 이는 자신의 행동을 스스로 조절할 수 있고 자신을 위해 특정 행태를 취할 수 있다는 개인의 신념을 의미한다. 인지된 행태 조절은 행태 실행을 좀 더 쉽게 하거나 더 어렵게 하는 촉진 요인이나 장애요인과 관련된 조절 신념과 주어진 촉진 요인과 장애요인 하에서 특정 행태를 실천하기가 얼마나 쉽고 어려운지 개인이 자각하는 인지된 통제력에 의해 형상화된다. 우유 섭취가 필요한 노인 여성의 사례를 다시 살펴보자. 그녀의 조절 신념은 우유 마시기에서 중요한 촉진요인(우유를 보관할 적절한 장소를 갖고 있거나 식료품 매장에서 우유를 사 갖고 올 때 느낄 뿌듯함 등)이나 중요한 장애요인(식료품 매장에서 급히 서둘러야 할 것 같은 조급함이나 신선한 우유를 갖춰 놓지 않은 매장에서의 쇼핑 등)과 관련되어 있을 것이다. 그녀의 인지된 통제

지각된 행동 조절
자신의 행동을 스스로 조절할 수 있고 자신을 위해 특정 행태를 취할 수 있다는 개인의 신념

조절 신념
행태 실행을 좀 더 쉽게 하거나 더 어렵게 하는 촉진 요인이나 장애요인과 관련된 개인의 신념

인지된 통제력
주어진 촉진 요인과 장애요인하에서 특정 행태를 실천하기가 얼마나 쉽고 어려운지에 대한 개인의 인지

력은 특정 행태의 실행을 쉽게 하는 촉진 요인이나 어렵게 하는 장애요인 간의 상대적인 평가에 따라 결정된다. 결론적으로 그녀의 인지된 행태 조절은 그녀의 조절 신념과 인지된 통제력으로 구성된다. 즉 그녀의 축적된 인지가 그녀의 우유 섭취 능력과 연관되어 있다는 것이다. 그녀는 더 많은 우유를 마실 수 있는 역량을 느끼거나(긍정적 인지된 행태 조절) 우유를 더 마시고 싶다 하더라도 내적 또는 외적인 요인들로 인해 마시기 어려울 수 있다(부정적 인지된 행태 조절). 만약 긍정적 인지된 행태 조절을 갖는다면 TPB에 따라 그녀는 더 많은 우유를 마실 것이고, 부정적 인지된 행태 조절을 갖는다면 유유를 마시지 않을 것이다.

Fishbein과 Ajzen (2010)이 발표한 최신 합리적 행동 접근에서 행태 의도는 여전히 행태의 실행을 예측하는 가장 중요한 결정요인이나; 다른 구성 요소에 의해 추가와 개선이 이뤄져 왔다. 구성 요소 중 하나인 행태로 나아가는 태도에 관해서라면 이제는 인지적 태도(또는 도구적 태도)와 정서적 태도(경험적 태도) 간에 분명한 차이가 있다. 예를 들어, 인플루엔자 예방접종을 한다는 것이 누군가는 인플루엔자 유행 시기에 인플루엔자를 예방한다고 이해하고 있지만(도구적 태도), 다른 누군가는 주사침에 대한 공포와 주사를 맞는 동안 느끼는 통증(경험적 태도) 때문에 예방접종을 기피하려고 할 것이다. 주관적 규범은 새로운 구성 요소로 변화해 갔는데, 개인이 특정 행동을 하거나 또는 하지 않게끔 느끼게 하는 전체적인 사회적 압력이라 할 수 있는 인지된 규범이 그것이다. 인지된 규범은 명령적 규범과 묘사적 규범으로 구성되는데, 명령적 규범은 TPB의 주관적 규범과 동일한 개념이며 묘사적 규범은 다른 사람이 현재 어떻게 행동하고, 과거에 어떻게 행동했으며, 미래에 어떻게 행동할 것인지에 대한 개인의 인식을 의미한다. 인플루엔자 백신 접종을 예로 들어 보자. 만약 당신의 인생에서 중요한(배우자, 의사, 부모님과 같은) 누군가가 당신이 백신 접종을 받기를 원하는 것과(명령적 규범) 달리 그분들이 백신 접종을 받지 않을 거라 당신이 믿는다면(묘사적 규범), 당신은 긍정적인 의도를 형성하기는 어려울 것이다. 마지막으로 인지된 행태 조절 구성 요소와 관련해서는 능력 (또는 자기 효능감)과 자율성 (또는 조절능력) 간에 분명한 차이가 있다. 예를 들면, 누군가는 인플루엔자 백신 접종을 예약하고 비용을 지불할(능력) 수 있는 반면 다른 누군가는 그러한 능력이 없거나 백신 접종의 제한이 있다면(자율성) 백신 접종을 받을 가능성이 매우 낮다.

인지된 규범
개인이 특정 행동을 하거나 하지 않게끔 느끼게 하는 전체적인 사회적 압력

명령적 규범
자신의 삶에서 가장 중요하게 생각하는 사람이 자신이 어떻게 행동하기를 바라는지에 대한 개인적인 평가

묘사적 규범
자기 주위의 사람들이 현재 어떻게 행동하고, 과거에 어떻게 행동했으며, 미래에 어떻게 행동할 것인지에 대한 개인의 인식

합리적 행동 접근의 또 다른 변화는 특정 행태와 관련된 배경 요소가 추가된 것이다. 이 같은 배경 변수들에는 개인 특성, 감정, 가치, 과거의 행태, 교육 수준, 연령, 성별, 인종, 민족, 종교, 지식 등이 있다. 이들 변수들이 어떻게 행태에 영향을 미치는지에 대해서는 7장 행태의 예측과 변화: 합리적 행동 접근 (Predicting and Changing Behavior: The Reasoned Action Approach) (Fishbein 과 Ajzen, 2010)에서 다루고 있다.

지금까지 합리적 행동이론, 계획된 행동이론, 통합 모형, 합리적 행동 접근의 구성 요소 전반에 관해 논의하였다. 최근 공중보건 영역에서의 TPB의 적용은 어린이(Kawabata, Chua, & Chatzisarantis, 2018)와 노인(Stolte et al., 2017)에서의 신체활동, 과일과 채소의 섭취(Arrizabalaga-Lopez et al., 2018), 당뇨병 환자의 자가관리(Lee et al., 2017) 등에서 보고하고 있다.

최근 합리적 행동 접근에 관한 메타 분석이 시행되었는데, 검색된 86개의 전향적 연구 중

1998년에서 2012년 사이에 발간된 74개의 문헌을 검토하여 모형의 효용성을 분석하였다(McEachan et al., 2011). 이전 TPB 문헌들은 태도와 주관적 규범, 인지된 행태 조절 등이 어떻게 의도를 예측하는지 평가했다면 이들 문헌에서는 의도를 예측하기 위해 경험적 태도, 도구적 태도, 명령적 규범, 묘사적 규범, 능력과 자율성을 개별적으로 평가하였다. 연구결과 행태 의도는 행태와 가장 강력한 연관성을 나타내었으나 의도와 경험적 태도, 의도와 묘사적 규범 간에도 직접적인 연관성이 있음이 밝혀졌다. 또한 능력이 의도의 가장 강력한 예측 인자였으며, 이어서 경험적 태도, 명령적 규범, 도구적 태도, 묘사적 규범, 자율성 등의 예측성이 높게 나타났다.

이러한 일련의 이론들이 공중보건 영역에서 광범위하게 적용되어 왔으나 이에 대한 비판이 없었던 것은 아니다. TRA와 TPB 모형이 단지 합리적 행동만을 다룬다는 것이 이들 모형의 한계로 주로 지적되어 왔다(Sniehotta, Presseau, & Araujo-Soares, 2014). 비록 TPB가 정보 처리 및 의사결정의 통제된 측면을 강조하는 것은 사실이지만, 이 같은 비판은 근거가 부족하다. 태도, 믿음, 규범, 통제력에 관한 믿음이 합리성에 근거해야만 하는 것은 아니며, 믿음이 실제로 현실을 나타낼 필요도 없기 때문이다. 그보다 믿음은 합리성, 비합리성 그 무엇이든 근거할 수 있다고 주장하였다. 예를 들어, 오렌지에 대한 두려움으로 당근, 호박, 복숭아, 망고 등 오렌지 색깔의 음식이면 무엇이든 거부하는 남자가 있다고 하자. 이 같은 두려움이 합리적인 근거가 없다고 할지라도 그 남자의 행태 신념과 음식을 섭취하는 태도에 영향을 미쳐 결과적으로 오렌지 색깔의 음식 섭취 의도에 영향을 미칠 것이다. TPB의 또 다른 한계로 지적된 사항은 타당도와 인색함에 관한 이슈이다(Sniehotta et al., 2014). 즉, 모형의 타당도를 증진시킬 수 있는 여러 구성 요소들이 있음에도 행태를 설명할 때는 단지 적은 수의 구성 요소를 사용한다는 것이다. 새로운 정보가 추가됨에 따라 Fishbein과 Ajzen이 이러한 모형들의 변화를 시작했다는 점은 주목해야 한다(Ajzen, 2011). 사실 연구는 세 번의 반복을 통해 이론에 구성 요소를 추가하는 결과를 이뤄냈다. 예를 들어, 지각된 행동 조절의 구성 요소는 TPB를 만들기 위해 TRA에 추가되었으며, 묘사적 규범은 RAA를 이끌어내기 위해 TPB에 추가되었다. Fishbein과 Ajzen은 그들의 모형에 새로운 구성 요소를 추가할 수 있는 기준을 다음과 같이 제안하였다.

1. 제안된 구성 요소는 행태별로 특정되어야 한다.
2. 제안된 구성 요소는 의도와 행태를 결정짓는 인과 요인이어야 한다.
3. 제안된 구성 요소는 이론의 기존 구성 요소로부터 독립적이어야 한다.
4. 제안된 구성 요소는 여러 행태에 폭넓게 적용할 수 있어야 한다.
5. 제안된 구성 요소는 의도와/또는 행태의 예측력과 설명력을 일관되게 향상시킬 수 있어야 한다.

사회인지이론

이번에 논의할 이론은 사회인지이론(social cognitive theory, SCT)이다. 1960년대 말

주목할 내용 8.1 정보-동기-기술 모형

정보-동기-기술(IMB) 모형은 건강증진 및 공중보건 영역에서 새롭게 관심을 받고 있는 모형이다. 1992년 Jeffrey Fisher와 William Fisher가 AIDS 감염에서 개인 수준의 위험 요인 줄이기와 관련된 요인에 대해 광범위한 문헌 고찰을 하여 IMB 모형을 소개했다(Fisher와 Fisher, 1992). 그들은 AIDS 위험 요인 줄이기 행태와 관련된 세 개의 주요 결정요인을 발견하였는데, 그것이 바로 세 개의 구성 요소인 정보, 동기, 기술이다.

- 정보 : 정보의 개념은 꽤 간단하다. 행태 변화를 생각하고 있다면 행동에 관한 기본적인 실무 지식이 필요하다는 것이다. 예를 들어, 피임에 관심이 있는 젊은 여성이라면, 다양한 피임 방법-콘돔, 피임용 격막, 경구용 피임약, 경피 피임제(패취), 자궁 내 피임 장치-과, 각각의 안전성, 비용에 관한 정보가 중요할 것이다. 그 외, 여러 가지 유형의 정보 역시 중요하지만 개입 활동을 계획하는 사람들은 중요하다고 생각되는 모든 정보라도 모두 필요한 것은 아님을 기억해야 한다. 이 같은 행태에 있어, 각각의 피임법이 가진 임신에 대한 위험성과 각 피임법의 가역성은 중요한 정보가 될 수 있다. 반면, 각각의 피임법이 어떻게 개발되었는지는 중요하지 않은 정보일 수 있다. 이처럼, 개입 전략을 개발하는 공중보건 실무자는 필요한 정보를 고려할 뿐만 아니라 건강증진 프로그램에 가장 적절한 정보를 선택해야 한다.
- 동기 : IMB 모형에서, 동기 또는 어떤 특별한 방식으로 행동하기로 결정하는 것은 내적 요인(즉, 행태에 대한 태도)과 외적 요인(즉, 행태가 사회적으로 받아들여질 것인가에 대한 규범)에 의해 결정된다. 동기는 TRA, TPB, IM에서의 행태 의도와 밀접한 관련이 있다.
- 기술 : IMB 모형에서 기술은 객관적, 주관적 요소 모두를 갖추고 있다. 객관적 요소는 행태에 관한 구체적인 기술이 있어야 행동이 일어날 수 있다는 것이다. 콘돔 사용의 경우, 사용자는 콘돔을 음경에 정확히 착용할 수 있는 지식이 필요하다. 콘돔 포장을 열고, 콘돔이 말려있는 방향에 맞춰 음경을 정확히 위치시킨 후 사정된 정액들이 콘돔에 모일 수 있도록 콘돔 상단에 약간의 공간을 남겨 두고 착용해야 한다. 주관적 요소는 저마다 갖고 있는 기술을 자신감(자기 효능감)있게 발휘해야 한다는 것이다.

IMB 모형은 HIV/AIDS 예방 연구에서 폭넓게 적용되어 왔으며, 많은 연구에서 여러 다양한 건강행태를 설명할 때에도 사용되었다. 아래 제시한 목록은 IMB를 적용한 연구들이다. 이 연구들을 읽어보기 권장한다. 만약 수업에 활용한다면, 3~5명의 학생들로 조를 구성하고 각 조별로 문헌을 읽은 후 연구에 적용된 IMB 모형의 유사성과 차이점에 대해 토론하는 방식을 추천한다.

Cancer screening : Talley, C. H., Yang, L., & Williams, K. P. (2017). Breast cancer screening paved with good intentions: Application of the information-motivation-behavioral skills model to racial/ethnic minority women. Journal of Immigrant and Minority Health, 19(6), 1362-1371.

Condom use : Jones, J., Tiwari, A., Salazar, L. F., & Crosby, R. A. (2018). Predicting condom use outcomes via the Information Motivation Behavioral Skills model: An analysis of young black men. International Journal of Sexual Health, 30(1), 1-11.

Diabetes self-care : Nelson, L. A., Wallston, K. A., Kripalani, S., et al. (2018). Assessing barriers to diabetes medication adherence using the Information-Motivation-Behavioral skills model. Diabetes Research and Clinical Practice, 142, 374-384.

Diet and exercise : Daly, P., Pace, T., Berg, J., et al. (2016). A mindful eating intervention: A theory-guided randomized antiobesity feasibility study with adolescent Latino females. Complementary Therapies in Medicine, 28, 22-28.

Smoking : Cooperman, N. A., Richter, K. P., Bernstein, S. L., et al. (2015). Determining smoking cessation related information, motivation, and behavioral skills among opiate dependent smokers in methadone treatment. Substance Use & Misuse, 50(5), 566-581.

상호 결정 요인

사람들이 내적 압력이나 외부 환경 하나만의 자극으로 변화하는 것이 아닌 행태, 인지와 개인적 요인, 환경적 계기나 사건, 이들 세 요인 간 상호작용의 결과로 인간의 기능이 작용한다는 사회인지이론의 전제

Albert Bandura와 Richard Walters가 사람들이 어떻게 새로운 정보를 습득하는지에 대해 기술하며 사회학습이론(social learning theory)이란 이름으로 처음 개념화하였다. 이후 Bandura가 그의 저서 사고와 행동의 사회적 기초(Social Foundations of Thought and Action) (1986)에서 사회인지이론으로 수정하였다. 사회인지이론의 전제는 사람들이 내적 압력이나 외부 환경 하나만의 자극으로 변화하는 것이 아닌 행태, 인지와 개인적 요인, 환경적 계기나 사건, 이들 세 요인 간 상호작용의 결과로 인간의 기능이 작용한다는 것이다. 이러한 관계를 상호 결정 요인(reciprocal determinants)이라고 한다. Bandura는 모든 사람이 가져야 할 다섯 가지 기본 역량을 제시하였는데 상징화 역량, 숙고 역량, 대리화 역량,

자기 규제 역량, 자아성찰 역량이 그것이다. 상징화 역량은 상징을 이용하여 관련 정보를 처리하고 여러 조건들에서 의미를 이끌어 내며, 미래를 예측하는 능력이다. 숙고 역량은 의도적으로 행동하고 단순히 외부 환경의 자극에 반응하는 것이 아닌 앞서 일어난 사고와 경험에 기반하여 행동하는 능력을 의미한다. 대리화 역량은 다른 이를 관찰하며 학습하는 능력으로 성취를 이룬 누군가의 행태는 모방하고 실패하거나 성공적이지 못한 사람은 따라하지 않는 능력을 말한다. 자기 규제 역량은 우리 스스로를 위해 내적 기준을 설정하고 그 기준에 따라 행태를 조절하는 능력이다. 마지막으로 자아성찰 역량은 자신의 경험을 돌이켜보며 사고 과정을 살펴보는 능력이다.

Bandura가 제안한 모든 개념을 설명하는 것은 불가능하다. 그런 이유로 많은 연구자들은 여러 구성 요소에서 조작적 정의를 사용하였다. Bandura(2004)가 그의 연구 "Health Promotion by Social Cognitive Means"(지금 이 글을 쓰고 있는 시점을 기준으로 Google Scholar에서 2,000회 이상 인용되었다.)에서, 사회인지이론은 지식, 인지된 자기 효능감, 인지된 촉진요인과 장애요인, 결과 예상, 목적의 다섯 가지 구성 요소를 가지고 있다.

사회인지이론의 첫 번째 구성 요소는 지식(knowledge)이다. 지식은 위험이나 편익을 불러일으킬 수 있는 행태의 실행이나 미실행에 대한 개인의 인식 수준을 의미한다. 예를 들어, 흡연과 폐암과의 관련성을 인식하지 못하는 흡연가라면 행태를 변화시켜야 할 필요를 인지할 수 있을까? 행동의 절차에 관한 지식 역시 필요하다. 대학생의 안전한 성관계에 관한 개입활동을 계획한다면 대상자들이 콘돔이나 자궁경부 캡의 적절한 위치나 사용법 등에 대해 알고 있는지 확인할 필요가 있다. Bandura(2004)는 지식이 중요한 요소이기는 하지만 행태 변화를 위해서는 그것만으로 충분하지 않으며 변화를 위한 조건이 더 중요하다고 강조하였다.

지식
위험이나 편익을 불러일으킬 수 있는 행태의 실행 또는 미실행에 대한 개인의 인식수준

사회인지이론의 구성 요소인 인지된 자기 효능감(perceived self-efficacy), 또는 단순한 자기 효능감은 특정 행태를 수행하는 능력이나 장애요인 극복에 대한 개인의 믿음, 자신감의 정도를 의미한다. 자기 효능감은 사회인지이론의 주춧돌이자 가장 중요한 구성 요소로 여겨진다. Bandura(2004)는 자기 효능감이 행태 변화에서뿐만 아니라 어려움에 직면했을 때에도 필요하다고 강조한다. 이는 다른 구성 요소인 인지된 촉진 요인과 장애요인에도 적용된다. 인지된 촉진 요인, 장애요인(perceived facilitators & impediments)이란 행태를 촉진, 가능, 강화하거나 반대로 장애물이 되는 실제 인지된 환경요인을 말한다. 즉, 신체활동을 촉진할 수 있는 환경에서 살고 있다 하더라도 신체활동에 도움이 되는 환경으로 인지하지 못할 수도 있다는 것이다. 이는 자기 효능감과도 관련된다. 매일 신체활동을 할 수 있다는 자신감을 가질 수 있지만 궂은 날씨나 스트레스가 심한 날처럼 어려운 조건에서도 신체활동을 할 수 있다는 자신감을 갖지 않는 한, 신체활동을 매일 이어나갈 수는 없을 것이다.

인지된 촉진 요인, 장애요인
행태를 촉진, 가능, 강화하거나 반대로 장애물이 되는 실제 인지된 환경요인

> 자기 효능감은 사회인지이론의 주춧돌이자 가장 중요한 구성 요소로 여겨진다.

Bandura(1986)는 자기 효능감의 네 가지 원천으로 성취 경험, 대리 경험, 언어적 설득, 생리적 상태를 제시하였다. Bandura는 첫 번째 원천인 성취 경험(또는 숙달된 경험)이 목표로 한 행태의 습득과 관계되어 있기 때문에 자기 효능감에 가장 큰 영향을 미친다고 하였다. 공중보건 인력은 획득 가능한 목표 설정을 시작으로 목표에 도달할 때까지 난이도를 점차 늘려가는 방법으로 사람들이 행태에 숙달하도록 도울 수 있다. 자기 효능감의 두 번째 원천인 대리 경험은 다른 사람의 성공을 관찰하는 능력이다. 비슷한 목표를 성취한 다른 사람

을 관찰함으로써 "그 사람이 할 수 있다면, 나도 할 수 있어."라는 기분을 느낄 수 있다. 예를 들어, 알코올 중독자를 대상으로 알코올 중독 치료 프로그램을 운영한다면, 유사한 프로그램에 참여하여 성공적으로 금주를 달성한 사람을 프로그램에서 소개하는 방법이 효과적일 것이다. 자기 효능감의 세 번째 원천인 언어적 설득은 프로그램 참여자들이 잘하고 있고, 앞으로도 잘할 수 있을 것이며, 당신이 그들을 믿고 있다고 참여자들과 소통하는 것을 의미한다. 소통의 방식은 직접 말로 전하는 것 이외에 편지나 이메일, 문자 전송과 같이 다양한 방법을 사용할 수 있다. 자기 효능감의 마지막 원천인 생리적 상태는 행태 변화 시 견뎌내야 하는 감정이나 정서를 의미한다. 사람들은 행태 변화를 요구 받을 때 스트레스, 불안, 두려움, 심지어 억울한 감정까지도 느낄 수 있는데, 건강증진 프로그램에서는 이 같은 감정들을 예측하고 사람들이 가지는 생리적 상태에 대해 어떠한 방식으로든 대응할 수 있어야 한다. 예를 들어, 알코올 중독 관련 개입 활동에서는 공중보건 교육자들이 금주 시 나타날 수 있는 알코올 중독자의 분노, 스트레스, 불안과 같은 감정을 예측하고 개입 활동이 이뤄지는 동안 스트레스 완화 활동을 시행하거나 참가자들에게 일상생활에서 활용할 수 있는 스트레스 완화 기술을 가르칠 수 있어야 한다.

결과 예상
특정 행태와 관련하여 개인이 인식할 수 있는 예측된 결과

사회인지이론의 네 번째 구성 요소인 결과 예상(outcome expectations)은 특정 행태와 관련하여 개인이 인식할 수 있는 예측된 결과를 의미한다. Bandura(2004)는 세 가지 유형의 결과 예상을 제시하였는데, 첫 번째 유형은 행태와 관련된 유형의 손실이나 이득인 물리적 결과이다. 예를 들면, 술을 끊기로 한 사람은 술을 살 돈을 절약하여 다른 물건을 살 수 있을 것이다. 두 번째 유형은 행태 변화에 대한 주위의 승인이나 불승인이라 할 수 있는 사회적 결과이다. 예를 들어, 술을 끊기로 한 사람의 가족들은 이 같은 행동을 지지하겠지만, 그와 함께 술을 마시는 친구라면 그것을 반대할 것이다. 결과 예상의 마지막 유형은 행동 변화 이후 사람들이 자신을 어떻게 바라보는지에 대한 자기 평가 결과이다. 금주에 성공한 사람의 경우, 자신의 삶을 통제할 수 있다는 새로운 인식을 갖게 되고 그로 인해 자신을 보다 긍정적으로 바라보게 된다. 몇몇 연구자들은 결과 예상과 관련하여 다른 구성 요소로 결과 기대(outcome expectancies)를 제안하였다(Sharma와 Romas, 2012). 두 개념의 차이는 간단하다. 결과 예상이 행동 변화로 야기되는 물리적, 사회적, 자기 평가 결과라면, 결과 기대는 각각의 결과에 대해 개인이 부여하는 가치로 이뤄진다. 알코올 중독 치료의 사례의 경우 금주를 통해 다양한 결과를 얻게 되더라도 그들 스스로 이들 결과에 대해 가치를 부여하지 않는다면 변화의 동기를 부여할 수 없을 것이다(아마도 알코올 중독자들은 금전적인 것에 신경 쓰지 않을 것이다. 그들이 비교적 부유하기도 하고 무엇보다 술의 가격은 알코올 중독자들에게 중요한 문제가 아니다.).

목표 설정
단기 목표와 장기 목표의 설정

사회인지이론의 마지막 구성 요소는 목표 설정으로 단기, 장기 목표 설정을 모두 포함한다. Bandura(2004)는 합리적 행동이론(TRA), 계획된 행동이론(TPB), 통합 모형(IM)에서 장기 목표가 행태 의도와 유사하다고 강조하였다. 프랑스 출신의 작가이자 시인인 Antoine de Saint-Exupery은 "계획 없는 목표는 소원에 불과하다."라고 공언했다. 일반적으로 장기 목표는 여러 단기 목표를 달성함으로써 성취할 수 있고 단기 목표는 정교한 계획 수립과 지속적인 모니터링, 목표 달성 시 적절한 보상과 실패 시 행태의 변화를 통해 이룰 수 있다.

사회인지이론을 적용한 연구들로 아프리카계 미국인 여성에서의 신체활동(Joseph et al., 2017), 암 생존자(Stacey et., 2016), 이란 청소년들의 비만 예방(Bagherniya et al., 2017), 골다공증 예방(Jeihooni et al., 2016) 등이 보고되고 있다.

여러 연구자들이 사회인지이론의 구성 요소를 추가로 제시하였는데, 조건적 인지(Sharma, 2017), 감정적 대처(Sharma, 2017), 집합적 효능(Glanz et al., 2015), 의도(Glanz et al., 2015) 등이 있다. 이들 구성 요소나 사회인지이론에 대해 더 자세히 알고 싶다면 Bandura의 『Social Foundations of Thought and Action』이나 자기 효능감에 관한 그의 저서인 『자기 효능감: 훈련과 조절(Self-Efficacy: The Exercise of Control)(1997)』, 사회인지이론에 대한 여러 교과서들을 찾아 읽어 보기 바란다(그림 8.2). Bandura의 가르침에 더한 흥미가 있는 독자라면, 그의 최근 저서인 『〈도덕적 분리: 사람들이 자신을 해치면서 함께 살아가는 방법〉 (Moral disengagement: How people Do Harm and Live with Themselves)』 (Bandura, 2016)를 추천한다. 사회인지이론에 관한 책은 아니지만 이 책에서 Bandura는 특정 윤리적 기준이 상황에 따라 변할 수 있음을 스스로 확신해야 하는 능력이라 할 수 있는 도덕적 분리의 역할에 대해 다루었다.

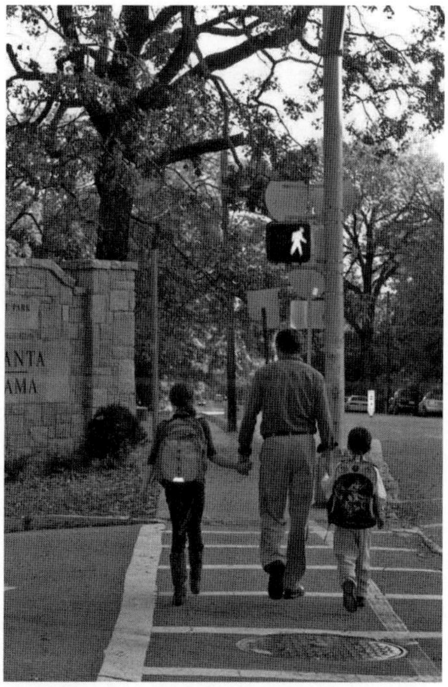

그림 8.2 사회인지이론에 따르면, 건널목에서 파란불을 기다리는 것과 같이 부모가 교통신호를 지키는 것을 봐 온 아이들은 이후 그 같은 행동을 반복해서 따라 하는 경향이 있다.
출처 : Photo courtesy of the Center for Disease Control and Prevention, ID#13821, revised from http://phil.cdc.gov/phil/home.asp

건강행태 변화를 위한 다중이론모형(Multi-Theory Model, MTM)

이번에 다룰 이론은 건강행태 변화를 위한 다중이론모형(multi-theory model, MTM)으로 2015년 지금까지 이론들을 집대성해 다음의 세 가지 목적을 달성하려는 시도로 개발되었다(Sharma, 2015, 2017). 첫째, 앞서 살펴보았듯이 여러 건강행태 이론들이 서로 중복되어 비슷한 구성 요소를 가지는데, 여러 구성 요소를 가진 이론들에서는 이러한 경우가 더 많다. 예를 들어, 범이론적 모형의 구성 요소 중 의식 상승과 극적 완화는 서로 중첩되고 여러 연구자들 사이에서도 명확히 구분되지 않는다. 이런 이유로 MTM은 독립적인 구성 요소를 사용하여 중첩되지 않고 경험적으로 시험된 구성 요소를 추출하고자 하였다. 둘째, 많은 건강행태 이론들이 공중보건과 건강증진의 궁극적 목적인 행태 변화를 다루지는 않는다. 셋째, 일부 건강행태 이론들은 간명하지 않다. 이 같은 이유로 MTM은 (1) 오직 경험적으로 평가된 이론적 구성 요소만을 포함하고; (2) 행태 변화에 적용할 수 있으며; (3) 공중보건 실무자들이 손쉽게 사용할 수 있는 간명한 모델로 개발되었다.

MTM은 행태 변화를 두 가지 요소로 구분한다: 건강행태 변화의 시작과 건강행태 변화의 유지. 즉, 행태 변화를 시켜야 하는 사람들에게 중요한 요인(예: 신체활동이 거의 없는 사람에게 운동 처방을 받게 하는 것)들이 이미 행태 변화가 일어났거나, 가까운 미래까지 행태 변화를 유지해야 하는 사람들에게 중요한 요인(예: 신체활동이 활발한 사람이 계속해서 신체활동을 유지할 수 있게 하는 것)들과는 다를 수 있다. 일회성 행태(예: 예방접종) 역시 MTM의 건강행태 변화의 개시로 설명할 수 있다. MTM은 건강행태 변화의 시작과 관련한 세 개의 주요 구성 요소를 제안한다. 첫 번째 구성 요소는 공중보건 실무자가 목표 집단의 구성원과 소통하는 참여 대화이다. 이는 특정 행태의 장단점에 대해 토의하고 장점을 향해 마음을 흔드는 역할을 한다. 참여 대화에서 중요한 점은 고전적인 교사–학생의 관계에서처럼 교사는 지식을 퍼뜨리고 학생은 수동적으로 받아들이는 일방적 대화(일명 'empty vessel paradigm')가 아닌 교사와 학생 모두가 대화 과정에서 적극적인 역할을 하는 진정한 소통이어야 한다는 점이다. 이 같은 형식의 소통은 브라질 출신의 교육가 Paulo Freire의 교육법에서 기원하며 공중보건영역에서 지난 수십 년간 적용되어 왔다(Ickes, 2011). 두 번째 구성 요소는 앞서 언급한 자기 효능감과 지각된 행동 조절의 개념에서 파생한 행태 자신감으로 특정 행태를 실행하는 것에 대한 자신감의 변화를 의미한다. 그러나 행태 자신감은 개념상 두 가지 측면에서 차이가 있다. 우선 자신감의 원천이 종교적 신념, 가족에 대한 신뢰 등과 같이 자신의 외부에서 올 수 있다는 것과 자기 효능감과 지각된 행동 조절과 같이 "지금, 여기"에서의 자신감이 아닌(행태 변화에 관한 모형이기 때문에) 미래지향적 획득에 관한 개념이라는 것이다. 세 번째, 마지막 구성 요소는 행태 변화가 가능한 환경으로 물리적 조건(예: 사용가능한 자원 만들기) 또는 상황(예: 법률이나 정책의 변화)을 변화하는 물리적 환경의 변화이다. 결론적으로 MTM은 개인의 건강 행태를 변화를 시작시키는 세 가지 주요 구성 요소로써 행태 변화에 따른 장·단점을 놓고 토론할 수 있는 열린 대화와 소통(참여 대화), 행태 수행을 위한 행태 자신감의 구축, 행태 변화를 위한 더 나은 물리적 환경 조성을 제시한다.

참여 대화
공중보건 실무자와 대상 집단 구성원이 특정 행태의 장단점에 대해 논의하고 장점을 향해 균형을 잡아가는 대화, 소통

행태 자신감
행동을 할 수 있다는 개인의 지각된 능력을 변화시키는 것

물리적 환경의 변화
행태 변화에 도움이 되는 환경으로 물리적 조건(예: 활용 가능한 자원 만들기) 또는 상황(예: 법률이나 정책의 변화)을 바꾸는 것

MTM에서는 건강행태 변화를 유지시키기 위한 또 다른 세 가지 구성 요소가 있다. 첫째는 개인의 정서가 건강행태 변화를 직접 향하도록 돕는 정서적 변환이다. 여기에는 긍정적 건강행태 변화로의 목적과 실행 계획 수립, (실제 또는 인지된) 장애요인 분석 등의 작업이 포함된다. 다음 구성 요소는 정신적, 신체적으로 리허설을 함으로써 행태 변화를 돕는 변화를 위한 수행이다. 만약 "우리 가족을 위해 건강한 음식을 준비하겠어."라는 행태의 욕구가

정서적 변환
개인의 정서가 건강행태 변화를 향하도록 돕기

변화를 위한 수행
정신적, 신체적으로 리허설을 함으로써 행태 변화를 돕는 것

있다면 부엌에서 요리를 연습하고 이를 달성하기 위한 단계를 머릿속으로 그려보는 것(예를 들어 채소 가게에 가서 싱싱한 채소를 사고 조리법을 메모하기) 등이 해당한다. 마지막 구성 요소는 지속적인 행태 변화를 돕는 사회적 지지와 사회 관계망 등의 우호적 사회적 환경을 조성하는 사회적 환경의 변화이다. 정리하면, MTM은 개인의 건강행태 변화를 돕는 세 가지 중요한 구성 요소를 갖추고 있는데, 행태를 향한 정신적 기반을 갖도록 돕기(정서적 변환), 정신적, 신체적으로 행태를 준비하기, 행태를 유지하고 유혹을 뿌리칠 수 있도록 지지적인 조직체계를 구성하는 사회 환경을 변화하기가 그것이다.

사회적 환경의 변화
사회적 지지와 사회 관계망 등의 우호적 사회적 환경을 조성

MTM 모형을 적용한 다양한 연구가 보고되는데, 수면 건강(Knowlden, Sharma, & Nahar, 2017), 금연(Nahar et al., 2019), 신체활동(Hayes, Nahar, & Sharma, 2018), 과일과 채소 섭취(Sharma et al. 2018) 등이 있다.

COM-B Model

이번 장에서 다룰 이론은 행태 변화 영역에 새롭게 등장한 COM-B 모형이다(Michie, Van Stralen, & West, 2011). 2011년에 개발된 이 모형은 포괄적 계획 모형, 7장에서 다룬 행태 변화 바퀴에 적용되었다(Michie, Atkins, & West, 2014). COM-B 모형은 비교적 간단한 이론으로 각 글자는 역량(Capability), 기회(Opportunity), 동기(Motivation), 행태(Behavior)를 나타낸다. 모형에 따르면 행태를 수행하기 위해서는 적절한 수준의 역량 (또는 행태를 실천하기 위한 신체적, 정신적 강인함과 기술, 활력)과 적절한 기회 (또는 행태 변화를 촉진하는 물리적, 사회적 환경 요인) 그리고 (자의식과 의사결정 균형 과정 등과 같은 동기 부여의 반영 요소와 내적 욕구와 충동 등과 같은 동기 부여의 자동 요소를 포함한) 높은 수준의 동기가 있어야 한다. 이 모형의 주요 요소는 능력, 기회, 동기가 서로 밀접하게 엮여 있어 한 구성 요소의 변화는 다른 구성 요소의 변화를 야기할 수 있다는 것이다.

역량
행태를 실천하기 위한 신체적, 정신적 강인함과 기술, 활력

기회
행태 변화를 촉진하는 물리적, 사회적 환경 요인

동기
행태 실천을 위한 욕구를 가지는 것으로 반영 요소(자의식, 의사결정 균형 과정)와 자동 요소(내적 욕구와 충동)를 모두 포함

COM-B가 최근 도입된 모형임에도 다양한 사례에 적용한 연구가 보고되었다. 과체중 및 비만 여성의 신체활동(Flannery et al., 2018), 클라미디아 검사(McDonagh et al., 2018), 보청기 사용(Barker, Atkins, & de Lusignan, 2016), 금연(Kwah, Fulton, & Brown, 2019) 등이 있다.

사회 마케팅

이번에 논의할 이론은 사회 마케팅이다. 공중보건, 건강증진 분야에서 사회 마케팅의 인기는 날로 높아지고 있다. 심지어 University of South Florida's Social Marketing Group (SMG)(health.usf.edu/publichealth/csm/index.htm)과 Social Marketing Institute (www.social-marketing.org)와 같이 사회 마케팅 원칙을 기초로 운영되는 실무 조직까지 생겨났다. 사회 마케팅의 영역은 워낙 다양하여 보편적인 접근방법이 따로 존재하지 않으

며, 지금까지 사회 마케팅에 관한 많은 서적(예: Lee & Kotler, 2019)과 연구(예: Firestone et al., 2017)들이 발표되었다. 그러나 2005년 Sonya Grier와 Carol Bryant는 사회 마케팅이라는 용어가 많은 공중보건 실무자와 연구자들 사이에서 잘못 사용되어 왔음을 지적하고 사회 마케팅의 핵심 요소에 대한 논쟁을 통해 오해를 바로 잡아야 한다고 주장하였다(Grier 와 Bryant, 2005). 사회 마케팅의 핵심 요소에 대해서는 이후에 다룰 것이다.

사회 마케팅은 "자발적 행동 변화를 증진하기 위해 상업적 마케팅의 개념과 기술을 적용한 프로그램 계획 과정"으로 정의한다(Grier 와 Bryant, 2005, p. 321). 다른 한편으로는 "효과적이고 효율적이며 평등하고 공정하며 지속적인 사회 변화를 추구하기 위한 개인 및 집단의 사고와 행동을 가능하게 하는 마케팅 원리의 적용"으로도 정의한다(Saunders, Barrington, & Sridharan, 2015). 이 과정에서의 핵심 구성 요소는 교환 이론, 소비자 세분화, 경쟁, 마케팅 믹스, 소비자 지향, 지속적인 모니터링이 있다.

교환 이론이란 개인은 자신을 위해 행동하며 편익을 극대화하고 비용은 최소화하도록 노력한다는 것이다. 예를 들어, 우리는 돈을 벌기 위해 일하고 음식을 사기 위해 일을 한다. 이를 교환 이론의 시각에서 보면, 우리는 일하는 데 쓰는 시간보다 돈을 더 가치 있는 것으로 인식하고, 우리가 일해서 버는 돈보다 식료품을 더 가치 있게 인식한다. 교환 이론의 또 다른 핵심 원칙은 이 같은 과정이 모두 자발적으로 일어난다는 것이다. 우리는 돈을 벌기 위해 자발적으로 일하고 우리의 의지로 식료품과 돈을 교환한다. 공중보건의 맥락에서 사회 마케팅의 중요한 원칙은 다음과 같다. (1) 소비자에게 주어지는 편익은 반드시 개인적이고 가치가 있어야 한다. (2) 소비 비용은 시간, 돈, 심리적 혹은 생리적 고통이나 스트레스와 같이 유·무형의 것일 수 있다. (3) 중개인을 포함하여 교환에 참여하는 모든 당사자들에게는 어떠한 편익이라도 돌아가야 한다.

소비자 세분화
인구 집단을 (사회 마케팅의 목적에 맞게) 의미 있는 집단별로 나누거나 계층화하는 것

목표 소비자
프로그램이나 개입활동이 대상으로 하는 개별 또는 여러 집단

경쟁
소비자가 공중보건 캠페인을 통해 촉진되는 행동 대신 대안적인 행동 변화를 일으키는 것

소비자 세분화란 인구 집단을 의미 있는 집단별로 나누거나 계층화하는 것을 말한다. 집단은 인구학적 요소(성, 인종, 연령)나 특정한 특징(고용 상태, 비만 여부), 행태 특성(흡연 여부, 음주 수준), 태도, 가치, 신념 등에 따라 구분될 수 있다. 이러한 구분은 소비자 각각의 필요와 관심사에 따라 정교하게 이뤄져야 한다. 소비자 세분화가 이뤄지면, 프로그램 기획자는 프로그램을 시행하는 목표 소비자나 집단을 명확히 정의해야 한다. 목표 소비자를 정할 때 프로그램 기획자는 스스로에게 다음과 같은 질문을 스스로에게 던진다(Basil, Diaz-Meneses, & Basil, 2019). 개입활동을 가장 필요로 하는 대상은 누구인가?, 어떤 대상이 가장 수용적인가? 목표 소비자에 접근할 수 있는가?, 개입활동은 비용-효과적인가? 목표 집단의 규모는 관리하기에 적절한가?

사회 마케팅에서 경쟁이란 소비자가 공중보건 캠페인을 통해 촉진되는 행동 대신 대안적인 행동 변화를 일으키는 것을 말한다. 예를 들어, 거의 매일 60분 이상의 신체활동을 권고받았다면, 이에 대한 경쟁은 잠을 자거나 TV 보기, 심부름하기, 개인적인 업무 보기, 직장 일에 전념하기, 가족이나 친구들과 시간 보내기 등 여러 가지가 있다. 사회 마케팅을 계획하는 이들은 행동에 대한 경쟁을 고려하여 소비자들에게 권고되고 세분화된 가장 적절한 마케팅 캠페인을 수립할 수 있어야 한다.

마케팅 믹스(marketing mix)란 상업적 마케팅 영역에서 얘기하는 네 가지 'P'를 의미하

지만 사회 마케팅에서는 공중보건과 관련하여 정의한다. 첫 번째 'P'는 행태 변화를 통해 얻게 되는 편익으로 촉진되는 행태인 생산물(product)을 의미한다. 두 번째 'P'는 개인이 행태를 변화시키면서 감내해야 하는 비용인 가격(price)을 의미한다. 앞서 언급한 바와 같이 비용은 시간, 돈, 심리적 혹은 생리적 고통이나 스트레스와 같이 유·무형의 것일 수 있다. 세 번째 'P'는 행태(신체활동)를 수행하거나, 생산물(니코틴 대체요법을 위한 무료 샘플)을 획득하거나, 서비스(모유수유 방법을 배울 수 있는 수유 교실)를 받기 위해 반드시 가야만 하는 장소(place)를 말한다. 마지막으로 증진(promotion)을 의미하는 'P'는 사회 마케팅 담당자가 생산물과 편익을 홍보하고 가격과 생산물을 얻을 수 있는 자세한 위치에 관한 정보를 전파하여 개인들이 목표 행태를 자발적으로 실행하도록 유도하는 방법을 말한다.

소비자 지향이란 사회 마케팅 담당자가 설득시키고자 하는 소비자의 태도, 믿음, 가치, 행동을 이해하는 것이다. 이에 관한 정보는 무엇이 목표 집단 구성원들의 행동을 촉진하고, 무엇이 구성원들의 행동에 장애가 될 것인지에 대한 질문을 중심으로 한 양질의 연구에서 얻을 수 있다. 마지막으로 지속적 모니터링이란 사회 마케팅 담당자가 사회 마케팅 캠페인을 계속해서 운영할지, 수정이 필요한지 결정하는 상시적인 평가를 말한다. 예를 들어 고등학교에서 영양교육 프로그램을 실행하는 공중보건 실무자라면 적절한 과정평가, 영향평가를 시행함으로써(7장 참고) 해당 프로그램을 계속해서 수행할지, 아니면 효과를 높이기 위한 새로운 요소가 필요한지 결정하게 된다.

사회 마케팅의 모든 구성 요소들은 Grier와 Bryant(2005)가 제안한 여섯 단계를 통해 형식화되고 실행된다. 첫 번째 단계인 초기 계획에서는 사회 마케팅 담당자가 증진을 촉진할 행태와 프로그램을 적용할 지역사회 구성원들에 관한 정보를 수집한다. 두 번째 형성적 연구 단계에서 사회 마케팅 담당자는 소비자 세분화와 소비자 지향에 도움이 될 연구를 수행한다. 다음으로 전략 개발에서는 사회 마케팅 담당자가 목표 설정(7장의 SMART 목표 설정을 참고), 프로그램 실행, 결과 평가 등의 마케팅 계획을 수립하게 된다. 네 번째 프로그램 개발과 사전점검 단계에서는 사회 마케팅 담당자가 캠페인 전략과 프로그램 및 자료를 개발하고 지역사회의 소집단을 대상으로 사전점검을 시행하여 피드백을 얻는다. 일단 프로그램이 개발되고 사전점검이 이뤄지면, 다섯 번째 단계인 실행 단계에 접어든 것이다. 마지막으로 모니터링과 평가는 구성 요소에 대한 지속적 모니터링이 이뤄지는 단계이다.

사회 마케팅은 건강과 관련한 여러 주제에 적용되었는데, 흡연(Patten et al., 2018), 구강 건강(Bentley, 2018), 가족과의 식사(Bacon, 2018), 라틴계 청소년에서의 긍정적 성장 발달(Evans et al., 2019) 등이 있다.

혁신 확산 이론

이번 장에서 논의하게 될 마지막 이론은 혁신 확산 이론이다. 확산(Diffusion)이란 '어떤 사회체계에서 특정 채널을 통해 혁신이 개개인들 사이로 널리 퍼지는 것이며, 혁신(Innovation)이란 새롭거나 목표 집단이 새롭다고 인식하는 아이디어, 행동, 산물이다(Rogers,

생산물
행태 변화로 인한 편익으로 촉진되고 사회 마케팅 캠페인으로 증진되는 행태

가격
개인이 행태를 변화시키면서 감내해야 하는 비용

장소
행태를 수행하거나, 생산물을 획득하거나, 서비스를 받기 위해 반드시 가야만 하는 장소

증진
사회 마케팅 담당자가 생산물과 편익을 홍보하고 가격과 생산물을 얻을 수 있는 자세한 위치에 관한 정보를 전파하여 개인들이 목표 행태를 자발적으로 실행하도록 유도하는 방법

마케팅 믹스의 네 가지 'P'는 생산물(product), 가격(price), 장소(place), 증진(promotion)을 의미한다.

소비자 지향
사회 마케팅 담당자가 설득시키고자 하는 소비자의 태도, 믿음, 가치, 행동을 이해하는 것

지속적 모니터링
사회 마케팅 담당자가 사회 마케팅 캠페인을 계속해서 운영할지, 수정이 필요한지 결정하는 상시적인 평가

1995). Everett Rogers는 혁신 확산 이론에 관한 전문가로 혁신 확산 이론의 응용에 관한 첫 저서를 1962년에 발간한 바 있다. 2003년, 다섯 번째 수정판에서 혁신 확산 이론에 관한 출판물이 여러 분야에 걸쳐 5,200여개에 이른다고 기술하였으며, 가장 최근에 발간된 문헌으로는 Arun Vishwanath와 George Barnett이 공동집필한 『혁신의 확산: 커뮤니케이션 스타일의 관점(Diffusion of Innovations: A Communication Style Perspective)』이 있다. 혁신 확산 이론에 관한 더 큰 시야를 갖고자 하는 독자라면 Arun Vishwanath와 George Barnett이나 Rogers의 저서를 읽어보기를 권한다.

혁신
새롭거나 목표 집단이 새롭다고 인식하는 아이디어, 행동, 산물

Rogers(2003)는 혁신 확산 이론의 네 가지 구성 요소를 발표하였는데 혁신, 의사소통 채널, 시간, 사회체계가 그것이다. 첫 번째 구성 요소인 혁신은 새롭거나 목표 집단이 새롭다고 인식하는 아이디어, 행동, 산물로 정의하는데, 여기서 중요한 점은 혁신이 반드시 새로운 것일 필요가 없다는 것이다. 즉, 새롭다고 인식된다면 혁신으로 인정받을 수 있는 것이다. 예를 들어, 〈표 8.3〉은 ABC 뉴스에서(Hussner, 2009) 보도한 2000년에서 2010년까지 가장 혁신적인 기술 10가지인데 이를 살펴보면 몇몇 기술은 이전에 공표된 적이 없는 완전히 새로운 기술이지만, 일부는 문자 그대로 새로운 것이 아닌 업데이트된 기술이다.

표 8.3 지난 10년(2000–2010) 동안의 Top 10 혁신 기술

위성항법장치(Global positioning device, GPS) 기술 확산
도요타 자동차의 프리우스(Prius), 하이브리드 자동차의 생존력 향상
문자 메시지(Text messaging) 확산
위키피디아(Wikipedia) 도입
냅스터(Napster) 폐쇄
프랜즈터(Friendster)를 비롯한 소셜 네트워킹 도입
인간유전체사업(Humane Genome Project) 종료
구글(Google)의 광범위한 이용
닌텐도사의 Wii
애플사의 iPhone

혁신은 여러 속성을 갖고 있지만 연구자들 사이에서 일치된 견해는 없다. Tornatzky와 Klein(1982)이 30개 속성을 제시한 반면, Rogers(2003)는 단지 5개만을 제시하였다. 이번 장에서는 Rogers가 제안한 혁신의 다섯 가지 속성에 대해 논의할 것이다(Rogers, 2003). 첫 번째 속성인 상대적 이점(relative advantage)은 새로운 아이디어, 행동, 산물이 대체하려는 기존의 것보다 얼마나 더 나은지를 의미한다. 두 번째 속성인 적합성(compatibility)이란 혁신이 가치와 기존의 경험, 잠재적 사용자의 필요에 얼마나 부합하는지를 말한다. 세 번째 속성인 복잡성(complexity)은 잠재적 사용자가 혁신을 적용할 때 겪게 되는 어려움이다. 네 번째 속성인 시험 가능성(trialability)은 혁신이 잠재적 사용자에게 시험 적용될 수 있는 정도이다. 마지막으로 다섯 번째 속성인 관찰 가능성(observability)이란 잠재적 사용자나 그 주변의 사람들이 혁신의 결과를 관찰할 수 있는 정도를 의미한다. 혁신 확산 이론을 적용하는 연구자들 사이에서 이 다섯 가지 속성은 대단히 인기가 높다. 1,145개의 연구를

분석하여 28가지 혁신의 속성을 검토한 결과, Rogers의 다섯 가지 속성에 더하여 유연성(flexibility)이 가장 많이 적용되고 있는 여섯 번째 속성이었다. 유연성이란 잠재적 사용자의 필요에 맞게 조정되거나 수정될 수 있는 혁신의 역량을 의미한다(Kapoor, Williams, Dwivedi와 Lal, 2011).

혁신 확산 이론의 두 번째 구성 요소는 둘 이상의 개인 간에서 정보를 공유하는 수단인 의사소통 채널이다(Rogers, 2003). Rogers(2003)는 서로 다른 방식으로 운영되는 두 가지 유형의 주요한 의사소통 채널을 주장하였다. 첫 번째로 대중매체 채널은(mass media channel) 대규모의 정보가 다수의 사람들에게 공유될 수 있는 수단이다. 두 번째 개인 간 채널(interpersonal channels)은 직접 대면하거나 둘 이상의 개인 간에 이뤄지는 의사소통 수단이다. 이 두 개의 의사소통 채널은 서로 다른 서비스를 제공한다는 점에서 공중보건 프로그램에 모두 필요하다. 대중매체 채널은 쟁점에 대한 대중의 인식을 불러일으키거나 혁신과 관련된 작은 지식들을 퍼뜨릴 수 있다는 점에서, 개인 간 채널은 개인들이 혁신을 채용하는 데 보다 더 설득적이라는 점에서 필요하다. 의사소통 채널 소비자에서 나타나는 한 가지 중요한 특징은 비슷한 성향을 가진 사람들끼리 서로 뭉치려는 경향을 보이는 동종 선호 현상이 나타난다는 것인데 소비자들 간에 서로 많은 유사점을 지니고 있다. 이러한 특징은 혁신이 지역사회 내에서 전파될 수 있을지, 없을지에도 영향을 미친다.

의사소통 채널
둘 이상의 개인 간에서 정보를 공유하는 수단

동종선호
비슷한 성향을 가진 사람들끼리 서로 뭉치려는 경향

혁신 확산 이론의 세 번째 구성 요소는 시간으로 이는 세 개의 개념이 있다. 첫 번째 개념은 개인이 혁신에 관한 정보를 얻고 이를 받아들일지 또는 거부할지 결정하는 혁신 결정 과정(innovation decision process)으로 지식(또는 혁신에 관한 새로운 정보를 학습), 설득(혁신에 대해 호의적이거나 비판적인 태도 형성), 결정(혁신을 채택할 것인지 거부할 것인지 결정), 실행(혁신을 수용), 확정(혁신을 계속해서 사용할지 혹은 혁신을 채택한 결정을 뒤집을지 확정)의 다섯 단계를 거친다.

혁신 결정 과정
개인이 혁신에 관한 정보를 얻고 이를 받아들일지 또는 거부할지 결정하는 과정

두 번째 개념은 혁신을 채택하는 시간에 근거하여 다섯 집단으로 범주화한 수용자 범주(adopter categories)이다. 다섯 집단은 혁신가(innovators), 초기 수용자(early adopters), 초기 다수 이용자(early majority), 후기 다수 이용자(late majority), 지체자(laggards)이다. 혁신가는 전체 잠재적 수용자의 2.5%를 차지하는 집단으로, 혁신이 성공할 수 있을 것인지에 대한 아무런 정보 없이 판단을 내려야 하기 때문에 밀접한 사회적 연결망을 갖고 있으며 대중매체에 노출되는 빈도가 높고 실패에 대한 내성이 크다. 이러한 이유로 Rogers(2003)는 이들을 모험가라고 지칭했다. 초기 수용자는 전체 잠재적 수용자의 13.5%를 차지하며 대개 지역사회에서 존경받는 인물들이다. 전체 잠재적 수용자의 34%를 이루는 초기 다수 이용자는 신중하면서도 평균보다 조금 앞서 혁신을 받아들인다. 마지막 두 개의 집단인 후기 다수 이용자(전체 잠재적 수용자의 34%)와 지체자(전체 잠재적 수용자의 16%)는 마지막으로 혁신을 채택하는 사람들이다(Rogers, 1995, p.262)(그림 8.3).

수용자 범주
혁신을 채택하는 시간에 근거하여 잠재적 수용자를 혁신가, 초기 수용자, 초기 다수 이용자, 후기 다수 이용자, 지체자의 다섯 집단으로 구분한 것

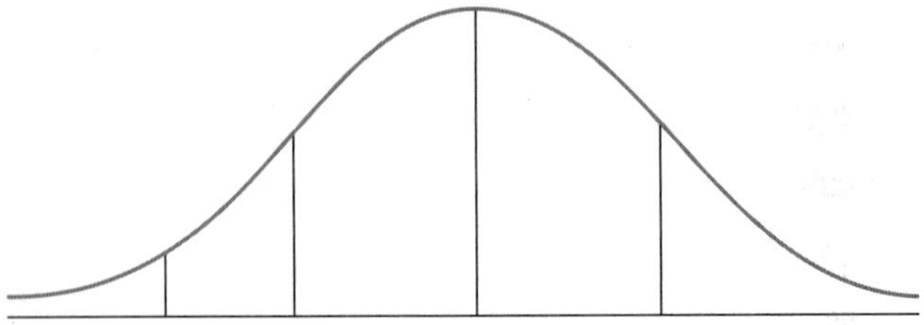

그림 8.3 종형 곡선의 수용자 범주

수용률
대개 "S" 형을 나타내며, 얼마나 빠르게 혁신이 일어나는지를 의미

시간의 구성 요소에서 마지막 개념은 얼마나 빠르게 혁신이 일어나는지를 의미하는 수용률(rate of adoption)이다. 수용률을 그래프로 표시하면 x축에는 시간, y축에는 수용자 누적 백분율이 표시된다(〈그림 8.4〉가 일반적인 형식의 그래프이다). 곡선은 초기에는 적은 수의 혁신가에서 시작하여 시간이 흐르면서 지체자들이 남을 때까지 수용자 범주의 사람들이 혁신을 채택하는 전형적인 "S"자 모양을 나타낸다. Rogers(2003)는 "S"자 곡선의 경사가 혁신마다 다르게 나타나며 이는 얼마나 빠르게 혁신 결정 과정이 일어나는지에 따라 달라진다고 강조하였다.

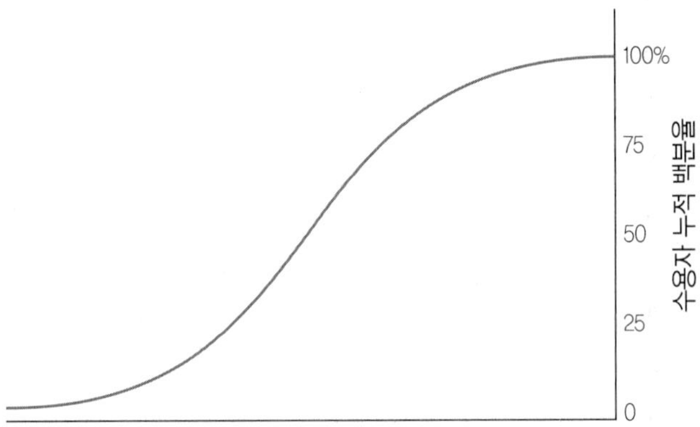

그림 8.4 수용률

사회체계
공통의 목적과 목표를 향해 협력하는 지역사회 구성원, 집단, 조직과 같이 상호 연결된 단위들의 집합

혁신 확산 이론의 마지막 구성 요소는 사회체계이다. 사회체계란 공통의 목적과 목표를 향해 협력하는 지역사회 구성원, 집단, 조직과 같이 상호 연결된 단위들의 집합이라 할 수 있으며, 본질적으로 혁신은 이러한 사회체계 내에서 일어난다. Rogers(2003)는 사회체계에서 혁신을 촉진하거나 방해하는 다양한 요인들에 대해 논의하였는데, 그 중 첫 번째 요인은 앞서 언급한 동종 선호(homophily)이다. 이는 비슷한 성향을 가진 사람들이 서로 뭉치려는 경향으로 그 결과 특정한 방식의 유사성을 띄는 구성원들이 모인 집단이 생겨나게 된다. 다음 요인은 특정 집단의 특징이 되는 행동 양식을 설정하는 체계 규범(system norm)이다. 신종 질환을 예방하는 백신 도입에 관한 혁신을 예로 들면, 집단의 규범은 과거 경험한 백신 사례에 비춰 백신에 대해 회의적이거나 백신을 거부하는 결정을 할 수 있다. 사회체계의 다

음 요인은 여론 주도층(opinion leaders)과 변화의 주도자(change agents)이다. 여론 주도층은 높은 인지도를 갖고 있는 지역사회의 구성원으로서 잠재적 수용자들의 여론을 형성하여 그들이 혁신을 채택하거나 거부하도록 한다. 여론 주도층에는 성직자와 선출직 공무원 같은 공식적인 지도자와 지역사회에서 존경을 받는 인물들 같은 비공식적인 지도자들이 있다. 변화의 주도자는 지역사회 구성원들을 움직여 그들이 혁신을 채택하거나 거부하도록 한다. 공중보건 실무자나 간호사와 같은 전문가들과 관련 지역사회 구성원과 같이 비공식적 옹호자들이 이에 해당한다.

혁신 확산 이론은 건강과 관련한 여러 주제에 적용되었는데, 모성 및 신생아 건강 프로그램(Paina et al., 2019), 건강관리 프로그램 참여(Emani et al., 2018), 신체활동(Stephenson, Phelps, & Colburn, 2018), 건강 다이어트 (Dohmen & Raman, 2018) 등이 있다.

사례 학습 8.1 SCARED STRAIGHT : 자세히 들여다보기

Scared straight는 문제 행동(무단결석, 절도, 약물, 폭력 등)을 일으킨 청소년들을 대상으로 미국 전역에서 시행하는 여러 프로그램을 일컫는 포괄적인 용어이다. 교도소 견학이나 수감자 체험을 통해 청소년들에게 "겁을 주고", 그들을 "올곧게 가르친다"는 의미를 담고 있다. 대부분의 프로그램에서 다음과 같은 개입 활동들을 운영한다.

- 죄수복 입고 하루를 보내기
- 교도소 식당에서 식사하기
- 수감자와 교도관들의 욕과 고함 듣기
- 교도소 내 둘러보기–의무실, 운동장, 독방, 수감자 수용실 등
- 수감자와 대화하기–어떠한 범죄를, 몇 살 때부터 저질렀으며 얼마나 오랫동안 범죄를 범했는지 등 수감자의 개인적인 이야기 듣기
- 가정에서의 일상적인 생활에 관한 이야기하기–지금 어떠한 범죄를 저지르고 있고 범죄를 멈추기 위한 계획이 있는지 등 청소년들이 개인적인 이야기를 공유할 수 있도록 요청 받기

독자들 중 기회가 된다면, Arts and Entertainment (A&E) 네트워크의 Beyond Scared Straight에서 제공하는 영상을 시청하기를 강력히 추천한다. www.aetv.com/beyond-scared-straight에서 무료로 감상할 수 있다.

성찰과 토론을 위한 질문

1. 이 개입 활동은 어느 단계의 예방(1차, 2차, 3차)에 해당하는가?
2. 이 개입 활동은 어느 수준의 생태학적 모형에 해당하는가?
3. 이 개입 활동이 건강믿음모형에 기반을 둔다고 가정할 때, 개입 활동의 내용이 모형의 모든 구성 요소와 관련되어 있는가? 생략된 구성 요소가 있는가?
4. 이 개입 활동이 범이론적 모형, 계획된 행동이론, 사회인지이론 중 하나에 기반을 둔다고 가정할 때, 개입 활동의 내용이 모형의 모든 구성 요소와 관련되어 있는가? 생략된 구성 요소가 있는가?

요약

이번 장에서는 지역사회와 공중보건 분야에서 사용되는 다양한 행태 이론에 대해 살펴보

았다. 독자들은 다양한 이론과 모형을 선택하여 사용할 수 있지만, 중요한 점은 이번 장에서 다룬 모든 행태 이론의 핵심 원칙이 건강 관련 행태를 설명하고 예측하는 것이라는 것을 이해하는 것이다. 이번 장에서 첫 번째로 소개한 건강믿음모형은 여섯 가지 구성 요소를 가지고 있으며 지역사회 구성원들이 공중보건 프로그램에 참여하지 않는 이유를 처음으로 개념화하였다. 건강믿음모형이 대중적이기는 하나 최근의 메타 분석 결과 일부 구성 요소의 중요성은 낮아지고 있었다. 다음으로 소개한 범이론적 모형의 핵심은 정신 치료의 통합으로 변화 수준을 통해 무엇이 변할 것인지, 변화 단계를 통해 언제 변할 것인지, 변화 과정을 통해 사람들이 변화하는 것을 어떻게 도울 것인지의 기본을 형상화한다. 변화 단계와 변화 과정이 건강증진 프로그램 영역에서 폭넓게 활용되고 있으나 변화 수준의 적용은 여전히 미흡한 상황이다.

다음으로 다룬 이론은 합리적 행동이론, 계획된 행동이론, 통합 모형이다. 이 같은 세 가지 이론의 반복은 이론이 정적이기보다 시간에 지남에 따라 변화한다는 것을 보여준다.

당초 사회학습이론으로 알려진 사회인지이론은 사람들이 내적 요인이나 외적 환경요인 하나만으로 변화하는 것이 아니라 행동, 인지와 개인적 요인, 환경적 계기나 사건의 세 개 요인 간의 상호작용의 결과로 인간의 기능이 나타난다는 것을 전제로 한다. 이러한 관계는 상호 결정 요인(reciprocal determinants)이란 이름으로 알려져 있다.

이번 장에서 다룬 여러 이론들의 한계를 극복하기 위해 건강행태 변화를 위한 다중 이론 모형이 개발되었다. MTM은 행태 변화를 건강행태 변화의 개시와 유지, 두 가지 요소로 구분하며 각각의 특징적인 구성 요소를 가진다. COM-B 모형은 새롭게 개발된 모형으로 행태를 실행하기 위해서는 적절한 수준의 역량, 행태를 실행하기 위한 기회 그리고 적절한 동기가 부여되어야 함을 주장한다.

마지막에 다룬 두 이론은 사회인지이론과 혁신 확산 이론이다. 사회 마케팅은 "자발적 행동 변화를 증진하기 위해 상업적 마케팅의 개념과 기술을 적용한 프로그램 계획 과정"으로 정의된다(Grier 와 Bryant, 2005, p. 321). 혁신 확산 이론에서 설명하는 혁신(Innovation)이란 새롭거나 목표 집단이 새롭다고 인식하는 아이디어, 행동, 산물이며, 확산(Diffusion)이란 어떤 사회체계에서 특정 채널을 통해 혁신이 개개인들 사이로 널리 퍼지는 것이다.

핵심 용어

action	행동
adopter categories	수용자 범주
attitudes toward a behavior	행동을 향한 태도
audience segmentation	소비자 세분화
behavioral beliefs	행태 신념
behavioral confidence	행태 자신감
behavioral intentions	행태 의도
changes to the physical environment	물리적 환경의 변화
changes to the social environment	사회적 환경의 변화
communication channels	의사소통 채널
competition	경쟁

consciousness raising	의식 상승
consumer orientation	소비자 지향
contemplation	고려
contingency management	위기관리
continuous monitoring	지속적 모니터링
control beliefs	조절 신념
counterconditioning	역조건화
cue to action	행동계기
decision balance	의사결정 균형
descriptive norms	묘사적 규범
dramatic relief	극적 완화
emotional transformation	정서적 변환
environmental reevaluation	환경 재평가
goals(or goal setting)	목적, 목적 설정
helping relationships	협력 관계
homophily	동종선호
injunctive norms	명령적 규범
innovation	혁신
innovation–decision process	혁신결정과정
knowledge	지식
level of change	변화 수준
maintenance	유지
motivation to comply	순응 동기
normative beliefs	규범적 신념
outcome evaluation	결과 평가
outcome expectations	결과 예상
participatory audience	참여 대화
perceived barriers	인지된 장애
perceived behavioral control	인지된 행태 조절
perceived facilitators and impediments	인지된 촉진요인과 장애요인
perceived norms	인지된 규범
perceived power	인지된 힘
perceived severity	인지된 심각성
perceived susceptibility	인지된 감수성
place	장소
practice for change	변화를 위한 준비
precontemplation	고려 전
preparation	준비
price	가격
processes of change	변화 과정
product	산물
promotion	증진
rate of adoption	수용률
reciprocal determinism	상호 결정 요인
self–efficacy	자기 효능감
self–liberation	자기–해방
self–reevaluation	자기–재평가
social liberation	사회 해방
social systems	사회체계
stages of change	변화 단계
stimulus control	자극 조절
strong and weak principles of change	변화의 강점과 약점 원칙
subjective norms	주관적 규범
target audience	목표 집단
termination	종결

복습 문제

1. 건강믿음모형의 구성 요소를 나열하고 정의하시오.
2. 범이론적 모형의 변화 단계와 변화 과정을 기술하고 이들을 어떻게 통합할 수 있을지 설명하시오.
3. 합리적 행동이론과 계획된 행동이론, 통합 모형의 구성 요소들 간의 차이점에 대해 기술하시오.
4. 사회인지이론의 핵심 구성 요소를 나열하고 설명하시오.
5. 사회 마케팅의 구성 요소를 나열하고 설명하시오.
6. 혁신 확산 이론의 구성 요소를 나열하고 설명하시오.

역량 구축을 위한 활동 #1

이번 장을 통해 건강행태를 설명하고 예측하는 다양한 행동이론을 소개하였다. 작은 조직에 속한 공중보건 인력이라면 적용할 수 있는 행태를 선택하고 그 행태에 문제가 있는 대상자를 선정한 후 간단한 문헌고찰을 시행할 수 있을 것이다. 그 다음으로 이번 장에서 다룬 이론 중 하나를 선택하여 구성 요소가 어떻게 작동하는지 설명함으로써 선정된 대상자에게 알맞은 건강증진 프로그램을 적용할 수 있다. 이를 시행할 때는 당신이 해결하고자 하는 건강문제의 맥락에서 이론의 각 구성 요소를 나열하고 그것에 관해 정의한다. 다음으로 구성 요소에서 행동 변화를 이룰 수 있는 방안에 관해 브레인스토밍을 시행하고 행태 변화 기술을 개발한다. 당신의 프로젝트를 공식화하고 수업에서 작은 발표회를 갖는다.

역량 구축을 위한 활동 #2

이번 장에서 건강행태 변화를 위한 다중 이론 모형을 학습하였다. 당신이 속한 집단과 다른 집단에서 각각 함께 활동을 수행할 동료를 찾는다. 행태를 선택하고 한 집단에서는 행태 개시를 위한 프로그램을 설계하고 다른 집단에서는 유지를 위한 프로그램을 설계한다. 모든 프로그램을 마치며 상대 집단의 동료에게 당신들의 활동을 발표하고 각 프로그램의 유사점과 차이점에 대해 토론한다.

학습에 유용한 웹사이트

James Prochaska

http://www.uri.edu/research/cprc

이곳은 James Prochaska가 편집자로 있는 암 예방 연구센터(Cancer Prevention Research Center)의 웹 사이트이다. 앞서 소개했듯이 Prochaska는 범이론적 모형의 개발에 중요한 역할을 담당하였다. 웹 페이지의 좌측에서 여러 개의 탭을 볼 수 있는데, Transtheoretical Model 탭을 누르고 모형에 관한 내용을 읽어 보기 바란다. 다음으로 Key TTM article 탭을 누르고 범이론적 모형이 적용된 다양한 분야의 연구 내용을 읽어보도록 한다. 관심이 가는 문헌의 내용과 연구결과에 대해서 수업에 발표를 하는 것도 가능하다.

Icek Ajzen

http://people.umass.edu/aizen

이곳은 계획된 행동이론의 개발에 중요한 역할을 한 Ajzen의 웹 사이트로 계획된 행동이론에 관한 다양한 정보와 Ajzen의 최신 연구에 대한 자료를 제공하고 있다.

링크(홈페이지의 TPB 탭 클릭하기)를 통해 TPB 개입활동에 관해 읽어보기를 권한다. 당신이 선택한 건강 행태의 태도, 주관적 규범, 인지된 행태 조절을 변화시킬 수 있는 개입 활동을 어떻게 설계할 수 있을 것인지에 대해 토론을 진행한다.

Society of Public Health Education (SOPHE)

http://www.sophe.org

이곳은 공중보건 교육학회(Society of Public Health Education, SOPHE)의 공식 웹 사이트이다. SOPHE의 목표는 건강증진 및 보건교육 전문가들의 리더십 고취이다. 웹 사이트를 방문하여 SOPHE의 전략 계획과 조직의 역사, SOPHE가 현재 수행 중인 옹호 활동에 대해 살펴보고 한 장 분량으로 짧게 요약해 보기를 권한다.

참고문헌

Ajzen, I. (1991). The theory of planned behavior. Organizational Behavior and Human Decision Processes, 50, 179–211.

Ajzen, I. (2011). The theory of planned behavior: Reactions and reflections. Psychology and Health, 26(9), 1113–1127.

Arafat, Y., Ibrahim, M. I. M., Awaisu, A., et al. (2019). Using the transtheoretical model's stages of change to predict medication adherence in patients with type 2 diabetes mellitus in a primary health care setting. DARU Journal of Pharmaceutical Sciences, 27(1), 91–99.

Arrizabalaga-López, M., de Jáuregui, D. R. F., Portillo, M. P., et al. (2018). A randomised controlled trial of a program based on the theory of planned behavior to promote fruit and vegetable intake among schoolchildren: PROFRUVE study protocol. BMC Public Health, 18(1), 827.

Bacon, T. (2018). Framing the family meal: A comparison of social marketing campaigns and parents' views. Journal of Family Issues, 39(1), 78–103.

Bagherniya, M., Sharma, M., Mostafavi Darani, F., et al. (2017). School-based nutrition education intervention using Social Cognitive Theory for overweight and obese Iranian adolescent girls: A cluster randomized controlled trial. International Quarterly of Community Health Education, 38(1), 37–45.

Bandura, A. (1986). Social foundations of thought and action. Englewood Cliffs, NJ: Prentice-Hall.

Bandura, A. (1997). Self-efficacy: The exercise of control. New York: W. H. Freeman.

Bandura, A. (2004). Health promotion by social cognitive means. Health Education & Behavior, 31, 143–164.

Bandura, A. (2016). Moral disengagement: How people do harm and live with themselves. New

York: Worth.

Bandura, A., & Walters, R. H. (1963). Social learning and personality development. New York: Holt, Rinehart and Winston.

Barker, F., Atkins, L., & de Lusignan, S. (2016). Applying the COM-B behaviour model and behaviour change wheel to develop an intervention to improve hearing-aid use in adult auditory rehabilitation. International Journal of Audiology, 55(sup3), S90–S98.

Basil, D. Z., Diaz-Meneses, G., & Basil, M. D. (2019). Social marketing in action. Cham: Springer.

Bentley, C. (2018). Integrating oral health into social marketing campaigns: Program development and description for San Francisco children's oral health strategic plan. Pacific Journal of Health, 1(1), 2.

Carpenter, C. J. (2010). A meta-analysis of the effectiveness of health belief model variables in predicting behavior. Health Communication, 25, 661–669.

Conner, M., & Norman, P. (2015). Predicting and changing health behaviour: Research and practice with social cognition models (3rd ed). New York: McGraw-Hill.

DiClemente, R. J., Salazar, L. F., & Crosby, R. A. (2019). Health behavior theory for public health: Principles, foundations and applications (2nd ed). Burlington, MA: Jones and Bartlett.

Dohmen, A. E., & Raman, D. R. (2018). Healthy food as a new technology—the implications of technological diffusion and food price for changes in eating habits. Frontiers in Nutrition, 5, 109.

Edberg, M. (2020). Essentials of health behavior: Social and behavioral theory in public health (3rd ed). Sudbury, MA: Jones and Bartlett.

Emani, S., Peters, E., Desai, S., et al. (2018). Perceptions of adopters versus non-adopters of a patient portal: An application of diffusion of innovation theory. BMJ Health & Care Informatics, 25(3), 149–157.

Evans, W. D., Andrade, E. L., Barrett, N., et al. (2019). Outcomes of the Adelante community social marketing campaign for Latino youth. Health Education Research, 34(5), 471–482.

Firestone, R., Rowe, C. J., Modi, S. N., & Sievers, D. (2017). The effectiveness of social marketing in global health: A systematic review. Health Policy and Planning, 32(1), 110–124.

Fishbein, M., & Ajzen, I. (1975). Belief, attitude, intention and behavior: An introduction to theory and research. Reading, MA: Addison-Wesley.

Fishbein, M., & Ajzen, I. (2010). Predicting and changing behavior: The reasoned action approach. New York: Psychology Press.

Fishbein, M., Triandis, H. C., Kanfer, F. H., et al. (2001). Factors influencing behavior and behavior change. In Baum, A., Revenson, T.A., & Singer, J.E. (Eds.), Handbook of health psychology (pp. 3–18). Mahwah, NJ: Lawrence Erlbaum.

Fisher, J. D., & Fisher, W. A. (1992). Changing AIDS risk behavior. Psychological Bulletin, 111, 455–474.

Flannery, C., McHugh, S., Anaba, A. E., et al. (2018). Enablers and barriers to physical activity in overweight and obese pregnant women: An analysis informed by the theoretical domains framework and COM-B model. BMC Pregnancy and Childbirth, 18(1), 178.

Ghaffari, M., Rakhshanderou, S., Safari-Moradabadi, A., & Torabi, S. (2018). Oral and dental health care during pregnancy: Evaluating a theory-driven intervention. Oral Diseases, 24(8), 1606–1614.

Glanz, K., Marcus-Lewis, F., & Rimer, B. K. (1990). Health behavior and health education. San Francisco, CA: Jossey-Bass.

Glanz, K., Rimer, B. K., & Viswanath, K. (2015). Health behavior and health education (5th ed.). San Francisco, CA: Jossey-Bass.

Goodson, P. (2010). Theory in health promotion research and practice: Thinking outside the box. Sudbury, MA: Jones and Bartlett.

Grier, S., & Bryant, C. A. (2005). Social marketing in public health. Annual Review of Public Health, 26, 319–339.

Hall, K. L., & Rossi, J. S. (2008). Meta-analytic examination of the strong and weak principles across 48 health behaviors. Preventive Medicine, 46, 266–274.

Hashemzadeh, M., Rahimi, A., Zare-Farashbandi, F., et al. (2019). Transtheoretical model of health behavioral change: A systematic review. Iranian Journal of Nursing and Midwifery Research, 24(2), 83–90.

Hayes, T., Nahar, V. K., & Sharma, M. (2018). Predicting physical activity behavior in African American females: Using Multi Theory Model. Journal of Research in Health Sciences, 18(2), e00410.

Huessner, K. M. (2009). The top 10 innovations of the decade. ABC News. Retrieved from http://abcnews.go.com/Technology/AheadoftheCurve/top-10-innovations-decade/story?id=9204931#. UHs5TLR5nzI

Ickes, M. K. (2011). The Freirian model—a place in health promotion and education. American Journal of Health Studies, 26(1), 18–24.

Janis, I. L., & Mann, L. (1977). Decision making: A psychological analysis of conflict, choice, and commitment. New York: Free Press.

Jeihooni, A. K., Gholampour, Y., & Shokrpour, N. (2019). Application of trans-theoretical model for smoking cessation in sample of Iranian men. Journal of Substance Use, 24(4), 414–419.

Jeihooni, A. K., Hidarnia, A., Kaveh, M. H., et al. (2016). Application of the health belief model and social cognitive theory for osteoporosis preventive nutritional behaviors in a sample of Iranian women. Iranian Journal of Nursing and Midwifery Research, 21(2), 131–141.

Jeihooni, A. K., & Rakhshani, T. (2019). The effect of educational intervention based on health belief model and social support on promoting skin cancer preventive behaviors in a sample of Iranian farmers. Journal of Cancer Education, 34(2), 392–401.

Joseph, R. P., Ainsworth, B. E., Mathis, L., et al. (2017). Utility of social cognitive theory in intervention design for promoting physical activity among African-American women: A qualitative study. American Journal of Health Behavior, 41(5), 518–533.

Kapoor, K., Williams, M. D., Dwivedi, Y. K., & Lal, B. (2011). An analysis of existing publications to explore the use of the diffusion of innovations theory and innovation attributes. Information and Communication Technologies (WICT), 2011 World Congress on Information & Communication Technologies (pp. 229–234). doi: 10.1109/WICT.2011.6141249

Kawabata, M., Chua, K. L., & Chatzisarantis, N. L. (2018). A school-based intervention program in promoting leisure-time physical activity: Trial protocol. BMC Public Health, 18(1), 433.

Knowlden, A. P., Sharma, M., & Nahar, V. K. (2017). Using multitheory model of health behavior change to predict adequate sleep behavior. Family & Community Health, 40(1), 56–61.

Kwah, K. L., Fulton, E. A., & Brown, K. E. (2019). Accessing National Health Service Stop Smoking Services in the UK: A COM-B analysis of barriers and facilitators perceived by smokers, ex-smokers and stop smoking advisors. Public Health, 171, 123–130.

Lee, L. T., Bowen, P. G., Mosley, M. K., & Turner, C. C. (2017). Theory of planned behavior: Social support and diabetes self-management. Journal for Nurse Practitioners, 13(4), 265–270.

Lee, N. R., & Kotler, P. (2019). Social marketing: Behavior change for social good. Thousand Oaks, CA: Sage.

McDonagh, L. K., Saunders, J. M., Cassell, J., et al. (2018). Application of the COM-B model to barriers and facilitators to chlamydia testing in general practice for young people and primary care practitioners: A systematic review. Implementation Science, 13(1), 130.

McEachan, R., Taylor, N., Harrison, R., et al. (2016). Meta-analysis of the reasoned action approach (RAA) to understanding health behaviors. Annals of Behavioral Medicine, 50(4), 592–612.

Michie, S., Atkins, L., & West R. (2014). The behaviour change wheel: A guide to designing interventions. Sutton: Silverback Publishing.

Michie, S., Van Stralen, M. M., & West, R. (2011). The behaviour change wheel: A new method for characterising and designing behaviour change interventions. Implementation Science, 6(1), 42.

Nahar, V. K., Wilkerson, A. H., Patel, F. C., et al. (2019). Utilizing multi-theory model in determining intentions to smoking cessation among smokers. Tobacco Use Insights, 12, 1–8.

Paina, L., Namazzi, G., Tetui, M., et al. (2019). Applying the model of diffusion of innovations to understand facilitators for the implementation of maternal and neonatal health programmes in rural Uganda. Globalization and Health, 15(1), 38.

Patten, C. A., Lando, H., Resnicow, K., et al. (2018). Developing health communication messaging for a social marketing campaign to reduce tobacco use in pregnancy among Alaska native women. Journal of Communication in Healthcare, 11(4), 252–262.

Presser, B. E., Katz, M. L., Shoben, A. B., et al. (2018). Effects of an education intervention about HPV self-testing for healthcare providers and staff. Journal of Cancer Education, 33(5), 954–959.

Prochaska, J. O. (1979). Systems of psychotherapy: A transtheoretical analysis. Homewood, IL: Dorsey Press.

Prochaska, J., & Norcross, J. (2018). Systems of psychotherapy: A transtheoretical analysis (9th ed.). New York: Oxford University Press.

Rogers, E. M. (1995). Diffusion of innovations (4th ed.). New York: Free Press.

Rogers, E. M. (2003). Diffusion of innovations (5th ed.). New York: Free Press.

Rosenstock, I. M. (1966). Why people use health services. Milbank Memorial Fund Quarterly, 44(3), 94–124.

Rosenstock, I. M., Stretcher, V. J., & Becker, M. H. (1988). Social learning theory and the health belief model. Health Education Quarterly, 15(2), 175–183.

Saunders, S. G., Barrington, D. J., & Sridharan, S. (2015). Redefining social marketing: Beyond behavioural change. Journal of Social Marketing, 5(2), 160–168.

Sharma, M. (2015). Multi-theory model (MTM) for health behavior change. Webmed Central Behaviour, 6(9), WMC004982.

Sharma, M. (2017). Theoretical foundations of health education and health promotion (3rd ed.). Sudbury, MA: Jones and Bartlett.

Sharma, M., Stephens, P. M., Nahar, V. K., et al. (2018). Using a multitheory model to predict initiation and sustenance of fruit and vegetable consumption among college students. Journal of the American Osteopathic Association, 118(8), 507–517.

Shaver, E. R., McGlumphy, K. C., Gill, A. K., & Hasson, R. E. (2019). Application of the transtheoretical model to physical activity and exercise behaviors in African-American adolescents. American Journal of Health Behavior, 43(1), 119–132.

Sniehotta, F. F., Presseau, J., & Araújo-Soares, V. (2014). Time to retire the theory of planned behaviour. Health Psychology Review, 8(1), 1–7.

Stacey, F. G., James, E. L., Chapman, K., & Lubans, D. R. (2016). Social cognitive theory mediators of physical activity in a lifestyle program for cancer survivors and carers: Findings from the ENRICH randomized controlled trial. International Journal of Behavioral Nutrition and Physical Activity, 13(1), 49.

Stephenson, R., Phelps, A., & Colburn, J. (2018). Diffusion of innovations and program implementation in areas of health behavior/education/promotion, physical activity, and physical education. ICHPER-SD Journal of Research, 10(1), 3-11.

Stolte, E., Hopman-Rock, M., Aartsen, M. J., et al. (2017). the theory of planned behavior and physical activity change: Outcomes of the aging well and healthily intervention program for older adults. Journal of Aging and Physical Activity, 25(3), 438-445.

Sulat, J. S., Prabandari, Y. S., Sanusi, R., et al. (2018). The validity of health belief model variables in predicting behavioral change: A scoping review. Health Education, 118(6), 499-512.

Tornatzky, L. G., & Klein, K. J. (1982). Innovation characteristics and innovation adoptionimplementation: A meta-analysis of findings. IEEE Transactions on Engineering Management, 29, 28-45.

Vishwanath, A., & Barnett, G. A. (2011). Diffusion of innovations: A communication style perspective. New York: Peter Lang.

Yazdanpanah, Y., Saleh Moghadam, A. R., Mazlom, S. R., et al. (2019). Effect of an educational program based on health belief model on medication adherence in elderly patients with hypertension. Evidence Based Care, 9(1), 52-62.

Yusop, N. B. M., Shariff, Z. M., Hwu, T. T., et al. (2018). The effectiveness of a stage-based lifestyle modification intervention for obese children. BMC Public Health, 18(1), 299.

제9장

보건교육과 건강증진 방법론

본 장은 건강증진 프로그램에 흔히 사용되는 방법론에 대한 개관이다. 8장에서 논의한 바와 같이 행태 변화를 이끌어 내기 위한 프로그램을 디자인하거나 실행할 때 가장 중요한 것은 이론적인 기반을 갖추는 것이다. 일단 어떤 이론을 적용할 것인지 결정한 후 프로그램 개발에 적용해야 한다. 다음 단계는 "여러 행태 변화 기술을 활용하여 이론을 실제 프로그램에 어떻게 적용할 것인가?"에 대해 자문해 보는 것이다. 또한 본 장에는 로비와 지지 활동 등을 포괄하여 인지, 정서, 환경적인 측면의 방법들을 포괄하여 소개하고자 한다.

학습목표

이 장을 학습한 후 다음을 할 수 있다.

- 건강증진 중재가 어떻게 특정 대상 맞춤형이 될 수 있는지 설명할 수 있다.
- 중재 방법과 기능을 구분할 수 있다.
- 중재 기능의 9가지 기본 유형을 나열하고 설명할 수 있다.
- 건강증진을 위한 인지적 방법과 정서적 방법을 구분할 수 있다.
- 건강증진을 위한 다양한 인지적 방법을 설명할 수 있다.
- 건강증진을 위한 다양한 정서적 방법을 설명할 수 있다.
- 건강증진을 위한 다양한 환경적 방법을 설명할 수 있다.

이 장에서 다루는 공중보건 역량

- 인구집단 기반 정책, 프로그램, 프로젝트 또는 중재를 설계할 수 있다.
- 윤리와 근거를 포함한 정책형성 과정의 다양한 측면을 토론할 수 있다.
- 공중보건 결과에 영향을 주기 위한 이해관계자 확인과 협력 및 연대 구축을 위한 전략을 제안할 수 있다.
- 다양한 인구집단의 건강을 향상시킬 정책적, 사회적, 경제적 정책과 프로그램을 주창할 수 있다.

교육과 학습 방법

이 장에서 중재란 달성하고자 하는 교육성과 또는 효과에 이르기 위한 체계적인 과정의 집합체라 정의할 수 있다. 건강증진 영역에서 중재란 건강위험 요소를 감소시키거나 건강증진을 위한 행태 변화를 유도하기 위해 디자인된다. 예를 들어 금연, 절주 또는 운동을 장려하기 위해 도움을 줄 만한 활동이 있다. 만약 여러분이 이 책을 읽는다면 한 가지는 꼭 기억하기 바란다. 중재에는 다양한 과정 또는 교육 방법이 포함되어야 하며 단일 방법이 본질적으로 다른 방법보다 탁월하지 않다. 프로그램 디자이너가 교육 방법을 선택할 때는 프로그램 적용 대상자가 누구인가 확인해야 한다. 예를 들어, 프로그램 수혜자의 학습 스타일과 개인이 새로운 정보를 받아들이는 과정 등을 고려하여 그에 맞게 프로그램을 구성해야 한다.

우리가 어떻게 새로운 정보를 학습하는가에 대한 이론 중 VARK 모델이 가장 널리 알려져 있다(Fleming, 2001). VARK 모델은 개인은 시각, 청각, 읽기/쓰기, 운동감각, 이 4가지를 통해 학습한다고 주장한다. 시각 학습자는 관련 정보가 그림, 그래프, 심벌, 챠트 등 시각 요소로 제공될 때 가장 잘 학습할 수 있다. 이런 학습자는 중요 정보에 하이라이트를 주거나 밑줄을 긋거나 자료를 의미에 따라 분류하는 경우 정보를 훨씬 잘 이해한다. 청각 학습자는 해당 정보를 듣거나 토론할 때 가장 잘 학습한다. 이런 학습자는 강의, 방송, 비디오, 그룹 토의 등을 선호한다. 읽기/쓰기 학습자는 정보를 읽거나 기록할 때 가장 잘 학습한다. 예를 들어 책을 읽고 해당 내용을 다시 개인 컴퓨터에 입력을 하거나 중요 내용만 정리하는 등의 방법을 사용한다. 마지막으로 운동감각 학습자는 실제나 모의 상황에서 가장 잘 학습한다. 예를 들어 이 유형은 이 장을 읽고 난 후 교실이나 지역사회에서 실행해 본 후에야 비로소 교육 방법에 대해 온전히 이해했다고 생각한다. 보건사업 담당자가 중재 프로그램을 기획할 때에는 VARK 모델을 반드시 고려해야 한다. 이 모델은 개인이 단 한 개의 방식으로 학습한다고 여기지 않으며 오히려 여러 방법으로 학습은 하지만 선호하는 방법이 있다고 본다. 그러므로 중재 프로그램을 기획할 때는 4가지 교육 유형이 모두 포함되도록 하여야 한다.

우리가 어떻게 새로운 것을 학습하는가를 알려면 우리가 실제 상황을 받아들이고 정보화하는 과정을 이해해야 하는데 이것이 학습의 4 Mat 모델의 기본 개념이다(McCa-

VARK 학습 모형
개인은 시각, 청각, 읽기/쓰기, 운동감각 4가지 중 한 가지를 통해 학습하는 것이 가장 좋다는 사실에 근거한 학습 이론

시각 학습자
정보를 그림, 그래프, 심벌, 플로우 차트 등 시각적 자료로 볼 때 학습효과가 가장 좋은 사람

청각 학습자
정보를 다른 사람과 토론하여 청각적으로 접할 때 학습효과가 가장 좋은 사람

읽기/쓰기 학습자
정보를 읽고 그대로 또는 자기 언어로 옮길 때 학습효과가 가장 좋은 사람

운동감각 학습자
실제 또는 모의 실행을 할 때 학습효과가 가장 좋은 사람

4MAT 학습 모형
개인은 정보를 받아들이고 가공하는 방법에 따라 학습한다는 것에 근거한 학습 이론

창의적 학습
감각적 인지와 관찰 과정을 합친 것으로 이 유형의 사람은 학습하는 정보와 개인적 연관성에 초점을 두고 관심을 가짐

분석적 학습
사고적 인지와 관찰 과정을 합친 것으로 이 유형의 사람은 지식을 중요시하며 더 깊은 이해와 어떻게 작용하는 것인지 새로운 정보를 알고 처리하는 것을 즐김

상식적 학습
사고적 인지와 행동 과정을 합친 것으로 이 유형의 사람은 술기를 중요시하며 새로운 정보를 적용하거나 문제해결에 적용하는 것을 즐김

rthy, 1990). 상황을 이해한다는 것은 실제 상황을 어떻게 받아들일 것인가를 의미한다. 개인마다 상황을 받아들이는 것은 모두 다르다. 〈그림 9.1〉의 4 Mat 모델에 따르면 상황에 그대로 몰입하는 유형, 상황을 느낌이나 감정을 통해 받아들이는 유형, 상황에서 한발 물러나 논리적으로 사고하는 유형으로 구분할 수 있다. 이렇듯 정보를 찾아 삶에 통합하는 과정을 정보화 과정이라 한다. 이 모델에 따르면 우리는 정보를 검토하고 결정은 신중하게 하는 관찰자이거나 새로운 정보를 즉각 수용하고 이후 정보를 검토하는 행동가이다. 인식과 정보화 과정의 틀에서 4가지의 주요 학습 스타일이 탄생한다. 첫 번째 창의적 학습자는 감각/감정으로 현실을 인식하고 관찰자 입장에서 정보를 이해한다. 이 유형은 인간 중심적이며 학습하고자 하는 정보와 사람 간의 관련성에 관심을 둔다. 다음으로 분석적 학습자는 지식 중심적이며 새로운 정보 학습을 즐기고 실제 현장에서 적용되는 과정에 관심이 크다. 상식적 학습자는 기술 중심적이며 새로운 정보를 실제 적용하고 문제 해결에 직접 개입하는 것을 선호한다. 역동적 학습자는 행동 중심적이며 시도와 실패를 통해 학습하는 것에 관심을 가진다(McCarthy, 1990).

		현실 인식	
		감각/감정	사고
정보화 과정	관찰자	창의적 학습자	분석적 학습자
	행동가	역동적 학습자	상식적 학습자

그림 9.1 4 Mat 학습 모델의 개요

이제 개인이 새로운 정보를 어떻게 학습하는가에 대해 이해되었을 것이다. 동시에 “실제로 어떻게 활용할까?”라는 의문이 들 것이다. 한 가지 방법은 교육하고자 하는 목표 집단에게 적합한 학습 방법을 디자인하고 중재 방안을 평가하는 과정을 통해 실현해 볼 수 있다. 다른 방안으로 학습자를 여러 학습 스타일에 따라 구분하고 그에 맞춰 교육자료를 기획해 보는 것이다. 이런 방식이 매력적으로 보이지만 실제로 참가자를 평가한 후 각자의 학습 방식을 만족시킬 만한 중재안을 기획하는 경우는 거의 없다. 그러므로 공공보건 사업 기획가는 다양한 교육 방식을 적용하여 모든 청중이 만족할 만한 프로그램을 개발해야 한다. 교수법을 검토하기 전에 중재 기능과 중재 방법을 구분할 수 있어야 한다. 중재 기능은 중재에서 적용한 행태 변화 과정의 광범위한 유형이고, 중재 방법은 하나 이상의 중재 기능을 실행하기 위한 실제적인 과정으로 관찰 및 복제가능한 것이다. Mickie, Atkins, West(2014)에 따르면 중재 방법으로 달성하고자 하는 중재 기능은 9가지이다.

1. **교육** : 결과와 원인을 포함하여 행태에 대한 적절한 지식이나 정보를 전달하는 것
   (예: 흡연자 집단에게 금연 방법에 대한 정보 제공)
2. **설득** : 행태에 대한 정서적 느낌을 연결시키기 위해 행태의 긍정적인 점과 부정적인 점을 얘기하는 것
   (예: 흡연 예방을 위해 담뱃갑에 썩은 이, 구강암과 같은 이미지를 사용하는 것, https://www.health.gov.au/health-topics/smoking-and-tobacco)
3. **성과보상** : 행태 변화를 이끌어 내기 위해 보상을 이용하는 체계

(예: 매년하는 건강검진을 완료한 직원에게 보험료 할인 혜택 제공)

4. **강제** : 행태 변화를 이끌어 내기 위해 처벌을 이용하는 체계
(예: 금연구역에서 담배를 피우는 사람에게 소액의 벌금을 부과하는 것)
5. **훈련** : 행태를 실천하기 위해 필요한 기술을 가르쳐 주는 것
(예: 대학 신입생에게 과음을 피하기 위한 거절 기술을 가르치는 것)
6. **제한** : 특정 행태를 실천하기 쉽거나 어렵게 하기 위해 규칙이나 제한을 사용하는 것
(예: 공공장소에 금연구역 설치)
7. **환경 재구축** : 특정 행태를 실천하기 쉽거나 어렵게 하기 위해 물리적, 사회적 환경을 바꾸는 것
(예: 건물에 계단을 이용하도록 안내문을 붙이는 것)
8. **모델링** : 개인이 따라할 수 있도록 행태를 보여주는 것
(예: 안전운전 실천을 보여주는 훈련된 배우를 활용하는 것)
9. **구현(Enablement)** : 다른 중재의 기능(예: 교육, 훈련)을 능가하여 행태를 실천 가능하게 하는 방법
(예: 과식을 줄이도록 위절제술을 하는 것, 흡연을 줄이도록 니코틴 대체요법을 쓰는 것, 신체활동 증진을 위해 친구 시스템을 사용하는 것)

역동적 학습
감각적 인지와 행동 과정을 합친 것으로 이 유형의 사람은 시도와 실패 속에서 배우는 것을 즐김

중재 기능
중재에서 적용한 행태 변화 과정의 광범위한 유형

중재 방법
하나 이상의 중재 기능을 실행하기 위한 실제적인 과정으로 관찰 및 복제 가능한 것

인지적 방법
논리적 방법에 의한 새로운 정보를 수집하는 교수 방법으로 대개 비편향적 정보 학습을 지칭

정서적 방법
감정을 떠올려 새로운 정보를 수집하는 교수 방법

생활습관 중재 교육 방법은 인지적 방법과 감정적 방법으로 구분

중재 방법은 활동, 전략, 앞서 기술한 중재 기능의 적용을 포함한다. 생활방식 중재로는 인지 방법론과 정서적 방법론이 있다. 인지 방법론은 논리적인 수단으로 새로운 정보를 모으는 과정을 기반으로 하여 오류가 없는 정보를 제공한다. 정서적 방법론은 감정을 자극하여 새로운 정보를 제공하는 것을 기반으로 한다. 다음으로 이런 방법론을 활용한 교육 방안을 소개할 것이다. 다만 이 두 가지 방법 중 한 가지만을 선택해야 하는 것은 아님을 명심하기 바란다.

보건교육에서 인지적 방법론

〈표 9.1〉에 보건교육에서의 인지적 방법론을 요약하였다.

이 장에서 가장 먼저 다룰 방법은 가장 널리 알려져 있고 가장 많이 활용하는 강의이다. 강의는 지식 기반과 기술 기반 두 가지 종류가 있다. 지식기반 강의는 전통적으로 교사가 학생들에게 정보를 제공한다. 예를 들어 공공보건 사업가가 아이들을 대상으로 기본적인 식품군을 설명하는 것이다. 기술 기반 교육은 술기를 포함해 교육하는 것이다. 예를 들어 기본적인 식품군을 설명하고 집에서 해볼 수 있는 건강한 음식을 준비하는 방법을 가르치는 것이다. 강의는 많은 청중을 대상으로 짧은 시간에 많은 내용을 전달할 수 있으며 익숙하지 않은 정보에 대해 자각할 수 있도록 한다는 장점이 있다(그림 9.2). 그러나 학습자가 아닌 교수자 중심이며, 학습자의 태도를 바꾸기 어렵고, 강의 동안 학습자의 주의가 분산되는 등 비효율적인 면이 존재한다.

강의
구두 연설과 지식 또는 기술 기반의 설명을 보여주는 것으로 구성된 인지적 교육 방법

사례 연구
실제 또는 상상의 상황에 대한 정보를 주고 상황을 상세히 분석하고 토론하는 인지적 교육 방법

인지적 방법론 중 사례 학습은 실제 혹은 가상의 상황을 제공하고 세부적으로 토의하고 분석한다. 사례 학습은 결말을 제공할 수도 제공하지 않을 수도 있다. 결말을 제공하는 경우는 도입, 전개, 결론의 양식으로 구성된다. 학습자는 상황을 아주 자세히 파악하고 분석하여 토론을 통해 결론을 도출한다. 예를 들어 소아비만 예방을 위한 중재 프로그램을 사회 인지 이론에 기반하여 가르치고자 할 때 학생은 관련 논문을 읽고 요약하여 소그룹 토의 또는 보고서로 제출한다. 학생이 발표하는 동안 프로그램이 추구하는 행태 변화의 목적을 논하고 사회 인지 이론이 중재 프로그램 디자인과 평가에 어떻게 활용되었는지와 결과를 설명한다. 결론적으로 결론을 포함하지 않는 사례 학습의 경우에 교수자는 중재 상황을 소개하고 해결 방안을 브레인스토밍한다. 예를 들어 결론이 포함된 사례에서 사회 인지 이론에 기반하여 지역 초등학생 대상 비만 예방 프로그램을 학생들이 학습해야 하는 경우를 상상해 보자. 학생들은 중재 프로그램을 통해서 변화해야 하는 행동, 이론에 기반한 방안과 프로그램 운영 및 효과적인 프로그램 평가 방안에 대해 토론할 것이다. 사례 학습은 학습자가 상황을 분석하여 새로운 정보를 체득하고 실제 상황에 대한 답을 제시하고 학습자 간 활발한 토의가 가능하다는 장점이 있다. 그러나 준비된 사례가 학습자에게 익숙하지 않으면 실습자가 이슈에 대해 토의하고 특정 입장을 취하는 것에 상당한 부담을 느끼게 되며 진행 과정에서 시간 소요가 크고 학습자가 수용할 수 있는 타협점을 찾지 못하면 실패할 수도 있다. 이는 사례 학습의 단점이라 할 수 있다.

표 9.1 보건교육에서 인지적 방법론

강의
사례 학습
영상
초청특강
패널토의
현장학습

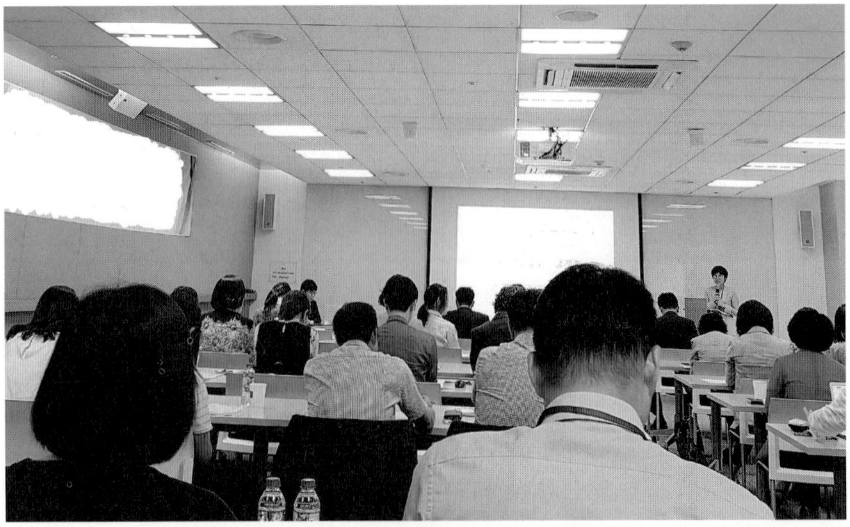

그림 9.2 강의는 대규모 청중에게 상당한 정보를 제공하는 효율적인 방법

영상 시청은 새로운 정보를 습득하는 인지적 교수방법이다. 특히, 다큐멘터리 영상은 상황을 기록하거나 하나 또는 그 이상의 시점에서 설명하는 영상으로 편향되지 않은 이상적인 방법이 될 수 있다. 예를 들어 Unrest(Brea, 2017)라는 다큐멘터리는 시청자에게 만성피로증후군를 교육하고 Period, End of the Sentence(Zehtabchi, 2018)는 세계 일부 지역에서는 어떻게 월경이 남녀에게 금기시되는지 알려준다. 영상을 통한 학습은 기존 교육의 단조로움을 줄일 수 있으며 오락의 성격도 포함하고 강의와 마찬가지로 대규모 청중을 대상으로 비교적 짧은 시간에 많은 정보를 제공할 수 있다는 장점이 있다. 반면 영상 시청이 가능한 시설이 필요하고 편향되거나 개인 관점에서 정보를 제공할 수도 있으며 강의와 마찬가지로 다소 지루할 수 있고 태도 변화를 이끌어 내지 못하는 단점이 있다.

다큐멘터리 영상
상황에 대해 하나 이상의 시각에서 기록 또는 설명하는 영상물로 편향되지 않은 것이 이상적

또 다른 인지적 교육 방법으로 초청특강이 있다. 특강 강사는 특정 분야의 전문가이거나 관련 이슈를 직접 경험했을 수도 있다. 예를 들어 음주와 운전에 관한 법적 의미를 이해하고자 할 때 법적 상황을 설명해 줄 변호사를 초빙할 수 있다. 운전자의 권리(음주측정 검사 혹은 거부), 권리를 행사할 수 있는 법률(음주측정 검사 거부 혹은 승인의 결과), 음주와 운전에 관련한 법적인 결과 등을 설명해 줄 수 있다. 또는 음주와 운전 경험자가 강연자로 나설 수 있다. 음주 운전의 경험을 나누고 그로 인해 겪어야 했던 고통에 대해 논의할 수도 있다. 초청강연은 전문가나 경험자의 강연을 듣게 되므로 가장 신뢰할 만한 정보를 제공한다고 할 수 있다. 그러나 주제에 적합한 강연자를 섭외하고 일정을 조율해야 하는 어려움이 있다.

또 다른 인지적 교육 방법으로 한가지 이슈에 대해 2~가지의 견해를 가진 그룹이 토의하는 패널토의가 있다. 여러 그룹으로 구분하고 각 그룹은 한 개의 이슈에 대해 연구하도록 한다. 전체 그룹이 모여 패널을 구성하여 토론한다. 예를 들어 교사는 성교육이란 주제에 대해 두 개의 그룹을 나누어 한 그룹은 금욕을, 한 그룹은 모든 종류의 피임법을 주제로 배정한다. 교사는 각 그룹이 해당 주제에 대해 연구하도록 하고 다른 방법과 비교하여 장점을 설명하도록 한다. "어떤 성교육이 효과적인가?","중학교 학생에게 적용하기에 적절한 교육 방법인가?" 또는 "왜 두가지 교육 방법 중 어떤 방법을 선택해야 하는가에 대한 의견 차이가 있을까?"와 같은 특정한 질문을 요구할 수도 있다. 패널토의는 주제에 대해 심도 있는 이해가 가능하고 찬반을 따질 수 있다는 장점이 있다. 학습자가 토론 과정에서 상대방에게 맞서기를 주저할 수도 있고 수동적이거나 토론 과정 중 감정적이 될 수도 있고 이슈의 한 측면만을 학습하게 되는 등의 단점도 있다.

패널 토의
이슈에 대해 두 가지 이상 입장을 대표하는 사람들을 모아 세부군으로 나누어 이슈를 분야별로 연구하고 조직화된 패널 모임에서 전체적으로 토의하는 인지적 교수 방법

인지적 교육 방법의 마지막으로 현장학습이 있다. 일반적으로 현장학습은 교실 밖에서 이루어지고 이론이 적용된 현장을 경험한다. 예를 들어 신선한 과일과 야채를 고르기 위한 교육이라면 교실에서 음식 모형이나 상점에서 구매하는 과정을 학습하는 대신 지역의 식품점을 방문하여 선택하는 방법을 보여줄 수 있다. 학습자가 실제 상황과 맥락에서 이해하고 경험한다는 장점이 있지만 비용이 많이 들고 기획에 상당한 시간이 소요되고 현장과 협력이 필요하다는 단점이 있다.

현장학습
교실 밖 실제 상황에서 이론을 어떻게 적용하고 실행하는지 보여주기 위한 활동

보건교육에서 정서적 방법

〈표 9.2〉에 정서적 방법론에 대한 요약이 있다.

역할극
개인이 익숙한 시나리오에서 다른 사람과 주어진 역할을 수행하는 감정적 교수법

첫 번째는 역할극이다. 여러분은 아동기에 왕자, 경찰관, 또는 슈퍼히어로 같은 다른 인물이 되는 게임을 한 경험이 있을 것이다. 이 게임에서 우리는 자신이 생각하는 역할을 구현하게 된다. 역할극에 이런 요소가 그대로 반영된다. 시나리오가 주어지면 우리는 다른 역할자들과 게임을 한다. 예를 들어 아래 건강식을 수행하는 어린이가 경험하게 될 시나리오를 소개하고자 한다.

표 9.2 보건교육에서 정서적 방법론

역할극
시뮬레이션
사이코 드라마
스트레스 감소
소그룹 토론
상호작용하는 현장학습

시나리오 1

친한 친구와 함께 잠을 자기 전 스낵을 먹자고 결정을 했다. 친한 친구는 케이크 한 조각을 원하지만 당신은 건강식인 사과 한 쪽을 먹고자 한다. 이런 상황에서 당신은 케이크 대신 건강식인 사과 한 쪽을 먹자고 친구를 설득해야 한다.

이 사례에서 살펴보았듯이 시나리오에서 역할이 주어지고 특정 목적을 가지게 된다. 교사는 역할극 과정에서 이벤트가 발생하도록 진행해야 한다. 보다 나은 결과를 얻기 위하여 어떻게 상황에 접근해야 하는지 도움을 주어야 하고 성공하도록 충분한 칭찬을 해야 한다. 역할극과 밀접한 관련이 있는 감정적 교육법에는 시뮬레이션이 있다. 여기서는 익숙하지 않은 상황에서 각자의 역할을 구현해야 한다. 역할극은 친숙한 상황에서 역할을 수행하지만 시뮬레이션은 한번도 경험해 보지 못한 상황에서 역할을 수행한다는 차이점이 있다. 예를 들어 여러분이 고등학교에서 약물중독 예방 프로그램을 관리한다고 상상하고 아래의 시나리오를 주었다고 가정해 보자.

모의실험
개인이 익숙하지 않은 시나리오에서 다른 사람과 주어진 역할을 수행하는 감정적 교수법

시나리오 2

어느날 당신은 방과 후 집에서 친구들과 시간을 보내고 있다. 한 친구가 자기 동생이 다니는 고등학교 학생들은 대부분 흡연을 한다며 동생이 준 마리화나 담배를 꺼낸다. 당신은 대부분의 고등학생들이 담배를 피우는 것은 아니라고 하며 집에서는 피우지 말자고 친구를 설득해야 한다.

이 사례에서 살펴보았듯이 학생에게 시나리오를 주고 역할을 설정하고 목적을 가지고 행동하게 한다. 이는 역할극과 매우 유사하지만 학생은 아직 해당 시나리오의 상황을 경험해 본 적도 없고 어떻게 행동해야 할지도 모르는 상황이다. 시뮬레이션 마지막 단계에서 벌어

진 상황을 진행하고 효과적으로 해결하고 긍정적인 결과가 나오도록 칭찬하는 교사의 역할이 중요하다. 역할극이나 시뮬레이션의 장점은 진행 과정에서 태도의 변화를 볼 수 있다는 것이다. 이를 통해 참여자는 어려운 상황을 해결하는 과정을 경험하게 되고 시나리오에서 해야 할 말과 그렇지 않는 내용들에 대해 토론을 유도할 수 있다. 반면 교사가 촉진자와 설명자의 역할을 수행해야 하고 개인이 역할극에 참여하기 주저하는 경우도 있으며 감정적으로 불쾌한 상황을 유발할 수도 있다는 제한점이 있다.

사이코 드라마
관객의 이슈에 대해 정서적 반응을 이끌어내기 위해 전문배우가 장면, 촌극, 상황을 연기하는 감정적 교수법

다음으로 초대 손님이 등장하는 것과 같은 사이코 드라마가 있다. 다만 이때는 전문 연기자가 청중의 감정적 반응을 유발하는 장면을 연출한다. 예를 들어 고등학생의 절주를 목적으로 중재를 하는 경우를 가정해 보사. 첫 장면은 장례식장에서 젊은이가 마치 관에 누워 있는 것처럼 책상 위에 누워 있는 모습을 연출한다. 다음 장면에서 무대 위로 젊은이와 친근한 인물이 출현하여 관중에게 젊은이와의 관계와 마지막 이별사를 이야기한다. 그는 누워 있는 젊은이가 살아 있을 당시 누구도 달성하지 못했던 업적을 이루었다고 말한다. 예를 들어 농구 코치가 무대로 올라와 그가 스포츠 스타였다거나 학교에서 선수였다고 설명하거나 장래가 총망되는 의사가 꿈인 젊은이였다고 청중에게 설명하는 식이다. 부모는 그가 주변에서 부러움을 사는 젊은이였지만 이제 더 이상 그런 모습을 볼 수 없음을 설명한다. 사이코 드라마는 이전에 설명한 역할극이나 시뮬레이션과 유사한 장단점이 있다.

다음 방법은 스트레스 감소를 목적으로 다양한 기술을 활용하는 것이 스트레스에 대한 공통된 정의는 없지만 비슷한 의미의 주제들이 도출되기도 한다(American Institute of Stress, 2019). 예를 들어 스트레스는 불쾌한 경험에서 비롯된다. 자동차 사고와 같이 삶에서 주요한 상황에서 비롯되거나, 결혼을 하고 싶었으나 일이나 학업으로 인해 이루지 못하는 등 바람이 이루어지지 못할 때 등이 해당된다. 대부분의 교육과정이나 서적에 스트레스에 대한 주제가 있으므로 본 장에서는 스트레스에 대한 논의보다는 감소를 위한 다양한 교육 방법에 대해 논하고자 한다. 8장에서 논했듯이 개인에게 행동의 변화를 요청하면 대부분 스트레스, 분노, 공포, 억울함 등을 경험하게 된다. 그러므로 건강증진 프로그램을 기획할 때에는 스트레스 감소 방안을 고려해야 하고 이런 감정들을 다루어 주면 행동의 변화를 보다 쉽게 유도할 수 있을 것이다.

횡경막 호흡
횡격막을 수축하여 폐와 위가 확장될 수 있도록 하는 호흡법

> 이완 훈련은 가장 단순한 스트레스 감소법이자 일상생활에 적용하기 쉬운 중재

릴랙스 요법, 최면술, 바이오피드백, 기도, 요가, 운동, 인지 행동 요법 등과 같은 전략과 치료법이 존재한다. 본 장에서는 스트레스 감소 기술로 비교적 단순하고 생활습관 개선 중재에 적용하기 용이한 이완 요법을 중점적으로 설명하고자 한다. 대표적으로 복식호흡 또는 깊은 호흡이 있다. 횡격막을 수축하여 폐와 위가 확장될 수 있도록 하는 방법이다(그림 9.3). 이 방법은 폐가 아닌 위를 확장하는 것으로 깊은 호흡과는 다르다.

점진적 근육 이완 요법
전신이 완전이 이완될 때 까지 긴장과 이완을 반복하는 스트레스 감소법

Brian Seaward(2012)는 복식호흡의 3단계를 이렇게 설명한다. 첫 단계는 편안한 자세를 취하는 것이다. 각자 앉거나 누워서 운동하기 편한 자세를 찾는다. 다음 단계는 집중하는 것이다. 주변의 방해를 차단하고 호흡하는 것에 집중한다. 마지막 단계는 호흡이 어떻게 스트레스를 감소시키는지 상상하면서 시각화 하는 것이다. 예를 들어 깨끗하고 시원한 공기가 몸속으로 들어와서 스트레스와 독소를 가지고 내 몸을 빠져나간다고 상상하는 것이다. 횡격막 호흡과 함께 점진적 근육 이완 요법이 스트레스 감소 전략으로 사용된다. 점진적 근육 이완

요법을 수행하려면 눈을 감고 깊게 호흡하며 편안한 자세를 갖추어야 한다. 다음으로 5~10초 정도 신체 특정 근육의 움직임에 집중하라는 지시에 따라 집중과 이완을 반복한다. 목, 어깨, 가슴, 팔, 손, 위, 대퇴부, 발 등의 근육에 집중한다. 이 과정은 25~30분 이상 서서히 진행하지만 5~10분 혹은 한시간 이상이 소요될 수도 있다. 세 번째로 상상 요법은 인간이 한 가지에 집중할 수 있다는 특성에 기반하여 편안한 상태를 추구한다. 우리가 편안하고 안정된 상황에 집중한다면 현재의 스트레스에서 벗어날 수 있다는 것이다. 상상 요법으로 무엇이든 가능하지만 숲, 바다와 같은 편안한 자연환경이 빈번히 활용되는 장소이다(그림 9.4).

상상 요법
이완 조작이나 조건을 통해 안정상태를 추구하는 스트레스 감소법

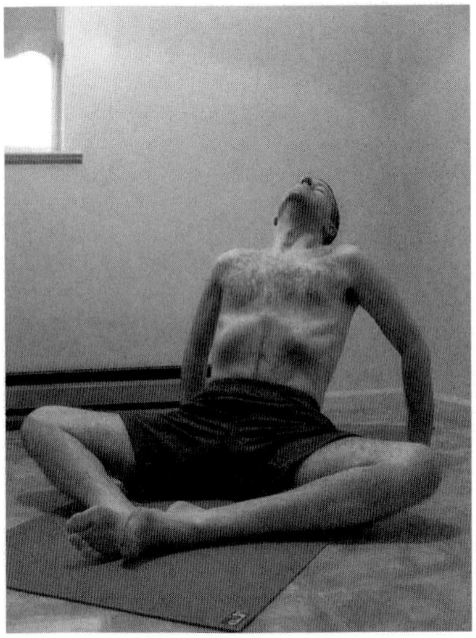

그림 9.3 스트레스를 감소시키는 횡격막 호흡

출처 : Photo downloaded from Wikimedia Commons, Nicholas A. Tonelli, https://commons.wikimedia.org/wiki/File:Flickr_-_Nicholas_T_-_Inhale.jpg

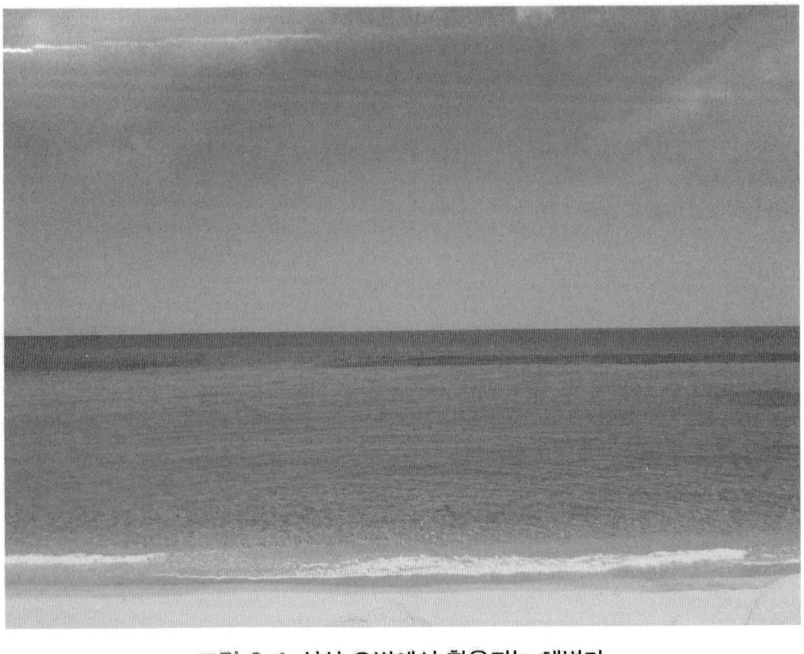

그림 9.4 상상 요법에서 활용되는 해변가

정서적 방법론 중 3~6인의 구성원이 주어진 주제를 중심으로 신념, 태도, 가치 등을 나누는 소그룹 토의가 있다. 아래와 같은 주제를 주고 토론을 할 수 있다.

비만

- 비만은 개인의 선택 문제인가?
- 미국에서 비만을 촉진하는 가장 큰 요인은 무엇인가?
- 자녀의 비만을 예방하기 위해 부모는 무엇을 할 수 있는가?

흡연

- 공공장소에서 흡연이 용인되어야 하는가?
- 금연을 위한 최선의 치료법은 무엇인가?
- 흡연자에게 전자담배를 권해야 하는가 ?

HIV/에이즈 및 성병 예방

- 어린이에게 성교육을 실시하기 위한 적합한 연령은 언제인가?
- 공립학교에서 어떤 종류의 성교육을 실시해야 하는가?

교사가 제기한 질문에 대해 각자의 견해를 가지고 토론한 후, 교사는 토론에서 제시된 핵심 사항을 요약하는 보고 순서를 거쳐야 하며, 적용 가능하다면 토론에서 나온 정보를 실제 이루어진 연구나 역학 자료와 연계하여 설명하는 것도 좋다. 소그룹 토론의 장점은 쌍방향식이며, 그룹 구성원 서로에게서 배울 수 있으며, 준비된 대답 대신 창의적인 사고가 필요하며, 태도와 신념에 영향을 줄 수 있다는 것이다. 반면, 단점은 한 명 또는 몇 명의 목소리가 큰 구성원에 의해 분위기가 지배될 수 있거나, 각 개인이 당면한 주제에 대해 토론할 용의가 별로 없을 경우 토론이 한정적일 수 있고, 구성원들이 활동을 진지하게 받아들이지 않을 수 있고, 토론에 많은 시간이 걸릴 수 있다는 것이다.

앞서 논의한 인지적 교수법에서 정서적 교수법으로 쉽게 변환할 수 있는 두 가지 방법은 비디오나 영화를 보여주거나 현장학습을 하는 것이다. 예를 들어 영화 〈앤드 더 밴드 플레이 온〉(Spottiswoode, 1993)은 돈 프랜시스의 HIV와 에이즈에 대한 연구가 묘사되고 있으며, 에이즈로 인해 가족이나 가까운 친구들을 잃은 많은 사람들을 포함하여 HIV와 에이즈에 걸린 사람들의 영향을 받은 개인과 가족에 대한 많은 설명이 있다. 이 영화는 문제를 회피하거나 지나치게 늦게 행동을 취할 것이 아니라, 성병과 같은 문제에 대해 적극적으로 대화하고 토론할 필요성이 있음을 묘사하는 데 도움을 준다. 현장학습을 정서적 교수법으로 활용하기 위해, 교사는 한 무리의 사람들을 자신들이 변화하지 않을 경우 그 행동의 결과로 나타날 수도 있는 사건이나 상황을 관찰하거나 참여할 수 있는 장소로 데려갈 수 있다. 비행 청소년에게 감옥 생활의 가혹한 현실을 보여주는 "Scared Straight" 프로그램이 전국적으로 시행되고 있는 것을 예로 들 수 있다. 전형적으로, 어린이나 청소년들로 하여금 하루 혹은 주말의 짧은 기간 동안 감옥을 방문하도록 한다. 그 기간 동안, 이들은 수감자와 경찰관을 따라 감

주목할 내용 9.1 건강증진 개입을 위한 행태 변화기법

이 장에서는 개인이나 집단 환경에서의 건강증진을 위한 여러 가지 교수법을 배웠다. 그러나 이러한 다양한 접근법을 사용할 수 있음에도 불구하고 여전히 "그러나 개입하는 동안 나는 무엇을 해야 할까?" 또는 "지식, 신념, 태도 및 가치를 변화시키기 위해 나는 어떤 특정한 행태 변화 기법을 사용할 수 있을까?"라고 스스로 생각할 수 있다. 이는 합리적인 의문이다. 만약 당신이 강의를 하기로 결정한다면, 어떤 강의를 할 것인가?

2010년에 행태변화기법 분류(Behaviour Change Technique Taxonomy)에 대한 프로젝트가 시작되었고, 연구자와 실무자들의 건강증진 개입에 도움이 될 수 있도록 문헌 검토와 행태변화기법 분류 개발을 통해 2013년에 보고서를 발간하였다(Michie 등, 2013). 이 보고서에서는 93개의 행태변화기법(behavior change techniques, BCTs)을 찾아 16개의 군집으로 묶었다. 이 책에서 93개의 BCT를 열거하기에는 너무 많으므로, 더 많은 정보에 관심이 있는 독자는 그 연구 프로젝트 웹사이트(http://www.bct-taxonomy.com/interventions)에 들어가 찾아보길 권한다. 또한 개입을 위한 BCT를 어떻게 정하는가에 대해 무료로 학습할 수 있는 온라인 훈련 과정도 있다. 〈표 9.3〉에 16개 군집 각각에 대한 예시를 나열하고 정의하였는데, 금연 개입에 활용될 수 있는 각 기법을 예시로 제공하였다. 기법을 읽으면서 8장을 다시 생각해 보고, 이 기법이 특정 이론에 어떻게 적용될 수 있는지 생각해 보도록 한다.

표 9.3 개인 혹은 집단 건강증진을 위한 93가지 행태변화기법의 사례

기법	정의	사례
군집 1 : 목표와 계획 BCT 1.1–행태에 대한 특정 목표 설정	어떤 행태를 하도록 혹은 하지 않도록 특정 계획을 세우도록 지지해줌	흡연자가 금연일을 정하도록 도와줌
군집 2 : 피드백 및 모니터링 BCT 2.2–행태에 대해 피드백을 제공	사전에 설정한 기준에 따라 행태 변화가 어떻게 진행되고 있는지에 대해 정보를 제공함	하루 흡연량을 10개비에서 5개비로 줄인 것이 다른 사람들은 잘 해내지 못한 우수한 진전이라고 말해줌
군집 3 : 사회적 지지 BCT 3.3–정서적 사회적 지지에 대한 계획	목표를 달성하는데 도움이 되도록 다른 사람들이 자신에게 정서적 지지를 제공할 수 있는 방법을 찾도록 함	담배를 끊을 때 배우자, 자녀, 가장 친한 친구가 금연으로 인한 스트레스를 극복하는데 어떻게 도와줄 수 있을지 물어봄
군집 4 : 지식 형성 BCT 4.1–행태에 대한 교육 제공	새로운 기법이나 행태를 습득하기 위한 단계별 학습을 제공함	니코친 패치를 올바르게 사용하고 붙일 수 있도록 단계별로 교육함
군집 5 : 자연적인 결과 BCT 5.1–건강 관련 결과	어떠한 행태로 초래되는 건강 관련 결과에 대한 정보 제공함	계속 흡연할 경우 뇌졸중, 심장질환, 폐암에 걸릴 가능성이 더 높아짐을 설명함
군집 6 : 행태의 예시 BCT 6.1–시연	새로운 행태나 기술을 배울 때, 그 기술이나 행태를 보여주는 모형(예, 사람 혹은 영상물)을 활용함	그룹을 대상으로 니코틴 패치 사용법에 대해 교육할 때, 앞에서 시연을 할 자원자를 선정함
군집 7 : 연계상황 BCT 7.1–촉진제 혹은 자극제를 이용하도록 교육	주변 환경에서 어떤 행태를 할지 혹은 하지 않을지 자극이 될 수 있는 단초를 찾도록 함	흡연을 하지 않아야 한다는 생각이 들 수 있게 직장 책상 위에 가족사진을 놓아두도록 함
군집 8 : 반복과 대체 BCT 8.7–단계적 과업 설정	장기 목표를 달성할 수 있도록 도움이 되는 단기 목표를 설정; 단기 목표는 상대적으로 쉬워야 함	흡연량이 0이 될 때까지 일주일에 1개비씩 줄여나감
군집 10 : 보상과 위협 BCT 10.2–행태 변화에 대한 물질적 보상	행태변화 목표를 달성하였거나 행태를 위한 노력이나 과정이 이루어진 경우 실질적인 보상을 제공함	3개월간 금연을 성공한 경우 보험회사로부터 현금 포상을 받음
군집 11. 조절 BCT 11.1– 약제 도움	행태변화 과정을 돕기 위해 약제를 사용함	금연을 돕기 위해 약제(예, 바레니클린)를 처방함
군집 12. 선제조치 BCT 12.4: 주의 분산	다른 것에 집중함으로써 원하지 않는 행태의 촉발요인을 피함	담배를 피우게 되는 상황에서 다른 즐거운 일(예, 휴가 계획)에 집중하도록 함
군집 13. 자아상 BCT 13.3–모순된 믿음	개인의 과거 혹은 현재의 행태를 상기하는 것이 부정적인 감정을 일으킬 수 있는 현재의 자아상을 상기시킬 수 있음	자신을 "과거에 흡연을 한 사람"으로 간주해야 하지만, 흡연을 계속할 경우 이 말이 성립되지 않음을 환기시킴

군집 14: 예견된 결과 BCT 14.2–처벌	원하지 않은 행태를 할 경우 부정적인 결과를 제공함	흡연을 다시 할 경우 주말에 집안일을 하도록 규칙을 만듦
군집 15: 자아믿음 BCT 15.4–자신과의 대화	소리를 내든지 마음속으로 자신을 격려하도록 함	흡연자에게 "나는 할 수 있어."혹은 "여기까지 왔는데 중단할 수 없어."라는 말을 어떤 시점에 이를 때가지 반복하도록 함
군집 16. 내면 학습 BCT 16.2–보상의 상상	긍정적인 행태를 상상하고, 그 결과 좋은 일이 일어나는 것을 상상하도록 함	일주일 내내 집에서 흡연을 하지 않고 그 결과 자녀가 자신을 흡연자로 보지 않는 것을 상상함

옥을 돌아보고 죄수처럼 살아야 한다. 이러한 교도소 생활 경험은 올바르지 못한 행동을 바꾸지 않으면 결국 감옥에 가게 될 것이라는 것을 깨닫게 하여 생활 태도를 바꾸기 위해 의도된 것이다(이 프로그램에 대해 더 알기 위해서는 제8장의 사례 학습 8.1을 참고하기 바람).

건강증진을 위한 환경적 방법

건강증진을 위한 환경적 방법은 〈표 9.4〉에 요약되어 있다.

지금까지 지역사회나 공중보건 종사자가 다양한 교수법과 행태변화기법을 사용하여 개인과 소그룹에게 건강을 증진시킬 수 있는 방법에 대해 논의했지만, 정책과 법을 제정하여 건강을 증진시키는 것도 상당히 중요하다. 관련된 용어에 대한 많은 정의가 있지만, 이 장에서 "정책"이라는 용어는 어떤 목적을 달성하기 위해 조직이나 기관이 만드는 일련의 규정을 지칭하는 것이며, "법"은 (지방, 주 또는 연방 차원에서) 정부 기관이 어떤 목적을 달성하고 해당 정부 당국에서 시행하는 일련의 규정을 지칭하는 것이다.

표 9.4 건강증진을 위한 환경적 방법
법 제정 혹은 정책 수립
옹호
로비 활동
협의체 구축

Michie 등(2014)에 의하면, 건강한 행태를 촉진하기 위해 시행할 수 있는 법률이나 정책으로서 7가지 큰 영역이 있다.

1. **소통/마케팅** : 메시지를 전달하기 위한 여러 형태의 미디어(예, TV, 인터넷)를 사용. 예를 들어, 미국 정부는 건강한 음식 섭취(https://www.choosemyplate.gov/WhatIsMy-Plate)나 진통제 처방(https://www.cdc.gov/drugoverdose/prescribing/guideline.html)과 같은 건강한 행태를 촉진하기 위해 고안된 웹사이트를 운영한다.
2. **지침** : 건강한 생활 조건을 위한 권고안 개발. 예를 들어, 미국 정부에서 신체활동(https://health.gov/paguidelines)을 위한 지침을 개발하는 것 뿐만 아니라, 국립수면재단(National Sleep Foundation)과 같은 전문기관에서도 지침(https://www.sleepfounda-

tion.org/press-release/national-sleep-foundation-recommends-new-sleep-times)을 개발한다.

3. **재정적 수단** : 행태 변화를 유도하기 위한 세금의 증가 혹은 감소. 예를 들어, 미국의 주 정부 및 지방에 따라 담배 한갑 당 세금이 미주리주의 최하 0.17 달러에서 워싱턴 D.C.의 최고 4.50 달러에 이르기까지 각자 다르다.
4. **규정(regulation)** : 개인과 기관에서 반드시 따라야 하는 규칙이나 원칙의 제정. 예를 들어, HIPPA (Health Insurance Portability and Accountability Act 1996)를 통해 건강관리 체계에 사생활 보호에 대한 규정을 정해 놓음으로써 병원이나 의원에서는 환자의 개인 정보를 외부로 유출할 수 없게 되었다.
5. **법률 제정** : 건강행태와 그 결과에 영향을 줄 수 있는 법률의 제정 혹은 개정. 예를 들어, 2010년에 버락 오바마 대통령이 건강보험개혁법(오바마 케어, Affordable Care Act)에 서명함으로써 법적 효력이 발휘되었다. 이 법으로 인해 미국에서 건강관리를 취득하고 규제하는 방법에 많은 변화가 초래되었다.
6. **환경/사회적 기획** : 건강한 생활 조건을 촉진하는 환경(물리적 및 사회적)을 조성. 예를 들어, 도시나 마을에서 안전하고 접근성이 좋은 인도를 기획함으로써 "걷기 가능성"을 향상할 수 있다.
7. **서비스 제공** : 건강을 증진할 필요성이 있는 사람에게 서비스를 제공함. 예를 들어, 지역사회에서 Meals on Wheels과 같은 프로그램을 운영하는 것이 있다.

다시 뒤로 돌아가서, 법이 어떻게 만들어지는지 개괄적으로 살펴보자. 주 및 지방 정부에서의 과정은 약간씩 다를 수 있으므로, 여기에서는 미국 하원(the House)의 예를 들어볼 것이다. 법률 제정은 하원 법안으로서 시작되는데, 이 법률의 초안은 하원의원이 작성한다. 이 법안에 대한 아이디어는 하원의원이나 하원의원 지역구 주민으로부터 나올 수 있다. 법안의 초안이 작성되면 지지를 기대하면서 다른 많은 하원의원에게 법안을 제안한다. 이 법안이 다수의 하원의원에게서 지지를 받는다면 하원에 상정된다. 이 시점에서 이 법안에는 번호가 부여되고, 모든 하원의원이 회람을 할 수 있고 다수의 상임위원회 중 해당 법안의 영역을 다루는 특정 위원회에 법안이 배정된다. 예를 들어, 제안된 법안이 군대와 관련된 기존 법을 변경한다면 하원 군사위원회에 갈 것이다. 이 법안이 위원회에 상정된 동안, 위원회 위원들은 이 법안을 더욱 상세히 검토하고 그 내용을 연구하며 문구를 수정한다. 위원회에서는 법안을 하원으로 다시 보내거나 법안에 대한 작업을 중단하고 위원회 차원에서 폐기할 것인지 투표한다. 또한, 위원회는 추가 검토와 연구를 위해 소위원회에 법안을 보낼 권한을 가지고 있다. 위원회가 법안을 하원에 제출하기 위해 투표할 때는 모든 하원의원은 토론에 참여할 수 있다. 이 토론을 통해 하원의원들은 법안의 추가 변경을 권고할 수 있다. 법안이 준비되면 모든 하원의원이 투표할 것이고, 다수의 하원의원이 법안에 찬성하면 법안은 하원을 통과하여 상원으로 보내진다. 상원에서 다시 논의하여 필요한 경우 수정해서 투표한다. 상원의원 다수가 법안에 찬성하면 법안은 상원을 통과하여 대통령에게 보내진다.

대통령이 법안을 받으면 세 가지 선택권이 있다. 첫째, 법안에 서명을 하고 공식적으로 법으로 만들 수 있다. 둘째, 아무것도 하지 않을 수 있다. 대통령이 아무것도 하지 않으면 법안은 하원의 회기 내 10일 후에 법이 된다. 그러나 하원의 회기가 아닌 경우는 법안은 법이 되지 않는다. 이를 포켓 거부권(pocket veto)이라고도 한다. 대통령이 취할 수 있는 최종 조치는 법안을 거부하는 것이다. 대통령이 거부권을 행사한다면, 그것은 다시 하원과 상원으로 보내진다. 하원과 상원의 3분의 2 이상이 이 법안에 찬성하는 투표를 한다면 대통령 거부권은 기각되고 이 법안은 법이 된다(US Government Services and Information, 2019).

하원의원이나 상원의원과 같은 선출직만 공중보건을 향상하기 위한 법안을 만들고 제출할 수 있지만, 법안이나 법률 제정에 영향을 미치는 것은 공중보건 활동가의 역할이다.

이제 법이 만들어지는 과정에 대해 알게 되었으므로, "만일 내가 공중보건 분야에서 일할 경우, 내가 법을 만들거나 바꿀 수 있는 선출직 공무원이 아니라면 무엇을 할 수 있을까?"라고 생각할지도 모른다. 하원의원이나 상원의원과 같은 선출직 공무원들만이 법안을 만들고 상정할 수 있는 것은 맞지만, 그럼에도 불구하고 법안과 법이 만들어지는 것에 영향을 미치기 위해 우리가 할 수 있는 일이 있다. 공중보건 종사자가 법에 영향을 미칠 수 있는 첫 번째 행동은 옹호를 통해 이루어지는데, 옹호는 특정 법률에 찬성하거나 반대하는 것에 대한 지지 세력을 결집하는 것을 의미한다. 옹호는 새로운 옹호 그룹을 만들고 구성하거나 기존 옹호 그룹에 가입하고 지원함으로써 실행된다. 현재 공중보건 분야에서 가장 크고 가장 영향력 있는 옹호 단체는 미국공중보건협회(American Public Health Association, APHA)(2019)이다. 공중보건을 옹호하는 또 다른 중요한 기관은 국립 카운티 및 도시 보건관리협회(National Association of County and City Health Officials, NACCHO)로서, 정책 입안자들에게 중요한 지역 공중보건 문제에 대해 알리고 그들이 근무하는 지역사회의 공중보건 부서의 가치를 인식하게 한다(National Association of County and City Health Officials, 2019).

옹호
특정 법률에 찬성하거나 반대하는 지지 세력을 결집하는 것

옹호 단체가 가질 수 또 다른 기능은 로비활동인데, 이는 어떤 법안의 초안과 그 법안 내용에 영향을 미치려고 시도하는 과정을 말한다. 로비는 상업적인 사업 목적의 민간 부문의 개인으로 구성된 옹호 단체를 포함하여 다양한 개인과 그룹에 의해 이루어진다. 로비활동에는 직접 로비활동과 풀뿌리 로비활동 두 가지 주요 유형이 있다((Prentice, 2018; Vernick, 1999). 첫 번째 유형인 직접 로비활동은 법안의 표현에 영향을 주기 위해 법안 초안 및 개정에 참여하는 공무원과 의사소통을 시도하는 것을 말한다. 예를 들어, 특정 법안을 지지하거나 지지하지 않는 이유를 설명하는 편지를 하원의원에게 쓰는 사람은 직접 로비 활동에 참여하는 것이다. 두 번째 유형인 간접 로비활동은 풀뿌리 로비활동이라고도 하는데, 이는 세 가지 구성 요소로 특징지어진다. 즉, 특정 법안을 지향하고, 그 법안에 대한 찬성 혹은 반대와 같은 입장을 내세우며, 다른 사람들로 하여금 법률 입안에 참여하는 정부 관료들에게 의사를 알리도록 권장하는 등의 행동을 취하는 것이다(Prentice, 2018; Vernick, 1999).

로비활동
어떤 법안의 초안과 그 법안 내용에 영향을 미치려고 시도하는 과정

직접 로비활동
법안의 표현에 영향을 주기 위해 법안 초안 및 개정에 참여하는 공무원과 의사소통을 시도하는 것

풀뿌리 로비활동
세 가지 요소로 특징지어지는 로비활동의 형태로서, 특정 법안을 지향하고, 그 법안에 대한 찬성 혹은 반대 입장을 내세우며, 행동을 취하는 것(간접로비활동이라고도 함)

옹호를 통해 공중보건 종사자가 수행한 건강증진을 위한 모든 일이 특정 법률의 제정이나 수정에 영향을 미치려는 시도는 아니다. 지역의 공중보건 종사자들은 조직이나 기관의 정책을 개선하기 위해 노력할 수도 있다. 공중보건 종사자들이 옹호할 수 있는 정책의 예로는, 예방의료 활동에 급여를 지불하고 전립선 또는 유방암 무료 검진을 제공하는 의료보험 회사 정책이나, 학교 식당에서 판매될 수 있는 경쟁식품(competitive foods, 학교 안에서 학생들

이 구입할 수 있는 식품)을 다루는 공립학교 정책을 들 수 있다. 법률과 달리, 정책은 여러 가지 방법으로 만들어질 수 있다. 예를 들어, 사장은 회사의 모든 직원이 따라야 하는 정책을 단독으로 만들거나 수정할 수 있는 권한을 가질 수 있다. 다른 정책의 경우 학교위원회나 이사회와 같은 집단에서 토론하고 투표하는 과정을 거쳐야 할 수도 있다.

협의체
공통의 이유로 결집하는 집단

종종, 협의체에는 특정 영역의 전문성을 가지고 있고, 조직 내에서 여러 계급에 속해 있는 다양한 개인이 포함되어 있다.

공중보건 종사자들은 공통의 이유로 인해 함께 모이는 협의체를 통해 특정 정책을 옹호할 수 있다. 협의체는 특정 분야에서 전문지식을 가진 다양한 개인과 조직 내의 다양한 직급이 포함되는 경우가 종종 있다. 예를 들어, 공중보건 요원이 고등학교 식당에서 설탕을 첨가한 음료를 제거함으로써 지역사회의 비만 문제를 해결하기를 원했다고 상상해보자. 이러한 목적을 위해 협의체를 만들수 있는데, 공중보건 종사자, 학교 식당 직원, 대학교수, 교사, 교장, 고등학생, 부모 및 보건소 직원 등이 포함될 수 있다. 다양한 협의체 구성원들이 이 문제에 대해 협력할 수 있으며 설탕이 첨가된 음료를 금지하는 정책을 지역 교육청에 제안할 수 있다. 공중보건 협의체의 활동이 과학 학술지에 명확하게 기술되기 시작하였다. 최근의 협의체 개발 및 활동에 대해서는 정신건강증진을 다루기 위해 교회와 연계한 흑인 사회의 활동(Hankerson 등, 2018), 주사기 사용 프로그램에 대한 활동을 위한 북캐롤라이나 위해 감축 협의체(the North Carolina Harm Reduction Coalition)(Cloud 등, 2018), 건강관리 접근성을 위한 라틴계 지역사회 활동(Fawcett 등, 2018), 포괄적 암 조절 협의체(Love 등, 2018)가 보고된 바 있다.

사례 학습 9.1 지역사회에서 HPV 백신 접종 촉진을 위한 건강교육 및 홍보방안 적용

지역 보건과는 질병통제예방센터(Centers for Disease Control and Prevention)로부터 11~12세 청소년을 위한 HPV 예방접종을 지원하는 새로운 사업을 위한 보조금을 받았다. 보건과에서는 보건과 직원, 대학교수 및 학생, 학부모, 교사 및 학교 관리자를 포함하는 협의체를 만들기로 결정하였다. 협의체는 두 가지 유형의 개입이 필요하다고 결정하였다. 하나는 어린이에게 초점을 맞추어 HPV 예방접종을 하는 것이 왜 유용한지 설명하는 것이며, 다른 하나는 부모에게 초점을 맞추어 자녀의 주치의와 HPV 예방 접종에 대해 이야기하는 것을 장려하는 것이다.

성찰과 토론을 위한 질문

1. 어린이에 대한 개입을 위해 어떤 인지적 방법이 유용할 것인가? 이러한 인지적 방법에는 어떤 것이 포함될 수 있는가?
2. 부모에 대한 개입을 위해 어떤 인지적 방법이 유용할 것인가? 이러한 인지적 방법에는 어떤 것이 포함될 수 있는가?
3. 어린이에 대한 개입을 위해 어떤 정서적 방법이 유용할 것인가?, 이러한 정서적 방법에는 어떤 것이 포함될 수 있는가?
4. 부모에 대한 개입을 위해 어떤 정서적 방법이 유용할 것인가? 이러한 정서적 방법에는 무엇이 포함될 수 있는가?
   협의체가 학교에 다니는 어린이들에게 HPV 예방접종이 반드시 필요하다고 교육청에 옹호하고 싶다고 상상해본다. 다시 말해, 어린이가 그 지역의 학교에 다니기 위해서는 예방접종을 받았다는 증명서를 12세 무렵에 제시하도록 한다.
5. 이러한 노력에서 협의체가 직면하게 될 장애물은 무엇인가?
6. 이와 같은 정책이 개인의 권리나 자율성을 침범하는 것인가?

요약

본 장에서는 건강증진 및 건강교육 개입에 사용되는 다양한 방법을 다루었다. 일반적으로 지역사회에서 건강증진은 개인, 집단 또는 환경 수준에서 이루어진다. 개인 및 집단 수준에서 대상자가 새로운 정보를 습득하는 방법을 먼저 고려하는 것이 중요하다. VARK 모델에 따르면, 개인은 다양한 방법으로 배우긴 하지만, 시각, 청각, 읽기/쓰기, 실습의 네 가지 기본 형식 중 하나를 선호하는 경우가 많다. 4Mat 학습 모델에 따르면 개인이 현실을 인식하고 정보를 처리하는 방식이 학습 방식에 영향을 미친다. 현실을 인식하는 방법과 정보를 처리하는 방법 모두가 같은 범위에 포함될 때 창의적 학습, 분석적 학습, 상식적 학습, 역동적 학습의 네 가지 학습 유형이 나타나게 된다.

건강증진 프로그램을 설계할 때 중요한 첫 단계는 사람들이 다양한 방법으로 배운다는 인식을 가지는 것이다. 이러한 인식을 함으로써, 공중보건 종사자는 대상 집단의 요구에 맞는 다양한 방법을 적용할 수 있다. 교육 방법은 크게 인지적 방법과 정서적 방법으로 분류할 수 있다. 인지적 방법의 예로서 강의, 사례 토론, 다큐멘터리 영화 보여주기, 연사 초빙, 패널 토론, 현장 견학 등이 있다. 정서적 방법의 예로는 역할극, 모의 상황 참여, 심리 드라마 공연, 소그룹 토론, 드라마 형태의 영화 감상, 직접 참여하는 현장학습, 복식호흡, 점진적 근육 이완, 심상유도와 같은 스트레스 관리 기법 사용이 있다. 인지적 및 정서적 방법 외에도, 독자에게 개입에 필요한 자료를 알려주기 위해 행태변화기법을 제시하였다.

마지막으로 건강증진과 교육은 개인 또는 집단 수준의 교육에만 국한한 것이 아니라는 것을 이해하는 것이 중요하다. 이 분야의 많은 연구자들과 실무자들은 건강행태에 영향을 미치는 법률과 정책을 바꾸는 데 관심이 있다. 이 장에서는 정책이라는 용어를 어떤 목적을 달성하기 위해 조직이나 기관이 만드는 규정의 집합으로 정의하고, 법이라는 용어는 (지방, 주 또는 연방 차원에서) 정부 기관이 어떤 목적을 달성하기 위해 만들고 어떤 정부 당국에 의해 시행되는 규정의 집합으로 정의했다. 건강증진 종사자는 법률과 정책을 만들 수 있는 위치에 있지 않지만, 지역사회 구성원의 건강과 복지를 증진시키는 법률과 정책을 지원하기 위해 민간단체와 정부 관리들을 옹호하고 로비활동을 할 수 있다. 이러한 옹호와 로비활동은 대체적으로 협의체를 결성하여 이루어진다.

핵심 용어

4Mat model of learning	4Mat 학습 모형
advocacy	옹호
affective methods	정서적 방법
analytic learning	분석적 학습
auditory learners	청각 학습자
case study	사례연구
coalitions	협의체
cognitive methods	인지적 방법
commonsense learning	상식적 학습

diaphragmatic breathing	복식호흡
direct lobbying	직접 로비활동
documentary film	다큐멘터리 영화
dynamic learning	역동적 학습
field trip	현장학습
grassroots lobbying	풀뿌리 로비활동
guided imagery	상상요법
imaginative learning	창의적 학습
intervention	중재
intervention function	중재 기능
intervention method	중재 방법
kinesthetic learners	동적 학습자
lecture	강의
lobbying	로비활동
panel debate	패널 토론
progressive muscle relaxation (PMR)	점진적 근육 이완(PMR)
psychodrama	사이코 드라마
reading/writing learners	읽기/쓰기 학습자
role–play	역할극
simulation	시뮬레이션
VARK model of learning	VARK 학습 모델
visual learners	시각 학습자

복습 문제

1. VARK 학습 모델과 4Mat 학습 모델에 대해 토론하고, 효과적인 건강증진 개입을 개발하는 데 활용될 수 있는 방법을 기술하시오.
2. 중재기능과 중재방법의 차이를 설명하시오.
2. 인지적 학습 방법과 정서적 학습 방법을 구분하여 설명하시오.
3. 인지적 학습 방법을 세 가지 이상 열거하고 토론하시오.
4. 정서적 학습 방법을 세 가지 이상 열거하고 토론하시오.
5. 법안이 법률이 되는 기본적인 단계를 설명하시오.
6. 건강증진의 환경적 방법을 세 가지 이상 열거하고 토론하시오.
7. 직접 로비활동과 풀뿌리 로비활동을 구분하여 설명하시오.

역량 구축을 위한 활동 #1

이 장에서 건강증진에 활용되는 여러 가지 인지적 및 정서적 교수법을 소개했다. 보건소에서 노인을 위한 신체활동 프로그램을 실시하라는 요청을 받았다고 상상해보자. 하나 이상의 인지적 및 정서적 방법을 선정하고 행태변화기법의 세부 사항을 작성하시오. 각 기법별로 행태 목표, 필요한 자료, 기법을 구현하기 위한 단계별 지침을 포함해서 작성하시오.

역량 구축을 위한 활동 #2

이 장에서 공중보건에서 활용되는 여러 가지 환경적 방법을 소개했다. 여러분 지역사회에서 진통제 사용/오용을 주제로 다루기를 요구받았다고 상상해 보자. 법률 및 정책의 일곱 가지 광범위 영역(예, 규정 및 법률 제정)을 활용하여 어떤 정책 영역이 관련성이 있고, 사람들을 변화시키기 위해 어떤 순서로 적용해야 할지 기술하시오. 각 영역에 대해 중요한 이해당사자들을 포함시키는 것을 잊지 말고 당신의 노력을 방해할 수 있는 충돌되는 법률이나 정책을 고려하시오.

학습에 유용한 웹사이트

VARK 설문

http://www.vark-learn.com/english/page.asp?p=questionnaire

이 장에서 배운 것처럼, 각 개인은 각자 다른 방법으로 가장 잘 배울 수 있다. VARK 학습 모델은 일반적으로 대상 청중에 대해 배울 수 있는 한 가지 방법이다. 그러나 누가 어떤 방법을 선호하는지 정확히 어떻게 알 수 있겠는가? 이 웹사이트 링크는 학습 스타일을 평가하는 간단한 설문 조사인 VARK Questionnaire 버전 8.01로 사용자를 안내한다. 이 웹사이트를 방문해 설문조사를 실시한 후, 설문 결과에 동의하거나 동의하지 않는 이유를 간략하게 적어보시오.

APHA : 옹호 및 정책 보고서

http://www.apha.org/advocacy

이 장에서 언급했듯이 미국 공중보건협회는 미국 공중보건 옹호를 위한 가장 큰 단체이다. APHA는 영양, 신체활동, 담배, 환경보건, 공공정책 등 공중보건이 다루는 거의 모든 영역에서 학교 보건교사, 대학교수, 보건의료인, 공중보건 종사자, 정책 입안자를 포함한 다양한 공중보건 전문가를 대표한다. APHA 웹사이트는 APHA 회원이 공중보건 문제를 옹호할 수 있는 다양한 방법을 설명하고 공중보건 문제를 옹호하는 조직의 최근 노력의 예를 제시한다. 이 웹페이지를 검색하고 "Highlight" 및 "New Resources" 제목의 아래 링크를 클릭하시오. APHA가 최근에 취한 활동의 이슈와 여러분이 흥미롭다고 생각하는 문제에 대해 토론하시오.

동기화 면담

http://www.motivationalinterview.org

훈련가를 위한 동기화 면담 네트워크(Motivational Interviewing Network of Trainers, MINT)에서 관리하는 이 웹사이트는 동기화 면담 연습을 위해 만들어 졌다. 웹페이지의 아래쪽에는 뉴스에서의 동기화 면담, 동기화 면담을 이용한 연구에 관한 최신 논문 목록 등 다양한 주제에 대한 연결링크가 있다. 동기화 면담에 대한 자세한 내용을 보려면 링크를 클릭하면 된다. 동기화 면담의 최신 연구 목록에서 당신의 연구에 적절한 문헌을 찾아 사례연구로 발표하시오.

참고문헌

American Institute of Stress. (2019). What is stress? Retrieved from https://www.stress.org/daily-life

American Public Health Association. (2019). Advocacy for public health. Retrieved from https://www.apha.org/advocacy

Brea, J. (Director). (2017). Unrest [Motion picture]. United States: Public Broadcasting Service.

Cloud, D. H., Castillo, T., Brinkley-Rubinstein, L., et al. (2018). Syringe decriminalization advocacy in red states: Lessons from the North Carolina harm reduction coalition. Current HIV/AIDS Reports, 15(3), 276–282.

Fawcett, S., Torres, J., Jones, L., et al. (2018). Assuring health access and culturally competent health services through the Latino Health for All Coalition. Health Promotion Practice, 19(5), 765–774.

Fleming, N. D. (2001). Teaching and learning styles: VARK strategies. Honolulu, HI: Honolulu Community College.

Hankerson, S. H., Wells, K., Sullivan, M. A., et al. (2018). Partnering with African American churches to create a community coalition for mental health. Ethnicity & Disease, 28(S2), 467–474.

Love, B., Benedict, C., Villalobos, A. V. K., & Cone, J. N. (2018). Communication and comprehensive cancer control coalitions: Lessons from two decades of campaigns, outreach, and training. Cancer Causes & Control, 29(12), 1239–1247.

McCarthy, B. (1990). Using the 4MAT system to bring learning styles to schools. Educational Leadership, 48(2), 31–37.

Michie, S., Atkins, L., & West R. (2014). The behaviour change wheel: A guide to designing interventions. Sutton: Silverback Publishing.

Michie, S., Richardson, M., Johnston, M., et al. (2013). The behavior change technique taxonomy (v1) of 93 hierarchically clustered techniques: Building an international consensus for the reporting of behavior change interventions. Annals of Behavioral Medicine, 46(1), 81–95.

National Association of County and City Health Officials. (2019). Policy and advocacy. Retrieved from https://www.naccho.org/advocacy

Prentice, C. R. (2018). The "state" of nonprofit lobbying research: Data, definitions, and directions for future study. Nonprofit and Voluntary Sector Quarterly, 47(4S), 204S–217S.

Seaward, B. (2012). Managing stress: Principles and strategies for health and well-being (7th ed.). Burlington, MA: Jones & Bartlett Learning.

Spottiswoode, R. (Director). (1993). And the Band Played On [Motion picture]. United States: Home Box Office (HBO).

US Government Services and Information. (2019). How laws are made and how to research them. Retrieved from https://www.usa.gov/how-laws-are-made

VARK. (2019). Multimodal strategies. Retrieved from http://vark-learn.com/strategies/multimodalstrategies

Vernick, J. S. (1999). Lobbying and advocacy for the public's health: What are the limits for nonprofit organizations? American Journal of Public Health, 89(9), 1425–1429.

Zehtabchi, R. (Director). (2018). Period. End of the Sentence [Motion picture]. United States: Netflix.

제10장

인구동태와 통제

이 장에서는 인구동태와 통제 영역을 개괄하고자 한다.

인구 순환

인구 순환(demographic cycle)은 지리적으로 정의된 공간에 있는 인구의 시간적 변화를 말한다[(인구 주기(population cycle)나 인구변천(demographic transition)이라고도 한다]. 산업국가의 사회경제적 역사는 인구 순환과 밀접한 관련이 있다. 인구 순환이란 명칭이 보편성을 함의하고 있지만, 이는 본질적으로 산업국가에서 불과 몇백 년간 나타난 인구학적 변화에 대해 이상적이고 종합적으로 묘사한 것이다. 인구 순환의 단계들이 개발도상국에도 부분적으로나 완전히 맞는 설명인지 여부는 앞으로 검증해야 한다. 인구 순환은 인구 변화의 네 단계로 구성된다(그림 10.1).

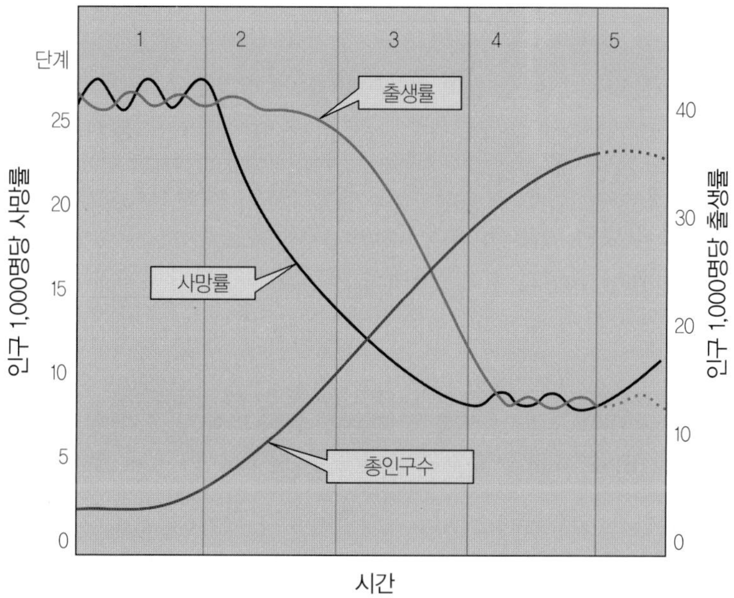

그림 10.1 인구변천

출처 : Wikimedia Commons, http://upload.wikimedia.org/wikipedia/commons/8/8c/Stage5.jpg

인구 순환 1단계는 높은 출생률과 사망률, 상대적으로 적은 인구수로 정의된다. 비교적 정체된 총인구수와 높은 출생률과 사망률 때문에 종종 인구 증가의 고위 정지기(high stationary phase)라고도 했다. 이 단계의 높은 사망률은 필수적인 질병 예방 및 치료 서비스 미비와 기근을 포함한 산발적인 식량 부족에 기인한다.

인구 순환 2단계는 사망률의 감소와 (높은) 출생률의 안정화 또는 증가로 인한 인구의 점진적 증가가 특징이다. 농업기술 향상으로 수확량이 증가하여 식량 공급이 개선됨으로써 이러한 추이가 나타난다. 사망률, 특히 어린이 사망률을 감소시키는 공중보건의 향상도 인구 증가를 촉진한다.

인구 순환 3단계는 상당히 감소한 출생률과 사망률로 인한 매우 안정적인 인구 증

학습목표

이 장을 학습한 후 다음을 할 수 있다.

- 인구동태와 통제에 관한 기본 용어를 정의할 수 있다.
- 가족계획(family planning)과 피임계획(contraceptive planning)에 관한 기본 명명법을 설명할 수 있다.
- 인구 순환의 4단계를 설명할 수 있다.
- 세계적 인구 추이(population trends)를 파악하고 설명할 수 있다.
- 사용 가능한 피임방법들을 나열하고 각 방법의 효능을 비교할 수 있다.
- 출산 지표(fertility indicators)를 정의하고 이 장에서 소개된 다양한 지표들을 나열하고 설명할 수 있다.
- 인구집단 기반의 모자보건 프로그램을 기획할 수 있다.
- 인구집단 기반의 청소년보건 프로그램을 기획할 수 있다.
- 인구집단 기반의 중년을 포함한 성인보건 프로그램을 기획할 수 있다.
- 인구집단 기반의 노인보건 프로그램을 기획할 수 있다.
- 인구집단 기반의 소수 인종 및 민족을 위한 보건 프로그램을 기획할 수 있다.

이 장에서 다루는 공중보건 역량

- 인구집단의 건강에 대한 환경 요인의 영향을 설명할 수 있다.
- 세계화(globalization)가 질병부담(global burden of disease)에 어떻게 영향을 미치는지 설명할 수 있다.

- 생태학적 관점을 설명할 수 있다.
- 인구집단 기반의 정책, 프로그램, 프로젝트나 중재를 기획할 수 있다.

가를 특징으로 한다. 소아 사망률의 지속적인 감소는 부모가 안심하고 아이를 적게 가질 수 있게 했다. 도시화에 따른 생계비 증가는 많은 아이를 갖는 데 경제적 제약으로 작용했다. 여성의 문해력과 고용 증가로 여성의 사회적 역할이 증대했다. 출산과 모성(motherhood)은 더 이상 여성의 지위를 결정하는 유일한 요인이 아니었다.

마지막 단계인 인구 순환 4단계는 국가의 총인구수 정체나 감소가 특징이다. 이는 출생자 수보다 사망자 수가 더 많기 때문이다. 이 단계에서 인구의 연령구조가 고령화된다.

세계 인구 추이

인구 순환(demographic cycle)
지리적으로 한정된 공간에 있는 인구의 시간적 변화(인구 주기(population cycle)나 인구변천(demographic transition)이라고도 한다)

인구 순환 1단계
높은 출생률과 사망률, 상대적으로 적은 인구수로 정의되는 기간(비교적 정체된 총인구수와 높은 출생률과 사망률 때문에 인구 증가의 고위 정지기(high stationary phase)라고도 한다)

인구 순환 2단계
사망률의 감소와 (높은) 출생률의 안정화 또는 증가로 인한 인구의 점진적 증가가 특징인 기간. 농업기술 향상으로 수확량이 증가하여 식량 공급이 개선됨으로써 이러한 추이가 나타난다.

인구 순환 3단계
상당히 감소한 출생률과 사망률로 인한 매우 안정적인 인구 증가가 특징인 기간. 소아 사망률의 지속적인 감소는 부모가 안심하고 아이를 적게 가질 수 있게 했다.

인구 순환 4단계
국가의 총인구수 정체나 감소가 특징인 시기. 이는 출생자 수보다 사망자 수가 더 많기 때문이다. 이 단계에서 인구의 연령구조가 고령화된다.

많은 학자들이 지난 수백 년간 인구 구성의 잠재적인 미래 추이를 토론하고 연구해왔다. 그러나 세계적 수준에서의 첫 인구추계는 1945년에 이르러서야 이루어졌다(Notestein, 1945). 다양한 측면에서 인구 추이를 살펴볼 수 있는데, 연령, 성별, 도농 거주지 여부, 학력, 고용, 출산력, 가구의 지위, 건강수준 등이 주된 관심사다. 이러한 각 차원은 인구집단의 각 구성원으로부터 관찰, 정량화, 측정이 가능한 속성으로 인구 이질성에 대한 관찰 가능한 요인(observable sources of population heterogeneity)이라고 한다(Wolfgang & Samir, 2010).

이러한 관찰 가능한 요인과 함께, 미래의 인구동태에 상당히 영향을 미치지만 현재의 연구 도구로 측정하기 어려운 인구의 이질성에 대한 관찰 불가능한 요인(unobservable sources of population heterogeneity)도 있다(Vaupel & Yashin, 1985). 그러므로 인구학 연구의 결론을 도출할 때는 항상 주의할 필요가 있다.

이와 별개로, 이러한 차원은 미래의 인구분포에 관한 질문에 답하는 데 도움을 준다. 그러나 변화하는 출산율과 사망률, 인구이동의 강도(migration intensities) 등 다른 인구 추이도 이러한 차원에 상당히 영향을 미친다는 것을 기억해야 한다. 각 차원은 아래에서 별도로 다룰 것이다. 국제연합(United Nations) 경제사회부(Department of Economic and Social Affairs) 인구국(Population Division)(2019)에 따르면, 2017년 세계 인구는 76억 명이었다. 현재의 세계 인구를 보여주는 월도미터(Worldometer) 웹사이트에 따르면, 2019년 중반에는 약 77억 명이었다. 중국은 약 14억2천만 명으로 인구수가 가장 많은 국가였으며, 인도가 약 13억7천만 명으로 2위였고, 미국이 약 3억2천9백만 명으로 3위였다.

인구 규모

인구추계는 대부분 총인구수에 관심이 있다(그림 10.2). 그러나 인구의 절대적인 크기 변화에만 관련되거나 신생아, 초기 성인, 노쇠한 노인 등 다양한 연령집단 간 서로 다른 성장을 무시하는 실제 정책이나 연구 과제는 상상하기 힘들다. 연구자와 정책가 모두 다양한 연령집단에서의 인구 추이에 더 많은 관심을 갖는다고 보는 것이

합당하다(Wolfgang & Samir, 2010). 그러나 절대적인 인구수 추이도 두 가지 이유에서 중요하다. 우선, 몇몇 인구 관련 쟁점의 크기에 대한 대리 지표로 인구의 규모를 사용할 수 있다. 생필품 수요는 총인구수와 정비례할 것이다. 둘째, 자주 사용되는 많은 인구학적 지표의 산출에 총인구수를 분모로 사용한다. 1인당 국내총생산, 1인당 식량 소비량, 1인당 온실가스 배출량 등이 그 예이다(Wolfgang & Samir, 2010).

인구학적 지표
1인당 국내총생산, 1인당 식량 소비량, 1인당 온실가스 배출량 등 총인구수를 분모로 사용하여 산출하는 지표

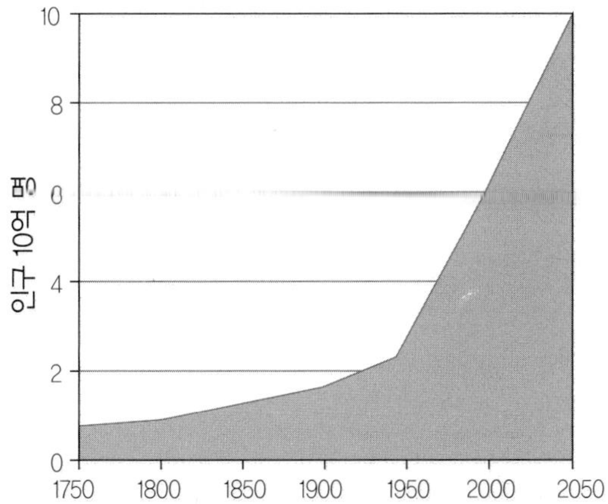

그림 10.2 세계 인구: 과거 추정치 및 미래 추계
출처 : Centers for Disease Control and Prevention의 무료 사진, ID# 82, http://phil.cdc.gov/phil/home.asp에서 검색

전통적인 인구추계가 총인구수에 기반을 두고 예측과 미래 성장률을 도출했지만, 가능한 한 연령 특이적 방법[코호트 요인법(cohort component method)]을 사용할 것을 권장할 만한 몇 가지 이유가 있다. 소지역 인구추계의 경우, 연령별 예측이 어렵거나 완전히 불가능할 수 있어서 단순 성장률 기반 추계를 현재까지 사용하고 있다. 그러나 연령별 추계는 행태 요소(출산, 사망, 이동)와 연령 구조 효과로 인한 변화를 구분할 수 있기 때문에 국가 인구추계를 위한 최적의 방법이다. 예를 들어, 미국 인구 조사국은 2012년 통계 보고서에서 인구조사 자료(census data)를 연령군별로 구분하고 이를 다시 주요 인종군별로 세분하여 상세한 형태로 제공한다.

이렇게 상세히 작성한 표는 프로그램 기획과 중재에 중요하게 활용된다. 예를 들어, 낫적혈구질환(sickle cell disease)은 아프리카계 미국인에서 유병률이 365명 중 1명일 정도로 인종 간에 불균형적으로 발생하는 적혈구 질환의 한 유형이다. 반대로 히스패닉계 미국인에서의 유병률은 16,300명 중 1명으로 낮다(Centers for Disease Control and Prevention [CDC], 2017). 낫적혈구질환을 예방하기 위한 공중보건 중재는 아프리카계 미국인에게 초점을 둘 필요가 확실히 있을 것이다. 이러한 점에서 연령 및 인종별 인구학적 표가 중요한 것이다.

〈표 10.1〉은 2010년과 2015년에 대해 인종 및 연령별 인구를 추계한 것이다. 추계는 특정 연령군 대상의 공중보건 중재를 위한 기획 및 자원할당에 필요하다. 이러한 표들은 공중보건 보고서 개발에 사용하는 자료의 규모와 연령별, 인종별 요약 통계에 관한 다양한 수준을 보여주는 예이다.

인구추계를 하면서 연령 구조를 고려하는 것은 출산율과 사망률 등 인구학적 지표의 추이

가 상당히 변동하는 국가에서 필요하다. 연령 피라미드가 상대적으로 안정적이고 규칙적인 국가에서도 미래 출산율 감소에 대한 가정이 출산 가능 연령에 진입하는 다수의 여성으로 상쇄될 수 있고 기간 출산율(period fertility)이 대체 수준(replacement level)이더라도 출생아 수가 계속 증가할 수 있기 때문에 연령 구조를 고려하는 것이 필요하다(Wolfgang & Samir, 2010).

표 10.1 2010년과 2015년 인종 및 연령별 등록 인구추계

	인종(1,000명 단위)					
	백인		흑인 또는 아프리카계 미국인		아시아인	
	2010	2015	2010	2015	2010	2015
연령						
5세 미만	15,944	16,563	3,034	3,191	943	1,004
5–9세	15,888	16,412	3,011	3,084	927	1,018
10–14세	15,560	16,467	3,021	3,080	894	1,034
15–19세	16,570	16,143	3,410	3,096	932	1,030

출처 : 미국 인구조사국. (2012). The 2012 Statistical Abstract. http://www.census.gov/prod/2011pubs/12statab/pop.pdf에서 검색

연령과 성별

기획자는 학교에 들어갈 아이나 직장을 구할 청년의 수에 대비하여 기획하기 위해 인구의 연령 및 성별 구조에 항상 관심을 가져왔다. 그러나 노인 인구수 폭증에 따른 연금제도의 지속가능성에 관한 우려가 대두되면서 이에 대한 관심이 최근 급증했다(Wolfgang & Samir, 2010).

또한 인구 고령화가 보건의료비와 노인 부양에 어떤 영향을 주는지도 주된 관심사다. 조기 퇴직률 증가는 모든 나라의 퇴직연금제도에 재정 압박을 가하고 있다. 일부 선진국에서 60~64세 남성의 노동참여율은 지난 30년간 75%나 떨어졌다. 이러한 급감의 한 가지 이유는 고령 노동자가 계속 일할 동기를 떨어뜨릴 수 있는 사회보장 프로그램 제공 때문이다. 선진국의 사회보장제도 중 조기퇴직 연금 제공이 퇴직 연령을 결정한다는 강력한 근거가 있다(Gruber & Wise, 1999). 선진국 고령 노동자의 노동참여율도 상당한 차이가 있다. 60세 미국인 남성의 3분의 2가 일하고 있지만 벨기에에서는 4분의 1만이 일하고 있다. 55~65세 미국인 남성 63%가 일하고 있는데 반해, 프랑스는 40%, 벨기에는 33%만 일하고 있다(Gruber & Wise, 1999; Wolfgang & Samir, 2010).

이와 함께, 기획자가 노동력의 평균연령 증가가 미래 생산성에 미칠 잠재적인 부정적 영향을 관리하려면, 연령별 인구추계 추정치가 중요하다(Skirbekk, 2008). 그래서 연령별 인구 예측이 필수적이다. 그러나 연령별 시간적 추이를 분석할 때 총 기대여명 증가와 더불어 건강수명이 증가한다는 점을 명심해야 한다(Wolfgang & Samir, 2010). 따라서 60세의 한 개인은 수십 년 전에 살았던 같은 연령의 사람보다 매우 다른 건강수준일 수 있다. 최근의 연구자들은 출생 이후의 시간 뿐만 아니라 사망까지의 예상 시간을 측정하는 새로운 연령 정의를 제안한 바 있다(Lutz, Sanderson, & Scherbov, 2008; Sanderson & Scherbov, 2008).

남성과 여성 간의 차이를 핵심 차원으로 하여 추이를 살피는 것은 다양한 이유에서 중요하다. 우선, 여성의 출산 가능 연령 기간은 남성보다 특히 짧다. 둘째, 두 성별 간 사망률 추이는 명백히 다른 양상을 보이는데 대개 남성은 전 생애를 통해 높은 사망률을 보인다. 결혼과 성별 특이적 노동 참여 같은 사회적 쟁점은 성별에 따른 추계가 중요한 또 다른 실질적 이유이다.

도농 거주지 여부

역사적으로, 과세와 징병이 주로 거주지에 기반을 두었기 때문에 개인의 거주지는 중요했다. 그런데 다양한 문제로 인해 시골과 도시 인구의 구분이 어려워지고 있다. 시골의 원 거주지와 도심의 직장을 오가는 사람들로 인해 한 가지 통계적 문제가 생긴 것이다. 이러한 계절적 이주민의 다수가 거주지 기반 인구학적 지표의 전제 조건인 도심의 영구적 거주지를 가지고 있지 않기 때문이다(Wolfgang & Samir, 2010). 그리고 도시와 시골 지역 여부는 인구밀도와 농업 종사 노동력 비율에 따라 달라지므로 시간이 지남에 따라 변화할 수도 있다.

미국 인구 조사국은 2010년 인구조사에서(US Census Bureau, 2012) 도시의 모든 교육, 인구, 가구 단위를 도시화 지역(urbanized areas [UAs])과 도시군(urban clusters [UCs])으로 분류했다. UA는 50,000명 이상 인구가 밀집된 지역이며, UC는 2,500명 이상 50,000명 미만 인구가 밀집된 지역이다. 인구 조사국은 시골을 UA와 UC 외부의 모든 구역, 인구, 가구 단위로 정의했다. 〈표 10.2〉는 2000년 미국 5개 주의 도시와 시골 인구를 보여준다.

도시화 지역(urbanized areas [UAs])
50,000명 이상의 인구가 밀집된 지역

도시군(urban clusters [UCs])
2,500명 이상 50,000명 미만 인구가 밀집된 지역

시골(rural)
도시화 지역과 도시군 외부의 모든 구역, 인구, 가구 단위

표 10.2 2000년 주별 도시 및 시골 인구

주	도시 인구(1,000명)	시골 인구(1,000명)
앨라배마	2,466	1,981
알래스카	411	216
애리조나	4,524	607
아칸소	1,404	1,269
캘리포니아	31,990	1,882

출처 : 미국 인구조사국. (2012). The 2012 Statistical Abstract. http://www.census.gov/prod/2011pubs/12statab/pop.pdf에서 검색

거주지가 도시인지 농촌인지를 구분하는 것의 중요성을 보여주는 몇 가지 흥미로운 추이가 있다. 도시 지역에 사는 여성은 거의 일반적으로 시골 지역 여성보다 출산율이 낮다. 이주는 대개 시골에서 도심으로 이루어지며 국제적 이주도 이러한 추이와 동일한데, 이는 오늘날의 새로운 이주민은 대개 도시 지역으로 이주한다는 것을 뜻한다. 농업 노동은 이러한 추이의 몇 가지 예외 중 하나다. 사망률 추이는 더 복잡해졌다. 역사적으로 도시인들은 감염병의 위험으로 사망률이 높았다. 그런데 산업혁명과 보건의료 및 교육의 향상과 함께 이러한 양상이 근본적으로 바뀌었다. 최근에는 오·벽지 마을보다 사망률이 더 높은 일부 아프리카 도시의 예처럼 원래의 추이로 되돌아온 경우도 있다(Wolfgang & Samir, 2010).

학력

교육은 연령과 성별 다음으로 가장 중요한 인구 이질성에 대한 관찰 가능한 단일 요인이었다(Lutz, Goujon, & Doblhammer-Reiter, 1998). 교육 격차는 세계적으로 만연해있다. 학력(educational attainment)은 사망률과 역의 상관성이 있고, 이 효과는 선택효과와 무관한 실질적인 효과이다. 아직 인구변천 중인 인구집단의 경우, 여성의 교육 수준은 출산율과 역의 상관성이 있다(Wolfgang & Samir, 2010).

학력(educational attainment) 개인이 성취한 교육의 양

교육은 가족계획에 대한 접근성과 정보력을 높이고, 무엇보다도 태도의 변화로 이어져, 적은 수의 자녀가 더 나은 삶의 기회를 갖길 원하는 부부는 자녀의 양보다 질을 선호하게 된다. 따라서 학력과 출산 간 역관계는 직접적인 인과관계로 볼 수 있다. 게다가 농업 노동력에 대한 기초 교육은 농업 생산의 핵심 요소이며 식량 안보의 보장으로까지 이어질 수 있다(Hayami & Ruttan, 1971).

다른 차원들

인구의 다른 많은 차원들도 이질성의 중요한 요인이다. 이 중 일부는 다음의 출산 지표 절에서 상세히 논의할 것이다. 세계적인 고령화 추세를 고려할 때 건강 수준별 인구추계가 중요해지고 있다. 연령, 성별, 노동참여율에 따른 인구 분포는 경제적 이유로 인해 중요해지고 있다. 거주 형태(living arrangements)나 가구 구성(household composition)은 기후변화와 관련한 예후에 큰 영향을 미칠 수 있기 때문에 중요한 차원이다(van Imhoff & Keilman, 1991).

불확실성에 대한 고려

인간 행태를 연구하는 모든 분야와 마찬가지로 사회경제적 추이와 관련한 미래는 확실히 예측할 수 없다. 불확실성에 대한 고려가 인구추계에 포함될 수 있는 몇 가지 방법은 다음과 같다(Wolfgang & Samir, 2010).

- 불확실성을 무시하고 단순히 하나의 추계만 제시한다.
- 확률을 고려하지 않는(probability-free) 대안적 시나리오를 정의하고 설명한다.
- 타당한 범위의 시나리오를 포괄할 수 있는 고위, 중위, 저위 추계를 제시한다.
- 불확실성 범위에 대한 정량적 정보를 제공하는 완전히 확률론적인 추계를 제시한다.

세계 인구 안정화 또는 정점 후 감소

최근 논의의 초점은 장기적인 세계 인구 전망과 인구수가 21세기 후반에 정점을 이룬 후 안정화 또는 규모의 감소 가능성이 있는지 여부이다. 그러한 인구 정점의 발생 가능성과 뒤이을 인구 감소의 수준과 기울기에 대한 예측은 다른 무엇보다도 세계 곳곳에서의 장기적인 출산율 수준에 대한 가정에 달려있다(Wolfgang & Samir, 2010).

2004년 국제연합 인구국은 『2300년까지의 세계 인구(World Population to 2300)』라는

주목할 내용 10.1 인구 추이에 대한 사실

고령화는 여전히 세계적으로 가장 중요한 인구학적 추이 중 하나이다. 고령화에 관한 몇 가지 흥미로운 사실은 다음과 같다.

1. 세계 인구는 빠르게 고령화하고 있다. 2000년과 2050년 사이에 세계 인구에서 60세 이상 인구가 차지하는 비중은 약 11%에서 22%로 두 배가 될 것이다. 같은 기간에 60세 이상 인구수는 6억 5백만 명에서 20억 명으로 증가할 것이다.
2. 이 극적인 인구 증가는 저소득 및 중소득 국가에 불균등하게 영향을 미칠 것이다. 프랑스에서는 65세 이상 인구의 비중이 7%에서 14%로 두 배 늘어나는 데 100년 이상이 걸렸지만, 브라질과 중국 같은 국가에서는 동일한 비율로 늘어나는 데 25년이 안 걸릴 것이다.
3. 세계는 그 어느 때보다 80대나 90대 인구가 많아질 것이다. 예를 들어 80세 이상 인구수는 2000년에서 2050년 사이에 거의 네 배가 늘어 3억9천5백만 명에 이를 것이다.
4. 우리가 어떻게 잘 나이 들어갈지는 다양한 요인에 따라 달라진다. 개인의 생물학적 체계의 기능 용량(functional capacity)은 생애 첫 해 동안 증가하고, 초기 성인기에 최고조에 이르며, 이후 자연적으로 감소한다. 감소의 정도는 적어도 부분적으로 삶의 과정 전반에 걸친 행태와 위험요인에 대한 노출로 결정되는데, 이는 건강 관련 행태, 식이, 건강위험에 대한 폭로 등을 말한다.
5. 개발도상국에서도 대부분의 노인은 비감염성질환으로 사망한다. 노년층 사망의 대부분은 감염성 및 기생충질환이 아니라 심장질환, 암, 당뇨병으로 인한 것이다.
6. 세계적으로 많은 노인이 학대의 위험에 처해 있다. 선진국 고령 인구의 약 4%~6%는 가정 내 학대를 당하고 있다. 시설에서는 환자를 신체적으로 구속하고 더러워진 옷을 입히는 등 존엄성을 박탈하며 욕창이 생기도록 방치하는 등 고의적이든 고의적이지 않든 불충분하게 돌본다. 이러한 학대의 결과는 가혹한데, 심각한 신체적, 장기적인 심리적 결과를 초래할 수 있다.
7. 장기 요양 서비스의 필요성이 급격히 증가하고 있다. 더 이상 스스로 돌보지 못하는 노인 인구수가 개발도상국에서 2050년까지 네 배로 증가할 것이다.
8. 치매나 인지 기능 장애를 가진 노인 수가 세계적으로 급격히 증가할 것이다. 치매 위험은 나이가 듦에 따라 급증하며 85세 이상 노인의 25%~30% 가량은 어느 정도 인지기능이 저하되어 있다. 저소득 및 중소득 국가에서 치매 노인은 종종 자신의 상태에 필요한 장기 요양 서비스를 저렴하게 이용하기 어렵다.
9. 응급상황에서 노인은 특히 취약할 수 있다. 지역사회에 자연재해나 무력분쟁이 발생했을 때, 노인은 멀리 도망치거나 이동할 수 없어 남겨질 수 있다.

주 : 고령화 추이에 관한 추가 정보는 http://www.who.int/ageing/about/facts/en/index.html에서 볼 수 있다.

보고서를 발간했다. 이 연구는 2050년까지의 통상적인 전망치에 250년을 연장하여 세계 모든 국가에 대한 다양한 장기 전망을 제시했다. 기대여명은 증가 추세가 느려지더라도 전체 기간 동안 계속 증가할 것으로 가정했지만 출산율 시나리오는 모두 대체 수준에 근접한 것이었다.

출산 지표

4, 5장에서 논의한 것처럼, 율(rate)은 일정 기간 동안 한 인구집단에서 특정 사건(질병, 장애, 출생, 사망 등)의 발생을 측정한다. 역학에서는 질병 발생 속도, 인구집단 간 비교, 노출과 연관성 있는 위험의 측정에 관한 정보를 얻기 위해 율을 산출한다. 이 절에서는 출산율 또는 출산 지표에 대해 논의할 것이다. 일부 지표는 매우 직관적이어서 출생률처럼 파악하기 쉽지만, 다른 지표는 더 상세하고 복잡하다.

율(rate)
일정 기간 동안 한 인구집단에서 특정 사건(질병, 장애, 출생, 사망 등)의 발생을 측정하는 수학적 존재(mathematical entity)

조출생률(crude birth rate)
어떤 연도의 인구 1,000명당 출생아 수(출생률, birth rate)이라고도 한다)

1. **조출생률(crude birth rate)** : 조출생률은 어떤 연도의 인구 1,000명당 출생아 수이다. 조출생률을 단순히 출생률이라고도 한다. 조출생률은 다음 수식으로 산출한다.

$$\text{조출생률} = \frac{\text{그 연도의 출생아 수}}{\text{어떤 연도의 중앙 인구}} \times 1{,}000$$

모아비(child-woman ratio)
어떤 연도의 가임기 여성 1,000명당 5세 미만 소아 수

2. **모아비(child-woman ratio)** : 모아비는 어떤 연도의 가임기 여성 1,000명당 5세 미만 소아 수이다. 모아비는 다음 수식으로 산출한다.

$$\text{모아비} = \frac{\text{그 연도의 5 세 미만 소아 수}}{\text{어떤 연도의 15~49 세 여성 수}} \times 1{,}000$$

일반출산율(general fertility rate)
어떤 연도의 15~49세 여성 1,000명당 출생아 수

3. **일반출산율(general fertility rate)** : 일반출산율은 어떤 연도의 15~49세 여성 1,000명당 출생아 수이다. 이는 다음 수식으로 산출한다.

$$\text{일반출산율} = \frac{\text{그 연도의 출생아 수}}{\text{어떤 연도의 15~49 세 여성의 중앙인구}} \times 1{,}000$$

영아사망률(infant mortality rate, IMR)
어떤 연도의 1세 미만 영아 사망 수를 그 연도의 총 출생아 수로 나눈 값

4. **영아사망률(infant mortality rate)** : 영아사망률은 어떤 연도의 출생아 코호트 1,000명당 1세 미만 영아 사망 수이다. 1q0 또는 IMR이라는 표기는 출생과 만 1세 사이에 사망할 확률을 뜻한다.

연령별출산율(age-specific fertility rate, ASFR)
어떤 연도의 특정 연령군에 속한 여성 중 출산아 수(보통 5세 단위 연령층 여성의 중앙인구 1,000명당 출산아 수)

5. **연령별 출산율(age-specific fertility rate)** : 연령별 출산율(ASFR)은 어떤 연도의 특정 연령군에 속한 여성 중 출산아 수이며, 보통 5세 단위 연령층 여성의 중앙인구 1,000명당 출산아 수를 사용한다.

$$\text{연령별 출산율} = \frac{\text{그 연령 여성의 출생아 수}}{\text{어떤 연령의 총 여성 수}} \times 1{,}000$$

합계출산율(total fertility rate)
모든 여성이 가임 기간이 끝날 때까지 생존했고 연령별 특수 출산율에 따라 출산을 했을 때 여성 한 명이 낳았을 평균 출생아 수

6. **합계출산율(total fertility rate)** : 합계출산율은 모든 여성이 가임 기간이 끝날 때까지 생존했고 연령별 특수 출산율에 따라 출산을 했을 때 여성 한 명이 낳았을 평균 출생아 수이다(그림 10.3).

평균 출생아 수(children ever born, CEB)
여성의 연령과 현재까지 출산한 출생아 수(출생 후 사망한 자녀 포함)를 묻는 인구조사나 표본조사에 의해 산출한 율

7. **평균 출생아 수(children ever born)** : 평균 출생아 수(CEB)는 여성의 연령과 현재까지 출산한 출생아 수(출생 후 사망한 자녀 포함)를 묻는 인구조사나 표본조사에 의해 산출한 율이다.

총재생산율(gross reproduction rate, GRR)
가상의 여성 코호트가 재생산 기간이 끝날 때까지 생존했고 어떤 연도나 기간의 각 연령군 여성의 연령별 출산율과 동일하게 생애 전반에 걸쳐 출산했을 때 낳았을 평균 여아 출생아 수

8. **총재생산율(gross reproduction rate)** : 총재생산율(GRR)은 가상의 여성 코호트가 재생산 기간이 끝날 때까지 생존했고 어떤 연도나 기간의 각 연령군 여성의 연령별 출산율과 동일하게 생애 전반에 걸쳐 출산했을 때 낳았을 평균 여아 출생아 수이다.

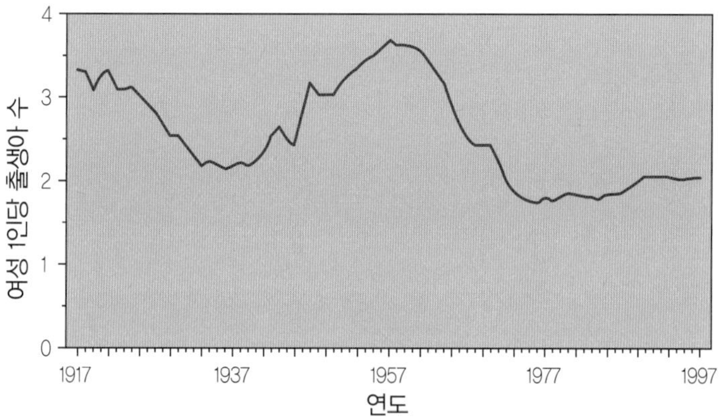

그림 10.3 1917~1997년의 미국 출산율

* 합계출산율은 14~49세 여성에서의 1세 단위 연령별 출생률의 합이다. 합계출산율을 계산하기 위해 사용한 1세 단위 출생률은 출생 신고 누락을 보정한 출생아 수와 인구 등록 미비를 보장한 인구추계를 활용했다. 따라서 이는 출생률 및 출산율과 비교할 수 없다.

출처 : Centers for Disease Control and Prevention의 무료 사진, ID# 1563, http://phil.cdc.gov/phil/home.asp에서 검색

9. 순재생산율(net reproduction rate) : 순재생산율(NRR)은 어떤 연도의 연령별 출산율과 사망률을 적용받으며 살아온 여성에게서 태어날 평균 여아 출생아 수이다. 일부 여성은 가임기 전이나 가임기 중에 사망할 것이기 때문에 NRR은 GRR보다 낮을 것이다.

순재생산율(net reproduction rate, NRR)
어떤 연도의 연령별 출산율과 사망률을 적용받으며 살아온 여성에게서 태어날 평균 여아 출생아 수

10. 대체출산율(replacement fertility) : 대체출산율은 순재생산율이 1에 도달할 때의 출산율이며, 가상의 코호트에서 생존 여성이 인구집단에서 자신을 정확히 대신할 여아의 수를 의미한다.

대체출산율(replacement fertility)
순재생산율이 1에 도달할 때의 출산율이며, 가상의 코호트에서 생존 여성이 인구집단에서 자신을 정확히 대신할 여아의 수를 의미

가족계획과 출산 통제

가족계획은 임신을 예방, 지연시키거나 임신에 성공하여 원하는 자녀의 수 및 자녀의 출생 간격과 시기를 예상하고 달성하게 하는 개인의 자발적인 계획과 조치이다. 가족계획 서비스에는 상담과 교육, 임신 전 관리(preconception care), 선별검사, 가족계획 방법 관련 서비스가 있다. 가족계획 방법에는 금욕, 자연적 가족계획, 미국 식품 의약처의 승인을 받은 모든 피임방법(호르몬 피임제, 남성 및 여성용 콘돔, 자궁 내 장치 등)이 있다(World Health Organization(WHO, 2012).

가족계획(family planning)
임신을 예방, 지연시키거나 임신에 성공하여 원하는 자녀의 수 및 자녀의 출생 간격과 시기를 예상하고 달성하게 하는 개인의 자발적인 계획과 조치

가족계획 활동은 개인이 의도하지 않은 임신을 피하거나 이로 인한 결과를 경감하는 데 도움을 줄 수 있다. 2015년 질병통제예방센터(Centers for Disease Control and Prevention)는 의도하지 않은 임신을 "수정 시점 시기를 못 맞췄거나 계획하지 않았거나 원하지 않았던 임신"으로 정의했다. 나아가 의도하지 않은 임신은 "인구집단의 출산력과 피임(출산 통제) 및 가족계획의 미충족 필요를 더 잘 이해하기 위한 핵심 개념"이라고 명시하였다.

의도하지 않은 임신(unintended pregnancy)
수정 시점 시기를 못 맞췄거나 계획하지 않았거나 원하지 않았던 임신

다음은 가족계획과 의도하지 않은 임신에 관한 몇 가지 사실이다(Finer & Zolna, 2011; Sonfield, Hasstedt, & Gold, 2014).

- 미국에서 3백만 건 이상의 임신 중 절반가량은 의도하지 않은 임신이다.

가족계획은 불안전한 낙태를 줄이고 자녀 수와 터울을 결정할 권리를 강화한다. 일부 가족계획 방법은 HIV와 다른 성매개 감염병 전파 예방에 도움이 된다.

- 미국에서 2011년에 15-44세 여성 1천 명당 45건의 의도하지 않은 임신이 발생했다.
- 1천9백만 명 이상의 여성이 공공 피임서비스를 필요로 했다. 이 중 5백8십만 명(약 30%)이 무보험자였다.
- 빈곤층 여성의 의도하지 않은 임신율이 고소득층 여성보다 5배 이상 높다.
- 일부 가족계획 방법은 HIV와 다른 성매개 감염병(sexually transmitted infections, STIs) 전파 예방에 도움이 된다.
- 가족계획은 불안전한 낙태의 필요성을 줄인다.
- 가족계획은 자녀 수와 터울을 결정할 권리를 강화한다.

가족계획에 대한 미충족 필요 (unmet need for family planning) 가족계획에 대한 필요를 충족시키지 못한 여성의 수이며, 결혼 또는 동거하는 출산 가능 연령 여성의 백분율로 표현

이러한 통계를 통해 현재 가족계획 서비스에 대한 미충족 필요가 엄청나다는 것을 쉽게 추론할 수 있다. 가족계획에 대한 미충족 필요라는 용어는 가족계획에 대한 필요를 충족시키지 못한 여성의 수로 정의하며, 결혼 또는 동거하는 출산 가능 연령 여성의 백분율로 표현한다. 미충족 필요를 가진 여성은 다산이며 성적으로 활발하고, 어떠한 피임방법도 사용하지 않으며, 더 이상 자녀를 원하지 않거나 다음 출산을 미루고 싶은 사람들이다(Finer & Zolna, 2011).

지속가능개발목표(Sustainable Development Goals, SDGs)는 빈곤과 기아 퇴치, 건강 보장, 양질의 교육 달성, 성 평등 촉진, 깨끗한 식수와 위생 보장, 모두를 위한 고용 촉진, 불평등 감소, 도시와 지역사회 유지, 기후변화 대응, 평화 촉진, 범지구적 협력관계 구축이다. 가족계획은 이러한 17개 목표 각각의 실현에 매우 중요하다.

가족계획의 편익

가족계획은 피임 수단을 이용하거나 그보다 흔하지는 않지만 불임 치료를 통해 부부가 원하는 수의 자녀를 갖고 임신 간격을 결정할 수 있게 한다. 가족계획 서비스는 여성의 안녕(well-being)과 자율성을 확립하고 지역사회의 건강과 발전을 도모하는 데 핵심적이다. 적절한 가족계획 서비스의 편익은 다양하다(WHO, 2012).

1. **여성의 건강위험 예방** : 가족계획은 임신과 직·간접적으로 관련된 건강위험을 예방할 수 있다. 임신 여부나 시기에 대한 선택은 모든 여성의 안녕에 직접적으로 영향을 준다. 가족계획은 젊은 여성이 임신 간격을 두거나 임신을 미룰 수 있게 하여 조기 출산으로 인한 건강문제와 사망을 예방할 수 있다. 연구결과에 따르면 4명을 초과하는 자녀를 둔 여성은 모성사망 위험이 증가했다(Ronsmans & Graham, 2006).
2. **낙태 필요성 감소** : 가족계획은 의도하지 않은 임신율을 감소시켜서 불안전한 낙태도 줄인다.
3. **영아사망률 감소** : 가족계획은 간격이 좁고 시기가 부적절한 임신 및 출산을 예방하여 영아사망률을 감소시킬 수 있다. 또한 출산으로 인해 사망한 산모가 출산한 영아도 사망 및 불건강 위험이 높다.

가족계획의 편익에는 여성의 건강위험 예방, 낙태 필요성 감소, 영아사망률 감소, HIV/AIDS 예방, 권리 신장과 교육 강화, 청소년 임신 감소, 청소년 임신 감소, 인구 증가 둔화가 있다.

4. **HIV/AIDS 예방** : 가족계획은 HIV 감염 여성의 의도하지 않은 임신 위험을 낮춰 감염된 아기나 보호자 없는 아이가 생기는 일을 줄인다(Vaughan, Regis, & Catherine, 2000). 또한 남성용·여성용 콘돔은 의도하지 않은 임신과 HIV 등 STDs를 동시에 보호한다(WHO, 2012).
5. **권리 신장(empowerment)과 교육 강화** : 가족계획은 성 및 생식건강에 대해 충분히 알고

선택할 수 있게 한다. 가족계획은 여성에게 비가족 조직(non-family organization)에서의 유급고용 등 공공생활(public life) 참여와 교육 강화의 기회를 준다. 또한 가족의 수가 적을 때 각 자녀에게 더 많이 투자할 수 있다. 형제 수가 많은 아이보다 적은 아이가 오랜 기간 학교에서 교육받는 경향이 있다.

6. **청소년 임신 감소** : 임신한 청소년은 조산이나 저체중출생아 출산 가능성이 높다. 청소년이 출산한 아이는 신생아사망률이 높다. 임신한 여성 청소년은 흔히 학교를 그만둬야 한다. 이는 개인은 물론 가족과 지역사회에도 장기적인 영향을 미친다.
7. **인구 증가 둔화** : 지속 불가능한 인구 증가는 대부분의 개발도상국에서 여전히 주요한 공중보건 문제이다. 가족계획은 지속 불가능한 인구 증가율을 떨어뜨리고 경제, 환경, 국가 및 지역의 개발 활동에 대한 부정적 영향을 줄일 수 있다.

앞서 논의한 것처럼, 가족계획 방법은 임신을 예방, 지연 또는 성공시키기 위해 개인이 자발적으로 계획하고 수행하는 조치이다. 임신을 예방 또는 지연시키는 데 여러 방법을 사용할 수 있는데, 이를 포괄적으로 피임방법이라고 한다. 〈표 10.3〉과 〈표 10.4〉는 현대적 피임방법과 전통적 피임방법을 열거하고 작용기전과 효과성을 설명하고 있다.

표 10.3 현대적 피임방법

방법	사용	작용기전	효과성
복합 경구피임제(combined oral contraceptives, COCs) 또는 피임약("the pill") 〈그림 10.4〉	두 가지 호르몬(에스트로겐과 프로게스토젠) 함유	난소에서 난자 배출(배란) 억제	정확하게 지속 복용 시 > 99%
프로게스토젠 단독 제제(progestogen-only pills, POPs) 또는 미니필("the minipill")	에스트로겐 없이 프로게스토젠 호르몬만 함유	정자와 난자의 수정을 막기 위해 자궁경부 점액을 비후화하고 배란도 억제	일상적으로 사용 시 90~97%
이식형 피임제(implants)	작고 탄력성 있는 막대나 캡슐 형태의 프로게스토젠 호르몬만 함유한 약제를 상완 피하에 삽입	POPs와 동일한 기전	> 99%
프로게스토젠 단독 주사제	제제에 따라 2~3개월마다 근육에 주사	POPs와 동일한 기전	일상적으로 사용 시 > 97%
월 주사제(monthly injectables) 또는 복합 호르몬주사제(combined injectable contraceptive, CICs)	매월 에스트로겐과 프로게스토젠을 함유한 제제를 근육에 주사	COSs와 동일한 기전	일상적으로 사용 시 > 97%
자궁 내 장치(intrauterine device, IUD) : 구리 함유	구리가 감겨있는 작고 탄력성 있는 플라스틱 장치를 자궁에 삽입	구리 성분이 정자를 손상시켜 난자와의 수정을 억제	> 99%
자궁 내 장치 : 레보노게스트렐(levonorgestrel) 〈그림 10.5〉	매일 소량의 레보노게스트렐을 지속적으로 배출하는 T 모양의 플라스틱 장치를 자궁에 삽입	자궁내막의 증식을 억제	> 99%
남성용 콘돔 〈그림 10.6〉	발기한 음경을 꼭 맞게 감싸는 덮개	정자와 난자의 수정을 억제하기 위한 장벽을 형성	일상적으로 사용 시 85%

여성용 콘돔	질 내벽을 헐겁게 감싸는 얇고 투명하며 부드러운 플라스틱 막	정자와 난자의 수정을 억제하기 위한 장벽을 형성	일상적으로 사용 시 79%
남성 영구피임(정관절제술)	고환으로부터 정자를 운송하는 관인 정관을 폐쇄하거나 절단하는 영구적 피임법	사정된 정액에서 정자 제거	정액검사 없이 97–98%
여성 영구피임(난관결찰술)	난관을 폐쇄하거나 절단하는 영구적 피임법	난자를 정자와 수정되지 못하게 차단	> 99%
수유무월경법(lactational amenorrhea method, LAM)	생리가 돌아오지 않은 산모에게 적용할 수 있는 일시적 피임법으로 6개월 미만 영아에게 밤낮으로 완전히 모유수유를 하는 것이 필요	난소에서 난자 배출(배란) 억제	일상적으로 사용 시 98%
응급피임 : 레보노게스트렐 1.5mg	임신 예방을 위해 비보호 성관계(unprotected sex) 후 5일 내로 프로게스토젠 단독 제제 투약	배란 억제	임신 위험을 60–90% 감소

출처 : 세계보건기구. (2012). 가족계획. http://www.who.int/mediacentre/factsheets/fs351/en/index.html에서 검색

표 10.4 전통적 피임방법

방법	사용	작용기전	효과성
체외 사정(질외사정[coitus interruptus])	정액과 외음부의 접촉을 피하기 위해 사정 전에 음경을 질 밖으로 회수	정자가 여성의 몸 안에 들어가지 않게 하여 수정을 억제	정확하고 지속적으로 사용 시 95%. 일상적으로 사용 시 효능은 73%
가임기 인지 방법(fertility awareness method)(자연적 가족계획 또는 주기적 금욕법 [periodic abstinence])	생리 주기법(calender–based method): 생리주기에서 가임 시기를 모니터 증상 관찰법(symptom–based method): 자궁경부 점액과 체온을 모니터	임신 가능성이 높은 시기에는 금욕하거나 콘돔을 사용하여 비보호 질내 성관계를 피해 임신을 예방	정확하고 지속적으로 사용 시 95–97%; 일상적으로 사용 시 75%

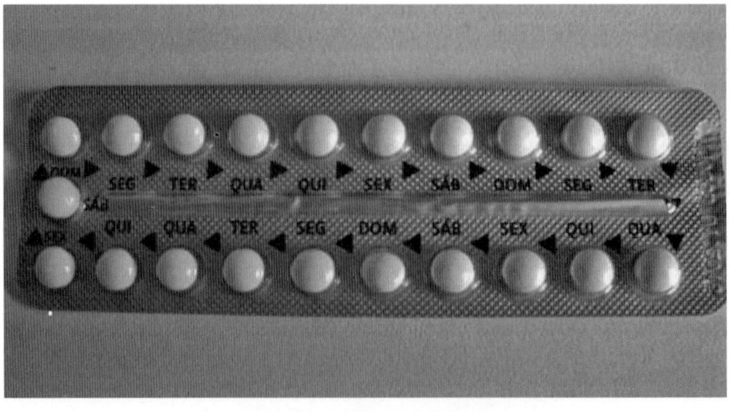

그림 10.4 복합 경구피임제

출처 : Beria @ Wikimedia Commons, http://commons.wikimedia.org/wiki/File:Combined_oral_contraceptive_pill_%282%29.JPG

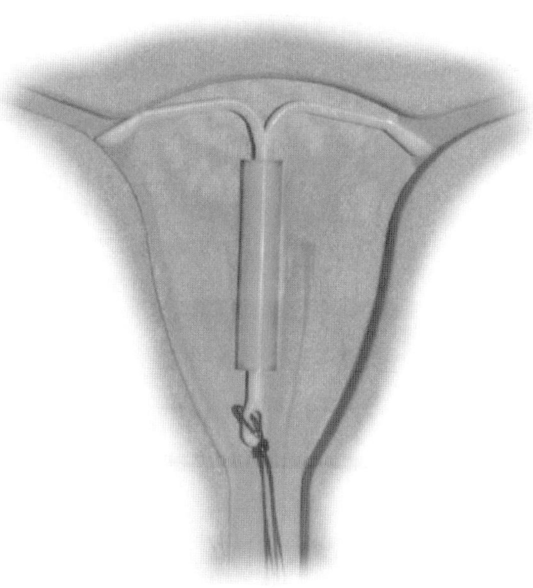

그림 10.5 프로게스토젠 자궁 내 장치(intrauterine device, IUD)

주 : 이 IUD는 장기 지속형 가역적 피임방법으로 분류된다.

출처: Wikimedia Commons에서 다운 받은 사진, http://commons.wikimedia.org/wiki/File:Mirena_IntraUterine_System.jpg

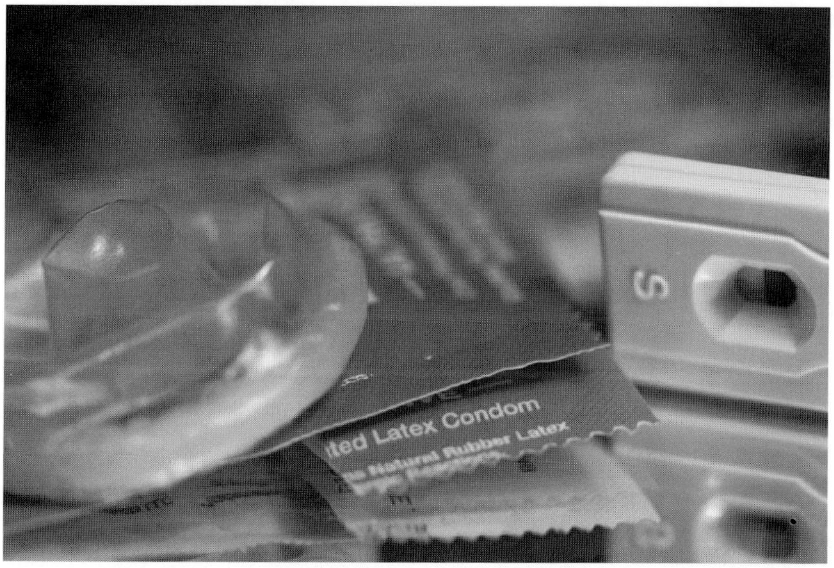

그림 10.6 개봉한 라텍스 콘돔과 임신 검사기: 성적으로 활발한 사람이 사용할 수 있는 용품

출처 : Centers for Disease Control and Prevention의 무료 사진, ID# 14837, CDC/Debora Cartagena, http://phil.cdc.gov/phil/home.asp에서 검색

사례 학습 10.1 가족계획위원회(family planning initiative)의 구성과 실행

가족계획에 관심이 많은 국제 비영리조직의 지부장으로서 새로운 프로그램을 기획하여 성공적으로 실행하는 것이 당신의 임무이다. 당신의 조직은 최근 인도의 외딴 마을에서 가족계획사업을 기획 및 실행하기 위해 상당한 규모의 사업비를 받았다. 이 외딴 소도시의 문해율(literacy rate)은 꽤 낮으며(40%) 전통적인 치료자에 대한 믿음이 크고 대부분 현대 의학을 무서워하며 피한다. 기초조사 결과, 최근에 적어도 2개의 가족계획 프로그램을 실행했는데 이 지역의 비정상적으로 높은 출생률을 낮추지 못했다는 것을 알았다.

성찰과 토론을 위한 질문

1. 낮은 문해율이 당신의 프로그램 성공에 어떻게 영향을 미칠 것인가?
2. 이 가족계획 프로그램을 실행하는 동안 어떤 어려움에 처할 것인가?
3. 프로그램에 대한 지역 주민의 수용성을 높일 수 있는 조치를 두 단계 이상 제시하시오.

지역사회 서로 다른 세부집단을 위한 인구집단 기반 공중보건 프로그램 만들기

인구집단의 개요 파악은 지역사회에서 서로 다른 소집단을 위한 인구집단 기반 공중보건 프로그램을 만들 때 도움이 된다. 세부집단은 연령, 성, 사회경제적 수준, 인종, 민족 등에 따라 몇 가지로 나눌 수 있다. 여기에서 생애주기에 따른 이러한 세부집단의 특성을 논의할 것인데, 이를 위해 모자보건, 청소년보건, 성인보건, 노인보건, 소수 인종 및 민족을 위한 보건 프로그램으로 구분하여 살펴볼 것이다.

모자보건 프로그램

모자보건은 가임기, 임신기, 출산기, 산후기의 여성과 신생아, 영아, 유아, 청소년기의 건강을 말한다. 이 인구집단의 건강수준 향상은 모든 지역사회의 미래에 중요하다. Healthy People 2020(Office of Disease Prevention and Health Promotion, 2019)에 따르면 고혈압, 당뇨병, 우울증, 데이트 폭력, 유전적 상태, 성매개감염병, 흡연, 알코올, 약물 남용, 영양결핍, 불건강 체중과 같은 위험요인을 임신하고 알게 되거나 임신 후 이러한 위험요인이 중요해지기도 한다. 모자보건을 위한 인구집단 기반 일차예방 프로그램은 균형 잡힌 영양, 규칙적인 신체활동 등 건강한 생활습관에 초점을 둘 수 있다. 모자보건을 위한 인구집단 기반 이차예방 프로그램은 위험요인 검진과 개선 활동을 포함할 수 있다. 신경관 결손 예방을 위한 엽산 섭취 증진(Viswanathan et al., 2017)도 인구집단 기반 지역사회 공중보건 프로그램의 하나이다. 미국 농림부(United States Department of Agriculture; USDA)에서 관장하는 정부의 인구집단 기반 프로그램인 여성과 영유아(Women, Infants and Children; WIC) 프로그램은 임신기, 산후기, 모유수유기 여성과 5세 이하의 영유아에게 다양한 영양분 섭취와 보건서비스를 제공하는 것이다.

신생아와 영아의 건강은 모성과 주변 환경의 큰 영향을 받는다. 모유수유 증진은 신생아와 영아를 위한 인구집단 기반 프로그램의 한 예이다(O'Dowd, 2017). 아동학대도 마찬가지로 아동학대예방 국제사회(International Society for the Prevention of Child Abuse and Neglect; ISPCAN)에서 수행하는 아동학대와 보호조사는 전 세계적 개입의 예이다(Dubowitz, 2017).

청소년 프로그램

청소년기는 일반적으로 10~19세 또는 사춘기에서 성숙기까지로 본다. 세계보건기구

(WHO, 2019)는 12억 명, 또는 세계 인구의 17%가 여기에 해당하는 걸로 추계한다. Healthy People 2020(Office of Disease Prevention and Health Promotion, 2019)에 따르면 정신장애, 약물사용, 흡연, 영양, 몸무게, 성매개감염병, 10대 또는 원하지 않은 임신, 학업문제, 노숙, 자동차 사고, 살인, 자살과 같이 어떤 위험요인이나 상황은 청소년기에 특별한 관심을 필요로 한다. 세계적으로 청소년 건강은 조금 나아졌으나 똑같이 나아진 것은 아니다. 전 세계적으로 1990년에서 2015년까지 어린이와 청소년 사망은 14,180,000명에서 7,260,000명으로 감소했으나 일부 나라의 이환율과 사망률은 여전히 높다(Global Burden of Disease Child and Adolescent Health Collaboration, 2017).

청소년기 건강 향상을 위한 인구집단 기반 공중보건 프로그램의 예는 다음과 같다.

- 학교보건 프로그램을 통한 보건교육과 보건서비스(Shackleton et al., 2016)
- 10대 교통사고 예방을 위한 졸업생 운전면허 제공(Graduated driver licensing; GDL) (Williams, 2017)
- 알코올과 약물 남용 예방 프로그램(Gutierrez & Sher, 2015)
- 폭력 예방 프로그램(Mercy & Vivolo-Kantor, 2016)
- 청소년 범죄 예방 프로그램(May, Osmond, & Billick, 2014)
- 정신보건 프로그램(Membride, 2016)
- 10대 임신 예방 프로그램(Goesling et al., 2014)
- HIV 예방 프로그램(Mwale & Muula, 2017)

성인보건 프로그램

성인기는 십대가 끝나고 평생 동안이다. 그러나 45~64세는 중년으로 본다. 2010년 미국 인구총조사에 따르면(US Census Bureau, 2011), 18~44세 성인은 112,800,000명(36.5%)이고 45~64세는 81,500,000명(26.4%)으로 전체 인구에서 큰 비중을 차지한다. 18~44세는 많은 사람이 가장 건강한 시기이나 이 시기의 불건강한 생활습관은 후에 만성질환을 불러올 수 있다. 그러므로 이 인구집단에게 건강한 생활습관을 만들게 하는 인구집단 기반 일차예방 중재는 매우 중요하고 도움이 되며 질병을 빨리 찾도록 하는 이차예방 프로그램도 중요하다. 예를 들어, 암조기검진은 암으로 인한 조기사망을 줄일 수 있다. 미국암협회(2018)는 다빈도 암에 대해 정립된 지침에 따라 다음을 권고한다.

- 45~54세 여성은 매년 유방암 검진을 위해 유방단순촬영을 하고 55세 이상은 격년으로 한다.
- 남성과 여성 모두 45세부터는 분변검사나 육안검사로 대장암 검진을 시작한다.
- 자궁경부암 검진을 위해 21~29세 여성은 3년에 한 번씩 자궁경부세포진 검사를 하고, 30~65세는 5년에 한 번씩 인유두종 바이러스 검사를 한다.

노인보건 프로그램

2010년 미국 인구총조사(US Census Bureau, 2011)에 따르면 65세 이상인구는 40,300,000명(13%)이다. 의료의 발전과 기대여명의 증가로 사람들은 더 오래 살 것이다.

2060년에는 미국인의 23.5%인 98,000,000명이 65세 이상일 것으로 예측한다(Colby & Ortman, 2015). 그러나, 지역사회와 공중보건 전문가에게는 연령증가와 함께 삶의 질 유지가 중요한 문제가 된다. 미래에는 연금수급자에게 전액을 보조하는 것이 사회보장 제공에서도 문제이다.

노인의 공통적인 부양 사유는 심장병, 암, 만성폐쇄성폐질환, 뇌졸중, 당뇨병, 비의도적 손상, 알츠하이머병이다(Office of Disease Prevention and Health Promotion, 2019). 이 생애주기에서는 인구집단 기반 삼차예방 중재와 의료서비스 역할이 중요하다. 노인 간호와 관련한 문제는 간병인이다. 한 연구에 따르면 약 15%의 성인이 사랑하는 사람을 간호하고 외로움과 불량한 정신건강을 두드러지게 겪는다(Musich et al., 2017). 간병인의 정신건강을 지지하고 증가시키기 위한 프로그램도 인구집단 기반 공중보건 프로그램에 중요한 요구사항이다.

노인에게 중요한 인구집단 기반 공중보건 프로그램의 예는 다음과 같다.

- 낙상 예방 프로그램(Park, 2018; Pfortmueller, Lindner, & Exadaktylos, 2014)
- 간병인이 관여하는 "사람중심 간호" 또는 "협력 간호" 모형(Dreier-Wolfgramm et al., 2017)
- 요양원 간호의 질(Li, Zheng, & Temkin-Greener, 2013)
- 모든 보건전문가의 핵심 노인의학 훈련(Partnership for Health in Aging Workgroup on Interdisciplinary Team Training in Geriatrics, 2014)

인종 및 민족적 소수자 프로그램

미국 인구조사국에 따르면(2018a), 히스패닉이나 라틴계가 아닌 백인이 미국 인구의 60.7%, 히스패닉이나 라틴계가 18.1%, 흑인이 13.4%, 아시아계가 5.8%, 미국인디언과 알래스카 원주민이 1.3%, 하와이 원주민과 태평양 섬주민이 0.2%를 차지한다. 미국의 인구집단 구성이 다양해짐에 따라 인종과 민족적 소수자를 고려한 인구집단 기반 공중보건 중재의 필요성이 더 커진다.

현재 미국에서 가장 큰 소수자 집단은 빠르게 증가하는 히스패닉 및 라틴계이다. 히스패닉이란 용어는 1977년에 관리예산실(Office of Management and Budget; OMB)에서 "인종과 관계없이 쿠바, 멕시코, 푸에르토리코, 남아메리카와 중앙아메리카 또는 스페인 문화권의 사람"이라고 한 것이 시작이다(US Census Bureau, 2018b). 히스패닉과 라틴계는 서로 미묘한 차이가 있는 용어지만 인구총조사에서는 서로 섞어 쓴다. 히스패닉은 전통적으로 스페인어를 하는 사람, 스페인어를 하는 사람들의 자손을 뜻하고 라틴계는 라틴아메리카의 사람 또는 그 후손을 말한다. 이 사람들을 위한 인구집단 기반 공중보건 프로그램 개발과 전달에서 특징적으로 필요로 하는 것은 스페인어로 전달하는 것, 민간 치료 의술(curanderismo)과 같은 문화적 측면을 이용하는 것(Salazar & Levin, 2013), 지역사회 보건인력을 활용하는 것(promotoras)(Schwingel et al., 2017) 이다.

미국에서 두 번째로 큰 소수집단은 아프리카계 미국인 또는 흑인으로 아프리카에 기원을 둔 인종집단이다. 지역사회가 전국에 퍼져있지만 절반 이상은 남부에 거주한다. 인구집단

기반 공중보건 프로그램을 만드는데 빈곤, 낮은 사회경제적 수준(Firebaugh & Acciai, 2016), 모든 소수자와 관련된 차별 문제(Colen et al., 2018), 열악한 주거환경(Barber et al., 2016)을 다루는 것이 문제이다. 아프리카계는 낫적혈구병, 심장병, 살인 등에 특징적으로 특화된 프로그램이 필요하다.

세 번째로 큰 소수집단은 아시아계로 이 집단에서 개개인은 매우 다른 것이 많은 문제를 가져온다. 예를 들어, 베트남계와 인도계(전에는 비만이 문제가 아니었지만 나중에는 중요한 문제가 됨)는 건강 필요가 서로 다르다. 네 번째로 미국 원주민과 알래스카 원주민이 있고 인디언 보건 서비스(Indian Health Service; IHS)에서 건강 필요를 담당한다(Bhaskar & O'Hara, 2017).

마지막으로 현재 더 나은 삶, 영구적인 거주지, 시민권을 찾아 다른 나라에서 이주한 이주민도 중요하다. 이들은 시민권을 받게 되면 1세대 이민자가 된다. 이주민은 시민권이 없고 다른 나라에 충성하며 법적으로 일정기간만 머무르도록 허용된 외국인(aliens)과 불법적으로 머무르는 불승인 이민자(unauthorized immigrants)로 나눌 수 있다. 미국의 모든 시민권자들이 불과 몇 세대 전만 하더라도 원래는 이민자였음을 기억해야 한다. 그래서 증가하는 이주민 건강문제에 맞추는 것이 가장 중요하다. 최근 이주민과 그 자녀들은 미국 경제의 절반 이상을 차지한다(Minerd, 2018). 모든 소수집단과 이주민의 인구집단 기반 공중보건 프로그램을 더 만드는 것은 시급한 일이다.

이주민
더 나은 삶, 영구적인 거주지, 시민권을 찾아 다른 나라에서 이주한 사람

요약

인구주기 또는 종종 인구 전환이라고도 하는 인구 순환은 지리적으로 정의된 공간에 있는 인구의 시간적 변화를 말한다. 산업국가의 사회경제적 역사는 인구 순환과 밀접한 관련이 있다. 인구 순환이란 명칭이 보편성을 함의하고 있지만, 이는 본질적으로 산업국가에서 불과 몇백 년간 나타난 인구학적 변화에 대해 이상적이고 종합적으로 묘사한 것이다. 인구 순환의 단계들이 개발도상국에도 부분적으로나 완전히 맞는 설명인지 여부는 앞으로 검증해야 한다. 인구 순환의 네 단계는 높은 출생률과 사망률, 상대적으로 적은 인구수로 정의되는 정지기, 사망률의 감소와 (높은) 출생률의 안정화 또는 증가로 인한 인구의 점진적 증가가 특징인 2단계, 상당히 감소한 출생률과 사망률로 인한 매우 안정적인 인구 증가를 특징으로 하는 3단계, 국가의 총인구수 정체나 감소가 특징인 4단계로 구성된다.

많은 학자들이 지난 수백 년간 인구 구성의 잠재적인 미래 추이를 토론하고 연구해왔다. 그러나 세계적 수준에서의 첫 인구추계는 1945년에 이르러서야 이루어졌다. 다양한 측면에서 인구 추이를 살펴볼 수 있는데, 연령, 성별, 도농 거주지 여부, 학력, 고용, 출산력, 가구의 지위, 건강수준 등이 주된 관심사다.

율은 일정 기간 동안 한 인구집단에서 특정 사건(질병, 장애, 출생, 사망 등)의 발생을 측정한다. 역학에서는 질병 발생 속도, 인구집단 간 비교, 노출과 연관성 있는 위험의 측정에 관한 정보를 얻기 위해 율을 산출한다. 출산 지표는 매우 직관적일 수 있어서 출생률처럼 파

악하기 쉽지만, 다른 지표는 더 상세하고 복잡하다. 이 장에서 논의한 지표는 조출생률, 모아비, 일반출산율, 영아사망률, 연령별 출산율 등이다.

가족계획은 임신을 예방, 지연시키거나 임신에 성공하여 원하는 자녀의 수 및 자녀의 출생 간격과 시기를 예상하고 달성하게 하는 개인의 자발적인 계획과 조치이다. 가족계획 서비스에는 상담과 교육, 임신 전 관리, 선별검사, 가족계획 방법 관련 서비스가 있다. 가족계획 방법에는 금욕, 자연적 가족계획, 미국 식품의약처의 승인을 받은 모든 피임방법(호르몬 피임제, 남성 및 여성용 콘돔, 자궁 내 장치 등)이 있다. 가족계획 활동은 개인이 의도하지 않은 임신을 피하거나 이로 인한 결과를 경감하는 데 도움을 줄 수 있다. 가족계획은 피임수단을 이용하거나 많지는 않지만 불임 치료를 통해 부부가 원하는 수의 자녀를 갖고 임신 간격을 결정할 수 있게 한다. 가족계획 서비스는 여성의 안녕과 자율성을 확립하고 지역사회의 건강과 발전을 도모하는 데 핵심적이다.

지역사회의 다양한 세부집단을 위한 인구집단 기반의 공중보건 프로그램을 기획할 필요가 있다. 세부집단은 연령, 성, 사회경제적 지위, 인종 및 민족 등에 따라 구분될 수 있다. 생애주기에 따라 모자보건, 청소년보건, 성인보건, 노인보건 프로그램으로 구분할 수 있다. 관련된 프로그램을 기획할 때 이러한 각 세부집단별로 반드시 해결할 고유한 과제들이 있다.

핵심 용어

age-specific fertility rate, ASFR	연령별 출산율
child-woman ratio	모아비
children ever born, CEB	평균 출생아 수
combined oral contraceptives(COCs or "the pill")	복합 경구피임제 또는 피임약
crude birth rate	조출생률
demographic cycle	인구 순환
educational attainment	학력
emergency contraception	응급 피임
family planning	가족계획
female condoms	여성용 콘돔
female sterilization(or tubal ligation)	여성 영구피임 또는 난관결찰술
fertility awareness methods(natural family planning, or periodic abstinence)	가임기 인지 방법(자연적 가족계획 또는 주기적 금욕법)
first phase of the demographic cycle	인구 순환 1단계
fourth phase of the demographic cycle	인구 순환 4단계
general fertility rate	일반출산율
gross reproduction rate, GRR	총재생산율
implants	이식형 피임제
immigrants	이주민
infant mortality rate, IMR	영아사망률
intrauterine device, IUD	자궁 내 장치
lactational amenorrhea method, LAM	수유 무월경법
male condoms	남성용 콘돔
male sterilization(or vasectomy)	남성 영구피임 또는 정관절제술
monthly injectables(or combined injectable contraceptives, CICs)	월 주사제 또는 복합 호르몬 주사제

net reproduction rate, NRR	순재생산율
progestogen-only injectables	프로게스토젠 단독 주사제
progestogen-only pills(POPs or "the minipill")	프로게스토젠 단독 제제 또는 미니필
rate	율
replacement fertility	대체출산율
rural	시골
second phase of the demographic cycle	인구 순환 2단계
third phase of the demographic cycle	인구 순환 3단계
total fertility rate	합계출산율
unintended pregnancy	의도하지 않은 임신
unmet need for family planning	가족계획에 대한 미충족 필요
urban clusters, UCs	도시군
urbanized areas, UAs	도시화 지역
withdrawal(coitus interruptus)	체외 사정(질외사정)

복습 문제

1. 인구 순환을 정의하시오. 이 순환의 네 단계를 설명하시오.
2. 주요 인구 추이를 열거하시오.
3. 총재생산율과 순재생산율의 차이를 설명하시오.
4. 가족계획을 설명하시오. 가족계획의 편익은 무엇인가?
5. 가족계획이 어떻게 의도하지 않은 임신을 피할 수 있도록 돕는가?
6. 노인을 위한 인구집단 기반의 공중보건 프로그램을 기획할 때 당신은 무엇을 우선순위로 삼을 것인가?

역량 구축을 위한 활동 #1

이 장에 소개된 출산 지표 중 세 개를 선택하시오. 당신이 사는 지역과 국가에서의 그 출산 지표들에 대한 가장 최신 값을 구하시오. 또한 5년이나 10년 전의 지표 값을 구하시오. 종단 변화를 비교하고 이 추이에 대해 논의하시오. 예를 들어 영아사망률이 지난 10년간 감소했다면, 왜 그럴 수 있었는지에 대한 가설을 수립하시오.

역량 구축을 위한 활동 #2

가임기 여성, 신생아, 아동기, 청소년기, 성인기, 중년기 또는 노년기의 생애주기 중 한 단계를 선택하시오. 그리고 난 후, 하나의 인종/민족을 선택하시오. 이 하위집단을 위한 인구집단 기반의 공중보건 프로그램을 기획할 때 우선순위가 있는 과제가 무엇인지 찾기 위해 문헌검색을 수행하시오. 이 장과 다른 장(4장과 7장, 4장과 8장, 4장과 9장, 4장과 14장)에서 읽은 내용을 바탕으로 선택한 우선순위 과제를 해결하기 위한 인구집단 기반의 공중보건 교육프로그램을 어떻게 기획할 것인지 작성하시오.

학습에 유용한 웹사이트

전국 가족 성장 조사(National Survey of Family Growth)

http://www.cdc.gov/nchs/nsfg.htm

가족생활, 결혼과 이혼, 임신, 불임, 피임법 사용, 남녀의 건강에 관한 정보를 수집하는 전국 가족 성장 조사(National Survey of Family Growth, NSFG)에 대한 웹사이트이다. 조사 결과는 미국 보건부(US Department of Health and Human Services) 등이 보건의료서비스와 보건교육 프로그램을 계획하고 가족, 출산, 건강에 관한 통계 연구를 수행하는 데 사용된다. 이 웹사이트에서 최소한 5개의 출산 지표(전부나 일부 지표는 이 장에서 소개한 지표와 같거나 다를 수도 있다)를 찾아 이러한 지표의 현황과 변동을 보여주는 표를 최근 10년 자료를 이용하여 작성하시오.

미국 인구 조사국(United States Census Bureau)

http://www.census.gov

미국의 인구조사를 수행하는 정부 기관인 미국 인구 조사국의 웹사이트이다. 다른 국가적 인구 통계와 경제 자료도 수집한다. 인구 조사국의 주 임무는 미국에 거주하는 사람들의 공식적인 수를 10년마다 측정하는 것이다. 이 수치의 가장 중요한 용도는 각 주에 배분하는 하원의석 수를 재할당하는 것이지만, 각 주에 배정되는 정부 프로그램의 범위에도 영향을 미친다. [자료] 탭에서 [나의 하원의원 선거구]를 클릭한 후 세부사항을 입력하면 당신의 하원의원 선거구에 대한 보고서를 생성할 수 있다. 5개의 주요 주제 영역(인구, 고용, 주거, 경제, 교육) 각각에서 관심이 있는 한 가지 인구학적 지표를 살펴보시오. 이들 지표가 당신의 기대를 충족시키거나 넘어서는지 여부에 대하여 한 쪽짜리 비평문을 작성하시오.

가족계획 연맹(Planned Parenthood)

http://www.plannedparenthood.org

미국 가족계획 연맹(Planned Parenthood Federation of America, PPFA)은 생식건강과 모성 및 아동 보건 서비스를 제공하는 비영리조직이다. 암 검진, HIV 선별검사 및 상담, 피임, 낙태 등 미국 내 최대의 생식건강 서비스 제공자이다. PPFA의 전체 서비스 중 피임이 35%, 낙태는 3%를 차지하는데, PPFA는 매년 약 300,000건의 낙태를 시행한다. 당신의 지역에서 가까운 가족계획 센터를 찾으시오. 필요한 경우 가족계획 연맹 웹사이트를 이용하시오. 센터를 방문하거나 전화를 하여 그곳에서 제공하는 다양한 서비스에 대한 정보를 얻으시오.

타이틀 X 가족계획(Title X Family Planning)

http://www.hhs.gov/opa/title-x-family-planning

공식적으로는 공법 91-572 또는 인구조사 및 자발적 가족계획 프로그램으로 알려진 타이틀 X 가족계획은 리처드 닉슨 대통령 시기인 1970년에 공중보건 서비스법의 일부로 제정되었다. 타이틀 X는 포괄적인 가족계획 및 개인의 예방적 보건의료서비스 제공에만 전적으로 사용하는 유일한 연방 보조금 프로그램이다. 타이틀 X는 저소득 가정과 메디케이드 자격이 없는 사람을 포함한 무보험자를 우선 대상으로 하며, 다른 방법으로는 이러한 보건의료서비스를 이용할 수 없는 사람을 포함하여 서비스 필요를 충족시키고자 한다. 이러한 서비스는 무료나 감액된 비용으로 제공한다. 당신의 지역에 있거나 가까운 곳에 있는 타이틀 X 가족계획 프로그램 센터를 방문하거나 전화해 보시오. 타이틀 X를 통해 제공되는 서비스와 시술의 비용을 조사하고 다른 의료제공자를 통해 서비스를 이용했을 때의 본인부담금과 비교하시오. 예를 들어, 타이틀 X 센터에서 유방조영술을 받았을 때의 비용이 다른 곳에서의 본인부담금에 비해 얼마나 차이가 있는가?

참고문헌

Barber, S., Hickson, D. A., Wang, X., et al. (2016). Neighborhood disadvantage, poor social conditions, and cardiovascular disease incidence among African American adults in the Jackson Heart Study. American Journal of Public Health, 106(12), 2219–2226.

Bhaskar, R., & O'Hara, B. J. (2017). Indian Health Service coverage among American Indians and Alaska Natives in federal tribal areas. Journal of Health Care for the Poor and Underserved, 28(4), 1361–1375. doi: 10.1353/hpu.2017.0120

Centers for Disease Control and Prevention. (2015). Unintended pregnancy prevention. Retrieved from https://www.cdc.gov/reproductivehealth/contraception/unintendedpregnancy

Centers for Disease Control and Prevention. (2017). Data & statistics on sickle cell disease. Retrieved from https://www.cdc.gov/ncbddd/sicklecell/data.html

Colby, S. L., & Ortman, J. M. (2015). Projections of the size and composition of the U.S. Population: 2014 to 2060. Current Population Reports, P25-1143. Washington, DC: US Census Bureau.

Colen, C. G., Ramey, D. M., Cooksey, E. C., & Williams, D. R. (2018). Racial disparities in health among nonpoor African Americans and Hispanics: The role of acute and chronic discrimination. Social Science & Medicine, 199, 167–180. doi: 10.1016/j.socscimed.2017.04.051

Dreier-Wolfgramm, A., Michalowsky, B., Austrom, M. G., et al. (2017). Dementia care management in primary care: Current collaborative care models and the case for interprofessional education. Zeitschrift für Gerontologie und Geriatrie, 50(Suppl 2), 68–77. doi: 10.1007/s00391-017-1220-8

Dubowitz, H. (2017). Child sexual abuse and exploitation: A global glimpse. Child Abuse & Neglect, 66, 2–8. doi: 10.1016/j.chiabu.2017.02.011

Finer, L. B., & Zolna, M. R. (2011). Unintended pregnancy in the United States: Incidence and disparities. Contraception, 84(5), 478–485.

Firebaugh, G., & Acciai, F. (2016). For blacks in America, the gap in neighborhood poverty has declined faster than segregation. Proceedings of the National Academy of Sciences of the United States of America, 113(47), 13372–13377.

Global Burden of Disease Child and Adolescent Health Collaboration. (2017). Child and adolescent health from 1990 to 2015: Findings from the Global Burden of Diseases, Injuries, and Risk Factors 2015 Study. JAMA Pediatrics, 71(6), 573–592. doi: 10.1001/jamapediatrics.2017.0250

Goesling, B., Colman, S., Trenholm, C., et al. (2014). Programs to reduce teen pregnancy, sexually transmitted infections, and associated sexual risk behaviors: A systematic review. Journal of Adolescent Health, 54(5), 499–507. doi: 10.1016/j.jadohealth.2013.12.004

Gruber, J., & Wise, D. (1999). Social security, retirement incentives, and retirement behavior: An international perspective. Employee Benefit Research Institute Issue Brief, 209, 1–22.

Gutierrez, A., & Sher, L. (2015). Alcohol and drug use among adolescents: An educational overview. International Journal of Adolescent Medicine and Health, 27(2), 207–212. doi: 10.1515/ijamh-2015-5013

Hayami, Y., & Ruttan, V. (1971). Agricultural development: An international perspective. Baltimore, MD: Johns Hopkins University Press.

Li, Q., Zheng, N. T., & Temkin-Greener, H. (2013). Quality of end-of-life care of long-term nursing home residents with and without dementia. Journal of American Geriatrics Society, 61(7), 1066–1073. doi: 10.1111/jgs.12330

Lutz, W., Goujon, A., & Doblhammer-Reiter, G. (1998). Demographic dimensions in forecasting: Adding education to age and sex. In W. Lutz, J. W. Vaupel, & D. A. Ahlburg (Eds.), Frontiers of population forecasting. Population and Development Review, 24(Suppl.), 42–58.

Lutz, W., Sanderson, W., & Scherbov, S. (2008). The coming acceleration of global population ageing. Nature, 451, 716–719.

May, J., Osmond, K., & Billick, S. (2014). Juvenile delinquency treatment and prevention: A literature review. Psychiatric Quarterly, 85(3), 295–301. doi: 10.1007/s11126-014-9296-4

Membride, H. (2016). Mental health: Early intervention and prevention in children and young people. British Journal of Nursing, 25(10), 552–557. doi: 10.12968/bjon.2016.25.10.552

Mercy, J. A., & Vivolo-Kantor, A. M. (2016). The Center for Disease Control and Prevention's (CDC) Youth Violence Prevention Centers: Paving the way to prevention. Journal of Primary Prevention, 37(2), 209–214. doi: 10.1007/s10935-016-0433-8

Minerd, S. (2018). Our economy needs immigrants desperately. Barron's, XCVIII(31), 34.

Musich, S., Wang, S. S., Kraemer, S., et al. (2017). Caregivers for older adults: Prevalence, characteristics, and health care utilization and expenditures. Geriatric Nursing, 38(1), 9–16. doi: 10.1016/j.gerinurse.2016.06.017

Mwale, M., & Muula, A. S. (2017). Systematic review: A review of adolescent behavior change interventions [BCI] and their effectiveness in HIV and AIDS prevention in sub-Saharan Africa. BMC Public Health, 17(1), 718. doi: 10.1186/s12889-017-4729-2

Notestein, F. W. (1945). Population: The long view. In T. W. Schultz (Ed.), Food for the world (pp. 36–69). Chicago, IL: University of Chicago Press.

O'Dowd, A. (2017). Global drive to increase breast feeding is unveiled. BMJ, 358, j3681. doi: 10.1136/bmj.j3681

Office of Disease Prevention and Health Promotion. (2019). Maternal, infant, and child health. Retrieved from https://www.healthypeople.gov/2020/topics-objectives/topic/maternal-infantand-child-health

Park, S. H. (2018). Tools for assessing fall risk in the elderly: A systematic review and meta-analysis. Aging Clinical and Experimental Research, 30(1), 1–16. doi: 10.1007/s40520-017-0749-0

Partnership for Health in Aging Workgroup on Interdisciplinary Team Training in Geriatrics. (2014). Position statement on interdisciplinary team training in geriatrics: An essential component of quality health care for older adults. Journal of the American Geriatrics Society, 62(5), 961–965. doi: 10.1111/jgs.12822

Pfortmueller, C. A., Lindner, G., & Exadaktylos, A. K. (2014). Reducing fall risk in the elderly: Risk factors and fall prevention, a systematic review. Minerva Medica, 105(4), 275–281.

Ronsmans, C., & Graham, W. J. (2006). Maternal mortality: Who, when, where, and why. Lancet, 368(9542), 1189–1200.

Salazar, C. L., & Levin, J. (2013). Religious features of curanderismo training and practice. Explore, 9(3), 150–158. doi: 10.1016/j.explore.2013.02.003

Sanderson, W., & Scherbov, S. (2008). Rethinking age and aging. Population Bulletin, 63, 3–16.

Schwingel, A., Wiley, A. R., Teran-Garcia, M., et al. (2017). Promotoras and the semantic gap between Latino community health researchers and Latino communities. Health Promotion Practice, 18(3), 444–453. doi: 10.1177/1524839916670576

Shackleton, N., Jamal, F., Viner, R. M., et al. (2016). School-based interventions going beyond health education to promote adolescent health: Systematic review of reviews. Journal of Adolescent Health, 58(4), 382–396. doi: 10.1016/j.jadohealth.2015.12.017

Skirbekk, V. (2008). Age and productivity capacity: Descriptions, causes and policy options. Ageing Horizons, 8, 4–12.

Sonfield, A., Hasstedt, K., & Gold, R. B. (2014). Moving forward: Family planning in the era of health reform. New York: Guttmacher Institute. Retrieved from https://www.guttmacher.org/fact-sheet/unintended-pregnancy-united-states

United Nations, Department of Economic and Social Affairs, Population Division (2019). World population prospects: The 2019 revision, key findings and advance tables. ESA/P/WP/248. Retrieved from https://population.un.org/wpp

United Nations Population Division. (2004). World population to 2300. New York: United Nations.

US Census Bureau. (2011). Age and sex composition 2010. Retrieved from https://www.census.gov/prod/cen2010/briefs/c2010br-03.pdf

US Census Bureau. (2012). The 2012 statistical abstract. Retrieved from http://www.census.gov/prod/2011pubs/12statab/pop.pdf

US Census Bureau. (2018a). Quick facts: United States. Retrieved from https://www.census.gov/quickfacts/fact/table/US/PST045218

US Census Bureau. (2018b). Hispanic origin. Retrieved from https://www.census.gov/topics/population/hispanic-origin/about.html

United States Department of Agriculture. (2019). Special supplemental nutrition program for Women, Infants, and Children (WIC). Retrieved from https://www.fns.usda.gov/wic/womeninfants-and-children

van Imhoff, E., & Keilman, N. (1991). LIPRO 2.0: An application of a dynamic demographic projection model to household structure in the Netherlands. NIDI/CBGS Publications No. 23. Amsterdam/Lisse: Swets and Zeitlinger.

Vaughan, P. W., Regis, A., & Catherine, E. S. (2000). Effects of an entertainment-education radio soap opera on family planning and HIV prevention in St. Lucia. International Family Planning Perspectives, 26(4), 148–157.

Vaupel, J. W., & Yashin, A. I. (1985). Heterogeneity's ruses: Some surprising effects of selection on population dynamics. American Statistician, 39, 176–185.

Viswanathan, M., Treiman, K. A., Kish-Doto, J., et al. (2017). Folic acid supplementation for the prevention of neural tube defects: An updated evidence report and systematic review for the US Preventive Services Task Force. JAMA, 317(2), 190–203. doi: 10.1001/jama.2016.19193

Williams, A. F. (2017). Graduated driver licensing (GDL) in the United States in 2016: A literature review and commentary. Journal of Safety Research, 63, 29–41. doi: 10.1016/j.jsr.2017.08.010

Wolfgang, L., & Samir, K. C. (2010). Dimensions of global population projections: What do we know about future population trends and structures? Philosophical Transactions B, 365(1554), 2779–2791.

World Health Organization. (2012). Family planning. Retrieved from http://www.who.int/mediacentre/factsheets/fs351/en/index.html
World Health Organization. (2019). Adolescent health. Retrieved from https://www.who.int/maternal_child_adolescent/adolescence/en

제11장

대기, 수질 및 소음공해

이 장은 공중보건의 환경적 측면에 대한 전반적인 설명이다. 수질오염, 대기오염 및 소음공해와 각각의 공해와 관련된 가장 중요한 건강 영향 및 공중보건 개입에 대해 이야기하며 또한 고형폐기물 관리 및 다양한 구성요소에 대해서도 이야기한다. 마지막으로 기후변화, 기후변화 진행 과정에서 인간 활동의 역할, 그리고 인간 건강에 미친 영향을 포함한 기후변화의 결과에 대해 이야기한다.

학습목표

이 장을 학습한 후 다음을 할 수 있다.

- 기후변화를 설명하고 건강에 미치는 영향에 대해서 열거할 수 있다.
- 고형폐기물 관리를 정의하고 고형폐기물 관리의 여러 구성요소에 대해서 토론할 수 있다.
- 수질오염, 대기오염, 소음공해에 대해서 정의하고 건강에 두드러지게 미치는 영향과 이들 각각에 대해 가능한 중재 방법에 대해서 토론할 수 있다.

이 장에서 다루는 공중보건 역량

- 환경 요인이 인구집단 건강에 미치는 영향을 설명한다.
- 생태학적 관점에서 설명한다.
- 전문직 간 팀에서 효과적으로 업무를 수행한다.

대기오염

대기오염은 대기의 자연적 특성을 변경하는 화학적, 물리적, 생물학적 작용제에 의한 실내 또는 실외 환경오염이다. 가정용 연소장치, 자동차, 산업 시설 및 산불은 일반적인 대기오염원이다. 주요 공중보건 문제의 오염물질에는 입자상 물질, 일산화탄소, 오존, 이산화질소 및 이산화황이 포함된다. 실외 및 실내 공기오염은 치명적일 수 있는 많은 호흡기 및 기타 질병을 포함하여 심각한 건강장애를 유발한다(World Health Organization, WHO, 2019a).

대기오염은 인간, 식물 및 동물의 건강을 위협할 수 있으며 오존층 및 건물을 잠재적으로 손상시킬 수 있다(Environmental Protection Agency(EPA), 2017). 또한 국립공원과 야생지 보호지역에서 안개가 발생하고 가시성이 떨어질 수 있다. 대기오염은 일반적으로 인구 밀도가 높은 대도시 지역, 특히 선진국보다 환경 규제가 더 느슨한 개발도상국에 집중되어 있다. 하지만 선진국의 인구 밀도가 높은 지역에서도 건강에 해로운 수준의 오염이 종종 발견된다.

대기오염은 크게 실내 오염과 실외 오염으로 나눌 수 있다. 물론 대기오염을 이렇게 분류하는 것은 다소 인위적이고 확실하게 구분되지 않는 경우도 많지만 이러한 구분은 사람들이 한 환경 또는 다른 환경에 불균형적으로 집중되어 있는 오염물질을 정량화하는 데 도움을 준다.

대기오염
대기의 자연적 특성을 변경하는 화학적, 물리적, 생물학적 작용제에 의한 실내 또는 실외 공기오염이다.

거의 420만 명의 사람들이 실외 대기오염으로 인한 질병으로 조기사망한다(WHO, 2019b)

실내 대기오염

이름에서 알 수 있듯이 실내 공기오염은 건물 내부, 특히 인간 주거지 내부의 공기오염을 말한다. 모닥불 또는 전통적인 난로에서 고체 연료로 요리하고 난방을 하는 행위는 실내 공기오염을 증가시킨다. 실내 연기에는 작은 입자 및 일산화탄소와 같은 건강에 해로운 오염물질이 포함되어 있다(WHO, 2019c, 2019d). 세계보건기구(WHO (2019c))에 따르면 전 세계 인구의 약 52%(주로 빈곤층)가 실내 공기오염을 증가시키는 바이오매스 연료(예 : 목재, 작물 찌꺼기, 배설물 등)와 석탄 등 고체 연료로 요리와 난방을 한다.

실내 공기오염
건물, 특히 인간 주거지 내부의 공기오염

환기가 잘 되지 않는 가정에서 실내 연기는 미세 입자의 허용 기준을 100배 초과할 수 있다. 여성과 어린이는 요리하는 근처에서 가장 많은 시간을 보내기 때문에 실내 연기에 대한 노출이 불균형적으로 높다. 다른 일반적인 실내 오염물질은 라돈, 곰팡이, 석면 섬유, 휘발성 유기 화합물 및 일산화탄소 등이다.

실내 공기오염으로 인한 주요 위험으로 인하여 연간 160만 명이 사망한다(WHO, 2019c).

실내 공기오염은 중요한 지표인 실내공기질을 통해 측정 및 비교할 수 있다. 실내공기질(Indoor Air Quality, IAQ)은 주로 건물 거주자의 건강과 쾌적함에 부정적인 영향을 줄 수 있는 실내공기의 내용물을 다룬다. 실내공기질(IAQ)은 곰팡이 또는 박테리아와 같은 미생물 오염물질, 일산화탄소 또는 라돈과 같은 화학물질, 알레르겐 또는 건강에 영향을 줄 수 있는 질량 또는 에너지 스트레스 요인에 의해 영향을 받을 수 있다.

실제로 개인의 실내공기 노출 시간이 길고 독성 오염물질이 실내에서 상대적으로 덜 희석되기 때문에 실내 공기가 주변 실외 환경의 공기보다 건강에 더 큰 위험이 되는 경우가 많다. 개발도상국의 실내 공기오염의 주요 원인은 이미 언급했듯이 난방 및 조리와 연관된 바이오매스(예: 목재, 숯, 배설물 또는 작물 잔류물)의 연소이다.

실외 대기오염

실외 대기오염
건물 외부의 공기오염

산업, 가정, 자동차 및 트럭은 대기오염물질의 복잡한 혼합물을 방출하며 이들 중 대부분은 건강에 해롭다. 이러한 모든 근원과 그 밖의 많은 것들이 건물 외부의 공기오염인 실외 대기오염에 영향을 끼친다. 이러한 모든 오염물질 중에서 미세먼지는 인간 건강에 최대의 영향을 미친다. 가장 작은 미세먼지는 차량과 같은 이동식 공급원과 발전소, 산업, 가정 또는 바이오매스 연소와 같은 고정 공급원에서 나오는 연료 연소에서 발생한다(그림 11.1).

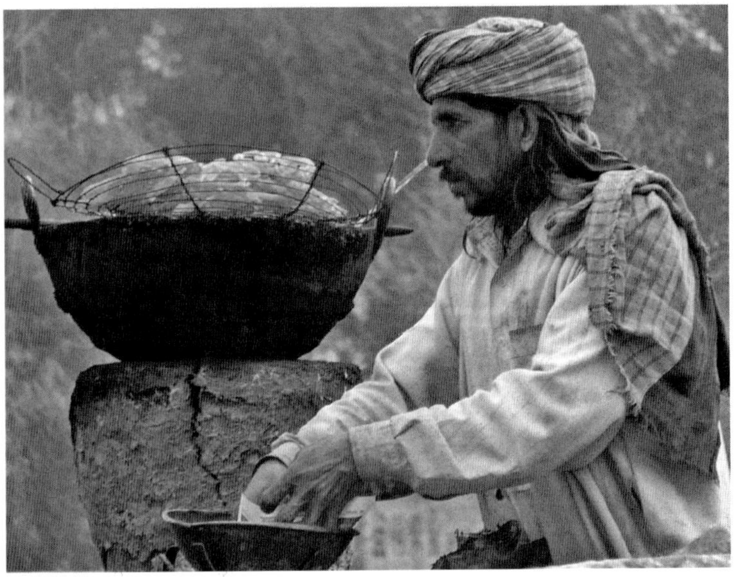

그림 11.1 남아시아에서 인기있는 달콤한 음식인 Jalebi를 요리하는 길거리 상인
출처 : Wikimedia commons, http://commons.wikimedia.org/wiki/FileOutdoor_cooking_using_Portable_Wood_Stove.jpg에서 다운로드

미세먼지는 폐암 및 심폐질환과 같은 광범위한 급성 및 만성 질환과 관련이 있다. 이와 같은 건강 영향은 아래에 자세히 설명되어 있다. 전 세계적으로 폐암 사망의 약 9%, 심폐 사망의 5% 및 호흡기감염 사망의 약 1%가 미세먼지로 인해 발생하는 것으로 추정된다(WHO, 2019d). 비록 미세먼지 오염이 세계적 차원의 환경 건강(환경보건) 문제이기는 하지만, 중간 소득 국가는 불균형적으로 이러한 부담을 경험한다.

실외 대기오염은 운송, 발전 및 기타 인간 활동을 위한 화석연료의 연소로 인한 결과이다(WHO, 2019d). 연소 과정에서 1차 배출물(디젤 수트, 납 등)과 대기 변형 후 생성된 2차 생성물(예: 황 함유 연료 연소로 생성된 오존 및 황산염 입자)을 포함하는 오염물질의 복합적 혼합물이 생성된다. 대기질은 각각 10 마이크론과 2.5 마이크론보다 작은 입자를 가진 미세먼지 PM_{10}과 $PM_{2.5}$의 연간 평균 농도로 측정되고 비교된다. 〈그림 11.2〉에 표시된 것과 같이, 도시에서 공기 역학적 직경이 10μm 이하인 미세먼지로 구성된 평균 대기오염은 10μg/m^3 미만, 200μg/m^3 이상이다.

PM_{10} 및 $PM_{2.5}$
미세먼지는 각각 10마이크론과 2.5 마이크론보다 작은 입자로 구성된다.

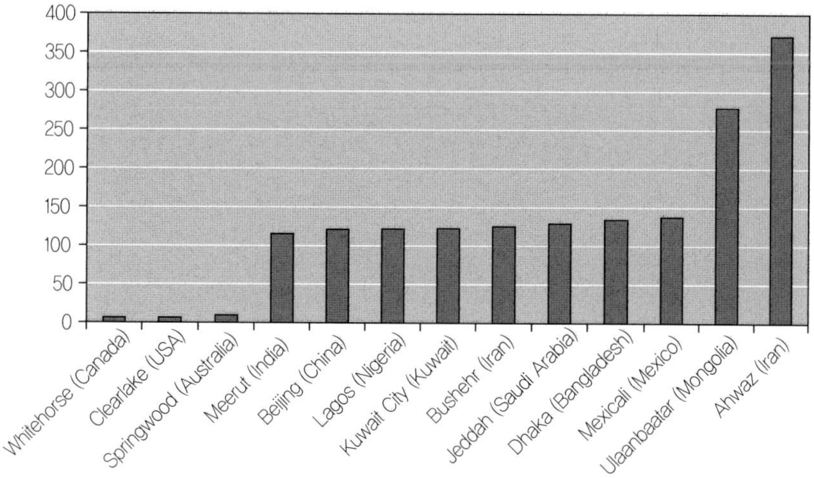

그림 11.2 13개 도시의 평균 대기오염(입자 수준 10μm 이하)

대기오염의 건강 영향

대기오염은 인간의 삶에 막대한 영향을 미친다. 표 11.1은 대기오염의 가장 중요한 건강 관련 측면 중 일부를 강조한다.

세계보건기구(WHO, 2019c)는 실내 공기오염이 전 세계 질병 부담의 여덟 번째로 중요한 위험요소라고 추정한다. 실내 공기오염은 폐렴, 만성 호흡기질환 및 폐암에 이어 매년 160만 명의 목숨을 앗아 가고 있으며 그로 인한 건강 부담은 실외 대기오염으로 인한 것보다 5배가 넘는다. 사망률이 높은 개발도상국에서 실내 연기는 전체 질병 부담의 약 3.7%를 차지하며, 영양실조, 안전하지 않은 성관계, 안전한 물 및 위생 부족 다음으로 가장 치명적인 살인자이다.

1. **폐렴 및 기타 급성 하부 호흡기감염** : 실내 공기오염에 노출되면 폐렴 위험이 두 배 이상 증가한다(WHO, 2019e).
2. **만성폐쇄성폐질환** : 만성기관지염과 같은 만성폐쇄성폐질환(COPD)의 발생률은 실내 연기에 노출된 여성이 전기, 가스 및 기타 청정연료로 요리 및 난방을 하는 여성보다 3배가 높다. 남성에 있어서 유사한 노출은 만성 호흡기질환의 위험을 거의 두 배로 증가시킨다(WHO, 2019c).
3. **폐암** : 석탄 연소로 인한 연기에 노출되면 폐암의 위험은 두 배가 된다(WHO, 2011). 이것은 중국과, 다른 많은 선진국에서 널리 퍼져 있으며 불균형적으로 여성(대부분의 개발

도상국에서 남성보다 담배를 피우지 않는 경향이 있는)에게 영향을 미친다.

4. **아동과 여성에 대한 불균형적인 영향** : 대부분의 사회에서 여성은 가정의 요구와 사회적 규범에 따라 요리를 담당하고 있다. 그들은 난로 근처에서 하루 3~7시간 동안 음식을 준비한다. 따라서 실내 공기오염으로 인한 총 사망자의 59%가 여성에 속한다(WHO, 2019e). 또한 어린 아이들은 종종 엄마의 등에 업혀있거나 따뜻한 벽난로와 가깝게 있다. 결과적으로 영아는 생후 첫해 동안 실내 연기를 오랜 기간 흡입하는데 이 때는 영아들의 기도가 발달하기 때문에 유해 오염물질에 특히 취약한 시기이다(WHO, 2019c).

표 11.1 대기오염과 건강

- 약 30억 명의 사람들이 바이오매스(목재, 동물 배설물 및 작물 폐기물)와 석탄을 태우는 모닥불과 누출이 있는 난로로 요리와 난방을 한다. 이러한 실내 공기오염에 노출되기 때문에 발생하는 만성 폐쇄성 호흡기질환(Chronic Obstructive Pulmonary Disease, COPD)으로 매년 백만 명이 넘는 사람들이 사망한다.
- 심한 실내 연기에 노출된 남성과 여성 모두, 노출되지 않은 개인보다 만성폐쇄성폐질환(COPD)으로 진행될 비율이 2–3배 더 높다.
- 대기오염은 중요한 환경적 건강위험요인이다. 대기오염 수준을 줄임으로써 국가들은 호흡기감염, 심장병 및 폐암으로 인한 질병의 세계적 부담을 줄일 수 있다.
- 인구집단의 호흡기 건강(장기 및 단기) 및 심혈관 건강은 해당 인구집단이 속한 지역의 대기오염 수준과 반비례한다.
- 실내 공기오염은 약 200만 명의 조기 사망을 초래할 것으로 추정되는데 대부분은 개발도상국에서 발생한다. 이 사망자의 거의 절반은 5세 미만의 어린이 폐렴으로 인한 것이다.
- 도시 외부 대기오염으로 전 세계적으로 매년 130만 명의 사망자가 발생하는 것으로 추정된다. 중간 소득 국가에 사는 사람들은 불균형적으로 이러한 부담을 경험한다.
- 대기오염물질에 대한 노출은 본질적으로 개인이 통제할 수 없으며 국가, 지역, 심지어 국제적 차원의 공공부문의 조치가 필요하다.
- 세계보건기구(WHO)의 대기질 지침은 대기오염의 건강 영향에 대한 가장 널리 동의된 최신 평가를 나타내며 건강위험이 크게 감소되는 대기질 권장 목표를 제시한다. 이 지침은 입방 미터당 미세먼지(PM_{10}) 오염을 70에서 20마이크로그램까지 줄임으로써 대기질 관련 사망을 약 15% 줄일 수 있음을 나타낸다.

출처 : 2011년 세계보건기구(World Health Organization)의 실내 공기오염 및 건강은 http://www.who.int/media_centre/factsheets/fs292/ko에서 검색

산성비
황산과 같은 오염 물질이 공기 중의 물방울과 결합하여 물이 산성화된 결과

스모그(smog)
차량과 산업에서 방출되는 질소산화물(NO_2) 및 운송 수단, 용제 및 공업 시설에서 방출되는 휘발성 유기화합물(VOCs)과 같은 오염물질과 햇빛 사이의 광화학 반응에 의해 형성되는 독성 부산물을 설명하기 위해 연기(smoke)와 안개(fog)의 단어조합으로 새롭게 만들어진 혼성어이다.

실외 대기오염은 전 세계 도시, 특히 개발도상국의 대도시에서 심각한 건강문제이며, 전 세계 인구의 4분의 1이 건강에 해로운 농도의 대기오염물질에 노출된 것으로 추정된다. 그림 11.2는 선진국과 개발도상국 간 미립자 대기오염 수준의 극명한 차이를 보여준다. 어린이는 미성숙된 호흡기로 인해 불균형적으로 고위험에 놓여있다. 실외 대기오염의 불가피한 결과인 다른 두 가지의 건강 관련 현상은 스모그와 산성비이다(WHO, 2019d).

황산과 같은 오염물질이 공기 중의 물방울과 결합하면 물(또는 눈)이 산성화 될 수 있는데 이러한 현상을 산성비라고 한다. 산성비가 환경에 미치는 영향은 심각하다. 그것은 잎을 파괴하여 나무를 포함한 식물을 손상시키고 토양을 유독물질로 오염시키며 호수와 개울의 화학적 성질을 변화시킨다. 산성비는 잠재적으로 모든 형태의 야생동물의 건강을 위협할 수 있다.

스모그(smog)의 주요 성분 중 하나는 지상의 오존이다(그림 11.3). 스모그는 차량과 산업에서 방출되는 질소산화물($N0_2$) 및 운송 수단, 용제 및 공업 시설에서 방출되는 휘발성 유기화합물(VOCs)과 같은 오염물질과 햇빛 사이의 광화학 반응에 의해 형성되는 독성 부산물을

설명하기 위해 연기(smoke)와 안개(fog)의 단어 조합으로 새롭게 만들어진 혼성어이다.

표 11.2는 특정 대기오염물질의 건강 관련 영향을 열거한 것이다.

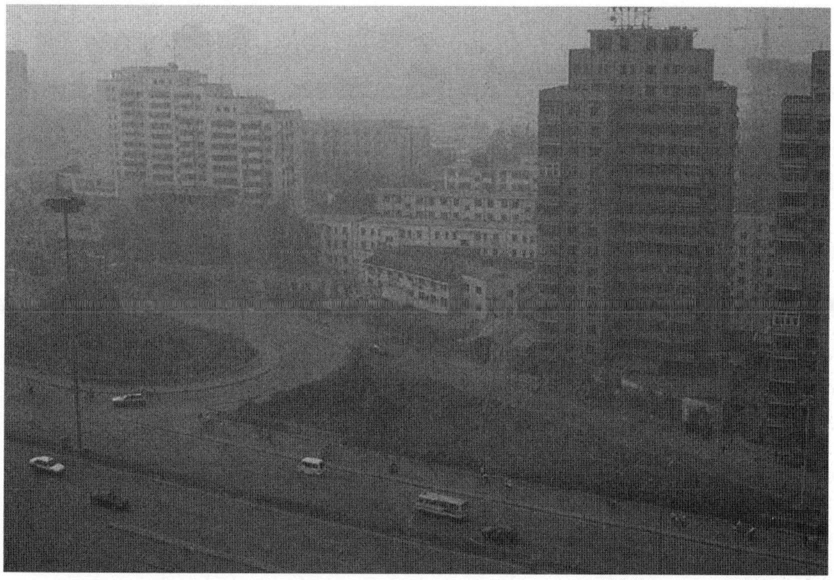

그림 11.3 북경의 스모그(Smog): 대기오염은 많은 국가의 주요 이슈로 남아있다

출처 : Photo courtesy of the Centers for Disease Control and Prevention, ID# 754, CDC/Dr. Edwin P. Ewing, Jr., retrieved from http://phil.cdc.gov/phil/home.asp

표 11.2 주요 대기오염물질의 건강영향

오염물질	안전 기준	효과
미세먼지	$PM_{2.5}$ 연간 평균 10μg/m^3 24시간 평균 25μg/m^3 PM_{10} 연간 평균 20μg/m_3 24시간 평균 50μg/m_3	미세먼지에 대한 만성노출은 심혈관, 호흡기질환, 및 폐암의 발병 위험을 증가시킨다. 노출은 급성 호흡기감염의 위험과 어린이들의 사망률을 높일 수 있다. 오염 수준이 높은 도시의 사망률은 상대적으로 깨끗한 도시에서 관찰된 수치의 15-20%를 초과한다.
오존 가스	8시간 평균 100μg/m^3	공기 중의 과도한 오존은 호흡 문제를 유발하고 천식을 유발하며 폐 기능을 감소시켜 폐질환을 유발할 수 있다.
이산화질소	연간 평균 40μg/m^3 1시간 평균 200μg/m^3	소아천식에서 기관지염 증상은 이산화질소에 대한 장기 노출정도에 따라서 증가한다.
이산화황	24시간 평균 20μg/m^3 10분 평균 500μg/m^3	이산화황은 호흡기 및 폐의 기능에 영향을 줄 수 있으며 눈에 자극을 줄 수 있다. 호흡기의 염증은 기침과 점액 분비를 유발하고 천식과 만성기관지염을 악화시키며 사람들이 호흡기 감염에 걸리기 쉽게 한다.

출처 : 2012년 세계보건기구(World Health Organization)의 대기질 및 건강 : http://www.who.int/mediacentre/factsheets/fs313/en/index.html

대기오염 통제

실내 및 실외에서 반감기가 짧은 대기오염물질을 줄이기 위해 활용 가능한 기술, 정책 및 조치를 더 잘 사용하면 인간의 복지, 기후시스템 및 환경에 즉각적이고 중요한 이점을 얻을 수 있다(United Nations Environment Program & World Meteorological Organization, UNEP & WMO, 2011). 대기오염을 줄이기 위한 노력에는 다음의 모든 것들이 포함될 수 있다.

가장 기본적인 수준에서의 정책 기반 노력에는 최적의 토지 사용 계획이 포함될 수 있으며, 여기에는 적절한 구역 지정 및 운송 인프라 계획이 포함된다. 대부분의 선진국에서 토지 이용 계획은 더 광범위한 경제 및 인구집단의 편익을 위한 토지의 효율적 활용과 환경보호를 위한 노력을 보장하는 중요한 사회정책의 하나이다. 잠재적인 오염원(유람선 및 운송선, 농장 장비 및 잔디 트리머, 전기톱 및 스노우 모빌과 같은 소형 가스 구동 장비), 연료의 효율성 증가(예: 하이브리드 차량 사용을 통해), 기존의 연료를 대체할 대안적 청정연료(바이오에탄올 또는 천연가스 등)에 대한 보조금 제공을 중심으로 규정 및 정책이 결정된다(WHO, 2019c, 2019d).

고체 연료에서 청정 에너지 기술로 전환하면 일반적으로 에너지 생산 및 소비가 환경에 미치는 영향을 최소화하면서 실내 공기오염 수준을 가장 크게 줄일 수 있다. 또한, 난로 및 환기시스템을 위한 혁신적인 설계는 연료 분배 네트워크가 제한되어 있거나 대체기술을 사용할 수 없는 많은 빈곤 지역에서 실내 대기오염을 줄일 수 있다. 마지막으로, 실내 대기오염의 건강위험에 대한 대중의 인식 또한 변화의 중요한 요소이다. 예를 들어, 어린아이들이 불과 지속적으로 접촉되는 것에서 멀어질 수 있도록 어머니들을 대상으로 홍보할 수 있다(UNEP & WMO, 2011; WHO, 2019c, 2019d). 대기오염 방지에 중점을 둔 일부 국제적 차원의 개발을 요약하면 다음과 같다.

1. '깨끗한 실내공기를 위한 협력(Partnership for Clean Indoor Air)'은 2002년 9월 요하네스버그에서 개최된 '지속가능한 개발에 관한 세계 정상회담'에서 시작되었다(Partnership for Clean Indoor Air, 2019). 이 자발적 협력의 지도 정신은 요리 및 난방을 위해 실내에서 전통적인 화석연료를 태우는 수십억 명의 사람들이 직면한 환경적 건강위험 증가에 대처하는 것이다(WHO, 2019c). 이 자발적인 동맹은 저렴하고 신뢰할 수 있으며 깨끗하고 효율적이며 안전한 요리 및 난방법을 실천하는 가정을 증가시키기 위하여 정부, 공공 및 민간 조직, 다자간 기관, 산업체 및 기타 기관들이 함께 모여 결성한 것이다. '깨끗한 실내공기를 위한 협력'의 임무는 가정 내 에너지 사용으로 인한 공기오염 노출을 감소시킴으로써 주로 여성과 어린이의 건강, 생활 및 삶의 질을 향상시키는 것이다(Partnership for Clean Indoor Air, 2019). '깨끗한 실내공기를 위한 협력'은 실내 공기오염 문제의 4가지 핵심 차원, 즉 사회적 · 행동적 장벽, 시장 개발, 기술 설계 및 건강 영향 연구에 중점을 두고 있으며 전 세계적으로 약 160개의 파트너 국가가 협력하고 있다.
2. 수많은 물질의 생산을 단계적으로 중단하여 오존층을 보호하기 위해 고안된 국제 조약인 '오존층을 고갈시키는 물질에 관한 몬트리올 의정서(Montreal Protocol on Substances That Deplete the Ozone Layer)'는 인구집단에 유해한 건강 및 환경 영향에 대응하기 위한 국제적 노력의 주요 성공 사례 중 하나이다.
3. 많은 선진국과 개발도상국이 대기오염물질에 관한 엄격한 입법 조치를 시행했다. 이러한

1970년에 제정된 대기오염방지법(CAA)은 미국 내의 고정 및 이동 오염원의 배출을 규제하는 포괄적인 연방법이다. 이 법은 공중보건과 공공복지를 보호하고 유해한 대기오염물질의 배출을 규제하도록 미국 환경보호국(EPA)에게 대기질 기준을 설정할 권한을 부여한다.

기준 중 일부[예: 미국 국가 대기질 기준(US National Ambient Air Quality Standards)]는 특정 오염물질에 대해 허용되는 최대 대기 농도를 설정하며 이러한 목표 수준 달성은 지역 및 국가 환경 기관이 제정한 규정을 통해 추진된다. 다른 등급 기준[예: 북미 대기질 기준(North American Air Quality Index)]은 다양한 임계값을 가진 척도를 사용하여 야외활동의 상대적 위험도를 대중에게 알린다. 후자의 표준 세트는 종종 개별 오염물질에 초점을 맞추지 않는 대신 대기의 전반적인 질에 중점을 둔다.

수질오염

수질오염이란 인간 활동으로 인한 수역(예: 호수, 강, 바다 및 지하수)의 오염을 말한다. 이러한 오염은 수역에 서식하는 유기체 및 식물에 해로울 수 있다. 물은 삶에 필수적이다. 지구상의 담수 양은 제한되어 있으며 그 수질은 지속적인 위협을 받고 있다. 식수 공급, 식량 생산 및 여가를 위한 물 사용을 위해서는 담수의 수질을 보존하는 것이 중요하다. 수질은 전염성 물질, 독성 화학 물질 및 방사능 위험의 존재로 인해 악화될 수 있으며, 이는 생태계에 많은 다른 해로운 결과를 초래할 수 있다.

수질오염원

환경 보호국(2018)은 수질오염원을 구분하여 두 가지 광범위한 제목으로 분류하였다.

1. 점원 오염은 파이프나 수로 같이 식별 가능한 특정 원천에서 발생하는 오염이다.
2. 비점원 오염은 강우나 녹은 눈이 오염물질이 포함된 땅 위로 또는 땅을 통과 할 때 발생하는 수질오염이다. 보다 일반적으로, 비점 오염원은 농업, 임업 및 건설에서 나오는 유출액 같이 확산된 오염원(식별 가능한 단일 원점이 없는 오염원) 등의 미국 수질정화법 502(14)의 점원의 법적 정의를 충족시키지 않는 수질오염원일 수 있다. 비점원 오염은 종종 넓은 지역에서 모인 수많은 소량의 오염물질의 누적효과이다.

수질오염은 세계적인 문제이다. 하지만 하나 또는 심지어 여러 개의 변수로 정량화하는 것은 매우 힘들고 국가 간 비교도 어려운 경우가 많다. 한 국가 내에서도 두 지역의 수질 통계를 비교할 수 있는 때는 기껏해야 독성 영향에 대한 문서와 이미 결정된 독성 기준을 활용할 수 있는 오염물질이 있는 경우이다. 수중 화학물질에 대한 지침 값은 이용 가능한 근거, 특정 수중 오염물질의 빈번한 출현, 특정 물질에 대한 국제적 우려에 따라 설정되었지만 많은 경우에 이 값은 문서화된 독성 영향 연구에서 기술된 값보다 훨씬 낮다. 또한 근거가 불분명한 경우도 있고, 일반적으로는 수중에 존재하지 않거나 건강 영향에 대한 근거가 부적절한 물질에 대해서는 지침을 활용하지 못할 수도 있다(WHO, 1996).

최근 더 많은 주목을 받고 있는 수질오염의 한 축은 영양분 오염이다. 영양분 오염은 미국에서 가장 광범위하고 비용이 많이 드는 환경문제 중 하나이며 이는 공기와 물의 과도한 질소와 인으로 인해 발생한다. 질소와 인은 수생생태계의 자연적인 영양소이다(EPA, 2018). 질소는 또한 우리가 호흡하는 공기 중에서 가장 풍부한 요소이다. 질소와 인은 조류와 수생

점원 오염
파이프나 수로같이 식별 가능한 특정 원천에서 발생하는 오염

비점원 오염
오염물질이 포함된 강우 또는 녹은 눈이 지상 또는 지상을 이동할 때 발생하는 수질오염(강우나 녹은 눈이 오염물질이 포함된 땅 위로 또는 땅을 통과 할 때 발생하는 오염)

미국 수질정화법
수질정화를 다룬 첫 번째 미국 연방법이다. 1972년에 통과하였으며 1985년까지 대량의 독성물질이 물로 방출되지 않게 하고 추가적인 수질오염을 제거하며 1983년까지 지표수가 스포츠 및 레크리에이션에 필요한 기준을 충족하도록 보장하는 목표를 설정했다.

영양분 오염
물(공기에서도 발생 가능함)에 존재하는 과량의 질소와 인으로 인해 생기는 오염

식물의 성장을 도와 물고기, 조개류 및 물에 사는 작은 유기체에게 먹이와 서식지를 제공한다. 그러나 화석연료 소비, 농업 활동 및 폐수와 같은 광범위한 인간 활동으로 인해 과량의 질소와 인이 있을 경우 공기와 물이 오염될 수 있다. 영양분 오염은 지난 수십 년 동안 많은 하천, 강, 호수, 만 및 해안에 영향을 미쳐 심각한 환경 및 인간 건강 문제를 야기하고 경제에 해를 끼쳤다(EPA, 2018).

지하수 오염
토양에 스며든 물과 유해물질이 접촉하여 용해될 때 발생하는 오염(지하수 감염이라고도 한다)

또 다른 중요한 오염 문제는 지하수 오염(지하수 감염)으로, 유해물질이 토양에 스며든 물에 접촉하여 용해될 때 발생한다. 지하수는 여러 가지 방법으로 오염될 수 있다.

- 빗물이나 지표수가 오염된 토양에 스며들어 토양에서 지하수로 오염물질을 운반할 수 있다.
- 액체 유해물질은 토양이나 암석을 통해 지하수로 스며들 수 있다.
- 지하수와 즉시 혼합되는 대신, 일부 액체 유해물질은 토양 또는 암반 내에 고인 채로 남아 있어 지하수가 토양이나 암석을 통과하여 그들과 접촉할 때 장기적인 오염원 역할을 한다.

지하수 오염의 건강 관련 영향은 막대하며 건강 영향에 대한 다음 섹션에서 다룰 것이다.

수질오염의 건강 영향

오염된 수원에 노출되면 심각한 건강문제가 발생할 수 있으며 영양실조, 빈곤 및 위생 불량으로 사람의 건강이 이미 약화되었을 경우 그러한 문제의 위험이 훨씬 크다. 납과 수은과 같은 일부 원소에 의한 위험이 위험 기반 개입으로 인해 감소하고 있는 동안 산업의 급속한 확장과 확산으로 전 세계 인구 중 새로운 산업 과정과 그 과정에서 생기는 환경 수원의 배출물에 노출되는 인구비율이 증가하고 있다(WHO, 1996).

오염된 물의 소비가 건강에 미치는 영향은 주로 오염물질의 유형에 따라 다르다. 소비는 직접적(오염수 소비) 또는 간접적(독성 수준의 오염 금속이 함유된 물고기 섭취)일 수 있다. 오염물질 자체는 미생물, 화학물질 및 방사선 오염물질을 포함하여 몇 가지 광범위한 범주로 나눌 수 있다.

미생물 오염

병원성 박테리아, 바이러스 및 기생충(예: 원충과 연충)으로 인한 감염병은 오염된 물을 마시는 것과 관련된 가장 흔하고 널리 퍼진 건강위험이다. 병원체와 관련된 질병의 심각성, 감염성 및 노출된 인구의 건강상태 모두 공중보건 영향을 결정한다. 상수도 안전에 문제가 생기면 대규모 오염으로 이어질 수 있고 잠재적으로 검출 가능한 질병의 발생을 야기할 수 있다.

수인성 질병 발생은 대규모 인구집단에 영향을 줄 수 있다. 수인성 질병이 발생되지 않도록 통제하는 것이 모든 공중보건 개입의 최우선 과제가 되어야 한다(WHO, 1996). 식수 문제는 또한 질병이 발생하지 않은 상황에서 질병의 배경 비율에 기여할 수 있으므로, 식수의 질 관리를 통해 일반 지역사회의 수인성 질병을 해결해야 한다.

화학 오염

식수를 통한 장기간 노출의 결과로 많은 화학 오염 물질이 인간에게 건강에 해로운 영향을 미치는 것으로 나타났다(WHO, 1996). 이러한 화학적 오염원은 다음과 같은 범주로 나눌 수 있다.

- 자연발생(바위와 토양)
- 산업 공급원 및 인간 거주지(광업, 제조 및 처리, 하수)
- 농업 활동(제조업체, 비료 및 살충제)
- 수처리 재료 또는 식수와 접촉하는 재료(배관 재료)
- 공중보건상의 이유로 물에 사용되는 살충제(곤충의 제어에 사용되는 살충제)

지침값은 식수의 많은 화학성분에 대한 공중보건 접근법을 안내하는 데 도움이 된다. 지침값은 일반적으로 일생 동안 건강에 심각한 위험을 초래하지 않는 성분의 농도를 나타낸다. 지침값 도출에는 두 가지 접근방식이 사용된다. 하나는 역치 화학물질(다음에 설명하는 TDI 접근법)에 대한 것이고 다른 하나는 비 역치(대부분 유전 독성 발암물질) 화학물질에 대한 것이다.

대부분의 독성 화학물질은 특정 용량 미만에서는 건강위험이 발생하지 않는다는 과학적 합의가 있다. 이런 화학물질들은 가장 관련성 있는 연구에서 가장 민감한 끝점을 활용하여 될 수 있는 한 식수 투입을 포함한 일일섭취허용량(TDI)이 도출된다. TDI는 주목할 만한 건강위해 없이 평생 음식과 물로 섭취할 수있는 물질의 양(mg/kg(체중)으로 표시)의 추정치이다.

일일섭취허용량(TDI)
주목할 만한 건강위해 없이 평생 음식과 물로 섭취할 수있는 물질의 양(mg/kg(체중)으로 표시)의 추정치이다.

TDI는 전체 생애 동안 허용되는 섭취량을 나타내므로 제한된 시간 동안 섭취할 수 있는 양의 정확한 지표가 아니라는 사실을 염두에 두는 것이 중요하다. 장기간에 걸친 개인의 평균 섭취량이 설정된 수준을 눈에 띄게 초과하지 않는 한, TDI를 초과하는 수준의 단기 노출 증가는 일반적으로 우려할 만한 원인이 아니다.

잠재적 발암성 화학물질에 대한 지침 값은 일반적으로 장기 동물 연구를 통해 도출된다. 직업상의 노출은 때때로 인간 발암성에 대한 자료를 제공할 수 있다. 이용 가능한 증거에 근거하여 국제암연구소(1992)는 잠재적인 발암 위험에 따라 다음 5가지 범주로 화학물질을 분류했다.

그룹 1 : 이 물질은 인체에 암을 유발한다

그룹 2A : 이 물질은 인체에 암을 유발할 것으로 추정된다.

그룹 2B : 이 물질은 인체에 암을 유발할 가능성이 있다

그룹 3 : 이 물질은 인체에 암을 유발하는 물질로 분류할 수 없다.

그룹 4 : 이 물질은 인체에 암을 유발하지 않는 것으로 추정된다.

방사선 오염

수질오염의 방사선학적 측면은 미생물 및 화학적 측면보다 중요하지는 않지만 그래도 중요한 부분이다(WHO, 1996). 자연이든 인공이든 전리방사선에 노출되면 두 방면으로 건강에 영향을 줄 수 있다.

주목할 내용 11.1 생물 증폭과 생물 축적

생물 축적이란 환경적, 생리적 구배에 대해 유기체가 화합물을 흡수 · 보유하는 것이다. 생물 증폭은 먹이사슬 네트워크 또는 영양 섬유(망) 내에서의 생물 축적 과정의 통합적 효과이다. 생물학적 분해 및 특정 금속에 저항성이 있는 합성 오염물질은 이러한 메커니즘을 통해 축적되는 주요 물질이다.

수은은 생물 증폭 현상을 통해 먹이 사슬의 상류에서 크게 증폭되고 축적되는 원소이다. 수은이 흡수되는 생화학적 메커니즘은 수은을 고도로 보호하고 있기 때문에 수중 먹이사슬을 통해 유기체에서 수은의 생물 축적이 일어난다. 종에 걸친 이러한 메커니즘의 공통성과 종 크기에 따른 에너지 수요의 증가는 먹이사슬 위로 이동하면서 생물 증폭을 초래한다.

수은은 해수에 소량만 존재하지만 조류(일반적으로 메틸수은의 형태로)에 의해 흡수된다. 수은은 효과적으로 흡수되지만 유기체에 의해 매우 천천히 배설된다. 생물 증폭 및 생물 축적으로 인해 동물성 플랑크톤, 작은 넥톤, 큰 물고기 등의 연속적인 영양단계에서 지방조직에 수은이 축적된다. 이런 물고기를 섭취하는 모든 것은 그 물고기에 축적된 높은 양의 수은도 함께 섭취하게 된다. 이런 과정 때문에 황새치나 상어와 같은 육식 어류나 물수리와 독수리 같은 새가 직접 노출만으로 설명할 수 있는 것보다 조직에 더 높은 수은 농도를 갖는 이유를 설명한다.

결정적 영향
야기된 손상의 심각도가 선량에 비례하고 그 미만으로는 영향이 발생하지 않는 임계 값이 존재하는 영향

확률적 영향
어떤 선량에서든 우연히 발생할 수 있는 것으로서 발생하지 않는 실제 임계 값을 갖지 않는 효과. 우려되는 주요 확률적 영향은 암이다.

생물 증폭
먹이사슬 네트워크 또는 영양 망 내에서의 생물축적 과정의 통합적 효과

생물 축적
환경적, 생리적 구배에 대해 유기체가 화합물을 흡수 · 보유하는 것

야기된 손상의 심각도가 선량에 비례하고 그 미만으로는 영향이 발생하지 않는 임계값이 존재하는 영향을 결정적 영향이라고 한다. 정상적인 조건에서 개인이 자연방사능으로 받는 선량과 규제된 관행으로부터의 일상적인 노출은 임계 값 수준보다 훨씬 낮으므로 이러한 노출로 인한 결정적 영향은 발생하지 않는다.

확률적 영향은 어떤 선량에서든 우연히 발생할 수 있는 것으로서 발생하지 않는 실제 임계 값을 갖지 않는다. 우려되는 주요 확률적 영향은 암이다.

수질오염 관리

음용수 공급을 보장하기 위한 중재는 크게 네 가지 제목으로 분류될 수 있다(WHO, 1996).

1. **수질시료 채취 및 분석** : 대부분의 지역사회에서 수질오염과 관련된 주요 건강위험은 대변오염에서 비롯된다. 특정 화학오염물(예 : 불소 또는 비소)도 일부 지역에서는 상당한 위험을 초래할 수 있다. 따라서 새로운 수원에 대해 수행되고 이후 정기적으로 반복되는 전체 범위의 화학분석은 이전에 인식되지 않은 화학적 위험을 식별하는 데 도움이 된다. 이와는 대조적으로, 처리되지 않았거나 부적절하게 처리된 지역사회 용품에서 분변 오염의 가능성은 항상 존재하므로 최소 수준의 분석에는 분변 오염 및 탁도의 지표에 대한 시험이 포함되어야 하며 염소로 소독된 경우 잔류 염소 및 pH에 대한 시험이 포함되어야 한다.
2. **위생교육** : 포괄적인 교육 프로그램을 통하여 지역사회가 수질의 중요성과 건강과의 관계 및 안전한 물 공급의 필요성을 인식하고, 감시의 중요성과 지역사회 대응의 필요성을 받아들이며, 마지막으로 그 역할을 수행하는 데 필요한 기술을 가지도록 도와야 한다. 효과적인 위생교육에는 다음과 같은 특성이 있다. 지역사회가 직면한 제약 내에서 현실적이고 실현 가능한 행동을 장려한다. 사람들이 이미 가지고 있는 아이디어 및 개념과 일반적인 관행을 바탕으로 한다. 다양한 방법을 사용하여 시간이 지남에 따라 반복되고 강화된

다. 노래, 드라마 및 스토리텔링과 같은 기존 커뮤니케이션 통로를 사용하며 이러한 매체에 적절하게 적용될 수 있다. 재미있고 지역사회의 관심을 끈다. 명확하고 간단한 언어와 현지 표현을 사용한다. 마지막으로, 대화 및 토론 기회를 제공하여 학습자 참여 및 피드백을 허용한다.

3. **기술적 중재** : 식수를 계속 마실 수 있도록 하려면 수원과 집수구역(수원 근처에 있는 지역) 모두 보호가 필요하다. 수질이 너무 열악하여 공중보건에 즉각적인 위협이 되는 특정 지역에서는 식수를 끓이는 것과 같은 응급 예방조치를 권장하거나 가구 수준에서는 소독을 위해 염소 정제를 공급해야 할 수도 있다. 물 공급업체 또는 감시기관은 즉시 실행되는지 확인한 다음, 물 사용이 안전한지 결정하기 위해 공급에 대한 세균학적 분석을 수행해야 한다. 표 11.3은 물을 마실 수 있게 하기 위한 몇 가지 정수처리방법을 설명하고 있다(WHO, 1996).

4. **입법, 규제, 정책 및 기본 관리 방법** : 제한된 경제적 · 인적자원을 가진 국가는 국가 식수 표준, 수질 감시 및 품질관리 프로그램에 대한 단기 및 중기 목표를 설정해야 한다. 이것은 지역 인구에 가장 큰 건강위험을 해결한다. 보건 및 수자원 당국은 단기, 중기 및 장기 수질 목표 설정을 위한 명확한 전략을 수립해야 한다.

CWA(clean water act)는 수질오염을 규제하는 주요 미국 연방법이다. 1972년에 통과되었고, 1985년까지 물로 방출되는 많은 양의 독성물질을 제거하고 추가 수질오염을 제거하는 목표를 세웠으며, 1983년까지 지표수가 스포츠 및 레크리에이션에 필요한 표준을 충족하도록 하는 목표를 세웠다.

표 11.3 정수처리 방법(Water Treatment Interventions)

개입	뜻
예비 저장 (Preliminary storage)	저수지에 예비 저장을 하는 것은 지속적인 물 공급을 보장하고, 부유물질의 일부를 침전시키는 경제적인 수단이 될 수 있다. 기생유기체의 수는 물 저장만으로도 줄일 수 있다.
침전 (Sedimentation)	침전은 여과로 처리하기 전에 부유물질을 감소시키고 오염된 물에서 상당수의 유해한 유기체를 제거할 수 있다.
사전 여과 (Prefiltration)	현탁된 고형분 함량과 원수의 탁도가 지속적으로 또는 주기적으로 높은 소규모 처리시설에서, 모래여과 전에 자갈 또는 다른 거친 물질로 하는 사전 여과는 현탁된 고형물의 부하를 줄이는 효과적인 수단이다.
느린(완속) 모래 여과 (Slow sand filtration)	느린 모래 여과는 물의 물리적, 화학적, 미생물학적 질을 향상시킨다. 이는 신뢰할 수 있고 저렴하기 때문에 소규모 지역 상수도 공급에 특히 유용하다.
응집 (Coagulation)	미세 부유 입자는 흡수력이 있고 부피가 큰 침전물을 형성하는 화학물질을 투여하여 물에서 제거할 수 있다.
폭기 (Aeration)	폭기는 대기 중 공기를 물에 첨가하는 것으로, 수질처리에서 맛과 냄새를 줄이고 휘발성 유기물 수준을 낮추며 용해된 가스의 농도를 바꾸는 데 사용될 수 있다.
소독 (Disinfection)	소독은 물에 미생물 부하를 줄이기 위해 사용되는 여러 가지 물리적 또는 화학적 방법을 말한다. 물리적 방법에는 끓이는 것, 그리고 자외선(UV) 조사가 포함되며, 화학적 방법에는 오존 또는 보다 일반적으로 염소 및 그 유도체(염소화)를 첨가하는 것이 포함된다.

소음공해

소음공해/환경소음
사람이나 기계에 의해 생성되어 환경 스트레스 요인으로 작용할 수 있는 원치 않는 소리

소음공해(환경소음이라고도 함)는 사람이나 기계에 의해 생성된 환경스트레스 요인으로 작용할 수 있는 사람들을 불쾌하게 만드는 원치 않는 소리를 말한다. 소음이라는 단어 자체

는 "배멀미"를 의미하는 라틴어 메스꺼움(nausea), 더 나아가 다른 불쾌한 소란행위에서 나온 것이다. 소음은 여러 가지 단기 및 장기 건강문제를 일으킬 수 있는 과소 평가된 위협이다. 여기에는, 예를 들어, 수면장애, 심혈관 효과, 업무 및 학업 성과 저하, 청각장애 등이 포함된다(WHO, 2019f).

표 11.4는 일반적으로 일상에서 발견되는 소음수준에 대한 설명이다. 85~90데시벨에 지속적으로 노출되면 청력이 점진적으로 손실될 수 있으며, 50데시벨 정도의 낮은 수준에 노출되면 건강에 좋지 않은 영향을 미치는 것으로 보고되고 있다(Passchier-Vermeer & Passchier, 2000).

표 11.4 일반적 소음수준(Typical Noise Levels)

환경	데시벨(dB)
그랜드캐년의 밤	10
컴퓨터	37-45
배경음악	50
정상적 대화	55-65
높이 있는 환기팬	60-66
식기세척기	63-66
전화기	66-75
소형 전자 게임기	68-76
헤어드라이기	80-95
스테레오의 최고출력	100-110

출처 : NPC Resources. (2012). Typical noise levels. Montpelier, VT: Noise Pollution Clearinghouse.

소음공해의 건강 영향

소음으로 인한 2차적인 건강 영향은 생리적인 것과 심리적인 것, 두 가지 측면에서 살펴볼 수 있을 것이다. 소음공해는 성가심, 공격성 증가, 고혈압, 높은 스트레스 수준, 어지럼증, 청력손실, 수면장애, 그리고 기타 위해한 영향을 일으킬 수 있다(Ising과 Kruppa, 2004; Kryter, 1994). 나아가 스트레스와 고혈압은 건강문제의 선행 원인이며, 이명은 망각, 중증 우울증, 때때로 공황 장애를 야기한다(Kryter, 1994).

몇몇 집단은 다른 집단에 비해 소음에 더 취약하다. 대개 어린이들은 어른에 비해 침대에서 더 많은 시간을 보내므로 야간 소음으로 인한 수면장애에 더 취약하다. 특히 만성질환자와 노인은 소음 장애에 민감하다. 교대 근무자 역시 소음으로 인해 수면일정이 방해 받게 될 때 스트레스가 증가된다(WHO, 2012f). 소음공해로 인한 보다 중요한 건강위험은 아래와 같다(Ising과 Kruppa, 2004; Kryter, 1994; WHO, 2019f).

1. 통증과 청력 피로
2. 이명을 포함한 청력 손상
3. 성가심
4. 사회적 행동 방해(공격적 감정, 도움 상실감 발생)
5. 언어적 의사소통 방해

6. 수면장애 및 그로 인한 장단기 결과들
7. 심혈관계 영향
8. 호르몬 반응(스트레스 호르몬 증가), 대사(영양) 및 면역계 결과
9. 업무 및 학업 성과 저하

소음이 어린이의 초기 발달과 교육에 장애가 될 수 있다는 과학적 근거도 있는데 이러한 장애는 이후 생애과정에서의 학술적 성취와 건강에 영향을 줄 수 있다. 어린이에 대한 만성적인 비행기 소음 노출의 영향이 체계적으로 연구되었는데 그 결과는 다음과 같다(WHO, 2019f).

1. 소음 노출이 인지기능에 위해하다는 신뢰할 수 있는 근거
2. 약간 더 제한된 정도의 안녕수준 및 동기부여 악화와의 관련성
3. 혈압과 카테콜라민 호르몬 분비에 영향을 미친다는 중등도 근거

청력손실

85~90데시벨의 지속적인 소음 노출로부터 청력 민감도의 임계값이 증가함에 따라서 점진적인 청력손실이 발생할 수 있다. 이 정도 소음수준은 산업 현장과 선진국에서 일반적인 것이다. 소리에너지가 내이에 영향을 미쳐서 청각장애가 발생한다(Kryter, 1994). 나이가 들어감에 따라 어느 정도의 청력손실이 발생할 수 있지만, 소음의 누적 효과는 많은 선진국에서 평생 동안 많은 사람들의 청력을 손상시키기에 충분하다(Rosenhall, Pedersen, & Svanbor, 1990).

과도한 소음 노출은 전 세계적으로 영구적 청각장애의 중요한 피할 수 있는 원인이다.

심혈관 등 영향

중요한 심혈관 건강문제가 소음과 연결되어 있다(Saing, Babisch, & Kruppa, 1999). 세계보건기구는 10여년 전 이용가능한 근거에 기초하여 67~70데시벨 이상의 장기간 소음 노출과 고혈압 간의 약하지만 일관성이 있는 상관관계를 보고하였다(Berglund, Lindvall, & Schwela, 1999). 최근 연구에서는 밤에 50데시벨(A) 이상의 소음 수준이 만성적으로 코티솔 생산을 증가시켜 심근경색증 발생 위험을 증가시킨다고 발표하였다(Ising et al., 1999; Maschke, 2003). 보다 최근의 한 연구는 야간 50데시벨 소음수준이 체내에 만성적으로 호르몬을 증가시켜서 심근경색증 위험을 증가시킨다고 발표하였다(Passchier-Vermeer & Passchier, 2000).

최근 연구에서는 소음과 청력장애, 고혈압, 허혈성 심장질환, 성가심, 학습 성과, 수면장애(수면 패턴, 깸, 수면 단계, 주관적 수면의 질, 심박수, 다음날 낮 정서)와의 원인적 관련성을 보여주는 충분한 근거가 있음을 발견하였고, 소음과 면역 영향, 정신질환, 생화학적 영향 등과의 제한된 관련성을 밝힐 수 있는 근거를 찾았다(Passchier-Vermeer & Passchier, 2000).

소음공해의 통제

소음 통제를 위한 전략은 포괄적으로 개인적, 환경적 전략으로 나눌 수 있다. 가장 많이 알려져 있고 쉬운 개인적 예방 전략은 청력 보호이다. 이 방법은 불편감, 소리의 질 저하, 저주파 구분 등을 포함하는 심각한 단점이 있어서 장비가 밀착되지 않은 부적절한 착용, 착용 순응도 결여 등의 문제점이 종종 발생하게 된다(WHO, 1997). 많은 개발도상 국가들은 소음 또는 소음으로 인한 청력손실을 통제하는 것보다 더 긴급한 우선순위가 높은 보건문제를 가지고 있을 수 있다.

소음으로 인한 청력손실을 예방하기 위한 환경적 전략 중에는 보다 크고, 일정한 인구집단에 초점을 맞추는 전략이 있다. 이러한 전략은 학교에 다니는 어린이, 실내 스포츠 행사에 참여하는 사람들, 또는 산업장 소음 노출 감소에 초점을 맞출 수 있다. 물론 개인적 전략은 환경적 전략의 매우 구제적인 적용으로 해석할 수도 있다.

법령 및 규정

정부는 전통적으로 소음공해를 진정한 환경 문제가 아닌 성가신 일 정도로 간주해 왔다. 미국은 고속도로나 항공기 소음에 대한 연방 표준이 있지만 주 및 지방정부는 일반적으로 도시 계획과 도로 개발에 대한 매우 구체적인 건축 법규와 법령을 가지고 있다.

세계보건기구의 가이드라인은 수면을 방해하지 않는 적절한 야간 소음 평균 수준을 권고하는데 35~30데시벨을 초과하지 않아야 하고, 야간 최대 정점 45데시벨을 넘으면 안된다. 그러나 최근 보고에서는 유럽인의 약 16%가 야간 침실에서 40데시벨 이상을 경험한다고 추정하였다(Bond, 1996).

미국에서는 인간에 의한 소음공해가 용인되지 않는 부지를 조성하는 것을 목표로 보존계획이 수립되었다(Gary, 1996). 영국의 소음법은 지역 당국이 시끄러운 장비를 압수하고 과도한 야간 소음을 생성하는 사람에게 벌금을 부과하도록 하고 있다. 또한 몇몇 국가들은 다공성 아스팔트(porous asphalt)에 투자하고 있는데 이는 교통소음을 최대 5데시벨까지 낮출 수 있다.

아프리카와 아시아 대륙의 다른 곳에서는 소음공해를 실제적인 환경문제로 보지 않으며 정부는 이에 대해 무관심하다. 더욱이 어떤 규정과 법령이 존재하든 상관없이 법과 조례의 영역은 매우 불완전하고, 시행은 느리다. 소음공해를 둘러싼 갈등은 소음 발생자와 노출자 간의 협상으로 처리된다. 갈등 악화 처리 방법은 국가마다 다르며 지역 당국, 특히 경찰과의 협력이 포함될 수 있다. 소음공해는 이와 관련된 권리에 대한 인식 및 위반을 처리하는 기관의 부족 때문에 종종 지속되는 경우가 많다.

완화

소음 완화(noise mitigation)
원하지 않는 환경음을 줄이기 위해 고안된 전략들(소음 저감이라고도 함)

소음 완화(소음 저감)은 원하지 않는 환경음을 줄이기 위해 고안된 전략들을 말한다. 소음완화 전략의 주요 범주는 교통소음 통제, 건축 디자인, 직업성 소음 통제 등으로 구분될 수 있다. 도로 소음과 항공기 소음은 세계적으로 가장 급속히 확산되는 환경성 소음의 원인인데, 우려의 증가에도 불구하고 최초의 이동수단 발명 이후 이 영역에서 원인 통제에 대한 변화는 거의 없었다. 이런 추세에 주목할 만한 예외는 하이브리드 자동차 개발이다.

내부 소음과 강도에 대한 다양한 기술이 개발되었다. 특정 건축 프로젝트에서 기획자는 설계 기술자들과 협력하여 도로 설계와 건축 설계 간의 절충점을 검토하는 것이 좋다. 이들 몇몇 기술들은 외벽, 2중벽, 바닥 또는 천정 구성의 설계를 포함한다. 또한 강당, 콘서트 홀, 식당, 회의실과 같은 특수 목적의 공간에서 반향을 완화하기 위한 다양한 기술들이 있다. 이런 기술 중 다수는 음향 배플을 구성하거나 내부공간에 흡음 선을 사용하는 응용재료 과학의 영향을 받는다. 산업 소음 통제는 실제로 산업 기계의 방음을 보장하고 작업 현장의 소음으로부터 노동자를 보호하는 특정 방법에 중점을 둔 일종의 실내 건축 소음통제이다.

고형 폐기물 관리

고형 폐기물은 다양한 고형물질 뿐만 아니라 용기에 담긴 일부 액체로서 다시 쓸 수 없고, 쓸모없고, 소용없고, 가치가 없거나 너무 많아서 폐기되거나 버린 것이다. 보통, 공업, 광업 및 농작업에 발생하는 고체, 액체, 반고체 또는 함유기체 물질은 이 정의에서 제외된다(Kreith & Tchobanoglous, 2002). 고형 폐기물은 대략적으로 3가지 범주로 분류된다(Low, 1990; Bai & Sutanto, 2002 : Worrell, Vesilind, & Ludwig, 2017).

고형 폐기물
다양한 고형물질 뿐만 아니라 용기에 담긴 일부 액체로서 다시 쓸 수 없고, 쓸모없고, 소용없고, 가치가 없거나 너무 많아서 폐기되거나 버린 것

1. 생활 폐기물(가정, 시장, 식품 센터 및 호텔, 레스토랑, 상점 등과 같은 상업 시설에서 발생하는 고형 폐기물)
2. 산업 폐기물(특수한 취급, 처리, 폐기가 필요한 독성 및 유해 폐기물은 포함하지 않음)
3. 기관 폐기물(병원, 학교, 여가시설 및 공공개발 프로젝트에서 나오는 고형 폐기물)

고형 폐기물 관리는 고형폐기물의 체계적 취합, 원천 분리 과정, 저장, 운반, 운송, 정제(재활용 포함), 처리 그리고 폐기를 포함하는 복잡한 다학제적 프로세스이다(Kreith & Tchobanoglous, 2002). 고형 폐기물 관리를 이렇게 복잡한 노력으로 만드는 것은 많은 기술과 분야의 노력이 합쳐져야 하기 때문이다. 이 기술들은 폐기물의 생성이나 취급, 저장, 취합, 운반, 운송, 정제 그리고 최종 폐기와 관련이 있다. 더욱 복잡한 문제는 이 조치들이 환경법을 포함한 여러 법률 및 지침의 범위 내에서 수행되어야 한다는 것이다. 종합하면 이러한 모든 관리 활동을 통합 고형 폐기물 관리라고 할 수 있는데, 이는 원천 감소, 폐기물 저장, 폐기물 처리 및 운송, 재활용, 폐기물 전환, 매립 등의 여러 상호 관련된 활동과 과정을 포함하는 고형 폐기물의 통합적인 관리이다(그림 11.4).

고형 폐기물 관리
고형폐기물의 체계적 취합, 원천 분리 과정, 저장, 운반, 운송, 정제(재활용 포함), 처리 그리고 폐기를 포함하는 복잡한 다학제적 프로세스이다.

통합 고형 폐기물 관리
원천 감소, 폐기물 저장, 폐기물 처리 및 운송, 재활용, 폐기물 전환, 매립 등의 여러 상호 관련된 활동과 과정을 포함하는 고형 폐기물의 통합적인 관리

특히 고형 폐기물 관리와 통합 폐기물 관리는 환경의 전반적인 건강에 꽤 중요하다(그림 11.5). 적절하지 못하게 관리된 고형 폐기물들은 인간 건강과 환경에 큰 위험이 된다. 무분별한 배출과 적절하지 않은 폐기물 처리는 오염된 물, 곤충과 설치류의 창궐, 도관과 협곡의 막힘으로 인한 홍수의 증가 등 다양한 문제를 일으킨다, 또한 화재나 폭발로 인한 안전위험을 초래할 수 있다. 적절하지 못한 폐기물 관리는 온실 가스 배출도 증가시켜서 기후 변화에 일조한다(아래서 논의함). 폐기물 감소 또는 재활용 활동들과 연관된 포괄적 고형 폐기물

통합 고형 폐기물 관리는 원천 감소, 폐기물 저장, 폐기물 처리 및 운송, 재활용, 폐기물 전환, 매립 등의 여러 상호 관련된 활동과 과정을 포함하는 고형 폐기물의 통합적인 관리를 일컫는다.

관리 프로그램은 이 문제들을 제거할 수 있다. 미국 환경청(2019b)은 통합 폐기물 관리를 위한 3가지 기본 전략인 원천 감소, 재활용 및 퇴비화, 폐기를 제시하였다(그림 11.4 참조).

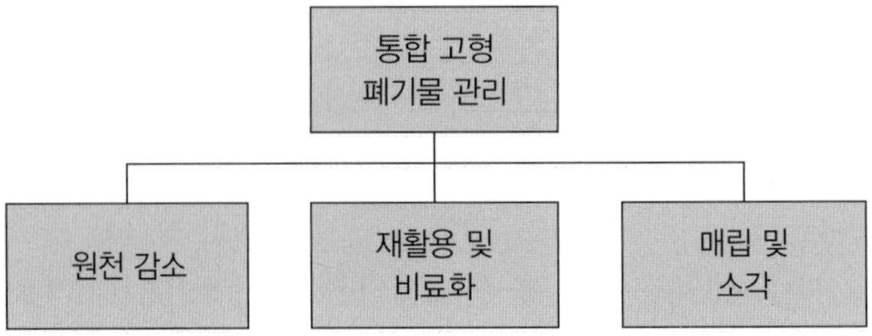

그림 11.4 통합 고형 폐기물 관리의 구성요소

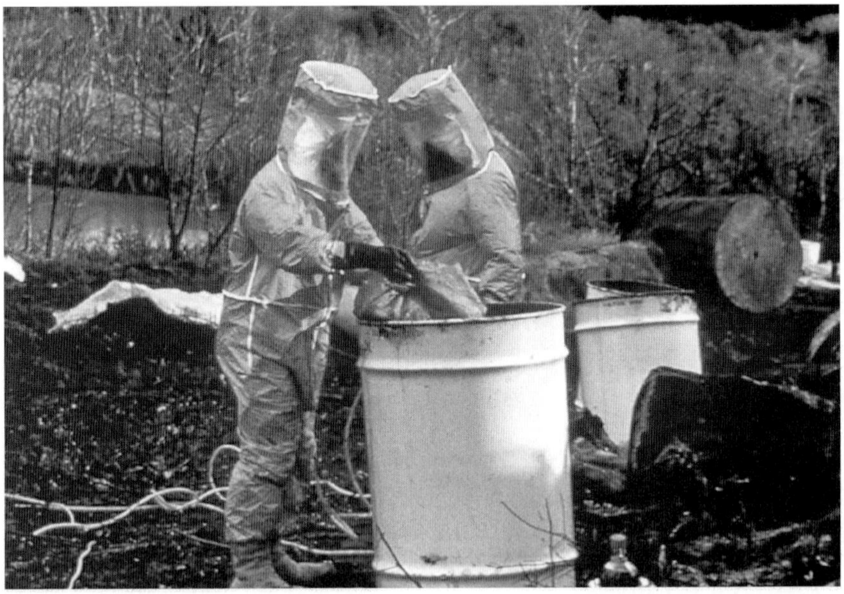

그림 11.5 위해 폐기물로부터 오염을 피하기 위하여 근로자가 보호의를 착용하고 있는 모습

출처 : Photo courtesy of the Centers for Disease Control and Prevention, ID# 1530, retrieved from http://phil.cdc.gov/phil/home.asp

원천 감소
생성된 폐기물의 부피 및 독성 감소 및 재사용 또는 재활용이 가능한 제품 및 포장으로의 전환

폐기물 방지
포장을 덜 사용하고 더 오래 지속되는 제품 및 재사용 또는 재활용 제품 및 재료를 설계하는 것과 같은 전략을 통해 폐기물 발생을 방지하는 것

원천 줄이기와 폐기 방지

원천 줄이기는 쓰레기 생성의 양/독성 줄이기, 재사용 가능한 물품이나 포장재로의 변화를 목표로 한다(Kreith & Tchobanoglous, 2002). 폐기 방지는 쓰레기 발생을 막는 것을 목표로 하는데 적은 포장재 사용, 더 오래가는 상품 디자인하기, 물품과 재료의 재사용과 재활용도 이에 포함된다(EPA, 2019b). 폐기 방지는 다루기, 처리 그리고 버리는 비용을 줄이는 것을 돕고 궁극적으로 온실 가스 효과의 원인이 되는 메탄가스 생성을 줄인다.

재활용
재활용은 새로운 재료나 제품 생산 이후 일정 버려진 물질들의 취합, 재가공, 그리고/또는 회복(예로 유리, 금속, 플라스틱들, 종이)의 과정이다.

재활용

재활용은 새로운 재료나 제품을 생성하기 위해 특정 폐기물(예를 들면, 유리, 금속, 플라스틱, 종이)을 수집, 재처리 및/ 또는 회수하는 과정이다(EPA, 2019b). 어떤 재활용된 유기 물질들은 영양분이 많아서 토양을 비옥하게 하는 데 쓰일 수 있다. 이와 같이 폐기 물질을 토양 첨가제로서 바꾸는 것을 퇴비화라고 한다. 재활용과 퇴비화는 여러 가지 환경적 · 경제적 이익을 창출한다. 예를 들면 일자리를 창출하고 귀중한 원재료들을 산업에 공급하고, 토양을 비옥하게 만드는 퇴비를 만들고, 온실가스를 줄이고 매립지와 소각시설의 수를 줄인다.

퇴비화
폐기 물질을 토양 첨가제로서 바꾸는 것을 퇴비화라고 한다.

폐기

폐기는 통합 고형 폐기물 관리의 3번째 전략으로 소각과 매립이 이에 해당된다. 소각은 부피를 줄이기 위하여 폐기물을 통제하면서 태우는 것인데 그 부피를 9배까지 줄일 수 있다. 소각 시설은 또한 증기나 전기의 형태로 유용한 에너지를 회수하는데 사용될 수 있다(Kreith & Tchobanoglous, 2002).

매립지는 재활용 불가능한 고형 폐기물을 압축하여 이것을 적절하게 설계 및 시공, 관리되는 장소에 저장하기 위한 시설이다. 현대식 매립지에는 침출수 수집 및 처리 시스템, 가스 배출 관리, 환경 모니터링 시스템이 있다. 또한 건설된 매립지들은 쓰레기에서 메탄과 이산화탄소 가스를 모아서 귀중한 자원으로 공급하기도 한다.

폐기
통합 고형 폐기물 관리의 3번째 전략은 소각과 매립이다.

소각
소각은 폐기물의 통제하여 태움으로 그 양을 9배까지 줄이기 위함이다. 소각 시설은 유용한 에너지를 재발견하기 위해 사용될 수도 있는데, 증기(steam)와 전기가 그것이다.

매립지
매립지는 재활용 불가능한 고형 폐기물을 응축하여 적절하게 디자인되고 건축되고 관리되는 장소에 저장하기 위한 시설이다.

기후 변화와 지구온난화

한 편으로 날씨는 몇 분에서 며칠, 몇 주까지 계속되는 지속적으로 변화하는 대기 조건을 말한다. 반면에 기후는 일반적으로 최소 몇 년에 걸친 기간 동안 낮은 대기의 평균 상태와 특정 지역의 대지와 물의 관련된 특성을 대변한다. 따라서 날씨 추세는 주로 단기간이고 시간 제한적인 경향이 있는 반면에 기후변화는 수 십년에 걸쳐 훨씬 더 긴 시간 범위에 걸쳐 있다. 지난 수십 년 동안 인간의 활동이 지구의 대기 조성을 변화시켜 전 지구적 기후변화를 일으킨다는 사실이 점점 확실해졌다(WHO, 2012; EPA, 2019c).

기후변화는 장기간에 걸쳐 기후(예를 들면 기온, 강수량, 혹은 바람)를 측정하는데 사용되는 지표에서 발견되는 기후의 모든 중요한 변화이다. 기후변화를 일으키는 요인은 태양 강도의 변화 또는 해양 순환 패턴의 변화와 같은 자연적인 요인일 수 있다. 그러나, 공중보건을 공부하는 우리는 기후변화를 일으키는 두 번째 요인들에 대해 더 관심이 있다; 즉, 인간 활동이다. 인간 활동도 대기의 기본 구성(예를 들어 화석 연료를 소비함으로써)과 육지 표면(예를 들면 산림 벌채, 재산림화, 도시화, 챔과 같은 인공 구조물에 의한 토양 침식 및 사막화를 통해)을 변화시킴으로써 기후를 변화시킬 수 있다.

기후변화
기후변화는 기후(기온, 강수량, 혹은 바람)를 측정하는 데 사용되는 지표가 일부 혹은 오랜기간 동안 의미있게 바뀌는 것을 말한다.

지구온난화는 지구 표면과 대류권 부근 대기 온도의 평균 상승으로, 지구 기후 패턴의 변화에 기여할 수 있다(EPA, 2019c). 지구온난화는 기후변화의 특정 형태이다. 지구온난화는 다양한 원인에 의해 발생할 수 있는데, 자연적으로 또 인간에 의해 발생할 수 있다. 지난 100년간 지구는 약 0.75도 더워졌다. 지난 25년간 지구온난화의 속도는 증가했는데 이는 10년당 0.18도씩 증가하는 속도이다.

온실가스는 온실의 유리 패널과 유사하게 열이 우주로 빠져 나가는 것을 방지하는 가스이다. 지난 2세기 동안 주로 석탄과 석유와 같은 화석연료의 연소와 삼림 벌채로 인하여 대기 중의 온실가스 농도가 크게 증가하였다(EPA, 2019c). 이산화탄소와 메탄 같은 온실가스는

지구온난화
지구온난화는 지구의 기후 패턴이 변화하는 데 일조할 수 있는 지구 표면 근처의 대기와 대류권 안의 평균적인 기온의 상승이다.

온실가스
온실가스들은 열을 가두는 가스들로서 우주로 열을 못나가게 한다. 온실의 유리 판(panel)과 같은 역할을 한다.

인간의 삶에 없어서는 안될 필수요소이지만 대기 중 농도가 계속 높아지면서 환경에 심각한 위협이 되고 있다.

온실효과

온실효과
흡수되어 들어오는 에너지의 균형을 맞추기 위해, 지구는 에너지를 우주로 다시 방사시킨다. 그러나 태양보다 훨씬 차갑기에 지구는 다른 파장으로 방사하고 대부분의 이 방사가 대기, 구름도 포함해서 흡수되고 지구로 재방사된다. 이것을 온실효과라 부른다.

지구 기후의 원동력인 태양에너지는 부분적으로(1/3) 공간으로 다시 반사되고 부분적으로(2/3) 지구 표면과 대기에 흡수된다. 흡수된 에너지의 균형을 맞추기 위해 지구는 에너지를 우주로 다시 방출하지만 태양보다 훨씬 더 차갑기 때문에 지구는 다른 파장으로 방출하고 이 복사의 대부분은 구름을 포함한 대기에 흡수되어 지구로 다시 복사된다. 이것을 온실효과라 부른다.

온실의 유리벽의 효과와 유사하게 대기의 흐름을 줄이고 내부의 기온을 상승시키는 지구의 온실효과는 지구의 표면을 따뜻하게 만든다. 이 효과가 없다면 지구 표면의 평균 온도는 물이 어는 점 이하로 떨어질 것이기 때문에 자연적인 온실효과는 특히 생명 유지를 위해 필요하다. 그러나, 인간의 활동, 주로 화석연료의 사용과 삼림 벌채는 이 자연적 온실효과를 매우 강화시켜 지구온난화를 일으키게 한다.

어떻게 인간 활동이 기후변화를 일으키는가?

이산화탄소의 방출은 운송에서 냉난방, 제조 공정 및 기타 여러 공정에 이르기까지 화석연료가 사용되는 다양한 용도에 따라 증가해 왔다(Solomon 등, 2007a, 2007b). 강력한 온실가스인 이산화탄소는 기후 변화의 중요한 원인이다. 게다가, 삼림 벌채 과정은 이산화탄소를 방출하고 식물들에 의한 흡수를 저하시킨다. 농업, 천연가스 분배 및 매립지와 밀접한 관련이 있는 인간 활동의 결과로 메탄도 증가했다. 그러나 메탄은 이산화탄소만큼 기후 변화와 지구온난화 현상의 원인이 되지는 않는다. 화석연료 연소와 비료 사용은 또한 강력한 온실가스인 아산화질소를 방출한다.

염화불화탄소(chlorofluorocarbon, CFC) 등과 같은(CFC-11, CFC-12) 할로겐화탄소(Halocarbon) 가스들은 대기에 쌓여 오존 파괴를 일으킨다는 것이 밝혀지기 전까지 냉매로서 많이 사용되었고, 여러 다른 산업과정에서도 사용되었다. 수증기는 모든 온실가스 중에서 가장 풍부하고 중요하다. 인간의 활동들은 수증기에 일부 제한적인 영향만 미쳤고 간접적으로만 그 영향이 발휘되었다. 더 따뜻한 대기는 더 많은 비율의 수증기를 가진다고 알려져 있다. 다른 여러 온실가스들의 증가가 간접적으로 약간의 대기 중 수증기 수준을 증가시켰다.

기후변화 효과

환경론자들과 과학자들은 시뮬레이션 모델들과 이미 존재하는 환경 모델들을 바탕으로 한 연구결과를 근거로 만약 지금의 추세가 지속된다면 기후변화가 아주 많은 파괴적 결과를 가져올 것이라고 주장한다. 기후변화에 관한 정부간 협의체(Intergovernmental Panel on Climate Change, IPCC)는 세계기상기구(World Meteorological Organization, WMO)와 유엔환경계획(United Nations Environment Programme, UNEP)이 공동으로 설립한 권위있는 국제적 협의체로 기후변화에 대한 과학적 이해를 제공하기 위해 설립되었다. 기후변화는 아래에서 논의되는 바와 같이 지구의 생태계, 인간 건강, 농업 및 농업 기반 산업, 그리고 마지막으로 지구 전체에 중대한 영향을 미칠 것이다.

생태계 영향

생태계 피해는 이미 기후변화의 직접적인 결과로 간주되었다(Brown, Valone, & Curtin, 1997). 기후가 따뜻해질수록, 생태계의 구조와 기능, 여러 생물 종 사이의 상호작용, 생물 종의 지리학적 범위에 중대한 변화가 일어날 수 있고, 결과적으로 생물다양성에 부정적인 결과가 생길 수 있다. 또한, 더 강력하고 더 빈도 높은 홍수와 가뭄으로 식물과 동물 종의 멸종이 예상되고, 이미 여러 식물과 동물들은 기상과 관련없는 다른 요인들로 인해서 멸종의 위기에 있다. 지구 전체적으로, 기상관련 자연재해들은 1960년대에 비해서 3배가 되었다고 보고되고 있다. 매년 이런 재해들은 인명피해(주로 개발도상국가에서)를 일으키고 있다.

인간 건강 영향

일부 질병과 인간의 건강에 위협을 주는 위험 요소들의 분포는 지역적 기후와 크게 관련이 있다. 극단적으로 적대적인 기상 조건은 인간의 건강을 위협하는 잠재적 위험성을 항상 가지고 있다. 매우 높은 기온은 직접적으로 사망과 온열질환을 발생시킬 수 있으며 겨울이 지나치게 춥지 않으면 감기 관련 사망자 수가 줄어들 수 있다. 일부 기생충 범위의 변화와 같은 생태계의 기후 관련 교란은 심각한 전염병 발생에 간접적으로 영향을 미칠 수 있다. 유럽과 북미의 일부 지역에서 봄 꽃가루 시즌이 일찍 시작되는 것은 이미 기후변화의 일부인 것으로 보고된 바 있다(McCarthy et al., 2001). 그리고 높아진 기온은 공기와 수질의 오염도를 높이고, 결국 인간 건강에 해를 미친다.

농업에 영향을 미치는 변화

날씨와 기후의 변화는 농업에 다양한 영향을 미칠 수 있다. 크게 보면, 농장의 생산성을 날씨가 쥐고 있다고 할 수 있다. 예상되는 기후변화의 일부 특성(예를 들면 더 많은 강수량, 더 길어진 농번기)은 식량 생산을 증가시킬 것으로 예상되지만, 다른 요소들(예를 들면, 홍수, 폭염 등)은 의심할 여지없이 부정적인 영향을 미칠 것이다. 결국엔 긍정적 요소와 부정적 요소의 상호작용에 따라 달라지며 지금으로선 그것을 예상하기는 어렵다.

극지방의 변화

지구온난화의 결과로 극지방의 만년설은 세계 어떤 곳보다도 더 큰 규모로 따뜻해질 것으로 예상된다. 이러한 예상은 부분적으로는 얼음이 바다나 육지보다 빛을 더 반사한다는 사실 때문이다. 반사율이 높은 눈이 녹으면 더 어두운 육지와 바다 표면이 노출된다. 그것들은 열을 얼음보다 더 흡수하여, 지구가 더 뜨거워지며, 지구온난화를 지속시킨다. 기후변화로 극지방의 만년설이 녹아 줄어들면, 북극 식물과 북극 생물종은 더 위험에 빠지게 될 것으로 예상된다.

강수의 변화

지구 온도가 올라가면 공기 중 수증기가 5% 정도 증가한다는 연구가 있다. 이것은 결국 강수의 강도가 증가한다는 것이고, 폭우 위험도가 증가하고, 폭설 위험도가 증가한다는 것이다. 높은 온도는 증발의 위험도와도 관련이 있기 때문에, 일부 지역의 가뭄 위험도 증가할 수 있다. 기후변화는 결국 홍수와 가뭄 위험을 증가시킨다.

해수면의 변화

최근 해수면은 전 세계적으로 증가했으며 지난 100년 동안 대략적으로 4.8인치에서 8.8인치까지 증가하였다(McCarthy 등, 2001). 과학적 예측에 따르면 2100년까지 전 세계 평균 해수면이 7~24인치 상승할 것이다. 녹는 빙상은 지속적으로 해수면을 상승시킬 것이다. 해수면 상승과 극단적인 기상 사건들의 증가는 집, 의료시설, 그리고 필수적인 시설들을 파괴할 것이다. 세계 인구의 절반 이상은 바다에서 60km 이내에 살고 있다. 그들은 이사를 해야 할 것이고, 결국 정신적인 질병부터 전염병까지 여러 건강관련 위험이 높아질 것이다.

사례 학습 11.1 분리수거 재활용 증진을 위한 초등학교 프로그램의 설계

섹슨씨는 지역 초등학교의 교장이다. 그는 재활용을 장려하고 올해 3학년 수업에서 학생들에게(50명) 재활용을 설명하고 장려하기 위한 시간 제한적이고 효율적인 개입을 기획하려고 노력하고 있다. 학생들의 참여와 집중도를 높이기 위해 그는 학급 내에서 20~25분이 넘지 않는 활동을 하기로 했다. 그리고 이 프로그램의 세부 사항은 체육 교사인 당신에게 맡겼다. 500자 이하로 연구 대상과 재활용에 대한 관심을 높일 수 있는 활동적 프로그램에 대해서 간단히 설명하시오. 그리고 아래 질문들에 대해 답하시오.

성찰과 토론을 위한 질문

1. 만약 7학년 학생이라면 프로그램의 설계를 어떻게 변경할 것인가?
2. 과학적 개념에 대해서 설명하고, 어린 학생이 대상이라면 그들의 참여를 높이는 데에 어떤 점이 힘든 점인가?
3. 만약 이 프로그램을 당신 지역 학교에서 한다면 찬성하는가? 그 이유는?

요약

대기오염은 실내외의 공기가 화학적, 물리적, 생물학적 물질에 의해 본래의 성질이 변경되는 것이다. 집 안에 무언가를 연소하는 기구나, 모터로 작동하는 기계들, 산업 시설, 산불 등이 공기오염의 원인이다. 주요 공중보건 문제를 일으키는 오염물질에는 미세먼지, 일산화탄소, 오존, 이산화질소 및 이산화황이 포함된다. 대기오염은 인간, 식물 및 동물의 건강을 위협할 수 있으며 잠재적으로 오존층과 건물을 손상시킬 수 있다.

세계보건기구는 실내 공기오염이 전 세계 질병부담의 여덟 번째로 중요한 위험요인이라고 추정한다. 실내 공기오염은 폐렴, 만성 호흡기 질환 및 폐암으로 인해 연간 160만 명의 생명을 앗아가고 있으며 이로 인한 건강 부담은 실외 대기오염으로 인한 것보다 5배 더 많다. 대기오염을 줄이기 위한 노력에는 정책 기반 노력, 고체 연료에서 청정 에너지 기술로의 전환, 마지막으로 실내 공기오염의 건강위험에 대한 대중의 인식 제고가 있다.

수질오염은 연못, 강, 바다, 연못의 물이 오염되는 것으로, 인간의 활동에 의해 발생한다. 수질오염은 그 물에 사는 유기체와 식물에 유해하다. 오염된 수원에 노출되면 심각한 건강문제가 발생할 수 있으며 사람의 건강이 이미 영양실조, 빈곤 및 열악한 위생상태로 손상되었을 때 위험은 훨씬 더 커진다. 오염된 물 소비에 따른 건강영향은 주로 오염물질의 유형에 따라 다르다. 소비는 직접적(오염된 물 소비)일 수도 있고 간접적(예를 들면 독성 수준의 오염 금속이 농축되어 있는 생선 소비)일 수도 있다. 유해물질은 미생물, 화학, 방사능 등 여러 카테고리로 나뉠 수 있다. 음용수 공급을 보장하기 위한 중재는 크게 수질 시료 채취 및 분석, 위생 교육, 기술 개입, 마지막으로 입법, 규제, 정책 및 기본 관리 개입으로 나눌 수 있다.

소음공해는 가끔 간단하게 환경소음이라고 하는데, 불쾌하고 원하지 않는 소리로, 그것이 사람에 의함이든 기계에 의함이든 환경적인 스트레스로 작용한다. 소음으로 인한 이차적인 건강 영향은 본질적으로 생리적일 수도 있고 심리적일 수도 있다. 소음 완화, 다른 말로 소음 저감은 원하지 않는 환경의 소리를 줄이기 위한 전략이다. 소음 완화 전략의 주요 범주는 교통 소음 통제, 건축 설계 및 산업 소음 통제이다.

고형 폐기물은 다양한 고형물질 뿐만 아니라 용기에 담긴 일부 액체로서 다시 쓸 수 없고, 쓸모 없고, 소용 없고, 가치가 없거나 너무 많아서 폐기되거나 버린 것이다. 복잡한 학제 간 과정인 고형 폐기물 관리는 고형 폐기물의 수집, 공급원 분리, 저장, 운송, 이송, 처리(재활용 포함), 처리 및 처분을 제공하는 활동의 체계적인 관리이다.

기후변화는 온도, 강수, 바람 등 측정할 수 있는 기후요소의 여러 해에 걸친 변화를 말한다. 기후변화를 야기하는 요인들은 태양의 강도나 해수 순환 패턴 변화 등 자연적인 것 일 수 있다. 하지만, 공중보건을 공부하는 우리는 기후변화를 일으키는 두 번째 요인들에 대해 더 관심이 있는데 그것은 인간 활동이다.

핵심 용어

acid rain	산성비
aeration	폭기
air pollution	대기오염, 공기오염
bioaccumulation	생물 축적
biomagnification	생물 증폭
Clean Water Act	미국수질정화법
climate change	기후변화
coagulation	응집
combustion	소각
composting	퇴비화
deterministic effects	결정적 영향
disinfection	소독
disposal	폐기
global warming	지구온난화

greenhouse effect	온실효과
greenhouse gases	온실가스
groundwater pollution (or groundwater contamination)	지하수 오염(지하수 감염)
indoor pollution	실내오염
integrated solid waste management	통합 고형 폐기물 관리
landfills	매립
noise mitigation (or noise abatement)	소음완화(소음저감)
noise pollution	소음공해
nonpoint source pollution	비점원오염
nutrient pollution	영양염오염
outdoor pollution	실외오염
PM_{10} and $PM_{2.5}$	PM_{10}과 $PM_{2.5}$
point source pollution	점원오염
prefiltration	사전 여과
preliminary storage	예비저장
recycling	재활용
sedimentation	침전
slow sand filtration	느린(완속) 모래 여과
smog	스모그
solid waste	고형 폐기물
solid waste management	고형 폐기물관리
source reduction	원천 줄이기
stochastic effects	확률적 영향
tolerable daily intake	일일섭취허용량
waste prevention	폐기 방지

복습 문제

1. 기후변화를 서술하시오.
2. 기후변화가 인간 건강에 미치는 영향을 5개 이상 나열하시오.
3. 고형 폐기물 관리를 정의하고, 구성요소들을 나열하시오.
4. 점원 오염과 비점원 오염의 차이를 설명하시오.
5. 지하수 오염에 대해 설명하시오.
6. 일일섭취허용량에 대해 설명하시오.

역량 구축을 위한 활동 #1

미국이 아닌 다른 나라를 선택하시오. 그리고 위에 설명한 여러 오염 중에 하나를 선택하시오. 그리고 그 오염을 일으키는 적어도 4개 이상의 오염원인 물질을 찾아 나열하시오. 그리고 그 각각의(4개 이상의) 원인물질들의 데이터를 모아서 해당 국가와 미국을 비교하시오. 예를 들면, 대기오염을 선택했다면 세 가지 지표로 오존 수준, 이산화황 수준, 미세먼지(백만 단위) 자료를 수집할 수 있습니다. 해당 오염과 그 원인물질을 비교하여 500자 이하의 짧은 리포트를 작성하시오.

역량 구축을 위한 활동 #2

여러분 지역의 상하수처리 시설을 찾아 방문하시오. 방문에 대한 간략한 보고서를 작성하시오. 또는, 여러분 기관의 재활용 프로그램에 대해 알아보고 해당 프로그램에 기여할 수 있는 방법을 확인하시오. 간단한 보고서 형식으로 여러분의 답변을 문서로 남기시오.

학습에 유용한 웹사이트

미국 환경보호국(US Environmental Protection Agency)

http://www.epa.gov

이것은 미국 환경보호국(EPA 또는 USEPA로 약칭)의 웹사이트로서 의회에서 통과된 법률에 따라 규정을 작성하고 시행하여 인간의 건강과 환경을 보호할 목적으로 만들어진 미국 연방정부기관이다. 웹사이트에 방문해서 당신에게 맞는 다양한 경력 선택사항을 탐색하시오.

천연자원보호협회(Natural Resources Defense Council)

http://www.nrd.org/about

이 웹사이트는 100만명에 가까운 회원을 보유한 비영리 환경 활동 및 옹호 단체인 천연자원보호협회(NRDC)의 웹사이트이다. 이 기구는 환경적 원인에 대한 자원과 대중의 지원을 동원한다. 웹사이트에 방문해서 이 조직에 대해서 알아본 후 NRDC가 활동하게 만든 환경적 원인 중 하나 이상을 독립적으로 조사해 보시오.

미국 지질조사소(US Geological Survey)

http://www.usgas.gov

이 웹사이트는 미 연방 기관으로 이곳의 연구자들은 미국의 전체적인 천연자원과 이것을 위협하는 위험 요소들을 찾고 이 분야의 과학적 연구를 진행한다. 이 기관은 생물학, 지질학, 지리학, 수문학 등 4개의 주된 과학으로 구성되어 있다. 사이트에 방문하여 인간 활동이 어떻게 환경을 바꾸는지 서로 다른 5개 이상의 사례들을 모아서 읽어보시오.

참고문헌

Bai, R., & Sutanto, M. (2002). The practice and challenges of solid waste management in Singapore. Waste Management, 22(5), 557–567.

Berglund, B., Lindvall, T., & Schwela, D. H. (Eds.) (1999). Guidelines for community noise. London: World Health Organization.

Bond, M. (1996). Plagued by noise. New Scientist, Nov. 16, 14–15.

Brown, J. H., Valone, T. J., & Curtin, C. G. (1997). Reorganization of an arid ecosystem in response to recent climate change. Proceedings of the National Academy of Sciences, 94(18), 9729-9733.

Environmental Protection Agency. (2017). The plain English guide to the Clean Air Act. Retrieved from https://www.epa.gov/clean-air-act-overview/plain-english-guide-clean-air-act

Environmental Protection Agency. (2018). Protect sources of drinking water. Retrieved from https://www.epa.gov/sourcewaterprotection

Environmental Protection Agency. (2019a). Summary of the Clean Water Act. Retrieved from https://www.epa.gov/laws-regulations

Environmental Protection Agency. (2019b). Hazardous waste. Retrieved from https://www.epa.gov/hw

Environmental Protection Agency. (2019c). Climate change research. Retrieved from https://www.epa.gov/climate-research

Geary, J. (1996). Saving the sounds of silence. New Scientist, April 13, 13.

International Agency for Research on Cancer. (1992). Occupational exposures to mists and vapors from strong inorganic acids and other industrial chemicals. IARC Monographs on the Evaluation of Carcinogenic Risks to Humans (Vol. 54). Lyon: World Health Organization.

Ising, H., Babisch, W., & Kruppa, B. (1999). Noise-induced endocrine effects and cardiovascular risk. Noise & Health, 1(4), 37-48.

Ising, H., & Kruppa, B. (2004). Health effects caused by noise: Evidence in the literature from the past 25 years. Noise & Health, 6(22), 5-13.

Kreith, F., & Tchobanoglous, G. (2002). Handbook of solid waste management (2nd Ed.). New York: McGraw-Hill.

Kryter, K. D. (1994). The handbook of hearing and the effects of noise: Physiology, psychology, and public health. Boston, MA: Academic Press.

Low, F. L. (1990). Solid waste management. Singapore: Ministry of the Environment.

Maschke, C. (2003). Stress hormone changes in persons exposed to simulated night noise. Noise & Health, 5(17), 35-45.

McCarthy, J. J., Osvaldo, F. C., Leary, N. A., et al. (2001). Climate change 2001: Impacts, adaptation, and vulnerability: Contribution of Working Group II to the Third Assessment Report of the Intergovernmental Panel on Climate Change. Cambridge: Cambridge University Press.

Partnership for Clean Indoor Air. (2019). Partnership for clean indoor air. Retrieved from http://cleanairasia.org/node1508

Passchier-Vermeer, W., & Passchier, W. F. (2000). Noise exposure and public health. Environmental Health Perspectives, 108(Suppl. 1), 123-131.

Rosenhall, U., Pedersen, K., & Svanborg, A. (1990). Presbycusis and noise-induced hearing loss. Ear and Hearing, 11(4), 257-263.

Solomon, S., Qin, D., Manning, M., et al. (2007a). The physical science basis: Contribution of Working Group I to the Fourth Assessment Report of the Intergovernmental Panel on Climate Change. Cambridge: Cambridge University Press.

Solomon, S., Qin, D., Manning, M., et al. (2007b). The physical science basis: Frequently asked questions and selected technical summary boxes. Cambridge: Cambridge University Press.

United Nations Environment Programme & World Meteorological Organization. (2011). Integrated assessment of black carbon and tropospheric ozone: Summary for decision makers. Retrieved from https://wedocs.unep.org/rest/bitstreams/12809/retrieve

World Health Organization. (1996). Guidelines for drinking-water quality: Vol. 2. Health criteria and other supporting information. Geneva: WHO.

World Health Organization. (2012). 10 facts on climate change. Retrieved from https://www.who.int/features/factfiles/climate_change/en

World Health Organization. (2018). Household air pollution and health. Retrieved from https://www.who.int/en/news-room/fact-sheets/detail/household-air-pollution-and-health

World Health Organization. (2019a). Air pollution. Retrieved from https://www.who.int/airpollution/en

World Health Organization. (2019b). Ambient (outdoor) air quality and health. Retrieved from https://www.who.int/en/news-room/fact-sheets/detail/ambient-(outdoor)-air-quality-and-health

World Health Organization. (2019c). Indoor air pollution and household energy. Retrieved from https://www.who.int/heli/risks/indoorair/indoorair/en

World Health Organization. (2019d). Outdoor air pollution. Retrieved from https://www.who.int/gho/phe/outdoor_air_pollution/en

World Health Organization. (2019e). Indoor ambient air pollution. Retrieved from https://www.who.int/gho/phe/outdoor_air_pollution/en

World Health Organization. (2019f). Noise. Retrieved from http://www.euro.who.int/en/healthtopics/environment-and-health/noise

World Health Organization. (2019g). Strategies for prevention of deafness and hearing impairment. Retrieved from https://www.who.int/pbd/deafness/activities/strategies/en

Worrell, W. A., Vesilind, P. A., & Ludwig, C. (2017). Solid waste engineering: A global perspective. Boston, MA: Cengage Learning.

제12장

손상 관리와 기타 환경 문제들

이 장에서는 손상 관리와 기타 환경 이슈들에 대해 개괄한다. 의도적 손상과 비의도적 손상의 역학에 대해 논하고, 의도적 손상과 비의도적 손상의 예방 전략에 대해 설명한다. 농약 사용의 기본, 농약 사용으로 인한 건강문제, 통합적 해충관리에 대해 모두 다룬다. 방사선의 건강 영향과 그 영향을 최소화하기 위한 예방적 중재 방법들에 대해 심층 설명한다. 재난관리와 재난관리의 다양한 구성요소들에 대해서도 논한다. 마지막으로, 미국의 산업안전보건과 1970년에 제정된 산업안전보건법에 대해서도 다룬다.

비의도적 손상

비의도적 손상이란 해를 입히려는 의도 없이 발생했다고 판단되는 손상이다(Rice 등, 1989).

역학

미국의 2015년 10대 주요 사망원인 순위는 (1) 심장질환, (2) 암, (3) 만성하기도 폐질환, (4) 비의도적 상해, (5) 뇌혈관질환(뇌졸중), (6) 알츠하이머 질환, (7) 당뇨병, (8) 인플루엔자와 폐렴, (9) 만성신장질환, (10) 의도적 자상(자살)이었다(Heron, 2017). 이와 같은 통계자료에서 비의도적 손상의 예방은 공중보건의 중요한 우선순위임이 명백하다. 2013년, 비의도적 손상에 의한 인구 10만명당 연령표준화사망률은 39.2이었으며, 이는 1969년 65.1에서 거의 40% 정도 감소한 것이다(Ma 등, 2015). 이 비율은 수 년 동안 일시적인 감소를 보였지만 현재의 비율은 여전히 상당히 높으며 공중보건 위협이 되고 있다.

일반적으로 말해서 비의도적 손상 사망률은 18~22세의 청년층에서 가장 높고, 40대에서 두 번째로 높으며, 70세 이상자에서는 연령과 비례해서 지속적으로 높아진다. 비의도적 손상 사망률은 여성보다 남성이 더 높다. 남녀 간에 비의도적 손상 사망률 격차는 19~36세에서 가장 크다. 이 연령대에서 비의도적 손상 사망률을 보면, 남성이 여성보다 평균 3배 더 높다.

표 12.1 비의도적 손상 유형

비의도적 손상 유형
자동차 사고
음주 운전
보행자 상해
주택화재
익사
질식
낙상
놀이터 사고

학습목표

이 장을 학습한 후 다음을 할 수 있다.

- 의도적/비의도적 손상의 역학과 이런 손상들과 연관된 타당한 예방 전략에 대하여 논할 수 있다.
- 농약 사용에 따른 부수적 안전 위험에 대해 논할 수 있다.
- 병해충 종합관리를 정의하고 설명할 수 있다.
- 방사선이 건강에 미치는 결과를 설명하고, 그런 결과들을 피하거나 최소화하는 중재 방법들에 대하여 상술할 수 있다.
- 재난관리를 정의하고, 재난관리의 다양한 요소들을 열거할 수 있다.
- 미국의 산업안전 발전 과정에 대해 설명할 수 있다.
- 1970년에 제정된 산업안전보건법에 대해 논할 수 있다.

이 장에서 다루는 공중보건 역량

- 인구집단의 건강에 대한 환경적 요인의 영향을 설명할 수 있다.
- 생태학적 관점을 설명할 수 있다.
- 전문가간 팀 운영을 효과적으로 수행할 수 있다.

비의도적 손상
해를 입히려는 의도 없이 발생했다고 판단되는 손상

비의도적 손상은 여러 가지 다양한 형태로 나타난다. 〈표 12.1〉에 다양한 비의도적 손상 유형들을 일부 정리했다. 이어서 비의도적 손상 관련 기술통계량에 대해 논하겠다.

미국에서 자동차 사고는 비의도적 손상에 기인한 사망의 주된 원인 중 하나이다. 2017년, 자동차 사고로 34,247명이 사망(인구 10만명당 치명률 11.4명)하였다(미국 도로교통안전국, 2019). 2010년 자동차 사고의 경제적 비용은 약 2,420억 달러에 달하는 것으로 평가된다(Blincoe 등, 2015). 자동차 사고는 운전자만이 아닌 승객에게도 손상을 일으킬 수 있으며, 이로 인한 병적 상태도 중요하다. 2017년, 자동차 사고로 6,174명의 승객이 사망하였다(미국 도로교통안전국, 2019). 세계보건기구에 따르면, 국제적으로 교통사고(road injury)는 2011년 사망순위 중 9번째이었다(WHO, 2013).

음주운전은 자동차 사고와 밀접한 관련 있다(그림 12.1). '알코올 및 관련 상태에 대한 역학조사'와 '약물 사용 및 건강에 대한 조사'자료에 따르면, 18-25세 연령군은 음주에 의한 비의도적 손상의 고위험군이었다(Delker, Brown, & Hasin, 2016). 2017년 미국에서 37,133명이 사망하였는데 이들은 높은 혈중 알코올 농도가 사망의 원인이었다(미국 도로교통안전국, 2019). '약물 사용 및 건강에 대한 조사'자료에 따르면, 지난 1년 동안 16세 이상 인구 중 2,140만명이 음주운전을 하였으며, 1,280만명이 불법약물을 투여한 상태에서 운전하였다(Center for Behavioral Health Statistics Quality, 2018). 음주는 미국 문화에서 뿌리를 두고 있다. 미국 국립 알코올 남용 및 알코올 중독 연구소에 따르면, 2015년 인구의 86.4%가 전생애기간 중, 70.1%는 지난 1년동안, 56.0%는 지난 한달동안 음주를 한 경험이 있다(미국 알콜남용과 알콜중독 연구소, 2018). 알콜은 200개 이상의 질병과 손상 관련 질환을 유발한다(WHO, 2014). 많은 주에서 대마초 합법화 후 대마초의 이용은 자동차 사고의 원인이 되고 있다. 대마초에 대한 의존은 자동차 사고의 위험을 3배 증가시키는 것으로 알려져 있다(Le Strat, Dubertret, & Le Foll, 2015). 따라서 알코올과 대마초의 소비를 감소시킬 필요가 있다.

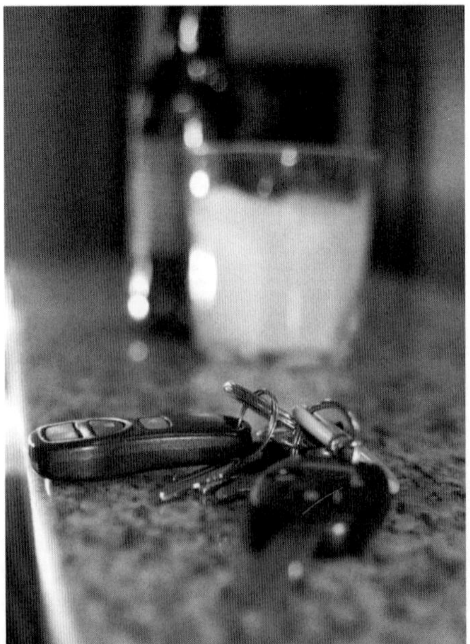

그림 12.1 음주운전 예방으로 많은 사람의 생명을 구할 수 있다.

걷기는 미국에서 다시 유행이 되고 있으며, 2015년 약 420만명이 걸어서 출근하고 있다(미국 Census Bureau, 2017). 2017년 미국에서 5,977명의 보행자들이 교통관련 손상으로 사망했으며(미국 도로교통안전국, 2019). 2009년과 2016년 사이 보행자의 치명률은 46% 증가하였다(Hu & Cicchino, 2018). 도로 교통안전에 대한 법률의 강화는 보행자와 자동차 사고의 예방을 위해 필수적이다(Eid & Abu-Zidan, 2015).

주택 화재도 비의도적 손상의 중요 원인이다. 2009년부터 2013년까지 매년 평균적으로 2,470여명이 화재로 살던 집을 잃었으며, 손상을 입은 사람은 약 13,300명이었다(Haynes, 2015). 집에서 발생하는 화재의 가장 흔한 원인은 요리이었으며, 다음으로 난방기구, 의도적 방화, 전기배선, 흡연 순이었다(5%; Gilbert & Butry, 2018). 주택 화재 중 약 50%는 화재경보기를 설치하지 않은 주택에서 발생한다(Ahrens, 2001). 화재와 관련하여 손상이나 사망 위험이 높은 집단들은 다음과 같다(미국 질병통제예방센터, 2019a).

- 4세 이하 아동
- 65세 이상 성인
- 흑인과 미국 원주민
- 최하층 미국인
- 시골주민
- 조립식 주택이나 열악한 주택 거주자

미국에서 익사는 비의도적 사망의 5번째 주요 원인이다(Nasrullah & Muazzam, 2011). 1999년과 2006년 사이, 총 27,514명의 익사자 중 21,668명(78.8%)은 남성, 21,380명(77.7%)은 백인, 4,241명(15.4%)는 0–4세 연령군이었다(Nasrullah & Muazzam, 2011). 익사 사고 발생률은 서서히 감소했으나, 익사는 여전히 1~9세 아동에서 비의도적 손상 관련 사망의 두 번째 주요 원인이다(미국 질병통제예방센터, 2007).

비의도적 손상에서 중요하며 잠재적으로 예방 가능한 또 한 가지 원인은 중독(poisoning)이다. 아동기의 우발적 중독으로 인한 응급실 내원의 2/3 이상이 처방약과 일반의약품(over the counter)으로 인한 것인데, 이는 다른 소비자 제품 중독으로 인한 것 보다 두 배 이상 많다(미국 질병통제예방센터, 2007). 2006년, 독극물 관리 센터들에서 보고한 비의도적 독극물 중독 사건은 약 200만 건이다(Bronstein 등, 2007). 2006년, 독극물에 의한 비의도적자가 중독으로 응급실 치료를 받고 생존한 사람들은 여성보다 남성이 1.5배 많았고, 40~49세 연령군에서 그 발생률이 가장 높았다(미국 질병통제예방센터, 2007). 약물(특히 아편) 과다이용에 기인한 사망이 미국에서 공중보건학적 위기가 되고 있다(Warner 등, 2016).

비의도적 손상의 또 다른 유형은 질식(choking)이다. 예상대로, 질식은 어린 연령대에서 가장 흔히 발생한다. 2000년에 14세 이하 아동 중 이물질 흡입이나 섭취로 인한 기도 폐쇄로 사망한 아동은 160명이다. 이 160건 중에서, 41%는 음식류, 59%는 음식 이외의 물질로 인해 기도가 폐쇄되었다(미국 질병통제예방센터, 2007). 2001년, 14세 이하 아동 중 약 17,537명이 질식 사건으로 미국 내 응급실 치료를 받았다(미국 질병통제예방센터, 2007). 이 사건 중에서 60%는 음식, 31%는 동전 등 음식 외 물질과 연관 있었고, 나머지 9%는 유발 물질이 알려지지 않았거나 기록되지 않았다. 질식으로 미국 내 응급실에 내원하는 100여 건 중 한 건이 사망으로 이어진다.

1세 미만 영아의 경우, 기도 폐쇄(질식 또는 경부압박는 비의도적 손상 관련 사망의 주요 원인이다(Safe Kids Worldwide, 2011). 영아 질식은 대개 수면 중에 영아의 얼굴이 매트리스, 베개, 또는 푹신한 침구에 파묻히거나, 같이 자던 사람이 몸을 뒤척이다가 영아를 짓누르게 되는 상황에서 발생한다(Safe Kids Worldwide, 2011). 핫도그, 캔디, 견과류, 포도 등의 음식물도 아동기 질식 손상의 주된 원인이다(Safe Kids Worldwide, 2011).

4세 이하 어린이, 남성, 저소득자, 비백인 아동, 성인 침대에 놓인 아동이 비의도적 기도 폐쇄와 관련된 손상과 사망을 당할 위험이 가장 크다(Safe Kids Worldwide, 2011).

고령자의 경우, 비의도적 이환(unintentional morbidity)의 중요한 원인은 낙상이다. 미국에서 65세 이상자 중 1/3 이상이 매년 낙상을 경험한다(Hornbrook, 1994). 2005년, 비의도적 낙상 관련 손상으로 인해 사망한 65세 이상자는 1만 5,800명, 낙상으로 인한 비치명적 손상으로 응급실에서 치료받은 사람은 180만 명, 이들 중에서 병원에 입원한 사람은 430,000명이 넘는다(미국 질병통제예방센터, 2007). 2013년 미국 지역사회 거주자 중 12%가 지난 1년동안 낙상을 보고하였으며, 이는 약 8천만건에 해당하고, 발생밀도는 100인년당 37.2건이다(Verma 등, 2016).

매년 미국에서는 14세 이하 아동 중 놀이터 관련 손상으로 응급실 치료를 받는 아동이 20만 명 이상이다(Tinsworth & McDonald, 2001). 놀이터 관련 손상 중 45% 정도는 중증 골절, 내상, 뇌진탕, 탈구, 절단 등이다. 1990년부터 2000년까지 놀이터 관련 손상으로 사망한 14세 이하 아동은 147명이다. 이들 중에서 82명, 즉 56%는 경부압박으로 사망했고, 20%인 31명은 놀이터 바닥으로 떨어져 사망했다. 이런 사망사고들은 대부분70%) 가정 내 놀이터에서 발생했다(Tinsworth & McDonald, 2001).

예방

위에 기술한 바와 같이, 비의도적 손상은 다양한 형태로 발생할 수 있으며 인과 요인에 따라 그에 맞는 예방 전략들을 다루려면 한 챕터에 다 담기는 어려울 것이다. 하지만, 어떤 예방 프로그램에나 적용되는 광범위한 지침을 규정할 수는 있다. 아동기 손상을 예방하고자 미국 질병통제예방센터는 체계적인 공중보건 접근을 취하고 있다(미국 질병통제예방센터, 2008). 그 접근은 다음과 같이 4단계로 이루어진다.

1. 문제를 규정한다.
2. 위험 요인과 보호 요인을 파악한다.
3. 예방 전략을 수립하고 검증한다.
4. 최상의 중재 방법들을 광범위하게 채택한다.

미국 질병통제예방센터는 우선적으로 감시와 데이터 공유, 가능한 중재 방법 연구, 지역사회 실행(community implementation)과 중재 평가, 입증된 중재 방법의 광범위한 채택을 통해서 이러한 활동들을 수행한다. 〈표 12.2〉에 비의도적 손상에 적용할 수 있는 예방 전략 일부를 제시했다.

표 12.2 비의도적 손상 예방 전략

손상 유형	예방 전략
교통 관련 손상	연령 및 몸 크기에 적절한 안전벨트 시스템 엄격하고 종합적인 운전면허 등급제(graduated driver licensing, GDL)
아동 학대 손상(방치나 우발적 학대)	안전하고 안정적인 양육 관계를 촉진하는 육아 기술 프로그램
주택 화재 관련 손상	화재경보기 설치와 화재 안전 교육 프로그램
여가 관련 손상(놀이터와 스포츠 관련)	부모와 아동 스포츠 코치 대상의 안전 관련 교육 자료
물 관련 손상(익사)	부모의 감독 역할과 적절한 장애물(수영장 울타리 등)설치에 대한 수상 안전 교육
질식 손상	경고 라벨을 의무화하고 질식 위험 있는 장난감을 규제하는 아동 안전 보호법 조항
낙상으로 인한 손상(고령자)	낙상을 유발할 만한 집안 위해요소 감소 집안 조명 개선

1994년에 제정된 아동안전보호법(Child Safety Protection Act)은 작은 공, 풍선, 구슬, 작은 부속들이 들어있는 특정한 장난감과 게임들의 겉포장에 질식 위험 경고 라벨을 부착하도록 요구하고 있다. 이 법은 3세 미만 아동용으로 제작된 장난감 중 질식, 흡입, 섭취 위험 있는 장난감도 금지하고 있다.

의도적 손상

의도적 손상이란 자신이나 타인이 의도적으로 가한 손상을 말한다(Rice 등, 1989). WHO에 따르면, 의도적 손상이란 "자신, 타인, 어떤 집단이나 공동체를 대상으로 위협이나 실제 물리력, 힘을 의도적으로 사용해서, 손상, 사망, 심리적 위해, 발육불량이나 박탈을 유발하는 것"이다(WHO, 2002).

의도적 손상
자신이나 타인이 의도적으로 가한 손상

의도적 손상이란 자신이나 타인이 의도적으로 가한 손상을 말한다(Rice 등, 1989).

역학

의도적 손상에는 자살, 자해, 폭행, 살인 등이 있다. 폭력과 의도적 손상은 지난 수십 년 동안 전면에 등장했으며 현재는 사망률 통계에 대한 공중보건담론에서 일상적으로 논의되고 있다. 자살, 성폭력, 파트너 폭력, 아동학대, 청소년 폭력은 의도적 상해 중에서 특히 두드러지는 양상 중 일부에 불과하다.

2017년 미국에서 총 47,173명이 자살하였으며, 자살시도자는 140만명을 넘고 있다(미국자살예방재단, 2019). 이는 매일 129명이 자살하는 것과 같은 수치이다. 2008년 이후 미국에서, 자살은 모든 연령에서 10번째 사망원인이 되고 있다(Hedegaard, Curtin, & Warner, 2018). 1999년부터 2017년까지 연령표준화 자살률은 인구 10만명당 10.5에서 14.0으로, 거의 33%가 증가하였다(Hedegaard 등, 2018). 이 기간동안 남성과 여성 모두 그리고 전 연령대에서 자살률은 증가하였다. 그러나 자살률은 남성이 여성보다 3.54배 높은 반면, 자살 시도율은 여성이 남성보다 1.4배 높다(미국자살예방재단, 2019).

미국 여성에 대한 폭력 설문조사(Tjaden 와 Thoennes, 2000)에 따르면, 미국에서 여성 6명 중 1명, 남성 33명 중 1명이 사는 동안 강간 미수나 강간을 당한 적 있다. 10건의 강간

흔들린 아이 증후군(Shaken Baby Syndrome, SBS)이란 아동학대의 한 형태로 매년 1,200명에서 1,400명에게서 이 증상이 발생하고 있다. 흔들린 아이 증후군은 신생아나 영아의 머리가 격렬하게 흔들릴 때 나타날 수 있는 징후나 증상의 통칭이다(흔들린 아이 증후군 국가센터, 2019).

사건 중 8건의 가해자가 피해자 지인이다. 어린 연령, 알코올 남용, 약물 남용, 성폭력 내력, 다수의 섹스 파트너, 빈곤이 성폭력 피해자가 되는 취약 요인들이다(미국 질병통제예방센터, 2005).

〈표 12.3〉은 2017년 미국에서 발생한 비치명적인 폭력관련 손상을 요약한 것이다. 이것은 아동이 폭력관련 비치명적 손상에서 상당한 부담을 차지하고 있음을 보여주고 있다. 이것의 많은 부분은 아동학대와 관련되어 있다. 미국에서 확인된 연간 아동학대 건수에 대한 데이터는 아동보호 서비스 기관들을 통해서 접할 수 있으나, 이런 추정치들은 일반적으로 실제보다 낮다고 평가받고 있다. 아동학대로 인한 생애 총비용은 매년 1,240억 달러에 이른다(Fang, 2012). 매년 주정부 기관과 지방정부 기관들에 접수되는 아동학대 신고 건수는 300만 건이 넘는다. 즉, 1분에 약 6건이 신고되는 셈이다.

표 12.3 미국의 2017년 비치명적 폭력관련 상해

연령군	비치명적 폭력관련 상해자 수
< 1세	1,207
1–4세	848
5–9세	239
10–14세	9,281
15–24세	91,794
25–34세	93,733
35–44세	64,760
45–54세	59,205
55–64세	36,615
65세 이상	17,035
전체	376,492

2006년 미국 내 응급실에서 치료한 10~24세 인구의 폭력 관련 손상 건수는 72만 건 이상이다(미국 질병통제예방센터, 2007). 흑인인구 중 10~24세에서 살인이 사망의 주요 원인이고, 히스패닉과 아시아/태평양 섬 출신자들의 두 번째 사망원인이 살인이며, 미국 인디언들과 알래스카 원주민들의 세 번째 주요 사망원인도 살인이다(CDC, 2007). 미국에서 2006년 10~24세 인구 중 5,958명이 살해되었으며, 남성이 86%, 여성이 14%이었다(CDC, 2007). 2010년 자료에서, 살인, 법적 개입 및 자살에 기인한 의료비용은 3억 3천 5백만 달러 이상이며, 작업손실비용을 포함한다면 700억 달러 이상이다(CDC, 2019b).

예방

의도적 손상의 원인 요인이 다양하므로, 예방 접근법은 표적이 되는 원인에 따라 달라진다. 성폭력과 이로 인한 손상을 줄이기 위한 공중보건 예방 중재는 예를 들면, 자해나 자살을 줄이기 위한 중재 방법과는 다를 것이다. 〈표 12.4〉에 서로 다르지만 공통되는 원인으로 인한 의도적 손상을 예방하거나 줄이기 위한 근거기반 접근법 중 몇 가지를 정리했다. 이 절의 나머지 부분에서는 하나의 더 큰 현상으로서의 폭력에 대해 논하겠다.

폭력 예방을 위한 공중보건 접근법 중 폭력 행위를 하지 못하게 하는 방법을 찾는 것에 집중하거나 그런 행위의 빈도나 파급효과를 줄이는 방법을 찾는 것에 집중하는 접근법이 있다. 중재를 통해서 기저의 위험 인자들을 없애거나 줄일 수 있고, 보호 인자들을 늘릴 수도 있다. 중재는 전형적으로 세 가지 예방 차원, 즉 일차, 이차, 삼차 예방으로 분류된다(Dahlberg와 Krug, 2002).

폭력의 일차 예방은 폭력이 발생하기 전 이를 예방하는 데 주력한다. 일차 예방을 위한 노력을 통해서 문화적 규범, 아동 복지에 대한 부모 개입, 소득 불평등 등 다양한 요인들을 해결할 수 있다(Rosenberg 등, 2006).

폭력의 일차 예방
폭력이 발생하기 전에 폭력을 예방하는 데 주력하는 중재법

표 12.4 의도적 손상 예방 전략

손상 유형	예방 전략
여성에 대한 폭력으로 인한 손상	피학대 여성들을 위한 입법과 쉼터. 1994년 여성에 대한 폭력법을 제정함으로써 얻은 순 편익은 방지된 피해자 비용 148억 달러를 포함해서 164억 달러로 추정된다(Martin 2002). 이 광범위한 법에 따라 여성을 상대로 한 범죄를 저지하고 범죄 피해 여성들을 지원해주는 프로그램들이 도입되었다. 중재에는 반복적 성범죄자들에 대한 연방 정부의 페널티 강화, 형사 사건과 민사 사건에서 성력(sexual history) 이용에 대한 제한 강화, 아동학대 피해자를 위한 프로그램, 여성들을 위한 안전한 집, 학대 피해자 주소 비밀 유지, 성폭력 사건에서 공판 전 억류 등이 있다.
총기 관련 폭력으로 인한 손상	총기 안전 교육 화기 등록 총기 판매 전 신원 조회
아동학대로 인한 손상	부모 교육 가정 방문 치료적 위탁 양육
청소년 폭력으로 인한 손상	부모 교육 비행 청소년 감독 프로그램 졸업에 대한 인센티브 제공 멘토링 또래 중재 & 카운슬링 심각한 만성 비행청소년을 위한 임시 위탁 양육 프로그램 가족 치료

첫째, 문화적 맥락은 폭력적 행동에서 중요한 역할을 한다. 문화적 규범은 폭력이 사회적으로 수용되게 할 수 있다. 문화적 관행은 여성할례와 아동에 대한 심한 체벌과 같은 사회적 관습을 강화할 수 있다. 역으로, 문화 규범은 어떤 대상을 폭력으로부터 보호해 줄 수도 있다. 예를 들면, 양성평등을 촉진하는 전통이 있는가 하면, 연령과 고령자를 신성시하는 문화적 관행이 있다.

둘째, 대인 폭력의 치사율은 폭력을 수행하는데 사용되는 도구들의 영향을 받는다. 화기 등 치명적 무기에 대한 접근성을 줄이면, 폭력으로 인한 건강 결과를 최소화할 수 있을 것이다. 화기에 대한 접근성을 제한하기 위해서 다양한 전략들이 활용되어 왔다. 화기를 구입하

기 전에 대기 기간을 의무화하고, 화기를 안전하게 보관할 수 있도록 점검을 강화하고, 화기 소지가 가능한 곳과 그렇지 않은 곳을 제한하는 것 등이 이런 전략에 속한다.

셋째, 아동과 청소년의 활동에 대한 부모의 부적절한 개입과 부모의 감독 부족이 청소년 폭력의 위험요인이라는 점이 연구를 통해 규명되었다(미국 보건복지부, 2001). 연구 자료에 의하면, 부모나 다른 성인과의 지지 관계는 반사회적 행동을 저지하는 보호 장치 역할을 할 수 있다. 고위험군 청소년들을 긍정적인 성인 역할 모델과 연결해주는 멘토링 프로그램들도 청소년 폭력을 줄이는 데 효과가 있을 수 있지만, 이러한 관계를 뒷받침할만한 일관성 있는 데이터는 없다.

넷째, 아동들을 위한 취학 전 강화, 가정 방문, 그리고 양육 프로그램들을 선택적으로 적용하면 폭력 예방에 장단기적 효과가 있는 것으로 확인되었다(Utting, 2003). 아동이 특히 긍정적인 영향을 받을 수 있고 그런 영향이 평생 동안 행동에 영향을 줄 수 있을 때, 조기 중재는 아동의 태도, 지식, 행동을 형성할 수 있다(Mercy 등, 1993).

마지막으로, 개인 간 폭력이나 집단 폭력과 밀접한 연관성이 있는 보편적 위험 요인은 소득 불평등이다(Butchart 등, 2002). 소득 불평등의 영향을 줄이거나 최소화하는 경제 프로그램이나 정책이 폭력 예방 전략일 수 있으나, 이런 중재방법들을 지지하는 근거기반은 규명된 바 없다(Rosenberg 등, 2006).

폭력의 이차, 삼차 예방
폭력 행위와 폭력 행동으로 인한 즉각적 결과와 장기적 결과를 강조하는 접근법

> 미국의 모든 주와 컬럼비아 특별구 및 미국의 준주에서 법에 규정된 어떤 직위나 직업을 가진 사람들은 아동학대를 보고해야 한다.

이차, 삼차 폭력 예방에 관련된 접근법들에서는, 폭력 행위와 폭력 행동으로 인한 즉각적 결과와 장기적 결과를 각각 다룬다. 폭력 피해자를 표적으로 하는 노력은 다양한 형태의 폭력과 학대로 인한 신체적 심리적 결과들을 줄이고 피해자의 향후 폭력 위험을 줄이는 데 지극히 중요하다(미국 손상예방및통제센터, 2002). 일차 예방 노력은 폭력 관련 건강 부담을 줄이는 데 여전히 중요하지만, 세 가지 예방의 각각은 지역사회가 폭력 예방 및 폭력 결과 완화라는 더 큰 목표를 달성하는데 도움이 될 수 있다.

경찰에 신고되는 것보다 의료 제공자들이 접하는 개인 간 폭력 사례들이 훨씬 더 많다. 이로 인해 의료 제공자들은 개인 간 폭력 사례들을 모니터링, 식별, 치료, 중재할 수 있는 게이트키퍼가 되는 특유의 입장에 놓이게 된다. 이와 관련하여 의료 제공자들을 교육하는 프로그램들이 전 세계적으로 추진되고 있다. 다수의 병원 응급실, 의사 진료실, 클리닉에서 검사 프로그램들을 이용해서 파트너 폭력, 아동학대 또는 노인학대 피해자들을 식별한다. 아동학대를 줄이기 위한 요법들도 전 세계 각지에서 이행되어 왔다(Rosenberg 등, 2006).

폭력 피해자들을 효과적으로 치료하고 효율적으로 관리하기 위하여 설계된 외상 시스템들은 폭력으로 인한 건강 부담을 줄이는 데 도움이 되고 있다. 의료 기술 발전과 외상 서비스의 발전은 개인 간 폭력 사망자 수를 줄이는 데 이바지할 수 있을 것이다(Harris 등, 2002).

해충과 농약

해충이란 대개 원치 않는 곤충, 설치류, 곰팡이, 식물들을 말한다. 해충을 구별하는 것이

중요하다. 해충 중에서도 본질적으로 바람직스럽지 못하고 잠재적으로 파괴적 위험이 있는 해충과, 문제를 일으키지 않고 유용한 기능을 하는 것을 구분해야 한다. 예를 들어서, 곤충을 보면, 마당에서 나오는 대다수 곤충은 식물의 수분 작용, 폐기물 분해, 상대적으로 바람직하지 못한 다른 곤충을 잡아먹는 등의 역할을 하기 때문에 유익할 수 있다. 동시에, 마당과 정원에서 흔히 볼 수 있는 해충으로는 개미, 진딧물, 나방, 야도충, 집게벌레, 민달팽이, 천막 벌레 등이 있다. 표적이 되는 해충은 질병이 매개체가 될 수 있거나 작물 피해를 유발할 수 있는 것들이다(WHO, 2013a).

미국 환경보호국(EPA, 2019b)에서는 해충을 "원치 않는 곳에서 발생하거나 작물이나 인간이나 다른 동물들에 피해를 유발하는 생물들"이라고 정의하고 "곤충, 쥐, 그 외 동물들, 원치 않는 잡초 등 식물들, 곰팡이, 미생물 등이 해충의 예"라고 규정하고 있다. 미국 환경보호국은(2019b) 농약을 "해충을 예방, 파괴, 퇴치, 감소시키는 용도의 물질이나 물질들의 혼합물"이라고 정의하고 있으며 "살충제만 농약이라고 오해하는 경우가 많으나 농약은 제초제, 살진균제, 그리고 해충을 제어하는 데 쓰이는 다른 다양한 물질들을 가리키는 용어"라고 정의하고 있다. 법에서 규정하고 있는 바와 같이, 농약은 "식물 억제제, 고엽제, 건조제 등의 용도로 만들어진 물질이나 물질들의 혼합물"이다(미국 환경보호국, 2019b).

해충
원치 않는 곳에서 발생하거나 작물이나 인간이나 다른 동물들에 피해를 유발하는 생물이며, 곤충, 쥐, 그 외 동물들, 원치 않는 잡초 등 식물들, 곰팡이, 미생물 등이 이에 속한다.

농약
해충을 예방, 파괴, 퇴치, 감소시키는 용도의 물질이나 물질들의 혼합물로, 살충제만 농약이라고 오해하는 경우가 많으나, 농약은 제초제, 살진균제, 그리고 해충을 제어하는 데 쓰이는 다른 다양한 물질들을 가리키는 용어이다.

건강 및 안전 위험

농약의 일차 용도는 특정 해충을 표적으로 삼는 것이지만, 이런 제제들이 환경과 인체 건강에 우발적인 역작용을 일으킬 수 있다. 독성은 화학물질의 건강 유해성이다. 유해성을 유발하는 데 필요한 양은 화학물질마다 다르다. 대부분의 농약은 노출되는 시간이 길수록 유해성도 커진다. 먹거나 마셔서 구강으로 유입되거나, 호흡을 통해서, 농약이 피부나 눈에 묻는 직접 접촉을 통해서 농약에 노출될 수 있다. 연령, 성별, 개인의 민감도나 다른 요인들에 따라서 농약에 대한 취약성은 개인마다 다르다(캘리포니아주 농약 규제부, 2013).

다음은 농약으로 인한 비의도적 잠재적 결과들이다.

1. **환경위험** : 토양이나 지하수를 오염시킬 수 있는 농약들도 있고 장기간 사라지지 않는 농약들도 있다. 우수 집수 시스템 안에 우발적으로 농약이 흘러 들어가면, 하천이나 다른 수역들까지 오염될 수 있다.
2. **비표적 종들에 대한 위험** : 농약은 수중생물, 조류, 포유류, 그리고 벌과 나비 등 유익한 곤충들에게 우발적 상해나 죽음을 유발할 수 있다. 바람직한 미생물종들도 해칠 수 있어서, 토양을 비옥하게 만들어 식물에게 양분을 공급하는 미생물의 능력이 저하된다. 비표적 종들에게 우발적으로 상해를 유발할 수 있는 잠재력은 농약의 독성과 농약 사용 기간에 따라 높아진다.
3. **인체 건강 결과** : 급성 농약 중독이 발작, 발진, 위장 질환 등의 건강 영향을 유발할 수 있다는 것은 확인되었다(Bassil 등, 2007; Sanborn 등, 2007). 급성 노출로 사망하는 경우도 있다. 만성 영향은 피부, 신경, 생식이나 유전자 독성 등이 있다. 피부에 대한 농약의 가장 흔한 건강 영향은 자극이나 알레르기 증상을 가진 접촉성 피부염이다(Sanborn 등, 2007). 농약이 신경계에 미치는 장기적 영향으로는 인지 기능 장애와 정신 운동 장애 그

주목할 내용 12.1 DDT의 역사

DDT(dichloro-diphenyl-trichloroethane)는 1940년대에 최초 개발된 현대적 합성 농약이다. 초기에는 군인과 일반인의 말라리아, 티푸스, 그 외 곤충에서 유래하는 인체 질병을 퇴치하는 데 큰 효과를 발휘했고, 작물과 가축 생산, 기관, 가정, 정원의 곤충 제어용으로 큰 효과를 발휘했다.

미국과 다른 나라들에서 널리 사용되는 농약으로 DDT가 빠른 성공을 거둔 후 다수 곤충 해충 종에서 DDT에 대한 내성이 생겼다.

1972년, EPA는 DDT에 대한 취소 명령을 내리고, 실효적으로 DDT 이용을 금했다. 이는 DDT로 인체에서 발생할 수 있는 잠재적 건강 위험들은 물론 야생 동식물에서 확인된 환경 악영향에 따른 조치였다. 오늘날, 동물 연구들에 의하면, DDT는 미국과 전 세계 당국에서 개연성 있는 인체 발암물질로 분류하고 있다.

DDT는 환경 내 잔류성이 강하고, 지방조직 안에 쌓이고, 초고층 대기에서 장거리를 이동하는 것으로 알려져 있다. 농약용 DDT 사용이 중단되었으나, DDT의 잔류성 때문에, 장기간 사용으로 인한 DDT 잔류물에 대한 우려는 상존하고 있다.

1996년부터 미국 환경보호청은 전 세계적으로 사용되는 잔류성 강한 다른 유기 오염물과 DDT 사용을 통제하기 위한 국제 협상에 동참해왔다. 2006년 9월, WHO는 말라리아 문제가 심각한 아프리카 국가에서 DDT의 실내사용을 지지한다고 선언했고, 일부 상황에서 살충제의 이점이 건강 위험 및 환경 위험보다 더 크다고 밝혔다.

DDT는 WHO에서 실내 잔류 스프레이 프로그램으로 권장하는 12개 농약 중 하나이다. DDT 사용 여부는 각국 정부가 결정한다. EPA는 다른 기관 및 다른 국가들과 협력해서 DDT 프로그램 개발과 감시 방법에 대하여 자문을 해 줌으로써, 통합적 매개체 관리 프로그램 맥락에서만 DDT를 사용하고 농업 부문에서는 DDT를 배제하도록 하는 것을 목표로 삼고 있다.

리고 신경변성 및 신경발달 영향 등이 있다. 그동안 충분히 연구된 바와 같이 농약 중독은 급성 및 만성 신경독성 증후군으로 이어질 수 있다. 선천성 결손증, 생식력 약화, 성장 양상 변화, 태아 사망과 같은 생식계 결과는 모두 농약 사용과 연관 있다(Sanborn 등, 2007). 농약 사용으로 인해 발생할 만한 또 한 가지 중요한 건강 관련 위험은 유전자 독성이다. 유전자 독성은 농약 등 제제가 세포 내 유전자 파괴를 유발할 수 있는 성질을 말한다. 마지막으로, 농약에 대한 노출과 일부 암 발병 간에 유의한 양의 관계가 있다. 특히 농약과 뇌암, 전립선암, 신장암, 비호지킨 림프종 및 백혈병과의 관계가 입증된 바 있다(Bassil 등, 2007).

유전자 독성(genotoxicity)
농약 등 제제가 세포 내 유전자 파괴를 유발할 수 있는 성질

신중한 농약 관리

농약을 부적절하게 사용하거나 신중하지 못하게 이용하면 자연의 생물학적 해충 억제 기전을 교란시킬 수 있다. 따라서 더 심각한 해충 공격이 일어날 수 있다. 화학물질을 고농도로 사용할 경우, 건강 노출 수준도 그만큼 높아질 수 있다. 비료와 더불어 농약은 상수원에 스며들어서, 음용수와 식용 어류 등 동물 종들을 오염시킬 수 있다. 이런 오염은 공중보건에 다양한 부차적 영향을 초래할 수 있다(WHO, 2019a). 앞서 열거한 이유 때문에, 농약을 합리적으로 신중하게 사용하고 관리할 필요가 있고, 관련 기관과 단체는 다차원적 정책을 수립해서 농약 이용에 대한 정보와 지침을 제공하고 있다.

1. 국제적 차원에서 특정 농약 등 고독성 화학물질의 관리에 관한 국제회의의 권장사항들을 생산에서 폐기단계까지 이행하는 것이 중요하다. 이런 협약 중 몇 가지를 예를 들면, 지속성 강한 유기 오염물에 관한 스톡홀름 협약, 국가 간 무역에서 특정 유해 화학물질 사

전 정보 고지에 입각한 동의 절차에 관한 로테르담 협약, 유해 폐기물 국가 간 이동 통제와 그 처리에 관한 바젤 협약 등이 있다(Gorman과 Tynan, 2003).

2. 국가 차원에서는 농약 판매 · 유통 · 사용에 대한 규제와 통제를 개선하는 정책, 농약 중독 파악 · 치료 · 모니터링을 위한 의료 시스템, 농업 종사자와 의료 종사자들은 물론 일반 대중에게 농약의 건강 위험성과 모범 사용에 대한 정보를 제공하는 교육 및 옹호 수단 등은 신중한 농약 관리 시행에 중요한 수단들이다.
3. 마지막으로 농장이나 현장 차원에서 적용되는 병해충 종합관리(integrated pest management, IPM)는 농약 사용 줄이기, 해충관리 개선, 해충관리와 토양 비옥화를 위한 생태계 기전 최적화에 유익할 수 있다. 병해충 종합관리 접근법은 농부와 환경을 동시에 보호할 수 있다(WHO, 2013b). 이어서 병해충 종합관리에 대해 상술할 것이나.

병해충 종합관리
농약 사용을 줄이고, 해충관리를 향상시키고, 해충 방제 및 토지 비옥화를 위한 생태계 기전을 최적화하기 위해 농장이나 필드 수준에서 적용되는 전략

병해충 종합관리(IPM)는 상식적 실천들을 조합해서 해충을 관리하는 방법으로 효율적이며 환경에 대한 책임감을 발휘하는 접근법이다(EPA, 2019a). 해충의 수명주기와 이들과 환경 간의 상호작용에 대한 최신 종합 정보를 통해서 통합적으로 해충관리 프로그램에 대한 정보와 지침을 제공하고 있다.

이 정보는 가용 해충 통제 방법들과 더불어서, 가장 경제적이면서 가장 유해성이 적은 해충 억제 수단을 채택하여 해충 피해를 관리하는 데 쓰인다. 사람, 재산, 환경 등 영향받을 만한 대상들에 대한 유해성을 평가한다.

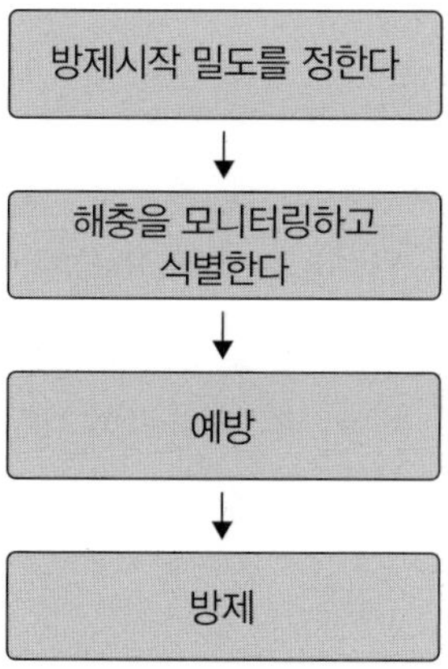

그림 12.2 병해충 종합관리의 4가지 구성요소

병해충 종합관리는 하나의 해충 억제 방법이 아니라, 해충관리 평가, 결정, 억제를 포함하는 일련의 방법들이다(EPA, 2019a). 해충 침입 잠재성에 대해 인식하고 있는 재배자들은, 병해충 종합관리 기반의 해충관리 방법을 실제 이행할 때, 전형적으로 다음 4단계 접근방식을 엄수한다(그림 12.2).

1. **방제시작 밀도 확정** : 방제시작 밀도란 전반적 생산에 해충이 중요한 경제적 위협이 될 것으로 예상되기 때문에 해충 개체군들이나 환경 상태들을 고려할 때 해충 억제 조치를 개시하는 것이 중요하다고 판단되는 지점이다.

방제시작 밀도
전반적 생산에 해충들이 중요한 경제적 위협이 될 것으로 예상되기 때문에 해충 개체군들이나 환경 상태들을 고려할 때 해충 억제 조치를 개시하는 것이 중요하다고 판단되는 지점

2. **해충 모니터링과 식별** : 모든 곤충, 잡초 및 기타 살아있는 유기체가 통제를 필요로 하는 것은 아니기 때문에 통제 결정을 안내하기 위해 살아있는 유기체를 면밀히 모니터링하고 식별하는 것이 중요하다(EPA, 2019a). 많은 생물들이 무해하며, 유익한 것들도 있다. 면밀한 모니터링으로 엉뚱한 농약을 사용하지 않을 수 있고, 농약 사용을 피할 수 있는 경우에는 농약을 전혀 사용하지 않을 수 있게 된다.
3. **예방** : 예방에는 애초에 해충 문제가 발생하지 않도록 작물, 정원 또는 잔디를 관리하는 것이 포함된다. 윤작, 해충 내성이 강한 식물 선택, 해충 없는 대목 심기 등 오래전부터 활용해온 실천 방법은 상당히 효과적이며 비용 효율도 있고, 사람이나 환경에 대한 위험을 최소화하거나 전혀 유발하지 않는 방법이다(EPA, 2019a).
4. **방제** : 병해충 종합관리 프로그램들에서는 모니터링, 식별, 방제시작 밀도에서 해충 방제 조치가 반드시 필요하다고 판단되면, 효과성과 위험을 모두 고려하여 필요한 적절한 방제 방법을 평가한다. 위험도가 높은 방법보다는 위험도가 낮은 방법이 선호되고 있다. 위험도가 낮은 방법으로는 고도의 표적화 화학물질(해충의 짝짓기를 교란시키는 페로몬 등)이나 기계적 방제(덫치기나 잡초 제거 등)가 있다. 이런 1차 제제가 실패하면, 추가적인 해충 제어 방법들을 도입한다(표적화된 농약 분사 등). 비특이적 농약을 전면 살포하는 것은 최후의 조치로 여긴다(EPA, 2019a).

방사선

방사선
원자들이 분리되어서 안정성이 떨어지는 형태에서 안정성이 강화된 형태로 이동할 때 방출되는 에너지

방사선은 원자들이 분리되어서 안정성이 떨어지는 형태에서 안정성이 강화된 형태로 이동할 때 방출되는 에너지이다. 방사선이 다른 화학물질과 상호작용하는 방식에 따라서, 방사선을 전리 형태와 비전리 형태로 나눈다. 전리 방사선과 비전리 방사선은 모두 생물에게 해로울 수 있고, 자연환경을 변화시킬 수도 있다. 하지만 일반적으로 전리 방사선이 비전리 방사선에 비해 더 해로울 수 있다. 그 이유는 전리화 방사선에 의해 만들어지는 이온들이, 그 영향력이 낮은 경우에도, DNA를 파괴할 수 있기 때문이다(WHO, 2019b).

방사선원(radiation sources)

사람은 매일 자연 방사선에 노출된다. 이러한 자연 방사선은 토양, 물, 공기 속에 있는 자연 발생하는 60가지 이상의 방사성 물질들을 포함해서 다수의 출처로부터 나올 수 있다. 매일 사람들은 방사성 핵종들을 흡입하고 소화한다. 방사성 핵종은 공기, 음식, 물 등 여러 곳에 존재하는 불안정한 원소들로 전리 방사선을 붕괴하고 방사한다(WHO, 2019b).

방사선 핵종
공기, 음식, 물 등 여러 곳에 존재하는 불안정한 원소들로 전리 방사선을 붕괴하고 방사

특히, 고지대에서는 우주선에서 나오는 자연 방사선에도 노출된다. 평균적으로 한 사람이 받는 배경 방사선의 연간 노출량 중 80%는 자연 발생하는 지구의 방사선원과 우주의 방사선원들에 기인한다. 배경 방사선 수치는 지질 차이에 따라 가변적이다. 지역에 따라 노출도가 전 세계 평균치보다 20배 이상 높을 수도 있다(WHO, 2019b).

마지막으로 핵발전소에서부터, 진단/치료용 의료 방사선 사용에 이르기까지 인공 방사선

원에서 나오는 방사선에도 사람은 노출된다. X레이 장비와 기타 의료 장비는 오늘날 가장 흔한 인공 전리 방사선원이다.

방사선 노출 유형

방사선 노출은 내부 노출이나 외부 노출이 있고, 노출 경로들은 다양하다.

전리 방사선의 내부 노출은 방사성 핵종을 흡입, 섭취하거나 핵종이 혈류 내에 진입(주사, 상처를 통해)할 때 일어난다.

전리 방사선의 외부 노출은 먼지, 액체 또는 에어로졸 등의 공기에서 유래하는 방사성 물질이 피부나 의복에 증착될 때 발생한다. 이런 방사성 물질은 간단히 씻어내면 된다.

전리 방사선 노출은 외부 피폭(의료용 X레이에 노출 등)을 통해서도 일어날 수 있다. 외부 피폭은 방사선원을 차단하거나 사람이 방사선장 밖으로 이동하면 중단된다(WHO, 2019b).

내부 노출
전리 방사선 노출로, 방사성 핵종을 흡입 또는 섭취하거나 핵종이 혈류 내에 진입(주사, 상처를 통해)할 때 일어난다.

외부 노출
전리 방사선 노출로, 먼지, 액체 또는 에어로졸 등의 공기에서 유래하는 방사성 물질이 피부나 의복에 증착될 때 발생한다.

방사선 노출의 영향

인체 조직 및 장기의 방사선 피해는 방사선 조사량 또는 흡수선량에 따라 부분적으로 좌우된다. 또한 방사선 유형과 다양한 조직 및 장기의 민감도의 영향도 받는다. 일반적으로, 성인보다 아동이 방사선에 민감하다. 일정한 역치를 넘어서면 방사선은 조직 및 장기 기능 장애를 유발할 수 있고, 피부 발적, 탈모, 방사선 화상, 급성 방사선 증후군 등 급성 영향을 야기할 수 있다. 이러한 영향의 중증도는 방사선 조사량과 노출 빈도에 따라 증가한다. 방사선 노출의 장기적 영향으로는 발암 과정이 있다. 발암 과정이란 정상세포가 암세포로 변형되는 과정이다. 이런 위험은 아동과 청소년이 더 높은데 그 이유는 이들이 성인보다 방사선 노출에 훨씬 더 민감하기 때문이다(WHO, 2019b).

발암 과정
정상세포가 암세포로 변형되는 과정

중재

방사선은 본질적으로 어디에나 있다. 바위, 토양, 물, 식물 등 모든 곳에 있다. 지구가 형성된 이래로 방사선은 도처에 존재해왔다. 또한 의학, 발전(그림 12.2), 소비재 및 산업에 사용하기 위한 자연 발생 방사성 물질의 채굴과 처리는 상당한 배출물과 폐기물을 생성한다. 유해하고 예방 가능한 방사선 노출로부터 사람과 환경을 보호하기 위한 안전점검 조치들을 마련해야 한다. 방사성 폐기물 관리, 방사선원 감소 및 관리, 방사선 비상사태 처리를 위한 선제적 행동 계획 설계 등이 종합적인 방사선 보호 프로그램의 중요한 요소들이다.

방사성 물질을 만들어 내거나 이용하는 활동 중에 나오는 유독성 부산물을 방사성 폐기물이라 한다. 채굴, 핵 발전, 다양한 산업 프로세스, 국방, 의학, 과학 연구에서 발생하는 부산물에도 방사성 폐기물이 들어 있다(미국 환경보호국, 2019c). 방사성 폐기물은 기체, 액체, 고체일 수 있고, 방사성 준위는 가변적이다. 이러한 폐기물은 수 시간에서 수 천년에 이르는 기간 동안 방사성을 유지한다.

방사성 폐기물
방사성 물질을 만들어 내거나 이용하는 활동 중에 나오는 유독성 부산물

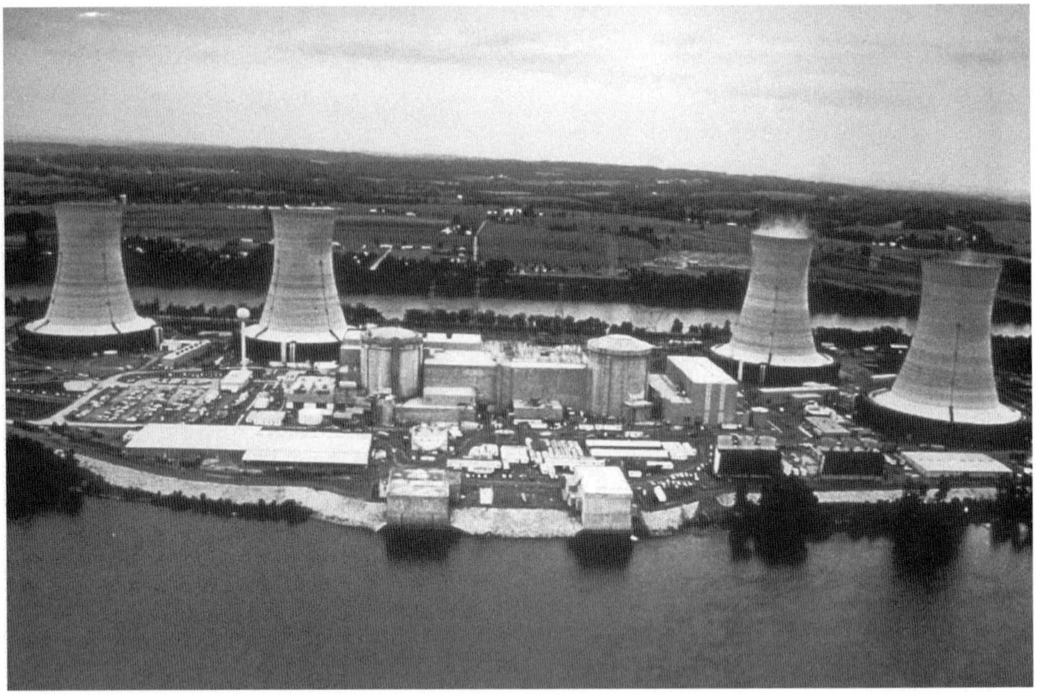

그림 12.3 펜실베니아 주 미들 타운 근처의 쓰리 마일 아일랜드 원자력 발전소: 1979년 부분 붕괴 현장
출처 : 질병 통제 예방 센터의 사진 제공, ID # 1194, http://phil.cdc.gov/phil/home.asp에서 검색.

방사성 폐기물은 다음과 같이 6개 범주로 나눈다(미국 환경보호국, 2019c).

1. 핵 반응기에서 나온 사용 후 핵연료
2. 사용 후 핵연료 재처리에서 나오는 고준위 방사성 폐기물
3. 주로 핵무기 제조 과정에서 나오는 초우라늄 방사성 폐기물
4. 우라늄 광석의 채광 및 정련으로 인한 우라늄 잔여물
5. 일반적으로 오염된 산업 폐기물이나 연구 폐기물 형태의 저준위 방사성 폐기물
6. 자연 발생하는 방사성 물질

사람의 건강과 안전을 지키고 환경을 보존하기 위해서는 방사성 폐기물의 적절한 폐기가 지극히 중요하다. 방사성 폐기물 폐기 관행은 1970년대 이후 크게 변경되었다. 보다 엄격한 감독과 진화하는 환경 보호 고려들로 인해서 폐기 기술 분야에서 많은 개선이 이루어졌다. 새로운 폐기 시설과 폐기 방법에 대한 설계는 엄격한 환경 보호 및 오염방지 표준을 준수해야 한다(EPA, 2019c).

재난관리

메리암웹스터 온라인 사전에 따르면 재난이란 "큰 피해, 손실, 파괴를 초래하는 갑작스러운 몹시 불행한 사건"이다. 재난에 대한 취약성에 차이가 있음에도 불구하고 선진국이나 개발도상국이나 재난에서 안전한 나라는 없다. 대체적으로 재난의 주요 유형은 4가지이다(세

계물리치료연합, 2016).

1. **자연재해** : 홍수, 허리케인, 지진, 화산 폭발은 모두 자연재해로 분류되며, 인간의 건강에 대한 즉각적인 영향과 추가 사망 및 고통 악화와 관련된 이차적인 지연된 영향을 모두 미친다(그림 12.4).
2. **환경 비상사태** : 환경 비상사태의 예로는 위험 물질과 관련된 기술 또는 산업 사고가 있으며 이러한 물질이 생산 또는 사용되거나 운송될 때 발생한다.
3. **복합적 비상사태** : 복합적 비상사태는 지휘권 붕괴, 약탈, 전략적 설치물에 대한 공격 등의 활동과 관련 있다. 복합적 비상사태에는 갈등 상황과 전쟁도 포함된다.
4. **대유행 비상사태** : 대유행 비상사테는 광범위한 지역에 있는 많은 사람들의 건강에 영향을 줌으로써 서비스와 비즈니스를 교란시키고, 사회경제적 비용을 초래하는 전염병의 급작스러운 발병과 관련 있다.

어떤 재난이든 의료, 전기, 상하수도, 쓰레기 수거, 수송, 통신과 같은 필수 서비스를 교란시킬 수 있다. 이런 교란 사태는 지역사회와 국가에 광범위한 보건, 사회, 경제적 영향을 끼칠 수 있다. 재난으로 인한 당장의 영향을 경감시킨 후에도 재난은 장기간에 걸쳐 사람들에게 큰 영향을 미친다.

유행병 등 자연재해의 위협이나 화학적, 생물학적, 방사능, 핵 또는 폭발물 등을 이용한 의도적 테러 공격은 심각한 공중보건 문제를 야기한다. 2001년 911 테러공격 이후 질병통제예방센터는 이러한 공격이 공중보건에 위협이 될 것이기 때문에 생물테러 공격에 대한 계획의 적절성을 확인할 것을 각 주 정부에 권고했다(Annas, 2002).

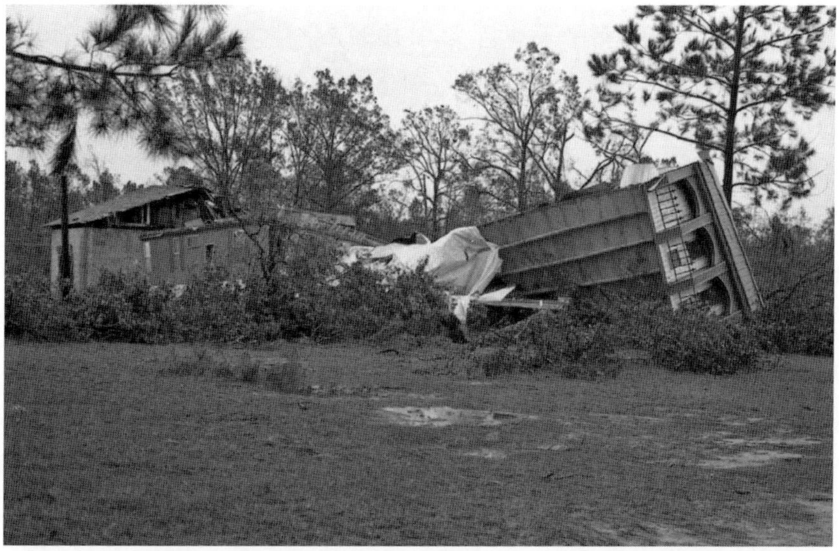

그림 12.4 1989년 허리케인 휴고 피해를 입은 사우스 캐롤라이나 찰스튼 홈즈 노스
출처 : 질병통제예방센터의 사진 제공, ID # 8156, http://phil.cdc.gov/phil/home.asp에서 검색

재난관리
자연재해나 인재의 영향에 대비, 대응, 완화 및 복구하는 데 필요한 정책, 행정 결정, 운영 활동

재난관리란 자연재해나 인재의 영향에 대비, 대응, 완화 및 복구하는데 필요한 정책, 행정결정, 운영 활동을 의미한다(미국 국립의학도서관, 2012). 재난관리는 세 가지 밀접하게 서

로 연관 있는 프로세스로 이루어지는데, 각 프로세스마다 어느 정도의 자율성이 있지만, 각 프로세스는 나머지 두 프로세스와 밀접한 상호 관련성을 갖는다(그림 12.5). 이 프로세스는 대비 프로세스, 대응 프로세스, 복구 프로세스이다.

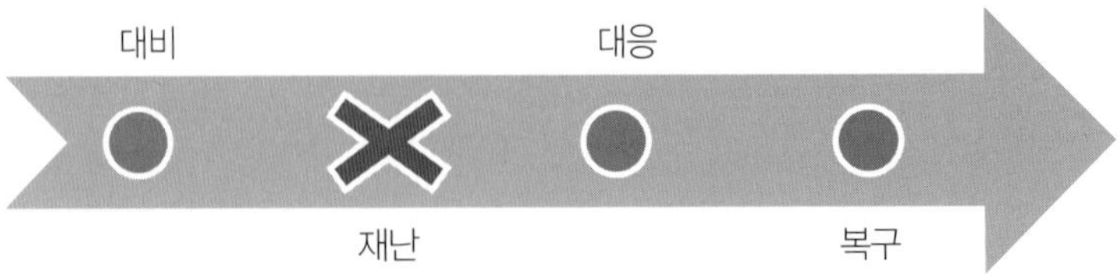

그림 12.5 재난관리 3단계

* 화살표는 재난위험 감소를 상징한다. 재난위험 감소는 재난 전에 시작해서 재난 시와 재난 이후까지 계속 이어지는 지속적 프로세스이다.

재난 대비
재난 발생 시에 인명 손실과 피해를 최소화하기 위한 활동을 수행하는 것

매년 10월 13일은 국제 자연재해 감소의 날이다. 이날을 기념하는 목적은 재난의 위험을 줄이는 행동을 할 수 있도록 사람들의 인식을 높이기 위해서이다.

재난 대응
재난의 파급효과와 재난으로 인한 장기적 결과를 줄이기 위한 다기관의 협조적인 대응

재난 복구
재난관리 연속체에서 마지막 단계이며, 인프라 재건과 의료 및 재활 제공을 포함

재난 대비란 재난 발생 시에 인명 손실과 피해를 최소화하기 위한 활동을 수행하는 것을 말한다. 대비는 재난의 잠재적 영향을 줄이는 가장 중요한 방법인데, 예를 들면 위험 지역에서 사람과 재산을 대피시키고 적시에 효과적인 구조, 구호, 재활을 촉진하는 등의 방법이 있다(WCPT, 2016). 재난으로부터 영구적인 보호를 하기 위해서 설계된 활동은 때때로 재난 대비 노력의 일부로 포함되지만 모든 재난, 특히 자연 재해가 예방가능한 것은 아니라는 점을 명심해야 한다.

재난 대응이란 재난의 파급효과와 재난으로 인한 장기적 결과를 줄이기 위한 다기관의 협조적인 대응을 말한다. 구호 활동으로는 구조, 재배치, 식수 제공, 질병과 장애 예방, 통신 및 운송과 같은 중요한 서비스 수리, 임시 대피소 및 응급의료 제공 등이 있다.

재난 복구란 재난관리 연속체에서 마지막 단계이며, 인프라 재건과 의료 및 재활 제공을 포함한다. 정의에 따라 재난 복구 노력은 초기 긴급 요구사항이 충족되고 초기의 위기가 종료된 후에만 수행된다.

WHO는 예방부터 대비, 대응, 복구에 이르는 조치들을 포함하는 비상사태 위험 관리를 강화시켜서 각국이 의료 시스템의 회복탄력성을 구축하도록 도모하고 있다(WHO, 2012). 궁극적인 목표는 향후 위험을 줄이고 비상사태에 부차적으로 발생하는 인적 및 물적 손실을 줄이는 것이다. 비상사태 위험 관리 조치들은 다음과 같다.

1. 지지적(supportive) 국가정책과 전략을 수립하고 위험 관리를 위한 자원들을 할당한다.
2. 재난 대응 및 복구 중은 물론 재난 발생에 앞서서 양질의 일차 의료에 대한 접근성을 개선한다.
3. 의료 종사자를 교육하고 준비시키며, 그 구성원들을 모든 유형의 비상사태에 대비한 계획 수립 과정에 포함시킨다.
4. 유해성, 취약성, 위험성에 대한 평가 역량을 파악한다.
5. 비상사태에 대한 위험 인식을 촉진하고 위생 등의 이슈에 대한 보건교육을 제공한다.
6. 의료 제공자와 공동체에게 비상사태에 대하여 조기 경고한다.
7. 위험으로부터 의료시설을 보호하고, 응급의료 대응을 준비한다.

산업 안전 및 보건

미국 산업 안전의 역사

1880년대 이전 미국의 작업 현장에는 안전에 대한 정보가 많지 않았다. 산업화 이전 시대의 노동자들은 동물과 손 도구, 사다리, 계단 등을 사용하면서 위험을 겪었다. 산업화로 증기 엔진이 동물을 대체하고, 기계가 손도구들을 대체하고, 엘리베이터가 사다리와 계단을 대체하면서, 다양한 새로운 안전 문제들이 등장했다(Aldrich, 2013).

사례 학습 12.1 직장 및 교육 시설의 재난관리 정책

재난의 종류와 특성은 다양하다. 지진 취약 지역에 인접한 지역 비영리 기관의 운영책임자로서 당신은 실용적이고 실행가능한 재난관리 계획을 수립할 책임이 있다. 재난 대비, 재난 대응, 재난 복구 등 세 가지 재난관리 제목을 정하고, 각 제목 아래에 다섯 가지 조치들을 적용하는 재난관리 계획을 작성하시오. 또한, 계획 정보를 기관의 직원에게 배포할 방법에 대한 세부 정보를 포함하고, 필요시 그 계획의 집행을 촉진하기 위해 지정될 핵심 인력의 유형들도 파악하시오. 해당 업무 현장이나 교육기관에서 재난관리 대응을 수립하고 처리하거나 이행할 담당자들을 면담하시오. 이어서 이들을 통해 알게 된 내용을 사용하여 당신의 가상 계획을 구체화함으로써 가급적 현실성 있는 계획을 만드시오.

성찰과 토론을 위한 질문

1. 당신이 만든 계획을 바탕으로 실시하는 정기적 시뮬레이션이나 안전 훈련이 재난 대비를 강화하는데 유용할 것이라고 보십니까?
2. 재난과 재난관리에 대한 직원들의 태도와 지각이 재난관리 계획의 결과에 어떤 식으로 영향을 줄 것이라 보십니까?

하지만 한 가지는 분명하다. 21세기 초 미국 노동자들이 업무 중 직면한 건강 및 안전 위험은 아주 컸다는 점이다(미국 질병통제예방센터, 1999). 미국은 영국의 산업화 경로를 따르지 않고 수정하여, 미 대륙의 지리 경제적 여건별로 맞춤화했다. 사용자의 안전에 대한 관심을 줄이는 법규 풍토에서 산업 발전이 이루어졌다. 생산방법은 고도로 효율적이었으나 상당히 위험했다(Aldrich, 2013).

예를 들면, 미국식 석탄 채굴 방법은 생산만 중시하고, 안전을 소홀히 하는 경우가 많았고 노동자 1인당 석탄 수율이 유럽보다 더 높았으나, 확실히 더 위험했다. 이러한 접근방식의 한 가지 원인은 영국에 비해서 미국의 석탄 매장층이 지표면에 더 가까웠기 때문에, 주방식 채탄법 등 상대적으로 저렴한 기법들을 앞다투어 도입했고, 이에 따라 광부들이 지하에서 서로 다른 구역들로 분리되면서, 감독과 안전관리는 그만큼 어려워졌다(Aldrich, 2013).

19세기 미국 철도는 노동자는 물론 승객에게도 위험했다. 이동 거리가 멀고 인구밀도가 낮아서 여객열차보다는 화물열차 운행이 돈벌이가 되었고, 노동자가 차량 결합과 분리를 위해 이동하는 차량 사이를 이동하고 제동장치 작업을 위해 차량에 올라타야 했기 때문에 화물 작업은 항상 더 위험했다. 미국의 기차들은 형편없이 만들어졌고 신호를 거의 사용하지 않았다. 이런 요인들 때문에 사고, 탈선, 충돌이 많았다(Aldrich, 2013).

미국의 산업 발전 형성기에 사고는 다반사였고, 미국의 산업적 방법들이 안전은 소홀히 한 채 발전했다. 전반적인 사회경제적 분위기로 인해서 손상을 입은 노동자가 손실을 회복하기가 매우 어려웠다. 하지만 서서히, 그리고 노동자, 노조, 사용자, 정부 기관과 그 외 관련자들의 노력을 통해서, 이런 여건들이 개선되었고 엄청난 진전이 이루어졌다(미국 질병통제예방센터, 1999).

안전 개선을 위한 공공의 노력은 산업화 초기로 거슬러 올라간다. 주정부들은 1840년대부터 철도 규제 위원회를 만들었다. 안전 개선을 위한 다수 위원회들이 만들어졌지만, 이런 위원회들은 일반적으로 근로 조건에 유의한 영향력을 행사하기에는 부족했다. 마찬가지로 최초의 주 광산 위원회가 1869년 펜실베니아에서 만들어졌고 이어서 다른 주들에서도 그 위원회를 도입했다. 책임을 강화하고 안전을 중시하는 시대가 도래하는 데 기여한 요인들은 여러 가지이다. 연방 안전 규정, 노동자 보상법, 사회적 인식과 사용자의 인식 증가 등으로 안전이 더욱 강조되게 되었다.

1. **연방 안전 규정** : 1900년부터 1차 대전 사이에, 노동 안전은 중요한 공공 관심사가 되었다. 미국 식품의약품안전청, 미국 연방준비제도이사회, 그 외 공중보건과 안전을 다루는 다수 기관이 전면에 나섰다. 안전 규칙과 규제 강화를 요구하는 노조의 운동에 부응하여, 의회는 증기기관차와 화물차의 안전 규제를 다수 통과시켰다. 1910년 의회는 일련의 재앙적이고 점점 빈번해지는 광산 폭발에 대응하여 비규제 연구기구인 광산국(Bureau of Mines)을 설립했다(Aldrich, 2013).
2. **노동자 보상법** : 사용자의 사고 비용 부담을 높인 중요한 법들이 제정되었다. 연방 사용자 책임법은 1908년 제정되었으며 이 법은 주 간 상거래에 종사하는 철도 노동자들에게 적용되었고, 사용자가 청구할 수 있는 면책 범위를 대폭적으로 한정시켰다. 이전에는 철도 회사가 부담하던 노동자 치사 사고 비용이 200달러였는데, 이 법을 제정한 이후에는 2천 달러로 올랐다. 뉴욕주는 1910년에 모든 손상에 대해서 고정 요율로 자동보상해주는 법을 통과시켰다. 즉, 손상을 당한 노동자들이 소송을 통해서 피해보상을 청구하고 사용자의 태만을 입증할 필요가 더 이상 없게 된 것이다. 1911년부터 1921년 사이에 44개 주에서 노동자 보상법을 제정했다(Aldrich, 2013).
3. **사용자의 안전에 대한 관심** : 보상법과 엄격해진 사용자 배상책임으로 사고 비용이 급격하게 증가하면서 현대적 노동 안전에 관심을 갖기 시작했고, 근로 사고와 손상은 오랜 시간에 걸쳐 감소해 왔다. 기업들이 안전 정보를 모으는 수단으로서 국가 안전 회의(National Safety Council)가 1913년에 설립되었다.

여기서 논한 모든 요인들의 결과는 대기업의 안전문화를 제도화한 것이다. 1차, 2차 세계대전 중에, 철도 종사자 치사율이 꾸준히 감소했다. 1910년 이후에는, DuPont 등 일부 대기업들과 철강업계 등 산업 전반에서 안전이 극적으로 향상되었다.

2차 세계대전 중 경제적 이익과 관련된 노동 이직률은 거의 모든 경제 부분에서 노동 안전을 악화시켰으나, 1945년 이후 장기적인 효력들이 다시 발휘되면서 사고는 다시 감소했다. 또한 2차 세계대전 이후 새롭게 힘을 키운 노조들이 노동 안전 면에서 더욱 중요한 역할을 했다. 1960년대에는 경제 확장으로 손상률이 다시 상승했고, 그 결과 정치적 압력이 심해지면서 의회는 산업안전보건국(Occupational Safety and Health Administration, OSHA)을 1970년에 설립했다. 1970년에 광산 폭발 문제가 계속되면서 광산안전보건국(Mine Safety and Health Administration, MSHA)도 설립되었다. 이 기관들의 업무는 논란의 대상이 되었으나, 모든 것을 감안할 때 이 기관들은 1970년 이후 노동 손상의 지속적 감소에 기여했다고 할 수 있다.

1970년 산업안전보건법

산업안전보건법(Occupational Safety and Health Act)은 연방정부와 민간 부문의 산업보건과 안전을 다루는 미국의 주요한 연방법이다. 1970년에 의회에서 제정된 이 법의 주요 목표는 산업보건과 안전을 위한 최소 기준을 수립하고 일정한 안전 점검을 도입하는 것이다. 산업안전보건법은 사용자들이 직원들에게 유해성 없는 근로 환경이 제공되도록 보장하는 데 유용하다. 업계에 따라서, 이런 유해성들은 여러 가지 양상을 띈다. 가령 유독성 화학물 노출, 과도한 소음, 기계적 위험, 온열 스트레스, 한랭 스트레스, 비위생적 여건 등이 그런 유해성에 속한다(미국 노동부, n.d.).

산업안전보건법
연방정부와 민간 부문의 신업보건과 안전을 다루는 미국의 주요한 연방법으로, 1970년에 의회에서 제정된 이 법의 주요 목표는 산업보건 및 안전을 위한 최소 기준을 수립하고 일정한 안전점검을 도입하는 것임

산업안전보건법은 50개 주, 콜롬비아 특구, 푸에르토리코와 그 외 미국령의 모든 사용자와 피고용자에게 적용된다. 연방 산업안전보건국에서 직접 적용하거나 산업안전보건법에서 승인한 주의 직무 안전보건 계획을 통해서 이행한다. 미국 우편국 직원들도 이 법의 적용을 받는다.

이 법에서 규정하는 사용자란 “피고용인을 두고 상거래에 영향력을 행사하는 사업에 종사하는 자이나, 미국이나 주 또는 국가의 하부정치기구는 제외한다.”라고 규정하고 있다. 따라서 이 법은 제조, 건설, 연안부두 노동, 농업, 법, 의료, 자선사업과 재난 구호, 조직 노동자, 사립 교육 등 다양한 분야에 종사하는 사용자와 피고용자에게 적용된다. 이 법에서는 연방정부 공무원을 위한 별도 프로그램을 만들고 그 적용 범위를 주정부와 지방정부 공무원에게도 적용하며, 연방 산업안전보건국에서 승인한 계획을 채택하고 있는 주에만 적용한다(미국 노동부, n.d.).

다음의 경우에는 이 법을 적용하지 않는다.

- 자영업자
- 농부의 직계 가족 구성원만을 고용하는 농장
- 다른 연방법의 권한에 따라 운영되는 다른 연방 기관이 노동자의 안전을 규제하는 근로 조건. 이 범주에는 광산, 원자력 발전, 핵무기 제조 분야, 운송업계의 대부분의 근로 조건들이 포함된다.
- 연방 산업안전보건국이 승인한 계획을 운영하는 주에 소속되지 않은 주정부와 지방정부 공무원

산업안전보건법은 사용자들이 직원들에게 직장 내 유해성에 대한 교육을 시키고 직원들에게 정보를 제공하고, 직업 손상과 질환에 대해 연방정부에 신고하고, 그런 손상에 대해

직업성 손상
근로 환경에서 어떤 사건이나 노출로 인하여 어떤 질환이나 손상이 유발되었거나 그런 질환이나 손상에 영향을 주었거나 기존의 질병이 심각하게 악화된 손상이나 질환

기록가능한 질환
다음 사항 중 일부나 전부를 초래하는 직업성 손상과 질환 : 사망, 의식 상실, 수일간 병가, 직무 제한 또는 직무 이동, 의과적 치료(응급조치 수준 이상의 치료), 의사 또는 기타 면허를 소지한 의료 전문가가 진단한 심각한 직업성 손상 또는 질환. 여기에는 암, 만성 비가역성 질환, 골절 또는 고막 파열과 관련된 업무 관련 증례가 해당된다.

> 근로 환경에서 어떤 사건이나 노출로 인하여 질환이나 손상이 유발되었거나 그런 질환이나 손상에 영향을 주었거나 기존의 질병이 심각하게 악화된 경우, 그 손상이나 질환을 직업성 손상으로 규정하고 있다.

기록하고, 통제장치와 보호장비도 제공하도록 의무화하고 있다(미국 노동부, n.d.). 의무화하고 있는 구체적인 내용은 다음과 같다.

- 직원 수 11인 이상인 사용자는 2월 1일부터 4월 30일 사이에 전년도에 발생한 직업성 손상 및 질환 수에 대한 요약을 게시해야 한다.
- 이 법의 적용을 받는 모든 사용자는 관련 안전보건 기준을 반드시 준수하고, 1명 이상의 사망 또는 3인 이상 직원들의 입원을 유발한 모든 사고에 대하여 가장 가까운 산업안전보건국 사무실에 8시간 이내에 구두 보고해야 한다.

직업성 질환과 장애

작업 현장의 보건 안전 규제를 감독하는 연방 기관인 산업안전보건국에서는 근로 환경에서 어떤 사건이나 노출로 인하여 질환이나 손상이 유발되었거나 그런 질환이나 손상에 영향을 주었거나 기존의 질병이 심각하게 악화된 경우, 그 손상이나 질환을 직업성 손상으로 규정하고 있다(미국 노동부, 2016).

다음 사항 중 일부 또는 전부를 초래하는 직업성 손상이나 질환을 기록 가능한 질환(recordable illnesses)이라고 규정한다.

- 사망
- 의식 상실
- 수일간 병가
- 직무 제한 또는 직무 이동
- 의과적 치료(응급조치 수준 이상의 치료)
- 의사 또는 기타 면허를 소지한 의료 전문가가 진단한 심각한 직업성 손상 또는 질환. 여기에는 암, 만성 비가역성 질환, 골절 또는 고막 파열과 관련된 업무 관련 증례가 해당된다.

병가
직무 이동 또는 직무 제한 유무에 관계없는 1일 이상의 휴가

직무 제한 또는 직무 이동
사용자나 의료 전문가가 노동자에게 담당 직무의 통상적 기능들을 이행하지 않도록 권장하거나 손상이나 질환 발생 전에 해당 노동자가 처리하기로 되어있었던 정상 근무일 근무를 삼가도록 권장하는 것

병가는 직무 이동 또는 직무 제한 유무에 관계없이 1일 이상의 휴가를 요하는 증례들이다.

직무 제한이나 직무 이동 관련 증례들은, 직업성 손상이나 질환으로 인하여 사용자나 의료 전문가가 노동자에게 담당 직무의 통상적 기능들을 이행하지 않도록 권장하거나 손상 또는 질환 발생 전에 해당 노동자가 처리하기로 되어 있었던 정상 근무일 근무를 삼가도록 권장할 때 발생한다.

고용 업계에 따라 추가적인 기준이 있을 수 있으며 가령, 잠재적으로 감염성 있는 물질에 오염된 주사바늘에 찔리거나 날카로운 물건에 베인 경우, 산업안전보건국 보건기준 요건에 따라 직원을 의학적으로 내보내야만 하는 경우, 청력 테스트를 통해 업무로 인해 청력이 상실된 것으로 진단받은 경우 등이 기록 가능한 증례가 될 수 있다(미국 노동부, n.d.).

위 목록에서 알 수 있듯이 모든 기록가능한 증례에서 사망, 병가, 직무 제한이나 직무 이동이 반드시 수반되는 것은 아니다.

미국 산업안전보건국에서는 다양한 직업병 범주를 정하고 있다.

1. 화학 물질, 식물 또는 기타 물질에 대한 작업 중 노출과 관련된 피부질환 또는 장애. 예를

들면 접촉성피부염, 습진 또는 일차 자극제 및 민감제나 유독성 식물에 의해 유발되는 발진, 기름 여드름, 마찰 수포나 크롬궤양, 피부 염증 등이 있다.

2. 유해한 생물제제, 화학물질, 먼지, 기체, 수증기, 매연의 작업 중 흡입과 연관된 호흡기 질환. 예를 들면 규폐증, 석면폐증, 폐렴, 농부폐증이 있다.
3. 유독성 물질을 섭취하거나 흡수해서 유발되는 중독은 결과적으로 조직, 혈액, 기타 체액 내 유독성 물질의 비정상적 농도를 초래한다. 납, 수은, 카드뮴 등 중금속에 의한 중독이 이 범주에 포함된다.
4. 청력 상실
5. 악성/양성 종양과 AIDS와 HIV 등 혈액 매개성 감염질환 등 그 외 모든 직업병

사업장 재해

앞서 살펴본 바와 같이, 업무 환경에서 어떤 사건이나 노출이 질환이나 손상을 유발했거나 그런 질환이나 손상에 영향을 주었거나 기존의 질병을 심각하게 악화시키는 경우, 그러한 손상과 질환을 업무상 손상이라고 정의한다.

2004~2005년 기간에 작업 현장에서 평균 5,749명이 사망해서, 산업재해 사망률이 16세 이상 피고용 노동자 10만 명당 4명이었다. 같은 기간에, 16세 이상 미국인의 모든 손상 사망 중 약 4%는 업무와 관련 있었다. 운송과 자재 이동, 건설 및 철거 작업에 관련된 사람들 사이에서 발생하는 사업장 사망은 산업재해 사망자의 약 1/2을 차지했다. 하지만 치사율을 직업별로 비교했을 때는 농업, 어업, 임업 직종에서 직업 특이적 치명률이 가장 높았다(미국 질병통제예방센터, 2007). 2004년과 2005년에 산업재해로 인한 사망의 주요 원인들은 운반 사고(43%), 물체 및 장비 접촉(18%), 폭행 및 다른 폭력 행위(살인과 자살 14%), 낙상(14%) 순이었다.

산업재해 비용

손상 및 질환 예방 프로그램들의 주요 목표는 사업장 재해, 질환, 사망, 이런 사건들로 야기되는 노동자들의 고통, 노동자와 사용자가 겪는 재정적 어려움을 예방하는 일이다(산업안전보건국, 2012). 사업장 재해는 개별 노동자와 그 가족에게 심각한 신체적, 금전적, 정서적 어려움을 유발한다. 충분하지 못한 노동자 보상 혜택 및 의료보험과 함께 사업장 재해 및 질환은 신체적 아픔과 고통 외에 실직, 채무부담, 기존 생활수준 유지 불가, 주택 소유권 상실, 심지어 파산까지 초래할 수 있다. 손상 및 질환 예방 프로그램을 효과적으로 이행하면, 재해를 당한 노동자들과 그 가족이 겪는 즉각적이고 단기적인 고통, 장기적 문제들을 완화하여 삶에 대한 재앙적인 영향을 피할 수 있다. 동시에 이런 프로그램을 통해서 산업재해, 질환, 사망으로 사용자가 부담하는 엄청난 재정 부담과 사업 혼란도 피할 수 있다. 미국 사회보험연구소(National Academy of Social Insurance, 2011)에 의하면, 2009년 보상가능한 모든 손상과 질환에 지급한 연간 노동자 보상 혜택은 약 580억 달러로 추산된다. 이 기관에서는 노동자 보상으로 사용자들이 지급한 총비용이 2000년에 600억 달러에서 2009년에는 740억 달러로 증가했다고 관측했다.

이런 직접 비용 외에도 사용자는 직원이 재해를 입거나 아프면, 숨겨지거나 덜 분명할 수 있지만 대부분의 경우 예산이나 시간의 실제 지출을 포함하는 다양한 기타 비용에 직면한다. 이런 비용을 통상 간접비라 하는데 간접비에 포함되는 항목들은 다음과 같다.

- 노동자 보상이 적용되지 않는 결근에 대해 재해당한 노동자에게 지급되는 모든 임금
- 작업 중단으로 인한 시간 손실 관련 임금비용
- 재해 후 감독자들이 투입하는 행정적 시간
- 직원 교육 및 대체비용
- 신규 직원 학습 곡선과 재해를 입은 직원의 적응과 관련된 생산성 손실
- 파손된 자재, 기계류, 재산 교체 비용

비의도적 사업장 재해 예방과 관리

손상률과 치명률이 높은 직업군의 재해 예방 노력들에 집중하면, 사업장 손상과 치명률을 줄일 수 있다. 산업재해와 사망은 전체 비의도적 재해 수에 비하면 아주 작은 부분이지만, 이런 재해 및 사망은 통제된 환경에서 발생하기 때문에 표적화된 효과 높은 예방 프로그램을 이용할 경우 성공 가능성이 높다(산업안전보건국, 2012).

재해 예방 프로그램들에 공통된 요소 중 몇 가지를 들어보면 관리자 리더십, 노동자 참여, 유해성 식별 및 평가, 유해성 예방과 관리, 교육과 훈련, 프로그램 평가와 개선이다. 각 요소는 전체 프로그램의 성공을 보장하는데 중요하며 밀접하게 상호연관되어 있으며 서로 의존한다.

재해 예방 프로그램의 효과

여러 연구에서 사업장 차원과 기업 차원의 손상 및 질환 예방 프로그램의 효과성을 조사했다(Smitha 등, 2001; Torp 등, 2000). 이런 연구들을 통해서, 그런 프로그램이 업무 현장의 문화 변혁, 상해/질환/치사율 감소, 노동자 보상 및 기타 비용 감소, 사기 진작과 의사소통 진작, 이미지와 평판 제고, 프로세스/제품/서비스 개선에 효과가 있음을 거듭 확인했다. 연구들에서 강조한 효과적 프로그램의 중요한 특징으로는 경영진의 몰입과 리더십, 효과적인 직원 참여, 보건 및 안전과 사업 기획 간 통합, 지속적 프로그램 평가 등이었다(산업안전보건국, 2012).

요약

비의도적 손상이란 해를 입히겠다는 의도 없이 발생했다고 판단되는 손상이다. 비의도적 손상은 여러 가지 형태로 나타날 수 있으나, 모든 예방 프로그램에 적용되는 광범위한 지침을 규정할 수 있다.

의도적 손상은 자신이나 타인이 의도적으로 입혔다고 판단되는 상해이다. 의도적 손상에는 자살, 자해, 폭행, 살인 등이 있다. 의도적 손상의 원인이 다양하기 때문에, 접근방식은

표적이 되는 원인에 따라 달라진다. 성폭력 및 관련 상해를 감소시키고자 시도하고 있는 공중보건 예방 중재들은, 가령 자해나 자살을 줄이기 위해 시도하는 접근법과는 많이 다를 것이다.

해충은 원치 않는 곳에서 발생하는 생물로 작물이나 사람이나 다른 동물들에게 피해를 입히는 생물이다. 해충에는 곤충, 쥐 및 다른 동물들, 잡초 등 원치 않는 식물, 곰팡이, 미생물 등이 있다. 농약은 해충을 예방, 파괴, 퇴치, 경감하기 위한 물질이거나 물질의 혼합물이다. 흔히 해충만 퇴치하는 것으로 잘못 이해되고 있는 농약은 제초제, 살진균제, 그 외 다양한 해충 제어에 사용되는 물질에도 적용되는 용어이다. 농약의 일차 목적이 특정 해충을 없애는 것이기는 하지만, 이런 제제들은 환경과 사람의 건강에 결과적으로 의도치 않은 악영향을 줄 수 있다. 통합 해충관리는 효율적이며 환경적으로 책임있는 접근방식으로 상식적인 관행들을 조합한 접근법이다.

방사선은 원자들이 분리되어서 덜 안정적인 상태에서 더 안정적인 형태로 옮겨갈 때 방출되는 에너지이다. 방사선이 다른 화학물질과 상호작용하는 방식에 따라서 전리 방사선과 비전리 방사선으로 나뉜다. 전리 방사선과 비전리 방사선은 모두 생물에게 유해할 수 있고, 자연환경에 변화를 유발할 수 있다. 하지만 일반적으로 전리 방사선이 비전리 방사선보다 더 해로울 수 있다. 그 이유는 전리 방사선으로 만들어지는 이온들이 방사선 수치가 낮은 경우에도 DNA를 파괴할 수 있기 때문이다.

방사선이 조직과 장기에 미치는 파괴적인 영향은 선량, 즉 흡수한 방사선량에 따라 달라진다. 방사성 폐기물 관리, 방사선원 감소 및 관리, 방사선 비상사태 처리를 위한 선제적 행동 계획 설계 등이 종합적인 방사선 보호 프로그램의 중요한 요소들이다.

메리암웹스터 온라인 사전에 따르면 재난이란 “큰 피해, 손실, 파괴를 초래하는 갑작스러운 몹시 불행한 사건”이다. 재난에 대한 취약성에 차이가 있음에도 불구하고 선진국이나 개발도상국이나 재난에서 안전한 나라는 없다. 재난관리란 자연재해나 인재의 영향에 대비, 대응, 완화 및 복구하는 데 필요한 정책, 행정 결정, 운영 활동 등을 의미한다. 재난관리는 세 가지 밀접하게 상호 관련된 프로세스(대비, 대응, 복구)로 이루어지는데 각 프로세스마다 어느 정도 자율성이 있으나, 다른 두 가지 프로세스와 밀접한 상호관련성을 갖는다.

산업안전보건법은 연방정부와 민간 부문의 산업보건과 안전을 다루는 미국의 주요한 연방법이다. 1970년에 제정된 산업안전보건법의 주요 목적은 산업보건과 안전을 위한 최소 기준들을 수립하고, 일정한 안전점검 조치들을 도입하는 것이다. 산업안전보건국은 사용자가 직원에게 인지된 유해성이 없는 근무환경을 제공하도록 보장한다.

손상 및 질환 예방 프로그램들의 주요 목표는 사업장 재해, 질환, 사망, 이런 사건들로 야기되는 노동자들의 고통, 노동자와 사용자가 겪는 재정적 어려움을 예방하는 일이다. 사업장 재해는 개별 노동자와 그 가족에게 심각한 신체적, 금전적, 정서적 어려움을 유발한다. 이런 직접 비용 외에도 사용자는 직원이 재해를 입거나 아프면, 숨겨지거나 덜 분명할 수 있지만 대부분의 경우 예산이나 시간의 실제 지출을 포함하는 다양한 기타 비용에 직면한다.

손상률과 치명률이 높은 직업군의 재해 예방 노력들에 집중하면, 사업장 손상과 치명률을 줄일 수 있다. 산업재해와 사망은 전체 비의도적 재해 수에 비하면 아주 작은 부분이지만,

이런 재해 및 사망은 통제된 환경에서 발생하기 때문에 표적화된 효과 높은 예방 프로그램을 이용할 경우 성공 가능성이 높다.

핵심 용어

action threshold	방제시작 밀도
carcinogenesis	발암과정/발암현상
days away from work	병가
disaster management	재난관리
disaster preparedness	재난 대비
disaster recovery	재난 복구
external exposure	외부 노출
genotoxicity	유전자독성
integrated pest management, IPM	병해충 종합관리
intentional injury	의도적 손상
internal exposure	내부 노출
OSHA	산업안전보건국
pesticide	농약
pest	해충
primary prevention of violence	폭력의 1차 예방
radiation	방사선
radioactive waste	방사성 폐기물
radionuclides	방사성 핵종
recordable illnesses	기록가능 질환
restricted work activity or job transfer	직무 제한 또는 직무 이동
secondary and tertiary prevention of violence	폭력의 2차, 3차 예방
unintentional injury	비의도적 손상
work-related injury	직업성 손상

복습 문제

1. 비의도적 손상과 의도적 손상과 관련된 역학 및 예방 전략에 대해 논하시오.
2. 농약 사용에 따른 안전 위험들을 열거하시오.
3. 통합적 해충 관리에 대해 정의하시오.
4. 방사선이 건강에 미치는 결과에 대해 설명하시오.
5. 방사선으로 인한 건강 결과를 피하거나 최소화하도록 지원하는 중재방법들에 대해 논하시오.
6. 재난관리에 대해 정의하고, 재난관리의 구성요소들을 제시하시오.
7. 업무 관련 손상이란 무엇인지 정의하시오.
8. 기록 가능한 질환이 무슨 의미인지 설명하시오.

역량 구축을 위한 활동 #1

농약과 방사선은 의도하지 않은 표적, 즉 사람과 환경에 건강 영향을 미칠 수 있다. 농약이나 방사선이 수중 생태계 건강과 웰빙에 미칠 만한 다양한 건강 영향에 대해 조사하시오.

조사 결과를 불릿 기호를 붙여서 정리하여 발표하시오. 이 활동에 대하여 최소 5개의 다른 자료원을 참조하시오.

역량 구축을 위한 활동 #2

미국에서 오피오이드 사용 및 관련 과다 복용으로 인한 사망은 급속도로 증가하고 있는 것으로 추정된다. 미국에서 오피오이드 사용 결정 요인, 오피오이드 과다 복용으로 인한 사망을 방지하기 위하여 현재 실시중인 프로그램, 오피오이드 사용 확산 예방을 위한 노력에 대해 Pubmed와 Google Scholar 또는 다른 데이터베이스를 이용하여 문헌 검색을 실시하시오. 어떤 전문직 간 기관들이 이러한 노력에 관여하고 있는가? 2페이지 이내로 검색 결과를 요약하시오.

학습에 유용한 웹사이트

미국 연방재난관리청 (Federal Emergency Management Agency)

http://www.fema.gov

이 웹사이트는 미국 국토안보부 산하 기관인 연방재난관리청의 웹사이트로서 주요 목적은 미국에서 발생하여 지역 및 주 당국들의 자원을 압도하는 재난에 대한 대응을 조정하는 것이다. 미국 연방재난관리청에서 밝혔듯이 이 기관의 임무는 “미국 시민과 일차 대응자들을 지원하여 하나의 국가로서 협력해서 모든 위험에 대비하고 보호하고 대응하고 복구하고 완화할 수 있는 역량을 구축, 유지, 개선하는 일이다.” 미국 연방재난관리청 웹사이트에서 미국 연방재난관리청이 실질적으로 엄청난 지원과 도움을 제공했던 최근에 발생한 재난 3건을 찾아서 정리하시오. 각각의 재난 사건마다 미국 연방재난관리청이 그 재난에 대한 대응을 위해 취한 구체적 조정 조치를 최소 3가지씩 정리하여 목록을 만드시오.

미국 질병통제예방센터의 손상 예방 및 통제 웹사이트

https://www.cdc.gov/injury/index.html

이 웹사이트는 손상 예방 및 통제의 다양한 측면을 논의하는 미국 질병통제예방센터의 웹사이트이다. 이 웹 사이트에는 질병통제예방센터의 WISQARS ™ (웹 기반 상해 통계 쿼리 및 보고 시스템), 오피오이드 과다 복용 예방 노력, 가정 및 여가 안전을 보장하는 방법, 자동차 안전 관련 자원, 외상성 손상 관련 자원, 폭력 예방 및 기타 노력에 대한 링크가 있다. 이 웹 사이트와 링크를 방문하시오. 오피오이드 과다 복용 예방 노력 링크를 면밀히 참고한 후 해당 지역에서 이 문제를 해결하기 위한 프로토콜을 준비하시오.

미국 산업안전보건국(Occupational Safety and Health Administration)

http://www.osha.gov

이 웹사이트는 산업 보건 및 안전 규정을 제정하는 것을 주 목적으로 하는 미국 노동부 산하 기관인 산업안전보건국의 웹 사이트이다. 이 규정은 화학물질 노출 제한, 정보에 대한 직원 접근성, 개인보호장비 사용 요건, 안전 절차 요건을 다룬다. 웹사이트를 검색하고 "노동자 권리" 섹션으로 이동하시오. 불만제기 시기와 이 섹션에서 자주 묻는 질문을 읽어 보시오.

참고문헌

Ahrens, M. (2001). U.S. experience with smoke alarms and other fire alarms. Quincy, MA: National Fire Protection Association.

Aldrich, M. (2013). History of workplace safety in the United States, 1880–1970. Retrieved from http://eh.net/?s=workplace+safety

American Foundation for Suicide Prevention. (2019). Suicide statistics. Retrieved from https://afsp. org/about-suicide/suicide-statistics

Annas, G. J. (2002). Bioterrorism, public health and civil liberties. New England Journal of Medicine, 346, 1337–1342.

Bassil, K. L., Vakil, C., Sanborn, N., et al. (2007). Cancer health effects of pesticides: Systematic review. Canadian Family Physician, 53, 1704–1711.

Blincoe, L. J., Miller, T. R., Zaloshnja, E., & Lawrence, B. A. (2015). The economic and societal impact of motor vehicle crashes, 2010. Report No. DOT HS 812 013. Washington, DC: National Highway Traffic Safety Administration.

Bronstein, A. C., Spyker, D. A., Cantilena, L. R., et al. (2007). 2006 Annual Report of the American Association of Poison Control Centers' National Poison Data System. Clinical Toxicology, 45, 815–917.

Butchart, A., & Engstrom, K. (2002). Sex-and age-specific effects of economic development and inequality on homicide rates in 0 to 24 year olds: A cross-sectional analysis. Bulletin of the World Health Organization, 80, 797–805.

California Department of Pesticide Regulation. (2013). What are the potential health effects of pesticides? Retrieved from http://www.cdpr.ca.gov/docs/dept/comguide/effects_excerpt.pdf

Center for Behavioral Health Statistics and Quality. (2018). Results from the 2017 National Survey on Drug Use and Health: Detailed tables. Rockville, MD: SAMHSA. Retrieved from https://www. samhsa.gov/data/sites/default/files/cbhsq-reports/NSDUHDetailedTabs2017/NSDUHDetailed Tabs2017.pdf

Centers for Disease Control and Prevention. (1999). Improvements in workplace safety—United States, 1900–1999. Morbidity and Mortality Weekly Report, 48(22), 461–484.

Centers for Disease Control and Prevention. (2005). QuickStats: Number of injury deaths, by mechanism and intent—United States, 2002. Morbidity and Mortality Weekly Report, 54(24), 610.

Centers for Disease Control and Prevention. (2007). Injury in the United States: 2007 chartbook. Retrieved from https://www.cdc.gov/nchs/data/misc/injury2007.pdf

Centers for Disease Control and Prevention. (2008, May 1). CDC Congressional testimony before the United States Senate Committee on Health, Education, Labor, and Pensions (statement of Ileana Arias, Director, National Center for Injury Prevention and Control). Retrieved from https://www.cdc.gov/washington/testimony/2008/t20080501.htm

Centers for Disease Control and Prevention. (2019a). Web-based Injury Statistics Query and Reporting System (WISQARS). Retrieved from https://www.cdc.gov/injury/wisqars/index.html

Centers for Disease Control and Prevention. (2019b). Nonfatal injury data. Retrieved from https://www.cdc.gov/injury/wisqars/nonfatal.html

Clark, K. A., Biddle, A. K., & Martin, S. L. (2002). A cost-benefit analysis of the Violence Against Women Act of 1994. Violence Against Women, 8(4), 417–428.

Dahlberg, L. L., & Krug, E. G. (2002). Violence: A global public health problem. In E. G. Krug, L. L. Dahlberg, J. A. Mercy, et al. (Eds.), World report on violence and health (pp. 1–21). Geneva: World Health Organization.

Delker, E., Brown, Q., & Hasin, D. S. (2016). Alcohol consumption in demographic subpopulations: An epidemiologic overview. Alcohol Research: Current Reviews, 38(1), 7–15.

Disaster. The Merriam-Webster.com Dictionary, Merriam-Webster Inc., Retrieved from http://www.merriam-webster.com/dictionary/disaster

Eid, H. O., & Abu-Zidan, F. M. (2015). Pedestrian injuries-related deaths: A global evaluation. World Journal of Surgery, 39(3), 776–781. doi: 10.1007/s00268-014-2853-z

Environmental Protection Agency. (2019a). Pest control and pesticide safety for consumers. Retrieved from https://www.epa.gov/safepestcontrol

Environmental Protection Agency. (2019b). Pesticides. Retrieved from https://www.epa.gov/pesticides

Environmental Protection Agency. (2019c). Radiation protection. Retrieved from https://www.epa.gov/radiation

Fang, X., Brown, D. S., Florence, C., & Mercy, J. (2012). The economic burden of child maltreatment in the United States and implications for prevention. Child Abuse and Neglect, 36, 156–165.

Farrington, D. P. (2003). Advancing knowledge about the early prevention of adult antisocial behaviour. In D. P. Farrington & J. W. Coid (Eds.), Early prevention of adult antisocial behaviour(pp. 1–31). Cambridge: Cambridge University Press.

Gilbert, S. W., & Butry, D. T. (2018). Identifying vulnerable populations to death and injuries from residential fires. Injury Prevention, 24(5), 358–364. doi: 10.1136/injuryprev-2017-042343

Gorman, S., & Tynan, E. (2003). Persistent organic pollutants—a legacy of environmental harm and threatstohealth. Retrievedfromhttp://documents.worldbank.org/curated/en/200791468762624856/Persistent-organic-pollutants-a-legacy-of-envrionmental-harm-and-threats-to-health

Harris, A. R., Thomas, S. H., Fisher, G. A., & Hirsch, D. J. (2002). Murder and medicine: The lethality of criminal assault 1960–1999. Homicide Studies, 6, 128–166.

Hausdorff, J. M., Rios, D. A., & Edelberg, H. K. (2001). Gait variability and fall risk in community-living older adults: A 1-year prospective study. Archives of Physical Medicine and Rehabilitation, 82(8), 1050–1056.

Haynes, H. (2015). Fire loss in the United States during 2014. Quincy, MA: National Fire Protection Association, Fire Analysis and Research Division.

Hedegaard, H., Curtin, S. C., & Warner, M. (2018). Suicide mortality in the United States, 1999–2017. NCHS Data Brief, no 330. Hyattsville, MD: National Center for Health Statistics.

Heron, M. (2017). Deaths: Leading causes for 2015. National Vital Statistics Reports, 66(5), 1–76.

Hornbrook, M. C., Stevens, V. J., Wingfield, D. J., et al. (1994). Preventing falls among communitydwelling older persons: Results from a randomized trial. The Gerontologist, 34(1), 16–23.

Hu, W., & Cicchino, J. B. (2018). An examination of the increases in pedestrian motor-vehicle crash fatalities during 2009–2016. Journal of Safety Research, 67, 37–44. doi: 10.1016/j.jsr.2018.09.009

Le Strat, Y., Dubertret, C., & Le Foll, B. (2015). Impact of age at onset of cannabis use on cannabis dependence and driving under the influence in the United States. Accident Analysis & Prevention, 76, 1–5. doi: 10.1016/j.aap.2014.12.015

Ma, J., Ward, E. M., Siegel, R. L., & Jemal, A. (2015). Temporal trends in mortality in the United States, 1969–2013. JAMA, 314(16), 1731–1739. doi: 10.1001/jama.2015.12319

Mercy, J. A., Rosenberg, M. L., Powell, K. E., et al. (1993). Public health policy for preventing violence. Health Affairs, 12, 7–29.

Nasrullah, M., & Muazzam, S. (2011). Drowning mortality in the United States, 1999–2006. Journal of Community Health, 36(1), 69–75. doi: 10.1007/s10900-010-9281-2

National Academy of Social Insurance. (2011). Report: Workers' compensation: Benefits, coverage, and costs, 2009. Retrieved from http://www.nasi.org/research/2011/report-workers-compensationbenefits-coverage-costs-2009

National Center for Injury Prevention and Control. (2002). CDC injury research agenda. Atlanta: Centers for Disease Control and Prevention.

National Center on Shaken Baby Syndrome. (2019). Shaken baby syndrome/abusive head trauma (SBS/AHT). Retrieved from https://www.dontshake.org/index.php?option=com_content&view=featured&Itemid=101

National Highway Safety Traffic Administration. (2019). Fatality analysis reporting system (FARS) encyclopedia. Retrieved from https://www-fars.nhtsa.dot.gov/Main/index.aspx

National Institute of Alcohol Abuse and Alcoholism. (2018). Alcohol facts and statistics. Retrieved from https://www.niaaa.nih.gov/publications/brochures-and-fact-sheets/alcohol-facts-and-statistics

National Library of Medicine. (2012). Disaster management. Retrieved from https://www.nlm.nih. gov/tsd/acquisitions/cdm/subjects28.html

Occupational Safety and Health Administration. (2012). Injury and illness prevention programs: White paper. Retrieved from http://www.osha.gov/dsg/topics/safetyhealth/OSHAwhite-paperjanuary2012sm.pdf

Rice, D. P., Mackenzie, E. J., Centers for Disease Control and Prevention, et al. (1989). Cost of injury in the United States: A report to Congress. San Francisco, CA: Institute for Health & Aging, University of California, & Injury Prevention Center.

Rosenberg, M. L., Butchart, A., Mercy, J., et al. (2006). Interpersonal violence. In D. T. Jamison, J. G. Breman, A. R. Measham et al. (Eds.). Disease control priorities in developing countries (2nd ed., pp. 755–770). Retrieved from http://www.ncbi.nlm.nih.gov/books/NBK11721/pdf/ch40.pdf

Safe Kids Worldwide. (2011). Suffocation and choking safety in the USA. Washington, DC: Safe Kids Worldwide.

Sanborn, K. J., Kerr, L. H., Sanin, D. C., et al. (2007). Non-cancer health effects of pesticides: Systematic review and implications for family doctors. Canadian Family Physician, 53, 1712–1720.

Smitha, M.W., Kirk, K. A., Oestenstad, K. R., et al. (2001). Effect of state workplace safety laws on occupational injury rates. Journal of Occupational and Environmental Medicine, 43(12), 1001–1010.

Tinsworth, D., & McDonald, J. (2001). Special study: Injuries and deaths associated with children's playground equipment. Washington, DC: US Consumer Product Safety Commission.

Tjaden, P., & Thoennes, N. (2000). Extent, nature, and consequences of intimate partner violence: Findings from the National Violence Against Women Survey. Retrieved from https://www.ncjrs. gov/App/abstractdb/AbstractDBDetails.aspx?id=181867

Torp, S., Riise, T., & Moen, B. E. (2000). Systematic health, environment, and safety activities: Do they influence occupational environment, behavior and health? Occupational Medicine, 50(5), 326–333.

US Department of Health and Human Services. (2001). Youth violence: A report of the surgeon general. Retrieved from https://www.ncbi.nlm.nih.gov/books/NBK44294

United States Census Bureau. (2017). American Community Survey (ACS). Retrieved from https://www.census.gov/programs-surveys/acs

United States Department of Labor. (2016). Occupational safety and health definitions. Retrieved from https://www.bls.gov/iif/oshdef.htm

United States Department of Labor. (n.d.). OSH Act of 1970. Retrieved from https://www.osha. gov/laws-regs/oshact/completeoshact

Utting, D. (2003). Prevention through family and parenting programs. In D. P. Farrington & J. W. Coid (Eds.), Early prevention of adult antisocial behaviour (pp. 243–264). Cambridge: Cambridge University Press.

Verma, S. K., Willetts, J. L., Corns, H. L., et al. (2016). Falls and fall-related injuries among community-dwelling adults in the United States. PLoS One, 11(3), e0150939. doi: 10.1371/journal. pone.0150939

Warner, M., Trinidad, J. P., Bastian, B.A., et al. (2016). Drugs most frequently involved in drug overdose deaths: United States, 2010–2014. National Vital Statistics Reports, 65(10), 1–15.

World Confederation for Physical Therapy. (2016). What is disaster management? Retrieved from https://www.wcpt.org/node/36987

World Health Organization. (2002). World report on violence and health. Retrieved from http://www.who.int/violence_injury_prevention/violence/world_report/en/full_en.pdf

World Health Organization. (2012). How can disaster risk reduction help save lives? Retrieved from http://www.who.int/features/qa/disaster_risk_reduction/en

World Health Organization (2013). Global burden of disease. Retrieved from http://www.who. int/healthinfo/global_burden_disease/projections/en

World Health Organization (2014). Global status report on alcohol and health 2014. Retrived from http://www.who.int/substance_abuse/publications/global_alcohol_report/msb_gsr_2014_1. pdf?ua=1

World Health Organization. (2019a). Pesticides. Retrieved from https://www.who.int/topics/pesticides/en

World Health Organization. (2019b). Ionizing radiation, health effects and protective measures. Retrieved from https://www.who.int/news-room/fact-sheets/detail/ionizing-radiation-healtheffects-and-protective-measures

Zwi, A. B., Garfield, R., & Loretti, A. (2002). Collective violence. In E. G. Krug, L. L. Dahlberg, J. A. Mercy, et al. (Eds.), World report on violence and health (pp. 213–239). Geneva: World Health Organization.

제 13장

미국 보건의료서비스 및 공공보건의료체계의 조직, 재정, 전달체계

이 장은 미국의 보건의료서비스의 조직, 재정 및 전달체계에 대한 개요이다. 또한 공공보건의료 체계의 구조와 재정에 대한 내용도 포함한다.

미국 보건의료체계의 구조와 기능 이해

최근 몇 년 동안, 미국의 보건의료체계는 논쟁의 여지가 있고, 양극화되는 논쟁의 중심에 있었다. 이 논쟁은 2010년 건강보험개혁법(Patient Protection and Affordable Care Act, 이하 ACA)의 통과로 극대화되었다. 이 논쟁의 한 극단에 있는 사람들은 미국이 전 세계에서 최고의 의료시스템을 가지고 있다고 주장하며, 대부분의 미국인에게 최첨단 임상 치료를 제공할 수 있는 최첨단 이료 기술과 보완 시설을 충분히 갖추고 있다고 주장한다. 다른 극단의 반대론자들은 미국이 다른 선진국 보다 의료에 더 많은 돈을 지출하는 사실에도 불구하고 현재의 시스템이 비효율적이고 분절적이며, 막대한 비보험 문제, 치료의 큰 격차, 관리 낭비, 인구집단의 특성에 따라 치료의 질에 상당한 차이를 겪고 있다고 비판하고 있다(Committee for a Responsible Federal Budget, 2018). 미국에서는 여전히 보편적인 건강보험의 혜택은 받기 어렵다. 구조적 편견, 사회적 불평등, 인종차별은 건강을 약화시키고, 조직, 지역 사회 및 사회 수준에서 건강 형평성을 달성하는 데 어려움을 조장한다. 대형 건강보험 회사와 제약회사의 이윤 추구 활동은 모든 미국인의 효과적이고 효율적인 의료서비스에 대한 접근성이라는 기본적인 권리를 보장하는데 어려움을 겪고 있다. 의료 및 의료공급자 비용의 상승은 의료 비용을 줄이는데 기여하지 않는다. 인종은 미국에서 의료서비스의 제공에 중요한 영향을 항상 미친다. 예를 들어, 아프리카계 미국 성인 흑인 남성 매독환자가 효과적인 치료가 가능하였으나 치료를 거부하여 치료를 받지 않는다는 불명예적인 Tuskegee 연구로 인해 지역사회에서의 의료 불신이 발생했다(Alsan & Wanamaker, 2018; Howell, 2017).

표 13.1 세계적인 맥락에서의 미국의 건강 프로파일

총인구	322,180,000
도시지역 인구	81%
일인당 국민총소득	53,960달러(미국)
출생시 기대수명	
남성	76세
여성	81세
5세 미만 사망률(출생아 1,000명당)	7명
성인 사망률(인구 1,000명당 15-60세 사망률)	142명
HIV 사망률(15~49세 성인 1000명당)	2.5명
국내총생산(GDP) 중 의료비 지출(%)	17.1%

출처 : 세계보건기구(2019)의 '미국 건강 프로파일', http://www.who.int/gho/countries/usa/en에서 발췌

학습목표

이 장을 학습한 후 다음을 할 수 있다.

- 미국 보건의료체계의 기본조직을 설명할 수 있다.
- 보건의료체계의 공공 및 민간 건강보험의 차이를 토의할 수 있다.
- 건강보험개혁법의 기본 특성을 기술할 수 있다.
- 보건의료 이용에 영향을 미치는 요인들을 토의할 수 있다.
- 보험 미가입이 보건의료서비스 접근성에 미치는 영향을 설명할 수 있다.
- 미국에서 보험에 가입되지 않은 집단의 주요 추세를 토의할 수 있다.
- 필수 공공보건 의료서비스를 기술할 수 있다.

이 장에서 다루는 공중보건 역량

- 국가 전반에 걸쳐 보건의료, 공중보건 및 규제 시스템의 조직, 구조 및 기능에 대해 토론할 수 있다.
- 구조적 편견, 사회적 불평등, 그리고 인종차별이 건강을 약화시키고 조직, 지역 사회 및 사회 수준에서 건강 형평성을 달성하는 데 어려움을 초래하는 수단에 대해 토론할 수 있다.
- 공중보건의 핵심 기능과 10가지 필수 서비스를 파악할 수 있다.
- 다양한 전문가 팀들과 함께 효과적으로 업무를 수행할 수 있다.

우리가 이 논쟁에 대해 더 잘 이해하고 미국 보건의료체계를 세계적인 맥락에서 이해하기 위해서는 보건의료체계의 구조와 기능에 대한 기본적인 이해가 필요하다. 이 장에서는 미국 보건의료체계, 특히 조직, 재정 및 이용 동향에 대해 논의하고 최근 통과된 의료 개혁 법안에 시간을 할애할 것이다. 표 13.1은 미국에 대한 보다 관련성 있는 건강 관련 통계를 보여준다.

표 13.2는 미국과 세계보건기구(WHO)가 정의한 북아메리카, 남아메리카 및 섬을 포함하는 지역을 비교한 것이다. 스냅샷에는 특정 건강 관련 지표에 의해 평가된 의료 인력 및 의료서비스 이용에 대한 비교가 포함되어 있다.

표 13.2 지역적 맥락에서의 미국의 건강 프로파일

	미국	아메리카대륙
의료 인력		
의사(인구 10만 명당)	10명	18명
간호사(인구 10만 명당)	86명	60명
피임률	67%	69%
산전관리(4회 이상 방문)	임산부의 92%	임산부의 88%
숙련된 보건 요원에 의한 출산	출생아의 99%	출생아의 95%
홍역예방접종	영아의 92%	영아의 90%

출처 : 아메리카대륙 보건기구/세계보건기구(2018)의 핵심지표, http://www.paho.org/data/index.php/en/indicators/visualization.html에서 발췌

미국 보건의료 조직

세계보건기구(2007)는 보건의료체계를 다음과 같이 정의하였다.

보건의료체계
건강을 증진, 회복 또는 유지를 주된 목적으로 하는 모든 조직, 사람 및 활동으로 구성된다. 여기에는 보다 직접적인 건강 개선 활동뿐만 아니라 건강의 결정요인에 영향을 미치는 노력이 포함된다.

보건의료체계는 건강증진, 회복 또는 유지를 주된 목적으로 하는 모든 조직, 사람 및 활동으로 구성된다. 여기에는 보다 직접적인 건강 개선 활동뿐만 아니라 건강의 결정요인에 영향을 미치는 노력도 포함된다. 그러므로 보건의료체계는 개인 건강관리 서비스를 제공하는 공공 소유 시설의 피라미드 그 이상이다. 예를 들어, 집에서 아픈 아이를 돌보는 어머니, 민간 공급자, 행동 변화 프로그램, 전염 매개체 관리 캠페인, 건강보험 조직, 산업보건 및 안전 법규가 포함된다. 여기에는 보건부 직원에 의한 부문 간 활동이 포함되는데, 예를 들어 건강증진의 잘 알려진 결정요인인 여성 교육을 장려하기 위해 교육부를 독려하는 것이다.

미국 보건의료체계는 위의 세계보건기구의 정의에 명시된 모든 기준을 충족하며, 민간 및 공공보험 조직을 가진다는 점에서 대부분의 다른 국가와 유사하다. 미국 보건의료체계의 특징은 공적 구성요소보다 민간 구성요소가 우세하다는 것이다.

2017년, 노인이 아닌 미국인의 56%가 민간 고용주가 제공하는 보험 혜택을 받았으며, 16%는 민간 비그룹(개인) 시장을 통해 보험을 구입했다. 또한 메디케이드(19.3%)와 메디케

어(17.2%)가 미국 인구의 상당부분을 포함하고 있고, 일부는 군대(4.8%)를 통해 혜택을 받는다. 더 많은 개인에게 혜택을 주기 위한 개선책에도 불구하고, 8.8%는 여전히 혜택을 받지 못하고 있다(United States Census Bureau, 2019).

공공 의료보험

미국 보건의료체계의 공공보건분야는 메디케어, 메디케이드 및 기타 공공보건 시스템으로 더 세분화 될 수 있다.

메디케어는 정부가 관리하는 연방 프로그램으로서 65세 이상 노인뿐만 아니라 일부 장애인과 말기 신장질환을 앓는 사람을 대상으로 한다(Centers for Medicare & Medicaid Services, 2019a). 그것은 단일 지불자 보험 프로그램이다. 단일 지불자라는 용어는 의료비용 상환이라는 보험 기능을 수행하는 단일조직(이 경우 정부)을 의미한다. 메디케어는 고용주와 피고용인이 분담하는 연방 세금과 개별 가입자 보험료(메디케어 파트 B 및 D의 경우)를 통해 자금을 조달한다.

메디케어 파트 A는 병원 서비스를, 메디케어 파트 B는 의사의 서비스를, 메디케어 파트 D는 처방약 급여를 제공한다. 전문 요양시설에 대한 불완전한 보장, 불완전한 예방 진료 보장 및 치과 · 청각 · 시력 치료에 대한 미보장 등 메디케어 보장 수준에는 상당한 차이가 있다. 이 때문에 등록자의 대다수는 추가 보험에 등록한다. 노인들은 메디케어 보장에도 불구하고, 건강관리를 위해 전반적으로 그들 수입의 대략 41%를 지불한다(Cubanski et al., 2018). 이 수치는 2030년에는 50%까지 증가할 것으로 예상된다.

메디케이드는 1965년에 시작된 정부 프로그램으로, 일정수준 이하의 저소득층 개인과 가족, 장애인에게 의료부조를 제공한다. 연방법에 따라 주정부는 매우 가난한 임산부, 어린이, 노인, 장애인 및 부모 등 특정 대상을 포함하여야 한다. 이전에는 자녀가 없는 성인과 많은 가난한 개인은 자격이 없었다. 메디케어와 달리 메디케이드는 연방 정부 및 개별 주 정부에서 비용을 지불한다(Centers for Medicare & Medicaid Services, 2019b). 이 공유 비용을 감안할 때, 역사적으로 주정부에서 메디케이드 수혜자의 적격성을 결정할 수 있다. 이것은 거주하는 주에 따라 메디케이드를 받을 자격이 있거나 없을 수도 있다는 것을 의미한다. 그러나 건강보험개혁법(ACA, 아래에 더 자세히 논의)에 의해서 미국 전역에 걸쳐 메디케이드 자격에 대한 보편적인 최소 소득 자격 기준을 마련함으로써 가난한 미국인을 위한 메디케이드 대상자 확대가 시도되었다. 이러한 변화로 연방 빈곤 수준(FPL) 138% 미만의 소득을 가진 65세 미만의 개인이 메디케이드 수혜 대상이 되었다. 그러나 2012년 미국 대법원 판결 후(National Federationof Independent Business v. Sebelius) 이러한 변화는 주에 대한 강압적인 것으로 간주되었으며, 주정부가 독립적으로 결정할 수 있도록 허용했다. 연방 기부금은 주 자체의 재정 건전성에 따라 다르며 잠재적으로 50%에서 83% 사이일 수 있다. 2019 회계 연도에 14개 주가 최소한의 상환(캘리포니아, 와이오밍 및 버지니아 포함)을 받았으며 미시시피주는 76%로 가장 높은 상환을 받았다(Mitchell, 2018).

또 다른 공공 시스템으로는 주 아동 건강보험 프로그램(State Children's Health Insurance Program, S-CHIP) 및 미국 보훈부(US Department of Veterans Affairs, VA) 시

메디케어
1965년에 시작된 정부의 단일 지불 프로그램이며, 65세 이상의 노인뿐만 아니라 일부 장애인과 말기 신장질환을 앓는 사람을 대상으로 하여 다양한 병원, 의사 및 여러 가지 의료서비스를 제공한다.

단일 지불자
단일조직(이 경우 정부)이 의료 비용 상환이라는 보험 기능을 수행한다.

메디케어 파트 A
병원 서비스를 제공하는 메디케어

메디케어 파트 B
의사의 서비스를 제공하는 메디케어

메디케어 파트 D
처방약 급여를 제공하는 메디케어

메디케이드
1965년에 시작된 정부 프로그램으로, 일정수준 이하의 저소득층의 개인과 가족, 장애인 의료지원을 제공한다.

주 아동 건강보험 프로그램(State Children's Health Insurance Program, S-CHIP)
1997년에 시작된 정부 프로그램으로, 그 가족이 메디케이드 자격을 얻기에는 너무 많은 돈을 벌지만 민간 건강보험을 구매하기는 어려운 어린이들을 대상으로 한다. 주 아동 건강 보험 프로그램(S-CHIP)과 메디케이드는 종종 유사한 행정 및 재정구조를 공유한다.

스템(Bodenheimer & Grumbach, 2001)이 있다. 주 아동 건강보험 프로그램은 1997년에 시작되었으며, 그 가족이 메디케이드 자격을 얻기에는 소득이 많지만 민간 건강보험을 구매하기는 어려운 어린이들을 대상으로 한다. 주 아동 건강보험 프로그램과 메디케이드는 종종 유사한 행정 및 재정구조를 공유한다.

미국 보훈부는 재향군인을 위한 의료보장 프로그램을 가지고 있다. 정부 소유의 재향군인 병원 및 클리닉에서 치료를 제공한다. 보훈부는 납세자 세금으로 재정지원을 받고, 일반적으로 재향군인에게 매우 저렴한(완전 무료가 아닌 경우) 의료서비스를 제공한다.

미국 보훈부(US Department of Veterans Affairs, VA)
재향군인을 위한 의료보장 프로그램을 관리하는 연방기구이다. 정부 소유의 재향 군인 병원 및 클리닉에서 납세자 세금으로 치료를 제공한다

고용주 제공 보험
미국인이 의료보험을 제공받는 주요 방법이다. 고용주는 민간 보험회사(Aetna 또는 Cigna 등의 영리단체, 또는 Blue Cross/ Blue Shield 등의 비영리단체)와 단체 프로그램이나 보험료를 계약하여, 직원을 위한 복지 패키지의 일환으로 의료보험을 제공한다.

> 고용주 제공 의료보험은 고용주와 피고용인 모두에게 자율적이다. 모든 직원이 보험 혜택을 받을 수 있는 자격이 있는 것이 아니며, 모든 사업장에서 의료보험 혜택을 제공하는 것도 아니다. 많은 근로자가 의료보험료를 분담할 수 없기 때문에 2010년에는 3,800만명의 근로자가 보험에 가입되지 않았다. 게다가 고용주 제공 보험을 가진 많은 근로자들은 고용시장의 악화와 경제침체로 해고되면 보험 자격을 상실한다.

민간의료보험

민간의료보험은 주로 고용주가 후원하는 보험으로 구성되지만 개인이 구매한 건강보험도 포함된다. 고용주 제공 보험은 미국인이 건강보험을 제공받는 주요 방법이다. 고용주는 민간 보험회사(Aetna 또는 Cigna 등의 영리단체, 또는 Blue Cross/Blue Shield 등의 비영리단체)와 단체 프로그램이나 보험료를 계약하여, 직원을 위한 복지 패키지의 일환으로 의료보험을 제공한다.

일부 회사는 특별히 자체 보험을 운용하는 경우도 있는데, 이는 직원들로 인해 발생하는 모든 의료 비용을 직접 지불하는 데 사용되는 자금을 따로 두어 건강관리 비용 위험 요소를 관리한다는 것을 의미한다. 이 회사들은 제3자와 계약하여 건강보험 프로그램을 관리하고 상환한다. 자체 보험을 가진 기업은 AT&T, Bank of America, 인텔과 같은 대기업인 경향이 있다.

고용주 제공 보험은 일반적으로 고용주(보통 보험료의 대부분을 지불하는 고용주)와 직원(보험료의 나머지를 지불하는 피고용인)에 의해 자금이 조달된다. 2016년 제공 보험료로 발생하는 연간 민간 고용주 비용은 단일 보험에 대해서는 평균 6,690달러이며, 4인 가족 기준으로는 18,764달러이다(Kaiser Family Foundation, 2017). 회사는 직원이 선택할 수 있는 여러 가지 보험을 제공할 수 있으며, 혜택은 옵션마다 크게 다를 수 있다. 예를 들어, 일부 보험은 다른 보험에서는 제공하지 않는 처방약 급여를 포함한다. 일반적으로 혜택은 직원이 부담하는 자금조달 비율에 따라 달라질 수 있다. 더 많은 선택과 혜택을 제공하는 보험은 보험 청구서의 일부를 부담하거나, 특정 의료서비스에 접근할 때마다 보험약관에 정해져 있는 피보험자가 지불하는 분담금(공동 지불), 고정 지불금이 더 많아진다. 예를 들면, 외래 진료에 대한 분담금은 25~50달러인 반면, 입원환자가 병원에서 외과적 처치에 대한 공동 부담금은 수백 달러 이상이 될 수 있다.

자체 보험
고용주가 근로자들로 인해 발생하는 모든 의료 비용을 직접 지불하기 위해 따로 자금을 마련하는 방법이다.

분담금(공동 지불)
보험 청구서의 일부를 부담하거나, 특정 의료서비스를 이용할 때마다 피보험자가 지불하는 보험약관에 명시되어 있는 고정 지불금

그러나 정규직으로 일하는 모든 직원이 고용주를 통해 보험을 제공받거나, 받아들여지지 않는다는 점에 유의해야 한다. 2017년, 무보험 근로자의 71%는 고용주가 보험 혜택을 제공하지 않았다고 보고했다(Kaiser Family Foundation, 2018). 고용주로부터 보험을 제공받은 나머지 29%의 근로자 중 90%는 보험 미가입의 주된 이유는 보험료를 감당할 수 없기 때문이라고 답했다. 자신의 직업에 건강보험을 결합하는 것은 특히 개인이 고용주를 변경할 때 문제가 될 수 있다. 2017년, 보험 미가입 성인의 22%가 보험에 가입하지 않은 이유는 건강보험을 소지한 가족이 직장을 잃거나 고용주를 변경했기 때문이라고 보고했다(Kaiser

Family Foundation, 2018).

민간의료보험 부문의 두 번째 구성요소는 개인 시장(또한 민간 비그룹 시장이라고도 함)으로, 이는 자영업자, 은퇴자 또는 자신의 고용주를 통해 보험을 얻을 수 없는 개인을 위한 보험시장이다. 이러한 개인보험은 일반적으로 민간 보험회사가 관리하며 보험료, 공제액 및 피보험자가 지불하는 공동 부담금을 통해 자금을 조달한다. 역사적으로, 개인 시장의 위험요소는 개인의 건강상태에만 의존한다는 것이다. 이는 위험이 여러 개인에게 분산되어 있는 그룹 시장과 대조적이다(이 시장에 대해서는 관리의료에 대한 부분에서 더 자세히 논의된다). 따라서 위험 요인이 적고 건강한 환자는 위험 요인이 많고, 아픈 환자에 비해 보험료가 더 낮다. 그러나 부담 적정 보험법의 출현으로 민간 보험 모델에 많은 변화가 있었다. 보험료 제한은 보험회사가 개인 및 기업에 부과되는 보험료를 변경할 수 있는 범위를 제한했다. 이전에는 연방법이 보험회사의 보험료 설정 방법에 제한을 두지 않았다. 현행 의료법에 따라 회사는 보험료를 산정할 때 다섯 가지 요소를 고려할 수 있다.

개인 시장
자영업자, 은퇴자 또는 고용주를 통해 보험을 얻을 수 없는 개인을 위한 보험시장이다(또한 민간 비그룹 시장이라고도 함)

건강보험개혁법(ACA) 통과 전, 65세 미만의 사람들 중 절반 이상이 고용주 제공 보험의 혜택을 받았다. 메디케어가 사실상 모든 노인을 대상으로 하는 반면, 고용주가 제공하는 보험에 접근할 수 없고 개인보험을 제공받을 수 없었던 비노인들은 메디케이드 프로그램이나 주 아동 건강보험 프로그램 자격이 없는 한 의료보험 혜택을 받지 못했다.

- **개인 및 가족 등록** : 보험회사는 보험에 등록된 사람에 따라 요금을 변경할 수 있다. 따라서 보험료는 개인만, 혹은 가족이 포함되는지 여부에 따라 다르게 부과될 수 있다.
- **거주지역** : 보험회사는 의료 비용이 높은 지역에 살고 있는 사람들에게 더 많은 보험료를 부과할 수 있다.
- **연령** : 보험회사는 연령에 따라 보험료를 변경할 수 있다. 예를 들어 노인의 보험료를 젊은이보다 3배 까지 높일 수 있다.
- **흡연자** : 보험회사는 흡연자에게 50%까지 보험료를 할증할 수 있다.
- **범주 계획** : 브론즈, 실버, 골드, 플래티넘, 그리고 재앙적(Catastrophic)인 5가지 범주가 있다. 각 범주는 개인이 보험료 지불 수준과 자기 부담 비용을 기준으로 한다. 예를 들어, 브론즈 범주는 낮은 월 보험료와 높은 자기 부담 비용, 플래티넘 범주는 높은 월 보험료와 낮은 자기 부담 비용의 경우이다.

건강보험개혁법에 따라 기업은 보험료를 결정할 때 두 가지 요인은 고려할 수 없다.

- **성별** : 보험회사는 남성에 비해 여성에게 높은 요금을 부과할 수 없다.
- **기저상태** : 보험회사는 개인의 병력 또는 현재 건강상태를 고려할 수 없다.

보험 미가입 인구

2004년, 65세 미만 미국인 4,550만명이 보험 미가입자였다. 이 숫자는 2010년까지 4,910만명으로 증가했다(Kaiser Commission on Medicaid and the Uninsured, 2019). 그러나 건강보험개혁법 통과로 많은 보험 미가입자들이 절반 이하로 줄어들 것이다. 현재는 어른의 2,400만명만이 의료보험이 없다. 이는 축하할 일이지만 모든 사람에게 의료 접근성을 보장하기 위해서는 더 많은 작업이 필요하다. 지금 이 책을 쓰고 있는 순간에도 ACA의 미래는 불투명하고 새 정부가 보편적 의료보험 성취의 꿈을 어떻게 대하느냐도 아직 해결되지 않았다. ACA를 통해 성취한 것과 앞으로 해야 할 것은 다음과 같다(Collins et al., 2016).

직장 기반 의료보험이 없어 보험 미가입 위기에 있던 사람들이 가장 큰 이득을 얻었다. ACA는 분명하게 중저임금, 젊은, 소규모 직장 및 고용자, 파트타임 고용자를 대상으로 한다. 이는 어떤 집단이 보장이 가장 커졌는지 확인해보면 분명해진다. 가장 큰 이득을 본 집단은 다음과 같다(Collins et al., 2016).

- 19~34세의 젊은 성인은 대부분 낮은 임금으로 보험 미가입자의 비중이 높았다. 젊은 성인은 모든 연령군 중 보험 미가입자 비율이 가장 높았다. 보험 미가입 젊은 성인의 약 절반이 정규직 근로자가 한 명 이상인 가족의 구성원이지만, 저소득으로 인해 보험 혜택을 받기가 어려웠다(Kaiser Commission on Medicaid and the Uninsured, 2019). ACA의 통과로 젊은 성인의 보험 미가입률은 2013년 28%에서 2016년 18%로 감소했다.
- 보험 미가입자의 대부분은 저소득 또는 중간 소득 가구에 속하는데 빈곤 임계치 이하의 개인이 보험이 없을 가능성이 가장 높다. 보험 미가입 인구 10명 중 9명이 저소득 또는 중간 소득 가구이고, 이는 빈곤 임계치의 400% 미만을 의미한다(Kaiser Commission on Medicaid and the Uninsured, 2019). ACA가 통과된 후 연방 빈곤 임계치 138% 미만 소득자의 미가입률은 2013년 35%에서 2016년 24%로 낮아졌고 연방 빈곤 임계치 138~249% 소득자의 미가입률도 2013년 32%에서 2016년 16%로 낮아졌다.
- 의료보험은 위에서 논의한 바와 같이, 주로 고용 혜택으로 취득된다. 그러나 소규모 사업장일 때는 급여를 받을 확률이 낮다. ACA 통과 이후로 25인 미만 사업장 가입자의 보험 미가입률은 2013년 32%에서 2016년 24%로 낮아졌다.

그러나, 아직도 수백만명의 미국인이 보험에 가입하지 못하는 요인은 남아 있다(Collins et al., 2016).

- **불법이민자는 ACA 대상이 아니다.** 사실, 미국인이 아닌 거주자가 메디케이드나 다른 시장보험에 가입하는 것은 불법이다. 이는 히스패닉 지역사회의 많은 이들이 의료보험이 없는 이유이기도 하다. 현재 히스패닉의 보험미가입률은 18%로 백인(9%)이나 아프리카계 미국인(13%)에 비해 높다. 불법이민자는 보험미가입자의 15%를 차지할 것으로 추정된다.
- **메디케이드는 모든 주로 확장되지 않았다.** 앞에서 언급한 것처럼, ACA의 의도는 연방빈곤수준 138% 미만의 모든 미국인들에게 보험 보장을 확대하는 것이다. 그러나 메디케이드 구조상 주정부와 연방정부가 비용을 나누는 데, 대법원에서 이를 위헌으로 선고하여 주에서 ACA를 받아들일 지를 선택할 수 있게 됐다. 현재까지 14개주에서 메디케이드 확대에 참여하지 않았다(앨라배마, 플로리다, 조지아, 캔자스, 미시시피, 미주리, 북캐롤라이나, 오클라호마, 남캐롤라이나, 남다코타, 테네시, 텍사스, 위스콘신, 와이오밍). 이 지역의 약 3백만명의 성인이 보험이 없을 것으로 추정된다. 그럼에도 불구하고, 메디케이드 확대는 효과적이었다. 36개주와 워싱턴 D.C.는 메디케이드를 확장하여 보험 미가입률이 2013년 30%에서 2016년 17%로 절반 가까이 떨어졌다.

- **"시장"에 대한 낮은 인지** : ACA는 의료보험 시장 또는 HealthCare.gov에서 이용할 수 있는 연방 운영서비스를 자리잡게 도움을 주었으며, 이는 개인이 부담할 수 있는 의료보험을 구매하고, 가입할 수 있도록 지원합니다(일부 주에서는 독자적인 서부스를 운영).
- **비용에 대한 우려/감당할 수 있는 비용** : 감당할 수 있는 비용은 오랫동안 의료보험의 장애요인이었다. 의료보험 시장을 알고 있는 보험 미가입 성인의 64%는 비용을 부담할 수 없다고 생각해서 보험에 가입하지 않았다. 이와 같은 이유로 의료보험 시장에 접근한 보험 미가입 성인의 85%는 비용을 부담할 수 없어서 보험을 구매하지 않았다(다른 곳에서 보장을 받는 경우는 제외).
- **보장 선택의 어려움** : 의료보험 시장에 접근한 성인을 대상으로 보험료, 급여 내용, 본인부담금, 공급자 네트워크에 기초해 의료보험을 비교하는 것이 얼마나 쉽거나 어려운지 조사했다. 보험 미가입자에 비해 가입자는 보장 간 차이를 파악하고 자신의 요구에 부합하는 부담 감당한 보장을 찾는 것이 쉽다고 하며, 전반적인 경험에 더 높은 점수를 줬다.
- **계약 시 지원 부족** : 직장 기반 의료의 장점은 피고용자가 의료 계약을 하고 어떤 보장이 가장 좋은지 결정하는데 인사부의 도움을 받는다는 것이다. 의료보험 시장에도 온라인 지원, 콜센터, 지원담당자가 있지만 이런 자원을 이용하지 않는 사람은 보험에 가입할 가능성도 낮다. 조사결과, 의료보험 시장이나 메디케이드에서 지원을 받는 성인은 77%가 보험에 가입하고 지원을 받지 않은 성인은 60%만 보험에 가입한다고 조사되었다.

보험 미가입과 의료 이용의 접근성

의료보험은 사람들의 치료에 대한 욕구, 원하는 치료의 질과 범위, 치료의 시기에 큰 영향을 미친다. 궁극적으로 개인의 보험 가입 여부라는 단일 요인은 그들의 전반적인 건강수준에 광범위한 영향을 미친다. 보험 미가입 성인이 보험 가입자보다 건강관리를 연기하거나 포기할 가능성이 더 높으며, 그들이 처방약을 구매할 수 없거나 권장 치료를 따를 수 없는 이유를 이해하는 것은 어렵지 않다.

일반적으로 건강한 아이들과 청년들은 필요한 건강관리를 받는 데 문제가 적다. 그러나 보험 미가입 어린이와 가입 어린이들 간 의료 접근성의 차이는 성인 인구집단에서와 같이 중요하다. 의료 접근성 부족으로 인한 결과는 심각하고 다양할 수 있으며, 예방 가능한 상황이 감지되지 않을 때 특히 치명적일 수 있다.

- 보험 미가입자는 적시에 예방적 치료를 받을 가능성이 낮다(그림 13.1). 예를 들어, 성인에서 1년 간 필요한 치료를 받지 않은 비율이 보험 미가입자는 20%, 민간보험 가입자는 3%이다. 보험 미가입 인구집단은 정기적으로 방문할 의료인이 없어 진료를 미루거나 중요한 진료를 포기한다(예: 혈압 측정, 콜레스테롤 측정, 혈당 검진, 자궁경부 세포진 검사, 유방촬영)(Kaiser Family Foundation, 2018).
- 높은 의료비에 대한 우려는 보험 미가입자가 치료 권고사항을 준수하지 못하게 할 수 있다. 보험 미가입 성인의 20%는 작년에 약물 처방을 받지 못했고, 다치거나 만성질환을

진단받았을 때 진료 또는 후속 진료를 받을 가능성이 낮았다(Kaiser Family Foundation, 2018). 아플 때 비용 지불에 대한 걱정 역시 보험 미가입자(76%)에서 보험 가입자(45%)보다 더 높았다(Kaiser Commission on Medicaid and the Uninsured, 2019).

- 보험 미가입자는 보험 가입자에 비해 심각한 상황에서도 필요한 진료를 받는데 문제가 있을 가능성이 최대 3배 더 높다. 평상시 치료를 응급실에서 받는 비중은 보험 가입자는 11%인데 반해 보험 미가입자는 50%까지 차지한다(Kaiser Commission on Medicaid and the Uninsured, 2019).
- 보험에 가입하지 않으면 가산세가 부과될 수 있다. 2019년에는 사라졌지만, ACA 도입 후 초기 몇 년 동안 보험 미가입자는 연방세로 가산세를 내야 했다. 가산세는 성인은 695달러, 어린이는 347.50달러(또는 가구 연소득의 2% 중 높은 액수)였다. 일부 주(뉴저지, 메사추세츠, 버몬트)에서는 비슷한 자격요건을 두었다(Kennelly, 2019).

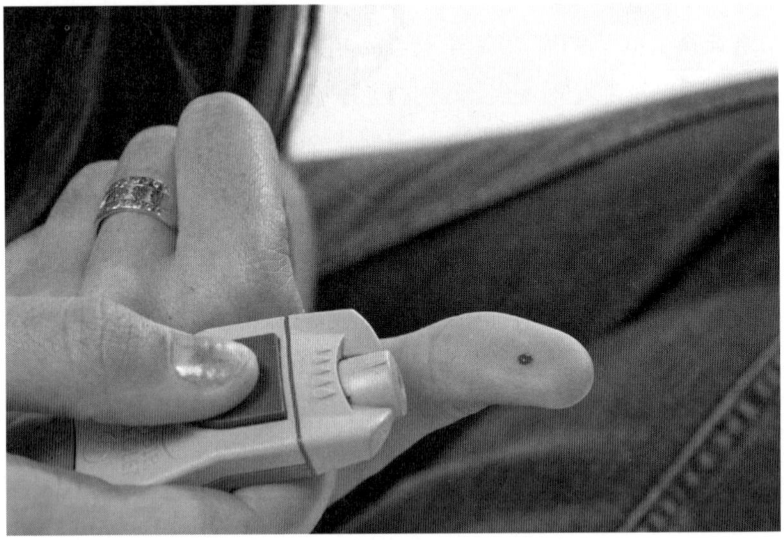

그림 13.1 당뇨병을 가진 어린 소녀가 자가 혈당 모니터링을 수행하고 있다. 이는 당뇨병 예방에 중요하다
출처 : Photo courtesy of the centers for Disease control and Prevention, ID# 13564, CDC/Nasheka Powell, retrieved from http://phil.cdc.gov/phil/home.asp

> 2014년에 미국 의료 비용의 45%를 정부가 부담하였으며, 민간에서의 지출이 나머지 48%를 차지했다. 전반적으로 미국은 2017년에 의료비로 3조 5천억 달러를 지출했다. 이는 국내총생산의 17.9%를 차지한다(Centers for Medicare & Medicaid Services, 2018).

다중 지불시스템
한 개 이상의 주체에 의해 의료 비용이 지불되는 보험 체계

의료 체계 재정

의료 체계 재정은 두 개의 상호 연결된 자금 흐름, 즉 해당 의료서비스 또는 해당 보험료를 구매하는 개인 및 조직으로부터의 자금 유입과 의료서비스 제공자에게 상환하기 위한 자금 유출을 중심으로 이루어진다. 미국에서는 이 두 가지 기능에 대한 책임을 민간 보험회사와 정부가 공유하고 있으며, 둘 다 정책 용어로 '지불자(PAYERS)'라고 한다. 따라서 미국은 다중 지불시스템을 갖는다고 할 수 있다(Department for Professional Employees, 2016). 예를 들어, 2014년 미국 의료 지출의 28%는 가계에서, 20%는 민간 산업에서, 45%는 정부로부터 나왔다(연방 정부에서 28%, 지방 정부와 주 정부로부터 17%). 다음 네 단락에서는 이 다중 지불시스템의 각 구성요소에 대해 설명한다(그림 13.2).

1. **개인 및 기업** : 개인이든 기업이든 거의 모든 이들이 정부에 소득세를 지불하고, 이 돈의 일부는 메디케이드 및 기타 정부 지원 건강 관련 프로그램으로 간다. 또한, 고용주와 직원에게는 메디케어 재정 지원을 위한 세금이 있다. 또한 기업은 직원에게 제공하는 의료보험에 대한 보험료의 전부 또는 대부분을 지불하고, 직원은 일반적으로 나머지를 지불한다. 민간 시장에서 보험을 구입하는 개인(실업자, 자영업자 또는 보험을 제공하지 않는 고용주의 직원)은 모든 보험료를 스스로 지불한다. 민간 보험사는 고용주 기반의 보험료와 개인 보험료를 징수한다. 마지막으로 본인부담금은 환자가 의료서비스 제공자에게 직접 지불하는 것이다.

본인부담금
환자가 의료서비스 제공자에게 직접 지불하는 것

2. **정부** : 연방정부, 그리고 경우에 따라 주정부는 세금으로 메디케어, 메디케이드, 주 아동건강 프로그램 및 보훈부의 의료서비스와 같은 다양한 정부 지원 프로그램에 등록된 환자를 돌본다. 연방 정부와 주 정부는 정부 직원에게도 의료보험 혜택을 제공할 책임이 있기 때문에 세금으로 민간 보험회사에 정부 직원에 대한 보험료를 지불한다. 마지막으로 직원의 의료보험 혜택은 비과세로 간주되므로 고용주는 사업 비용으로 의료보험 비용을 공제할 수 있다. 이는 고용주를 위한 상당히 큰 연방 보조금으로 연간 1,000억 달러를 초과한다.
3. **민간 보험사** : 민간 보험사는 개인, 기업 및 정부로부터 보험료를 받고,의료보험 가입자를 치료하는 의료제공자에게 비용을 상환한다.
4. **의료서비스 제공자** : 의료서비스 제공자를 비유한다면 의료보험의 마지막 바퀴와 같다. 이들은 의료서비스 제공에 직접 관여하는 사람들이다. 이 그룹에는 의사, 관련 의료 전문가, 병원 및 기타 의료시설이 포함된다. 그들은 민간 보험사, 개인 및 정부로부터 서비스에 대해 상환을 받는다.

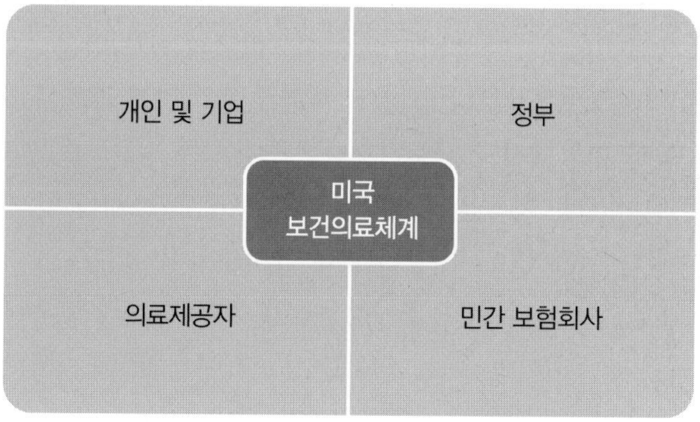

그림 13.2 미국 보건의료체계의 4개 구성요소

국제적 맥락에서의 미국 보건의료

경제협력개발기구(OECD)는 경제발전과 세계무역을 촉진하기 위해 1961년에 설립된 34개국이 포함된 국제 경제기구이다. 대부분의 OECD 국가는 선진국이다. OECD는 각 회원국의 보건 및 보건의료시스템에 대한 연간 통계를 발표한다. 이들 자료는 국가의 보건지표를 비교하는 데 유용하다(이 부분의 모든 통계는 2019년 OECD에서 제공한 것이다).

미국의 의료비 지출은 2018년 GDP의 16.9%를 차지했으며, 이는 전년도(2017년 17.1%)보다 약간 증가한 것이다. 미국에 이어 스위스(GDP의 12.2%), 프랑스와 독일(GDP의 11.2%)이 뒤를 이었다.

미국은 2018년에 1인당 의료비로 10,586달러를 지출했다(구매력 평가에 맞게 조정된 미국 달러 기준). 미국에 이어 스위스(1인당 7,317달러), 노르웨이(1인당 6,187달러)가 뒤를 이었다. 미국인들은 프랑스, 영국과 같이 상대적으로 부유한 유럽 국가에 사는 사람들보다 두 배 이상 많은 돈을 의료비로 지출했다.

미국의 총 의료비는 2008년과 2018년 사이에 평균적으로 연간 3.5% 증가했다. 대부분의 국가에서 의료비 지출은 주로 세금이나 사회보장 기여금으로 충당되며, 민간 보험이나 본인부담금도 중요하지만 부차적인 역할을 한다.

미국의 의료비 중 공공지출 비중은 대부분의 OECD국가의 공공지출 비중보다 낮지만, 1인당 의료비에 대한 공공 지출 비용은 미국은 여전히 대부분의 다른 회원국(오스트리아와 스위스 제외)보다 높다. 이것은 단순히 미국의 전체 의료비 지출 수준이 매우 높기 때문이다. 미국의 의료비 중 공공지출은 1990년 이후 보험 적용 확대로 인해 민간 지출보다 더 빠르게 증가하고 있다.

보건부문 자원(의료인력 및 물리적 자원)

미국은 상대적으로 높은 의료비 지출에도 불구하고, 대부분의 다른 OECD 국가보다 인구 1인당 의사 수가 적다. 2010년 기준, 미국의 인구 1,000명당 활동 의사수는 2.6명으로, OECD 평균인 3.5명보다 낮았다. 그러나 2016년에 미국의 인구 1,000명당 간호사는 11.6명으로 OECD 국가 평균 8.4명보다 높았다. 2016년 미국의 치료 병상 수는 인구 1,000명당 2.8병상으로 OECD 평균 4.6병상보다 낮았다. 대부분의 OECD 국가에서와 같이, 1인당 병상 수는 지난 25년 동안 미국에서도 감소하였다. 이 감소는 평균 재원일수 감소와 일일 수술의 증가와 동시에 일어났다. 미국은 컴퓨터 단층 촬영(CT) 스캐너 및 자기공명영상(MRI) 장치의 수가 대부분의 다른 OECD 국가보다 많다. 2016년에는 인구 1,000,000명당 41.8개의 CT 스캐너가 있었으며 이는 OECD 평균 23.7개의 거의 2배이다. 그리고 인구 1,000,000명당 MRI는 36.7개이며, 이는 OECD 평균 15.1개의 2배 이상이다.

건강상태 및 위험 요인

대부분의 OECD 국가는 지난 수십 년 동안 기대수명이 크게 증가하였다. 1960년과 2016년 사이 출생시 기대수명이 69.9세에서 78.7세로 거의 9년 증가했지만, 이는 일본(16년 증가), 스위스(12년 증가) 보다는 증가폭이 적었다. 그 결과, 미국의 기대수명은 1960년 OECD 평균보다 1.5년 높았지만, 이제는 OECD 국가 평균 79.1년보다 1년 이상 낮아졌다. 일본, 스위스, 이탈리아, 스페인은 OECD 국가 중에서 기대수명(83세 초과)이 가장 높은 국가이다.

성인 흡연율은 대부분의 OECD 국가에서 최근 수십 년 동안 현저하게 감소했다. 미국 성인의 매일 흡연자의 비율은 1986년 28.8%에서 2016년 11.8%로 지난 30년 동안 절반 이상 감소했다. 이는 OECD 국가 중 스웨덴과 아이슬란드 다음으로 낮은 비율이다. 동시에, 비만율은 국가 간 차이가 있지만 모든 OECD 국가에서 최근 십 년 동안 증가했다. 미국에서 신장과 체중의 실제 측정에 근거를 둔 성인의 과체중 및 비만 비율은 2016년에 71.0%였는데 이는 1978년의 47.1%보다 증가한 것이다. 미국보다 비만율이 높은 나라는 멕시코(72.5%)와 칠레(74.2%) 두 나라 뿐이다. 비만율 증가는 건강문제(예: 당뇨병과 심혈관 질환)의 발생 증가와 향후 의료 비용 증가를 예고한다.

의료 이용 동향

보건의료서비스는 다양한 이유로 제공된다. 질병을 치료하기 위한 치료 목적, 미래의 건강문제를 지연 또는 예방하기 위한 예방 목적, 통증을 완화하고 삶의 질을 높이기 위한 재활 목적 그리고 개인의 건강상태나 예후에 대하여 알아보기 위한 정보 제공 목적 등이다(Bernstein et al., 2003).

보건의료 이용은 적절성, 가격, 질적 수준의 관점에서 검토될 수 있다. 의료 이용 동향에 대한 연구는 의료 접근성의 불평등이나 질적 불평등에 대한 진전된 연구 영역을 발견할 수 있게 해준다. 또한 미래의 의료 필요와 의료 비용을 예측하는 데도 사용될 수 있다.

오늘날의 의료전달체계는 매우 짧은 기간 동안 현저한 변화를 겪고 있다. 약물, 장치, 시술, 검사 및 영상 기계를 포함한 새로운 기술은 의료서비스 패턴과 치료가 제공되는 현장에 혁명을 일으켰다(Bernstein et al., 2003). 외래 수술의 성장은 마취 및 진통제의 개선과 비침습적 또는 최소 침습적 기술 발달에 영향을 받았다. 과거에는 몇 주 동안의 회복이 필요했던 시술은 지금은 단지 며칠이면 충분하다. 신약은 약물을 처방하고 효과를 모니터링하는 데 필요한 비용과 의료 종사자를 증가시켰지만, 더 많은 질병을 치료하거나 치료 과정을 단축할 수 있다(Bernstein et al., 2003).

또한, 공공 및 민간기관 모두 질병과 장애의 원인을 파악하고, 치료 방법을 알아내고, 전문가들과 협력하여 주요 질병의 발병률과 유병률을 낮추고, 그로 인한 기능적 한계와 불편함을 감소시키는 방법에 대해 대중에게 교육했다. 임상 진료 지침은 제공자들이 권고 지침의 준수를 위해 개발되고 배포되었다. 공공 교육 캠페인은 소비자에게 질병과 그 결과를 예방하거나 통제하는 데 도움이 될 수 있는 행동 권고(예: 운동 및 체중 감량) 및 치료 요법(예: 약물 복용)을 준수할 것을 촉구한다.

시간이 지남에 따라 인구집단의 의료 요구가 변함에 따라 의료 이용도 진화했다. 고령화, 사회 인구학적 변화, 다양한 질병의 유병률 및 발생률 변화는 모두 의료 이용 패턴이 변화되는 데 영향을 미쳤다(Bernstein et al., 2003). 예를 들면, 만성질환의 유병률이 증가함에 따라, 기능의 손실을 최소화하고 시설 중심 관리에서 벗어나도록 주거 및 지역사회 기반 건강 관련 서비스가 등장했다. 다소 놀랄만한 이러한 추세는 미국 의료시스템의 의료 이용에 대한 탐색에서 드러난다.

많은 요인들이 사람들이 얼마나 많은 의료서비스를 이용하는지, 그들이 이용하는 의료서비스 유형 및 시기를 결정한다. 〈표 13.3〉은 시간이 지남에 따라 의료 이용에 크게 영향을 미치는 몇 가지 요인을 정리한 것이다. 어떤 요인은 이용도를 높이고 다른 요인은 그것을 억제한다. 예를 들면, 항생제와 공중보건 활동은 감염병에 대한 의료서비스 요구를 극적으로 감소시켰지만, 항생제의 남용은 항생제 내성 발달로 이어질 수 있다(World Health Organization, 2018). 그러나 고혈압, 당뇨병 등 만성질환의 유병률 증가와 같은 다른 요인은 전반적인 의료 이용률의 증가로 이어질 수 있다. 소비자 선호도는 병원 및 요양원 외부로 부터의 치료의 양에 영향을 미쳤을 수 있다. 시력교정수술과 같은, 새로운 유형의 환경에서 제공되는 새로운 치료 기술은 수요를 증가시킬 수 있다. 보험 요소는 이차적으로 의료이용 패턴에 영향을 줄 수 있다. 예를 들어, 특정 시술(일반적으로 보험이 적용되지 않는) 이용은 비용을 지불할 수 있는 개인으로 제한될 수 있다.

표 13.3 의료 이용에 영향을 미치는 요인

의료 이용 증가 요인	의료 이용 감소 요인
공급 증가(예, 부담 적정 보험법으로 인한 피보험자 증가, 일일 수술 횟수 증가)	공급 감소(예, 병원 폐쇄, 백신 부족, 인력 부족)
인구 증가, 특히 노인 인구 증가	소비자 선호도 변화(예, 가정 출산, 자가관리 증가, 대체의학)
새로운 시술과 기술들	관리방법의 변화(자기관리와 건강한 생활습관증진, 입원기간 감소)
더 잦은 선별검사를 권장하는 지침	의료 이용 감소를 권장하는 지침
진료지침의 변화(여성 산과적 관리 증가)	공중보건 및 위생 수준 향상(예, 식품 및 수질 관리 표준화)
소비자의 기호와 요구 변화	질병 위험 요인 및 예방 방법에 대한 이해도 증가(예: 비만의 위험 요인에 대한 프로그램)
새로운 질병 출현	질병 치료 혹은 박멸 방법 개발 및 수행
건강보험 혜택의 증가	의료 비용 감소를 위한 지불자 압력

출처 : Adapted from Health Care in America: Trends in utilization, by A. B. Bernstein et al., 2003(Hyattsville, MD: National Center for Health Statistics).

민간의료보험과 관리의료(Managed Care)

관리의료기구(Managed Care organization, MCO)
비용과 의료이용 둘 다 통제하기 위하여 보건의료 전달 기능과 급여 상환 기능을 통합한 조직. MCO는 일반적으로 특정 제공자 그룹이나 네트워크에 의해서 제공된 서비스만 보장해 준다.

비용과 보건의료 이용 모두를 통제하기 위하여 관리의료조직(MCO)은 보건의료 전달 기능과 서비스 비용 상환 기능을 통합하였다(US National Library of Medicine, 2019). 관리의료조직들은 보건의료 공급자들에 대한 무제한 접근을 권장하지 않으며, 일반적으로 특정한 공급자 집단이나 네트워크에 의해 제공되는 서비스만 보장한다. 제공된 서비스에 대한 비용 상환은 MCO가 인증하고 공급자가 동의한 시스템에 의해서 결정되며, 이는 비용 효과적인 치료를 장려하도록 설계되었다. 네트워크 통합의 목적은 두 가지이다. 첫째는 의료서비스의 과다 이용에 대한 행위별 수가제의 유인을 제거하거나 최소화하면서 양질의 의료서비스를 제공하려는 것이다. 두 번째는, 공급자 및 병원과 함께 제공되는 서비스의 양이나 할인율 조정과 같은 시장 영역의 힘을 적정화하고자 하는 의도이다.

MCO에는 건강유지기구(Health maintenance organization, HMO), 선호공급자조직(Preferred provider organization, PPO), 네트워크 빡 진료(Out-of-Network care)의 3가지 종류가 있다. 건강유지기구(HMO)는 월 보험료 또는 사전에 결정된 지불을 대가로 자체 소유한 네트워크 안에 있는 의료공급자들을 통해서만 의료서비스를 제공한다(Centers for Medicare & Medicaid Services, 2019c). HMO는 HMO와 HMO가 계약하는 의사 및기타 의료공급자 간 계약 및 사업 방식에 따라 다양한 형태를 취할 수 있다. 이러한 관계는 HMO 구성원들에게 의료서비스가 제공되는 방식에 영향을 미칠 수 있다. HMO 시스템에서는 구매자들이 전형적으로 일차진료의사를 선택하게 되는데, 이들은 더 높은 수준의 서비스 제공을 위한 문지기 역할을 하게 된다. 예를 들자면, 만약 HMO에 속한 구매자가 전문의 진료를 원할 경우 자신의 일차진료의사에게 전문의 의뢰 요청서를 받아야만 한다. 또한 전문의도 HMO 의사 패널에 소속되어 있거나 비용 지급이 승인된 의사여야 한다. 네트워크 밖 진료(Out-of-network care)는 HMO에 소속되어 있지 않은 공급자에 의해 제공된 돌봄을 말하는데, 일반적으로 보장되지 않는다. 모든 처치나 수술, 입원은 HMO로부터 사전 승인을 받아야 환급을 받을 수 있다.

건강유지기구 (Health maintenance Organization, HMO)
월 보험료 또는 미리 결정된 지불을 받는 대가로 자체 의료제공자 네트워크를 통해서만 의료서비스를 제공하는, 잘 알려진 MCO의 한 형태

네트워크 밖 진료 (Out-of-Network care)
HMO 네트워크 회원이 아닌 공급자에 의해 제공된 보건의료서비스, 시술, 수술 혹은 입원 등 어떤 형태든지 네트워크 밖 서비스는 HMO로부터 사전 승인을 받아야 환급을 받을 수 있다.

선호공급자조직(PPO)은 1980년대부터 중심에 서기 시작한 MCO의 한 형태이다. PPO는 환자에게 네트워크 내(In Network) 의료기관을 이용하는 조건으로 가입자에게 할인된 요금을 제공하는 의료서비스 제공자 네트워크를 갖고 있다(Centers for Medicare & Medicaid Services, 2019d). 그러나 PPO는 HMO 보다 공동 부담금과 본인 공제액이 더 크기 때문에 일반적으로 유사한 네트워크 내 의료서비스에 대해 HMO 가입자가 비용을 더 많이 지불한다. PPO의 경우에는 전문의 진료를 위하여 일차 진료의의 의뢰를 필요로 하지는 않는다는 점에서도 HMO와는 다르다(일반적으로 입원이나 다른 처치를 위해서는 사전 승인이 필요함). PPO는 일반적으로 제3자 지불 방식으로 운영된다. PPO 가입자는 HMO 가입자보다 본인 부담 비용이 더 클 수 있지만, PPO는 의사 선택에서 융통성이 더 많고 의료 이용에 대한 감시는 적기 때문에 일부 소비자는 HMO를 더 선호한다.

선호공급자기구(preferred provider organization, PPO)
1980년대에 전면에 등장한 MCO의 한 형태로서, PPO는 구매자들에게 네트워크 내 진료를 이용하는 대가로 할인을 제공하는 의료 공급자 네트워크를 가지고 있다.

PPO는 미국에서 가장 많이 가입된 관리의료기구이다.

관리의료의 마지막 범주는 POS(point of service, POS) 플랜이다. POS 플랜은 가입자들이 공급자 네트워크에 소속된 의사들을 만나도록 허용하고(이 경우에 POS는 HMO와 대부분 유사한 방식으로 작동하고 비용을 지불한다), 동시에 본인부담금을 더 많이 내는 조건으로 네트워크 외부의 공급자들도 만날 수 있다(Centers for Medicare & Medicaid Services, 2019d).

POS 플랜(point of service plan, POS plan)
구매자들이 공급자 네트워크에 소속된 의사들을 만나도록 허용하고 (이 경우에 POS는 HMO와 대부분 유사한 방식으로 작동하고 비용을 지불한다) 동시에 본인부담금을 더 많이 내는 조건으로 네트워크 바깥의 공급자들도 만날 수 있게 하는 보험 플랜

HMO와 POS 플랜은 네트워크 내에서의 시술, 지속적인 의료 장비 사용, 그리고 입원 요청에 대하여서는 대부분 급여 제공을 위한 사전 승인을 받아야 한다. 사전 승인 절차는 제안된 검사, 진단 그리고 의료적 치료 필요에 대한 검토를 수반한다. 가입자의 치료 요청이 거절될 경우 가입자는 보험 적용을 받기 위하여 결정에 대한 이의제기를 하여야 한다. 이의제기가 있든 없든, 보험자는 치료 요청에 대한 보장을 거부할 수 있다.

비용 절감을 위한 노력들

비용절감
의료서비스 제공 비용을 통제하고자 주도하는 것

의료 비용이 급격히 증가함에 따라, 비용 절감은 미국 전체의 보건의료 제도에서 공감을 얻는 중요한 주제가 되었는데, 이는 보건의료서비스를 제공할 때 비용을 통제하기 위해 모든 노력을 기울이고 있음을 말한다. 예를 들어, 주 정부의 수입 감소와 처방 의약품의 비용 증가와 결합된 메디케이드 등록자 증가로 인하여 대부분의 주에서 의약품 소비를 극적으로 감소시킨 것이 비용 절감의 한 측면이다(Kesselheim, Avorn, & Sarpatwari, 2016).

〈표 13.4〉는 HMO가 비용을 절감하기 위해 시도한 다양한 방식들을 보여준다. 이 기전들은 의료서비스 제공을 제한하는 목표를 갖고 있으며, 외래 진료, 특히 일상적인 예방 진료를 장려함으로써 병원 내 진료를 최소화하려는 노력을 보여준다 (Horwitz & Stein, 1990).

표 13.4 의료 이용을 제한하기 위하여 HMO에 의해 사용되는 기전들

기전(Mechanism)	급여 보장 제한
보장 자격	특정 산업 종사자처럼 사전 정의된 특정 집단으로 제한한다.
모든 선행 상태 고지 항목	이 관행을 금지하는 ACA 이전에는 기저 질환이 없는 개인에게만 보장된다.
특정 선행 상태 고지 항목	이 관행을 금지하는 ACA 이전에는 특정 기저 질환 상태에 근거하여 보장이 거절될 수 있다.
공동보험(Coinsurance)	사전에 결정된 비율만큼 환자가 지불하는 방식으로 보장이 제한된다(예를 들면, 플랜에서 입원 비용은 100% 지불하지만, 시술 후에 필요한 물리적인 재활치료 비용은 50%만 지불한다).
공동 지불(Co-payment, Co-pay)	보험 정책에 규정된 수준으로 의료비 청구서의 일부를 분담하고, 특정 의료서비스를 이용할 때마다 피보험자가 지불하는 방법으로 급여를 제한한다.
공제 자부담(Deductible)	피보험자가 일정 금액을 지불하고 나머지 금액을 보험회사가 지불한다.
서비스 보장 개수 제한	특정한 의료서비스나 의료 장비에 대한 보장이 거절된다. 비싼 브랜드 약보다는 저렴한 복제 약품을 사용하도록 한다.
서비스 기간	방문횟수나 방문 일자에 제한이 있다.
최대 보장	정해진 기간 내에 미리 설정된 최고 금액까지로 보장이 제한된다. ACA는 대부분의 급여에 대한 기간 설정을 철폐했다.
보장 조건	보험자 대리인이나 HMO 공급자 명단에 있는 공급자에 의한 사전 승인을 요구함으로써 급여를 제한한다.

출처 : S. M. Horwitz and R.E.K. Stein (1990). Health maintenance organizations vs. indemnity insurance for children with chronic illness: Trading gaps in coverage. American Journal of Diseases of Children, 144, 581–586.

〈표 13.5〉는 매우 구체적인 비용 절감 즉, 투약 측면에서의 비용 절감을 보여준다. 이러한 특정 사항들은 일부는 실행 중이며, 일부는 실행되지 않았다(Kesselheim et al.,2016). 민간 보험과 다른 보험자들도 매우 유사한 전략을 따르고 있으며, 일부 미세한 변형이 존재한다.

표 13.5 값 비싼 약제의 비용 절감 정책

복제약 정책(그림 13.3)	브랜드 약품을 복제약으로 대체하기. 복제약이란 오리지널 브랜드 약과 용량, 안전성, 약효, 복용 경로, 품질, 효능 특성 및 사용 목적에서 생물학적 동등성이 있는 약품이다. 복제약은 오리지널 약과 화학적으로 동일하지만 일반적으로 훨씬 싼 가격에 팔린다. 연방정부는 경쟁을 독려하기 위한 의약품 신청의 검토에 더 많은 자원을 배정할 수 있다.
사전 승인	약을 조제하기 전에 주 정부(또는 위탁계약자)의 승인을 받도록 요구
선호 약품 목록	사전 승인 없이 제공 가능하도록 주 메디케이드 프로그램에서 승인한 약품목록. 그 이외의 의학적으로 필요한 약품들은 사전 승인을 요청받는다.
교부 제한	메디케이드가 수급권자를 위해 구매하는 약품의 총량 제한. 이러한 제한은 '강력함'–개인이 이 제한량 이상을 확보할 수 없음–이나 '유연함'–제한량에 도달한 개인은 사전 승인이나 다른 형태의 검토를 받을 여지가 있음–으로 나뉜다.

출처 : A.S. Kesselheim, J. Avorn, & A. Sarpatwari (2016). The high cost of prescription drugs in the United States: Origins and prospects for reform. Journal of the American Medical Association, 316(8), 858–871.

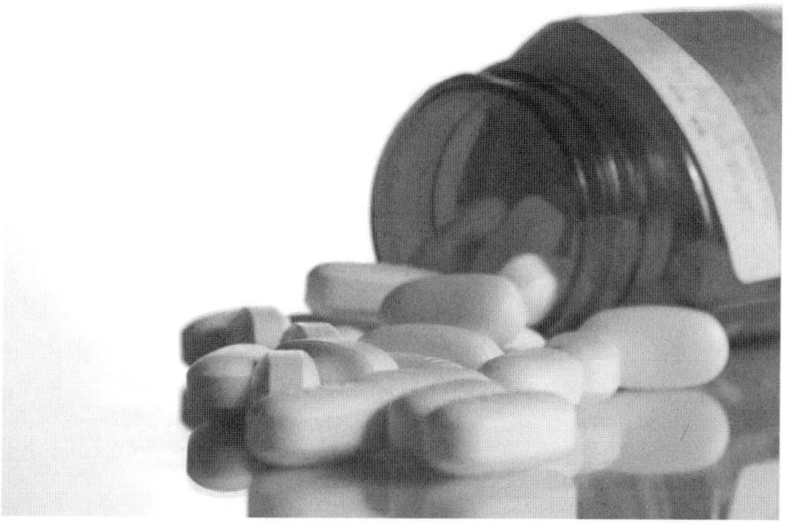

그림 13.3 보험자의 다양한 비용 절감 정책 중 하나가 비싼 오리지널 브랜드 약품 대신 값싼 복제약을 사용하는 것이다.

출처 : 질병통제예방센터에서 제공한 사진. ID#13548, CDC/Amanda Mills, http://phil.cdc.gov/phil/home.asp에서 인용

건강보험개혁법(Patient Protection and Affordable Care Act)

건강보험개혁법은 2010년 3월 23일에 법으로 제정되었다. 일반적으로 ACA로 알려져 있는 이 법은 일련의 연방 정책을 통하여 대부분의 미국인의 의료보험 접근성을 확대하기 위한 것이다. ACA는 메디케어와 메디케이드 이후 미국 보건의료 제도에서 가장 중대한 규제상의 변혁을 상징한다. ACA가 제정되는 과정의 논쟁들은 뜨거웠고 많은 불화를 일으켰으며 ACA는 여전히 양극단의 이슈로 나뉘어져 있지만, 한 가지는 분명하다. 이 법은 건강보험의 공급 방식과 미국에서의 보건의료 제공 방식에 큰 영향을 끼칠 것이다.

건강보험개혁법
2010년 3월 23일에 법으로 제정되었다. 일반적으로 ACA로 알려져 있는 이 법은 일련의 연방 정책을 통하여 대부분의 미국인의 의료보험 접근성을 확대하기 위한 것이다. ACA는 메디케어와 메디케이드 이후 미국 보건의료 제도에서 가장 중대한 규제상의 변혁을 상징한다.

ACA가 처음 통과되었을 때의 핵심적인 요점은 다음과 같이 정리할 수 있다(Kleinke, 2010)

1. 의료보험 시장은 배제나 예외 없이 그리고 지역사회 여건과 상관없이 개혁되며 이에 필

요한 재원은 다음에 의해 조달된다.

- 직업을 통한 의료보험이 없는 시민이나 스스로 보험 구매를 하지 못한 시민의 경우는 직접적인 가산세를 통하여
- 최고급 의료보험에 대한 새로운 세금 부과를 통한 간접적인 가산세 방식으로
- 보장 수준이 낮거나 주급에 변화가 있는 경우, flexble spending accounts(FSAs-의료나 육아 등의 특정한 목적에만 사용할 때 세금 감면 혜택을 주는 예금계좌: 역주)나 Health spending(HSAs)에 제약이 있는 경우에는 간접 지출 방식으로, 새로운 비용 발생을 감당하기 위한 약값이나 의료용품 가격이 인상된 경우에도 간접 지출 방식으로

2. 보조금을 지원받거나 가산세 혜택을 받는 모든 개인 해당자들에게 제공
3. 최소 인력 규모 이상의 모든 사업장 고용주의 의무. ACA 법에서 명령(Mandate)이란, 거의 대부분의 미국 시민이나 합법적인 거주자들이 의료보험을 가지거나 아니면 벌금을 내야 한다는 법적 요구사항을 의미한다(Bredesen, 2010). 최소 요구 해당 사항은 예방적 진료를 특히 강조하는 것을 제외하고는 일반적인 의료보험 정책과 유사하다. 의료보험에 가입하지 않은 개인에게는 새로운 형태의 세금 방식으로 벌금이 부과되며 피고용인들의 일정 규모 이상에게 보험급여를 제공하지 않는 고용주들에게도 벌금이 부과된다.
4. 건강보험거래소(Health Insurance exchanges)는 보험회사들에 의해 판매되는 의료보험 상품들을 조직하고 승인하며 "one-stop shopping"에 부합하는 상품들을 알려주는 주정부 행정기관이다(Bredesen, 2010). Healthcare.gov는 주정부 거래소를 제공하지 않는 주에 사는 사람들을 위하여 연방정부가 운영하는 거래소이다. 이 거래소를 통하여 제공되는 의료보험은 주로 고용주가 제공하는 의료보험이 없는 사람들에게 제공된다. 필요한 모든 서비스를 보장하는 보험을 구매해야 하는 의무에도 불구하고, 개인은 해당 서비스 총비용 중 다른 급여율을 제공하는 보험 중에서 선택할 수 있다. ACA는 보험이 보장하는 개인의 의료 비용에 따라 네 가지로 보험을 분류한다. 법은 이를 각각 브론즈(보험이 비용의 60%를 감당하는 경우), 실버(70%), 골드(80%) 그리고 플래티넘(90%)이라고 부른다. 구매자에게 보조금을 얼마나 지급하는지를 계산하는 데는 실버 플랜이 기준이 된다(Bredesen, 2010).

법 적용대상자
ACA 법에 의하면 거의 모든 미국 시민과 법적 거주권자들은 의료보험을 소유하거나 그렇지 않으면 벌금을 내야 한다.

건강보험거래소(Health Insurance exchanges)
보험회사들에 의해 판매되는 의료보험 상품들을 조직하고 승인하며 "one-stop shopping"에 부합하는 상품들을 알려주는 주정부 행정기관. 이 거래소를 통하여 제공되는 의료보험은 주로 고용주가 제공하는 의료보험이 없는 사람들이 이용할 수 있다.

이 개혁은 기본적으로 새로운 세금과 공급자 통제를 동일하게 적용한 재정지원 방식으로 주요 수여자를 확장시킨다는 비판을 일부로부터 받아왔다. 비평가들은 이 보건의료 법률이 보건의료서비스에 특정한 혜택을 만듦으로써 새로운 권한을 생성하고, 의료혜택을 3,200만 명에게 추가적으로 부여하여 모든 사람에게 보장함으로써 주요 선거구에서 많은 손실 또는 이득을 제공한다고 주장했다(Laszewski, 2010; Tanner, 2010).

ACA 통과 이후 주요 성과는 다음과 같습니다.

- 모든 주에서 건강보험거래소 설립. 지금까지 약 800만명의 성인이 보험을 구매하고, 57%가 보험에 처음으로 가입(Geyman, 2015)
- 약 700만명의 성인이 메디케이드 보장 획득(Geyman, 2015)
- 26세 이하의 자녀는 부모의 보험으로 보장 가능(Geyman, 2015)

- 지역사회 보건소에서 새로운 재원 활용이 가능해짐(Geyman, 2015)
- 보험 미가입율이 최저를 기록하며, 거의 모든 인구집단에서 개선됨(Kaiser Commission on Medicaid and the Uninsured, 2019)

상 · 하원의 투표결과를 보면 ACA는 당파적 문제임을 쉽게 알 수 있다. 버락 오바마 대통령이 ACA 법안에 서명하기 전에 상원과 하원에서 투표가 이뤄졌다. 상원의 최종 투표 결과는 민주당 찬성표 60 대 공화당 반대표 39(1명 부재)였고, 하원에서도 최종 투표 결과는 219 대 212로 민주당 찬성표 219와 공화당 반대표 174표와 민주당 반대표 34표 였다. 2017년에 의회는 ACA의 변경, 재정 지원 철회, 지연, 폐지를 위해 최소 70번을 투표했다(Riotta, 2017). 2016년에 공화당의 도널드 트럼프 대통령이 취임하면서 바뀐 ACA의 주요 내용은 다음과 같다(Kaiser Commission on Medicaid and the Uninsured, 2019).

- 앞서 언급한 것처럼 ACA에서는 개인이 의료보험을 가입하고, 연간 연방 세금 신고서에 보고해야 한다. 의료보험이 없는 개인은 성인은 695달러, 아동은 347.5달러 벌금을 내야 한다. 2019년에 이 항목은 폐지되어 벌금은 0달러가 되었다. 이는 건강한 사람들이 의료보험을 포기하고 불건강한 사람들만 남아 의료보험 시장이 더 비싸질 가능성이 높아지게 된다.
- ACA에서는 의료보험이 특정 규제를 따르고 서비스를 제공하도록 한다. 트럼프 행정부에서는 더 저렴하고 더 적은 서비스를 제공하는 제한된 단기 보험과 같이 규제를 줄이는 새로운 규칙이 제정되었다. 이 또한 건강한 사람들이 의료보험을 포기하고 불건강한 사람들만 남아 의료보험 시장이 더 비싸질 가능성이 높아지게 된다.
- 2018년에 트럼프 행정부는 공공 책임 정책(public charge policy)으로 알려진 새로운 이민규칙을 제안했다. 이에 따르면 미국에 입국하거나 신분 조정심사를 받으려는 이민자는 예전에는 없었던 메디케이드 이용에 대한 평가를 받게 된다. 이는 합법적인 이민가족의 메디케이드 이용을 줄일 것이다.

그러나 ACA 변화의 영향은 이미 시작되어 보험가입은 2017년부터 감소했다(Kaiser Commission on Medicaid and the Uninsured, 2019). 아칸소 주에서는 2018년에 18,000명이 메디케이드 자격을 상실했다(Kaiser Commission on Medicaid and the Uninsured, 2019). ACA가 추가로 수정, 교체, 폐지되는지 여부는 아직 알 수 없다.

사례 학습 13.1 건강보험 구입하기

1. X씨(남)는 건강상태가 좋은 25세 대학원생이다. 감기를 제외하고는 이전에 어떤 건강상의 문제도 없었으며 완벽한 건강을 유지하고 있다.
2. Y씨(여)는 45세의 혼혈 여성이며 대부분 앉아서 일하는 비서직이다. 현재 고혈압, 관절염, 요통으로 진단되어 3가지 다른 종류의 약을 복용하고 있다.
3. M씨(남)는 85세 남성으로 두 번의 뇌졸중 병력이 있으며, 현재 돌봄 지원 시설에서 살고 있다. 당뇨병, 고혈압, 관절염 그리고 폐기종을 진단받았다.

성찰과 토론을 위한 질문

위에 언급한 세 사람에 대하여 가장 적절한 보험을 아래 표에서 선택한 후 다음의 질문에 답하시오. 제공되지 않는 세부 사항은 3가지 보험에서 동일하다고 가정하시오. 단순화를 위하여, 세 사람은 모두 독신이며 본인만 보장하는 보험을 찾는다고 가정한다.

1. 해당 개인과 보험을 조합하기 위하여 어떤 요소들을 고려하였는가?
2. 최선의 결정을 내리는 데 도움이 되는 부가적인 건강관련 정보는 무엇인가?
3. 당신 자신을 위해서라면 어떤 보험을 선택하겠는가? 그 이유는 무엇인가?

표 13.6 건강보험 가입을 위한 쇼핑

보험플랜	연간 공제액	처방에 대한 공동 지불 (복제약)	외래 진료 시 공동 지불	입 원
A	2,000달러	연간 공제액 초과 시 10달러 공동 지불	연간 공제액 초과 시 10달러 공동 지불	연간 공제액 초과 시 10% 공동 보험
B	500달러	연간 공제액 초과 시 50달러 공동 지불	연간 공제액 초과 시 50달러 공동 지불	연간 공제액 초과 시 30% 공동 보험
C	1,000달러	연간 공제액 초과 시 30달러 공동 지불	연간 공제액 초과 시 30달러 공동 지불	연간 공제액 초과 시 20% 공동 보험

미국 공중보건의 조직화

공중보건
작은 공동체로부터 전 국가에 이르는 사람들의 집단에서 질병을 예방하고 건강을 증진하기 위하여 정부 및 비정부 부문에 의해 이루어지는 조직화된 지역사회의 노력

필수 공중보건 서비스
질병 예방과 건강증진을 위하여 공중보건에서 핵심 과정을 식별해 내고 기술하는 방법

공중보건이란 작은 공동체로부터 전 국가에 이르는 사람들의 집단에서 질병을 예방하고 건강을 증진하기 위하여 정부 및 비정부 부문에 의해 이루어지는 조직화된 지역사회의 노력으로 구성된다(American Public Health Association, n.d.)

필수 공중보건 서비스는 질병 예방과 건강증진을 위하여 공중보건에서 핵심 과정을 식별해 내고 기술하기 위한 방법으로써 1994년에 공중보건 기능 운영위원회에 의해 개발되었다(CDC, 2018). 운영위원회는 공중보건의 비전, 미션과 목적을 달성하기 위해 취해야 할 조치를 규정하는 미국 공중보건 성명서를 개발하였다. 이 성명서의 일부로 명시된 필수 서비스들은 다음과 같다.

1. 지역사회의 건강문제를 식별하기 위해 건강수준을 모니터한다.
2. 지역사회의 건강문제와 건강 위험을 진단하고 조사한다.
3. 건강 관련 주제에 대하여 사람들에게 정보를 제공하고, 교육하며 역량을 강화시킨다.
4. 건강문제를 식별하고 해결하기 위하여 지역사회 파트너십을 동원한다.
5. 개인과 지역사회의 건강 노력을 지원하는 정책과 계획을 개발한다.
6. 건강을 보호하고 안전을 보장하는 법과 규제를 제정한다.
7. 사람들에게 필요한 개인 건강서비스를 연결하고, 달리 이용할 수 없는 경우 의료서비스 제공을 보장한다.
8. 유능한 공중보건 및 민간 보건의료 인력을 확보한다.
9. 개인 및 인구 기반 보건의료서비스의 효과, 접근성과 질적 수준을 평가한다.

10. 건강문제에 대한 새로운 통찰과 혁신적인 해결책을 연구한다.

공중보건체계란 "관할권 내에서 필수 공중보건 서비스 제공에 기여하는 모든 공공, 민간 및 자원봉사 기구"로 정의된다. 이러한 체계는 서로 다른 역할, 관계 그리고 상호작용을 하는 기구들의 네트워크이다(CDC, 2018).

공중보건체계
관할권 내에서 필수 공중보건 서비스 제공에 기여하는 모든 공공, 민간 및 자원봉사 기구

공중보건체계 내의 모든 기구들은 지역사회나 각 주(state)의 건강과 안녕에 기여한다. 주 단위 혹은 지역단위에서 공중보건체계에 참여하는 기구나 부문의 일부는 공공 보건기관, 보건의료 공급자, 공공 안전기관, 인적 서비스 및 자선 기관, 교육 및 청소년 개발 조직, 여가 및 예술 관련 조직, 경제활동 및 자선 활동 단체 그리고 환경 관련 기관과 조직이다. 공중보건체계의 개념은 공중보건 서비스 제공을 평가할 때 모든 기구들의 기여를 인정하도록 보장한다.

미국에서 공중보건 서비스는 정부와 민간기관의 합동 노력으로 제공되며, 이 기관들의 자원이나 미션 그리고 역할은 매우 다양하다(CDC, 2018). 미국 내에서 사람들이 가능한 수준의 건강을 누리기 위한 조건을 보장하는 책임은 연방, 주, 지역 정부로 나뉘어져 있다. 공중보건체계는 다음의 세 가지 핵심 기능에 기여하는 모든 정부, 비정부 기구를 포함한다(Hyde & Shortell, 2012).

1. 지역사회 건강에 대한 정보의 평가
2. 포괄적인 정책개발
3. 지역사회에 공중보건 서비스가 제공되도록 보장

정부의 공공보건 기관이 이러한 공급 체계의 중심이지만, 이러한 기관들의 대부분은 정보를 제공하고, 영향을 미치며 의사소통과 협력 활동을 하는 데 있어서 공중보건 서비스에 기여하는 수많은 외부 조직들에 의지하고 있다. 공중보건의 제공에 참여하는 기관의 범위와 정부와 민간 사이의 책임 분담 범위는 지역사회에 따라 매우 다양하다(Mays, Scutchfield, & Bhandari, 2010). 법적으로 정의되는 정부 공중보건 기관의 권한과 의무는 주 수준에서 실행되는지 또는 지역 수준에 위임되어 있는지에 따라 다양하다(Mays et al., 2010).

연방 수준에서는 보건복지부(department of health and human services, DHHS)는 특정한 공중보건 측면을 다루는 서로 다른 실무 부서들의 책임기관이다. 〈표 13.7〉은 부서들과 이들이 초점을 두는 영역을 나열하고 있다.

지방 수준에서의 공중보건 부서(Public health agency)는 "주보다 작은 관할권에서 건강을 주된 관심 영역으로 하고 이에 대한 책임이 있는 지방 혹은 주정부의 행정 혹은 서비스 부서"로 정의된다(National Association of County and city Health Officials [NACCHO], 2017). 미국의 정부 공중보건 체계는 51개 주(D.C. 포함)의 공중보건 부처와 약 2,800개의 지방 공중보건 부서로 구성되어 있다(NACCHO, 2017). 주 및 준주 보건협회(Association of State and Territorial Health Officials [ASTHO], 2017)는 대부분의 공중보건 부서(58%)가 주정부 내 단독 혹은 독립 기관으로 이루어지며, 42%는 주 혹은 지역 보건부서와 같은 상위 부서(umbrella agency or superagency) 안에 있다고 추정된다. 이

공중보건 부서(Public health agency)
주보다 작은 관할권에서 건강을 주된 관심 영역으로 하고 이에 대한 책임이 있는 지방 혹은 주정부의 행정 혹은 서비스 부서

상위 부서(umbrella agency)
주 혹은 지역 보건부서처럼 다양한 보건의료서비스에 대한 책임을 지는 기관. 여기에는 메디케이드, 공적 부조, 장기요양, 정신보건 및 약물 남용 관리 서비스 등이 포함된다.

러한 상위 부서들은 메디케이드, 공적 부조, 장기요양, 정신보건 및 약물 남용 관리 서비스를 포함한 다양한 보건의료서비스를 담당한다(ASTHO, 2017).

미국 내 모든 지역 및 지방 공중보건 부서의 약 40%에서 25,000명 미만의 인구를, 61%는 50,000명 미만의 인구를 관할한다(NACCHO, 2017)).

50,000명 이하의 인구를 관할하는 보건부서의 64%는 미국 인구의 약 10%에게 공중보건 서비스를 제공한다. 이와 대조적으로, 모든 지방 보건부서의 6%는 500,000명 이상의 인구를 관할하며, 전체 미국 인구의 약 51%에게 서비스를 제공한다(NACCHO, 2017). 약 45%의 주가 주 경계 안에 50개 미만의 지역 보건부서가 운영되고 있다고 보고하였으며, 40%의 주는 50에서 99개의 부서가, 그리고 14%는 100개 이상의 부서가 운영되고 있다고 보고하였다(ASTHO, 2017). 지역 보건의료서비스의 대부분이 카운티 보건부서(60%)를 통하여 제공되며, 시와 카운티가 그 다음(11%), 타운십 보건부서(11%), 복합 카운티, 구, 혹은 지역 보건부서(9%), 그리고 시 보건부서(7%) 순이다.

주 및 지방 공중보건 부서는 연방, 주, 지방, 민간 부문의 혼합된 재정 지원을 받고 있다(ASTHO, 2017; NACCHO, 2017). 이러한 재정 지원의 출처와 비율은 주에 따라, 그리고 주 안에서도 다양하다. 연방 정부는 2015년에 주 보건부서에 총 143억 달러를 지원했으며, 주 평균 2,600만 달러를 받았다(ASTHO, 2017). 2015년도에 평균적으로 주 공중보건 부서는 연방 보조금, 계약 및 협력 협정을 통해서 대략 48% 정도의 재정을 받았으며, 주의 일반 기금에서 25%, 메디케어 및 메디케이드 상환이나 공중보건 서비스 비용 및 벌금 등의 다른 재원으로부터 27%를 조달했다고 보고하였다(ASTHO, 2017). 개별 재원의 비율은 다양하여서, 어떤 주는 약 85%의 재원을 연방 재정으로부터 받은 반면, 또 다른 주는 24%를 연방 재정으로부터 조달 받았다.

표 13.7 미국 보건복지부의 활동 부서들

부서	핵심 분야
아동가족국(ACF)	어린이, 청소년, 가족(아동 지원 및 복지)
지역생활관리국(ACL)	자신의 집에서 계속 거주하기를 원하는 노인과 장애자에 대한 지역사회 지원 확대
보건의료 연구 및 질 보장 기구(AHRQ)	미국인을 위한 보건의료의 품질, 안전, 효율, 효과 개선
독성물질 및 질병 등록 기구(ATSDR)	유해물질 노출 후의 이차적 건강위험
질병통제예방센터(CDC)	질병 예방, 환경보건, 건강증진, 직업보건
메디케어 & 메디케이드 서비스 센터(CMS)	연방 메디케어 프로그램 행정 업무 및 주정부 메디케이드 프로그램 파트너
식품의약국(FDA)	식품 안전, 담배제품, 보조식품, 의약품
보건자원 및 서비스국(HRSA)	무보험자, 독거인 및 취약계층의 의료서비스 접근
인디언 보건서비스(IHS)	연방에서 인정한 부족과 알래스카 원주민에 대한 의료 및 공중보건 서비스 제공
국립보건원(NIH)	생의학적, 보건학적 연구
물질남용 및 정신보건서비스국(SAMHSA)	물질 남용과 정신질환 예방, 치료, 재활서비스

지방 공중보건 서비스의 재원은 지방 혹은 주정부 재원, 연방 교부 재원, 메디케어와 메디케이드 상환, 기타 기금이나 자금원으로 이루어진다(ASTHO, 2017). 2016년도에 지방 공중보건 재원의 가장 큰 부분은 지역 재정으로부터 왔으며(30%), 그 다음이 주 재정(21%), 연방 교부금(17%), 메디케이드와 메디케어 상환(12%) 그리고 비임상 수수료 및 벌금(7%) 순이었다(NACCHO, 2017). 공중보건에 대한 지역의 재정 기여분은 인구집단 규모에 관계없이 모든 관할권에서 비교적 유사하였다. 하지만 소규모 인구(50,000명 미만)에게 서비스를 제공하는 지역 보건부서의 경우에는 메디케어와 메디케이드 상환금이 예산에서 차지하는 비중이 큰 경향이 있었다.

미국의 보건의료에 영향을 끼치는 마지막 조직 유형은 비정부기구이다. 비정부기구는 "지역, 국가 혹은 국제 수준에서 조직되는 모든 비영리, 자발적 시민단체"라고 정의되어 왔다(NGO Global; Network, n.d.). 비정부기구의 기원은 미국의 설립 초기로 거슬러 올라가며, 주와 정부의 통제로부터 독립된 시민 사회 조직이 인권 보호와 인류 진보에 핵심적인 역할을 하였다(US Departtment of State, 2017). 다시 말하자면, 시민 사회에서 개인은 정부의 간섭 없이 스스로를 조직할 수 있어야 하며, 환경, 여성 및 소수자의 권리, 경제 발전

비정부기구
지역, 국가 혹은 국제 수준에서 조직되는 모든 비영리, 자발적 시민단체

주목할 내용 13.1 20세기 미국에서 이루어진 가장 위대한 10가지 공중보건 업적

1. 예방접종: 국가적으로 이루어진 전체 인구집단 대상 예방접종 프로그램은 천연두의 박멸(세계적 수준), 소아마비 퇴치(미국 내), 홍역, 풍진, 파상풍, 디프테리아, b형 헤모필루스 인플루엔자를 비롯한 기타 감염성 질환의 통제를 이끌어 내었다.
2. 자동차 안전: 자동차와 도로를 안전하게 하는 공학적인 노력을 포함한 자동차 안전을 위한 개선 노력, 사람들의 행태를 바꾸기 위한 노력의 성공으로 자동차와 관련된 사망이 대폭 감소하였다.
3. 안전한 일터: 20세기 초에는 흔했던 광부들의 진폐증이나 규폐증과 같은 업무 관련 건강문제들이 크게 감소하였다. 안전한 일터는 치명적인 업무상 재해를 40% 정도 감소시키는 결과를 가져왔다.
4. 감염성 질환 통제: 감염성 질환 통제는 깨끗한 물과 위생 개선에 따른 결과였다. 또한, 항생제 치료법의 발견은 결핵이나 성병과 같은 감염성 질환 통제를 위한 성공적인 공중보건 활동에서 핵심적인 역할을 하였다.
5. 관상동맥질환과 뇌졸중으로 인한 사망 감소: 금연, 혈압 조절과 같은 위험 요인 관리는 관상동맥질환과 뇌졸중으로 인한 사망을 극적으로 감소시켰다.
6. 더 안전하고 건강한 식품: 1900년 이래로, 더 안전하고 건강한 식품은 미생물 오염의 감소와 영양성분의 증가에 따른 결과였다. 구루병, 갑상선종, 펠라그라와 같은 주요 영양결핍성 질환들은 미국에서 대부분 사라졌다.
7. 개선된 모자보건: 좋아진 위생과 영양, 항생제의 사용, 보건의료 접근성의 개선, 모자 및 신생아 의학의 기술적 진보는 모성과 어린이 건강을 향상시켰다.
8. 가족계획: 가족계획은 가족 규모 감소와 출산 간격 증가와 같은 건강상의 유익을 제공하였다. 산전 상담과 진찰 기회가 증대되었고, 유아, 어린이, 산모 사망이 감소하였다. 임신 예방과 HIV 및 다른 성병의 전파를 예방하기 위한 피임기구 사용도 늘어났다.
9. 상수도 불소화: 불소화는 아동 충치 감소(40%~70%)와 성인 치아 손실 감소(40%~ 60%)에 중요한 역할을 하였다. 불소화는 사회경제적 상태나 보건의료 접근성과 관계없이 어른과 아이 모두에서 효과적으로 충치를 예방함으로써 안전하고 저렴한 비용으로 유익을 주었다.
10. 흡연을 건강위험으로 인지: 1964년부터 흡연을 건강위험으로 인지하게 됨으로써 금연 촉진, 간접 흡연 노출 감소 등이 이루어지게 되었다. 지역 및 국가 수준에서의 주요 공중보건 활동으로 인해 성인 흡연율이 감소하였으며 흡연과 관련된 수백만 명의 사망이 예방되었다.

출처: 질병통제예방센터(1999). 20세기 미국의 위대한 공중보건 업적(인용사이트: https://www.cdc.gov/mmwr/preview/mmwrhtml/00056796.htm)

이나 보건 등의 영역에서 어떤 요구이든 실질적으로 추구할 수 있어야 한다. 미국에는 대략 150만개의 비정부기구가 있다. 따라서 미국의 보건의료에 관련된 무수한 비정부기구가 있다. 아래는 이러한 조직의 일부 예들이다.

- **빌과 멜린다 재단**(www.gatesfoundation.org). 이 재단은 마이크로소프트사의 창업자인 빌 게이츠와 그의 아내 멜린다 게이츠가 설립하였다. 전 세계 사람들의 삶의 질을 개선하는 것을 포함한 광범위한 목적을 갖고 있다. HIV/AIDS, 결핵, 가족계획, 교육, 담배규제 등의 주제가 이 조직의 사업 목표에 포함되어 있다.
- **국경없는 의사회**(www.doctorswithoutborders.org). 전쟁과 재난 시기에 사람들을 돕고자 한 의사 그룹에 의해 1968년에 설립되었다. 현재 이 조직은 주로 의사들과 다른 직종의 의료 전무가로 구성되어 있으며, 전 세계에서 의료서비스를 제공하고 있다.
- **카이저 가족 재단**(www.kff.org). 카이저 퍼마넨테(Kaiser Permanente)의 창립자이자 기업가인 헨리 카이저가 설립하였다. 미국 뿐만 아니라 국제적인 보건의료 이슈에 초점을 맞추어 활동한다.

요약

최근 몇 년 동안, 미국의 보건의료체계는 논쟁과 양극화 논쟁의 중심에 있다. 이 논쟁은 2010년 건강보험개혁법(ACA)의 통과로 극대화되었으며, 지금 시점에도 어떻게 나아갈 지에 대한 논의가 지속되고 있다. 우리가 이 논쟁에 대해 더 잘 이해하고 미국 보건의료체계를 세계적인 맥락에서 이해하기 위해서는 보건의료체계의 구조와 기능에 대한 기본적인 이해가 필요하다.

미국 보건의료체계는 세계보건기구의 정의에 명시된 모든 기준을 충족하며, 민간 및 공공 보험 조직이 있다는 점에서 대부분의 다른 국가와 유사하다. 미국 보건의료체계의 공공보건 분야는 메디케어, 메디케이드 및 S-CHIP이나 VA 시스템과 같은 기타 공중보건시스템으로 나뉘어질 수 있다.

민간의료보험은 주로 고용주가 제공하는 보험으로 구성되지만, 개인이 구매한 건강보험도 포함된다. 고용주 제공 보험은 미국인이 의료보장을 받는 주요 방법이다. 개인 혹은 비그룹 보험시장은 실직자, 자영업자, 은퇴자들을 포함하는 인구집단을 아우른다.

2010년에는 65세 미만 미국인의 4,910만명이 의료보험 미가입자였으나, 현재는 2,400만의 성인만이 보험이 없는 상태이다. 대부분의 보험 미가입 개인은 소수자 집단과 노동자 가족 출신이고, 소득 수준이 낮다. 아이들보다 메디케이드 혜택을 받을 가능성이 낮았던 성인들의 보험 미가입자의 비율이 높았다.

의료보험은 사람들의 치료에 대한 요구 여부, 원하는 치료의 질과 범위, 치료의 시기에 큰 영향을 미친다. 궁극적으로 개인이 보험을 가지고 있는가 하는 단일 요인이 그들의 전반적인 건강수준에 광범위한 영향을 미친다. 보험 미가입 성인이 보험 가입자보다 치료를 연기하거나 포기할 가능성이 더 높으며, 처방약을 살 수 없거나 권고 치료를 따를 수 없는 이유를 이해하는 것은 어렵지 않다.

건강유지기구(HMO)는 비용을 통제하기 위한 많은 기전들을 가지고 있다. 이러한 기전들은 의료서비스 제공의 제한을 목적으로 하고 있으며, 외래진료, 특히 일상적인 예방 진료를 장려함으로써 입원 진료를 최소화한다. 이러한 기전의 일부는 서비스 횟수, 서비스 기간, 보험에 의해 지불되는 총비용의 제한을 통해 작동한다.

의료체계 재정은 두 개의 상호 연결된 자금 흐름, 즉 해당 의료서비스 또는 해당 보험료를 구매하는 개인 및 조직으로부터의 자금 유입과 의료서비스 제공자에게 상환하기 위한 자금 유출을 중심으로 이루어진다. 미국에서는 이 두 가지 기능에 대한 책임을 민간 보험회사와 정부가 공유하고 있으며, 둘 다 정책 용어로 '지불자(PAYERS)'라고 한다. 따라서 미국은 다중 지불시스템을 갖는다고 할 수 있다

경제협력개발기구(OECD)는 경제발전과 국제무역을 촉진하기 위하여 1961년에 설립된, 34개국이 참여하는 국제조직이다. 대부분의 OECD국가는 선진국이다. OECD는 각 회원국의 보건 및 보건의료시스템에 대한 연간 통계를 발표한다. 이 자료들은 회원국 간의 보건지표를 비교하기에 유용하며 특히 미국의 보건의료를 다른 선진국들의 보건의료와 비교하는 데 특히 유용하다.

보건의료서비스는 다양한 이유로 제공된다. 질병을 치료하기 위한 치료 목적, 미래의 건강문제를 지연하거나 예방하기 위한 예방 목적, 통증을 완화하고 삶의 질을 높이기 위한 재활 목적 그리고 개인의 건강상태나 예후에 대하여 알아보기 위한 정보 제공 목적 등이다.

보건의료 이용은 적절성, 가격, 질적 수준의 관점에서 검토될 수 있다. 의료 이용 동향에 대한 연구는 의료 접근성의 불평등이나 질적 불평등에 대한 진전된 연구 영역을 발견할 수 있게 해준다. 또한 미래의 의료 필요와 의료 비용을 예측하는 데도 사용할 수 있다.

비용과 보건의료 이용 모두를 통제하기 위하여 관리의료조직(MCO)은 보건의료 전달 기능을 서비스에 대한 비용 상환 기능과 통합하였다. MCO는 보건의료 공급자들에 대한 무제한 접근을 권장하지 않으며, 일반적으로 특정한 공급자 집단이나 네트워크에 의해 제공되는 서비스만 급여 상환을 해준다. 제공된 서비스에 대한 비용 상환은 MCO가 인증하고 공급자가 동의한 시스템에 의해서 결정되며, 이는 비용 효과적인 진료를 장려하도록 설계되었다.

선호공급자조직(preferred provider organization, PPO)은 미국에서 가장 많이 구매되는 MCO의 형태이다.

건강보험개혁법(Patient Protection and Affordable Care act)은 2010년 3월 23일에 법으로 제정되었다. 일반적으로 부담 적정법(Affordable Care ACT) 혹은 ACA라고 불리는 이 법은 일련의 연방 정책을 통하여 대부분의 미국인의 의료보험 접근성을 확대하기 위한 것이다. ACA는 메디케어와 메디케이드 이후 미국 보건의료 제도에서 가장 중대한 규제적 변혁을 상징한다. ACA가 제정되는 과정의 논쟁들은 뜨거웠고 많은 불화를 일으켰으며 ACA는 여전히 양극단의 이슈로 나뉘어져 있지만, 한 가지는 분명하다. 이 법은 건강보험의 공급 방식과 미국에서의 보건의료 제공 방식에 큰 영향을 끼칠 것이다.

필수 공중보건 서비스는 질병 예방과 건강증진을 위하여 공중보건에서 핵심과정을 식별해 내고 기술하기 위한 방법으로써 1994년에 공중보건 기능 운영위원회에 의해 개발되었

다. 운영위원회는 공중보건의 비전과 미션과 목적을 달성하기 위해 취해야 할 조치를 규정하는 미국 공중보건 성명서를 개발하였다.

10가지 필수 서비스가 성명서에 명시되어 있다. 공중보건체계 내의 모든 기구들은 지역사회나 각 주(state)의 건강과 안녕에 기여한다. 주 단위 혹은 지역단위에서 공중보건체계에 참여하는 기구나 부문의 일부는 공공 보건기관, 보건의료 공급자, 공공 안전기관, 인적 서비스 및 자선 기관, 교육 및 청소년 개발 조직, 여가 및 예술 관련 조직, 경제활동 및 자선활동 단체 그리고 환경 관련 기관과 조직이다. 공중보건체계의 개념은 공중보건 서비스 제공을 평가할 때 모든 기구들의 기여를 인정하도록 보장한다.

핵심 용어

co-pay (or co-payment)	분담금(공동 지불)
coinsurance	공동보험
condition-specific preexisting conditions clause	특정 선행 상태 고지 항목
generic substitution	복제약 대체
health insurance exchange	건강보험거래소
health maintenance organization (HMO)	건강유지기구
deductible	공제 자부담
individual market (or private non-group market)	개인 시장
duration of services	서비스 기간
managed care organization (MCO)	관리의료기구
eligiblity for coverage	보장 자격
medicaid	메디케이드
medicare	메디케어
medicare Part A	메디케어 파트 A
medicare Part D	메디케어 파트 D
multipayer system	다중 지불시스템
non-governmental organization (NGO)	비정부기구
number of services covered	서비스 보장 개수
public health agency	공중보건 기관
public health system	공중보건체계
out-of pocket payment (or direct payment)	직접 지불
self-insured	자가 보험
employer-sponsored insurance	고용주 제공 보험
essential public health service	필수 공중보건 서비스
conditions of coverage	보장 조건
cost containment	비용 절감
cost sharing	비용 분담
dispensing limits	교부 제한
Health care system	보건의료체계
mandate	명령
policy maximum	최대 보장 정책
preferred drug list (PDL)	선호 약품 목록
medicare Part B	메디케어 파트 B
Prior authorization (PA)	사전 승인
public health	공중보건
out-of network care	네트워크 밖 진료
Preferred provider organization	선호제공자조직

single payer	단일 지불자
overall preexisting conditions clause	모든 선행 상태 고지 항목
State Children's Health Insurance Program (S-CHIP)	주 아동 건강보험 프로그램
Patient Protection and Affordable Care Act (or Affordable Care Act, ACA)	건강보험개혁법
umbrella agency 혹은 superagency	상위 부서
point-of-service (POS) plan	POS 플랜
US Department of Veterans Affairs (VA)	미국 보훈부

복습 문제

1. 미국 보건의료체계의 기본적인 조직들을 서술하시오.
2. 보건의료체계 내의 공공 및 민간의료보험의 차이점에 대하여 토론하시오.
3. 건강보험개혁법의 기본적인 특징을 열거하시오.
4. 보건의료 이용을 증가시키는 5가지 요소와 감소시키는 5가지 요소를 열거하시오.
5. 보험 미가입이 보건의료서비스 접근에 어떤 영향을 주는지 토의하시오.
6. 10가지 필수 공중보건 서비스를 나열하시오.
7. 의료 비용을 제한하기 위하여 보험 제공자(민간 혹은 공공부문)들이 사용하는 몇 가지 기전들에 대해 토의하시오.

역량 구축을 위한 활동 #1

미국 이외의 국가를 선택하시오. 다음 지침을 사용하여 당신이 선택한 국가의 의료보험에 대해 간략히 서술하시오. 각 항목별로 다섯 개 이하의 요점을 제시하시오.

1. 의료보험의 구조
2. 의료보험 재정
3. 공공 및 민간 부문
4. 보건의료서비스 이용

당신이 선택한 나라와 미국의 의료보험 제도의 차이를 검토해 보시오.

역량 구축을 위한 활동 #2

수업에 참여한 학생들을 두 사람씩 짝을 지으시오. 10분 동안 제약회사에게 처방약의 특허를 허용하는 것에 대하여 한 사람은 장점을, 다른 한 사람은 단점을 찾으시오. 결과를 다른 사람과 공유하고, 이 제도의 장단점에 대한 공동 보고서를 작성하시오. 소비자들을 고가의 약값 부담으로부터 보호할 방법이 있는지도 찾아보시오.

학습에 유용한 웹사이트

메디케어 & 메디케이드 서비스 센터

http://www.cms.gov

이전에 보건의료재정국(Health Care Financing Administration)으로 알려져 있던 메디케어 & 메디케이드 서비스 센터(CMS)의 웹사이트이다. CMS는 메디케어 프로그램을 관리하고, 주 정부와 협력하여 메디케이드와 주 아동 건강보험 프로그램(S-CHIP)을 관리하는 미국 보건복지부의 실행부서이다. 웹사이트를 방문해 보고 메디케어 사기(medicare fraud)라는 용어의 의미를 탐구해 보시오. 의료 공급자가 메디케어 사기로 기소될 수 있는 요약 시나리오를 최소 세 가지를 작성하시오.

아동가족국

http://www.acf.hhs.gov

미국 보건복지부의 실행 부서인 아동가족국(Administration for Children & Families, ACF)의 웹사이트이다. ACF는 가족, 어린이, 개인과 지역사회의 경제적, 사회적 복지를 증진한다. 웹사이트를 방문하고 ACF가 서비스를 제공하는 서로 다른 지역들을 탐색해 보시오. 당신 지역에서는 현재 어떤 프로그램이 실행되고 있는지 확인해보시오.

카이저 가족재단: 미국의 국제보건의료정책에 관여하는 비정부기구

https://www.kff.org/report-section/non-gonvermental-organizations-involves-in-u-s-global-health-policy

국제보건문제에 관여하는 주요 비정부기구의 명단과 링크가 이 사이트에 게시되어 있다. 다양한 유형의 조직들이 있으며(연구소, 옹호그룹, 경영자 대표, 자금제공자, 정책 촉구 활동 기구 등), 기구의 미션도 다양하다(보건의료, 여성의 권리, 비만, HIV/AIDS, 건강 격차 등). 웹사이트에 들어가서 흥미로워 보이는 기구를 선택하시오. 이 기구의 역사, 미션과 그간의 활동에 대한 간략한 발표를 하시오.

참고문헌

Alsan, M., & Wanamaker, M. (2018). Tuskegee and the health of Black men. Quarterly Journal of Economics, 133(1), 407–455. doi: 10.1093/qje/qjx029

American Public Health Association. (n.d.). What is public health? Retrieved from https://www.apha.org/what-is-public-health

Association of State and Territorial Health Officials. (2017). Profile of state public health (Vol. 4).Retrieved from https://www.astho.org/Profile/Volume-Four/2016-ASTHO-Profile-of-State-and-Territorial-Public-Health

Bernstein, A. B., Hing, E., Moss, A. J., et al. (2003). Health care in America: Trends in utilization. Hyattsville, MD: National Center for Health Statistics.

Bodenheimer, T. S., & Grumbach, K. (2001). Understanding health policy: A clinical approach. New York: McGraw-Hill Medical.

Bredesen, P. (2010). Fresh medicine: How to fix reform and build a sustainable health care system. New York: Atlantic Monthly Press.

Centers for Disease Control and Prevention. (1999). Ten great public health achievements—United States, 1900–1999, Morbidity and Mortality Weekly Report, 48, 241–243.

Centers for Disease Control and Prevention. (2018). The public health system & the 10 essential public health services: the public health system. Retrieved from https://www.cdc.gov/publichealthgateway/publichealthservices/essentialhealthservices.html

Centers for Medicare & Medicaid Services. (2018). National health expenditure data: historical. https://www.cms.gov/research-statistics-data-and-systems/statistics-trends-and-reports/nationalhealthexpenddata/nationalhealthaccountshistorical.html

Centers for Medicare & Medicaid Services. (2019a). What's Medicare? Retrieved from https://www.medicare.gov/what-medicare-covers/your-medicare-coverage-choices/whats-medicare

Centers for Medicare & Medicaid Services. (2019b). Medicaid. Retrieved from https://www.medicaid.gov/medicaid/index.html

Centers for Medicare & Medicaid Services. (2019c). Health maintenance organization (HMO). Retrieved from https://www.medicare.gov/sign-up-change-plans/types-of-medicare-healthplans/medicare-advantage-plans/health-maintenance-organization-hmo

Centers for Medicare & Medicaid Services. (2019d). Health insurance plan & network types: HMOs, PPOs, and more. Retrieved from https://www.healthcare.gov/choose-a-plan/plan-types

Collins, S. R., Gunja, M. Z., Doty, M. M., & Beutel, S. (2016). Who are the remaining uninsured and why haven't they signed up for coverage? Commonwealth Fund, 24, 1–20.

Committee for a Responsible Federal Budget. (2018). American health care: Health spending and the federal budget. Retrieved from https://www.crfb.org/papers/american-health-care-healthspending-and-federal-budget

Cubanski, J., Neuman, T., Damico, A., & Smith, K. (2018). Medicare beneficiaries' out-of-pocket health care spending as a share of income now and projections for the future. Retrieved from https://www.kff.org/report-section/medicare-beneficiaries-out-of-pocket-health-care-spending-as-a-shareof-income-now-and-projections-for-the-future-report

Department for Professional Employees. (2016). The U.S. health care system: An international perspective. Retrievedfromhttps://dpeaflcio.org/programs-publications/issue-fact-sheets/the-u-s-healthcare-system-an-international-perspective

Geyman, J. P. (2015). A five-year assessment of the Affordable Care Act: Market forces still trump the common good in US health care. International Journal of Health Services, 45(2), 209–225.

Howell, J. (2017). Race and U.S. medical experimentation: The case of Tuskegee. Cadernos de Saude Publica, 33(Suppl 1), e00168016. doi: 10.1590/0102-311X00168016

Horwitz, S. M., & Stein, R. E. K. (1990). Health maintenance organizations vs. indemnity insurance for children with chronic illness: Trading gaps in coverage. American Journal of Diseases of Children, 144, 581–586.

Hyde, J. K., & Shortell, S. M. (2012).The structure and organization of local and state public health agencies in the U.S.: A systematic review. American Journal of Preventive Medicine, 42(5, Suppl. 1), S29–S41.

Kaiser Commission on Medicaid and the Uninsured. (2019). The uninsured and the ACA: A primer—key facts about health insurance and the uninsured amidst changes to the

Affordable Care Act. Retrieved from https://www.kff.org/uninsured/report/the-uninsured-and-the-aca-a-primer-keyfacts-about-health-insurance-and-the-uninsured-amidst-changes-to-the-affordable-care-act

Kaiser Family Foundation. (2017). Employer health benefits: 2017 annual survey. Retrieved from http://files.kff.org/attachment/Report-Employer-Health-Benefits-Annual-Survey-2017

Kaiser Family Foundation. (2018). Key facts about the uninsured population. Retrieved from https://www.kff.org/uninsured/fact-sheet/key-facts-about-the-uninsured-population

Kennelly, R. (2019). What is the penalty for not having health insurance in 2019? Retrieved from https://help.ihealthagents.com/hc/en-us/articles/115001888334-What-is-the-penalty-fornot-having-health-insurance-in-2019

Kesselheim, A. S., Avorn, J., & Sarpatwari, A. (2016). The high cost of prescription drugs in the United States: Origins and prospects for reform. Journal of the American Medical Association, 316(8), 858–871.

Kleinke, J. D. (2010). Health care reform made simple. Really. (Professional driver on a closed course.) Lecture presented at the American Society of Interventional Pain Physicians (ASIPP) annual meeting, June, Washington, DC.

Laszewski, R. (2010). U.S. health care—It's a whole new world. Lecture presented at the American Society of Interventional Pain Physicians (ASIPP) annual meeting, June, Washington, DC.

Mays, G. P., Scutchfield, F. D., Bhandari, M. W., & Smith, S. A. (2010). Understanding the organization of public health delivery systems: An empirical typology. Milbank Quarterly, 88(1), 81–111.

Mitchell, A. (2018). Medicaid's federal medical assistance percentage (FMAP). Washington, DC: Congressional Research Service.

National Association of County and City Health Officials. (2017). 2016 National profile of local health departments. Washington, DC: NACCHO.

NGO Global Network. (n.d.). Definition of NGOs. Retrieved from http://www.ngo.org/ngoinfo/define.html

Organisation for Economic Co-operation and Development. (2019). OECD data: United States. Retrieved from https://data.oecd.org/united-states.htm#profile-health

Riotta, C. (2017). GOP aims to kill Obamacare yet again after failing 70 times. Retrieved from https://www.newsweek.com/gop-health-care-bill-repeal-and-replace-70-failed-attempts-643832

Tanner, M. D. (2010). Bad medicine: A guide to the real costs and consequences of the new health care law. Washington, DC: CATO Institute.

United States Census Bureau. (2019). Health insurance coverage in the United States: 2017. Retrieved from https://www.census.gov/library/publications/2018/demo/p60-264.html

US Department of State. (2017). Non-Governmental Organizations (NGOs) in the United States. Retrieved from https://www.state.gov/non-governmental-organizations-ngos-in-the-united-states

US National Library of Medicine. (2019). Managed care. Retrieved from https://medlineplus.gov/managedcare.html

World Health Organization. (2007). Everybody's business: Strengthening health systems to improve health outcomes: WHO's framework for action. Retrieved from https://www.who.int/healthsystems/strategy/everybodys_business.pdf

World Health Organization. (2018). Antibiotic resistance. Retrieved from https://www.who.int/news-room/fact-sheets/detail/antibiotic-resistance

제14장

지역 보건사업의 기획·예산·관리·평가

제7장에서는 공중보건 관리자가 어떻게 공중보건 프로그램을 기획, 수행, 평가할 수 있는지에 대해 개괄적으로 설명하기 위해 몇 가지 프로그램 기획 모델을 소개하였다. 이 장에서는 인적, 재정적, 물적 및 지역사회 자원관리, 예산의 확보와 유지, SWOT분석 수행, 보건 프로그램의 평가와 같은 논리적 단계에 따른 기획 과정에 좀 더 중점을 두고 논의할 것이다.

공중보건 프로그램의 기획

제7장에서는 기획에 사용되는 다양한 모델이 소개되었는데, 공중보건 관리자가 어떤 기획 모델을 사용하든 상관없이 논리모델(logic model)은 기획, 수행 및 평가의 세 가지 핵심 프로그램 요소를 함께 연결하는 데 도움이 된다. 논리모델을 간략히 얘기하면 프로그램의 구체적인 목적과 목표를 달성하는 방법에 있어 배후관계의 논리를 보여주는 것이다. 넓은 의미에서는 관리자가 프로그램 기획 과정의 중요 요소를 연결하여 어떻게 목적과 목표가 달성될 수 있는지를 보여줄 수 있는 도구가 논리모델이다. 또한 논리모델은 프로그램 기획에서 개입의 모든 구성요소들이 어떻게 서로 함께 작동하는지 그것들이 일어나는 순서를 단순한 그림을 통하여 표시함으로써 다양한 이해관계자들 간의 원활한 의사소통을 촉진한다. 논리모델의 구성요소에는 〈그림 14.1〉과 같이 투입, 산출, 결과가 포함된다.

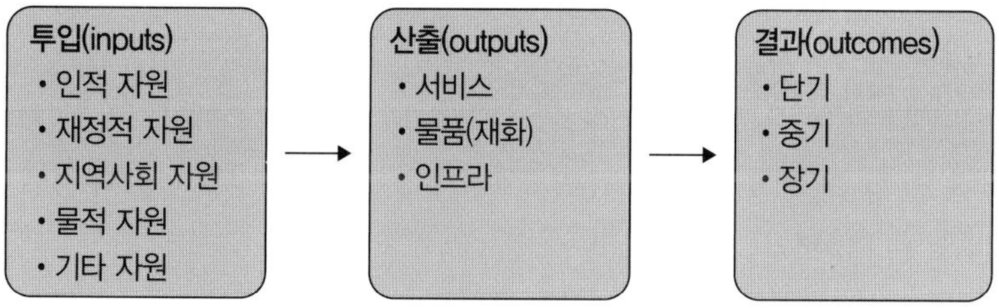

그림 14.1 논리모델의 기본 모형

투입은 프로그램 관리자가 공중보건 프로그램을 기획, 실행, 평가하는 데 사용할 자원을 의미한다. 투입 요소에는 인적 자원(human resources), 재정적 자원(financial resources), 지역사회 자원(community resources), 물적 자원(material resources)이 포함된다. 〈표 14.1〉에는 각 투입 요소의 예를 제시하였다. 산출은 프로그램의 목적이나 목표를 달성하기 위하여 지역사회에서 변화가 일어나도록 구성원과 인프라에 제공되는 서비스 또는 물품(재화)이다. 서비스는 지식이나 자기효능감을 높이는 것 또는 건강한 식습관이나 신체활동과 같은 건강문제와 관련된 역량을 갖출 수 있도록 하는 개입이 포함된다. 물품에는 대학생을 대상으로 하는 성교육 커리큘럼에서 무료로 콘돔을 제공하는 것 등을 들 수 있다. 인프라 측면의 변화는 지역사회에서 걷기를 지원하기 위해 새로 공원이나 인도를 설치하는 것을 예로 들 수 있다. 투입이

학습목표

이 장을 학습한 후 다음을 할 수 있다.

- 논리모델의 핵심 요소를 설명할 수 있다.
- 자원의 네 가지 기본 유형에 대해 알 수 있다.
- 목적과 목표를 구별할 수 있다.
- 예산을 확보하고 유지하는 방법을 설명할 수 있다
- 공중보건 관리자의 기능을 설명할 수 있다.
- SWOT분석의 목적을 기술할 수 있다.
- 프로그램 평가의 필수 요소를 설명할 수 있다.

이 장에서 다루는 공중보건 역량

- 인구집단 기반의 정책, 보건사업, 프로젝트, 중재를 설계할 수 있다.
- 공중보건사업을 평가하는 방법을 선택할 수 있다.
- 정책이 공중보건 및 건강형평성에 미치는 영향을 평가할 수 있다.
- 다양한 전문가 팀들과 함께 효과적으로 업무를 수행할 수 있다.

가능해야 산출(서비스나 물품)이 대상 고객에게 전달될 수 있기 때문에 투입과 산출은 본질적으로 연결되어 있다. 마지막으로 결과는 건강증진 프로그램의 의도된 결과물이다. 결과는 일반적으로 단기, 중기, 장기 결과로 분류된다. 이 세 가지의 기간 범주를 구분하는 엄격한 잣대는 없지만, 일반적으로 단기 결과는 개입이 유발하는 즉각적인 효과를 말한다.

표 14.1 공중보건 관리자를 위한 네 가지 유형의 투입 자원

투입 자원	예
인적 자원	보건 전문가, 관리자 및 자원봉사자들의 사용 가능한 시간, 현장 전문가들에 의한 의사결정, 기술지원 및 교육훈련 시간 등이 포함된다.
재정적 자원	교부금, 사은품, 물건 또는 용역의 판매, 기부금 등 다양한 자원으로부터 창출된 돈
지역사회 자원	보건 프로그램을 운영하는 커뮤니티센터나 공중보건 프로그램을 알릴 수 있는 지역 소식지와 같은 지역사회가 제공할 수 있는 모든 자원
물적 자원	보건 프로그램을 실행(예: 신체활동을 위한 줄넘기)하거나 관리(보고서 준비를 위한 컴퓨터)하는 데 필요한 모든 유형의 물적 재료

예를 들어, 체중감량 개입 후에 공중보건 관리자는 개입 기간 동안 제공된 내용과 관련하여 참여자의 지식, 기술, 자기효능감에 관심을 가질 수 있다(단기 결과). 다음 단계에서 공중보건 관리자는 중재 후 6개월 간의 각 참가자 체중 감소량에 관심이 있을 수 있다(중기 결과). 마지막으로 공중보건 관리자는 중재 5년 후 혈압, 혈당, 혈중 지질과 같은 삶의 질을 나타내는 각 참가자들의 생체 대사 건강 측정에 관심이 있을 수 있다(장기 결과). 계획된 산출이 대상자에게 전달될 때에만 의도한 결과가 발생할 수 있기 때문에 산출과 결과는 본질적으로 연결되어 있다.

〈그림 14.1〉은 논리모델의 기본적 모형을 보여 주고 있지만, 여전히 두 가지 요소가 빠져 있다. 첫 번째 요소는 사업 대상 인구이다. 이러한 대상 인구에는 산출물을 전달할 대상자와 평가 과정에 포함될 대상자로 나뉜다. 두 번째 요소는 목적과 목표이다. 두 단어를 동의어로 생각하기 쉽겠지만, 이들 두 용어는 다음과 같이 구분된다. 목적은 과녁이나 원하는 결과로, 때로 공중보건 프로그램이 얻고자 하는 이상적 최종 산출물을 의미한다. 반면에 목표는 궁극적인 목적을 얻기 위해 달성해야 하는 중요한 하위 목적을 포함하는 것으로, 구체적이고 원하는 결과이다. 제7장에 SMART 목표를 작성하는 개념을 소개했는데 이 방법을 목적에도 적용할 수 있다. SMART 접근법을 사용하여 목적이나 목표를 작성하는 방법은 〈표 14.2〉를 참조하면 된다. 목적과 목표의 차이를 더 잘 이해할 수 있도록 아래에 예제를 제시하였다.

목적 1 : 중재의 목적은 해밀턴 카운티(우리나라의 군 단위 정도에 해당됨)에 거주하는 주민들의 흡연율을 2025년까지 10%로 낮춘다.

- 목표 1 : 중재 첫 달 말까지 해밀턴 카운티의 현재 흡연자에게 100개의 니코틴 패치를 배포한다.
- 목표 2 : 중재 두 번째 달 말까지 지역 지원 센터에 다니는 현재 흡연자의 50%에서 금연

논리모델
프로그램 관리자가 특정 프로그램의 목적 및 목표가 달성될 수 있을 것으로 믿는 방법의 배후 논리를 보여주는 모델로, 프로그램 기획 과정에서의 중요한 요소를 연결하여 목적과 목표를 달성하는 방법을 관리자가 보여줄 수 있는 도구이다.

투입
프로그램 관리자가 공중보건 프로그램을 기획하고 실행하며, 평가하는 데 사용할 자원

산출
프로그램의 목적과 목표를 달성하기 위하여 지역사회에서 변화가 일어나도록 구성원과 인프라에 제공된 서비스나 물품

결과
건강증진 개입의 의도된 결과로 일반적으로 단기, 중기, 장기 결과로 분류됨.

> 논리모델은 관리자(계획 담당자)가 프로그램 기획 과정의 중요한 요소들을 연결하여 목적과 목표를 어떻게 달성하는 지를 보여주는 도구이다.

목적
공중보건 프로그램이 도출하고자 하는 결과로 종종 프로그램의 이상적인 최종 산출물

목표
공중보건 프로그램의 목적을 성취하기 위해서 달성해야 하는 중요한 하위 목적들을 포함하는 것으로 목적보다는 좀 더 구체적인 원하는 결과물

에 대한 자기효능감을 높인다.

- **목표 3** : 중재 첫 해 말까지 해밀턴 카운티의 흡연율은 25%로 낮아질 것이다.

목적과 이에 수반되는 목표를 면밀히 살펴보면, 두 가지 측면이 명확해진다. 첫째, 목적은 장기적이며. 논리모델의 최종 산출물이다. 세 개의 목표는 논리모델의 산출물(활동이 실제로 수행되었는지 여부)에 대한 평가를 의미한다[단기 결과(지역자조모임 참여라는 즉각적인 목표) 및 중간 결과(다년 간의 개입 중 1년 후의 흡연율 평가)]. 둘째, 모든 목적과 목표는 SMART 기준을 사용하여 작성되어 있다는 것이다.

표 14.2 SMART 목적 및 목표 작성

속성	정의
특이적인(Specific)	목적 또는 목표가 누구에게 적용되는지와 무엇을 하려고 하는지가 구체적이어야 한다. 예를 들어 특정 초등학교에 다니는 어린이나 특정 지역사회 주민과 같이 목적이나 목표가 특정 목표 집단을 위한 것임이 기술되어야 한다.
측정 가능성(Measurable)	목적 또는 목표는 측정할 수 있는 것이어야 한다. 예를 들어 목적과 목표는 정확하고 신뢰할 수 있는 방법으로 측정한 변수에 대해 기술되어야 한다.
행동 지향적 (Action oriented)	목적 또는 목표는 실행해야 할 행동을 포함해야 한다. 예를 들어 목적과 목표는 증가 또는 감소와 같은 동사가 포함되어야 한다.
실현 가능성(Realistic)	목적 또는 목표는 달성 가능해야 한다. 예를 들어 목적과 목표는 흡연이나 비만을 완전히 없애는 수준과 같이 가능성이 낮은 것이 아니라 한정된 지역사회에서 이러한 발생률을 감소시키는 것과 같은 현실적인 것이어야 한다.
적시성(Timely)	목적 또는 목표는 사업 추진 일정표를 포함하고 있어야 한다. 예를 들어 목적과 목표는 언제까지 달성해야 하는지를 명확히 해야 한다. 명시(지정)된 시간은 개입 동안, 개입이 끝난 직후 또는 개입 후의 특정 시간일 수 있다.

지금까지 논리모델의 필수 요소에 대해 논의했으므로, 공중보건 관리자는 이러한 과정 중의 어디에서부터 시작할 것인지 생각할 수 있다. 〈그림 14.1〉의 논리모델 개념을 기반으로 일을 하게 되면 공중보건 관리자는 사용 가능한 투입 요소 투입을 직관적으로 시작할 수 있으며, 이러한 투입으로 어떤 산출물이 나오게 될지 결정할 수 있다. 마지막으로 단기, 중기, 장기 목표가 달성 가능하도록 사전 계획된 산출물을 반영하여 작성할 수 있다. 그러나 이러한 순서는 제7장에서 논의된 기획 모델의 논리에 많은 부분 위배된다. 공중보건 관리자는 논리모델의 투입 측면에서 시작하는 대신에 이러한 과정을 통하여 후향적으로 작업하는 것을 생각하여야 하며, 요구평가를 시작해야 하는 것을 생각해 봐야 한다.

요구평가
표적 인구의 요구를 도출하고 분석하며, 우선순위를 도출하는 과정

요구평가는 표적 인구의 요구를 도출하고 분석하며, 우선순위를 결정하는 과정이다(McKenzie, Neiger와 Thackeray, 2016). 평가로부터 나온 정보가 공중보건 개입의 장기, 중기, 단기 목표를 결정하는 토대가 되기 때문에 적절한 요구평가를 수행하는 것이 프로그램 기획에서 가장 중요한 첫 번째 단계가 된다. 적절한 요구평가는 표적 인구가 누구인지(그리고 표적 집단 중에서 어떤 하부 집단이 특히 취약한지), 표적 인구의 건강 요구는 무엇인

지, 표적 인구는 어디에 있는지, 표적 인구는 언제(특정 시기) 특히 취약한지에 대한 정보를 제공할 수 있어야 한다. 요구평가는 PRECEDE-PROCEED모델의 1단계(사회 평가 및 상황분석)와 유사하며, 제7장에서 언급된 것처럼 일련의 양적, 질적 접근방법을 사용하여 수행할 수 있다. 일단 요구평가에서 자료가 수집되었다면 목적과 목표를 작성할 수 있으며, 이러한 활동은 프로그램의 논리모델을 만드는 기초가 될 수 있다. 목적과 목표를 작성하면 프로그램 관리자는 목표를 달성하기 위한 중재 방안을 개발하거나 발굴할 수 있으며, 중재가 결정되면 프로그램 관리자는 이를 실행하는 데 필요한 투입 요소를 모으거나 구하는 활동을 시작할 수 있다.

적절한 자원 획득 여부에 개입의 성공 여부가 달려있기 때문에 자원(투입)을 도출하고 모으는 것은 프로그램 관리자의 핵심 업무이다.

자원
공중보건 프로그램을 기획, 실행 및 평가하는 데 필요한 유형 또는 무형의 인적, 재정적, 물질적 지역사회 자산

자원이란 공중보건 프로그램을 기획, 실행, 평가하는 데 필요한 유형 또는 무형의 인적, 재정적, 물질적, 공동체(지역사회) 자산을 말한다. 일반적으로 보건서비스를 제공하기 위해 공중보건 직원에게 지불한 시간당 임금, 프로그램 수행을 용이하게 하기 위해 구입한 장비, 공중보건 프로그램을 실행하기 위한 임대 사무실 등과 같은 자원에는 돈이 소요된다. 그러나 자원이 무료이거나 저렴한 비용으로 제공될 수 있는 경우도 있다. 예를 들어 프로그램 계획자가 논리모델을 작성하려고 한다고 가정해 보자. 인터넷에 W.K. Kellogg Foundation Logic Model Development Guide(W.K. Kellogg Foundation, 2019), 또는 South Carolina Department of Education(2019)에서 제작 배포한 논리모델 템플릿과 같이 무료로 접근할 수 있는 자원들이 있다.

인적 자원
공중보건 프로그램을 기획, 실행 및 평가하는 데 소요되는 인력들의 시간과 노력

어떤 관리자든 기획을 시작할 때 가장 먼저, 그리고 가장 중요하게 요구되는 자원은 유능한 인력이다. 인적 자원은 공중보건 프로그램을 기획, 실행, 평가하는 데 소요되는 사람들의 시간과 노력이다. 기획의 목적을 위해서 인적 자원은 중재의 개발 또는 확보, 중재를 실행하는 데 필요한 자원을 획득, 중재의 마케팅과 광고, 중재 운영 예산 작성, 중재가 실행될 수 있도록 어떻게 물류 계획을 세울 것인가 등과 같은 다양한 업무에 필요하다. 프로그램 기획자가 물류 계획을 세울 때 사용하는 방법 중 하나가 갠트차트를 이용하는 것인데 이는 언제 중재가 시작되는지, 중요한 시기는 언제인지, 언제 중재가 끝나는지를 나타내는 표이다.

갠트차트(Gantt chart)
중재가 시작될 때 중재의 핵심 이정표, 중재가 언제 끝나는지를 표시하는 도표

활동	6-7월	8-9월	10-3월	4-5월	6월
1. 프로젝트 자금 지원 승인	X				
2. 교수자 훈련	X				
3. 학부모 동의서 수집		X			
4. 기초 데이터 수집		X			
5. 6개월 비만예방 중재의 수행			X		
6. 사후 데이터 수집				X	
7. 원고 및 최종 보고서 작성					X
8. 주요 이해관계자들에게 최종 보고서 배포					X

그림 14.2 비만 예방을 위한 1년 기간 갠트차트 예

〈그림 14.2〉는 비만 예방 프로그램에 사용될 수 있는 간단한 갠트차트의 예이다. 서로 겹치거나 동시에 일어나는 업무를 조율하기 위해서는 좀 더 복잡한 갠트차트를 만들 수도 있다. 시행 목적에서 보면, 인적 자원은 프로그램을 표적 인구에게 제공하거나 그러한 제공을 지원하는 일에 필요할 수 있다. 평가목적 측면에서 보면 인력 자원은 프로그램을 평가하는 데 필요하다. 평가는 사전평가 데이터를 수집하기 위해서 중재 실행 전에 하기도 하고, 과정평가를 위한 데이터를 수집하기 위해서 중재 실행 중에(제7장 참조), 그리고 사후평가 데이터를 수집하기 위해서 중재 실행 후에도 수행되어야 한다.

다음으로 재정적 자원에는 공중보건 프로그램의 기획, 실행 및 평가에 소요되는 교부금, 사은품, 재화나 용역의 판매나 기부와 같은 다양한 출처로부터 발생된 자금(돈)이 포함된다. 교부금은 특정 목적을 위해 수여자가 피수여자에게 주는 돈이다. 공중보건 분야에서 교부금은 다양한 형태와 규모로 줄 수 있다. 국립보건원(National Institutes of Health, NIH) 및 미국 농무부(US Department of Agriculture)와 같은 정부가 주는 연방정부 교부금과 주정부가 수여하는 주정부 교부금이 있으며, 미국암협회(American Cancer Society) 또는 미국당뇨병협회(American Diabetes Association)와 같은 비정부교부금도 있다. 국립보건원이 수십만 달러 프로젝트 기금을 지원하는 대형 R01 교부금(National Institutes of Health, 2019)과 '건강한 어린이를 위한 시민사회(Action for Healthy Kids)'에 의해 최대 1,000달러까지 지원될 수 있는 소규모 경쟁방식의 교부금도 있다(Action for Healthy Kids, 2019).

재정적 자원
공중보건 프로그램의 기획, 실행 및 평가를 위해 교부금, 사은품, 물건이나 용역의 판매 및 기부금과 같은 다양한 출처로부터 발생된 자금

교부금 수여 기관은 일반적으로 자신들이 자금을 지원하고자 하는 프로젝트의 종류와 교부금 신청 방법을 설명하는 제안요청서(RFP)를 발급한다. 따라서 공중보건 프로그램을 기획할 때 적절한 제안요청서(RFP)를 찾아내고 경쟁력 있는 교부금 지원서를 작성할 수 있는 경험 많은 지원 작성자를 확보하는 것은 중요한 일이다. 사은품(gifts)이나 기부(donations)는 조직에 주어지는 자금이다. 사은품은 물질적 자원인 서비스나 소모품의 형태로 제공될 수도 있다. 빌 게이츠 부부(Bill and Melinda Gates Foundation, 2019), 마이클 블룸버그(Bloomberg Family Foundation, 2019), 전 대통령인 빌 클린턴(Clinton Foundation, 2019)은 공중보건 프로그램에 자금을 지원하는 자선가 중 몇 사례이다. 마지막으로, 공중보건 프로그램을 지원하기 위해 재화나 용역의 판매를 통해 자금을 만들 수도 있다. 예를 들어, 참가자가 중재 활동에 참여하여 참가비를 내거나 중재 내용을 지원하는 웹 사이트에 대한 접근 권한을 받는 데 비용 납부를 요청받을 수 있다.

제안요청서(Request For Proposals; RFP)
자금을 지원하고자 하는 프로젝트의 종류와 교부금 신청을 위한 방법의 대강을 설명하는 것으로 교부금 수여 기관이 제공하는 일련의 가이드라인

다음으로 물적 자원에는 공중보건 프로그램을 기획, 실행 및 평가하는 데 필요한 유형의 물품이 포함된다. 물적 자원은 크게 두 가지 범주로 나눌 수 있는데 하나는 직접 용역을 제공하는 것이고 다른 하나는 프로젝트를 지원하는 것이다. 예를 들어, 공중보건 종사자가 지역사회센터(우리나라의 보건소와 유사한 기관)에서 금연 사업을 한다고 가정해 보면 직접 서비스 제공에 필요한 물적 자원은 교육자 매뉴얼, 참가자 매뉴얼 및 평가 설문조사, 니코틴 패치, 껌, 알약을 보여주거나 배포하는 것, 건강한 폐와 불건강한 폐의 차이를 보여주는 폐모형, 영화를 보거나 파워포인트 발표를 하기 위해 필요한 모든 시청각 장비 등이 포함된다. 지원 서비스에 필요한 물적 자원은 기획 과정에서 필요한 문서를 작성하는 컴퓨터와 소

물적 자원
공중보건 프로그램을 개발, 실행 및 평가하는 데 요구되는 유형의 물품

프트웨어, 교육자가 보건 프로그램을 어떻게 구현하는지를 배우는 데 사용할 수 있는 온라인 교육 모듈이 포함된다.

지역사회 자원
공중보건 프로그램의 기획, 실행 및 평가를 돕기 위해 해당 지역사회가 제공 할 수 있는 모든 자산

마지막으로 지역사회 자원은 공중보건 프로그램의 기획, 실행 및 평가를 돕기 위해 해당 지역사회가 제공할 수 있는 모든 자산이 포함된다. 지역사회 자원은 앞에서 언급된 모든 형태의 자원이 해당된다. 지역사회가 제공할 수 있는 인적 자원에는 재무나 건강증진과 같은 분야의 전문성 있는 공무원이 포함될 수도 있다. 지역사회는 공중보건 관리자에게 프로그램 실행을 위한 지방교부금의 형태로 자금을 줄 수도 있다. 마지막으로 지역사회는 공중보건 프로그램을 운영하기 위한 장소와 같은 물적 자원을 제공할 수도 있다.

공중보건 프로그램을 위한 예산 준비

예산
특정 프로젝트에 대해 일정 기간 동안 발생하는 총수입과 총지출 추계

> 예산 편성은 프로그램 기획 수립의 필수적인 단계이며, 예산을 모니터링 하는 것은 프로젝트의 전 과정에 걸쳐 필수적이다.

예산은 특정 프로젝트에 대해 일정 기간 동안 발생하는 총수입 및 총지출의 추정치이다. 예산을 수립하는 것은 프로그램 기획 과정의 필수적인 단계이며, 예산의 모니터링은 프로젝트 전체 과정 동안에 필수적이다. 재무회계 경력을 가진 사람이 일반적으로 예산관리를 담당하지만, 관리자는 전체적인 조망을 제공할 수 있도록 예산 수립에 대한 훈련을 받아야 한다. 수익은 공중보건 관리자가 주어진 프로젝트에서 들어올 것으로 기대하는 자금을 의미한다. 자금은 앞에서 언급된 재정적 자원에서 들어오며, 고정수익(fixed revenue)과 변동 수익(variable revenue)이라는 두 가지 유형으로 분류할 수 있다. 이 두 범주는 고정액(hard money)과 변동액(soft money)이라고도 한다. 고정수익은 공중보건 관리자가 확실히 들어올 것으로 예상하는 금전으로 구성된다. 예를 들어 관리자가 연간 5만 달러의 교부금을 5년간 확보한 경우 프로젝트 기간 동안 매년 해당 금액을 받을 것으로 예상할 수 있다. 다양한 총수입은 기금 모금이나 프로그램 참가비와 같은 자원으로부터 들어올 것으로 예상되는 자금으로 구성된다. 이와 같은 자원으로부터 수입을 예측하는 것은 경험이 있는 사람들에게조차도 어려운 일이 될 수 있다. 이러한 업무에 직면한 관리자는 기금 모금 노력과 평균 참여율로 모을 수 있는 평균 금액을 추정하기 위해 이전 연도 데이터를 근거로 삼기도 한다.

총지출은 공중보건 관리자가 프로그램의 기획, 실행 및 평가 과정에서 지출할 것으로 예상되는 자금을 의미한다. Fertman과 Allensworth(2017)는 공중보건 관리자가 예상해야 할 4가지 주요 비용이 있다고 했는데 인건비, 소모품비, 용역비, 여비, 교육훈련비, 결과 홍보비가 그것이다. 인건비에는 직원에게 지급되는 임금 및 제수당(급부금)이 포함된다. 임금은 개인이 일련의 과업을 수행한데 대하여 지급되며, 시간당 또는 월급여의 형태로 받을 수 있다. 최근 연방정부는 시간당 7.25달러를 법정 최저임금으로 정하였다. 하지만, 주정부들은 이보다 높게 책정할 수 있는데, 이 책이 출판될 시점까지 29개 주정부들(및 워싱턴 D.C.)에서는 시간당 7.25달러보다 높은 최저임금을 책정하고 있다(워싱턴 D.C.는 가장 높은 시간당 13.25달러를 책정: National Conference of State Legislators, 2019). 다른 한편으로 제수당은 건강보험, 퇴직급여, 병가 및 사회보장과 같은 다양한 항목들을 포함할 수 있다. 일반적으로 제수당은 직원 급여의 20%~30%에 해당하는 금액으로 책정된다. 인건비

예산을 책정할 때 관리자는 여러 파트타임(시간제 근무) 직원에 대한 예산도 책정할 수 있어야 한다. 관리자가 프로젝트별로 별도의 예산을 가지고 여러 프로젝트를 진행하거나, 어떤 파트타임 직원의 비용을 한 개 이상의 예산에서 계상할 수도 있다. 직원이 전일제 근무가 아닐 경우에는 각 직원에 대해서 전일제로 표시하여 계산할 수도 있다.

전일제 환산 기준 또는 정규인력상응치(FTE)는 직원의 예상 작업량을 나타내는 단위이다. 한 직원의 FTE는 0.0에서 1.0까지의 범위를 가지며, 0.0 FTE는 직원이 해당 프로젝트에서 일하는 시간이 없다고 가정하는 것이고, 1.0 FTE는 해당 프로젝트에서 전일제(풀타임)로 일하는 것으로 가정하는 것이다. 일반적으로 미국에서 전일제(FTE 1.0)는 주당 40시간과 같은 의미이다. 따라서 0.25 FTE는 직원이 프로젝트에서 주당 10시간을 일한다는 것이고, 0.50 FTE는 프로젝트에서 주당 20시간을 일한다는 것을 나타낸다. 다음 예제에서는 여러 가지 사례를 보여주고 있다.

전일제 환산 기준(Full-Time Equivalent, FTE)
직원의 업무량을 나타내는 단위이며, 0.0(주당 0시간)부터 1.0(주당 40시간)까지의 범위를 가질 수 있다.

공중보건 관리자는 주당 15시간의 프로그램을 운영하기 위하여 4명의 직원에 대한 예산이 필요하며, 20주 동안 시간당 15달러로 고용하고자 한다. 그렇다면 관리자는 얼마의 예산을 책정해야 하는가?

1. 전일제로 일한다고 가정하면 각 직원에게 얼마의 비용이 필요한지 계산해 보시오(시간당 \$15.00×40시간 = \$600.00/주).
2. 예상되는 임금에 제수당(급부금)을 추가해 보시오. 이 경우 임금의 25%를 제수당으로 계산할 수 있다(\$600.00×0.25 = \$150.00, \$600 + \$150 = \$750).
3. 각 직원의 FTE를 계산해 보시오(15시간/40시간 = 0.375 FTE).
4. 전일제 임금을 FTE에 곱하시오(0.375×\$750 = 주당 \$281.25).
5. 계산된 파트타임(시간제 급여)에 프로젝트의 주수를 곱하시오(20주×\$281.25/1주 = \$5,625.00).
6. 각 직원별 예산 항목을 만드시오.

직원 A 0.375 FTE	\$5,625.00
직원 B 0.375 FTE	\$5,625.00
직원 C 0.375 FTE	\$5,625.00
직원 D 0.375 FTE	\$5,625.00

다음으로 중요한 지출은 소모품비이다. 사실상 모든 공중보건 프로그램은 일종의 소모품이 필요한데 앞서 이를 물적 자원이라고 불렀는데 공중보건 관리자는 물적 자원과 관련된 비용을 설명할 수 있도록 예산안에 넣어야 한다. 다시 말하면, 소모품에는 공중보건 프로그램을 실행하고 지원하는 데 필요한 물적 자원이 포함된다는 것이다. 공중보건 관리자는 예산에 소모품을 기재할 때 구체적으로 제시하여야 하며 가능한 소모품을 항목별로 매번 분류해야 한다. 앞에서 설명한 지역사회센터의 금연 중재 수행을 예로 들어 공중보건 관리자가 각 참가자에게 첫 3주간 출석에 대한 인센티브로 2주짜리 니코틴 패치를 무료로 제공한다

고 가정해 보자. 중재 프로그램 예산에서 이를 설명하기 위해 관리자는 다음과 같은 단계를 사용할 수 있다.

1. 얼마나 많은 참가자가 중재에 참석하고 인센티브를 받는지 고려해야 한다. 이러한 점은 이전 연구나 과거 경험으로부터 예상할 수 있다. 이 경우 관리자는 60명의 참가자가 인센티브를 받을 것으로 예상하고 있다.
2. 각 인센티브의 비용을 계산하시오. 지역 약국에서 니코틴 패치가 7개 들어 있는 상자 한 박스(1주 제공량)가 $24.83(22.99 달러에 판매세 추가액)의 비용이 든다는 것을 관리자는 알게 되었다. 따라서 2주간 제공량(2박스)은 $49.66이다.
3. 인센티브의 총비용을 계산해 보시오(60명×$49.66 =$2,979.60).
4. 예산서에 인센티브 항목을 만들어 보시오.

120 상자의 니코틴 패치(1상자당 $24.83)	$2,979.60

관리자는 예산이 현실적으로 분명히 한계가 있다고 판단되면 이에 대비를 하여야 한다. 예를 들어 이 프로그램에 대한 수요가 예상보다 훨씬 많아져서 참가자가 100명까지 증가된다면 관리자는 무엇을 할 수 있는가? 또는 반대의 경우가 발생하여 참가자가 예상치의 절반에 불과하다면? 첫 번째 경우, 관리자는 프로그램이 현재 상태에서 얼마나 많은 수의 참가자들에게 효과적으로 제공될 수 있는 지 결정하고 추가로 자금을 확보할 수 있는 경우에만 일부 참가자에 한해 프로그램을 운영할 수 있다고 공지하고 대기자 목록을 만들어야 한다. 두 번째의 경우 관리자는 참가자 모집 확보를 위한 노력을 해야 할 것이다. 만일 이러한 참가자 모집 노력이 효과가 없어 자금이 남는 경우 관리자는 예산을 재배정할 수 있겠는가? 예를 들어 인센티브(이 경우 니코틴 패치)를 적게 구매했기 때문에 계획된 예산보다 $1,500이 남았다면 관리자는 남은 돈을 사무실에 있는 컴퓨터의 프로그램을 개선하는 데 사용할 수 있는가? 간단히 대답하면 '아니오'이다. 관리자는 프로그램의 비용을 제공한 기관과 협의 없이 자금을 재할당할 수가 없다. 일부 경우 프로젝트에서 남은 돈은 관리자의 재량에 따라 다른 경비로 사용될 수 있지만, 잔액을 자금 제공 기관에 반환해야 하는 경우도 있다.

다음으로 중요한 비용은 용역(서비스)비이다. 용역은 필요한 특수 기술이나 재능을 가진 사람을 단기간 동안 고용하는 것을 말한다. 예를 들어, 금연 개입의 예에서 프로그램 매니저는 흡연의 의학적 폐해에 대한 강연을 위해 외부 의사를 고용할 수 있다. 또한 참가자의 심장 및 폐 기능이 감소된 것을 보여주기 위해 운동 생리학자를 고용하여 모든 참가자에 대해 심장 스트레스검사를 시행할 수도 있다. 일반적으로 용역을 제공하는 사람에게는 미리 협의된 금액이 지급되며, 이는 다음과 같이 예산에 표시될 수 있다.

Maurice Jones 박사 : 외부 강연료	$500.00
Mary Smith 박사 : 참가자 60명에 대한 심장 스트레스검사 비용	$1,500.00

마지막 중요 지출로는 여비, 훈련비 및 결과 홍보비가 있다. 이러한 비용은 일반적으로 두

가지 주요 영역과 관련이 있다. 첫 번째 영역은 일반적으로 전문가를 고용하여 프로그램을 실행하고 평가하기 위하여 적절한 단계에서 중재 인력을 훈련시키는 것이다. 훈련은 하루 또는 1주일 동안 진행될 수 있으며, 프로그램의 복잡성에 따라 전체 중재 기간 동안 계속될 수도 있다. 두 번째 영역은 다른 공중보건 부서의 실무자 또는 지역, 광역, 국가 또는 국제 회의 참석자와 같은 청중에게 중재에서 발견된 것들을 포함한 결과들을 홍보하는 것이다. 훈련에 있어 관리자는 현지에서 훈련이 진행될 때 전문가의 시간과 여행 비용을 책정할 수 있다. 반대로 직원들이 훈련을 위해 출장가야 하는 경우 관리자는 출장비를 책정해야 한다. 현재 자동차를 이용한 경우의 연방정부 출장 급여 요율은 마일당 $0.58 (US General Service Administration, 2019)이다. 만일 직원이 출장을 가야 하고, 며칠 동안 머무르며 회의에서 발표를 할 것으로 예정되어 있다면, 관리자는 항공편, 호텔 및 일비 등의 예산을 책정할 수 있다. 일비는 직원이 식사와 같은 기본 여행 경비로 받는 금액이다. 지방 물가는 도시마다 다르므로 연방정부는 관리자가 예산을 준비하는 데 사용할 수 있도록 하는 도시별 일비를 산정하고 있다. 여행을 계획하고 있는 도시의 일비를 찾으려면 https://www.gsa.gov/travel/plan-book/per-diem-rates를 참고하면 된다.

공중보건 관리자가 알아야 할 또 다른 비용은 직접비용과 간접비용이다. 특히 교부금 신청을 위한 예산 준비를 할 때 직접비용과 간접비용에 대해 알고 있어야 한다. 직접비용은 공중보건 프로그램의 기획, 실행 및 평가를 위해 책정된 비용이며, 간접비용은 프로그램의 기획, 실행 및 평가를 지원하는 데 필요한 예산이다. 일반적으로 대학들은 간접비용으로 30% 이상을 요구할 수 있는데 즉, 중재를 위한 교부금이 $50,000이고 간접비용을 30%로 한다면, 관리자는 간접비용으로 $15,000, 직접비용으로 $35,000 달러를 책정하게 되는 것이다. 교부금 제안요청서에서 공중보건 관리자는 간접비와 관련된 문제에 주의를 기울일 필요가 있는데, 모든 교부금이 교부금에서 간접비 지출을 허용하고 있지는 않기 때문이다. 만일 관리자가 간접비용을 허용하지 않는 교부금을 가져오고자 하는데 자기가 소속된 기관이 일정 비율의 간접비를 요구한다면, 관리자는 교부금에 대한 기관의 간접비용 면제를 요청하거나 교부금 신청을 하지 않아야 한다.

직접비용
공중보건 프로그램의 실제 기획, 실행 및 평가를 위해 책정된 비용

간접비용
공중보건 프로그램의 기획, 실행 및 평가를 지원하는 데 필요한 예산

주목할 내용 14.1 공중보건 프로그램 예산의 예

이번 주목할 내용은 여러 초등학교와 중학교를 대상으로 지방 보건부에서 시행한 아동비만예방 프로그램에 대한 1년 예산 계상 및 6개월 회계감사 결과의 예를 보여주는 것이다(그림 14.3). 예산은 대개 1년 단위로 계획되지만, 프로젝트의 기간에 따라 달라질 수 있다.

- **수입** : 이 프로젝트의 재원은 네 가지이다. 첫 번째 재원은 공중보건부가 받은 연방정부 교부금이다. 총교부금은 $50,000이다. 두 번째 재정원은 프로그램 관리자가 신청은 했지만 아직 결정되지 않은, 주정부가 지원하는 교부금이다. 이 금액은 $10,000이다. 이와 같은 예는 종종 있을 수 있는 일이다. 관리자는 교부금이 지원될 가능성을 예측해야 하며, 만일 교부금을 받을 수 있는 좋은 기회라고 여겨지면 상기 예에서 보여주는 것처럼 예산 항목에 넣을 수 있다. 세 번째 재정원은 지역보건부가 프로젝트에 기부하겠다고 약속한 자금이다. 이 프로젝트에 약속된 총금액은 $10,000이다. 마지막 재원은 지역 사업가들로부터의 기부금이다. 총기부액은 $5,000이다. 따라서 이 프로젝트의 총예상 수입은 $75,000이다.

	추정(총 프로젝트)	6 개월 정산(실제)
수입		
정부 지원 교부금	$50,000.00	$25,000.00
주정부 지원 교부금(예상)	$10,000.00	$5,000.00
지역보건부 지원금	$10,000.00	$5,000.00
지역사회로부터의 기부	$5,000.00	$2,500.00
총수입	$75,000.00	$37,500.00
비용		
인력		
관리자 임금		
급여(FTE = 0.20, 요율= $19.50 /시간)	$8,112.00	$4,056.00
급부금(25%)	$2,028.00	$1,014.00
관리자 계	$10,140.00	$5,070.00
프로젝트 코디네이터 임금		
급여(FTE = 0.50, 요율=$10.50 /시간)	$10,920.00	$5,460.00
제수당(25%)	$2,730.00	$1,365.00
프로젝트 코디네이터 계	$13,650.00	$6,825.00
프로젝트 보조 인력 임금		
급여(FTE = 0.25, 요율 = $8.50/시간)	$4,420.00	$2,210.00
제수당(25%)	$1,105.00	$552.50
프로젝트 보조 인력 계	$5,525.00	$2,762.50
소계(인력)	$29,315.00	$14,657.50
소모품		
식품 구매	$2,000.00	$500.00
인쇄비	$500.00	$200.00
재료비	$500.00	$500.00
인센티브	$1000.00	$0.00
회의비	$1000.00	$250.00
소계(소모품)	$5,000.00	$1,450.00
용역(서비스)		
평가 용역	$15,000.00	$7,500.00
소계(용역)	$15,000.00	$7,500.00
출장, 훈련 및 성과 홍보		
현지 출장	$565.00 ($0.565@1,000miles)	$113.00 ($0.565@200miles)
전국대회 출장		
회의등록비	$400.00	$0.00
항공료	$500.00	$0.00
호텔	$720.00 ($180/박;4박)	$0.00
일비	$275.00 ($55/일;5일)	$0.00
현지 교통편	$50.00	$0.00
전국대회 출장 계	$1,945.00	$0.00
소계 (여행, 훈련 및 홍보)	$2,510.00	$113.00
비용(직접비용)	$51,825.00	$23,720.50
비용(간접비, 30%)	$22,500.00	$11,250.00
잔액(부족)	$675.00	$2,529.50

그림 14.3 1년 예산의 예 : 6개월 간의 추정 및 실제 금액

- **비용** : 비용은 이 장의 앞 부분에서 설명한 바와 같이 네 가지 주요 범주로 분류된다.
  - **인력** : 첫 번째이면서 가장 큰 비용은 인력에 대한 것이다. 이 프로젝트를 완료하기 위해 공중보건 관리자는 직원 4명이 필요하다고 계획하였다. 첫째, 전체 프로젝트를 감독하는 것이 관리자의 임무이기 때문에 시간을 염두에 두고 행동하게 된다. 관리자는 평균 주당 평균 8시간을 다음 해에도 지속될 프로젝트에 사용하므로 0.20 FTE(8시간/40시간 = 0.20 FTE)가 된다. 다음으로, 주당 20시간(20시간/40시간 = 0.50 FTE)을 일할 프로젝트 코디네이터와 주당 10시간(10시간/40시간 = 0.25 FTE)을 일할 프로젝트 보조인력에 대한 예산을 책정한다. 각 직급의 임금은 시간당 요율에 해당 직급에 요구되는 주당 시간 수를 곱한 다음 회계연도 단위 1년을 기준으로 하는 52주를 곱하여 계산한다. 예를 들어 관리자의 임금 요율인 $19.50에 8시간을 곱하면 $156.00이 된다. 그런 다음 그 금액에 52를 곱하면 연간 총 $8,112.00가 된다. 덧붙여 부가급여를 책정하기 위해 각 직급별 총임금에 25%를 추가한다.
  - **소모품** : 공중보건 프로그램에서 공통적인 비용으로 소모품이 있다. 프로그램 동안에 어린이를 위한 건강 간식과 같은 음식 비용, 프로그램에 참여하는 어린이를 위한 작은 선물과 같은 인센티브 비용, 유인물 및 부모의 동의서 양식과 같은 인쇄 비용, 커피와 음식과 같은 정기적인 직원회의와 관련된 비용 등이 있을 수 있다. 중재에 포함되어 구입해야 하는 프로그램 자료도 있을 수 있다.
  - **용역(서비스)** : 용역 비용은 평가팀이 방문하여 프로그램 평가를 수행하기 위한 비용을 지불하기 위한 것으로 예산에 단 한 줄만 필요하다. 여기에는 다른 외부 기관과의 계약이 포함되며, $15,000가 이 서비스를 위해 책정된다.
  - **출장, 훈련 및 홍보** : 마지막으로 출장, 훈련 및 홍보를 위한 비용이 있다. 현지 출장의 경우 직원이 일 년 내내 대략 1,000마일을 여행할 것으로 관리자가 추정하고 있으므로 합계 $565가 책정된다. 전국 대회 참여를 위한 출장도 예산에 책정되었으며, 합계 $1,945.00을 항목별로 분류하였다.
- **직 · 간접비용** : 앞서 언급한 바와 같이 관리자는 자신이 일하는 기관에서 프로젝트에 부과하는 모든 간접비용을 알고 있어야 한다. 이 경우 기관은 간접비용으로 수입의 30%를 부과하게 되는데 총수입 $75,000을 기준으로 계산된다. 따라서 관리자는 직접비용을 책정하기 전에 간접비용으로 $22,500을 책정해야 한다. 이 경우 관리자는 직접비용으로 $51,825을 책정하였다. 이것은 사용 가능한 금액인 $52,500보다 약간 적다. 관리자는 일 년 동안에 어느 정도 예산의 유연성을 제공받기 때문에 이러한 방식으로 예산 책정을 정당화할 수 있다. 예기치 않은 비용이 발생하면 필수 비용을 줄이지 않고 약간의 예산을 충당할 수 있다.

예산의 오른쪽 열은 6개월간의 예산을 검토한 결과를 보여주는 것인데, 이는 1년 프로젝트의 중간 지점을 반영하는 것이다. 수입과 관련하여 일반적으로 프로젝트의 이 시점에서는 자금의 절반이 비용으로 지출될 것이다. 따라서 이 시점에서 $37,500는 이 관리자가 사용할 수 있는 자금이다. 그러나 일부 비용은 일 년 내내 여러 번 지불될 수 있으며, 일부 비용은 참가자 수에 의해 결정될 수 있기 때문에 이러한 접근법은 비용에 적용되지 않을 수도 있다. 이 경우 인건비로 예상되는 금액의 절반이 지출되었다. 참가자 수가 예상보다 낮아서 기대한 것보다 음식과 인쇄 비용이 적게 들었다. 인센티브로 아직까지 자금을 사용하지 않은 이유는 프로젝트의 종료 부분에서 구입하여 배포할 것이기 때문이다. 평가팀용으로 계획된 자금의 절반은 지출되었으며, 현지 출장비는 200마일이 누적된 금액에 불과하다. 전국 대회 출장은 연말에 진행될 예정이다. 또한 사용 가능한 자금의 전부가 프로젝트에 사용된 것은 아니지만, 기관은 여전히 30%의 간접비용을 부담하도록 할 것이다.

공중보건 프로그램의 행정 및 관리

관리는 주어진 목적이나 목표를 달성하기 위해 자원을 수집하고 활용하는 기획 과정이다. 일반적으로 공중보건 프로그램이 성공하기 위해서는 모든 유형의 자원(인적, 재정적, 물적 및 지역사회)을 필요로 하기 때문에 관리는 모든 유형의 자원에 필수적이다. 인적자원관리는 사업의 진행 과정에서 어느 정도의 업무량이 필요한지, 정해진 업무량을 수행하기 위해 어떤 숙련도 수준을 갖춘 실무자들이 필요한지를 기획하는 것을 말한다. 그것은 또한 프로젝트의 과정 동안 실무자들의 요구에 주의를 기울이는 것을 포함한다. 이러한 지식에 근거해서 관리자는 고용해야 하는 직원 수, 각 직원이 근무할 시간, 그리고 업무를 수행하기 위해 모든 또는 일부 직원의 숙련도(기술) 수준 또는 특수 교육이 필요한지 예측할 수 있다. 이 정보가 결정되면, 관리자는 근무 배치도를 만들고 채용과정을 거칠 수 있다.

관리
주어진 목적이나 목표를 달성하기 위해 자원을 수집하고 활용하는 기획 과정

일반적으로 공중보건 프로그램이 성공하기 위해서는 모든 유형의 자원(인적, 재정적, 물적 및 지역사회)이 필요하기 때문에, 관리는 모든 유형의 자원에 필수적이다.

재정적 자원관리는 사업의 과정에서 얼마나 많은 돈이 필요한지를 예측하고, 정해진 목표와 목적을 달성하기 위한 돈을 확보하고 사업 과정에서 돈이 올바르게 쓰여지도록 기획하는 일련의 업무를 말한다. 앞에서 설명한 바와 같이, 많은 재정적 자원관리는 예산 편성을 포함한다. 관리자는 재무관리 전문가를 고용하더라도 사업 예산을 항상 추적하여 자금이 현명하게 사용되고 사업이 끝나기 전에 할당된 자금이 소진되지 않도록 해야 한다. 이것은 예산에 대한 정기적인 검토나 감사를 실시함으로써 이루어질 수 있다.

물적 자원관리는 주어진 프로젝트에 필요한 물품과 각 물품의 양을 기획하는 것을 말한다. 사업 대상자 참여율에 대한 명확한 추정치가 없을 때 관리자가 프로젝트에 필요한 물품의 양을 예측하는 것은 어려울 수 있다. 따라서 관리자들은 전형적으로 전년도 등록 인원에 근거하여 참가 인원을 예측하며, 참가율이 기대치를 크게 초과하지 않도록 등록에 대한 통제를 실시할 수도 있다. 기능성을 보장하기 위해 장비에 필요한 정기적인 유지보수 역시 물적 자원관리에 포함된다. 예를 들어, 관리자는 컴퓨터나 프린터와 같은 사무기기의 수명은 5~7년이고 소프트웨어 업그레이드는 2년마다 필요하다고 예상할 수 있다.

지역사회 자원관리는 어떤 자산이 필요한지, 그리고 해당 프로젝트를 위해 지역사회에서 어떤 관계를 구축해야 하는지를 기획하는 것을 말한다. 때때로 지역사회의 자산 부족은 관리자의 공중보건 프로그램 기획 능력을 방해할 수 있다. 따라서 공중보건 프로그램을 기획하기 위해서는 (보행자를 위한) 인도나 지역사회센터와 같은 편의시설을 갖춘 지역사회 기반시설을 구축하는 것이 먼저 필요할 수 있다. 반대로 지역사회에 많은 자원이 있을 수 있지만, 관리자와 자원 담당자 사이의 관계가 설정되지 않았기 때문에 관리자는 자원에 접근할 수 없을 수 있다.

관리자가 필요한 자원을 파악하고 전반적인 프로젝트 관리 및 기획을 돕기 위해 사용할 수 있는 한 가지 도구는 SWOT분석(TOWS분석이라고도 함)이다. SWOT분석은 조직 내에서의 긍정적 및 부정적 특성(강점과 약점)과 조직의 외적 요인(기회와 위기)인 강점(Strengths), 약점(Weakness), 기회(Opportunities), 위기(Threats)를 파악하기 위해 조직 내에서 관리할 수 있는 툴이다. SWOT분석을 실시하는 과정은 참여자 그룹을 구성하고, 진행자가 〈그림 14.4〉와 같은 SWOT분석 차트를 살펴보는 것으로 시작한다. 진행자는 차트의 각 사분면을 살펴보면서 각 범주의 의미를 설명하고, 예를 들어 질문을 하고, 응답자에게 후속 질문을 하여 명확성을 달성해야 한다. 진행자는 또한 프로젝트에 필요한 네 가지 유형의 자원에 SWOT분석을 적용하여 관리자들에게 그들이 잘 하고 있는 것과 미래에 무엇을 해야 할지에 대한 통찰력을 줄 수 있다.

- **강점**은 조직의 목적과 목표를 달성하는 데 도움이 되는 요소인 긍정적인 측면이다. 강점은 인적(예: 조직이 현재 규모가 크고, 다양한 직원들이 있다), 물적(예: 모든 직원이 개인용 컴퓨터를 보유하고 있다), 재정적(예: 조직은 현재 프로젝트를 지원하기 위해 많은 보조금을 받았다) 및 지역사회(예: 조직은 지역교육감들과 강력한 협력관계를 맺고 있다)를 포함할 수 있다.
- **약점**은 조직의 부정적인 측면, 즉 조직이 목적과 목표를 달성하지 못하게 하는 요인이다. 약점에는 인적(예: 적절한 수의 자원봉사자가 부족하다), 물적(예: 오래된 사무기기), 재정적(예: 조직이 현재의 목표를 달성할 만큼 충분한 자금을 확보하지 못했다), 지역사회

인적자원관리
프로젝트 과정 동안 얼마나 많은 업무가 필요할지, 정해진 양의 업무를 수행하기 위해 어떤 숙련도 수준을 갖춘 실무자들이 필요한지를 기획하는 것. 또한, 프로젝트 진행 과정에서 실무자의 요구에 부응하는 것이다.

재정적 자원관리
프로젝트 과정 동안 얼마나 많은 돈이 필요할지를 예측하고, 정해진 목적과 목표를 달성하기 위한 돈을 획득하고 프로젝트 과정 중에 돈이 올바르게 쓰여지도록 기획하는 일련의 업무

물적 자원관리
주어진 프로젝트에 필요한 물품과 각 물품의 양을 기획하는 것. 또한, 기능성을 보장하기 위해 장비에 필요한 정기적인 유지보수를 포함한다.

지역사회 자원관리
어떤 자산이 필요한지, 그리고 해당 프로젝트를 위해 지역사회에 어떤 관계를 구축해야 하는지를 기획하는 것

SWOT분석
조직 내에서의 긍정적 및 부정적 특성(강점과 약점)과 조직의 외적 요인(기회와 위기)인 강점(Strengths), 약점(Weaknesses), 기회(Opportunities), 위기(Threats)를 파악하기 위해 조직 내에서 관리할 수 있는 툴(때로는 TOWS분석이라고도 한다.)

(예: 조직이 지역사회 파트너와 강한 협력 관계를 맺고 있지 않다) 등이 포함될 수 있다.

	내적	외적
긍정적	강점(Strengths) • 인적(현재 잘 하고 있는 것은?) • 재정적(우리 예산을 어떻게 효과적으로 쓰고 있나?) • 물적(어떤 장비가 우리를 독특하게 만드는가?) • 지역사회(지역사회 내에서 우리가 잘하는 것은 무엇인가?)	기회(Opportunities) • 인적(또 누가 우리의 사명 달성을 도울 수 있을까?) • 재정적(어떤 수입원이 프로젝트 자금 조달에 도움이 될 수 있는가?) • 물적(비용을 절감하기 위해 무슨 물품이 필요로 할까?) • 지역사회(사명 달성을 위해 어떤 새로운 파트너십을 만들 수 있는가?)
부정적	약점(Weaknesses) • 인적(개선이 필요한 것은 무엇인가?) • 재정적(돈을 낭비하고 있지는 않은가?) • 물적(어떤 장비가 우리를 더 강하게 만들까?) • 지역사회(지역사회에서 우리가 더 잘할 수 있는 것은 무엇인가?)	위기(Threats) • 인적(누가 우리의 사명 수행능력을 떨어뜨리고 있는가?) • 재정적(프로젝트에 일반적으로 조달되는 자금 중 어떤 수입원이 삭감되고 있는가?) • 물적(비용을 증가시키는 장비는 무엇인가?) • 지역사회(지역사회에서 우리의 사명 달성을 제한하는 것은 무엇인가?)

그림 14.4 SWOT분석의 필수 요소

- 기회는 조직의 목적과 목표를 달성하는 데 도움이 되는 요소인 조직 외부의 긍정적인 측면이다. 기회에는 인적(예: 조직이 자원봉사자 모집의 잠재력이 큰 지역사회에 위치한다), 물적(예: 컴퓨터 비용이 감소하여 구입하기 쉬워진다), 재정적(예: 조직이 정부 보조금 및 제안요청서들이 많은 프로젝트들을 선택한다), 지역사회(예: 조직은 프로젝트에 협력할 수 있는 많은 수의 초등학교들이 있는 지역사회에 위치한다) 등이 포함될 수 있다.
- 위기는 조직 외부의 부정적인 측면, 즉 조직이 목적과 목표를 달성하지 못하게 하는 요인이다. 위기에는 인적(예: 경쟁 기관에서 더 나은 임금을 지불하여 잠재적 역량이 있는 직원들을 유인해 갈 수 있다), 물적(예: 가스 가격이 상승하여 자원봉사자들을 찾기가 어려워진다), 재정적(예: 자금 지원기관들이 더 적은 보조금과 더 낮은 금액으로 지원하고 있다) 및 지역사회(즉, 지역사회 주민들이 공중보건 프로그램을 제공하는 조직을 신뢰하지 않는다)가 포함될 수 있다.

	강점(Strengths)	약점(Weaknesses)
기회 (Opportunities)	Opportunities/Strengths • 새로운 또는 현재의 기회를 활용하기 위해 강점을 어떻게 사용할 수 있는가?	Opportunities/Weaknesses • 약점을 극복하기 위해 기회를 어떻게 활용할 수 있는가?
위기 (Threats)	Threats/Strengths • 위기를 예방하기 위해 어떻게 강점을 이용할 수 있는가?	Threats/Weaknesses • 위기와 약점을 어떻게 피하거나 최소화할 수 있는가?

그림 14.5 조직 전략 개발을 위한 SWOT분석의 활용

	강점(Strengths) • 직원들은 다양한 기술을 가지고 있다. • 조직은 지역사회의 보건 필요에 따라 유연하게 대처할 수 있다.	약점(Weaknesses) • 보조금 부족으로 인한 낮은 수입 • 지역사회에서 건강 프로그램을 수행하기 위한 장비 부족
기회(Opportunities) • 방과후 프로그램들은 협력 조성에 관심을 표명했다. • 아동비만예방 프로그램을 시행할 수 있는 많은 수의 보조금 기회들이 있다.	Opportunities/Strengths • 조직은 방과후 프로그램과 협력하여 어린이와 학부모의 필요성을 확인할 수 있다. • 조직은 방과후 프로그램에 많은 서비스를 제공할 수 있다.	Opportunities/Weaknesses • 조직은 방과후 프로그램 소유의 장비를 이용하여 건강 프로그램을 시행할 수 있다. • 조직은 사용 가능한 보조금을 파악하고 제안서를 작성하는 데 집중할 수 있다.
위기(Threats) • 공립학교는 장기 건강 프로그램에 참여하려 하지 않는다. • 지역사회의 어른들(부모 포함)은 건강 프로그램에 참여하는 것을 주저하고 있다.	Threats/Strengths • 조직은 학교들이 원하는 단기 건강 프로그램을 만들 수 있다. • 조직은 신뢰와 불신의 문제를 논의하기 위해 성인들(특히 부모)과 회의를 시도할 수 있다.	Threats/Weaknesses • 조직은 당분간 학교와 함께 하는 장기 프로그램을 시행할 계획을 세워서는 안 된다. • 조직은 물적 자원을 거의 필요로 하지 않는 프로그램을 계획할 수 있다.

그림 14.6 공중보건 전략을 만들기 위한 SWOT분석의 활용

일단 SWOT분석이 완성되면, 관리자는 결과들을 살펴보면서 주요 사실들을 종합하여 새로운 테마를 재발견할 수 있다. 이를 통해 관리자는 현재의 사명, 목적 및 목표를 평가하고, 조직에서 변경해야 하는 사항이 있다면 이를 파악할 수 있다. 관리자는 또한 SWOT분석에서 수집한 정보를 검토하여 〈그림 14.5〉와 같이 새로운 매트릭스를 작성할 수 있다. Fred와 Forest David는 『전략경영(Strategic Management)』(2016)에서 강점, 약점, 기회, 위기 등을 별개의 실체로 생각해서는 안 되며, 오히려 함께 분석하여 전략을 수립할 수 있다고 강조하였다. 예를 들어, 지방 공중보건부서의 두 가지 수준의 가상적인 결과를 보여주는 〈그림 14.6〉을 고려해보자. 첫째, 그 부서는 SWOT분석을 실시하여 각 SWOT 카테고리(그림의 음영 처리되지 않은 부분에 표시)에 대해 두 가지 특성을 파악해왔다. 강점은 직원들의 다양한 기술적 역량과 다양한 공중보건 프로그램을 제공해야 하는 조직의 유연성을 가진다는 반면, 약점은 적은 예산 및 보건 프로그램을 수행하기 위한 장비 부족이라고 판단했다. 또한 조직은 지역의 아이들을 건강증진 프로그램에 참여시키기를 바라는 방과후 프로그램 운영과 아동 비만예방을 위한 보조금을 지원하는 수많은 기관들이 있다는 점에서 기회를 찾았고, 동시에 지역사회 주민 간 불신과 공립학교들이 장기 프로젝트에 전념하기를 기피하는 것에서 위기를 발견했다. 이러한 결과를 분석한 후 보건부는 〈그림 14.6〉의 음영 부분에 표시된 다음 단계 전략을 개발하였다.

공중보건 프로그램의 평가

공중보건 프로그램의 평가 수행은 필수적이다. 프로그램 평가란 관심 변수(variables of interest)에 대한 핵심 질문에 답하고 이러한 질문에 대한 답을 주는 프로그램의 능력을 확인하기 위한 체계적인 데이터 수집을 말한다. 제7장에서는 프로그램 기획 모델의 일부로 프로그램 평가를 소개하였다. 평가는 각 모델의 마지막 부분이었지만, 독자는 평가를 위한 기획이 프로그램 기획 과정의 초기에 이루어져야 한다는 점에 유의해야 한다. 프로그램 평가와 관련된 많은 핵심 용어들이 있다. 제7장(검토는 표 14.3 참조)에서 이 세 가지 용어–과정평가(process evaluation), 영향평가(impact evaluation) 및 결과평가(outcome evaluation)–를 이미 소개하였다.

프로그램 평가
관심 변수들에 대한 핵심 질문에 답하고 이러한 질문에 대한 답을 주는 프로그램의 능력을 확인하기 위한 체계적인 데이터 수집

표 14.3 프로그램 평가의 종류

평가 유형	정의
과정평가	프로그램이 개념화된 대로 전달되는 수준을 측정하는 평가의 한 유형
영향평가	건강증진 개입의 즉각적 또는 단기적 영향을 평가하는 평가의 한 유형
결과평가	건강증진 개입의 장기적 영향을 평가하는 평가의 한 유형

프로그램 평가의 두 가지 주요 유형은 형성평가와 종합평가이다. 형성평가(formative evaluation)는 개입의 적절성 또는 수용가능성에 대한 기본적인 정보를 얻기 위한 것으로 기획 과정 동안 개입의 예비시험(pilot testing)을 포함한다. 예를 들어, 공중보건 관리자는 소그룹의 고등학생들과 함께 흡연 예방 프로그램을 시행할 수 있으며, 각 수업 후에 그들이 무엇을 배웠는지, 이 프로그램에서 좋아하고 싫어하는 것에 대한 피드백을 요청할 수 있다. 지역보건 및 공중보건에서 형성평가의 예로는 의대생의 역학 교육(Luvira, Bumrerraj와 Srisaenpang, 2018), 구강보건 전문가의 원격 치과 교육(McFarland 등, 2018) 등이 해당한다. 형성평가의 목적은 프로그램 기획자가 더 큰 규모로 구현될 개입을 설계하는 데 도움을 주기 위한 것이다. 프로그램 기획자가 프로그램을 시행하고 더 큰 규모로 그 프로그램을 평가할 준비가 되었을 때 종합평가를 수행할 수 있다. 종합평가(summative evaluation)는 과정, 영향 및 결과평가를 수행하는 것을 포함한다. 예를 들어, 이전 상황에서, 공중보건 관리자가 흡연 예방 프로그램을 확정한 후 전체 학군으로 확대하여 시행하려고 할 때 이에 따른 프로그램을 평가할 계획을 상상해보자. 지역보건 및 공중보건에서 종합평가의 일부 예로는 2010년과 2016년 사이의 아프리카 현장 역학 네트워크(African Field Epidemiology Network, AFENET) 평가(Kabugo 등, 2018), 로버트 우드 존슨 재단(Robert Wood Johnson Foundation)의 재정 지원 보건사업 평가(Scanlon 등, 2016) 및 기타 다른 프로젝트 등도 있다.

형성평가
개입의 적절성 또는 수용가능성에 대한 기본적인 정보를 얻기 위한 것으로 기획 과정 동안 개입의 예비시험을 포함하는 평가의 한 유형

종합평가
프로그램의 효능과 효과성에 대한 정보를 얻기 위한 과정, 영향 및 결과평가의 수행을 포함하는 평가의 한 유형

종합평가는 공중보건 프로그램의 효능과 효과성에 대한 데이터를 제공한다. 효능(efficacy)은 프로그램 실행에서 발견되는 어떤 결과를 명확하게 연관시키려는 노력의 일환으로, 이상적이거나 최적의 조건에서 프로그램을 평가하여 측정된다. 예를 들어, 흡연 예방 연구

효능
프로그램 실행에서 발견되는 어떤 결과를 명확하게 연관시키려는 노력의 일환으로 이상적이거나 최적의 조건에서 프로그램을 평가하여 측정

를 위해 관리자는 모든 학생들이 참여할 수 있는 한 학교에서 프로그램을 시행할 수 있고, 프로그램이 원래 의도한 대로 전달되는지 확인하기 위해 과정평가를 수행할 수 있다. 그 프로그램이 교과서에 있는 그대로 이루어졌는지 확인하기 위해 어떻게 전달되었는지에 주목해야 한다. 공중보건 사업들의 효능평가의 일부 예로는 대학생 자살 예방사업(Bridges 등, 2018), 아프리카계 미국인 여성들 사이의 신체활동 장려사업(Hayes 등, 2019) 및 이와 유사한 많은 사업들이 있다. 반대로 효과성(effectiveness)은 정상 또는 실제 조건에서의 프로그램 평가로 측정된다. 예를 들어 흡연 예방 연구를 위해, 공중보건 관리자는 결국 각 학교의 교사들이 이 프로그램을 시행하도록 교사들을 훈련시킬 것이다. 교사들이 각 교실에서 프로그램을 시행할 때, 그들이 계획한 대로 프로그램을 따르지 않거나, 프로그램을 실행하는 데 필요한 모든 자원들을 가지고 있지 않다는 것이 명백해질 수 있다. 지역보건 및 공중보건에서 수행된 효과성 평가연구의 일부 예로는 체중 감소의 효과성 연구에 대한 체계적 고찰(Clark, 2015), 네덜란드의 온라인 금연 프로그램(Cheung, Wijen과 de Vries, 2017)과 기타 다른 적용사례들이 있다.

효과성
정상 또는 실제 조건에서의 프로그램 평가로 측정

효능과 효과성은 적절한 과정, 영향 및 결과평가를 수행함으로써 성취될 수 있다. 과정평가는 제7장에서 논의되었으므로, 과정평가를 적절하게 수행하는 방법은 해당 장을 참조하기 바란다. 그러나 적절한 영향평가와 결과평가를 수행하려면 프로그램 기획자는 측정과 연구 디자인의 이슈를 다루어야 할 필요가 있다. 측정(measurement)은 관심의 결과 또는 변수를 평가하는 방법을 의미한다. 예를 들어, 소아 비만예방 프로그램의 경우, 비만도, 혈당이나 콜레스테롤과 같은 비만의 생화학적 지표, 과일과 야채 소비 또는 단맛 음료 섭취와 같은 식이 행태, 신체활동의 수준 및 제8장에서 언급한 이론의 행태적 구성요소에 관심을 가질 수 있다. 프로그램 기획자들이 어떤 변수에 관심을 가지고 있든 간에, 그 방법이 타당하고 신뢰할 수 있는 것으로 설정되었는지 확인해야 한다. 타당성(validity)은 평가하고자 하는 바를 정확하게 측정하는 측정(도구의) 능력을 말한다. 예를 들어, 어린이 비만예방 프로그램의 경우 프로그램 기획자가 참가자에게 과일과 야채 소비량을 측정하기 위해 간단한 설문조사표를 배포한다고 가정해보자. 조사 결과가 참가자들이 실제로 소비한 과일과 야채의 양을 정확히 반영한다면 이 설문조사는 타당한 것으로 간주될 것이다. 신뢰성(reliability)은 시간의 경과에 따른 일관된 측정 능력을 말한다. 동일한 사례를 사용할 경우, 조사할 때 마다 조사 결과가 과일과 야채 소비량이 일관되게 측정된다면 신뢰할 수 있는 것으로 간주될 것이다. 타당성과 신뢰성은 본질적으로 관련이 있지만 동일하지는 않다. 측정은 타당하고 신뢰할 수 있다. 또한 신뢰할 수 있지만 타당하지 않거나, 타당하지 않지만 신뢰할 수 있기도 하다. 하지만 (최악의 경우) 측정은 타당해질 수도 없고, 신뢰할 수도 없다.

타당성
평가하고자 하는 바를 정확하게 측정하는 측정(도구의) 능력

신뢰성
시간의 경과에 따른 일관된 측정 능력

프로그램 관리자가 측정해야 할 변수와 측정 방법을 결정한 후에는 프로그램 설계를 다루어야 한다. 설계 또는 더 공식적인 용어인 실험적 설계 방법은 측정 대상, 관심 변수를 측정하는 시기, 무작위화(randomization) 같은 측정 방법에서 특별히 고려해야할 사안을 설정하는 계획을 말한다. 연구설계는 매우 광범위하며, 이 주제에 대해 출간된 저서인 Roger Kirk의 『실험설계: 행동과학을 위한 지침(Experimental Design: Procedures for the Behavioral Sciences; 2012)』과 Beth Shwartz 등(Shwarz, Wilson과 Goff, 2018)의 『연구

설계와 SPSS에 대한 쉬운 안내서(An Easy Guide to Research Design & SPSS)』를 읽어보기를 추천한다. 따라서 여기서는 설계에 대한 간략한 개요만 설명할 것이다. 설계에는 두 가지 기본 유형이 있는데, 즉 진정한 실험설계(experimental designs)와 비실험 설계(nonexperimental designs)가 있다. 또한 유사실험 설계(quasi-experimental designs)는 비실험 설계의 한 유형이다. 진정한 실험설계를 활용하는 연구의 한 가지 특징은 치료군과 대조군을 사용한다는 것이다. 즉, 일부 참가자는 의도된 개입을 받는 반면에 다른 참가자는 다른 형태의 개입, 때로는 표준 치료라 칭하는 개입을 받거나 아예 개입을 받지 않는다. 진정한 실험설계의 또 다른 특징은 무작위화인데, 이는 각 참가자가 치료군이나 대조군 중 하나에 무작위로 할당되었다는 것을 의미한다. 무작위화는 프로그램 참가자들이 스스로 그룹을 선택할 경우 발생할 수 있는 바이어스의 양을 감소시키고, 수많은 변수들과 관련하여 두 그룹이 동일한지 확인하는 데 도움이 되기 때문에 진정한 실험설계의 중요한 특징이다. 예를 들어, 한 지역사회센터가 노인(65세 이상)을 위해 10주 동안 요가 프로그램을 제공하는데, 한 그룹은 개입을 받고 다른 그룹은 아무런 개입도 받지 않는다고 가정해 보자. 어떤 어른들은 요가에 자신이 부적합하기 때문에 요가 프로그램 참여를 희망하지 않을 수도 있고, 따라서 이들은 대조군에 가입하고, 반면에 어떤 어른들은 이미 요가 훈련을 받았기 때문에 요가 프로그램에 참여하기를 희망할 수도 있다. 무작위화가 없는 이런 상황에서 공중보건 관리자가 프로그램을 평가하려 했다면, 프로그램이 시작되기 전부터 요가 프로그램에 참여군이 미참여군보다 이미 건강하다는 것을 알게 될지도 모른다.

진정한 실험설계의 또 다른 특징은 관심 변수의 측정 횟수이다. 프로그램 관리자는 2회 이상의 측정을 수행할 자원이 충분하지 않다고 판단되면, 결국에는 단일 사후설계방법(posttest-only design)을 선택할 것을 결정할 수 있다. 이 방법을 사용할 때 프로그램 평가자는 초기 무작위화가 성공적으로 이루어져 모든 변수들이 개입하기 전 치료군과 대조군 간에 동일한 상태이므로, 개입 후 변수의 차이는 프로그램 참여에 의한 것으로 가정한다. 그러나 이 설계 방법으로 확인할 수 없는 것은 측정 대상 변수의 개선 수준이다. 10주 요가 프로그램의 개입을 예로 들면, 공중보건 관리자가 이 설계 방법을 사용하여 개입 종료 시 혈압을 평가했다면, 그는 두 그룹 간의 혈압 차이를 발견할 수 있을 것이다(치료군의 평균 혈압=128/78 ㎜Hg, 대조군의 평균 혈압=140/99 ㎜Hg). 그러나 관리자는 치료군에서 혈압이 얼마나 많이 좋아졌는지를 알 수가 없다. 관리자는 이 문제를 극복하기 위해 관심 변수를 프로그램 전후로 두 번 측정할 수 있다. 이 방법으로는 두 집단에 대한 사전 측정과 사후 측정 간의 변화량을 확인할 수 있으므로 두 집단 간의 사전-사후검사(pretest-posttest) 차이를 검증할 수 있다. 또한 프로그램 관리자는 이 설계 방법을 확장하기 위해 3개월 또는 6개월 추적조사와 같이 프로그램 종료 후 일정 시간 경과 후 관심 변수를 측정할 계획을 세울 수 있다. 추적 평가(follow-up evaluation)는 개입의 장기적인 효과를 파악할 수 있기 때문에 중요하다.

비실험 및 유사실험 설계는 무작위화가 없는 설계방법이다. 유사실험 설계의 경우 대조군이 존재하므로 프로그램 관리자는 사전검사 시 관심 변수를 비교하여 두 그룹이 동일한지를 결정할 수 있다. 두 집단이 사전검사 시에 동일하지 않더라도, 차후 계산을 통해 통계적으로 차이를 설명할 수 있다. 비실험 설계는 대조군이 없으므로 단지 치료군에서만 측정을 한다. 진정한 실험설계의 장점을 고려할 때, "왜 프로그램 관리자가 유사 또는 비실험 설계를 사용하기로 결정했는가?"라고 물을 수 있다. 불행하게도, 진정한 실험설계를 수행하는 데는 많은 시간과 노력, 그리고 종종 많은 돈이 필요하며, 지역사회 환경에서 그렇게 하는 것이 항상 가능한 것은 아니기 때문이다. 그러므로 해야 할 일과 할 수 있는 일 사이의 타협은 종종 이루어진다.

이해당사자
프로그램에 관심을 갖거나 우려를 표명하는 사람

평가를 기획할 때 관리자는 프로그램에 관심을 갖거나 우려를 하며 다양한 방식으로 결과에 영향을 끼칠 수 있는 다수의 이해당사자들(stakeholders)이나 개개인들이 있음을 알아야 한다. 이해당사자의 예로는 사업비를 지원하는 기관, 프로그램을 담당하는 공공보건기관의 관리자나 직원, 프로그램의 평가팀, 프로그램의 개발자, 프로그램을 이용하는 참가자들이 있다. McKenzie 등(2016)은 주요 이해관계자를 다음 3가지로 구분하였다. 프로그램의 기획, 실행 및 평가 담당자, 프로그램 서비스의 이용자, 그리고 프로그램 평가의 결과를 활용하는 자 등이 그것이다. 이러한 분류가 적절해 보이지만, 이 집단들은 상호 배타적이지는 않다. 즉, 프로그램을 기획하는 데 모든 이해관계자들의 참여를 지원하기 위한 노력이 있었다면, 프로그램의 이용자도 프로젝트의 기획 단계에 포함될 수 있으며, 또한 더 나아가 이들은 프로그램 평가의 결과에 대해서도 관심을 가질 것이다.

이해관계자는 프로그램의 기획, 실행 및 평가 담당자, 프로그램 서비스의 이용자, 그리고 프로그램 평가의 결과를 활용하는 자 등 3가지로 구분된다.

주목할 내용 14.2 중재의 기획과 평가는 효과 이상의 것이어야 한다.

이 절에서는 측정(타당성 및 신뢰성)과 설계에 대한 원칙과 개념을 소개하였다. 이러한 원칙과 개념은 공중보건 분야에서 일하는 모든 사람들에게 필수적이다. 왜냐하면 우리가 계획하고, 시행하고, 평가하는 중재가 효과적이어야 하며, 이러한 원칙과 개념은 어떤 접근법이 가장 좋은지 결정하는 데 도움을 주기 때문이다. 그러나 공중보건 중재를 기획할 때 고려되어야 할 다른 요소들이 있는지를 우리는 유의해야 한다. 예를 들어, 최상의 중재이지만 지역사회의 주민들이 감당할 수 없는 것일 수도 있다. 따라서 중재를 기획할 때는 다음 APEASE 기준을 고려하는 것이 좋다(Michie, Atkins과 West, 2014):

- 감당할 수 있는 비용(Affordability) : 중재가 아무리 효과적일지라도, 만약 대상 집단의 구성원들이 그 중재를 수용할 수 없다면, 그것은 실패할 운명이 될 것이다. 알맞은 중재는 개개인이 합리적으로 감당할 수 있어야 하고, 재정적인 어려움을 유발하지 않는 것이다.
- 실행 가능성(Practicability) : 모든 중재는 어느 정도의 복잡한 특성이 있다. 일부 중재는 비교적 단순해야 하며, 중재나 자원을 제공하는 사람들 사이에 많은 전문가들이 필요하지 않아야 한다. 반면에, 일부 중재는 상대적으로 복잡해서 전문성을 갖춘 전문가들이 필요하거나 광범위한 훈련을 받은 사람만이 제공할 수 있는 자원을 필요로 한다. 따라서 실행 가능한 중재는 사용 가능한 것에 기초하여 실행에 옮길 수 있는 중재여야 한다.
- 효과 및 비용 효과(Effectiveness and cost-effectiveness) : 중재가 미치는 효과는 그것이 변화하려는 변수와 관련이 있다. 즉, 개개인들의 하루 흡연량, 참가자들의 평균 체중, 또는 사람들이 가을 동안 독감 예방주사를 맞으려 하는 동기 등이다. 이 효과는 일반적으로 여러 가지 다른 유형의 효과크기로 측정된다. 자세한 내용은 Cohen(1992)을 참조하시오. 효과성도 비용으로 평가될 수 있는데, 비용-효과(성)은 비용에 대비한 효과비이다. 두 가지 중재가 똑같이 효과적일 경우 프로그램 기획가는 비용이 덜 드는 접근방식을 선택해야 한다. 중재가 다른 중재보다 더 효과적이지만 비용이 더 많이 드는 경우, 그 접근방식을 선택하기 전에 APEASE 기준 내의 다른 요인을 고려해야 한다.
- 수용 가능성(Acceptability) : 기획 과정을 거치는 동안, 보건사업 기획가들은 중재가 수많은 이해당사자들에게 어떻게 받아들여질지 고려해야 한다. 즉, 이 방법이 중재에 대한 비용을 지불해야 하는 사람들에게 수용될 수 있을까? 중재를 수행하는 사람들을 위해서는? 중재의 대상이 되는 사람들을 위해서는? 종교와 같은 중재 주제는 흑인 교회와 같은 일부 집단에서 환영받을 수 있다(Wright 등,

2019). 하지만, 공중보건 중재에서 종교를 포함할 경우 금기시 될 수 있다. 특정 영역에서 실행되는 정책도 마찬가지이다. 흡연 허용 연령을 21세로 올리거나 기호용 마리화나의 사용을 허용하는 정책은 일부 지역에서는 받아들여질 수 있지만, 타 지역에서는 환영받지 못할 수 있다.

- 부작용/안전(Side effects/safety) : 공중보건 중재가 일반적으로 좋은 의도를 가지고 있더라도 때때로 의도하지 않은 부작용을 낳기도 한다. 이는 최근 의료행위에서 관찰되고 있는데, 많은 선의의 의사들이 아편(opioids)이 얼마나 중독성이 있는지를 잘 알지 못한 채 통증관리를 위해 처방하곤 하였다. 공중보건에서 원치 않는 부작용을 문서화하기가 어려울 수 있으므로 기획 과정 초기에 보다 세심한 주의를 기울여야 한다.
- 형평성(Equity) : 소수 인종, 소수 민족, 농촌지역 및 저소득계층 사람들이 계속해서 더 열악한 의료서비스를 이용하고 있으며, 의료보험 미가입률이 더 높아지는 등 미국에서 형평성의 문제는 점점 더 커지고 있다(Purnell 등, 2016). 보건사업 기획가는 중재를 기획할 때 이 이슈를 고려해야 하며, 보건사업을 가장 필요로 하는 집단에게서 반드시 실행되도록 보장해야 한다.

이해관계자들은 프로그램 평가의 동일 결과에 때로는 유사하게, 때로는 서로 다르게 영향을 받기도 한다. 예를 들어, 평가팀은 프로그램의 효능을 밝히기 위해 프로그램이 적절하고 엄격하게 평가되도록 하는 데 관심이 있는 반면, 프로그램의 개발자는 프로그램의 효과를 입증하는 데 관심이 있을 것이다. 〈표 14.4〉에는 다양한 이해당사자와 공중보건 프로그램에 대해 그들이 가질 수 있는 한 가지 관심사의 사례를 수록하였다.

표 14.4 공중보건 프로그램의 이해당사자와 관심사항

이해당사자	관심 또는 우려(걱정) 사항
재원 출연기관	우리가 받은 돈은 효과적으로 쓰여졌는가?
관리 전담자	우리가 프로그램의 자원을 제대로 관리했나?
프로그램 수행 담당자	우리가 프로그램을 제대로 실행했나?
프로그램 평가 담당자	우리가 프로그램을 엄격하게 평가했나?
프로그램 개발자	프로그램은 작동되었나?
프로그램 참여자	프로그램은 내가 매주 참여할 만큼 흥미로운가?

사례 학습 14.1 주정부에서 위임받은 성교육 프로그램 기획

지방 정부 보건과의 관리자로서, 당신은 주정부가 위임한 새로운 고등학교 성교육 프로그램을 기획 · 실행 · 평가하는 임무를 부여받았다. 교과과정은 학교에 제공될 것이고 보건과에서 관리하게 될 것이다. 이 프로그램은 수업당 1시간씩, 총 4회의 교과과정으로 제공되는데, 학생들은 이 프로그램에 대한 평가(설문지)를 하는데 프로그램 전후로 1시간씩 필요합니다. 이것은 새로운 커리큘럼이기 때문에, 주 교육위원회가 각 고등학교에게 프로그램 실행을 위해 5,000 달러를 배정하였다. 이 중 10%는 각 프로그램 운영을 위한 사무실을 제공하는 비용으로 학교에 지원하고, 나머지 90%는 보건과에 지원할 것이다. 현재 이 지역 내에는 총 5개의 고등학교가 있으며, 각 고등학교에는 약 150명의 학생이 있다. 교과과정은 약 30명의 학급 규모에 맞게 설계되었으며, 따라서 이 프로그램은 고등학교당 5번 시행(가능하면 교과과정은 동시에 운영)될 것이다. 각 학교들은 당신에게 다음과 같은 기간 동안 중재를 할 수 있도록 조치해 주었다.

- 워싱턴 고등학교 : 1월 1일부터 2월 28일까지
- 애덤스 고등학교 : 1월 15일부터 3월 15일까지
- 제퍼슨 고등학교 : 2월 1일부터 5월 1일까지
- 루즈벨트 고등학교 : 2월 15일부터 5월 1일까지
- 레이건 고등학교 : 1월 1일부터 5월 1일까지

성찰과 토론을 위한 질문

1. 이 프로그램의 기획, 실행 및 평가를 완료하기 위해 어떤 인적자원이 필요한가? (프로젝트를 기획하고 프로젝트의 실행과 평가를 감독할 프로그램 관리자, 프로그램을 시행하고 평가할 프로젝트 코디네이터, 그리고 프로그램 관리자 및 프로젝트 코디네이터를 파트타임으로 도와 줄 프로그램 보조 인력 등을 생각해 볼 수 있다.)
2. 이 프로젝트에 추가로 필요한 지역사회 자원은 무엇인가?
3. 성교육 프로그램에 필요한 물적 자원은 무엇인가? 만약 여러분이 성교육에 익숙하지 않다면, 프로그램에 일반적으로 사용될 수 있는 자원의 유형을 발굴하기 위해 한 두 개의 다른 프로그램을 연구해 보시오.
4. 5개 고등학교에서 얼마나 많은 돈이 모아질지 계산해 보시오.

이제 이 프로그램을 기획하기 시작했으므로, 〈그림 14.7〉에 표시된 개요에 따라 추정 예산을 만들어 보시오. 예산의 균형이 맞도록 즉, 비용과 수익이 대략적으로 일치하는지 확인하시오.

	추정
수입	
5개 고등학교 출연금	
총수입	
비용	
인건비	
관리자 임금	
급여(FTE = _____, 요율= _____)	
급부금(25%)	
프로젝트 코디네이터 임금	
급여(FTE = _____, 요율= _____)	
제수당(25%)	
프로젝트 보조 인력 임금	
급여(FTE = _____, 요율= _____)	
급부금(25%)	
소계(인건비)	
소모품	
소계(소모품비)	
용역(서비스)	
소계(용역)	
출장, 훈련 및 성과 홍보	
현지 출장	
전국대회 출장	
소계(여행, 훈련 및 홍보)	
비용(직접 비용)	
잔액(부족)	

그림 14.7 성교육 프로그램 예산 추정을 위한 개요

요약

이 장에서는 지역보건 및 공중보건의 프로그램 기획과 관련된 많은 이슈들을 다루었다. 공중보건 관리자가 어떤 프로그램 기획 모델을 사용하든, 프로그램을 기획, 실행 및 평가하는 모든 요소는 논리모델로 그려질 수 있다. 논리모델은 투입, 산출(물) 및 결과로 구성된다. 투입은 일반적으로 공중보건 관리자가 프로그램을 위해 가지고 있거나 필요로 하는 자원을 가리킨다. 산출물은 지역사회 주민들에게 제공되는 서비스나 제품이다. 마지막으로 결과는 보건 프로그램의 의도된 결과들이다. 논리모델의 결과를 나타내는 또 다른 방법은 그것들을 개입의 목적과 목표로 기술하는 것이다. 목적과 목표는 모두 보건 프로그램의 목적 또는 원하는 결과이지만, 목적은 공중보건 프로그램의 궁극적으로 원하는 최종 산물을 반영하는 반면, 목표는 최종 목적을 달성하기 위해 먼저 성취해야 하는 중요한 하위 목표를 가리킨다. 목적과 목표는 모두 SMART 접근방식을 사용하여 작성해야 한다. 논리모델을 작성할 때, 프로그램 기획자는 투입에서 산출(물)과 결과로, 또는 결과에서 산출(물)과 투입 순으로 작업할 수 있다. 적절한 요구 평가(needs assessment)를 수행함으로써 도출할 수 있는 결과를 만드는 것으로 시작할 것을 권고한다.

논리모델이 만들어지면, 프로그램 기획자는 프로그램 실행에 필요한 자원을 모으는 과정을 시작해야 한다. 프로그램 자원은 인적자원, 재정적 자원, 지역사회 자원 및 물적 자원으로 구성된다. 프로그램 기획의 또 다른 중요한 단계는 예산을 수립하고 유지하는 것이다. 예산을 수립할 때 관리자는 수익(수입)과 비용(지출)을 모두 고려해야 하며, 프로젝트 비용을 충당할 만큼 충분한 수익을 확보해야 한다. 공중보건 프로그램 관리는 공중보건 관리자의 또 다른 필수적인 기능이다. 관리자는 SWOT분석과 같은 활동을 수행하여 역량을 강화하거나 억제할 수 있는 현재 조직이 직면하고 있는 긍정적인 측면과 부정적인 측면을 파악할 수 있다. 마지막으로, 모든 공중보건 프로그램은 적절하게 평가되어야 한다. 관리자가 관심을 가져야 할 평가의 중요한 특징은 평가의 올바른 유형(과정, 영향 및 결과 평가), 측정(모든 측정 방법이 타당하고 신뢰할 수 있는지 확인), 그리고 설계(평가가 이루어질 조건)를 결정하고 수행하는 것이다.

핵심 용어

budget	예산
community resource management	지역사회 자원관리
community resources	지역사회 자원
direct costs	직접비용
effectiveness	효과성
efficacy	효능
human resource management	인적자원관리
human resources	인적자원
indirect costs	간접비용
inputs	투입

financial resource management	재정적 자원관리
financial resources	재정적 자원
formative evaluation	형성평가
full-time equivalent (FTE)	전일제 환산 기준
Gantt chart	갠트차트
goal	목적
outcomes	결과
outputs	산출(물)
program evaluation	프로그램 평가
reliability	신뢰성
request for proposals (RFP)	제안요청서
logic model	논리모델
management	관리
material resource management	물적 자원관리
material resources	물적 자원
needs assessment	요구 평가
objectives	목표
resource	자원
stakeholders	이해당사자
summative evaluation	종합평가
SWOT analysis	SWOT분석
validity	타당성

복습 문제

1. 논리모델의 투입, 산출(물) 및 결과를 구분하시오.
2. 네 가지 유형의 자원을 나열하고 설명하시오.
3. 목적과 목표를 구분하시오.
4. 예산의 필수 요소를 논하시오.
5. 공중보건 관리자의 기능을 설명하시오.
6. SWOT분석에서 SWOT가 무엇을 의미하는지 설명하시오.
7. 적절한 프로그램 평가의 필수 요소를 설명하시오.

역량 구축을 위한 활동 #1

이 장에서는 SWOT분석 과정에 대해 소개하였다. 당신이 공중보건 직원의 관리자로 자신의 조직에 대한 SWOT분석을 완성하라는 요청을 받았다고 상상해 보시오. 〈그림 14.4〉와 같은 그리드를 사용하여 다음과 같은 공중보건 문제 또는 당신이 선택한 공중보건 문제를 해결하는 프로그램을 실행할 때 조직이 가질 수 있는 잠재적 강점, 약점, 기회 및 위기를 각각 구별하시오.

- 아동비만예방
- 흡연 예방 및 치료
- HIV/AIDS 및 다른 성매개 질환 예방

- 자동차 안전
- 자전거 헬멧 사용

다음으로 〈그림 14.5〉와 〈그림 14.6〉과 같은 그리드를 사용하여 기회/강점, 위기/강점, 기회/약점 및 위기/약점과 관련된 전략을 파악해 보시오. 작업을 마치면 간단한 PowerPoint 프레젠테이션으로 학급에서 발표하시오.

역량 구축을 위한 활동 #2

이 장에서는 보건사업 설계의 개념을 소개하였다. 여러분이 지방정부 공중보건 부서에서 수행된 신규 아편(opioid) 중독 예방사업을 평가할 수 있는 여러 방법들에 대해 자문하고 있다고 상상해 보시오. 진정한 실험설계, 유사-실험 설계 또는 비실험 설계의 장단점에 대해 조언할 계획이다. 각각의 설계 유형에 대한 장단점 목록을 만들고, 공중보건부서에 제출할 요약문을 작성하시오.

학습에 유용한 웹사이트

BRFSS 데이터 질관리(BRFSS Data Quality) (타당성과 신뢰성에 대한 이슈)

https://www.cdc.gov/brfss/publications/data_qvr.htm

제4장에서 언급하였듯이, Behavioral Risk Factor Surveillance System(BRFSS)은 미국인의 건강 정보를 수집하는 국가 조사이다. 분명한 이유로, 이러한 조사 시스템은 타당하고 신뢰할 수 있어야 한다. 이 웹 페이지에서 여러분은 설문조사의 타당성 및/또는 신뢰성에 대한 수준을 담고 있는 여러 편의 연구논문들을 발견할 수 있다. 웹 사이트에 액세스하여 논문들을 찾아보시오. 하나를 선택한 후 그것을 읽고 500 단어로 요약해 보시오.

프로그램 성과평가센터(Program Performance and Evaluation Office)

http://www.cdc.gov/eval/index.htm

이 웹사이트는 조직 내에서 이루어지는 프로그램 평가에 대한 표준과 기대치를 확립해주는 질병통제예방센터(CDC)의 프로그램 성과평가센터(Program Performance and Evaluation Office, PPEO)의 웹사이트다. 표준과 기대치는 효과적인 프로그램 평가를 위해 따라야 할 일련의 단계인 “공중보건 프로그램 평가 프레임워크(Framework for Program Evaluation in Public Health)”에 반영되어 있다. 이 웹사이트는 또한 많은 자료와 자원을 무료로 제공한다. 웹사이트에 접속하여 “프로그램 평가를 위한 프레임워크”의 각 단계를 읽어보고 수업시간을 활용하여 토론해 보시오.

지역사회 측정도구(Community Toolbox)

http://ctb.ku.edu/en/default.aspx

이 웹사이트는 지역사회의 공동의 목표를 달성하기 위해 함께 일하기를 원하는 학생, 강사, 연구원, 지역사회 및 공중보건 종사자들을 위한 자료 제공 역할을 한다. 지역사회 측정도구(Community Toolbox)는 캔자스대학교가 1994년에 개발했으며, 2004년에 세계보건기구 협력센터(World Health Collaborating Center)로 지정되었다. 이 웹사이트는 공중보건 및 지역보건 프로젝트를 지원하기 위해 7,000페이지 이상의 실용적인 정보를 제공한다. 웹사이트를 살펴보고 프로그램 관리자가 공중보건 프로그램을 기획, 실행 및 평가하는 데 도움이 되는 실용적인 조언을 제공하는 40개 이상의 장을 나열한 목차를 찾아보시오.

켈로그재단(W. K. Kellogg Foundation)

http://www.wkkf.org

이 웹사이트는 1930년 현재 인기 있는 아침 시리얼과 편의식을 판매하는 켈로그 회사의 창업자 윌 키스 켈로그(Will Keith Kellogg)가 설립한 W.K. 켈로그 재단의 홈페이지이다. 이 재단의 목적은 지역사회 역량을 높이기 위해 어린이, 가족, 지역사회를 지원하고 저소득 지역사회에 살고 있는 취약한 아이들의 삶의 질을 향상시키기 위한 것이다. 이 재단은 또한 멕시코와 브라질, 카리브해 국가들, 그리고 남아프리카 국가들에서의 국제적인 프로젝트에도 재원을 원조한다. 웹 사이트를 방문하여 보조금 데이터베이스(Grants Database)를 찾아보시오. 흥미로워 보이는 보조금을 선택하고 제안요청서를 읽어보시오. 보조금 지원 제안요청서에 필요한 사항에 대해 알아보고 놀란 점에 대해 수업시간에 논의하시오.

참고문헌

Action for Healthy Kids. (2019). School grants for health kids. Retrieved from https://www.actionforhealthykids.org/school-grants-support

Bill and Melinda Gates Foundation. (2019). Who we are: Financials. Retrieved from https://www.gatesfoundation.org/Who-We-Are/General-Information/Financials

Bloomberg Family Foundation. (2019). Michael R. Bloomberg. Retrieved from https://www.mikebloomberg.com/about

Bridges, L. S., Sharma, M., Lee, J. H. S., et al. (2018). Using the PRECEDE-PROCEED model for an online peer-to-peer suicide prevention and awareness for depression (SPAD) intervention among African American college students: Experimental study. Health Promotion Perspectives, 8(1), 15–24. doi: 10.15171/hpp.2018.02

Cheung, K. L., Wijnen, B., & de Vries, H. (2017). A review of the theoretical basis, effects, and cost effectiveness of online smoking cessation interventions in the Netherlands: A mixed-methods approach. Journal of Medical Internet Research, 19(6), e230. doi: 10.2196/jmir.7209

Clark, J. E. (2015). Diet, exercise or diet with exercise: Comparing the effectiveness of treatment options for weight-loss and changes in fitness for adults (18–65 years old) who are overfat, or obese; systematic review and meta-analysis. Journal of Diabetes & Metabolic Disorders, 14, 31. doi: 10.1186/s40200-015-0154-1

Clinton Foundation. (2019). About us. Retrieved from https://www.clintonfoundation.org/about

Cohen, J. (1992). A power primer. Psychological Bulletin, 112(1), 155–159.

David, F. R., & David, F. R. (2016). Strategic management: A competitive advantage approach, concepts (16th ed.). Upper Saddle River, NJ: Pearson Prentice Hall.

Fertman, C. I., & Allensworth, D. D. (2017). Health promotion programs: From theory to practice (2nd ed). San Francisco, CA: Jossey-Bass.

Hayes, T., Sharma, M., Shahbazi, M., et al. (2019). The evaluation of a fourth-generation multi-theory model (MTM) based intervention to initiate and sustain physical activity. Health Promotion Perspectives, 9(1), 13–23. doi: 10.15171/hpp.2019.02

Kabugo, H., Ashaba, D., Mosha, F., et al. (2018). Evaluation of a laboratory capacity strengthening project: A case of the summative assessment of the African Field Epidemiology Network (AFENET) laboratory project 2010–2016. Pan African Medical Journal, 30, 297. doi: 10.11604/pamj.2018.30.297.15693

Kirk, R. (2012). Experimental design: Procedures for the behavioral sciences (4th ed). Los Angeles, CA: Sage.

Luvira, V., Bumrerraj, S., & Srisaenpang, S. (2018). Formative evaluation and learning achievement in epidemiology for preclinical medical students. Indian Journal of Community Medicine, 43(4), 298–301. doi: 10.4103/ijcm.IJCM_191_18

McFarland, K. K., Nayar, P., Chandak, A., & Gupta, N. (2018). Formative evaluation of a teledentistry training programme for oral health professionals. European Journal of Dental Education, 22(2), 109–114. doi: 10.1111/eje.12265

McKenzie, J. F., Neiger, B. L., & Thackeray, R. (2016). Planning, implementing, and evaluating health promotion programs: A primer. (7th ed). Boston, MA: Pearson.

Michie, S., Atkins, L., & West, R. (2014). The behaviour change wheel: A guide to designing interventions. Sutton: Silverback Publishing.

National Conference of State Legislators. (2019). State minimum wages: 2019 minimum wage by state. Retrieved from https://www.ncsl.org/research/labor-and-employment/state-minimumwage-chart.aspx

National Institutes of Health. (2019). NIH Research Project Grant program (R01). Retrieved from https://grants.nih.gov/grants/funding/r01.htm

Purnell, T. S., Calhoun, E. A., Golden, S. H., et al. (2016). Achieving health equity: Closing the gaps in health care disparities, interventions, and research. Health Affairs, 35(8), 1410–1415.

Scanlon, D. P., Alexander, J. A., McHugh, M., et al. (2016). Summative evaluation results and lessons learned from the Aligning Forces for Quality program. American Journal of Managed Care, 22(12 Suppl), s360–s372.

Shwartz, B. M., Wilson, J. H., & Goff, D. M. (2018). An easy guide to research design and SPSS (2nd ed.). Los Angeles, CA: Sage.

South Carolina Department of Education. (2019). Logic model templates. Retrieved from https://ed.sc.gov/finance/grants/scde-grants-program/program-planning-tools-templates-andsamples/logic-model-templates

US General Services Administration. (2019). Privately owned vehicle (POV) mileage reimbursement rates. Retrieved from https://www.gsa.gov/node/86775?utm_source=OGP&utm_medium=printradio&utm_term=mileage&utm_campaign=shortcut

W. K. Kellogg Foundation. (2019). W. K. Kellogg Foundation logic model development guide. Retrieved from https://www.wkkf.org/resource-directory/resource/2006/02/wk-kelloggfoundation-logic-model-development-guide

Wright, L., Branscum, P., Maness, S., et al. (2019). Parents' beliefs of the black church's role in teen pregnancy prevention. Journal of Adolescence, 72, 52–63.

제15장

지역사회와 공중보건에서의 시스템 사고와 리더십

시스템 사고(Systems Thinking) : 접근방식

이 장에서는 시스템 사고와 관련된 개념과 원칙들 고찰할 것이다. 오늘날 다른 어느 때보다 점점 더 복잡하고 세계화되고 있기 때문에, 공중보건 영역은 시스템 사고를 하는 사람들을 필요로 한다(Arnold & Wade, 2015). 우리는 보건의료 시스템에 관한 시스템 사고를 논의할 것이므로, 보건의료 시스템 개념을 살펴보는 것이 필요하다. 우리는 13장에서 다음과 같이 보건의료 시스템의 기본적인 정의(World Health Organization [WHO], 2007)를 학습했다. "보건 시스템은 주된 목적이 건강증진, 회복, 또는 유지인 모든 조직, 사람 그리고 행위로 구성된다."

보건의료 시스템이 매우 역동적이며 서로 중복되는 구성요소들을 포함하고 있지만, 크게 6가지의 기본 구성요소로 나누어질 수 있다(WHO, 2007):

1. **양질의 보건 서비스** : 양질의 보건 서비스는 자원의 낭비를 막기 위해 효율성을 극대화한 효과적이고, 안전하며, 질 좋은, 개인적/비개인적, 시기적절한, 그리고 표적화된 보건 중재를 전달한다.
2. **보건 인력** : 효율적인 보건 인력은 보건의료 시스템의 효율성 및 결과를 극대화하며, 책임감 있고 공정하게 업무를 수행한다(도심과 교외 지역 간 보건의료 인력의 균형 있는 분포를 통해).
3. **보건정보 시스템** : 잘 기능하는 보건정보 시스템은 건강 결정요인, 보건 시스템 성능, 그리고 건강상태에 관한 신뢰할 만하고 시의적절한 정보의 생산, 분석, 전파, 그리고 이용을 보장하도록 돕는다.
4. **의료 제품 및 기술** : 효율적인 보건 시스템에서는 보장된 품질, 안전성, 효과성 그리고 비용-효율성을 갖춘 필수적인 의료 제품, 백신, 그리고 기술에 대한 접근을 보장하고, 형평성을 갖추고 있다.
5. **보건 재정 시스템** : 좋은 보건 재정 시스템은 사람들이 필요로 하는 보건 서비스를 이용하는데 충분한 수입을 창출하며, 서비스 이용에 대한 비용 부담과 관련된 빈곤화 또는 재정적 위기로부터 보호한다. 또한 서비스 제공자와 이용자로 하여금 보다 효율성을 추구하도록 장려한다.
6. **리더십과 거버넌스** : 효과적인 리더십과 거버넌스는 감독, 제휴 구축, 규제, 시스템 설계에 대한 관심, 그리고 책무성을 가능케 하는 전략적 정책 틀의 확립을 보장하는 데 도움을 준다.

배리 리치먼드(Barry Richmond)는 1987년에 '시스템 사고'라는 용어를 고안한 사람으로 인정받고 있는데, 당시 그는 복합적 문제해결에는 정교한 해결책이 필요한데 이를 위해서는 다양한 배경의 공통의 용어를 사용하는 사람들이 필요하다고 하였다(Arnold & Wade, 2015). 시스템 사고는 어떤 문제던지든 더 폭넓고 역동적인 시스템 내에서 문제를 해결하는 독특한 접근방식이다(Arnold & Wade, 2015). 시스템 사고는 어떤 한 문제와 연관되는 결과에만 초점을 맞추지 않는다. 대신에 시스템 사고

학습목표

이 장을 학습한 후 다음을 할 수 있다.

- 시스템 사고를 정의할 수 있고, 시스템 사고를 공중보건에 적용할 때 직면하는 도전을 도출해 낼 수 있다.
- 보건 시스템에 대한 시스템 사고 접근방식과 전통적 접근방식을 구별할 수 있다.
- 리더십을 정의하고, 리더십을 위한 4가지 이론적 틀을 간략히 설명할 수 있다.
- 3가지 주요 리더십 스타일을 포함한, 리더십 스타일을 정의할 수 있다.
- 보건의료 분야에서의 문화적 역량을 정의하고, 그 중요성을 논의할 수 있다.
- 문화적 역량의 기법을 논의할 수 있다.
- CLAS 표준을 설명할 수 있다.

이 장에서 다루는 공중보건 역량

- 공중보건 정책 또는 사업의 설계와 실행에 문화적 가치와 관습에 대한 인식을 적용할 수 있다.
- 비전 창출, 타인의 역량 강화, 협력 증진, 의사결정 지침 등을 포함한 리더십, 거버넌스, 관리 원칙을 적용할 수 있다.
- 조직적 또는 지역사회 문제해결을 위해 협상과 중재 기술을 적용할 수 있다.
- 시스템 사고 도구를 공중보건의 쟁점이 되는 문제에 적용할 수 있다.

보건의료 시스템(health care system)
하나의 보건 시스템(health system)은 건강을 증진하고, 회복하며 유지하는 것이 일차적 목적인 모든 조직, 사람 그리고 행위들로 구성된다.

> 보건의료 시스템은 6가지 기본 요소들로 구성된다. 양질의 보건 서비스, 보건 인력, 보건 정보 시스템, 의료 제품과 기술, 보건 재정 시스템, 리더십과 거버넌스

시스템 사고(systems thinking)
어떤 문제든 더 폭넓고 역동적인 시스템 내에서 파악하는 독자적 문제해결 접근방식. 시스템 사고는 어떤 한 문제와 연관되는 결과에만 초점을 맞추지 않는다. 대신에 시스템 사고는 전체 시스템을 특징짓는 요소들 사이의 연계, 관계, 상호작용, 그리고 행동에 대한 더 심도있는 이해를 추구한다.

> 대부분의 시스템과 마찬가지로 보건 시스템도 다음의 특징을 가지고 있다. 보건 시스템은 자기-조직적, 비선형적이고, 끊임없이 변화하며, 역사에 따라 다르고, 상호 밀접하게 연결되어 있고, 반직관적이고, 피드백에 의해 지배되며, 변화에 저항한다.

는 전체 시스템을 특징짓는 요소들 사이의 연계, 관계, 상호작용, 그리고 행태에 대한 더 깊은 이해를 추구한다. 보건부문과 관련하여 시스템 사고는 다음의 사항에 초점을 맞춘다.

- 위에 열거한 6가지 구성요소 간 관계의 속성
- 구성요소 사이의 공간
- 구성요소 사이의 상호작용으로 생겨나는 시너지(시너지란 다양한 개체들의 유리한 조합이며, 그러한 상황에서 전체는 개별적 부분의 총합 그 이상이다.)

보건 시스템을 포함한 대부분의 시스템은 다음의 특징을 공통으로 가지고 있다:

1. **스스로를 조직화한다.** : 시스템은 하부의 개별적 요소 간의 복잡한 상호작용을 통해 스스로를 조직화한다. 구성요소의 프레임워크는 보건 시스템의 속성, 동역학, 행동이 구성요소 간 여러 복잡한 상호작용에 의해 어떻게 형성되는지를 보여준다.
2. **비선형성적이다.** : 시스템 수준의 중재는 종종 비선형적이고 예측 불가능하며, 그리고 투입-산출 선에 따른 단순한 인과관계가 발견되지 않을 수도 있다. 효과는 종종 불균형적이며, 일시적으로 원래의 중재에서 배제되기도 한다.
3. **끊임없이 변화한다.** : 시스템은 항상 조정, 재조정되며, 한 수준에서 도입된 변화는 원래의 소동에서 멀리 떨어진 지점들까지 지대한 영향을 미칠 수 있다. 이러한 끊임없는 상호작용 때문에 그리고 우리가 개별적 역학을 따로 연구할 수 없다는 이유 때문에, 한 개의 시스템 구성요소 수준에서 도입된 변화들은 나머지 다른 구성요소와 별개로 이해될 수는 없다. 예를 들어, 항생제의 자유로운 이용은 단기적으로는 회복 기간을 단축시킬 수도 있지만 병원체들의 약물-내성 상태 발생으로 이어져 장기적으로는 더 긴 입원 기간으로 이어질 수도 있다.
4. **이력(history) 의존적이다.** : 어떤 한 중재의 단기효과는 장기효과와는 매우 다를 수 있다. 예를 들어, 개인의 행동을 변화시키기 위해 설계된 중재들은, 우리가 어떤 한 중재의 효능에 대한 부정확한 해석을 피하고 그것을 조기에 중단시키는 것을 피하고자 한다면, 장기간에 걸친 일련의 측정들이 필요할 수도 있다.
5. **밀접하게 연결되어 있다.** : 높은 상호-연결성은 어떤 수준에서든, 시스템 내의 한 변화는 다른 많은 수준에 영향을 미친다는 것을 의미한다. 진료비 상환 비용을 줄이면 단기적으로 비용 절감과 접근성 보장으로 이어질 수도 있지만, 공급자가 불만족해서 많은 보건의료 공급자의 대탈출로 이어진다면, 이용가능성이 낮아져 비용 절감의 효과가 사라질 수 있다.
6. **반-직관적(Counterintuitive)이다.** : 원인과 결과는 상식적 논리를 거부할 수 있으며, 서류상으로 그리고 시뮬레이션 제어 조건 하에서 완벽하게 효과가 있을 수도 있는 중재가 현실에서는 그렇지 않을 수도 있다. 확실히 효과적인 중재는 특정 상황에서만 효과가 있거나, 심지어는 전혀 효과가 없을 수도 있다. 보건의료서비스 자체를 과도하게 이용하게 된다면, 그 서비스에 대한 접근성과 구입 능력을 향상시키는 것이 최종결과를 개선하지 못할 수도 있다.
7. **피드백의 지배를 받는다.** : 긍정적 또는 부정적 반응은 중재 또는 중재로 기대되는 효과를

변화시킬 수도 있다.

8. **변화에 저항한다.** : 시스템은 부분적으로 시스템 내 모든 구성원이 자신만의 경쟁적 목표를 가지고 있기 때문에, 외부 변화나 중재에 저항할 수 있다. 예를 들어, 공급자가 제공서비스의 복잡성에 기반을 두고 비용을 상환 받는다면, 공급자는 진단검사나 치료보다 예방적 접근방식에 유리하도록 서비스를 변화시키는 어떠한 중재에도 저항할 수도 있다.

앞에 기술된 설명을 살펴보면 시스템 사고는 명백하게 전통적 평가 접근법과는 매우 다른 새로운 접근방식이다. 전통적인 접근방식은 선형적인 입력과 출력의 영향이라는 일련의 과정을 통해 프로그램을 모니터링하고 평가하려고 한다. 〈표 15.1〉은 전통적 접근법과 시스템 사고 접근법의 차이점에 관한 설명이다.

표 15.1 보건 시스템 관련 시스템 사고 접근법과 전통적 사고 접근법 비교

전통적 사고 접근법	시스템 사고 접근법
정적 사고 : 특정 사건들에 초점을 맞춤	동적 사고 : 어떤 한 문제로 이어진 행태의 패턴에 초점을 맞춤
인과적으로 사고하는 시스템 : 시스템 행태가 외적인 힘에 의해 유발된다고 간주	효과적으로 사고하는 시스템 : 행태를 포함한 시스템 내의 모든 변화 및 변경을 시스템에 속하고 시스템 내에서 발생한다고 간주
나무 단위 사고 : 세부 사항들에 초점	숲 단위 사고 : 변화가 발생하는 상호작용 및 맥락 이해에 초점
요인 사고 : 어떤 한 행태를 유발하거나 연관된 요인을 열거	운용적(operational) 사고 : 인과관계에 초점을 맞추고 어떤 한 최종 행동이 어떻게 유발되는지를 이해
직선적 사고 : 원인들 사이의 상호의존성과 상호작용을 무시하고(의도적으로든 아니든), 인과관계가 한 방향으로만 작용하는 것으로 간주	순환적 사고 : 인과관계를 일시적 사건이 아닌 지속적인 과정으로 간주

출처 : B. Richmond(2000)의 시스템 사고로 "생각하기": 7가지 기본 기술들("Thinking" in Systems Thoughts: Seven Essential Skills")(Waltham, MA: Pegasus Communications)에서 발췌

담배 규제에 적용된 시스템 사고

담배 규제, 비만, 10대 임신과 같은 공중보건 이슈는 간단하고 선형적인 인과관계적인 문제가 아니다. 이들 각각의 개체는 하나의 시스템이며, 서로 영향을 미치고, 상호작용하는 여러 요인에 의해 경계가 정해지고 규정된다. 흡연과 담배 제품 소비의 팽배가 칭찬할 만한 공중보건 캠페인들과 중재들 덕분에 과거 몇십 년간 상당히 감소했음에도 불구하고, 여전히 흡연은 매년 수십만 건의 예방 가능한 사망사건들의 원인으로 남아 있다. 우리는 이 장에서 어떻게 시스템 사고 접근방식이 흡연과 규제를 목표로 하는 공중보건 중재에 도움을 주도록 설계할 수 있는지 논의하고자 한다(National Cancer Institute, 2012).

시스템 사고 접근방식은 본질적으로 상황 의존적이다. 담배 규제를 겨냥하고 있는 공중보건 중재는 시스템 사고 접근방식을 취함으로써 많은 이득을 얻을 수 있다. 예를 들어, 담배 규제를 겨냥하고 있는 중재는 세 이해관계자들에게 많은 영향을 미칠 것이다(개원의, 연구

자, 정책입안자). 흡연이라는 목표 행태에만 초점을 둔 프로그램 설계 대신에, 시스템 접근 방식은 관심사를 통합하고 세 이해관계자 집단 각각이 직면할 수 있는 문제들 일부를 중점적으로 다룰 수 있을 것이다(National Cancer Institute, 2012).

1. **개원의의 관심사** : 개원의는 담배 규제 중재를 전달하기 위한 최전선의 시행자이며, 그들이 중재를 환영하고 실행하지 않는 한, 그 프로그램의 성공은 심각하게 훼손될 수도 있다. 프로그램 자금 지원, 상환 비율, 최고의 진료를 위한 자원, 분야 내 잠재적 경쟁에 대한 개업의들의 관심사는 모두 직접적으로는 개업의들의 의욕에, 간접적으로는 중재의 결과에 영향을 미칠 수 있는 중요한 요인이다.
2. **연구자의 관심사** : 다른 연구원들과의 네트워킹, 자금 지원 이슈, 연구와 실제를 어떻게 더 잘 통합할 수 있는지, 연구를 어떻게 실생활에 더 쉽게 통합할 수 있는지에 대한 지침 등에 대한 연구자의 관심사는 연구자에게 현재 연구나 평가하고 있는 중재의 주인의식을 다소나마 주기 위해 중요하게 다루어질 필요가 있다.
3. **정책입안자의 관심사** : 정책입안자의 관심사는 어떻게 하면 노력의 중복을 피할 수 있는지, 어떻게 하면 연구 프로젝트에 투자되는 돈으로부터 최대 가치를 끌어낼 수 있는지, 그리고 연구 증거를 전파하고 개원의가 그 증거를 채택하도록 설득하는 데 도움이 되는 가장 좋은 방법은 무엇인지를 포함할 수 있다. 다시 말하지만, 정책입안자가 한 가지 중재의 필요성과 효능에 대해 완전히 확신할 수 없다면, 자원의 끊임없는 공급을 보장하는 것은 불가능할 수도 있다.

공중보건에 시스템 사고를 적용할 때 받는 저항들

공중보건에 시스템 사고를 적용할 때 많은 도전에 직면할 수 있다. 이러한 도전은 서비스를 형성하고 개발할 수 있는 기본적인 구조적 틀이 부재한 개발도상국들에서 더 심각하다(WHO, 2018). 주로 직면하게 되는 일부 도전은 다음과 같다.

기부자와 정책입안자들 간의 정책, 우선사항 그리고 관점 연계시키기 : 기부자들은, 특히 많은 개발도상국들에서, 종종 단기적 목표를 갖고, 그들이 한 투자에 대한 신속하고 측정 가능한 결과를 요구한다. 이것은 보건 시스템 리더들과 관리자의 장기적인 관심사와 종종 충돌한다. 이러한 자금 지원 메커니즘의 선택적 속성은 장기적 목표의 실현과 효과적이고, 양질의, 포괄적인 보건 시스템으로의 발전을 훼손할 수도 있다.

시스템 이해관계자들 간의 협력관계와 기대를 관리하고 조율하기 : 협력관계를 증진하고 강화하는 것은 보건 시스템의 개발에 있어 시스템 관점 활용의 핵심이다. 그러나 다른 파트너들은 각각 다른 우선사항과 요구사항이 있을 수 있으며, 이는 한 중재의 설계 및 평가에 각 이해관계자들의 참여와 기여를 효과적으로 관리하는 데 있어 특징할 만한 도전들을 만들어낸다. 기부자는 자신에 의해 자금을 지원받은 중재가 성공했음을 보여주고 싶은 욕구와 수혜 국가들의 보건 시스템을 발전 및 강화시키겠다는 약속 사이에서 갈팡질팡 할 수 있다.

국가와 준-국가 차원에서의 중재 소유권 시행과 촉진 : 정책에의 저항은 한 복잡한 시스템이 직면하는 주요 도전 중 하나일 수 있으며, 이로 인해 명백하게 확실한 해결책이 실패하거나 상황을 악화시킬 수도 있다. 종종 이는 일선 정책 시행자(street-level policy implementers)라고도 불리는 최종 시행자의 잘못된 채택 때문일 수 있는데, 이들은 "자신이 설계하지 않은 정책의 시행을 목표로 일하면서, 이러한 정책을 해석하고 자신의 우선순위들에 따라 지침을 바꾸기 위해 자신이 가지고 있는 상대적 자율성을 이용하는 서비스 공급자"라고 설명할 수 있다.

일선 정책 시행자(street-level policy implementers)
자신이 설계하지 않은 정책의 시행을 목표로 일하면서, 이러한 정책을 해석하고 자신의 우선순위에 따라 지침을 바꾸기 위해 자신이 가지고 있는 상대적 자율성을 이용하는 서비스 제공자

시스템 분석적 관점 적용을 위한 국가적 차원의 역량 구축 : 시스템 사고를 채택통합함으로써 이루어지는 보건 시스템 강화는 여러 역량의 제약에 직면할 수도 있으며, 이는 개발도상국들에는 더 많은 관심 사항이다. 이러한 제약으로는 다학제적 전문 기술의 부족이나 부적합, 질 낮은 데이터, 혁신적인 연구방법의 부재, 그리고 제한된 협력관계 구축 능력 등이 포함될 수 있다.

리더십의 기초

효과적인 리더십은 모든 공중보건 조직에게 매우 가치 있는 자산이다. 어떤 요소가 좋은 리더가 되게 하는지, 학계에서는 조직 구성원의 사회적, 개인적, 직접적 삶을 향상시키기 위해 리더십을 어떻게 활용할 것인지를 탐구하기 위해 질적 방법 및 양적 방법을 모두 활용하며 리더십을 연구하고 있다(Northouse, 2018). 스트레스 또는 사랑과 같은 다른 용어와 마찬가지로 리더십이라는 단어에 대한 보편적인 정의는 없다. 리더십에 대한 정의는 지난 세기동안 진화해왔으며, 20세기 초기 리더십에 대한 정의는 조정과 지배(control and dominaence)라는 주제를 강조하였다. 이후 지배적 행위를 수행하는 것으로부터 영향력에 의해 개인에게 동기를 부여하는 것으로 점차 발전하엿다. 오늘날 리더십은 한 개인이 타인으로 하여금 공통의 목적을 달성하는 것을 돕기 위해 영향을 미치는 과정으로 정의할 수 있다(Northouse, 2018).

리더십
한 개인이 타인으로 하여금 공통의 목적을 달성하는 것을 돕기 위해 영향을 미치는 과정

리더십 접근법에는 리더의 진정성을 조명하고 존중하는 진성 리더십(authentic leadership) 외에도 개인에 대한 영향과 동기부여를 위한 가치 공유에 초점을 두는 영적 리더십(spiritual leadership), 조직 내 구성원들의 필요와 요구에 대한 리더의 봉사를 강조하는 서번트 리더십(servant leadership), 어려운 시기 또는 어려운 업무에 직면했을 때 리더가 조직 구성원들에게 적응하고 변화하며 성장할 것을 요구하는 적응 리더십(adaptive leadership), 부하들이 리더십 과정에 적극적으로 참여하는 보다 민주적 형태의 리더십인 팔로워십(followership), 리더십의 핵심은 다른 사람과의 의사소통 능력에 있다는 담론적 리더십(discursive leadership) 등이 있다(Northouse, 2018).

최근 수 십 년간 4가지 주요 이론들이 리더십을 설명하고 정의하는데 활용되고 있다:

1. **특성이론(Trait theories)** : 특성 이론가들은 주로 행동, 사고, 그리고 감정의 습관적 유형으로 정의될 수 있는 특성의 측정에 관심이 있다(Kassin, Fein, & Markus, 2016). 리더십을 정의하고자 하는 특성 이론가는 리더를 정의하는 본질적인 특성을 포착하고자 노력했다. Stogdill(1948)와 Mann(1959)의 초기 특성 연구 조사들은 많은 연구가 리더를 추종자로부터 구별해주는 것으로 보이는 성격 특징을 확인했다고 보고했다. 몇몇 확인된 특

특성 이론(Trait theories)
특성, 행태, 사고 그리고 감정의 습관적 유형 측정과 관련된 이론

성은 지능과 행태-지향적 판단, 기꺼이 책임을 받아들이려 함, 업무 역량, 추종자와 그들의 요구에 대한 이해, 사람에게 동기부여를 할 수 있는 역량, 용기, 그리고 확고한 정신과 신뢰성이었다(Gardner, 1989). 리더십 특성이론의 가장 중요한 한계 중 하나는, 특성을 통해 리더십을 정의할 때에는 상황과 맥락을 위한 여지를 남기지 않는다는 점이다. 다시 말해서, 한 분야에서 리더인 사람은 여타 다른 분야에서도 강한 리더라고 기대된다는 것이다(Sadler, 1997). 특성이론에 대한 또 다른 비판은 성차별적 용어를 활용한 특질 묘사이다. 특성이론에서 리더십과 연관되는 특질들은 종종 남성의 특질로 간주된다(Braun et al., 2017; Brescoll, 2016).

행태 이론(Behavioral theories)
리더의 행태, 특히 아랫사람이나 추종자들에 대한 행태에 초점을 맞추는 이론

2. **행동이론(Behavioral theories)** : 리더와 리더십을 설명하기 위한 행동이론은 특성이론이 부적합하다고 밝혀진 이후 최전선에 나오게 되었다. 리더의 특성 연구 대신, 초점은 리더의 행태로 옮겨갔는데, 특히 아랫사람들이나 추종자들에 대한 행태가 초점이 되었다. 다양한 행태 유형이 분류되고 스타일이라고 명명되었다(Blake & Mouton, 1964, 1978). 4가지 가장 흔한 스타일은 다음과 같았다:
   - **업무에 대한 관심** : 이 스타일은 구체적인 목표의 성취를 강조한다. 이런 스타일의 리더는 높은 수준의 생산성과 그러한 목표를 달성하기 위해 사람 및 활동을 조직하는 방법을 모색한다.
   - **사람에 대한 관심** : 이런 스타일의 리더는 추종자들을 욕구, 관심사, 문제, 발달적 요구 등을 가지고 있는 사람으로 간주한다. 추종자는 단순한 생산 단위, 혹은 목적을 위한 수단이 아니다.
   - **지시적 리더십** : 이런 스타일의 예시가 되는 리더는 다른 사람을 위한 결정을 내리며, 추종자 및 아랫사람이 지시를 따르기를 기대한다.
   - **참여적 리더십** : 이 스타일을 활용하는 리더는 다른 사람과 의사결정을 공유하려 노력한다.

정황 이론(Contingency theories)
효과적인 리더십이 여러 요인에 의존한다는 중심적 생각에 근간을 둔 이론

3. **정황 이론(Contingency theories)** : 결국, 연구자는 리더십이 실현되는 상황들과, 필요한 것은 상황마다 변화한다는 생각으로 관심을 돌리기 시작했다. 이에 상황에 따라 다른 형태의 리더십이 요구될 것이라고 간주되었다. 이는 여러 상황에 자신의 스타일을 맞출 수 있는 사람을 특히 중요하게 만들었다. 정황 접근방식은 효과적인 리더십은 여러 요인으로 이루어진다는 중심적 생각에 근간을 두고 발전했다. Fiedler는 효율성은 다음 두 가지의 상호작용하는 요인에 달려있다고 주장했다. 즉 리더십 스타일과 상황이 리더에게 제공하는 통제력과 영향력의 정도(Fiedler & Garcia, 1876; Fiedler, 1997)이다. 정황이론의 3가지 관심사는 아래와 같다:
   - **리더와 추종자 사이의 관계** : 호감을 얻고 존경받는 리더는 다른 사람들의 도움을 활용할 가능성이 더 크다.
   - **업무의 구조** : 목표, 방법 및 성과 표준이 명확하게 명문화된 업무는 리더가 영향력을 발휘하는데 도움이 될 것이다.
   - **직위권력** : 만약 어떤 조직 또는 집단이 업무를 잘 처리할 목적으로 리더에게 권한을 부여한다면, 당연히 이것은 리더의 영향력을 향상시킬 것이다.

4. **변혁적 이론(Transformational theories)** : 리더십 분야에서의 이후 발전은 변혁적 리더십에 대한 더 성숙한 이해로 이어졌다. 거래적 리더와 변혁적 리더 사이의 차이들이 상정되었다(Burns, 1978). 거래적 리더는 보상과 처벌 체계를 통해 추종자에게 동기를 부여하는 리더십에 초점을 맞추는데, 이는 주로 경영에서 활용되는 접근방식이다. 반면에, 변혁적 리더십은 다양한 메커니즘을 통해 추종자의 동기부여, 사기 그리고 성과를 향상시킨다.

변혁적 이론(Transformational theories)
변혁적 리더십이 다양한 메커니즘을 통해 어떻게 추종자에게 동기부여, 사기 그리고 성과를 촉진하는지 설명하는 이론

〈표 15.2〉는 거래적 리더십과 변혁적 리더십의 차이를 기술한다((Bass, 1985; Doyle & Smith, 2012; Wright, 1996). 변혁적 이론은 리더를 변화 인자로 그린다. 많은 연구자들은 변혁적 리더십을 팀 리더십, 변화 촉진자, 전략적 선지자의 총합으로 설명한다.

최근 몇십 년간 리더십을 설명하고 정의하기 위해 활용된 4가지 주요 이론은 다음과 같다. 특성이론, 행동이론, 정황 이론, 그리고 변혁적 이론

표 15.2 거래적 리더십과 변혁적 리더십

거래적 리더	변혁적 리더
업무에 대한 직원들의 요구와 기대를 인지하고 이를 개인의 실적과 맞추려고 노력한다.	직원들의 인식 수준, 지정된 결과의 의의와 가치, 그리고 그것에 이르는 방법에 대한 직원의 의식 수준을 끌어올린다.
직원의 노력을 보상 및 약속과 교환한다.	직원이 팀, 조직, 또는 더 큰 정치조직을 위해 자신의 사리 추구를 초월할 수 있도록 돕는다.
업무를 완수하여 충족될 수 있는 것이라면, 직원의 즉각적인 사리 추구에 응한다.	직원의 요구를 변화시킴으로써 그들이 원하는 것과 요구의 범위를 확장한다.

리더십 스타일

리더는 여러 가지 방식으로 자신의 권한을 행사한다. 권한을 행사할 때 각각의 리더는 리더십 스타일을 보인다고 말한다. 리더십 스타일은 리더십의 기능이 수행되는 방식 그리고 리더가 행동하는 방식에 관한 것이다(Amanchukwu, Stanley, & Ololube, 2015). 개인의 리더십 스타일은 지시를 하고, 계획을 시행하고, 사람에게 동기를 부여하는 그 사람의 방식이자 접근법이다(Amanchukwu et al., 2015; Clark, 2010). 리더십의 6가지 주요 스타일은 아래와 같다(Amanchukwu et al., 2015):

리더십 스타일
지시를 제공하고, 계획들을 시행하고, 사람에게 동기를 부여하는 그 사람의 방식이자 접근법

1. **권위적(또는 독재적) [Authoritarian(or autocratic)]** : 권위적 스타일(또는 독재적 스타일)을 이용할 때, 리더는 직원들에게 기대되는 것 그리고 그것이 어떻게 성취되어야 하는지를 말하고, 그로부터 피드백이나 조언을 받지는 않는다. 리더는 가능한 한 많은 권력과 의사결정 권한을 가지며 의사소통은 하향식이고 일방적이며, 위임은 거의 없고 협의는 최소화된 형태의 공식적 지휘통제 체계들이 존재한다. 보상과 처벌은 이 스타일의 또 다른 중요한 구성요소이다. 권위적 스타일은 아랫사람이 숙련이 덜 되었거나 그리고(또는) 신뢰하기 어려울 때 그리고 그들의 아이디어가 가치를 인정받지 못할 때 활용될 가능성이 높다. 이러한 스타일은 리더가 업무를 할당할 수 있고, 직원은 질문 없이 행동하도록 요구받으므로 빠른 의사결정과, 신속한 업무처리가 장점이다. 가장 큰 단점 중 하나는 이러한

권위적 스타일
피고용인에게 무엇을 기대하고 무엇을 해야하는 지 말한 뒤 피드백이나 조언을 구하지 않는 지도자. 권위와 의사결정권을 최대로 갖고 하향식, 일방적 의사소통을 하며 지시와 통제의 공식적인 체계는 있으나 위임이나 자문은 최소화하는 지도자

스타일의 리더십을 보이는 리더들에 대하여 직원들이 화를 내는 경우가 흔하다는 것이다. 이러한 스타일은 가급적 활용되지 않아야 하지만, 신속한 의사결정과 행동이 필요한 위기상황 시기에 나타날 수 있다(Amanchukwu et al., 2015).

참여적 스타일(participative style)
리더는 의사결정 과정에 한 명 또는 그 이상의 직원을 참여시키지만 최종적인 의사결정 권한을 유지한다(민주적 스타일이라고도 불림).

2. **참여적(또는 민주적) [Participative(or democratic)]** : 이름이 암시하듯이, 참여적 스타일(또는 민주적 스타일)을 활용할 때, 리더는 의사결정 과정에 한 명 또는 그 이상의 직원을 참여시키되 최종 의사결정 권한은 유지한다. 이러한 스타일은 리더와 직원 모두 유용한 정보를 가지고 있어, 이러한 접근방식이 상호 이익이 되는 상황에서 활용된다. 이러한 스타일을 활용하는 것이 주는 명확한 장점은 직원들이 자신의 아이디어가 더 많이 활용되고 자신의 일에 대해 발언권이 있다고 느낄 때 동기부여가 보다 잘 된다는 점이다. 그러나 의사결정이 이루어지기까지 많은 시간이 소요된다는 비효율성이 단점이다. 또한 모든 직원이 자신이 의사결정하는 것에 대하여 전문적 지식을 가지려고 하지 않기 때문에 리더가 제안을 하지 않을 수 있고, 그 결과 직원들은 소외감을 느끼게 된다(Amanchukwu et al., 2015).

대리적 스타일(delegative style)
리더는 모든 결정에 궁극적인 책임을 지지만 직원이 결정할 수 있도록 허락한다. 권력은 개인 리더가 아니라 그룹에게 있고, 리더십 기능은 그룹 내에서 공유된다(무제한적 자유 스타일이라고 알려져 있음).

3. **대리적(또는 무제한적 자유) [Delegative(or free rein)]** : 대리적 스타일(delegative style)을 활용할 때 리더는 모든 결정에 궁극적인 책임을 지지만 직원이 결정할 수 있도록 허용한다. 권력은 리더 개인이 아니라 집단에 있고, 리더십 기능은 집단 내에서 공유된다. 의사결정의 속도가 감소된다는 점에서 반대급부가 있기는 하지만, 노련하고 자유롭게 생각할 수 있고 경험 많은 아랫사람에게 활용하기에 가장 효과적인 스타일이다. 또한 민주적으로 행동하는 것의 긍정적인 정서적 함의들 때문에 가장 인기 있는 리더십 스타일이기도 하다(Amanchukwu et al., 2015).

관료적 스타일(bureauctatic style)
리더는 조직의 규칙과 조직의 목표를 달성하는 데 필요한 절차를 꼼꼼하게 따라야 한다.

4. **관료적(bureaucratic)** : 관료적 스타일(bureaucratic style)을 활용할 때 리더는 조직의 규칙과 조직의 목표를 달성하는데 필요한 과정을 꼼꼼하게 따라야 한다. 그 결과 리더는 직원에게 엄격한 과정과 절차를 따르도록 영향을 준다 이러한 유형의 리더십 스타일은 고위험 산업분야에서 일할 때 중요하지만(예, 독성물질을 다루는 업무) 그러나 공중보건 분야에도 여러 방식으로 적용가능하다. 예를 들면, 공중보건 종사자가 식품서비스가 적절한 위생방법을 준수하도록 하거나, 혹은 병원 근로자로 하여금 특정 위생수칙을 준수하도록 보장하는 업무를 수행할 수 있다. 이러한 유형의 리더십 스타일은 높은 수준으로 구조화된 작업을 요구할 때 유용하지만, 유연하거나, 창의적이거나 혹은 혁신적인 작업을 요구할 때는 그렇지 않다(Amanchukwu et al., 2015).

카리스마적 스타일(charismatic style)
리더는 높은 동기부여와 활력을 촉진함으로써 흥미와 충성심을 가지고 조직의 목표를 달성하려는 직원들의 열의를 고취시키고자 한다.

5. **카리스마적(Charismatic)** : 카리스마적 리더십 스타일은 다른 형태로 불리어져 왔다(예, 변혁적 리더십 스타일, transgormative leadetship style). 리더는 이 스타일을 활용하여 높은 동기부여와 활력을 촉진함으로써 흥미와 충성심을 가지고 조직의 목표를 달성하려는 직원들의 열의를 고취시키고자 한다. 보통 카리스마 있는 리더가 직원들을 행동하도록 하기 쉽지만, 이러한 스타일의 주된 단점은 조직이 리더에게 의존하게 된다는 점이다. 따라서 리더가 조직을 떠나게 되면 업무가 지연될 수 있다(Amanchukwu et al., 2015).

자유방임적 스타일(laissez-faire sytle)
리더는 다른 사람의 업무에 간섭하지 않는 불간섭 접근방식을 취한다. 여기서 리더는 매일 매일의 의사결정에 대해서는 거의 관여하지 않으며, 직원들은 스스로 최선이라고 생각하는 의사결정을 할 수 있는 자유를 갖는다("허가하다"를 의미하는 프랑스어 단어 laisser 그리고 "하다"를 의미하는 faire에서 파생되었다).

6. **자유방임적(laissez-faire)** : 자유방임적 스타일("허가하다"를 의미하는 프랑스어 laisser와 "하다"를 의미하는 faire에서 유래)은 리더가 다른 사람의 업무에 간섭하지 않는 불간섭 접근방식을 취한다. 여기서 리더는 매일 매일의 의사결정에는 거의 관여하지 않고, 직원

들은 스스로 최선이라고 생각하는 의사결정을 할 수 있는 자유를 갖는다. 이 접근방식은 경영자들의 역할에 대하여 정의가 빈약하다는 이유로 종종 비판을 받는다. 그러나 직원이 준비되어 있고 기꺼이 책임을 지고자 하며, 동기부여가 되어 있고, 자신들의 직무수행에 대하여 신뢰를 받고 있을 때에는 효과적일 수도 있다(Amanchukwu et al., 2015).

보건의료 분야에서 리더십

보건의료 환경이 점점 복잡해짐에 따라 보건의료 경영진과 리더들이 그러한 요구를 충족시키기 위한 정교한 능력을 개발해야 하는 압박도 점점 증가하였다. 우리는 경영진들이 증거기반 관리를 시행하고 측정 가능한 결과들을 제시하기를 기대한다. 대개 그들은 보건의료 전문가들의 부족, 감소하고 있는 재정적 보상, 증거기반 성과와 안전 지표에 대한 강조가 점점 커지고 있는 상황을 포함한, 복잡한 사회 · 정치적 요인을 살펴보아야 한다. 증거기반 관리로의 변화는 보건의료에 가장 적합한 관리 역량 규정을 위한 토대를 닦았다(Kazley et al., 2016). 보건의료 분야의 주요 전문직 협회로 구성된 컨소시엄인 보건의료 리더십 동맹(Healthcare Leadership Alliance, HLA)은 HLA의 모든 6개 협력 협회의 공통 역량 영역 목록을 만들었다.

1. **의사소통과 관계관리** : 내외부 고객과 명확하고 간결하게 의사소통하고, 관계를 구축하고 유지하며, 개인 및 집단과의 건설적인 상호작용을 촉진할 수 있는 능력
2. **리더십** : 개인과 조직의 우수성에 영감을 주고, 공유된 비전을 만들고 유지하며, 그리고 조직의 전략적 목표 및 성공적인 성과를 얻기 위해 성공적으로 변화를 관리할 수 있는 능력
3. **전문가주의(Professionalism)** : 환자와 지역사회에 대한 책임감, 서비스 중심, 그리고 평생 학습과 개선에 대한 헌신을 포함하는 윤리적이고 전문적인 표준과 개인 및 조직의 행위를 제휴시킬 수 있는 능력
4. **보건의료 환경에 대한 지식** : 보건의료 관리자 및 공급자가 활동하는 보건의료 시스템 및 환경에 대한 입증된 이해력
5. **비즈니스 기술과 지식** : 시스템 사고를 포함한 비즈니스 원리를 보건의료 환경에 적용할 수 있는 능력. 기본적인 비즈니스 원리는 다음을 포함한다. (a) 재정 관리, (b) 인적자원 관리, (c) 조직 역학과 거버넌스, (d) 전략적인 기획과 마케팅, (e) 정보관리, (f) 리스크관리, (g) 질개선(Kazley et al., 2016).

NCHL 보건 리더십 역량 모형

보건부문과 비보건 부문을 통틀어 널리 이용되고 있는 리더십 모형이 있음에도 불구하고, 보건-특정 리더십 모형은 중대한 가치를 가질 것으로 기대된다. 최고의 보건 리더도 다른 분야의 최고의 리더와 특성 및 행태를 공유하기는 하지만, 보건업계는 그 자체로 고유하며,

여타 다른 분야와는 다르며, 추가적인 역량을 요구한다(미국국립 보건의료 리더십센터, National Center for Healthcare Leadership[NCHL], 2018).

- 보건 및 보건-관련 서비스의 최종 소비자는 대개 일반인들이다.
- 보건 시스템은 극도로 복잡하며 다양한 부문 간 긴밀한 상호작용과 합의 형성이 요구되는데, 각각의 부문은 각자의 폭넓은 사회적, 정치적 인식을 가지고 있다. 합의 및 연합-구축 역량은 다른 부문의 리더에게 요구되는 것보다 더 높은 수준으로 요구된다.
- 보건 리더는 환자 중심의 양질의 돌봄을 촉진시키고 매우 경쟁적인 시장에서 수요가 많은 능력 있는 인재를 유지할 수 있는 업무 환경을 만듦에 있어 다른 부문의 리더보다 더 많은 도전을 받는다.
- 보건의료는 소명과 가치에 의해 좌우되는 산업이며, 최고 성과를 내는 리더는 대개 건강, 웰니스, 삶의 질 등을 유지하는 것과 같은 가치에 초점을 맞추며, 또한 사람이 필요로 할 때 효과적인 치료가 가능하고 실제 제공될 수 있도록 보장하는 데 초점을 맞춘다.

미국국립 보건의료 리더십센터(NCHL)는 보건의료 관리와 관련된 학위 프로그램뿐만 아니라 보건 및 보건의료 분야의 리더십 개발 업무를 위임받은 비정부 기구이다. NCHL의 목적은 다음과 같은 방법을 활용한 효과적인 보건 리더십을 통해 전 국민의 건강상태를 향상시키는 것이다.

- 커리어 주기의 모든 수준에서 보건 리더를 위한 핵심 역량들을 확립함으로써
- 학술 연구로 뒷받침하여 보건 리더의 실천을 강화함으로써
- 보건 리더의 지속적인 학습기회를 보장하도록 규정함으로써
- 보건 리더들의 다양성을 향상함으로써

표 15.3 NCHL 모형의 역량

영역	역량
행위 영역	
변화	리더십 변화 정보 탐색 혁신 전략적 지향성
실행	1. 책무임 2. 성취 지향 3. 분석적 사고 4. 의사소통 기술1(쓰기) 5. 의사소통 기술2(말하기, 촉진하기) 6. 자주성 7. 성과 측정 8. 과정 및 질 향상 9. 프로젝트 관리
관계	1. 협력 2. 영향력 3. 대인관계 이해 4. 재능 개발 5. 팀 리더십

경계확장	1. 지역사회 협력 2. 조직 인식 3. 관계와 네트워크 개발 4. 관계 구축
활성화 영역	
가치	전문가적 책임, 사회적 책임
보건체계 인식과 비즈니스 문해력	재정적 기술 인적자원 관리 정보기술 관리
자기 인식 및 자기개발	자기 인식 자신감 웰빙

출처 : 국립보건의료리더십센터. (2018). 국립보건의료리더십센터: 보건 리더십 역량 모형 3.0. http://nchl.org/static.asp?hyperlink-ld=8357

미국국립 보건의료 리더십센터(NCHL) 보건의료 리더십 역량 모형은 현장에 적합한 모형이자 리더십 사정과 개발 적용의 기초로 개발됐다. 이 모형은 보건의료 현장에서 널리 쓰이고 선도모형이 되어 보건의료관리 대학원 프로그램으로 승인됐다.

현재 이 모형은 보건의료 리더십 역량 3.0(Health Leadership Competency Model 3.0, NCHL v3.0) 단계로 발전한 상태다. NCHL v3.0 모형은 4개 '행위(action)' 영역(변화, 실행, 관계, 경계확장)과 3개 활성화(enabling) 영역(가치, 보건체계 인지와 비즈니스 문해력, 자기 인식 및 자기 개발) 등 7개의 영역을 포함한다. 행위 역량(action competency) 영역은 리더가 업무를 수행하기 위해 필요한 것들이며, 활성화 역량(enabling competency)는 리더가 업무를 효과적으로 수행하기 위해 필요한 준비와 개발활동을 설명한다. 각 영역이 포함하는 여러 역량을 표 15.3에 제시하였다. 각 역량에 대한 자세한 설명은 NCHL 홈페이지를 참조하면 된다(www.nchl.org).

문화적 역량

미국의 이민자, 난민, 소수민족 인구집단은 종종 문화적 차이 때문에 질병 및 질환에 걸릴 위험에 처해 있다고 알려져 있다(Fox, Thayer, & Wadhwa, 2017; Huang & Zane, 2016; Philbin et al., 2018). 게다가, 최근의 연구에서 미국 보건의료 시스템에 만연한 시스템적인 문제들이 소수인종 집단과 앵글로 집단 간의 건강불평등이 야기되고 있다는 것을 찾아냈다. 건강불평등은 사회적, 문화적, 경제적, 성별, 그리고 특히 인종적, 민족적 라인을 따라 나타나는 이환율, 사망률, 보건의료 접근성의 차이를 일컫기 위해 보건 전문가들이 종종 사용하는 용어이다(Betancourt et al., 2016).

건강불평등(Health disparities) 사회적, 문화적, 경제적, 성별, 그리고 특히 인종적 & 민족적 라인을 따라 나타나는 이환율, 사망률 그리고 보건의료 접근성에서 차이들

문화를 무시함으로써 발생할 수 있는 부정적 건강 결과의 예로는 특정 소수민족 집단 내 병적 상태 유행에 대해 알지 못해서 검사받을 기회를 놓치는 것, 약물치료에 대한 다양한 반응을 설명할 수 없다는 것, 전통 요법에 대한 지식 부족이 잠재적으로 해로운 약물 상호작용이 발생하는 것, 부적절한 의사소통에서 오는 진단 오류를 포함한다(Betancourt et al., 2016; Mantwill, Monestel-Umana, & Schulz, 2015).

보건의료가 활용되지 못하는 이유로서 자주 언급되는 것은 미국의 보건의료 시스템이 천편일률적(one-size-fits-all) 접근방식이기 때문에 소수민족 집단의 요구를 충족시키기에 불충분하다는 것이다(Abbe, 2010). 현재의 의학적 담론에서 제시되는 해결책은 문화적 인식 및 역량을 갖춘 의료이다. 인류학자는 1950년대 이래 더욱 문화를 잘 인식하는 생물의학을 옹호해왔다(Foster, 1953).

문화
언어, 사고, 의사소통, 행위, 관습, 신념, 가치, 그리고 인종적, 민족적, 종교적 또는 사회적 집단의 제도들을 포함하는 인간 행동의 통합된 양식

역량
소비자 그리고 그들의 지역사회의 문화적 신념, 행태 및 요구 상황 내에서 개인과 조직으로서 효과적으로 기능할 수 있는 능력

문화적 및 언어적 역량
어떤 한 시스템, 기관 및 전문가들 사이에서 함께하는, 그리고 문화-간 상황에서 효과적인 업무를 가능하게 해주는 일련의 조화된 행동, 태도 및 정책

문화란 언어, 사고, 의사소통, 행태, 관습, 신념, 가치, 그리고 인종적, 민족적, 종교적 또는 사회적 집단의 제도를 포함하는 인간 행태의 통합 양식을 일컫는다. 역량은 소비자 및 지역사회의 문화적 신념, 행동, 요구의 맥락에서 개인과 조직으로서 효과적으로 기능할 수 있는 능력이다(Office of Minority Health [OMH], 2016). 문화적 및 언어적 역량은 어떤 한 시스템이나 기관에서 혹은 전문가 간 함께하는, 그리고 문화-간 상황에서 효과적인 업무를 가능하게 하는 일련의 조화된 행동, 태도 및 정책이다(OMH, 2016).

문화적 역량은 보건의료 불평등의 격차를 좁히기 위해 필요한 주요 능력 중 하나이다. 이는 환자와 의사가 함께하고, 대화를 방해하는 문화적 차이 없이 건강문제에 대해 이야기할 수 있도록 한다. 매우 간단히 말해서, 다양한 환자들의 건강 신념, 관습 및 문화적, 언어적 요구를 존중하고 호응하는 보건의료서비스들은 긍정적인 건강 결과를 낳는 데 도움이 될 수 있다(OMH, 2016).

문화 및 언어는 다음에 영향을 미칠 수 있다.

- 보건, 치료, 그리고 건강 신념 시스템들
- 질병과 질환 그리고 이들의 원인이 환자, 소비자 및 보건의료 공급자에게 인식되는 방식
- 보건의료를 추구하는 환자와 소비자의 행동, 그리고 보건의료 공급자에 대한 그들의 태도
- 보건의료 공급자에 의한 서비스 전달은(공급자 입장만의 문화적 가치를 통해 세상을 바라볼 때) 다른 문화 출신 환자의 접근성을 훼손할 수도 있다.

각각의 문화적 특성과 건강 특징을 갖고 있는 인종과 민족 공동체 및 언어 집단 인구의 증가는 한 국가 내 보건의료서비스 제공 산업에 또 다른 도전을 제공한다. 보건의료 제공자와 환자는 각자 학습한 자신의 언어와 문화적 양식을 보건의료 경험에 반영하는데, 우리가 평등한 접근성과 양질의 보건의료를 이루고자 한다면 이러한 습관화된 양식을 넘어서야 한다.

문화적 역량과 관련된 용어 중 하나는 "다른 사람에게 가장 중요한 문화적 정체성 측면과 관련하여 타인 지향적(타인에 대하여 개방된)인 대인관계를 유지하는 능력"을 의미하는 문화적 겸손(cultural humidity)이다(Hook et al., 2013, P.354). 문화적 겸손은 세 가지 요인에 의해 좌우된다: 자기 성찰과 자기비판을 위한 평생의 노력(예, 우리는 자기 자신에 안주해서는 안 되며 경험을 통해 기꺼이 배우고 성장해야 한다); 권력 불균형을 바로 잡으려는 욕구(예, 다양한 팀을 보유하는 것); 타인을 옹호하는 사람 및 집단과의 파트너십 개발을 지향하는 것(예, 실제적인 변화는 개인의 힘보다는 변화를 만들기 위한 집단과 팀의 협력에 의해 실현된다; Waters & Asbill, 2013)

문화적 역량의 중요성

미국 국민 사이에서 점점 증가하는 다양성은 보건의료 공급자, 보건의료 시스템, 정책입안자에게 문화적 역량을 갖춘 서비스를 만들고 전달하는 데 있어 새로운 기회와 도전 또한 증가한다. 보건의료에서 문화적 역량은 다음의 주요 이유들 때문에 중요하다.

1. **인종적, 민족적 소수자는 다른 이들에 비해 만성질환에 대한 부담이 불균형적이다.** 보건의료의 전달에서 문화적으로 역량 있는 제도를 적극적으로 통합해야 하는 가장 중요한 이유 중 하나는 인종적, 민족적 소수자가 만성질환으로 인한 이환율 및 사망률이 더 높다는 사실 때문이다. 결과적으로, 이러한 집단은 만성질환 뿐만 아니라, 부차적인 재정적 부담 및 활동 제약이 더 크다(Staimez et al., 2017).
2. **만성질환의 위험에 처해 있는 인구는 더 다양해질 것이다.** 문화적으로 역량 있는 보건의료를 옹호하는 두 번째 이유는 미래에 만성질환의 위험에 처하는 인구가 상당히 더 다양해질 것이라는 단순한 사실 때문이다. 예를 들어, 2060년까지 65세 이상 인구의 45%는 인종적 및 민족적 소수자일 것이다(United States Census Bureau, 2018). 만성질환의 위험에 처하는 인구가 점점 더 다양해짐에 따라, 돌봄을 가로막는 언어적 및 문화적 장벽에 더 많은 관심을 기울이는 것은 불가피할 것이다.
3. **보건의료 접근성은 인종 및 민족에 따라 차이가 있다.** 보건의료 접근성은 인종 및 민족에 따라 상당히 다르다. 담당 의사나 보건의료 공급자가 없는 사람은 예방 서비스와 만성질환 진단, 치료, 및 관리를 하지 않을 가능성이 더 높다. 백인보다 소수민족 집단에서 일반적인 돌봄 자원과 의료보험을 갖고 있지 않을 가능성이 더 높다.
4. **언어와 의사소통 장벽이 문제가 된다.** 언어와 의사소통 장벽들은 보건의료 수혜의 양과 질에 영향을 미칠 수 있다. 예를 들어, 스페인어를 사용하는 라틴계 사람들을 대상으로 이 문제에 대하여 면접조사를 시행하였는데, 이들은 보건의료 제공자와의 언어적 장벽을 다루는 것을 꺼려하였으며, 문제가 있는 사람으로 낙인 찍힐까봐 문제를 털어놓고 말하는 것도 두려워하였다(Steinberg et al,. 2016). 보건의료서비스 이용은 통역을 이용할 수 있는지 여부에 의해서도 영향을 받을 수 있다.
5. **낮은 문자해독능력은 보건의료 접근성에 영향을 미친다.** 노인과 인종적, 민족적 소수집단은 다른 인구집단보다 문자해독능력이 더 낮은데, 노인과 인종적/민족적 소수집단은 다른 연구 집단보다 문자해독능력이 더 낮은데 전자는 공교육에 대한 접근성이 낮았기 때문이고, 후자는 문화적, 언어적 장벽과 일정치 않은 교육 기회 때문이다(Rikard et al., 2016). 낮은 문자해독능력은 환자가 처방전 및 일반의약품 용기에 있는 지시 사항, 보건교육 자료 및 보험 양식, 그리고 심지어는 보건의료 공급자에 의해 전달되는 건강관련 정보를 읽고 이해할 수 있는 능력에 영향을 미칠 수 있다.
6. **문화적 역량 부족은 환자 불만족으로 이어질 수도 있다.** 만성질환이 있는 사람은 대개 더 많은 보건 서비스를 필요로 하며, 보건의료 시스템과 더 빈번하고 복잡한 상호작용을 한다. 보건의료 공급자, 조직, 시스템이 문화적 역량을 갖춘 돌봄을 제공하기 위해 협력하지 않는 경우, 환자들은 부정적 건강 결과를 경험하거나, 형편없는 품질의 돌봄을 받거나 돌봄에 만족하지 않을 가능성이 더 높다(Betancourt et al., 2016).

문화적 역량의 기법들

문화적 역량은 경영 구조 상위 단계의 문화 인지적 정책 결정부터 실제 임상 접점에서 나타나는 역량에 이르기까지 다양한 방식으로 보건의료 시스템에 통합될 수 있다. Brach와 Fraserirector(2000)는 문화적 역량을 자신의 진료에 통합시키기 위해 임상 제공자에게 가장 자주 이용되는 기법 목록을 만들었다:

1. **통역사 서비스** : 외국어 또는 미국 수화(American Sign Language) 통역사 서비스는 타 언어를 구사하는 사람 간의 의사소통을 개선하기 위한 가장 흔한 방법 중 하나이다. 통역은 전문 통역사, 원거리 통역사(전화를 통한), 그리고 일부 경우에서는 친구 및 가족 구성원에 의해 제공될 수 있다. 전문 통역사는 기관을 통해, 혹은 프리랜서로 고용된 파트타임 또는 풀타임 직원일 수 있다.
2. **소수민족 직원모집 및 유지** : 소수민족 직원 모집은 소수집단 지역사회와의 의사소통을 향상시킬 수 있는데, 이는 주로 공통된 문화적 신념 및 공통 언어, 좀 더 따뜻한 분위기 조성, 소수민족 지역사회의 요구를 더 잘 반영하도록 보건 시스템을 구성할 수 있기 때문이다(Egede-Nissen et al., 2019; Shepherd et al., 2018). 소수민족 구성원을 보건 시스템 직원으로 모집하고 유지하는 기법은 (a) 소수집단 주거지 및 펠로우십 프로그램 마련, (b) 소수민족 서치 펌의(search firms 역주: 고급&전문 인력을 필요로 하는 업체에 소개해 주는 일을 하는 회사)고용, (c) 소수민족 구성원에게 편안하고 따뜻한 일터를 만들기 위한 인사정책 변경, (d) 선배 간부의 소수민족 직원 멘토링, (e) 소수민족 보건 제공자와 도급계약 하기, (f) 고용을 지역사회 요구에 맞추기 위해 취해지는 조치와 임원 보상 연계, (g) 환자 집단의 인종 및 민족성에 맞는 직원을 유치하는 것을 목적으로 하는 전통적인 소수집단우대정책(affirmative action) 프로그램 확대, (h) 모든 사람에게 정중한 대우를 하기 위한 일련의 원칙 마련, (i) 모든 직원에 대한 인적자원 제도의 공정성 및 보상수준 검토, (j) 인종적, 민족적 집단별 직원만족도 추적(Brach & Fraserirector, 2000; Chang & Fortier, 1998)이다.
3. **트레이닝** : 문화적 역량 트레이닝 프로그램들의 취지는 문화적 인식, 지식, 기술을 향상시켜 임상 및 행정 구성원의 행동과 환자-직원(구성원) 상호작용에 변화를 일으키는 것이다. 개인적인 미세한 차이 그리고 모든 하위문화의 복잡성과 더불어, 인종적, 민족적 집단 내에서조차 내재하는 다양성 때문에, 문화적 배경과는 상관없이 모든 보건의료 직원에게 적절한 문화적 역량 트레이닝을 제공하는 것은 중요하다. 이 트레이닝은 의과대학 학부 또는 대학원 과정 또는 여타의 다른 전문적 학교교육, 신규 직원 및 네트워크 구성원을 위한 오리엔테이션 과정, 또는 현재 재직 중인 직원을 대상으로 한 트레이닝 프로그램의 일부가 될 수도 있다. 문화적 역량 트레이닝은 정기적 혹은 일회성의 개별 트레이닝 활동일 수도 있다. 문화적 역량 트레이닝은 또한 주입을 통해서도 성취될 수 있다. 다시 말해, 다른 트레이닝 활동의 커리큘럼 전반에 걸쳐 다문화적 관점을 통합함으로써 가능하다. 게다가, 직접적인 트레이닝 이외에도 핸드북, 여타의 교육 자료들, 그리고 온라인 자원이 활용될 수 있다.
4. **전통적 치료자와 조화 이루기** : 많은 소수민족 미국인은 전통적인 치료자를 이용하고 생

의학적 치료를 추구한다(즉, 생물학과 같은 자연과학의 원리를 임상의학에 적용하는 것)(Black et al., 2015; Gureje et al., 2015; Villa-Torres et al., 2017). 임상의는 돌봄의 연속성을 보장하고 양립할 수 없는 치료법으로 인한 합병증을 막기 위해 환자를 돌보고 있는 여타의 돌봄 제공자를 대하듯 이러한 치료사와 조율할 필요가 있다. 게다가, 문화적 신념과 전통적 건강 행위와 일치하는 개념적 프레임워크 속에서 환자교육과 치료법을 제공하는 것은 환자가 행동 및 치료 권고를 병행하고 준수할 가능성을 높여줄 수 있다.

5. **지역사회 보건 인력의 이용** : 종종 소수민족 지역사회 구성원은 보건교육과 일차 돌봄과 같은 직접적인 서비스를 위한 지역사회 동원을 증가시키기 위해 고용된다. 이러한 지역사회 인력은 그들의 지역사회에서 누리는 존경 덕분에 보건 시스템 안내자 역할을 할 수도 있다. 이들은 이전에는 돌봄을 추구하지 않았던 개인에게 돌봄을 추구하도록 격려할 수 있고, 문화적 유대를 제공할 수 있으며, 보건 시스템을 둘러싼 의심을 극복하게 할 수 있다. 또한 이들은 임상의-환자간 의사소통에 기여하여 환자의 후속 진료 및 지속적인 치료의 가능성을 높여, 전통적으로 접근성이 떨어졌던 고립된 지역사회에 비용효과적인 보건 서비스의 공급을 도울 수 있다(Riddick, 1998).
6. **문화적 역량을 갖춘 건강증진** : 건강증진은 건강 행위 및 위험관리, 조기 검진과 치료, 만성 및 급성질환의 적절한 돌봄을 통해 좋은 건강상태가 되도록 한다. 건강증진 노력의 일부로 임상의들은 검사 도구를 이용하고 간단한 중재를 시행할 수 있다. 건강증진 노력은 문화-특유의 태도와 가치를 메시지 및 자료와 통합시킴으로써 문화적 역량을 더 기를 수 있다.
7. **가족 그리고/또는 지역사회 구성원을 포함시키기** : 비록 환자의 자율성이 미국에서 보건의료의 중심적인 교의지만, 많은 소수민족 문화에서는 보건의료 의사결정에 가족이 참여하는 것을 중시한다. 치료 동의 및 치료법 준수를 보장하는 데 있어 가족의 참여가 일부 환자에게는 매우 중요할 수도 있다(van Rosse et al., 2016).
8. **또 다른 문화에의 몰입** : 우리 자신의 문화와 다른 문화에 우리 자신을 몰입시키는 것은 그 문화만의 민감성 및 기술을 개발하는 데 도움이 될 수 있다(Conroy & Taggart, 2016; Crowe et al., 2016). 보고에 따르면, 몰입 기법은 참가자로 하여금 자기민족 중심주의를 극복하게 하여, 자문화 의식을 높이고, 문화적 신념을 보건의료 진료에 통합할 수 있도록 한다(Conroy & Taggart, 2016; Crowe et al., 2016; St. Clair & Mckenry, 1999).
9. **행정적 및 조직적 편의 도모** : 임상 돌봄과 관련된 행정적, 조직적 결정은 문화적 역량이 있는 돌봄을 전하는 데 중대한 역할을 할 수 있다. 보건 시스템은, 특히 대중교통 이용이 어려울 경우, 대상자가 보건의료 공급자를 이용하는 것이 물리적으로 가능하도록 노력할 수 있다. 때로는 사람들에게 다가가기 위해 길거리로 나가는 것을 보건시스템에도 포함할 수 있다. 또한 소수민족 환자에게 제한된 수의 임상의만 할당되지는 않는지 그리고 특히 소수민족 환자도 전문지식의 수요가 많은 질 좋은 임상의에게 접근할 수 있는 동등한 접근성을 제공받는지 확인할 수 있을 것이다. 시스템은 또한 소수민족 구성원에게 더 친화적이 되도록 물리적 환경을 바꿀 수 있다. 임상 접점을 넘어 예약 데스크, 전화 자문 서비스, 그리고 멤버십 및 여타의 다른 서면 자료에까지 언어적 역량을 확장시키기 위한 시

문화적 역량은 다양한 방식으로 보건의료 시스템에 통합될 수 있다. 이러한 기법들 중 일부는 통역 서비스, 소수 민족 직원 모집 및 고용 유지, 문화적 역량 관련 트레이닝 프로그램, 전통적인 치료자와의 조율, 지역사회 보건 인력의 활용, 문화적 역량을 갖춘 건강증진, 가족 또는 지역사회 구성원 포함, 다른 문화에의 몰입, 행정적, 조직적 편의 도모 등이 있다.

도가 이루어질 수도 있을 것이다.

사례 학습 15.1 문화적 역량 향상 시키기

당신은 주로 저소득층 인구집단에 초점을 두고 있고, 국가가 재정의 대부분을 지원하는 클리닉의 원장이다. 당신 병원의 전략적 위치 덕분에, 환자 집단은 매우 다양하고, 환자 중 상당한 수가 영어를 못한다. 당신 병원의 모든 환자는 진료 마지막에 환자 만족도 피드백 양식을 작성할 기회를 제공받는다. 2012년 병원 이사회 연례 회의에서, 영어를 사용하지 못하는 환자에게 받은 불만족 점수에 대한 우려가 제기되었는데, 그 점수는 영어를 구사하는 환자에게 받은 점수와 매우 대조적이었다. 이제 당신이 해야 할 일은 특히 이러한 점수를 개선하는 것뿐만 아니라 병원 인력의 전반적인 문화적 역량을 개선시킬 계획을 실행하는 것이다. 당신의 데이터와 연구를 더욱 확장하기 위해, 병원이나 보건 센터를 방문하고, 가능한 경우에는 몇몇 직원과도 인터뷰를 해 보시오. 그런 후, 다음의 질문에 답하시오.

성찰과 토론을 위한 질문들

1. 당신 병원이 문화적 역량을 갖춘 돌봄을 향상시키고자 할 때, 당신 병원의 제한된 자원 때문에 경쟁해야 하는 다른 관심 사항이나 우선 사항이 무엇인가?
2. 병원장인 당신의 관점에서 볼 때, 문화적 역량을 갖춘 돌봄의 이점들은 무엇인가? 잠재적인 단점들도 있는가?
3. 당신의 가설 계획의 효과적인 실행을 모니터링 하기 위해 어떤 단기적 지표를 이용할 수 있는가? 그 계획의 성공을 평가하기 위해 어떤 장기적 지표를 이용할 수 있는가?

CLAS 표준

CLAS 표준
미국 보건복지부의 소수민족보건국(Office of Minority Health)에 의해 발표된 일련의 명령, 지침, 그리고 권고이며, 문화적, 언어적으로 적절한 보건 서비스와 관련되는 의무적 진료와 권고되는 진료에 정보를 제공, 지도 및 촉진하는 것을 추구한다(문화적이고 언어적으로 적절한 서비스들에 대한 CLAS 표준들).

CLAS 표준은 미국 보건복지부 소수민족보건국(Office of Minority Health[OMH])에서 발표한 일련의 명령, 가이드라인, 권고이며, 문화적, 언어적으로 적절한 보건서비스와 관련된 필수 또는 권고된 진료에 관한 정보를 제공하거나, 지도 및 촉진하는 것을 추구한다(문화적, 언어적으로 적절한 서비스에 대한 CLAS 표준). 이러한 표준의 취지는 주로 보건의료 조직들을 위한 것이지만, 개별적 공급자도 자신의 진료를 문화적, 언어적으로 더 적절하고 접근 가능하도록 만들기 위해 수용할 수 있다. 문화적, 언어적으로 적절한 서비스의 원칙 및 활동은 조직 전반에 걸쳐 통합되어야 하며, 서비스를 받는 지역사회와의 파트너십을 통해 진행되어야 한다(OMH, 2018).

15개 표준은 주제별로 구성되어 있다: 첫 번째 표준은 중심 표준으로 그 외 거버넌스, 리더십, 인력(표준 2–4), 의사소통, 언어 지원(표준 5–8), 지속적 향상, 책임(표준 9–15)으로 구성. 다음은 소수민족보건국(Office of Minority Health)의 표준 목록이다.

보건 및 보건의료 분야에서 문화적, 언어적으로 적절한 서비스(CLAS) 표준

중심 표준

표준 1 : 다양한 문화적 건강 신념 및 관습, 선호하는 언어, 건강정보 이해능력, 기타 의사소통 필요에 대응할 수 있는 효과적이고 동등하며 이해 가능하고 정중한 돌봄과 서비스를 제공한다.

거버넌스, 리더십, 인력

표준 2 : 정책, 실행, 자원분배를 통해 문화적, 언어적으로 적절한 서비스(CLAS)와 건강형평성을 증진시키는 조직 거버넌스와 리더십을 유지하고 발전시킨다.

표준 3 : 서비스 지역 인구집단에 대응하여 문화적, 언어적으로 다양한 거버넌스, 리더십, 인력을 모집하고, 장려하고, 지원해야 한다.

표준 4 : 문화적, 언어적으로 적절한 정책과 실천을 위한 거버넌스, 리더십, 인력을 지속적으로 교육하고 훈련시킨다.

의사소통과 언어지원

표준 5 : 영어에 능숙하지 않거나 다른 의사소통 필요가 있을 때는 모든 시점에서 운영시간 동안 언어지원을 시기적절하게 무료로 제공한다.

표준 6 : 모든 사람에게 언어지원 서비스를 받을 수 있는 권리가 있다는 것을 그들이 선호하는 언어로 말과 글을 이용해 분명하게 알린다.

표준 7 : 언어지원을 제공하는 사람의 역량을 보장하며, 훈련되지 않은 사람이나 미성년자를 통역자로 활용하는 것은 피해야 한다.

표준 8 : 서비스 지역 사람들이 흔히 사용하는 언어를 사용하여 이해하기 쉬운 인쇄물, 멀티미디어 자료 및 간판을 제공한다.

관여, 지속적 향상, 책임

표준 9 : 문화적, 언어적으로 적절한 목표, 정책, 관리 책임을 설정하고, 이를 조직의 기획과 운영에 스며들게 한다.

표준 10 : 조직의 CLAS 관련 활동을 지속적으로 평가하고, CLAS 관련 지표들을 측정 및 지속적인 질향상 활동에 통합시킨다.

표준 11 : 건강형평성과 결과에 미치는 영향을 감시하고 평가하며, 서비스 제공에 관한 정보를 제공하는 정확하고 신뢰할만한 인구학적 자료를 수집하고 유지한다.

표준 12 : 정기적으로 지역사회 건강 자산과 필요를 평가하고 그 결과를 서비스 지역 내 문화적 및 언어적으로 다양한 인구집단을 위한 서비스를 계획하고 실천하는데 활용한다.

표준 13 : 문화적, 언어적 적절성을 보장하기 위한 정책과 실천, 서비스를 설계하고 실행하며 평가하기 위해 공동체와 협력한다.

표준 14 : 문화적, 언어적으로 적절한 방식으로 갈등과 불만을 파악하고 예방하며 해결하는 갈등 및 고통 해결 과정을 만든다.

표준 15 : CLAS 표준 실천과 유지에 관한 조직의 진행상황을 모든 이해관계자, 조직 구성원, 일반 대중에게 알린다(OMH, 2018).

주목할 내용 15.1 문화적 역량 사례연구

최근 미국으로 이민 온 25세 아시아계 출신의 한 여성이, 당신이 간호사 직원 6명을 감독하면서 간호 주임으로 일하고 있는 병원에 "복통"을 호소하며 내원한다. 당신은 이 환자가 전에 병원에 내원한 적이 있기 때문에 이미 알고 있고 그녀는 영어를 거의 하지 못한다는 것을 알게 된다. 대개 그 병원의 간호사 의무에는 환자가 의사의 진찰을 받기 전에 활력징후와 예비 병력 등을 확인하는 것이 포함된다. 또한 환자를 분류하고 더 높은 수준의 돌봄이 필요한 경우 병원 인근의 응급실로 의뢰하는 것도 포함한다. 직접 간호 돌봄을 제공하는 환자들의 수를 일정 규모로 유지하는 것 외에도, 당신의 업무에는 다른 간호사 인력을 감독하는 것도 포함한다.

당신이 담당하고 있는 간호사 중 한 명으로 하여금 환자를 검사실로 안내한다. 검사실의 검사자는 그 환자의 언어적 한계에 대해 모르는 상태에서 직접 또는 전화로 이용 가능한 통역 서비스 도움을 요청하지 않고 검사를 계속 진행하며 환자의 상태를 평가한다. 초기 평가가 끝나고, 그 검사자는 환자가 현재 응급상황 과정과 일치하는 병력을 제공하고 있지 않다고 적은 후, 환자에게 의사 진료까지 몇 분 기다려 달라고 요청한다. 몇 분 이내에 환자의 통증이 참을 수 없을 정도로 심해지고 혈압이 급격히 떨어져 응급실로 재빨리 이송해야만 하게 되었다. 간호 평가 검토 결과, 그 환자는 모든 질문에 예 또는 아니요로 답한 것으로 밝혀졌다. 일부 질문들은 다음과 같은 유도 질문이었다. "괜찮은 것 같습니까?" "배꼽 주변에 통증이 있습니까?" 등등. 이후의 내원에서 이 환자는 평가를 받고 있는 동안 신경이 쓰이고 불안했다고 인정하고, 그 이유의 일부는 언어적 장벽 때문만이 아니라 오래 시선을 마주치는 것을 포함하여 검사자의 공격적인 신체언어 때문이라고 말한다. 그녀는 마치 질문에 답하도록 강요받고 있다고 느꼈다고 말하고, 그 이유가 강압적인 질문 스타일 때문이라고 말한다.

위의 간략한 사례는 언어적 문화적 역량과 연관되는 몇 가지 주요한 원칙을 잘 나타내준다. 영어가 모국어가 아닌 환자가 영어로 답하는 데 편안해 보이고 최소한 알고 있는 것처럼 보일 수도 있지만, 그것이 언어적 도움이 필요없다는 것을 의미하는 것은 아니다. 또한 신체 언어와 특정한 표정은 인종적, 문화적 배경이 다른 사람에게는 매우 다른 의미를 전달하기도 하므로, 우리는 항상 둘 모두를 염두에 두어야 한다. 마지막으로, 유도 질문들은 환자가 질문을 완전히 이해하지 못했을 때에는 예 또는 아니요로 답을 하도록 부추길 수도 있다.

요약

보건시스템은 건강을 촉진하거나, 회복시키거나, 또는 유지하는 것이 주요한 목적인 모든 조직, 사람, 조치로 구성된다. 보건시스템의 6가지 구성요소는 보건서비스, 보건인력, 보건정보시스템, 의료 제품 및 기술, 보건 재정 시스템, 양질의 리더십 및 관리시스템이다. 시스템 사고는 전통적인 접근방식에 비해 더 폭넓게 역학 시스템 내 문제를 인식하고 전체 시스템의 특징을 이루는 요소 사이의 연계, 관계, 상호작용, 행동에 대해 좀 더 깊은 이해를 추구하는 독특한 문제해결 접근방식이다. 보건시스템은 자기-조직적이고, 비선형적이고, 끊임없이 변화하고, 밀접하게 연결되어 있고, 반직관적이고, 피드백의 지배를 받으며, 변화에 저항하는데, 이것들은 시스템 사고를 보건 시스템을 위한 특유의 적절한 개념으로 만들어주는 일련의 특성이다. 공중보건에 시스템 사고 적용 시 흔히 직면하는 저항 중 일부는 기부자와 국가의 정책입안자 사이의 정책, 우선순위, 관점을 연계하는 것, 시스템 이해관계자 사이에서 파트너십과 기대를 관리하고 조율하는 것, 국가 그리고 준-국가 차원에서 중재의 소유권을 실행 및 촉진하는 것, 마지막으로는 시스템분석 관점을 적용하는 역량을 국가 차원에서 구축하는 데 따르는 어려움이다.

리더십은 공통 과제의 성취에서 한 사람이 다른 사람의 도움과 지지를 구할 수 있는 사회적 영향의 과정이라고 정의되어 왔다. 4가지 주된 이론이 최근 몇 십 년간 리더십을 설명하고 정의하기 위해 활용되어 왔다. 이는 특성이론, 행태이론, 정황 이론, 변혁적 이론이다.

리더는 다양한 방식으로 자신의 권한을 행사한다. 각각의 리더가 자신의 권한을 행사할 때 어떤 유형의 리더십 스타일을 보인다고 말한다. 리더십 스타일은 리더십 기능이 수행되는 방식 그리고 그 리더가 행동하는 방식에 관한 것이다. 6가지 주요한 리더십 스타일은 권위적 또는 독재적 스타일, 참여적 또는 민주적 스타일, 대리적 또는 무제한적 자유 스타일, 관료적 스타일, 카리스마적 스타일, 자유방임적 스타일이다.

보건의료 환경이 점점 복잡해짐에 따라 보건의료 경영진과 리더들이 그러한 요구를 충족시키기 위한 정교한 능력을 개발해야 하는 압박도 점점 증가하였다. 대개 경영진은 증거-기반 관리를 시행하고 측정 가능한 결과를 보여야 한다. 대개 그들은 보건의료 전문가 부족, 줄어드는 신료비 상환액, 증거기반 성과와 안전 지표에 대한 강조가 점점 커지고 있는 상황을 포함한 복잡한 사회정치적 요소를 살펴야 한다. 증거-기반 관리로의 변화는 보건의료에 가장 적절한 역량들을 정의하기 위한 토대가 되었다. 보건의료 전문가에게 중요한 전문적 역량은 의사소통과 관계관리, 리더십, 전문가 기질, 보건의료 환경에 대한 지식, 비즈니스 기술과 지식을 포함한다. NCHL 보건 리더십 역량 모형(v3)은 보건의료 분야에 적절하고 일련의 리더십 평가 및 개발 적용을 위한 토대가 된다고 확인된 모형을 보건의료 분야에 제공하기 위해 개발되었다. 이 모형은 보건의료 환경에서 광범위하게 활용되어 왔고 현재는 대학원에서 승인된 보건의료 관리프로그램에서 활용되는 주요 모형이다.

문화를 무시함으로 발생할 수 있는 부정적 건강 결과의 예들은 특정 소수민족 집단 사이에서 병적 상태 발생에 익숙하지 않기 때문에 검사받을 기회들을 놓치는 것, 약물치료에 대한 다양한 반응을 설명할 수 없는 것, 전통적인 요법에 대한 지식 부족-이는 잠재적으로 해로운 약물의 상호작용으로 이어짐-그리고 잘못된 의사소통으로 인한 진단상의 오류를 포함한다. 문화적, 언어적 역량은 어떤 한 시스템에서, 기관에서, 또는 전문가 사이에서 나타나고 문화-간 상황에서 효과적인 업무를 가능하게 하는 일련의 적절한 행태, 태도, 정책이다. 문화적 역량은 보건의료에서의 불평등을 줄이기 위해 필요한 주요한 능력 중 하나이다. 그것은 인종적, 민족적 소수자는 만성질환으로 인한 부담이 다른 집단에 비해 불균형적이고, 만성질환 위험성이 있는 인구집단이 더 다양해질 것으로 예상되고, 보건의료 접근성이 인종과 민족마다 다르고, 언어와 의사소통 장벽이 도전적이고, 문화적 역량의 부족이 환자 불만족으로 이어질 수 있기 때문에 중요하다.

문화적 역량은 고위 경영진 차원에서 문화 인지적 정책결정부터 실질적인 임상 접점에서 드러나는 역량에 이르기까지 다양한 방식으로 보건의료 시스템에 통합될 수 있다. 통역사 서비스와 소수민족 직원 모집 및 유지는 이를 위해 종종 활용되는 방식이다. CLAS 표준은 미국 보건복지부의 소수민족보건국(Office of Minority Health)에서 발표한 일련의 명령, 지침, 권고안으로, 이는 문화적, 언어적으로 적합한 보건 서비스와 관련된 요구사항과 권고사항 실천에 대한 정보를 제공하고, 방향을 제시하며 촉진하는 것을 목적으로 한다(CLAS는 문화적, 언어적으로 적절한 서비스(culturally and linguistically appropriate services)를 의미한다).

핵심 용어

authoritarian style (or autocratic style)	권위적 스타일(또는 독재적 스타일)
behavioral theories	행동이론
bureaucratic style	관료적 스타일
charismatic style	카리스마적 스타일
CLAS standards	CLAS 표준
competence	역량
contingency theories	정황 이론
cultural and linguistic competence	문화적, 언어적인 역량
culture	문화
delegative style (or free rein style)	대리적(무제한적 자유) 스타일
health care system	보건의료시스템
health disparities	건강불평등
laissez-faire style	자유방임적 스타일
leadership	리더십
leadership style	리더십 스타일
participative style (or democratic style)	참여적 스타일 (또는 민주적 스타일)
street-level policy implemented	일선정책시행자
systems thinking	시스템 사고
trait theories	특성이론
transformational theories	변혁적 이론

복습 문제

1. 시스템 사고를 정의하고, 시스템 사고를 공중보건에 적용할 때 직면하는 도전을 설명하시오.
2. 보건 시스템과 관련하여 시스템 사고 접근방식과 전통적 사고 접근방식을 구분하시오.
3. 리더십을 정의하고, 주요한 4가지 리더십 이론을 간략히 설명하시오.
4. 리더십 스타일을 정의하고, 3가지 주된 리더십 스타일을 설명하시오.
5. 보건의료에서 문화적 역량을 정의하고, 문화적 역량의 중요성을 논의하시오.
6. 문화적 역량을 보건의료 시스템에 통합하기 위한 기법들을 열거하시오.
7. CLAS 표준을 설명하시오.

역량 구축을 위한 활동 #1

근처 의원 및 병원을 방문하여 보건의료 제공자(간호사, 의사, 전문 간호사, 보조 의사, 등등)와 직접 또는 전화로 인터뷰를 시도하시오. 문화적 역량에 대한 그 사람의 지식 그리고 그것을 자신의 업무를 시행하는 데에 어떻게 통합하려고 노력하는지 알아보시오. 당신은 인터뷰에서 다음의 질문 일부를 이용할 수 있고, 또한 당신이 인터뷰하고 있는 공급자가 문화적 역량의 개념을 어떻게 적용하고 있는지 정확히 알아내기 위해 자유롭게 자신만의 질문을 만들 수도 있다. 결과를 1-2 페이지로 작성하시오.

1. 당신과 인종적, 문화적 배경이 다른 환자들에게 어떻게 서비스를 제공하는가?
2. 어떤 종류의 통역 또는 번역 서비스를 이용할 수 있는가?

3. 영어 이외의 언어로 환자교육 자료를 이용할 수 있는가?

역량 구축을 위한 활동 #2

당신이 시골 지역 또는 도시와 도시 사이 지역의 공중보건 관리자이고, 내년도에 아동 발달을 중심으로 한 보건교육 프로그램을 기획하고 있다고 상상해보시오. 담당 지역이 넓기 때문에, 당신은 건강위험 행태(예, 흡연, 음주) 예방, 바람직한 행태(예, 건강한 식이와 신체 활동) 촉진과 같은 행태적인 것과 자신감 갖기, 팀의 일원이 되기 혹은 목표 설정하기와 같은 비행태적 영역 등 광범위한 주제를 다룰 수 있다. 이 장에서 우리는 6가지 리더십 스타일을 살펴보았다. 3개의 서로 다른 리더십 스타일에 근거하여 어떻게 활동을 기획할 것인지 간단한 글을 작성해보시오.

학습에 유용한 웹사이트

국가 문화적 역량 센터

https://nccc.georgetown.edu

조지타운 대학교 아동 및 인간 발달 센터(Georgetown University Center for Child and Human Development)에 있는 국가 문화적 역량 센터 웹사이트이다. NCCC는 주와 연방의 다양한 기관으로부터 자금 지원을 받고 있고, 시스템과 조직에서 문화적, 언어적인 역량에 관한 지식을 증대하는 것에 초점을 두고 있다. 보건 및 정신보건 의료 전달, 행정, 교육, 그리고 지지와 관련되는 프로그램과 인력을 위해 증거를 정책과 시행으로 바꾸는 것에 초점을 두고 있다. 웹사이트에 접속하여, 다음의 질문에 대한 답을 작성하시오. 문화적 역량과 관련하여 당신은 자기-평가가 무엇이라고 생각하는가? 자기-평가의 이점들은 무엇인가?

국가 보건의료 리더십 센터

www.nchl.org

국가 보건의료 리더십 센터(NCHL)의 웹사이트로, 21세기에 환자에게 양질의 보건의료를 제공한다는 도전과제를 달성하기 위해 질적 수준이 높고, 적절하며 책임 있는 리더십을 보장하기 위해 노력하는 비영리조직이다. NCHL의 목표는 효과적인 보건의료 관리 리더십을 통해 보건 시스템 성능과 전국의 건강상태를 개선하는 것이다. 웹 사이트를 방문해서 대학자원 섹션으로 가서 "평생 리더십 검사 도구 학생 오리엔테이션(Lifelong Leadership Inventory Student Orientation)"이라는 제목의 문서를 여시오. 그 문서를 읽고 당신이 생각하기에 보건의료 관리 및 연계 분야에서 대학생들의 성공에 매우 중요하다고 생각하는 5가지 역량을 목록으로 만드시오.

공중보건을 위한 국가 리더십 아카데미

https://www.cdc.gov/publichealthgateway/nlaph/index.html

공중보건을 위한 국가 리더십 아카데미(National Leadership Academy for the Public's Health, NLAPH)의 웹사이트로, 미국 질병통제예방센터(Center for Disease and Control, CDC)로부터 재정 지원을 받고 있다. 이 프로그램의 목표는 미래 공중보건리더를 개발함으로써 지역, 주, 미국 내 영토의 공중보건 조직을 지원하고, 이를 통해 CDC의 사명을 보다 잘 달성하도록 하는 것이다. 웹 사이트를 방문해서 당신이 거주하는 주(또는 인접 주)를 클릭하고 당신 주변에서 진행되고 있는 프로그램을 읽고 프로그램 활동과 그로 인해 공중보건에 미칠 수 있는 영향에 관하여 간략히 요약하시오.

참고문헌

Abbe, M. K. (2010). An analysis of cultural competence, cultural difference, and communication strategies in medical care (Doctoral dissertation). OhioLink ETD Center, Document number case1283441352.

Amanchukwu, R. N., Stanley, G. J., & Ololube, N. P. (2015). A review of leadership theories, principles and styles and their relevance to educational management. Management, 5(1), 6–14.

Arnold, R. D., & Wade, J. P. (2015). A definition of systems thinking: A systems approach. Procedia Computer Science, 44, 669–678.

Bass, B. M. (1985). Leadership and performance beyond expectation. New York: Free Press.

Betancourt, J. R., Green, A. R., Carrillo, J. E., & Owusu Ananeh-Firempong, I. I. (2016). Defining cultural competence: A practical framework for addressing racial/ethnic disparities in health and health care. Public Health Reports, 118, 293–302.

Black, L. I., Clarke, T. C., Barnes, P. M., et al. (2015). Use of complementary health approaches among children aged 4–17 years in the United States: National Health Interview Survey, 2007–2012. National Health Statistics Reports, (78), 1–19.

Blake, R. R., & Mouton, J. S. (1964). The managerial grid. Houston, TX: Gulf.

Blake, R. R., & Mouton, J. S. (1978). The new managerial grid. Houston, TX: Gulf.

Brach, C., & Fraserirector, I. (2000). Can cultural competency reduce racial and ethnic health disparities? A review and conceptual model. Medical Care Research and Review, 57, 181–217.

Braun, S., Stegmann, S., Hernandez Bark, A. S., et al. (2017). Think manager—think male, think follower—think female: Gender bias in implicit followership theories. Journal of Applied Social Psychology, 47(7), 377–388.

Brescoll, V. L. (2016). Leading with their hearts? How gender stereotypes of emotion lead to biased evaluations of female leaders. Leadership Quarterly, 27(3), 415–428.

Burns, J. M. (1978). Leadership. New York: Harper & Row.

Chang, P. H., & Fortier, J. P. (1998). Language barriers to health care: An overview. Journal of Health Care for the Poor and Underserved, 9(Suppl.), S5–S19.

Clark, D. (2010). Leadership styles. Retrieved from http://www.nwlink.com/~donclark/leader/leadstl. html

Conroy, S. F., & Taggart, H. M. (2016). The impact of a cultural immersion study abroad experience in traditional Chinese medicine. Journal of Holistic Nursing, 34(3), 229–235.

Crowe, T., Sanchez, V., Weber, A., & Murtagh, A. (2016). The influence of a Mexican cultural immersion experience on personal and professional healthcare practices. Occupational Therapy International, 23(4), 318–327.

Doyle, M. E., & Smith, M. K. (2012). Classical leadership. Retrieved from http://infed.org/mobi/classical-models-of-managerial-leadership-trait-behavioural-contingency-andtransformational-theory

Egede-Nissen, V., Sellevold, G. S., Jakobsen, R., & Sørlie, V. (2019). Minority healthcare providers experience challenges, trust, and interdependency in a multicultural team. Nursing Ethics, 26(5), 1326–1336. doi: 0969733017752546

Fiedler, F. E. (1997). Situational control and a dynamic theory of leadership. In K. Grint (Ed.), Leadership: Classical, contemporary and critical approaches (pp. 51–67). Oxford: Oxford University Press.

Fiedler, F. E., & Garcia, J. E. (1987). New approaches to effective leadership. New York: Wiley.

Foster, G. (1953). What is folk culture? American Anthropologist, 55, 159–173.

Fox, M., Thayer, Z., & Wadhwa, P. D. (2017). Assessment of acculturation in minority health research. Social Science & Medicine, 176, 123–132.

Gardner, J. (1989). On leadership. New York: Free Press.

Gureje, O., Nortje, G., Makanjuola, V., et al. (2015). The role of global traditional and complementary systems of medicine in the treatment of mental health disorders. Lancet Psychiatry, 2(2), 168–177.

Hook, J. N., Davis, D. E., Owen, J., et al. (2013). Cultural humility: Measuring openness to culturally diverse clients. Journal of Counseling Psychology, 60(3), 353–366.

Huang, C. Y., & Zane, N. (2016). Cultural influences in mental health treatment. Current Opinion in Psychology, 8, 131–136.

Kaler, A., & Watkins, S. C. (2001). Disobedient distributors: Street-level bureaucrats and would be patrons in community-based family planning programs in rural Kenya. Studies in Family Planning, 32, 254–269.

Kassin, S., Fein, S., & Markus, H. R. (2016). Social Psychology (10th ed). Boston, MA: Cengage Learning.

Kazley, A. S., Schumacher, E. J., Dellifraine, J., et al. (2016). Competency development and validation: An update of the collaborative leadership model. Journal of Health Administration Education, 33(1), 73–93.

Lipsky, M. (1980). Street-level bureaucracy: Dilemmas of the individual in public services. New York: Russell Sage Foundation.

Mann, R. D. (1959). A review of the relationship between personality and performance in small groups. Psychological Bulletin, 66, 241–270.

Mantwill, S., Monestel-Umaña, S., & Schulz, P. J. (2015). The relationship between health literacy and health disparities: A systematic review. PLoS One, 10(12), e0145455.

Meadows, D., Richardson, J., & Bruckmann, G. (1982). Groping in the dark: The first decade of global modeling. New York: Wiley.

National Cancer Institute. (2012). Greater than the sum: Systems thinking in tobacco control (Monograph 18). Retrieved from https://cancercontrol.cancer.gov/brp/tcrb/monographs/18/m18_complete.pdf

National Center for Healthcare Leadership. (2018). National Center for Healthcare Leadership Health Leadership Competency Model 3.0. Retrieved from http://nchl.org/static.asp?hyperlinkId=8357

Northouse, P. G. (2018). Leadership: Theory and practice. Los Angeles, CA: Sage.

Office of Minority Health (2016). What is cultural competency? Retrieved from https://www.minorityhealth.hhs.gov/omh/content.aspx?ID=2804

Office of Minority Health (2018). The National (CLAS) Standards. Retrieved from https://www.minorityhealth.hhs.gov/omh/browse.aspx?lvl=2&lvlid=53

Philbin, M. M., Flake, M., Hatzenbuehler, M. L., & Hirsch, J. S. (2018). State-level immigration and immigrant-focused policies as drivers of Latino health disparities in the United States. Social Science & Medicine, 199, 29–38.

Riddick, S. (1998). Improving access for limited English-speaking consumers: A review of strategies in health care settings. Journal of Health Care for the Poor and Underserved, 9(Suppl.), S40–S61.

Rikard, R. V., Thompson, M. S., McKinney, J., & Beauchamp, A. (2016). Examining health literacy disparities in the United States: A third look at the National Assessment of Adult Literacy (NAAL). BMC Public Health, 16(1), 975.

Sadler, P. (1997). Leadership. London: Kogan Page.

St. Clair, A., & McKenry, L. (1999). Preparing culturally competent practitioners. Journal of Nursing Education, 38, 228–234.

Shepherd, S. M., Willis-Esqueda, C., Paradies, Y., et al. (2018). Racial and cultural minority experiences and perceptions of health care provision in a mid-Western region. International Journal for Equity in Health, 17(1), 33.

Staimez, L. R., Wei, M. Y., Kim, M., et al. (2017). Multimorbidity of four cardiometabolic and chronic pulmonary disease groups: Prevalence and attributable fraction in US adults, 2007–2012. Journal of Comorbidity, 7(1), 22–32.

Steinberg, E. M., Valenzuela-Araujo, D., Zickafoose, J. S., et al. (2016). The "battle" of managing language barriers in health care. Clinical Pediatrics, 55(14), 1318–1327.

Sterman, J. D. (2006). Learning from evidence in a complex world. American Journal of Public Health, 96, 505–514.

Stogdill, R. M. (1948). Personal factors associated with leadership: A survey of the literature. Journal of Psychology: Interdisciplinary and Applied, 25(1), 35–71.

United States Census Bureau. (2018). 2017 national population projections tables. Retrieved from https://www.census.gov/data/tables/2017/demo/popproj/2017-summary-tables.html

van Rosse, F., Suurmond, J., Wagner, C., et al. (2016). Role of relatives of ethnic minority patients in patient safety in hospital care: A qualitative study. BMJ Open, 6(4), e009052.

Villa-Torres, L., Gonzalez-Vazquez, T., Fleming, P. J., et al. (2017). Transnationalism and health: A systematic literature review on the use of transnationalism in the study of the health practices and behaviors of migrants. Social Science & Medicine, 183, 70–79.

Waters, A, & Asbill, L. (2013). Reflections on cultural humility. Retrieved from https://www.apa.org/pi/families/resources/newsletter/2013/08/cultural-humility

World Health Organization. (2007). Everybody's business: Strengthening health systems to improve health outcomes: WHO's framework for action. Retrieved from https://www.who.int/healthsystems/strategy/everybodys_business.pdf

World Health Organization. (2018). World health statistics 2018: Monitoring health for the SDGs, sustainable development goals. Geneva: WHO.

Wright, P. (1996). Managerial leadership. London: Routledge.

용어집

GLOSSARY

95% 신뢰구간(95% confidence interval)
n을 모수로 하는 표본에 대해 100번 통계량을 구했을 때 100번 중 95번 참값이 구간 내에 들어올 확률추정치

가능 요인(enabling factors)
동기나 환경 정책이 실현될 수 있도록 하는 행동적 및 환경적 변화의 선행 요인

가임기 인지법/자연 피임법/주기적 금욕법
(fertility awareness methods, natural family planning, or periodic abstinence)
날짜에 기반하여 생리주기의 가임기 감시 및 증상에 기반하여 자궁경부 점액과 체온을 검사하는 방법으로 시행

가족계획(family planning)
희망 자녀수를 예측하고 자녀 출생시기의 적절한 간격과 시기를 유지하기 위해 임신 회피, 지연, 달성을 위해 개인이 수행하는 자발적 계획과 행동

가족계획에 대한 미충족 필요(unmet need for family planning)
가족계획에 대한 필요를 충족시키지 못한 여성의 수이며, 결혼 또는 동거하는 출산가능연령 여성에 대한 백분율로 표현

간접 비용(indirect costs)
사업 기획, 실행, 평가에 필요한 지원에 소요되는 비용

감염병(infectious disease)
감염원이 체내로 들어와 증식하면서 임상적 증상을 나타내는 질환

감염성 질환(communicable disease)
특정 감염원이나 독성 부산물에 의한 질환으로 간접적 혹은 비간접적으로 사람에서 사람으로 또는 환경에서 사람으로 전염

강의(lecture)
지식 또는 기술을 가르칠 수 있는 구두 설명으로 구성된 인지 교육 방법

강화 요인(reinforcing factors)
행태의 지속성 또는 반복에 대한 지속적인 보상이나 동기를 제공하는 요인

개별 시장/민간 개별 시장(individual market)
자영업자, 은퇴자, 고용주가 보험을 제공하지 않는 개인을 위한 보험시장

개입(intervention)
기대하는 결과 또는 효과를 만들기 위해 설계한 체계적인 과정의 합

개입 지도(intervention mapping)
개입 기획, 실행, 평가의 효과적인 의사결정을 위한 필요 사정, 행렬, 이론기반 개입 방법 및 실제 응용, 개입 프로그램, 수용 및 실행, 평가 계획 6단계로 이뤄진 기획모형

개입/실험 연구(intervention studies)
예방접종, 교육과 같은 변수를 조작하여 질병이나 건강상태에 주는 영향을 연구하는 역학 연구의 한 분야

갠트 차트(Gantt chart)
개입을 시작할 시점, 주요 개입 공정, 개입 종료 시점을 보여주는 업무흐름도

건강(health)
개인 및 지역사회 조작으로 신체적, 정신적, 사회적, 정치적, 경제적, 영적의 다양한 측면에서 평형을 유지하면서 바람직한 목표를 달성할 수 있도록 하는 수단

건강보험개혁법(Patient Protection and Affordable Care Act, PPACA)
2010년 3월 23일에 법률조인이 이루어졌다. 일반적으로 ACA로 알려져 있는 이 법률은 일련의 연방정책을 통해 의료보험의 접근성을 대부분의 미국인들에게로 확대하기 위한 목적으로 만들어져 ACA는 메디케어와 메디케이드 이래로 미국 보건의료제도에서 가장 중대한 규제상의 변혁을 상징

건강불평등/격차(health disparities)
사회적, 문화적, 경제적, 성, 인종, 민족에 따른 이환율, 사망률, 보건의료 접근성의 차이

건강유지기구(health maintenance organization, HMO)
잘 알려진 의료관리조직으로 월보험료 또는 사전 설정된 지불금에 대해 자체 의료공급자 망으로 의료서비스 제공

건강증진(health promotion)
개인, 소집단, 지역사회의 건강을 나아지게 하기 위한 조직적, 정책적, 환경적 노력

검정력(power)
귀무가설이 거짓일 때 검정에서 귀무가설을 기각할 확률

견학/현장학습(field trip)
이론이 현실에서 어떻게 적용되는지 보기위하여 교실 밖 현장에서 하는 활동

결과(outcomes)
건강증진 개입을 통해 얻고자 하는 결과로, 일반적으로 단기, 중기, 결과로 구분

결과 예상(outcome expectations)
특정 행태와 관련하여 개인이 인식하는 예측된 결과

결과 평가(outcome evaluations)
건강증진 중재의 장기적 영향을 평가하는 평가 유형으로 행태에 관여하는 것과 관련된 각 결과 또는 속성(행동적 신념)에 대한 수치

결정적 영향(deterministic effects)
야기된 손상의 심각도가 용량에 비례하거나 역치 미만에서는 일어나지 않는 영향

경쟁자/경쟁상대(competition)
공중보건 캠페인에서 대상자에게 홍보한 행동 대신 취할 수 있는 대안적 행동

계절적 변동(seasonal fluctuations)
1년 이내의 기간 동안 발생하는 건강상태의 변화

고급 공인 보건교육사(master certified health education specialist, MCHES)
보건교육 과정을 이수하고, 현장에서 높은 수준의 업무를 수행하면서, 보건교육 자격 위원회가 관리하는 국가필기시험을 통과한 전문가로 지속적으로 교육을 수행하는 자

고려/인식 단계(contemplation)
개인이 먼 미래 또는 한 달 내지 여섯달 동안 행동변화를 고려하고 있는 단계

고려전 단계(precontemplation)
향후 6개월 이내에 건강행태를 바꾸고자 하는 의도가 없는 단계

고용자 지원 보험(employer-sponsored insurance)
사용자가 민간보험 회사와 집단율로 계약하여 피고용자에게 건강보험을 복리후생제도로 제공하는 것으로 미국 건강보험의 대부분을 차지(영리: Aetna, Cigna / 비영리: Blue Cross, Blue Shield)

고형 폐기물(solid waste)
컨테이너에 담긴 액체나 필요 없거나 가치가 없어서 폐기된 모든 종류의 고형 물체

고형 폐기물 관리(solid waste management)
고형폐기물의 체계적 수집, 분리, 보관, 운반, 운송, 정제(재활용 포함), 처리 그리고 폐기를 포함하는 복잡한 다학제적 프로세스

고형쓰레기 집중 관리(integrated solid waste management)
쓰레기원 감소, 쓰레기 보관, 쓰레기 처리 및 이동, 재활용, 쓰레기 변환, 매립과 같은 몇가지 관련있는 활동과 과정을 이용한 통합적인 고형물 쓰레기 관리

공기주입(aeration)
대기의 공기를 물에 주입하는 것으로 맛, 냄새, 활성화 유기물을 줄이고 용해된 기체 농도를 줄이기 위한 수치료에 사용

공동 보험(coinsurance)
보험 급여범위를 제한하는 방법으로 환자는 의료비용 중 사전에 정한 일정비율을 부담

공인 공중보건 자격증(certified in public health, CPH)
공중보건교육위원회의 인증을 받은 학교 또는 프로그램을 마치고 국가공중보건 고시위원회가 주관하는 시험을 통과한 자에게 주는 자격증

공인 보건교육사(certified health education specialist, CHES)
보건교육에서 요구하는 학문적 요구사항을 충족하고 국가보건교육인증위원회의 국가시험을 통과한 자로 지속적으로 교육을 받아야 하는 자

공제(deductible)
의료비 중 일부는 피보험자가 부담하고 그 나머지를 보험사에서 지불하는 급여제한 방법

공중보건(public health)
작은 공동체로부터 전 국가에 이르는 사람들의 집단에서 질병을 예방하고 건강을 증진하기 위하여 정부 및 비정부 부문에 의해 이루어지는 조직화된 지역사회의 노력

공중보건국(public health agency)
주보다 작은 관할권에서 건강에 대한 책임을 가지고 이와 관련된 일을 수행하는 지역 혹은 주정부의 행정 혹은 서비스 부서

공중보건체계(public health system)
관할권 내에서 필수적인 공중보건 서비스 제공에 기여하는 모든 공공, 민간 및 자원봉사 기구

과정 평가(process evaluation)
프로그램이 기획자가 구상한대로 잘 제공되는지를 측정하는 평가 유형

관리(management)
주어진 목적이나 목표를 달성하기 위해 자원을 수집하고 활용하는 기획 과정

관리의료조직(managed care organization, MCO)
비용과 의료 이용을 모두 통제하기 위해서 의료 제공과 진료비 보상 기능을 통합한 조직. MCO는 일반적으로 특정 그룹이나 제공자 네트워크에 의해 제공되는 서비스에만 적용됨(메디케이드의 핵심 조직)

관찰 연구(observational studies)
연구하고자 하는 요인을 단순히 관찰만하고, 어떤 방법으로든 개입하거나 대상자를 확률적으로 할당하지 않는 역학적 연구방법

교란/혼란(confounding)
연구변수, 또다른 변수, 결과 간에 뗄 수 없는 관계가 있을 때 발생하는 오류

교육수준(educational attainment)
개인이 달성한 교육량

교차비(odds ratio)
환자-대조군 연구의 연구요인 빈도와 건강상태 빈도사이의 관련성의 측도

구간 추정(interval estimate)
인구집단 모수가 속할 값의 범주를 특정 신뢰수준에서 구한 추정치로 두 개의 값으로 구성

국제보건(international health)
일차적으로 개발도상국에 속하는 여러 나라의 보건문제를 검사하고 인구기반 해결방법을 찾는 과학 기술

권위적 리더십 유형(authoritarian style)
피고용인에게 무엇을 기대하고 무엇을 해야 하는지 말한 뒤 피드백이나 조언을 구하지 않는 지도자로 권위와 의사결정권을 최대로 갖고 하향식, 일방적 의사소통을 하며 지시와 통제의 공식적인 체계는 있으나 위임이나 자문은 최소화하는 지도자

귀무가설(null hypothesis, H_0)
테스트할 가설로 변수간의 관련성이 실제로 없다고 보며 관련성이 있게 나오는 것은 포본추출에서의 우연이나 변이로 인한 것

규범적 신념(normative beliefs)
자신의 삶에서 가장 중요하다고 생각하는 사람이 특정 행동을 어떻게 느끼는 지에 대한 개인의 믿음

극적 완화(dramatic relief)
문제행동 결과에 대한 속깊은 감정과 행동 변화로 인한 안도를 표현하는 정서적 정화와 관련있는 변화 과정

급여 자격(eligibility for coverage)
특정 산업분야 종사자와 같이 급여 대상을 사전에 정하는 급여 제한 방법

급여 조건(conditions of coverage)
보험자 대표 또는 건강관리조직 공급자 목록의 공급자로 부터 사전승인을 요구하는 급여제한 방법

기간 유병률(period prevalence rate)
특정 기간동안 질병의 총 환자수(기존환자와 신규환자)를 동일한 기간 동안 해당 질병에 걸릴 위험에 노출된 총 사람 수로 나눈 값

기록 가능한 질환(recordable illnesses)
업무 관련 상해와 질환으로 사망, 의식 상실, 수일간 병가, 제한된 업무 활동이나 직무 이전, 의과적 치료(응급조

치 수준 이상의 치료), 의사나 다른 자격의 의료 전문가가 진단하는 유의한 업무 관련 상해나 질환 중 일부나 전부를 유발하는 것으로 여기에는 암, 만성 비가역적 질환, 골절, 고막 파열 등 업무 관련 증례 등 포함

기술 규범(descriptive norms)
삶에 있어 다른 사람들이 어떻게 행동해왔고, 행동하고 있고, 행동할 것인지에 대한 개인의 인지

기술 역학(descriptive epidemiology)
특정 인구집단의 건강관련 상태, 행동, 요인의 양과 분포를 기술하는 역학의 한 분야

기술보건통계(descriptive biostatistics)
자료의 조직화, 요약과 관련있는 보건통계의 한 분야

기술적 측정(descriptive measure)
자료를 기술하기 위해 사용한 숫자

기여위험도(attributable risk)
위험노출군과 비노출 간 건강결과의 발생률 차이

기저질환에 대한 조항(overall preexisting conditions clause)
기존의 기저질환이 없는 개인으로 보험 적용 범위를 제한

기회(opportunity)
행태 변화를 촉진하는 물리적, 사회적 환경 요인

기후변화(climate change)
장기간에 걸친 기후 측정에 사용하는 지표의 일부 또는 모든 중요한 변화(온도, 강수, 바람)

남성 콘돔(male condoms)
발기된 음경에 맞는 덮개로 정자와 난자가 만날 수 없도록 하는 장애물

내부 피폭(internal exposure)
방사성 핵종의 흡입, 섭취, 혈액주입(주사 또는 상처)으로 인한 전리방사선에의 노출

네트워크 외 진료(out-of-network care)
HMO 네트워크의 회원이 아닌 공급자에 의해 제공된 보건의료서비스. 시술, 수술 혹은 입원 등 어떤 형태의 네트워크 외 서비스는 상환 적합성에 대하여 HMO의 사전승인 필요

논리 모형(logic model)
프로그램 관리자가 특정 프로그램의 목적과 목표를 달성할 수 있다고 믿는 방법의 논리를 보여주는 모형, 좀 더 광범위하게는 관리자가 프로그램의 기획과정에서 중요한 요소들을 연결하여 목적과 목표 달성 방법을 보여주는 도구

농약(pesticide)
유해 동식물을 예방, 박멸, 퇴치, 감소시키는 용도의 물질이나 물질들의 혼합물로, 살충제로만 오해하는 경우가 많으나, 농약은 제초제, 살진균제, 그리고 유해 동식물을 관리하는데 쓰이는 다양한 물질을 가리키는 용어

누적 빈도(cumulative frequency)
둘 이상의 인접한 계층에서의 빈도 수 합

누적 상대빈도(cumulative relative frequency)
둘 이상의 인접한 계층에서의 상대 빈도 수 합

느린 모래 여과(slow sand filtration)
느린 모래 여과는 물의 물리적, 화학적, 미생물학적 질을 향상시키며 이는 신뢰할 수 있고 저렴하기 때문에 소규모 지역 수도 공급에 특히 유용함

다자 지불 제도(multipayer system)
한 개 이상의 주체에 의해 의료 비용이 지불되는 보험시스템

다큐멘터리 영화(documentary film)
하나 또는 그 이상의 시점에서 바람직하게는 비편향된 방법으로 기록 또는 설명하는 영화나 동영상

단기 휴무(days away from work)
작업 전송 및 제한의 동반과 상관없이 최소 하루 이상 일을 쉬도록 하는 것

단면조사(cross-sectional survey)
개인 건강상태의 선행요인과 결과를 동시에 조사하는 기술 역학 연구

단일 지불자(single payer)
단일 조직 (이 경우 정부)이 의료 비용 상환이라는 보험 기능을 수행

대기오염(air pollution)
대기의 본래 특성을 바꿀 수 있는 화학적, 물리적, 생물학적 요인에 의해 실내 또는 실외 공기가 오염되는 것

대립가설(alternate hypothesis, HA)
귀무가설의 역가설로 변수들 간의 관계 여부를 의미

대상자 세분화(audience segmentation)
인구집단을 의미있는 소집단으로 나누거나 층화하는 것(예: 사회마케팅 목적으로)

대응표본 t-검정(t-test for dependent samples, paired t-test)
비독립적인(대응된 또는 짝지은) 두 표본의 평균이 서로 다른지를 확인하는데 활용되는 p-값을 결정하기 위해서 t-통계량, t-분포, 자유도(df)를 조사하는 검정

대체 출산율(replacement fertility)
순재생산율이 1에 도달할 때의 출산율이며, 가상의 코호트에서 생존 여성이 인구집단에서 자신을 정확히 대신할 여아의 수가 있음을 의미

도수 분포도(histogram)
폭은 변수의 간격과 같고 높이는 빈도에 비례한 일련의 직사각형으로 이루어진 그래프

도수다각형(frequency polygon)
막대그래프의 꼭지의 중간지점을 선으로 이은 도표

도시권(urban clusters, UCs)
2,500명 이상 50,000명 미만의 인구가 밀집된 지역

도시화된 지역(urbanized areas, UAs)
50,000명 이상의 인구가 밀집된 지역

독립표본 t-검정(t-test for independent samples)
독립적인 두 표본의 평균이 서로 다른지를 확인하는데 활용되는 p-값을 결정하기 위해서 t-통계량, t-분포, 자유도(df)를 조사하는 검정

동기(motivation)
행태 실천을 위한 욕구를 가지는 것으로 반영 요소(자의식, 의사결정 균형 과정)와 자동 요소(내적 욕구와 충동)를 모두 포함

동시적 코호트 연구(concurrent cohort study)
연구요인이 있는 사람들과 그렇지 않은 사람들을 시작할 때 함께 선정하여 수년 간에 걸쳐 다양한 방법으로 추적하는 관찰 역학 연구

동적 학습(dynamic learning)
감지적 인식과 행동가 과정을 결합한 학습유형으로 이 유형 선호자는 행동지향적이며 시도와 오류 속에서 학습하는데 관심

동종 선호(homophily)
자신들과 비슷한 사람들과 어울리려는 경향

두번째 인구학적 주기(second phase of the demographic cycle)
사망률의 감소와 (높은) 출생률의 안정화 또는 완만한 증가로 인한 인구의 점진적 증가가 특징인 기간. 농업기술 향상에 의해 수확량이 증가하여 식량 공급이 개선됨으로써 이러한 추이가 나타남

등간 척도(interval scale)
의미있는 순서와 동등한 간격을 갖고 있는 군으로 나눌 수 있는 사람, 물건, 장소, 사물의 집단에서 사용하는 척도로 군 간의 차이가 얼마나 큰지 확인 가능

로비(lobbying)
법안의 기안과 내용에 영향을 주려고 시도하는 과정

리더십(leadership)
공동의 과제를 완수할 수 있도록 누군가 도움과 지원을 줄 수 있도록 하는 사회적 영향의 과정

리더십 유형(leadership style)
방향 제시, 계획 실행, 동기 부여의 접근 양식

막대 그래프(bar graph)
너비가 같은 직사각형의 높이로 수량적 값을 보여주는 그림

만성질환(chronic diseases)
천천히 생기는 비감염성 질환으로 다양한 위험 요인, 긴 잠재기간, 장기간 진행의 특징을 가지며 기능적 손상이나 장애, 불치와 연관

맥락/상황(context)
개입 실행이나 연구결과에 영향을 줄 수 있는 환경적 측면

메디케어(Medicare)
1965년에 시작된 정부의 단일 지불 프로그램이며, 65세 이상의 노인 뿐만 아니라 일부 장애인과 말기 신장질환을 앓는 사람을 대상으로 다양한 병원, 의사, 및 여러 가지 의료서비스를 제공

메디케어 파트 A(Medicare Part A)
병원 서비스를 제공하는 메디케어

메디케어 파트 B(Medicare Part B)
의사 서비스를 제공하는 메디케어

메디케어 파트 D(Medicare Part D)
처방약 약제비를 제공하는 메디케어

메디케이드(Medicaid)
1965년에 시작된 정부 프로그램으로, 저소득층 국민과 가족, 장애인을 대상으로 의료 지원을 제공

명목척도(nominal scale)
사람, 사물, 장소, 물건을 서로 다른 범주로 분류하는데 사용하는 척도

모수(parameter)
모집단에서 측정된 기술 척도

모아비율(child-woman ratio)
한 해의 임신가능 연령 여성 1,000명당 5세 미만 소아의 수

모집단(population)
특정 시점에 정의된 특성을 가진 모든 사람들

목표(goal)
공중보건 사업의 목표 또는 바라는 결과로 대개 사업의 이상적인 결과물을 반영

목표(objective)
공중보건프로그램의 목적을 성취하기 위해서 달성해야 하는 중요한 하위목적들을 포함하는 것으로 목적보다는 좀 더 구체적인 성과

목표 설정(goal setting)
가까운 단기 목표 또는 먼 장기 목표 설정

목표 소비자(target audience)
프로그램이나 개입활동이 대상으로 하는 개별 또는 여러 집단

무작위할당 임상시험(randomized clinical trial)
연구하고자 하는 요인(약물, 예방접종, 지역사회 혹은 공중보건 개입 등)을 조작하고, 연구 참여자를 실험군과 대조군 중 하나로 무작위할당한 후, 실험군에 치료법이나 개입방법을 적용, 연구참여자들이 그들이 속한 군을 모르도록 하는(눈가림법의 추가적 수준이 더해질 수도 있음) 역학적 연구방법

무작위할당 지역사회 시험(randomized community trial)
연구하고자 하는 요인(대중매체 홍보 등과 같은 지역사회 혹은 공중보건 개입)을 조작하고, 2개 이상의 지역사회를 실험군과 대조군으로 무작위 할당 한 후, 실험군으로 선정된 지역사회 전체에 개입방법을 제공하는 역학적 연구방법

문화(culture)
언어, 사상, 의사소통, 행동, 관습, 신념, 가치와 인종 제도, 윤리, 종교, 사회집단을 포함하는 인간 행동의 통합적 유형

문화 언어적 역량(cultural and linguistic competence)
문화적 상황 간에서도 효과적인 작업을 가능하게 하는 체계, 조직, 전문가들 사이에서의 알맞은 행동, 태도, 제

도의 총체

문화적 언어적 적합 서비스 표준(CLAS standards)
필요로 하거나 추천되는 문화적, 언어적으로 적합한 보건서비스를 알리고, 제시하고, 촉직할 수 있도록 미국 보건부 소수자건강국에서 발표한 관련 명령, 지침, 권유의 총합

물적 자원(material resources)
공중보건프로그램을 개발, 실행 및 평가하는데 필요한 유형의 물품

물적 자원관리(material resource management)
프로젝트에 필요한 물품과 물품의 양을 기획하는 것. 또한, 그것의 기능성을 보장하기 위해 장비에 필요한 정기적인 유지보수를 포함

미국 국가보훈처(US Department of Veterans Affairs, VA)
재향 군인을 위한 의료 보장 프로그램을 관리하는 연방기구. 정부 소유의 재향 군인 병원 및 클리닉에서 납세자 세금으로 치료를 제공

미세먼지(PM_{10})와 초미세먼지($PM_{2.5}$)(PM_{10} and $PM_{2.5}$)
각각 10마이크론과 2.5마이크론보다 작은 입자로 구성된 입자상 물질

바이어스, 편향(bias)
연구 요인과 건강상태의 연관성 결정에 있어 체계적인 오류를 일으키는 것

반복측정 분산분석(repeated measures ANOVA)
각각의 참여자에서 동일한 변수를 두 번 또는 그 이상 측정하여 그 평균들 간에 유의한 차이가 있는지를 검정하는 모수 통계 분석

발생률(incidence rate, I)
일정기간 특정 인구집단에서 새롭게 발생한 수를 같은 기간 동안 위험에 노출된 사람으로 나눈 수

발암(carcinogenesis)
정상세포의 암세포로의 변환

방사선(radiation)
원자들이 분리되어 안정성이 떨어지는 상태에서 보다 안정적인 상태로 바뀔 때 방출되는 에너지

방사선 핵종(radionuclides)
공기, 음식, 물 등 여러 곳에 존재하며 전리 방사선을 붕괴하고 방사하는 불안정한 원소

방사성 폐기물(radioactive waste)
방사성 물질을 만들어 내거나 이용하는 활동 중에 나오는 유독성 부산물

백분율(percentage)
분율에 100을 곱한 결과를 나타내는 수학적 용어

범위(range)
가장 큰 값과 가장 작은 값의 차이

변동 계수(coefficient of variation)
평균의 백분율로 표현한 표준 편차

변수(variable)
개인마다 다른 어떤 특성

변형 이론(transformational theories)
다양한 메커니즘을 통해서 변형적 리더십이 어떻게 추종자들의 동기, 사기, 성과를 향상시키는지를 설명하는 이론

변화 과정(processes of change)
변화단계를 진전시킬 수 있게 도와줌으로써 개인의 감정, 지식, 기술 또는 행태를 변화시킬 수 있는 의도적 또는 비의도적 활동

변화 수준(levels of change)
심리 치료로 해결할 수 있는 5가지의 연관되어 있지만 서로 다른 심리적 문제

변화단계(stages of change)
변화에 대한 개인의 준비 정도를 나타냄

변화를 위한 수행(practice for change)
정신적, 신체적으로 리허설을 함으로써 행태 변화를 돕는 것

변화의 강점과 약점 원칙(strong and weak principles of change)
행태를 바꾸기 위해서는 변화로 인한 장점이 단점보다 약 두 배 이상 커야 한다는 TTM의 개념

병인(agent)
질병이나 건강상태를 바꿀 수 있는 생물학적 도구, 화학적 요인, 물리적 개체, 영양성분, 물리적 힘

병충해 집중 관리(integrated pest management, IPM)
농장이나 사육장 수준에서 병충해 관리와 토양 비옥화를 위해 농약을 줄이고 병충해 관리를 향상시키고 생태계 기전을 최적화하려는 전략

보건교육(health education)
개인, 소집단, 지역사회에서 좋은 건강을 얻기 위해 자발적인 행태 변화를 유발하기 위한 방법

보건의료체계(health care system)
건강증진, 회복, 유지를 일차 목표로 하는 조직, 사람, 활동으로 이루어진 체계

보장 서비스 수(number of services covered)
특정 의료서비스나 장비에 대해 보장을 거부함으로써 보장을 범위를 제한하는 수단

보정률, 표준화율(adjusted rate)
표준화율이라고도 하며 인구집단의 이환율, 장애율, 사망률을 인구집단 간 비교가 가능하도록 혼란변수의 영향을 통계학적으로 제거한 율

복식 호흡(diaphragmatic breathing)
횡경막을 수축하여 폐와 위가 늘어날 수 있도록 하는 호흡

복제약 대체, 대체조제(generic substitution)
복제약은 상품명약과 용량, 안전성, 강도, 투입경로, 질, 작용 특성, 사용범위가 동일하거나 생물학적으로 동등한 약으로 화학적으로 동일하더라도 복제약이 훨씬 싼 가격에 팔리므로 상품명약을 종종 대체

복합경구피임제(combined oral contraceptives, the pill, COCs)
에스트로겐과 프로게스토겐 두 가지 호르몬이 있어 난소에서 난자 배출을 막는 피임제

본인 부담금(out-of-pocket payment)
환자가 의료서비스 제공자에게 직접 지불하는 비용

부호 검정(sign test)
짝지은 표본의 중앙값 간에 차이가 없다는 귀무가설을 검정하는 데 이용되는 비모수적 검정

분담금/공동 지불(co-payment, co-pay)
의료서비스를 이용할 때 마다 일정 부분을 피보험자가 지불하도록 하는 보험 정책에서의 지불 조건

분산분석(analysis of variance, ANOVA)
모수적 통계방법으로 자료의 총분산을 2개 이상의 구성요소로 나누고 분산의 서로 다른 원천의 기여를 검증하는 것으로 2개 이상의 평균에 대한 차이의 유의성을 검정하는 방법

분산분석(variance)
평균과의 차이를 제곱한 값의 평균

분석역학(analytical epidemiology)
원인 추정 요인과 건강상태의 원인적 관계를 밝히는 역학의 한 분야

분석적 학습(analytic learning)
사상가 인식과 관찰자 과정을 결합한 것으로 이런 유형을 선호하는 학습자는 사물에 대한 깊은 이해를 위해 지식지향이며 새로운 정보를 배우고 처리하는 것을 즐김

분율(proportion)
전체와 부분의 관계에 대해 다루는 수학적 도구

분율의 두 표본 z 검정(two-sample z-test of proportions)
표본데이터에서 표준편차를 얻을 수 있을 때 두 표본의 성공 비율 간의 차이에 대한 귀무가설을 확인하기 위해 z 분포를 가지는 변수를 사용하는 통계 검정

비(ratio)
두 난수 사이의 크기 관계를 나타내는 수학적 도구

비 척도(ratio scale)
사람, 사물, 장소, 물건을 유의미한 순서를 가지면서 동시에 동일한 간격을 가진 계급으로 나누는 데 사용된다는 점에서 구간 척도와 유사하지만, 구간 척도와 달리 비율 척도는 절대 0점을 가지는 척도

비교위험도(relative risk)
코호트 연구의 관련성 척도로 위험에 노출된 사람에서의 발생률과 위험에 노출되지 않은 사람에서의 발생률의 비로 표현됨

비동시 코호트 연구/후향적 코호트 연구(nonconcurrent cohort study)
과거 10~30년 전의 시점에서 연구대상자를 선택하고, 그들을 현재까지 다양한 방법으로 추적한 관찰 역학 연구

비모수 검정(nonparametric test)
자료 분포에 의존적이지 않아 그 분포가 정규분포가 아닌 때에 쓸 수 있는 통계적 검정(분포와 상관 없는 검정이라고도 불림)

비용(price)
개인이 행태를 변화시키면서 감내해야 하는 대가

비용분담(cost sharing)
수혜자에게 서비스 비용의 일정 부분을 지불하도록 요구하는 것으로 처방약의 경우, 주에서는 본인부담을 하지 않는다고 수혜자의 약을 거부할 수는 없으나 특정 의료급여 수혜자에게 명목상의 본인부담 부여

비용절감(cost containment)
의료서비스 제공 비용을 통제하고자 주도하는 것

비율(rate)
특정 인구집단에서 특정 시간 동안 사건(질병, 장애, 출생, 죽음 등)의 발생을 측정하는 수학적 도구

비의도적 상해(unintentional injury)
위해를 입히려는 의도없이 발생했다고 판단되는 상해

비점원 오염(nonpoint source pollution)
비나 눈 녹은 물이 오염물질이 포함된 땅을 통과할 때 발생하는 오염

비정부기구(non - governmental organization)
지역, 국가 혹은 국제 수준에서 조직되는 모든 비영리, 자발적 시민단체

비확률표본(non-probability sample)
대상 모집단의 각 구성원이 표본으로 뽑힐 확률을 알 수 없는 표본

빈도표(frequency distribution table)
표본이나 인구집단의 그룹에 따라 만든 표

사례보고(case report)
한 사람의 건강상태를 기술한 기술 역학 연구

사례연구/사례 학습(case study)
실제 또는 상상의 개인에 대한 정보를 제공하고 상세하게 토론, 분석하는 인지적 교수법

사례일련(case series)
몇 사람의 건강상태를 기술한 기술 역학 연구

사이코드라마(psychodrama)
전문배우(또는 배우그룹)가 청중들 사이에서 이슈에 대한 정서적 반응을 유도하기 위해 이슈와 관련된 장면을 연출하는 정서적 교육 방법

사전 승인(prior authorization, PA)
약사들에게 약을 조제하기 전에 주나 위탁계약자에게 승인을 받도록 요구하는 것

사전여과(prefiltration)
현탁된 고형분 함량과 원수의 탁도가 지속적으로 또는 주기적으로 높은 소규모 처리 시설에서, 모래 여과 전에 자갈 또는 다른 거친 물질로 하는 사전 여과는 현탁된 고형물의 부하를 줄이는 효과적인 수단

사회과학(social science)
인간 사회의 제도와 기능, 사회 구성원으로서 개인의 대인 관계를 다루는 과학의 한 분야

사회역학(social epidemiology)
건강의 사회적 분포와 사회적 결정요인을 검토하는 역학의 한 분야

사회의학(social medicine)
사회적, 경제적 요인이 건강과 질병에 어떻게 영향을 미치는지 이해하여 건강을 증진시킬 수 있는 사회적 조건을 만들 수 있도록 하는 의학의 한 분야

사회적 자유(social liberation)
건강한 행태를 촉진하는 사회적 기회를 확대하는 변화과정

사회체계(social systems)
공통의 목적과 목표를 향해 협력하는 지역사회 구성원, 집단, 조직과 같이 상호 연결된 단위들의 집합

사후 검정(post hoe tests)
분산분석을 시행하고 유의한 효과에 대한 결과를 얻었을 때 수행하는 통계 검정으로 어떤 그룹이 다른 그룹과 유의미하게 다른지를 결정함

산성비(acid rain)
황산과 같은 오염물질이 공기중의 물방울과 결합하여 물을 산성화 시키는 것

산출(outputs)
프로그램 관리자의 목적과 목표를 달성하기 위하여 지역사회에서 변화가 일어나도록 구성원과 인프라에 제공된 서비스나 물품

삶의 질(quality of life)
개인 또는 집단에서 자신들의 요구가 충족되고 있으며 행복과 성취를 추구할 수 있는 기회가 거부되지 않고 있다는 인식

삼차 예방(tertiary prevention)
질병이나 손상 이후 상태를 관리하고 추가 합병증을 줄이기 위한 노력

상관성 연구(correlational study)
동일한 기간동안 서로 다른 집단 또는 서로 다른 기간동안 동일한 인구집단에서 인구집단 전체에 대해 질병, 건강상태의 빈도를 비교하는 기술 역학 연구

상대도수(relative frequency)
분율로 제시된 각 그룹에서의 빈도

상식학습(commonsense learning)
사상가 인식과 실행자 과정을 결합한 것으로 이런 유형을 선호하는 학습자는 술기 지향이며 새로운 정보를 배워 적용하는 것을 즐기고 적극적 문제해결에 관여

상위부처(umbrella agency)
주 혹은 지역 보건복지부처럼 다양한 보건의료서비스에 대한 책임을 지는 기관으로 여기에는 메이케이드, 공적부조, 장기요양, 정신보건 및 약물남용관리 서비스 등이 포함됨

상자 수염 그림/상자그림(box and whisker plot)
자료의 분포를 중위수와 사분위수를 이용하여 4개 부분으로 구분하여 보여주는 그림

상호결정요인(reciprocal determinism)
행태, 인지와 개인적 요인, 환경적 계기나 사건, 이들 세 요인 간 상호작용의 결과로 인간의 기능이 작용한다는 사회인지이론의 전제

상호작용(interaction)
두 요인 간에 한 요인의 변화에 대응한 다른 요인의 변화가 그 요인의 다른 수준에 대한 대응과 차이가 나는 것

상황 관리(contingency management)
특정 행동에 대한 긍정적 또는 부정적 경험이 강화로 작용하는 변화 과정

상황이론(contingency theories)
리더십은 여러 요인의 조합에 의존한다는 생각에 뿌리를 둔 이론

생물증폭(biomagnification)
먹이사슬 그물이나 영양 섬유에서 생물축적 과정의 통합적인 효과

생물통계학(biostatistics)
생물학, 의학, 공중보건에서 사용하는 통계학

생물축적(bioaccumulation)
환경적, 생리적 변화에 반하여 어떤 화합물이 유기체에 들어가고 쌓이는 것

생산물(product)
사회마케팅 켐페인으로 촉진되는 행태와 행태변화로 인한 이익

생태학적 모형(ecological models)
생물학적 요인, 행태적 요인, 사회적 요인, 문화적 요인, 조직적 요인, 환경적 요인 모두가 개인과 지역사회 건강에 영향을 미친다고 보는 설명틀

서비스 이용기간(duration of services)
방문 수 또는 대상 일 수를 제한하는 급여범위 제한 방법

선택 바이어스(selection bias)
연구에 참여한 사람이 참여하지 않은 사람과 체계적으로 다를 때 발생하는 체계적 오류

선행조건 특화 조항(condition-specific preexisting conditions clause)
선행 의학적 상태에 따라 급여를 거부할 수 있는 급여제한 방법

선호 약품 목록(preferred drug list, PDL)
사전승인없이 제공가능하도록 주 메디케이드 프로그램에서 제공하는 처방약품 목록으로 그 이외의 의학적으로 필요한 약품들은 사전 승인 요청 필요

선호공급자조직(preferred provider organization, PPO)
1980년대에 전면에 등장한 MCO의 한 형태로서, PPO는 구매자들에게 네트워크 내 진료를 이용하는 대가로 할인을 제공하는 공급자 네트워크

설문조사(survey)
데이터를 수집하고 선택된 모집단 그룹에 대한 변수로 줄이기 위해 개발된 도구

성별 특수율(sex-specific rate)
특정 기간에 성별에 따라 발생한 이환율, 장애율, 사망률 등을 측정하는 수학적 도구

세계 보건(global health)
세계의 모든 사람에게 영향을 미치는 건강문제와 해결방법에 대한 연구

세계화(globalization)
개인이나 조직이 국가 간 수준에서 상호작용하거나 영향을 주게 되는 과정

세번째 인구학적 주기(third phase of the demographic cycle)
출생률과 사망률이 상당히 낮은 기간으로 안정적인 인구증가율을 보이며 소아 사망률의 지속적인 감소로 부모가 안심하고 아이를 적게 가질 수 있음

소독/살균(disinfection)
물의 미생물량을 줄이기 위한 여러가지 물리적 또는 화학적 방법으로 물리적 방법에는 끓이기, 자외선 조사 등이 있으며; 화학적 방법에는 오존첨가, 염소 및 부산물 첨가 등이 있음

소비자 지향(consumer orientation)
사회마케터가 의도하거나 설득하고자 하는 소비자의 태도, 믿음, 가치, 행동을 이해하는 것

소음공해/환경소음(noise pollution)
사람이나 기계에 의해 생성되어 환경 스트레스 요인으로 작용할 수 있는 원치 않는 소리

소음 완화/저감(noise mitigation)
달갑지 않은 환경소음을 줄이기 위한 전략

소인성 요인(predisposing factors)
행태에 대한 이유 또는 동기를 제공하는 행태 변화의 선행조건

수용량(dose received)
참여자의 참여도, 상호작용, 수용도, 추천자원 활용, 만족도, 담당자와의 상호작용과 같은 만족도 영향요인의 정도를 측정하는 과정 평가의 유형

수용률(rate of adoption)
대개 "S" 형을 나타내며, 얼마나 빠르게 혁신이 일어나는지를 의미

수용자 분류(adopter categories)
혁신 수용의 시간에 기초한 혁신자, 조기수용자, 조기주류, 후기주류, 느림보의 다섯가지 분류

수유 무월경 방법(lactational amenorrhea method, LAM)
아직 월경이 돌아오지 않은 출산모에게 임시로 적용할 수 있는 피임법으로 6개월 미만 영아에게 밤낮으로 완전

모유수유 필요

수질오염방지법(Clean Water Act)
수질오염을 일차적으로 관장하는 미국 연방법으로 1972년에 통과되어 대량의 독성물질 배출 제거와 1985년까지 추가적인 수질오염 제거 목표를 세우고 1983년까지 스포츠와 오락을 위한 수상표면의 기준 보장

숙주(host)
감염된 개체로 역학에서는 사람을 지칭

순서척도(ordinal scale)
사람, 사물, 장소, 물건을 유의미한 순서를 가진 범주로 분류하는데 사용하는 척도

순응 동기(motivation to comply)
중요한 사람의 의견을 얼마나 가치있게 생각하는지에 대한 개인의 평가

순재생산율(net reproduction rate, NRR)
어떤 연도의 연령별 출산율과 사망률에 따라 평생 한 여성으로부터 태어날 평균 여아 출생아수

스모그(smog)
차량과 산업에서 방출되는 질소 산화물(NO_2) 및 운송수단, 용제 및 공업시설에서 방출되는 휘발성 유기화합물(VOCs)과 같은 오염 물질과 햇빛 사이의 광화학 반응에 의해 형성되는 독성 부산물을 설명하기 위해 새롭게 연기(smoke)와 안개(fog)의 조합으로 만들어진 혼성어

시각 학습자(visual learners)
그림, 그래프 심볼, 폴로챠트 등 시각 매체의 정보를 보고 가장 잘 배우는 사람들

시골(rural)
도시화된 지역 및 도시권 외부에 위치한 모든 구역, 인구, 주택

시뮬레이션(simulation)
개인이 친숙하지 않은 시나리오에서 다른 역할을 수행하는 다른 사람과 함께 부여 받은 역할을 수행하는 정서교육 방법

시스템 사고(systems thinking)
어떤 문제든 광범위하고 역동적인 시스템 내에서 문제를 해결하려는 독특한 접근방법으로 시스템 사고는 단순히 문제와 관련된 결과에만 초점을 두지 않는 대신, 전체 시스템을 특징 짓는 요소들 간의 관련성, 관계, 상호작용 및 행동에 대한 더 깊은 이해를 추구함

시점 유병률(point prevalence rate)
특정 시점에서 질병의 총 환자수(기존환자와 신규환자)를 동일한 시점에 해당 질병에 걸릴 위험에 노출된 총 사람 수로 나눈 값

신뢰성(reliability)
시간이 지나도 측정이 일관성을 유지할 수 있는 능력

신생아 검진(newborn screening)
혈액검사, 탠덤 량분석기(MS/MS) 및 기타 방법 등을 통해 정상적인 발달을 저해할 수 있는 장애에 대해 생후 몇일간 신생아의 장애를 진단하는 방법으로 일반적으로 검사하는 질환으로는 낭포성 섬유증, 페닐케톤뇨증, 겸상적혈구질환, 청각장애, 선천성 심장질환 등

실내 공기 오염(indoor air pollution)
특히 인간이 거주하는 건물 안 공기의 오염

실외 대기오염(outdoor air pollution)
건물 외부의 공기 오염

실천(action)
개인이 의미있는 행동변화를 적어도 한달에서 여섯달간 유지하는 상태

실험(experiment)
이전에 시도한 적 없는 가설 또는 방법에 대해 통제된 조건에서 검증하는 것

실험 연구/개입 연구(experimental studies)
예방접종, 교육과 같은 변수를 조작하여 질병이나 건강상태에 주는 영향을 연구하는 역학 연구의 한 분야

심상요법(guided imagery)
개인이 편안하게 하는 사건이나 설정에 집중하도록 하여 이완상태가 되도록 하는 스트레스 감소 기법

쓰레기 매립지(landfills)
재활용이 되지 않는 고형쓰레기를 압축하여 보간하는 적절하게 고안, 구축, 관리하는 시설

약물 남용(drug abuse)
신체적, 사회적, 법적, 기타 문제를 일으킬 수 있는 방법으로 약물을 복용하는 것

약물 오용(drug misuse)
약물을 의도와 다르게 쓰는 것

양(yang)
고대중국에서 남성과 관련된 원리

양적변수(quantitative variable)
측정하고 관찰할 수 있으며 숫자의 형태로 다른 값을 표현할 수 있는 변수

업무 활동 제한이나 직무 이전(restricted work activity or job transfer)
사용자 또는 의료 전문가가 근로자를 담당 직무의 통상적 기능들을 이행하지 않도록 권장하거나 상해나 질환 발생 전에 해당 근로자가 처리하기로 되어 있었던 전일 근무를 삼가도록 권장하는 것

업무관련 상해(work-related injury)
업무환경에서의 사건이나 노출로 새로 발생했거나 기존의 상태가 악화된 상해나 질환

여성 콘돔(female condoms)
얇고 투명하고 부드러운 플라스틱 필름으로 만들어져 질 안쪽에 느슨하게 닿는 막 또는 안감으로 정자와 난자가 만나는 것을 방해

여성 피임/나팔관 결찰술(female sterilization, tubal ligation)
나팔관을 막거나 자르는 영구피임술

역량(capability)
행태를 실천하기 위한 신체적, 정신적 강인함과 기술, 활력

역량(competence)
소비자와 지역사회의 문화적 믿음, 행동, 필요가 드러난 상황에서 효율적으로 기능할 수 있는 개인 및 조직의 능력

역조건 형성/역조건화(counterconditioning)
개인이 오래되거나 불건강한 행동을 새로운 건강행동으로 대체하는 변화 과정

역학(epidemiology)
시간, 공간, 사람에 따른 건강관련 조건, 행태, 요인의 분포와 인구집단 건강의 선행조건 및 원인을 밝혀 예방과 개입을 기획할 수 있도록 하는 지역사회와 공중보건을 다루는 과학 분야

역학적 삼각형(epidemiological triad)
감염성 질환의 전파에 있어 병원체, 숙주, 환경이 함께 작용한다고 보는 모형

역학적 전이(epidemiological transition)
감염성 질환에서 만성퇴행성 질환으로 이환율, 사망률의 주요 원인 변화

역할극(role-play)
개인이 친숙한 시나리오에서 다른 역할을 수행하는 다른 사람과 함께 부여 받은 역할을 수행하는 정서 교육 방법

연관성/상관관계(correlation)
한 무작위 독립변수와 종속변수의 연관의 강도를 측정하는 통계학적 분석

연구가설(research hypothesis)
두 개 또는 그 이상의 변수들 간의 관계에 대한 설명이나 추정을 제안하는 것

연령별 생식률(age-specific fertility rate, ASFR)
특정 연도에 특정 연령군 여성으로부터 태어난 출생수로 대개 중간날의 5세 연령군 1,000명당 산출

연령별 특수율(age-specific rate)
특정기간에 특정 연령군 인구집단의 이환율, 장애율, 사망률을 구한 수학적 값

연소(combustion)
쓰레기의 부피를 줄이기 위한 통제된 불태우기로 때로는 증기, 전기와 같은 유용한 에너지로 회복

연합(coalitions)
같인 이유로 모인 사람들의 집단

영아 사망률(infant mortality rate, IMR)
어떤 해의 1세 미만 사망 수를 그 해의 총 출생아 수로 나눈 값

영양 오염(nutrient pollution)
물(또는 공기)에 존재하는 과량의 질소와 인으로 인해 발생하는 오염

영향 평가(impact evaluation)
건강증진 개입의 즉각적이거나 단기 영향을 가늠하는 평가

예방의학(preventive medicine)
건강증진, 질병 예방, 장애 제한과 재활에 대한 기예(과학이자 예술)

예방접종(vaccination)
면역을 얻게 하여 특정 질병으로부터 보호될 수 있도록 죽거나 약독화된 미생물을 인체에 접종하는 것

예비 저장(preliminary storage)
저수지에 예비 저장을 하는 것은 지속적인 물 공급을 보장하고, 부유 물질의 일부를 침전시키는 경제적인 수단이 될 수 있으며 예비저장만으로도 기생 유기체의 수 감소 가능

예산(budget)
어떤 프로젝트를 위해 설정된 기간동안 수익과 비용의 예측

온실 가스(greenhouse gases)
유리판이나 온실에 의한 작용과 같이 열이 우주로 빠져나가지 못하도록 따뜻한 가스를 잡고 있는 것

온실 효과(greenhouse effect)
태양으로부터의 흡수에너지와 지구로부터의 복사에너지 간 균형을 맞추기 위해 복사에너지가 훨씬 차갑고 구름과 같은 대기에 많은 부분이 흡수되어 지구로 재복사되는 과정

옹호(advocacy)
호의 또는 특정 법에 반하는 지지 결집

외부 피폭(external exposure)
공기 중의 먼지, 액체, 연무와 같은 방사성 물질이 피부나 옷에 쌓여 일어나는 전리방사선 노출

요가(yoga)
요가라는 말은 '통합'을 뜻하는 산스크리트어에서 유래하였는데 자기와 환경의 조화를 유지하기 위해 신체적 심리적 수행을 포함하는 삶의 방식의 일부분

요구 평가(needs assessment)
표적 인구의 요구를 확인하고, 분석하며, 우선순위를 설정하는 과정

운동감각성 학습자(kinesthetic learners)
실제나 모의 연습으로 가장 잘 학습하는 유형

원 헬스/모두의 건강(One Health)
의학, 수의학, 생태학과 같은 몇 가지 분야를 아우르며 사람, 동물, 생태계를 연계하는 다분야 협력

원인별 특수율(cause-specific rate)
특정 기간동안 특정 원인에 의한 이환율, 장애율, 사망률의 수학적 산출치

월 주사제/복합호르몬주사제(monthly injectables,combined injectable contraceptives, CICs)
매월 에스트로겐과 프로게스토젠을 함유한 제재를 근육에 주사하여 난소에서의 배란을 막는 것

위임 유형/무한자유 유형(delegative style)
아랫사람에게 결정권한을 허락하는 지도자로 모든 결정의 궁극적인 책임은 지도자가 지며 권력이 지도자 개인에게 있지 않고 집단에게 주어지며 리더 역할은 집단 내에서 공유

유사실험 연구(quasi-experimental study)
연구하고자 하는 요인(약물, 예방접종, 지역사회 혹은 공중보건 개입 등)을 조작하나, 실험군과 대조군 사이에 무작위할당을 하지 않는 역학적 연구방법

유의수준(alpha, α)
귀무가설이 참인데도 기각할 확률

유의수준(level of significance)
귀무가설이 참일때 귀무가설을 기각할 확률

유전독성(genotoxicity)
세포내 유전적 손상을 일으키는 살충제, 농약과 같은 성분의 작용

유지 단계(maintenance)
개인이 6개월 이상 의미 있는 행동 변화를 유지하는 단계

유해 동식물(pests)
원치 않는 곳에서 발생하거나 작물, 인간 또는 다른 동물에 피해를 유발하는 생물로 예를들어 곤충, 쥐, 그외 동물이나 원치 않는 식물(잡초), 곰팡이, 미생물 등

음(yin)
고대중국에서 여성과 관련된 원리

응고(coagulation)
화학물질을 투여하여 미세한 부유물질을 흡수체, 거대 침전물 형성으로 제거하는 것으로 화학물질은 응고제로 부유물질과 결합체를 생성하여 가라앉아 바닥에 모임

응급피임약(emergency contraception)
프로게스토겐만으로 구성된 피임약으로 성관계로부터 5일까지 유효

의도적 손상(intentional injury)
본인 또는 다른 사람이 의도적으로 가한 것으로 보는 손상

의도하지 않은 임신(unintended pregnancy)
시간을 못 맞추었거나 계획에 없거나 원치 않는 임신

의료보험거래소(health insurance exchanges)
의료보험안을 조직, 승인하고 원스탑 쇼핑으로 정확히 보여주어 보험업계에서 판매하는 주에서 운영하는 조직으로 보험안은 주로 고용자가 제공하는 의료보험이 없는 사람들을 대상으로 제공

의무조항(mandate)
건강보험개혁법(ACA)과 관련하여 거의 모든 미국 시민과 합법적 거주자가 건강보험에 가입하거나 벌금을 지불해야 하는 법적 요구 사항

의사결정 균형(decision balance)
특정 행동에 대해 장단점을 저울질하는 것

의사소통 수단(communication channels)
두 사람 이상의 개인에게 정보가 공유되는 방식

이민자(immigrants)
더 나은 삶, 영구적인 거주지, 시민권을 찾아 다른 나라에서 이주한 사람

이식형 피임기구(implants)
프로게스토겐만으로 구성된 피임약으로 작고 유연한 막대 또는 알약으로 상완 피부아래에 삽입하며 자궁경부 점액을 찐득하게 만들어 정자와 난자가 만나는 것을 방해

이차 발병률(secondary attack rate)
잠복기 내에 질병에 노출되어 질병이 발병한 사람의 수를 첫 번째 환자에 노출된 총 사람 수로 나눈 값

이차 예방(secondary prevention)
질병과 손상을 발생 초기에 발견하고 치료하려는 노력

이차자료(secondary data)
기존 존재하는 보고서, 상업적으로 이용가능한 데이터뱅크, 출판된 논문들로부터 얻어진 자료

이해당사자(stakeholders)
프로그램에 관심이나 관계가 있는 개인

인과관계(cause-and-effect relationship)
연관의 강도, 근거의 일관성, 특이성, 시간적 순서성, 생물학적 용량 반응, 생물학적 타당성, 일관성, 실험적 증거, 유사성의 주요 범주를 만족할 때 독립변수와 종속변수의 관계

인구동태통계(vital statistics)
출생(또는 출생률), 사망(또는 사망률), 결혼 및 이주에 대한 기록

인구집단 건강(population health)
특정 집단 구성원으로 규정하거나 또는 규정할 수 없는 어느 집단의 건강수준을 의미하며, 조직화 되거나 조직

화 되지 않은 방법들에 의한 인구집단의 건강을 위한 노력과 여건을 의미

인구집단 기여위험도(population attributable risk)
전체 인구집단의 건강결과 발생률과 비폭로군의 건강결과 발생률의 차이를 전체 인구집단의 발생률로 나누어 준 것

인구학적 네번째 주기(fourth phase of the demographic cycle)
나라의 총 인구수가 침체되거나 실제로 감소하는 시기로 출생에 비해 사망수가 많은데 기인하며 인구구조상 노인인구가 더 많음

인구학적 주기(demographic cycle)
지리학적으로 정한 지역에서 인구집단의 시간에 따른 발전/진화

인구학적 지표(demographic indicators)
전체 인구를 분모로 하여 계산한 지표(국내총생산, 일인당 식품소비량, 일인당 온실가스 배출량)

인구학적 첫번째 주기(first phase of the demographic cycle)
높은 출생률과 사망률 그리고 적은 인구로 이뤄진 시기(높은 출생률과 사망률로 상대적으로 총 인구수는 정체되어 고정체기라고도 함)

인력(human resources)
공중보건사업 기획, 실행, 평가에 개인이 쏟는 시간과 노력

인력 관리(human resource management)
사업 진행 과정에서 계획한 업무수행을 위해 얼마나, 어떤 기술 수준의 사람이 필요한지 기획하고 사업에 참여하는 인력의 필요에도 주목

인지된 감수성(perceived susceptibility)
개인이 어떤 특정 행태를 하거나 하지 않을 경우 질병이 발생하거나 질병으로 인한 위해한 결과를 경험할 것이라는 개인의 믿음

인지된 규범(perceived norms)
개인이 특정 행동을 하게끔 또는 하지 않게끔 느끼게 하는 전체적인 사회적 압력

인지된 심각성(perceived severity)
질병 또는 위해한 상태의 결과로부터 생길 수 있는 위해의 정도 또는 심각성에 대한 개인의 믿음

인지된 유익성(perceived benefits)
질병의 위험을 증가시킬 수 있는 행동을 지속하는 것 보다 질병 위험을 줄이기 위한 조치를 취하는 것이 이점이 있다는 개인의 믿음

인지된 장애(perceived barriers)
개인이 어떤 행태를 취하고자 할 때 직면하는 것으로 믿는 장애

인지된 촉진요인과 장애요인(perceived facilitators and impediments)
행태를 촉진, 가능, 강화하거나 반대로 장애물이 되는 실제적이고 인지된 환경요인

인지된 통제력(perceived power)
주어진 촉진요인과 장애요인 하에서 특정 행태를 실천하기가 얼마나 쉽고 또 어려운지에 대한 개인의 인지

인지된 행동 조절(perceived behavioral control)
자신의 행동을 스스로 조절할 수 있고 스스로 특정 행태를 취할 수 있다는 개인의 신념

인지학습법(cognitive methods)
논리적 방법으로 새로운 정보를 수집하도록 하는 교수법(비편향 정보 학습법)

일반출산율(general fertility rate)
한 해의 15~49세 여성 1,000명 당 출생아 수

일선 정책 실행자(street-level policy implementers)
자신이 설계하지 않은 정책의 일선에서 일하고 있는 서비스 제공자로서, 그들만의 우선순위에 따라 정책을 재해석 하고 지침을 수정할 수 있는 어느 정도의 자율성을 가지고 있음

일일 섭취 허용량(tolerable daily intake, TDI)
주목할 정도의 건강 위험없이 평생 음식과 물로 섭취할 수있는 물질의 양의 추정치(mg/kg으로 표시)

일차 예방(primary prevention)
질병과 손상이 발생하기 전에 그것을 막으려는 노력

일차보건의료(primary health care)
실용적이며 과학적이고 사회적으로 수용할 수 있는 방법과 기술을 바탕으로, 국가와 지역사회가 감당할 수 있는 비용으로 접근 가능한 필수보건의료서비스

읽기/쓰기 학습자(reading/writing learners)
정보를 읽고 그것을 요약하거나 자신의 언어로 기록하면서 가장 잘 학습하는 사람

자궁내 피임기구(intrauterine device, IUD)
자궁 안에 넣는 작고 유연한 플라스틱 기구로 구리선이 있거나 레보노르게스트렐을 지속적으로 소량 분비(구리 복합물은 정자에 손상을 주어 수정 방해, 레보노게스트렐은 자궁막 증식 억제)

자극 조절(stimulus control)
불건강한 행태를 유발하는 오래된 계기들은 회피하고 건강한 행태를 유발하는 새로운 계기들을 획득하는 변화 과정

자기 효능감(self-efficacy)
특정 행태를 취하거나 행태를 취하기 위한 장애를 극복할 능력에 있어서, 개인이 가지는 믿음 또는 자신감

자기재평가(self-reevaluation)
개인이 자아의 개념(self-concept)을 평가하고 문제 행동의 유무에 따라 그들의 삶이 어떻게 달라질지 상상하는 변화 과정

자기해방(self-liberation)
행태를 변화시키는 선택과 변화에 몰두할 수 있는 감각을 개발하는 변화 과정

자원(resource)
공중보건프로그램을 기획, 실행 및 평가하는 데 필요한 유형 또는 무형의 인적, 재정적, 물질적 또는 지역사회의 자산

자유방임 유형(laissez-faire style)
다른 사람의 일에 간섭하지 않고 방임적으로 접근하는 지도자로 지도자는 매일의 의사결정에 거의 관여하지 않으며 하급자는 자신이 최선이라고 생각하는 것에 대한 의사결정 자유 확보

자체 보험(self-insured)
고용주가 근로자들로 인해 발생하는 모든 의료비용을 직접 지불하기 위해 따로 자금을 마련하여 의료비용을 관리

작용 임계값(action threshold)
유해동물 또는 환경조건이 총생산에 심각한 경제적 위협이 될 것으로 보여 통제활동을 시작해야 할 수준

잠복기(incubation period)
감염원이 들어와서 처음으로 증상을 나타날 때 까지의 시간 간격

장기적 추세/시계열 변화(secular trends)
장기간에 걸쳐 발생하는 건강상태 변화

장소(place)
행태를 수행하거나, 생산물을 획득하거나, 서비스를 받기 위해 반드시 가야만 하는 장소

장애보정생존연수(disability-adjusted life year, DALY)
장애를 갖고 사는 시간과 조기사망으로 잃은 시간을 계산하는 복합 측정치

재원(financial resources)
공중보건사업 기획, 실행, 평가를 위해 모은 보조금, 기증품, 재화 및 서비스 판매, 기부와 같이 다양한 출처의 돈

재원 관리(financial resource management)
사업 전반에서 돈이 얼마나 필요로 할 지, 목표달성을 위한 돈을 어떻게 마련할 것인지, 사업과정에서 적합한 데 돈이 쓰이도록 기획하는 것

재해 관리(disaster management)
자연재해 또는 인재의 영향을 대비하거나, 대응하거나, 완화하거나, 수리하기 위해 필요한 정책, 행정명령, 실무

재해 대비(disaster preparedness)
재해 발생 시 인명과 손실을 최소화하기 위한 활동

재해 대응(disaster response)
재해의 영향과 장기결과를 줄이기 위한 조화된 다기관 대응

재해 회복(disaster recovery)
의료와 재활서비스를 제공하기 위한 기반을 재구축하는 재해 관리의 마지막 단계

재활용(recycling)
새로운 재료나 제품을 생산하기 위하여 버려진 물건(예를 들어 유리, 금속, 플라스틱, 종이)을 수집, 재처리, 재가공하는 과정

전달량(dose delivered)
개입이나 제공된 구성요소에 있어 계획 대비 제공된 수량이나 숫자를 측정하는 과정 평가의 유형

전염병(contagious disease)
접촉으로 쉽게 전파되는 감염이 잘 되는 질환

전일종사노동(full-time equivalent, FTE)
종사자의 업무량을 보여주는 단위로 주당 0~40시간을 0~1로 표시

전향적 코호트 연구(prospective cohort study)
연구시작 시점에서 연구 요인에 대한 폭로 여부를 선택하고, 수년의 시간동안 다양한 방법을 활용하여 추적하는 관찰 역학 연구

점 오염원(point source pollution)
파이프나 수로와 같이 식별가능한 특정 원천에서 발생하는 오염

점 추정치(point estimate)
모집단의 모수에 해당하는 단일 값의 추정치

점진적 근육 이완(progressive muscle relaxation, PMR)
몸 전체가 이완된 상태가 될 때까지 몸의 근육을 긴장시키고 이완시키는 스트레스 해소 기술

정감적 교육법(affective methods)
감정을 떠올림으로써 새로운 정보를 수집하는 교육법

정관절제술(male sterilization, vasectomy)
고환에서 정자를 운반하는 관을 막거나 잘라내어 영구적으로 피임하는 것

정규분포(normal distribution)
종 모양의 곡선을 따르는 자료분포의 원형

정렬된 배열(ordered array)
가장 작은 값부터 가장 높은 값까지 정리되어 나열된 자료

정보 바이어스(information bias)
면담자가 환자와 대조군을 식별할 수 있을 때 발생할 수 있는 체계적인 오류

제 1종 오류(Type I error)
귀무가설이 사실일때 그것을 기각하는 것

제 2종 오류(Type II error)
귀무가설이 거짓일때 그것을 기각하지 않는 것

제안요청서(request for proposals, RFP)
교부금 수여기관이 제공하는 일련의 가이드라인으로 교부금 수여기관이 자금을 지원할 프로젝트의 종류와 교부금 신청을 위한 방법의 대강을 설명함

제재 규범(injunctive norms)
개인이 가장 중요한 사람이 자신이 어떻게 행동하길 바란다고 가늠하는 것

조사망률(crude death rate)
주어진 인구집단에서 한 해동안 모든 원인의 사망자 수를 중간의 인구수로 나눈 값

조율(crude rate)
특정기간의 특정 인구집단의 사건발생 수를 요약하여 보여주는 수학적 값

조출생률(crude birth rate)
한 해동안 1,000명당 출생아 수

종료 단계(termination)
의미 있는 행태변화가 지속되어 불건강한 행태가 다시 일어날 가능성이 없어지는 단계

종합 평가(summative evaluation)
프로그램의 효능과 효과에 대한 정보를 얻기 위한 과정, 영향 및 결과 평가를 포함하는 평가의 한 유형

주 어린이 건강보험 프로그램(State Children's Health Insurance Program, S-CHIP)
1997년에 시작된 정부 프로그램으로, 가족이 메디케이드 자격을 얻기에는 소득이 많지만 민간 건강보험을 구매하기는 어려운 어린이를 대상으로 하며 S-CHIP와 메디케이드는 종종 유사한 행정 및 재정구조를 공유

주관적 규범(subjective norms)
자신의 삶에서 가장 중요하게 생각하는 사람이 자신이 어떻게 행동하기를 바라는지에 대한 개인적인 평가

주기적 변동(cyclical fluctuations)
몇 년에 걸쳐 일어나는 건강상태의 변화

준비단계(preparation)
행동 변화를 위해서 계획을 세우고 있지만 아직 행동은 일어나지 않은 단계

줄기-잎 그림(stem and leaf display)
일반적으로 마지막 숫자인 잎과 나머지 숫자로 구성된 줄기로 각 자료값을 나눈 그래프

중심 극한 정리(central limit theorem)
인구집단이 정규분포하거나 비정규분포 인구집단에서 큰 표본을 뽑았을 때 표본의 평균은 정규분포하며 표본의 평균은 인구집단의 평균과 일치

중앙값(median)
자료에서 가장 가운데 있는 값

중앙값 검정(median test)
동일한 중앙값을 갖는 모집단에서 얻어진 두 개의 독립 표본에 대한 귀무가설을 검정하는 데에 쓰이는 비모수적 검정방법

중재 기능(intervention function)
중재에서 적용한 행태 변화 과정의 광범위한 유형

중재 도달범위(reach)
중재에 참여하는 의도된 우선순위 대상자의 비율

중재방법(intervention method)
하나 이상의 중재 기능을 실행하기 위한 실제적인 과정으로 관찰 및 복제 가능한 것

지각 상승(consciousness raising)
문제 행동, 질병, 상태에 대한 이해 및 인식을 증가시키는 변화 과정

지구온난화(global warming)
지표면과 대류권의 평균 온도 상승으로 지구 기후 양상에 변화 유발 가능

지속 관찰(continuous monitoring)
사회마케터가 실행한 것에 대해 지속 또는 조정 여부 결정을 위해 계속적으로 시행하는 평가

지식(knowledge)
위험이 있거나 이익을 가져오는 행동을 하거나 하지 않는 것에 대한 개인의 인지

지역사회(community)
동일한 관심사와 특징을 공유하는 개인의 모인 집단

지역사회 구축(community building)
개인이 자신들의 공통의 문제발견, 목표설정, 자원동원, 목표달성을 위한 전략개발과 적용을 위해 하는 모든 지역사회를 창조하고 향상시키는 과정

지역사회 기반 일차예방 개입(community-based primary prevention intervention)
개인, 집단, 조직 변화를 위해 사용하는 다양한 개입으로 종종 정책과 환경변화를 위한 전략을 포함

지역사회 동원(community mobilization)
지역사회 사정, 기획, 적용, 평가에 영향을 받는 지역사회 구성원이 참여하는 것

지역사회 보건(community health)
특정 개인모임의 바람직한 건강 증진, 보호, 유지를 위한 노력

지역사회 역량(community capacity)
사회적, 공중보건 문제를 찾고, 움직이고, 해결하는데 영향을 주는 지역사회의 특성. 공중보건 목표와 관련된

지역사회와 개인의 변화에 영향을 주는 전파가능한 지식, 기술, 체계, 자원의 배양과 이용

지역사회 자원(community resources)
공중보건 프로그램의 기획, 실행, 평가를 위해 지역사회에서 제공할 수 있는 모든 자산

지역사회 자원 관리(community resource management)
지역사회에서 프로젝트를 위해 어떤 자산이 필요하고 어떤 관계가 필요한지 기획하는 것

지역사회 조직화(community organization)
지역사회 소집단의 공통 문제와 목표 발굴, 자원 동원, 목표달성을 위한 전략 개발과 실행의 종합적인 과정

지역사회 준비상태/준비도(community readiness)
건강증진, 보호, 유지를 위한 프로그램 및 개입 실행, 정책 및 법규 제정, 환경구조 구축에 대한 지역사회의 자발적인 뜻

지역사회 진단(community diagnosis)
하나 또는 그 이상의 지역사회에서 직면한 건강문제 확인

지역사회의학(community medicine)
지역사회에서 개인이 아닌 인구집단 대상의 의료를 다루는 의학의 한 분야

지지관계(helping relationships)
목표달성을 가능하게 하려는 사람들과 관계를 맺고 상호작용하는 변화 과정

지하수 오염(groundwater pollution)
유해물질이 물에 녹아 토양에 스며든 오염

직업안전보건법(Occupational Safety and Health Act, OSHA)
연방정부와 민간 부문의 직업 안전 및 보건을 다루는 미국의 주요한 연방법으로, 1970년 의회에서 제정된 이법의 주요 목표는 직업 보건 및 안전을 위한 최소 기준을 수립하고 일정한 안전 점검을 도입하는 것

직접 교섭(direct lobbying)
법안 문구에 영향을 주기 위해 법안 초안 및 개정안 작업에 참여하는 정부관료와 의사소통을 시도하는 것

직접 비용(direct costs)
공중보건사업의 실제 기획, 실행, 평가에 필요한 비용

질외 사정(withdrawal, coitus interruptus)
정액과 외음부의 접촉을 피하기 위해서 사정 전에 음경을 질에서 빼는 것

질적변수(qualitative variable)
숫자로 직접 측정할 수 없는 어떤 특성에 대한 정보를 전달할 수 있는 변수

집단면역(herd immunity)
상당수의 사람들이 면역을 갖고 있어 질병 전파가 느려져 예방접종을 하지 않은 사람도 보호받는 형태의 면역

짝짓기(matching)
연령, 성, 인종 또는 다른 변수 등에서 환자군과 유사한 대조군을 선택하는 과정

참가자 모집(recruitment)
개인 또는 조직 차원에서 참가자들에게 접근하고 참가를 유도하는데 이용되는 절차

참여 대화(participatory dialogue)
공중보건 실무자와 대상 집단 구성원이 특정 행태의 장단점에 대해 논의하고 장점을 향해 균형을 잡아가는 대화, 소통

참여 방식/민주적 방식(participative style)
리더는 의사결정 과정에 한명 이상의 직원이 참여할 수 있도록 하지만 최종 의사결정 권한은 가지고 있음

창의적 학습(imaginative learning)
감지적 인식과 관찰자 과정을 결합한 학습과정으로 이 유형을 학습을 선호하는 사람은 사람지향으로 학습하는 정보와 개인적인 관련성을 찾는데 흥미 유발

처리, 처분(disposal)
연소나 매립하는 고형쓰레기 관리의 제3의 전략/방법

처방제한선(dispensing limits)
의료급여 수혜자에 대한 건 당 처방약 수량 제한으로 엄격하게는 제한된 수량 이상의 약을 받을 수 없고 느슨

하게는 제한선에 도달하면 허가나 검토 필요

청각학습자(auditory learners)
정보를 듣거나 다른 사람과 토론할 때 가장 학습이 잘 되는 사람

총재생산율(gross reproduction rate, GRR)
여자 출생아들이 가임기간 끝까지 살았다고 가정한 코호트에 특정한 해 또는 기간동안의 연령별 재생산율을 대입했을 때 여자출생아 수 평균

최대 보장(policy maximum)
보험 적용 범위를 제한하는 수단으로, 보험사가 특정 기간이나 특정 조건에서 평생동안 지불해야 하는 최대금액을 정함

최빈값(mode)
자료에서 가장 많은 빈도를 가지는 값

추론 보건통계(inferential biostatistics)
표본의 분석과 해석으로 모집단에 대한 결론을 도출하는 보건통계의 한 분야

추정(estimation)
관심있는 인구집단 수치의 근사치를 표본으로부터 계산해내는 통계학적 과정

출생시 기대수명(life expectancy at birth)
현재 사망률이 지속되었을 때 신생아의 평균 수명

출생아(children ever born, CEB)
인구총조사 또는 표본조사에서 여성의 나이와 이제까지 낳았던 총 출생아(출생후 사망아 포함)로부터 구한 율

측정(measurement)
개념을 숫자로 전환하기 위해 일련의 규칙을 사용하는 과정

치명률(case fatality rate, CFR)
특정 기간동안 특정 질환으로 진단받은 후 사망한 사람 수를 해당 질환으로 진단받은 사람 수로 나눈 것

침강(sedimentation)
침강은 여과로 처리하기 전에 부유 물질을 감소시키고 오염된 물에서 상당수의 유해한 유기체를 제거할 수 있음

카이제곱검정(chi-square (X^2) test)
범주형 자료에서 귀무가설이 서로 다른 범주에 속하는 분포와 관련있을 때 사용하는 비모수적 통계학적 검정 방법

코호트 연구(cohort study)
공동의 노출이나 위험요인이 있는 개인들을 시간을 두고 추적하여 건강상태 변화를 평가하는 역학 연구

코흐의 가설(Koch's postulates)
특정 미생물을 감염성 질환의 원인으로 판단하기 위한 네 가지 가설(감염성 질환에 걸린 사람에게서만 발견되고 건강한 사람에게서는 발견되지 않는다, 배양검사에서 분리되고 성장한다, 건강한 사람에게 접종하면 질환이 발생한다, 접종으로 질환이 발생한 사람에게서도 분리된다)

크루스칼-왈리스 검정(Kruskal-Wallis test)
여러 표본에서 관측치의 순위를 비교하는 분산분석의 95% 효능을 갖는 비모수적 검정 방법

타당성(validity)
평가하고자 하는 것을 정확하게 측정할 수 있는 측정도구의 능력

통계량(statistic)
표본에서 계산된 기술 척도

통계적 가설(statistical hypothesis)
일반적으로 귀무가설과 대립가설로 표시되는 가설

통계학(statistics)
양적인 자료나 수를 수집, 편집, 정리, 요약, 분석, 해석하는 것을 포함하는 수학의 한 분야

통계학적 관련성(statistical association)
두 변수(연구요인과 건강결과) 사이의 관련성이 우연에 의해 기대되는 것보다 더 자주 나타나는 경우

통제 신념(control beliefs)
촉진 또는 지연으로 행동을 보다 쉽게 또는 어렵게 하는 개인의 믿음

퇴비화(composting)
토양 첨가물로 유기물의 영양소를 풍부하게 하는 것

투입(inputs)
공중보건사업을 기획, 실행, 평가하는 데 사용하는 자원

특성 이론(trait theories)
특성, 행동의 습관적 패턴, 생각, 감정의 측정과 관련된 이론

파이 차트(pie chart)
원을 여러 부분으로 나눈 그래프이며, 각 부분은 전체에서의 분율을 나타냄

패널 토의(panel-debate)
한가지 이슈에 대해 2-3가지의 견해를 가진 그룹이 토의하는 인지적 교육 방법으로 전체는 서로 다른 견해를 취하는 하위그룹으로 나누고 하위그룹 구성원은 이슈에서 각자가 맡은 부분을 조사하여 전체 그룹이 모여 패널을 구성하여 토론함

평균(mean)
자료의 모든 값을 더하여 이를 자료의 수로 나누어 얻을 수 있는 값

폐기물 감소(source reduction)
쓰레기 생성의 양 과/혹은 독성을 감소시키는 것과 재사용 가능한 물품이나 포장재로의 변화

폐기물 방지(waste prevention)
적은 포장재 사용, 장기간 사용가능한 상품 디자인, 물품과 재료의 재사용과 재활용하는 것을 통해 폐기물이 생기는 것을 방지하는 것

폭력의 이차 및 삼차 예방(secondary and tertiary prevention of violence)
폭력 행위와 폭력 행동으로 인한 즉각적 결과와 장기적 결과를 다루는 접근방법

폭력의 일차예방(primary prevention of violence)
폭력이 발생하기 전에 폭력을 예방하는데 중점을 두는 중재

표본(sample)
모집단의 부분집합

표준편차(standard deviation, SD)
분산의 제곱근

표준화율, 보정률(standardized rate)
인구집단의 이환율, 장애율, 사망률을 인구집단 간 비교가 가능하도록 혼란변수의 영향을 통계학적으로 제거한 율

풀뿌리 교섭, 간접 교섭(grassroots lobbying)
특정 법안에 대해, 찬성 또는 반대를 반영하여, 행동 실천을 포함하는 세가지 구성요소가 특징적인 교섭 형태

풀뿌리 접근(grassroots approach)
외부 전문가에게 의존하기 보다는 지역사회 구성원 스스로가 돕도록 하는 지역사회 조직화 접근

프로게스토젠 단독 제재(progestogen-only pills, the minipill, POPs)
에스트로겐 없이 프로게스토젠 호르몬만 함유하여 정자와 난자가 만나는 것을 막기 위해 자궁경부 점액을 두껍게 하여 수정을 못하게 함

프로게스토젠 단독 주사제(progestogen-only injectables)
제재에 따라 2-3개월 마다 근육에 주사; 정자와 난자가 만나는 것을 막기 위해 자궁경부 점액을 두껍게 하여 수정을 못하게 함

프로그램 충실도(program fidelity)
중재가 기획된 대로 수행된 정도를 측정하는 과정평가의 유형

프로그램 평가(program evaluation)
관심 변수들에 대한 핵심 질문에 답하고 이러한 질문에 대한 답을 주는 프로그램의 능력을 확인하기 위한 체계적인 데이터 수집

프로토콜(protocol)
연구목적과 방법을 자세하게 기술해 놓은 것

피셔의 정확검정(Fisher's exact test)
분포의 유의한 차이를 보는 것으로 표본수가 30 미만으로 작거나 분할표에서 일부 칸이 0이라 카이제곱 검정을 할 수 없을 때 적용하는 통계학적 검정 방법

필수 공중보건 서비스(essential public health services)
건강증진과 질병예방을 위해 공중보건에서 활용하는 핵심과정을 밝히고 기술하는 방법

학습의 VARK 모형(VARK model of learning)
각 개인이 시각, 청각, 읽기/쓰기, 운동감각 네가지 방식 중 하나를 통해 가장 잘 배운다는 이론

학습의 사분면 모형(4MAT model of learning)
개인은 정보를 인식하고 가공하는 방식에 따라 학습한다고 보는 학습이론

함무라비 법전(Code of Hammurabi)
메소포타미안 문명의 왕인 함무라비가 만든 282개 법으로 이루어진 법전

합계출산율(total fertility rates)
합계출산율은 모든 여성이 가임 기간이 끝날 때까지 생존했고 연령별 특수 출산율에 따라 출산을 했을 때 여성 한 명이 낳을 평균 출생아수

행동 신념(behavioral beliefs)
행동에 관여하는 지각된 결과나 속성

행동 역학(behavioral epidemiology)
행동과 건강의 행태적 결정요인 분포를 조사하는 역학의 한 분야

행동계기(cues to action)
개인이 어떤 행동을 할 가능성을 높이거나 낮추는 환경 및 내부적 촉진 계기

행동과학(behavioral science)
인간의 행동을 다루고 사회에서의 인간행동을 일반화하는 심리학, 사회학, 인류학과 같은 과학의 한 분야

행동에 대한 태도(attitudes toward a behavior)
특정 행동에 대한 개인의 전체적인 사정

행동의도/실천의도(behavioral intention, BI)
행동을 실천하는 것에 대한 개인의 가능성, 준비정도

행태 자신감(behavioral confidence)
행동을 할 수 있다는 개인의 지각된 능력을 변화시키는 것

행태변화 기술(behavior change techniques)
행태변화를 위해 고안된 관찰 가능하고, 복제 가능하고, 더 이상 단순화할 수 없는 단일 능동적 중재 요소들

행태변화 바퀴(behavior change wheel)
3범주의 기획 모형으로(행태 이해, 중재 대안 확인, 내용과 실행 대안 확인) 미시수준에서 효과적인 행태변화 프로그램 개발의 지침이 되는 모형

행태이론(behavioral theories)
지도자와 부하 및 추종자의 행태에 초점을 둔 이론

혁신(innovation)
새롭거나 대상 고객이 새롭다고 여기는 생각, 행동, 물건

혁신-의사결정 과정(innovation-decision process)
개인이 혁신에 대한 정보를 얻고 이를 받아들일 지 거부할 지 결정하는 과정

형성 평가(formative evaluation)
개입의 적절성이나 수용성에 대한 기본적인 정보를 얻기 위해 기획 단계에서 수행하는 시범적인 검증의 평가 방법

홍보(promotion)
개인들이 목표 행태를 자발적으로 실행하도록 유도하기 위하여 사회마케팅 담당자가 생산물과 편익을 홍보하고 가격과 생산물을 얻을 수 있는 자세한 위치에 관한 정보를 전달하는 방법

확률적 영향(stochastic effects)
어떤 용량에서든 우연히 발생할 수 있는 영향으로 발생하지 않는 임계값을 갖지 않는 확률적 영향을 보이는 것으로 암을 들 수 있음

확률표본(probability sample)
대상 모집단의 각 구성원이 표본으로 뽑힐 확률을 알 수 있는 표본

환경(environment)
공기, 물과 같은 물리적 환경 외에 사람들이 살아가는 사회적, 경제적 조건까지 포함한 것

환경 재평가(environmental reevaluation)
개인이 그들의 사회환경에 끼치는 자신들의 행동을 평가하는 변화 과정

환자대조군 연구(case-control study)
특정 건강상태에 있는 개인과 그렇지 않은 개인 간 차이와 가능성 있는 노출과 위험요인을 조사하여 비교하는 역학 연구

회귀분석(regression)
고정 변수(독립 변수)의 주어진 값에 해당하는 무작위 변수(종속 변수)의 값을 설명, 추정 또는 예측하는 데 사용되는 통계 분석

회상 바이어스(recall bias)
건강한 대조군 보다 환자군이 건강과 관련된 사건에 대해 체계적으로 더 잘 기억할 때 발생하는 체계적 오류의 일종

효과크기(effect size)
인구집단에서 두 변수 간 연관성 강도의 크기

효과성(effectiveness)
정상 조건 또는 실제 현실에서 사업을 평가한 질적 수준

효능(efficacy)
이상적 또는 적정 조건에서 사업 수행 결과와 관련있는 결과를 평가한 질적 수준

후향적 코호트 연구/비동시 코호트 연구(retrospective cohort study)
과거 10~30년 전의 시점에서 연구대상자를 선택하고, 그들을 현재까지 다양한 방법으로 추적한 관찰 역학 연구

힐버튼 법(Hill-Burton Act)
병원서비스 질과 의료서비스 접근성을 높이고자 1946년에 만든 법(전국 병원 조사 및 구축법)

APEXPH 모형(Assessment Protocol for Excellence in Public Health, APEXPH)
조직 역량 사정, 지역사회 과정, 주기 마무리 3단계 기획 모형으로 지방보건부서에서 자발적으로 역량을 평가하고 개선하여 지역사회 건강수준을 보다 향상시키도록 설계

Mann-Whitney 검정(Mann-Whitney test, Wilcoxon rank sum test)
두 개의 독립표본의 점수 순위의 차이를 확인하기 위한 비모수적인 테스트(Wilcoxon 순위합 검정)

MATCH 모형(Multilevel Approach To Community Health, MATCH)
다섯 단계 기획 모형(건강과 행동 목표 선택, 중재 계획, 프로그램 개발, 프로그램 실행, 평가)으로 프로그램 기획을 촉진하고, 기획가가 행동이론을 중재 활동에 적용하는데 도움을 줌

p 값(p-value)
귀무가설이 참일때 실제로 계산된 것보다 더 극단적인(적절한 방향으로) 검정 통계량을 얻을 확률

PATCH모형(Planned Approach To Community Health, PATCH)
지역사회가 건강증진 프로그램을 기획, 수행 및 평가하는데 도움을 주고 연방, 주 및 지방 보건기관 간에 파트너십을 구축하는 5 단계 기획모형(지역사회 동원하기, 자료 수집 및 구성하기, 건강 우선순위 및 목표 집단 선택하기, 중재 선택 및 수행하기 및 PATCH 과정 및 중재에 대해 평가하기)

PEN-3 모형(PEN-3)
세 가지 영역으로 구성된 모형으로 문화적 정체성, 문화적 역량강화, 관계 및 기대 영역이 포함

POS(point of service plan, POS plan)
구매자들이 공급자 네트워크에 소속된 의사들을 만나도록 허용하고(이 경우에 POS는 HMO와 대부분 유사한 방식으로 작동하고 비용을 지불함) 네트워크 외의 공급자의 진료를 받을 대는 본인 부담금을 더 많이 지불

PRECEDE-PROCEED 모형(PRECEDE-PROCEED)
지역사회의 삶의 질 향상을 목표로 하여 수행되는 8 단계 기획모형(사회적 사정 및 상황 분석, 역학적 사정, 교육 및 생태학적 사정, 중재 조정과 행정 및 정책적 사정, 수행, 과정평가, 영향평가, 결과평가)

SWOT분석(SWOT analysis)
조직내에서의 긍정적 및 부정적 특성(강점과 약점)과 조직외에서의 긍정적 및 부정적 특성(기회와 위기)인 강점, 약점, 기회, 위기를 파악하기 위해 조직에서 관리할 수 있는 도구

t-검정(t-test)
두 모집단 평균이 서로 다른지를 확인하는데 활용되는 p-값을 결정하기 위해서 t-통계량, t-분포, 자유도(df)를 조사하는 검정

Wilcoxon 부호순위 검정(Wilcoxon signed-rank test)
짝을 이룬 표본을 비교하는데 사용되며 모집단의 평균 순위가 다른지 여부를 평가하기 위해 측정값 간의 차이를 사용하는 비모수 검정법

찾아보기

INDEX

[ㅈ]

[U]

[V]

[W]

[기타]

지역사회 공중보건학

값 35,000원

2021년 6월 15일 제1판 인쇄
2021년 6월 20일 제1판 발행

저 자 : MANOJ SHARMA · PAUL W. BRANSCUM
역 자 : 지 역 보 건 연 구 회
발행인 : 주 영 일
발행처 : **계 축 문 화 사**

서울특별시 종로구 통일로12길 16-17
우편번호 : 03029
TEL : 735-2257·738-9746
FAX : 723-9025
E-mail : gyechuk@hanmail.net
홈페이지 : http://gyechuk.co.kr
1973. 10. 31 등록번호 제300-1973-8호
ISBN 978-89-5629-640-1 93510